Repetitorium Intensivmedizin

Michael Fresenius
Michael Heck
Wolfgang Zink

Repetitorium Intensivmedizin

Vorbereitung auf die Prüfung »Intensivmedizin«

5., überarbeitete Auflage

Mit 150 Abbildungen

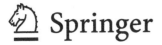 Springer

Dr. Michael Fresenius
Marienhaus Klinikum Bendorf – Neuwied – Waldbreitbach, Neuwied

Dr. Michael Heck
Heidelberg

Prof. Dr. Wolfgang Zink
Klinikum der Stadt Ludwigshafen gGmbH, Ludwigshafen

ISBN-13 978-3-642-44932-1   ISBN 978-3-642-44933-8 (eBook)
DOI 10.1007/978-3-642-44933-8

Die Deutsche Nationalbibliothek verzeichnet diese Publikation in der Deutschen Nationalbibliografie;
detaillierte bibliografische Daten sind im Internet über http://dnb.d-nb.de abrufbar.

Springer Medizin
© Springer-Verlag Berlin Heidelberg 2001, 2006, 2008, 2011, 2014

Planung: Dr. Anna Krätz, Heidelberg
Projektmanagement: Axel Treiber, Heidelberg
Lektorat: Ursula Illig, Gauting
Projektkoordination: Heidemarie Wolter, Heidelberg
Umschlaggestaltung: deblik Berlin
Herstellung: Fotosatz-Service Köhler GmbH – Reinhold Schöberl, Würzburg

Gedruckt auf säurefreiem und chlorfrei gebleichtem Papier

Springer Medizin ist Teil der Fachverlagsgruppe Springer Science+Business Media
www.springer.com

Meiner Frau Stephanie und meinen Kindern Benedict, Antonia und Constance gewidmet
(Michael Fresenius)

Meiner Frau Elke und meiner Tochter Lisa gewidmet
(Wolfgang Zink)

Geleitwort zur 5. Auflage

Aus kaufmännischer Sicht ist die Intensivstation eine Station, die sehr hohe Kosten verursacht. Aus Sicht des Patienten ist die Intensivstation diejenige Station, die über die Prognose hinsichtlich seines Überlebens entscheidet. Früher bestand die Intensivmedizin am ehesten aus einer empirischen Therapie, die »aus dem Bauch heraus« gesteuert wurde. Mit der Jahrtausendwende wurden immer mehr Konzepte propagiert, die auf großen prospektiven und randomisierten Studien beruhten. Bei Patienten der Intensivstation wurde der Blutzuckerwert in einem engen Bereich eingestellt, septische Patienten erhielten Hydrokortison und auch aktiviertes Protein C. Die offensichtliche Evidenz für solche Therapiemaßnahmen konnte in späteren Jahren jedoch nicht bestätigt werden, sodass manche von einem Pendeleffekt bei den therapeutischen Optionen sprechen.

Verschiedene Therapieverfahren haben die Nachprüfung der Folgejahre überstanden, und ihre Umsetzung in der klinischen Routine ist mittlerweile Bestandteil der Qualitätssicherung in der Intensivmedizin. Zu diesen Qualitätsindikatoren zählen beispielsweise die protektive Beatmung mit niedrigen Tidalvolumina oder auch die frühzeitige und adäquate Antibiotikatherapie nach dem Schema »hit early and hit hard«. Der moderne Intensivmediziner orientiert sich heute an der Vielzahl wissenschaftlich erhobener Daten, er richtet das therapeutische Konzept jedoch immer am individuellen Patienten aus.

Wir erleben zurzeit die zunehmende Computerisierung und Automatisierung in der Intensivmedizin. Modernste Beatmungsgeräte versuchen, über Closed-loop-Mechanismen die komplette Steuerung der Beatmung von der Intubation bis zur Extubation zu übernehmen. Bei der Medikamentenverordnung und -verabreichung lässt sich über das Zwischenschalten von Computersoftware und Barcode-Scannern die Fehlerrate drastisch reduzieren. Und auch der Einsatz der Telemedizin in der Intensivtherapie rückt in greifbare Nähe, wobei in den USA inzwischen bereits mehr als 8 % der Intensivbetten telemedizinisch betreut werden.

Die Umsetzung verschiedener Therapiekonzepte erfordert vom Intensivmediziner neben Erfahrung insbesondere detaillierte Sachkenntnis. Bereits die ersten vier Auflagen des vorliegenden Repetitoriums hatten sich in den vergangenen Jahren als verlässlicher Zugang zu einer detaillierten Sachkenntnis bestens bewährt. Für die fünfte Auflage dieses Werkes wurden die Kapitel komplett neu überarbeitet, und es wurden eine ganze Reihe evidenzbasierter Konzepte und Leitlinien integriert. Somit spiegelt das Repetitorium den aktuellen Stand der Intensivmedizin wider.

Auch die fünfte Auflage ist ein sehr gut gelungenes Werk. Ich wünsche dieser Auflage eine weite Verbreitung.

Prof. Dr. med. Hubert Böhrer
Im März 2014
Caritas-Krankenhaus
97980 Bad Mergentheim

Vorwort zur 5. Auflage

Im dreijährigen Zeitraum zwischen der Vorauflage und dieser aktuellen, 5. Auflage wurden im intensivmedizinischen Bereich zahlreiche neue Therapiekonzepte und Wirksubstanzen eingeführt, die bei der kompletten Überarbeitung unseres Repetitorium Intensivmedizin berücksichtigt wurden.

Dabei wurde, wie in der Vergangenheit, bei der Erstellung der Neuauflage auf »Evidence-based medicine«-Aspekte besonderen Wert gelegt und viele, neue Therapieempfehlungen, Tabellen und Algorithmen eingefügt.

Das erfolgreiche Konzept unserer Repetitorien – nämlich die Darstellung von ausgewähltem, knapp formuliertem, aktuellem intensivmedizinischem Wissen – haben wir beibehalten.

Bei der Neuauflage unseres Werkes sind zahlreiche neue Leitlinien und Empfehlungen der nationalen und internationalen Fachgesellschaften eingeflossen: die deutsche und amerikanische Leitlinie zur Therapie der Sepsis aus dem Jahr 2012 sowie die amerikanische Leitlinie für Analgesie, Sedierung und Delir-Management aus dem Jahr 2013, die deutsche S3-Leitlinie zur Therapie der Pneumonie, die ESCMID-Empfehlungen aus dem Jahr 2013 für die Therapie von Pilzinfektionen, aktuelle Empfehlungen zur Behandlung der Clostridium-difficile-assoziierten Diarrhö, die Leitlinien zur postoperativen Überwachung herzchirurgischer Patienten oder das Konzept des Patient-Blood-Managements, das in den letzten Jahren auch für den Intensivmediziner zunehmend an Bedeutung gewinnt.

Des Weiteren wurden beispielsweise die neue Definition des ARDS (Berlin-Definition) und die modernen lungenprotektiven Beatmungskonzepte zur Hochfrequenzbeatmung (OSCAR-und OCILLATE-Studie), zur kinetischen Therapie (Proseva-Studie) und zur ultraprotektiven Beatmung (Xtravent-Studie) einschließlich neuerer Beatmungsformen wie »neuronally adjusted ventilatory assist« (NAVA) besprochen. Die neuste Einteilung der Paul-Ehrlich-Gesellschaft für multiresistente Erreger (3/4-MRGN-Einteilung) und die daraus abzuleitenden Isolierungsmaßnahmen finden sich nun auch in dieser Auflage. Die gegenwärtigen Empfehlungen zur Therapie des akuten Koronarsyndroms, des akuten Schlaganfalls und der subarachnoidalen Blutung wurden in der vorliegenden Neuauflage ebenfalls in detaillierter Form abgehandelt.

Eine Vielzahl von neuen, in die Intensivmedizin eingeführten Substanzen finden sich neu in dieser Auflage: die Antibiotika Ceftarolin (Zinforo), Fidaxomicin (Dificlir), Rifaximicin (Xifaxan) oder die neuen Substanzen zur plasmatischen und thrombozytären Gerinnungshemmung wie z. B. Dabigatran (Pradaxa), Apixaban (Eliquis) oder Prasugrel (Efient) und Ticagrelor (Brilique). Dosierungsempfehlungen »alter«, uns schon lange bekannter Substanzen wie z. B. Colistin oder Tigecyclin sind aktualisiert.

Wir hoffen, damit auch in Zukunft den Erwartungen unserer anspruchsvollen Leser und Prüfungskandidatinnen/en mit diesem Werk zu entsprechen.

Für die zahlreichen, konstruktiven Hinweise zur Verbesserung der vorangegangenen Auflagen des »Repetitorium Intensivmedizin« möchten wir uns bei den Lesern sehr herzlich bedanken und freuen uns weiterhin über ihre Anregungen und Kritiken.

Sehr herzlich gedankt sei Frau Dr. Anna Krätz und Frau Ursula Illig vom Springer-Verlag in Heidelberg für ihre ausgezeichnete Lektoratsbetreuung und ihre beispiellose und stete Unterstützung bei der Realisierung unserer Buchreihe der Repetitorien.

Besonderer Dank gilt unseren Familien für ihre Rücksicht und unermessliche Geduld während der vielen Stunden, die wir sie während der Erstellung dieses Buches vernachlässigt haben.

Koblenz, Heidelberg und Ludwigshafen im März 2014
Dr. med. Michael Fresenius
Dr. med. Michael Heck
Prof. Dr. med. Wolfgang Zink, DEAA

Inhaltsverzeichnis

III   Spezielle Krankheitsbilder

IV   Physiologie

Abkürzungsverzeichnis

Nachfolgend die Erläuterung einiger Abkürzungen:

AAA	abdominelles Aortenaneurysma	$CMRO_2$	»cerebral metabolic rate for oxygen«
$AaDO_2$	alveoloarterielle Sauerstoffpartialdruck-differenz		(zerebraler Metabolismus)
		CO	Herzzeitvolumen (Herzminutenvolumen)
Ach	Acetylcholin	CO_2	Kohlendioxid
ACS	Akutes Koronarsyndrom	c_aO_2	arterieller Sauerstoffgehalt
ACT	»activated clotting time«	c_vO_2	venöser Sauerstoffgehalt
ADH	antidiuretisches Hormon	COLD	»chronic obstructive lung disease«
AEP	akustisch evozierte Potentiale	COPD	»chronic obstructive pulmonary disease«
AGW	Atemgrenzwert	COT	»clot observation time»
AK	Antikörper	CPAP	»continuous positive airway pressure«
ALI	»acute lung injury«	CPP	zerebraler Perfusionsdruck
ALV	acutes Leberversagen	CPR	Kardiopulmonale Reanimation
AMI	akuter Myokardinfarkt	CPPV	»continuous positive pressure ventilation«
AML	akute myeloische Leukämie	CSE	kombinierte Spinal- und Epidural-anästhesie
AMV	Atemminutenvolumen		
Anm	Anmerkung	CSF	Liquor cerebrospinalis
ANV	akutes Nierenversagen	CV	»closing volume« (Verschlussvolumen)
AP	arterieller Systemdruck	CVI	Chronische ventilatorische Insuffizienz
APC	aktiviertes Protein C	CVVHD	kontinuierliche venovenöse Hämodialyse
ARDS	»acute respiratory distress syndrome« (früher: »adult respiratory distress syndrome«)	CVVHDF	kontinuierliche venovenöse Hämodiafiltration
AS	Aminosäuren	CVVHF	kontinuierliche venovenöse Hämofiltration
ASA	American Society of Anesthesiologists	DBS	Double-burst-Stimulation
ASB	»assisted spontaneous breathing«	DD	Differentialdiagnose
ASS	Acetylsalicylsäure	DHA	Docosahexaensäure (C20:6)
ATC	automatic tube compensation	DIC	disseminierte intravasale Koagulopathie (Verbrauchskoagulopathie)
$avDO_2$	arteriovenöse Sauerstoffdifferenz		
BE	»base excess« (Basenüberschuss)	DK	Blasendauerkatheter
BEL	Beckenendlage	DL_{CO}	Diffusionskapazität der Lunge für CO (Kohlenmonoxid)
BGA	Blutgasanalyse oder Bundesgesundheits-amt (aus Kontext ersichtlich)		
		DLV	»different lung ventilation« (seiten-differente Beatmung)
BIPAP	»biphasic positive airway pressure«	DO2	Sauerstoffangebot
BtMVV	Betäubungsmittelverordnung	$ECCO_2R$	extrakorporale CO_2-Elimination
BZ	Blutzucker	ECMO	extrakorporale Membranoxygenierung
C	Compliance	ECT	»Ecarin clotting time«
C_{LA}	Konzentration des Lokalanästhetikums	EDCF	»endothelium-derived contracting factor«
CAO	»chronic airflow obstruction«	EDRF	»endothelium-derived relaxing factor«
CAP	»community acquired pneumonia» oder ambulant erworbene Pneumonie	EDV	enddiastolisches Volumen
		EF	Ejektionsfraktion (Auswurffraktion)
CARS	»compensatory antiinflammatoric response syndrome«	EK	Erythrozytenkonzentrat
		EKK	extrakorporaler Kreislauf
CAVHD	kontinuierliche arteriovenöse Hämodialyse	EKZ	extrakorporale Zirkulation
CAVHF	kontinuierliche arteriovenöse Hämo-filtration bzw. Spontanfiltration	EMLA	eutektische Mixtur von Lokalanästhetika
		EMD	elektromechanische Dissoziation bzw. Entkoppelung
CBF	zerebraler Blutfluss (Hirndurchblutung)		
CBV	zerebrales Blutvolumen	EPA	Eikosapentaensäure (C20:5)
CC	»closing capacity» (Verschlusskapazität)	ERV	exspiratorisches Reservevolumen
CHE	Cholinesterase	ES	Extrasystolen
CI	Herzindex	ESV	endsystolisches Volumen
CIP	»critical illness polyneuropathy«	ESBL	extended spectrum beta-lactamases
C_m	minimale Konzentration		

ESWL	extrakorporale Stoßwellenlithotripsie	ITBV	Intrathorakales Blutvolumen
etCO$_2$	endexspiratorische CO$_2$-Konzentration (in Vol.-%)	ITN	Intubationsnarkose
		KBE	Kolonie-bildende Einheit
F$_{ex}$CO$_2$	exspiratorische CO$_2$-Konzentration	KF	Kammerflimmern
FCKW	fluorierte Chlorkohlenwasserstoffe	KG	Körpergewicht
FDA	Food and Drug Administration	KH	Kohlenhydrate
FEV$_1$	Ein-Sekunden-Kapazität	KI	Kontraindikation
FEV$_1$/FVC	relative Ein-Sekunden-Kapazität in %	KOD	kolloidosmotischer Druck
FFP	Fresh-frozen Plasma	KOF	Körperoberfläche
FFS	freie Fettsäuren	LA	Lokalanästhetikum (Lokalanästhetika)
FG	Frühgeborene	LAP	linker Vorhofdruck
F$_A$O$_2$	alveoläre Sauerstoffkonzentration	LBP	Lipopolysaccharid-bindendes Protein
F$_I$O$_2$	inspiratorische Sauerstoffkonzentration	LE	Lungenembolie
FKW	fluorierte Kohlenwasserstoffe	LTPL	Lebertransplantation
FRC	funktionelle Residualkapazität	LVEDP	linksventrikulärer enddiastolischer Druck
FS	Fettsäuren	LVEDV	linksventrikuläres enddiastolisches
FSME	Frühsommer-Meningoenzephalitis		Volumen
FSP	Fibrin(ogen)spaltprodukte	LVEF	linksventrikuläre Ejektionsfraktion
FVC	forcierte Vitalkapazität		(Auswurffraktion)
GABA	γ-Aminobuttersäure	LVF	linksventrikuläre Pumpfunktion
GCS	Glasgow Coma Scale	LVP	linker Ventrikeldruck
GFR	glomeruläre Filtrationsrate	LVSWI	linksventrikulärer Schlagarbeitsindex
GHB	γ-Hydroxybuttersäure	MAC	minimale alveoläre Konzentration
GI	gastrointestinal	MAP	mittlerer arterieller Druck
GISA	Glykopeptid-intermediär-empfindlicher Staphylococcus aureus	MCT	»middle chain triglycerides« (mittelkettige Triglyceride)
GvH-	Graft-versus-Host-Reaktion	MEP	motorisch evozierte Potentiale
HAP	»hospital acquired pneumonia« oder nosokomiale erworbene Pneumonie	MER	Muskeleigenreflex
		MG	Molekulargewicht
HCAP	»health care acquired pneumonia« oder Pneumonie bei einem Patienten, der aus einem Alten- oder Pflegeheim stammt	MM	Muttermund
		MMEF	maximaler mittlerer exspiratorischer Flow
		MNS	Malignes neuroleptisches Syndrom
HF	Herzfrequenz	MODS	»multiple organ dysfunction syndrome«
HFOV	Hochfrequenzoszillationsventilation	MOV	Multiorganversagen
HFV	»high frequency ventilation« (Hochfrequenzbeatmung)	MPAP	mittlerer Pulmonalarteriendruck
		MR	Muskelrelaxanzien
HI	Herzindex	MRSA	methicillinresistenter Staphylococcus aureus
HLM	Herz-Lungen-Maschine		
HMV	Herzminutenvolumen	MRSE	methicilinresistenter Staphylococcus epidermidis
HPV	hypoxische pulmonale Vasokonstriktion		
HRST	Herzrhythmusstörungen	MS	Magensonde
HTPL	Herztransplantation	MSSA	methicillinempfindlicher Staphylococcus aureus
HWZ	Halbwertszeit		
HZV	Herzzeitvolumen (Herzminutenvolumen)	N$_2$	Stickstoff
IABP	intraaortale Ballonpumpe	ndMR	nichtdepolarisierende Muskelrelaxanzien
IAP	intraabdomineller Druck	NEV	Nierenersatzverfahren
ICG-PDR	Indocyaningrün-Plasmaverschwinderate	NLA	Neuroleptanästhesie
ICP	intrazerebraler bzw. intrakranieller Druck	NMB	neuromuskuläre Blockade
ICR	Interkostalraum	NMDA	N-Methyl-D-Aspartat
ID	Innendurchmesser	NMH	niedermolekulares Heparin
IHSS	idiopathische hypertrophe Subaortenstenose	NMM	neuromuskuläres Monitoring
		NO	Stickstoffmonoxid
ILA	»interventional lung assist«	N$_2$O	Stickoxidul (Lachgas)
Ind	Indikation	NSAID	»nonsteroidal anti-inflammatory drugs« (nichtsteroidale Antiphlogistika)
IPPV	»intermittent positive pressure ventilation» (kontrollierte Beatmung)		
		NTPL	Nierentransplantation
IRDS	»infant respiratory distress syndrome«	NW	Nebenwirkung
IRV	inspiratorisches Reservevolumen	NYHA	New York Heart Association

O_2	Sauerstoff		S_aO_2	fraktionelle arterielle Sauerstoffsättigung
P	Druck		SPA	Spinalanästhesie
p	Partialdruck		SSEP	somatosensorisch evozierte Potentiale
PAK	Pulmonalarterienkatheter		SSW	Schwangerschaftswoche
PAP	Pulmonalarteriendruck		SV	Schlagvolumen
pAVK	periphere arterielle Verschlusskrankheit		SVES	supraventrikuläre Extrasystole(n)
PCA	patientenkontrollierte Analgesie		$S_{vj}O_2$	jugularvenöse Sauerstoffsättigung
PCEA	patientenkontrollierte Epiduralanalgesie		SVR	systemischer Gefäßwiderstand
PCI	perkutane Koronarintervention		SVT	supraventrikuläre Tachykardie
pCO_2	CO_2-Partialdruck		TAA	thorakales Aortenaneurysma
$petCO_2$	endexspiratorischer CO_2-Partialdruck		TAAA	thorakoabdominelles Aortenaneurysma
PCWP	Pulmonalkapillardruck (Wedge-Mittel-druck)		TAT	Thrombin-Antithromin-III-Komplex
			TCD	transkranielle Dopplersonographie
PDA	Periduralanästhesie		TEE	transösophageale Echo(kardio)graphie
PDK	Periduralkatheter		TEG	Thrombelastogramm
PEA	pulslose elektrische Aktivität		TFA	Trifluoracetylchlorid
PEEP	»positive endexpiratory pressure« (positiver endexspiratorischer Druck)		TG	Triglyzeride
			THAM	Tris-Hydroxy-Aminomethan
PEG	perkutane endoskopische Gastrostomie		TIVA	totale intravenöse Anästhesie
Pha	Pharmakologie		TK	Thrombozytenkonzentrat
pH_i	intramukosaler pH-Wert		TLC	totale Lungenkapazität
PNP	Polyneuropathie		TOF	»train-of-four«
pAO_2	alveolärer O_2-Partialdruck		TRALI	»transfusion-related acute lung injury«
paO_2	arterieller O_2-Partialdruck		TUR-Blase	transurethrale Elektroresektion der Blase
psO_2	partielle oder funktionelle Sauerstoff-sättigung		TUR-Prostata	transurethrale Elektroresektion der Prostata
pvO_2	gemischtvenöser Sauerstoffpartialdruck		TVT	tiefe Beinvenenthrombose
PONV	»postoperative nausea and vomiting« (postoperative Übelkeit und Erbrechen)		UBF	uteriner Blutfluss
			UFH	normales (unfraktioniertes) Heparin
ppm	parts per million = ml/m^3		URS	Ureterorenoskopie
PTC	»post tetanic count« (posttetanische Zahl)		VA	alveoläre Ventilation
PTT	partielle Thromboplastinzeit		VD	Totraumvolumen
PTZ	Thrombinzeit		VT	Tidalvolumen (Atemzugvolumen)
PVR	pulmonaler Gefäßwiderstand		VC	Vitalkapazität
PVT	pulslose ventrikuäre Tachykardie		VCO_2	CO_2-Produktion
Q_L	Lungenperfusion		VES	ventrikuläre Extrasystole(n)
Q_s/Q_t	intrapulmonaler Shunt		VHF	Vorhofflimmern
R	Resistance (Atemwegswiderstand)		VK	Verteilungskoeffizient
RAP	rechter Vorhofdruck		VO_2	Sauerstoffaufnahme (Sauerstoffver-brauch)
RBF	renaler Blutfluss			
RKI	Robert-Koch-Institut		V_A/Q	Ventilations-Perfusions-Verhältnis
RQ	respiratorischer Quotient		VT	ventrikuläre Tachykardie
RR	systemarterieller Blutdruck (nach Riva-Rocci)		VVBP	venovenöse Biopumpe (Bypass)
			vWF	Von-Willebrand-Jürgens-Faktor
RV	Residualvolumen		WM	Wirkmechanismus
RVEF	rechtsventrikuläre Ejektionsfraktion (Auswurffraktion)		WW	Wechselwirkung
			ZNS	Zentrales Nervensystem
RVP	rechter Ventrikeldruck		ZVD	zentraler Venendruck
RVSWI	rechtsventrikulärer Schlagarbeitsindex			
RWBS	regionale Wandbewegungsstörungen			
RZ	Reptilasezeit			
SAP	systolischer arterieller Druck			
SHT	Schädel-Hirn-Trauma			
SI	Schlagvolumenindex			
SIADH	Syndrom der inadäquaten ADH-Sekretion			
SIRS	»systemic inflammatoric response syndrome«			
SO_2	fraktionelle Sauerstoffsättigung			

Allgemeine intensiv-medizinische Themen

Tracheotomie und Bronchoskopie

W. Zink

M. Fresenius et al., *Repetitorium Intensivmedizin*,
DOI 10.1007/978-3-642-44933-8_1, © Springer-Verlag Berlin Heidelberg 2014

1.1   Tracheotomie

Historie der Trachotomie

1953   Erste **perkutane Tracheotomie** durch **Shelden**

1985   Erstbeschreibung der **Dilatationstracheotomie** durch **Ciaglia**

1990   Erstbeschreibung der **Dissektionstracheotomie** durch **Griggs** (stumpfe Methode oder »Guide-wire-dilating-forceps«-Methode)

1997   Erstbeschreibung der **translaryngealen Durchzugs-tracheotomie** durch **Fantoni**

2000   Modifikationen der Dilatationstechnik nach Ciaglia (Mehrschrittdilatation → Einschrittdilatation)

2001   Erstbeschreibung der **dilatativen Tracheotomie** mit selbstschneidender Schraube (PercuTwist) durch **Frova**

2008   Erstbeschreibung der **Dilatationstracheotomie** mit flüssigkeitsgefülltem Ballon (**Ciaglia Blue Dolphin**)

In Deutschland werden derzeit auf ca. 90 % der Intensivstationen Tracheotomien innerhalb der ersten 14 Beatmungstage durchgeführt. Auf 86 % der Intensivstationen kommt die perkutane Dilatationstracheotomie routinemäßig zum Einsatz, wobei die modifizierte Dilatationstechnik nach Ciaglia (Einschrittdilatation) am häufigsten angewendet wird (69 %). 98 % dieser Prozeduren werden unter bronchoskopischer Kontrolle durchgeführt.

Chirurgische Tracheotomien werden in aller Regel im Operationssaal durchgeführt (72 %), wohingegen perkutane Dilatationstechniken bevorzugt bettseitig eingesetzt werden (98 %).

- **Zeitpunkt**
> **Der optimale Zeitpunkt einer elektiven Tracheotomie wird nach wie vor kontrovers diskutiert und bleibt unter Abwägung von Risiken und Erfolgsaussichten eine individuelle Einzelentscheidung.**

Den Ergebnissen der so genannten »TracMan-Studie« zufolge ist es im Hinblick auf die 30-Tage-Mortalität unerheblich, ob die Tracheotomie früh (<4 Tage) oder spät (>10 Tage) durchgeführt wird. Darüber hinaus konnte gezeigt werden, dass selbst erfahrene Intensivmediziner nur selten valide prospektive Aussagen über die wirkliche Beatmungsdauer treffen können. Demzufolge sollte die Notwendigkeit einer Tracheotomie bei beatmeten Patienten Tag für Tag neu evaluiert und diskutiert werden.

- **Indikationen**
- Vermeidung von laryngealen/subglottischen Schäden bei voraussichtlicher Langzeitbeatmung
- protrahiertes bzw. erfolgloses Weaning
- COPD-Patient mit zu erwartendem komplizierten Weaning
- Ulzerationen im Oropharynxbereich
- neuromuskuläre Erkrankungen
- ggf. intraoperativ nach größeren Operationen im Kopf-Hals-Bereich → Sicherung der Atemwege bei zu erwartenden länger anhaltenden Schwellungen im Bereich der oberen Luftwege

- **Tracheotomie vs. translaryngeale Langzeitintubation: Vorteile**
- schnelleres und einfacheres Weaning
- geringerer Bedarf an Analgosedierung
- Reduktion des Atemwegwiderstands durch im Innendurchmesser größere (>8,5 mm) und kürzere Tuben → verminderte Atemarbeit
- Reduktion des anatomischen Totraums → verbesserte alveoläre Ventilation
- verbesserte Mund- und Trachealtoilette
- geringere Beweglichkeit der Trachealkanüle im Vergleich zu einem translaryngealen Tubus (bis zu 3,5 cm bei Flexion und Extension des Kopfes) → bessere Fixierung, weniger Trachealschäden
- keine Schädigung des Larynx nach Tracheotomie, dagegen in bis zu 10 % der Fälle Stenosierungen im posterioren Stimmbanddrittel bzw. subglottische Vernarbungen und Stenosen translaryngeale Langzeitintubation
- gesicherter Atemweg bei oropharyngealen und laryngealen Tumoren
- Vermeidung einer bakteriellen Fokusbildung infolge von Sinusitis (im Gegensatz zur nasalen Intubation)
- höherer Patientenkomfort (Patient kann über spezielle Kanüle sprechen und leichter oralisiert werden)

> ❯ Die Vorteile der Tracheotomie ergeben sich aus den Nachteilen der translaryngealen Langzeitintubation!

- **Tracheotomie vs. translaryngeale Langzeitintubation: Nachteile**
- Operationstraumen bei Anlage und Verschluss (Gewebedefekte, Blutungen, Infektionen, Verletzung des N. recurrens, Fraktur von Trachealspangen bei dilatativer Anlage des Tracheostomas)
- Traumen durch Tuben/Kanülen (Ulzerationen, Blutungen, tracheoosophageale Fisteln, Pneumothorax, Haut-und Mediastinalemphysem)
- Infektionen (bis 36 %, vor allem bei chirurgisch angelegten Tracheostomata), Mediastinitis
- Trachealstenosen (bis zu 60 %)
- Gefahr der Kanülendislokation und Kanülenobstruktion

> ❶ Bei Blutungen im Tracheostomabereich und sekundären Ventilationsproblemen muss intermittierend eine Bronchoskopie zur Vermeidung eines Bronchusausgusskoagels durchgeführt werden!

1.1.1 Chirurgische Methoden

- **epithelialisiertes Tracheostoma:** Haut wird direkt auf die Schleimhaut des trachealen Fensters (2.–4. Trachealknorpel) genäht
- **nichtepithelialisiertes Tracheostoma:** schwierigerer Kanülenwechsel, höhere Gefahr der Via falsa, höhere Infektions- und Blutungsgefahr als beim epithelialisierten Tracheostoma

1.1.2 Perkutane Dilatationstracheotomie (PDT)

Unabhängig von der jeweiligen Technik müssen folgende Voraussetzungen erfüllt sein:
- rechtskräftige Einwilligung des Patienten bzw. des gesetzlichen Betreuers liegt vor (Elektiveingriff!)
- Nahrungskarenz vor Anlage (dennoch: kein sicherer Aspirationsschutz)
- ggf. Heparinpause

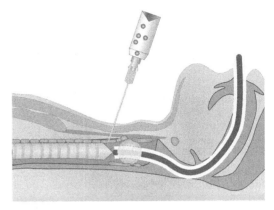

❑ **Abb. 1.1** Perkutane Punktion der Trachea in Höhe der 2.–3. Trachealspange unter bronchoskopischer Kontrolle. (Aus Klemm u. Nowak (Hrsg.) Kompendium der Tracheotomie, Springer 2012)

- 2. Person für die Bronchoskopie obligat erforderlich (wenn möglich Videobronchoskop mit Bildschirm) → Durchführung **niemals** ohne bronchoskopische Kontrolle
- suffiziente Sedierungstiefe, ggf. Relaxierung
- Beatmung mit 100 % Sauerstoff
- Stimmbandebene mittels direkter Laryngoskopie einsehbar
- sterile Abdeckung des OP-Gebiets und Desinfektion
- Infiltration des Punktionsareals; Lokalanästhetikum mit Vasokonstriktorenzusatz → Vermeidung von Hautblutungen

Dilatationstechnik nach Ciaglia (Mehrschrittdilatation)

- Einbringen des Bronchoskops und Zurückziehen des Tubus (Cuff kurz unter Stimmbandebene!)
- mittige Punktion des Lig. anulare zwischen 2. und 3. (1.–4.) Trachaealspange unter fiberoptischer Kontrolle
- Aspiration von Luft (❑ Abb. 1.1)
- Vorschieben eines Seldinger-Drahtes unter fiberoptischer Kontrolle in Richtung Carina (❑ Abb. 1.2)
- horizontale Hautinzision links- und rechts des Drahts (ca. 1,5–2 cm; alternativ: Hautschnitt **vor** Punktion)
- Einführen von Dilatationsstäben mit zunehmendem Durchmesser (bis 36 Charr)

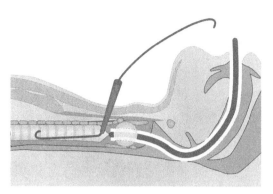

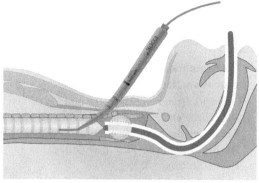

◘ **Abb. 1.2** Einführen des Seldinger-Drahts und Vordilatation. (Aus Klemm u. Nowak (Hrsg.) Kompendium der Tracheotomie, Springer 2012)

◘ **Abb. 1.3** Einschritt-Dilatationstechnik nach Ciaglia (hier: BlueRhino). (Aus Klemm u. Nowak (Hrsg.) Kompendium der Tracheotomie, Springer 2012)

— danach Einführen der Trachealkanüle mit Hilfe eines passenden Obturators über den Seldinger-Draht
— bronchoskopische Lagekontrolle der Trachealkanüle **vor** Konnektion an Respirator

❶ Verletzung des Ringknorpels mit konsekutiver Destruktion bei zu hoher Punktion; Verletzung der Trachealhinterwand; Fraktur von Knorpelspangen!

Modifikationen der Ciaglia-Technik (Einschrittdilatation)

— hierzu gehören: Ciaglia BlueRhino, UltraPerc, Ciaglia BlueDolphin
— Einbringen des Bronchoskops und Zurückziehen des Tubus (Cuff kurz unter Stimmbandebene!)
— mittige Punktion des Lig. anulare zwischen 2. und 3. (1.–4.) Trachaealspange unter fiberoptischer Kontrolle
— Aspiration von Luft (◘ Abb. 1.1)
— Vorschieben eines Seldinger-Drahtes unter fiberoptischer Kontrolle in Richtung Carina (◘ Abb. 1.2)
— horizontale Hautinzision links- und rechts des Drahts (ca. 1,5–2 cm; alternativ: Hautschnitt **vor** Punktion)
— Vordilatation der Punktionsstelle mit einem kleinen Dilatator
— **Ciaglia BlueDolphin/Ultraperc:** einmalige Dilatation mit konisch zulaufendem, hydrophil

beschichtetem und gebogenem Dilatator bis zur aufgedruckten Markierung (◘ Abb. 1.3)
— Einbringen der Trachealkanüle über die im Set befindlichen Obturatoren in Seldinger-Technik
— **Ciaglia BlueDolphin:** Einbringen eines modifizierten Dilatators, der am distalen Ende einen Ballon zur Dilatation trägt und an dessen proximalem Ende bereits die Trachealkanüle aufgeladen ist, dann Inflation mit Kochsalzlösung über eine Druckspritze mit integriertem Manometer (11 bar für 10–20 s!) → zirkuläre Dilatation von Weichteilen und Trachea. Nach Evakuation der Flüssigkeit aus dem Ballon Einbringen der Trachealkanüle in einem Schritt (◘ Abb. 1.4).

❶ Verletzung des Ringknorpels mit konsekutiver Destruktion bei zu hoher Punktion; Verletzung der Trachealhinterwand; Fraktur von Knorpelspangen!

Schraubtechnik nach Frova

— Einbringen des Bronchoskops und Zurückziehen des Tubus (Cuff kurz unter Stimmbandebene!)
— mittige Punktion des Lig. anulare zwischen 2. und 3. (1.–4.) Trachealspange unter fiberoptischer Kontrolle
— Aspiration von Luft (◘ Abb. 1.1)
— Vorschieben eines Seldinger-Drahtes unter fiberoptischer Kontrolle in Richtung Carina (◘ Abb. 1.2)

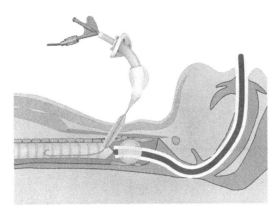

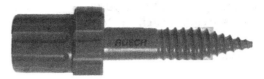

◘ Abb. 1.5 Dilatationsschraube nach Frova. (Aus Klemm u. Nowak (Hrsg.) Kompendium der Tracheotomie, Springer 2012)

◘ Abb. 1.4 Ciaglia BlueDolphin-Technik. (Aus Klemm u. Nowak (Hrsg.) Kompendium der Tracheotomie, Springer 2012)

- horizontale Hautinzision links- und rechts des Drahts (ca. 1,5–2 cm; alternativ: Hautschnitt **vor** Punktion)
- Vordilatation der Punktionsstelle mit einem kleinen Dilatator
- kontrolliertes Eindrehen einer selbstschneidenden Dilatationsschraube (PercuTwist) über den Seldinger-Draht unter bronchoskopischer Kontrolle bis zur Trachealhinterwand (zuerst unter moderatem Druck, bis Schraube im Gewebe greift, dann unter Zug; ◘ Abb. 1.5)
- Einbringen der Trachealkanüle über die im Set befindlichen Obturatoren in Seldinger-Technik

⊕ **Verletzung des Ringknorpels mit konsekutiver Destruktion bei zu hoher Punktion; Verletzung der Trachealhinterwand; Fraktur von Knorpelspangen**

Spreiztechnik nach Griggs

- Einbringen des Bronchoskops und Zurückziehen des Tubus (Cuff kurz unter Stimmbandebene!)
- mittige Punktion des Lig. anulare zwischen 2. und 3. (1.–4.) Trachealspange unter fiberoptische Kontrolle
- Aspiration von Luft (◘ Abb. 1.1)
- Vorschieben eines Seldinger-Drahts unter fiberoptische Kontrolle in Richtung Carina (◘ Abb. 1.2)
- horizontale Hautinzision links- und rechts des Drahts (ca. 1,5–2 cm)

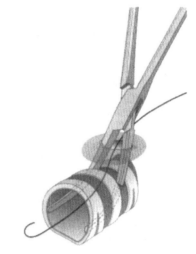

◘ Abb. 1.6 Dilatationstechnik nach Griggs

- Vordilatation der Punktionsstelle mit einem kleinen Dilatator
- Auffädeln des Dilatationszange über den Seldinger-Draht (Drahtkanal an des Spitze des Instruments in geschlossenem Zustand) und Insertion in Trachea
- Kippen der Zange nach kranial, bis Branchen parallel zur Längsachse der Trachea
- Öffnen der Zange mit beiden Händen und Aufdehnung der Trachea; anschließend Zurückziehen des Instruments in geöffnetem Zustand (◘ Abb. 1.6)
- Technik mit den besten kosmetischen Ergebnissen nach Dekanülierung (spontaner Verschluss des Tracheostomas in ca. 3–4 Tagen)

⊕ **Verletzung des Ringknorpels mit konsekutiver Destruktion bei zu hoher Punktion; Einreißen der Trachealhinterwand auf Spannung der Hinterwand beim Dilatationsvorgang achten!**

Translaryngeale Durchzugs-
tracheostomie nach Fantoni

- Einbringen des Bronchoskops und Zurückziehen des Tubus (Cuff entblocken!)
- ggf. antiseptische Mundspülung
- mittige Punktion des Lig. anulare zwischen
  2. und 3. (1.–4.) Trachaealspange unter fiberoptische Kontrolle
- Aspiration von Luft
- Vorschieben eines Seldinger-Drahtes unter
  fiberoptische Kontrolle nach **kranial** am ent-
  blockten Cuff vorbei in die Mundhöhle
  (◘ Abb. 1.7a)
- nach transoraler Ausleitung des Drahtes Fixierung eines konisch zulaufenden Spezialtubus;
  Anbringen eines Haltegriffs an das distale
  Ende des Drahts
- Extubation des Patienten und evtl. Intubation
  mit dünnem Hilfstubus zur Aufrechterhaltung
  der Ventilation
- Durchzug der Trachealkanüle nach außen
  (Hypopharynx → Stimmbandebene →
  Trachealvorderwand → umliegendes Weich-
  teilgewebe), zwei Finger dienen als Gegenlager
  (◘ Abb. 1.7a)
- Abschneiden der ausgeleiteten Konusspitze des
  Tubus
- weiteres Herausziehen des Tubus mit leicht
  geblocktem Cuff und simultanes Einbringen
  eines Obturators, bis Kanüle senkrecht zur
  Längsachse der Trachea steht (◘ Abb. 1.7b)
- Wendemanöver: Drehung der Kanüle um 180°,
  Absenken der Tubusspitze Richtung Carina
  und Vorschieben
- Vorteile der Durchzugstechnik: Kraftwirkung
  von innen nach außen (im Gegensatz zu o. g.
  Techniken) → Anwendung bei »weicher«
  Trachea

Sonderform: Minitracheostoma

- Punktion des Lig. cricothyroideum zwischen
  Schild- und Ringknorpel wie bei klassischer
  Koniotomie
- Einbringen einer speziellen abgewinkelten und
  verschließbaren 4-mm-Kanüle in Seldinger-
  Technik (◘ Abb. 1.8)
- Fixierung mittels Trachealkanülenband bzw.
  Annaht

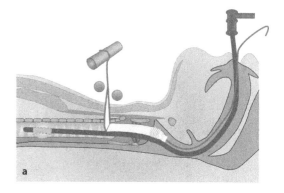

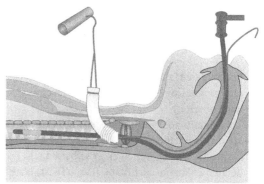

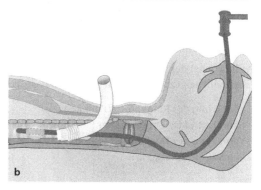

◘ **Abb. 1.7a,b** Durchführung der translaryngealen Tracheotomie nach Fantoni: **a** Einlegen des Drahtes in den Tubus
unter bronchoskopischer Sicht und orales Ausleiten des
Drahtes. Nach Extubation Einlegen eines speziellen Beat-
mungstubus zur Aufrechterhaltung der Ventilation, Durchzug der konisch zulaufenden Trachealkanüle durch die
Trachealwand und das umliegende Gewebe von innen nach
außen (zwei Finger dienen als Gegenlager). **b** Herausziehen
des Tubus und Abschneiden der ausgeleiteten Konusspitze,
anschließend Vorschieben des Tubus von außen nach innen
unter Einsatz eines speziellen Obturators. (Aus Klemm und
Nowak (Hrsg.) Kompendium der Tracheotomie, Springer
2012)

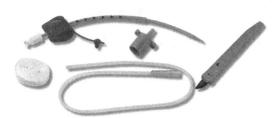

Abb. 1.8 Set zur Minitracheostomie. (Aus Klemm u. Nowak (Hrsg.) Kompendium der Tracheotomie, Springer 2012)

- Indikation: erleichtertes endotracheales Absaugen bei vermehrter Sekretbildung und unzureichendem Hustenstoß → kein Hilfsmittel zur Beatmung!

- **Kontraindikationen für perkutane Dilatationstracheotomien**
- **Absolute Kontraindikationen**
- Notfallsituation
- Kinder und Jugendliche unter 18 Jahren bzw. kindlicher Habitus (Ausnahme evtl. Durchzugstechnik nach Fantoni; einzelne positive Kasuistiken liegen gegenwärtig vor)
- fehlende Einwilligung des Patienten bzw. seiner gesetzlichen Betreuer
- bekannte oder zu erwartende schwierige Intubation
- fehlende bronchoskopische Überwachung
- fehlende Kapazität zur notfallmäßigen konventionellen chirurgischen Tracheotomie bzw. Blutstillung
- Patienten mit abweichendem Tracheaverlauf (z. B. bei ausgeprägter Struma) bzw. bei nicht eindeutig identifizierbaren anatomischen Verhältnissen
- Infektionen und bestehende Malignität im Tracheotomiebereich
- Patienten mit instabiler bzw. fixierter HWS
- Notwendigkeit eines permanenten Tracheostomas
- schwerste Gasaustauschstörungen

- **Relative Kontraindikationen**
- ausgeprägte plasmatische Gerinnungsstörung
- Thrombozytopenie/-pathie
- hochgradige Kreislaufinstabilität

- Patienten mit extremer Adipositas
- Patienten mit Zustand nach Hirnschädigung und anzunehmender längerer Rehabilitationsphase
- sonstiges: kalzifizierende Trachealspangen, Patienten mit Hirndruck, vergrößerte Schilddrüse

> **Perkutane Dilatationstracheotomien**
> - Erster Kanülenwechsel nicht vor dem 7.–10. Tag aufgrund möglicher Kulissenphänomene der noch nicht verklebten prätrachealen Gewebsschichten! (Seldinger-Technik ggf. mit Cook-Führungsstab bzw. Absaugkatheter!).
> - Bei akzidenteller Dekanülierung innerhalb der ersten Tage **keine protrahierten Rekanülierungsversuche,** sondern konventionelle Intubation! (Durchführung der PDT bei nicht gegebener konventioneller Intubationsmöglichkeit daher kontraindiziert).
> - Eine Punktion zwischen Ringknorpel und 1. Trachealrings muss bei den perkutanen Tracheotomien auf jeden Fall vermieden werden → irreversible Kehlkopfschäden.
> - Vergleichende Studien zwischen einzelnen Methoden der PDT haben bisher keinen Vorteil einzelner Verfahren erbringen können, so dass alle derzeit verfügbaren Methoden gleichberechtigt nebeneinander existieren.

1.1.3 Chirurgische versus dilatative Tracheotomie

- **Vorteile Dilatationstracheotomie**
- geringere Rate an Wundinfektionen (v. a. mit Problemkeimen wie Pseudomonas)
- bessere kosmetische Ergebnisse, geringere Narbenbildung
- höhere Kosteneffektivität
- geringere Dauer der Prozedur
- geringere Gesamtkomplikationsrate
- geringere Rate an schweren Blutungen
- geringere Letalität der Methode

- **Vorteile der chirurgischen Tracheotomie**
- weniger Obstruktionen nach Dekanülierung
- einfacher Kanülenwechsel (direkt nach Operation möglich)
- zur Langzeitversorgung geeignet
- (vermeintlich) geringere Rate an Fehllagen/via falsa
- geringere Rate an kleinen Blutungen

1.2   Bronchoskopie

Historie der Bronchoskopie
1897   Erste translaryngeale starre Bronchoskopie durch **Killian**
1964   Entwicklung flexibler fiberoptischer Bronchoskope durch **Ikeda**

1.2.1   Bronchoskopeinteilung

- nach Verwendungszweck (Intubationsbronchoskope, diagnostische Bronchoskope, …)
- nach Größe (Außendurchmesser und Durchmesser des Arbeitskanals)
- nach dem Aufbau/Typ (starre Bronchoskope bzw. flexible, fiberoptische Bronchoskope)

1.2.2   Aufbau des flexiblen Fiberendoskops

- **(1–)2 Lichtleitbündel** (10.000–15.000 Fasern, 10–30 µm), **1 Bildleitbündel** (ca. 20.000 Fasern, 7–10 µm)
- **1 Arbeitskanal** mit unterschiedlichem Durchmesser (1,2–3,2 mm)
- 2 Abwinkelungszüge (maximale Abwinkelung von 180° bzw. 130° zur anderen Seite)

1.2.3   Starre Bronchoskopie

mit Möglichkeit zur IPPV oder Hochfrequenzbeatmung

- **Indikationen**
- massive Hämoptoe oder Fibrinausgüsse
- Entfernung größerer endobronchialer Fremdkörper (besonders bei Kindern)
- endobronchiale Lasertherapie oder Eingriffe an der Trachea
- Stentplatzierung
- Beurteilung der laryngealen und sublaryngealen Region (meist im HNO-Bereich)

- **Kontraindikationen**
- instabile oder fixierte HWS

- **Nachteile**
- eingeschränkte Sicht in Peripherie
- größere Belastung für die Patienten, z. B. infolge einer notwendigen tiefen Sedierung/Narkose evtl. mit Muskelrelaxierung

1.2.4   Flexible, fiberoptische Bronchoskopie

- **Indikationen**
- Atemwegssicherung, z. B. fiberoptische Wachintubation
- selektive Materialentfernung
- endotracheale und endobronchiale Befunderhebung
- fiberoptische Assistenz, z. B. bei Tracheotomien
- diagnostische und therapeutische Interventionen: bronchotracheale Sekretentfernung und -gewinnung, gezielte Applikation von Medikamenten, etc.

◘ Tab. 1.1 führt die häufigsten Indikationen zur **diagnostischen Bronchoskopie** und ◘ Tab. 1.2 die häufigsten Indikationen zur **therapeutischen Bronchoskopie** an.

Tab. 1.1 Häufige diagnostische Indikationen für die fiberoptische Bronchoskopie bei Intensivpatienten

Pneumoniediagnostik: – Bronchoalveoläre Lavage BAL* (2- bis 3-mal Gewinnung von 20–30 ml Spüllösung; besonders bei Immunsuppression) – Bürstenabstrich – geschützte Bürste	Beurteilung der Schleimhaut, selektive Gewinnung von Sekretmaterial, Beseitigung einer Sekretretention, Ursachensuche (intra- oder extrabronchiale Obstruktion), ggf. transbronchiale Biopsie (**Cave:** hohe Komplikationsrate!)
Atelektasen	Nachweis, Ursachenfeststellung von Gasaustauschstörungen (z. B. bronchiale Obstruktion durch Schleimpfropf, Tumor, anatomisches Hindernis, Fremdkörper wie Zähne, Nahrungspartikel etc.)
Apparente Aspiration bzw. nach prä- oder intrahospitaler Notfallintubation: – Nachweis/Ausschluss einer Aspiration – Sicherung von aspiriertem Material (pH-Bestimmung und Bakteriologie)	Beurteilung der Schleimhaut (Lavage ist obsolet!)
Thoraxtrauma	Nachweis/Ausschluss von Trachea- oder Bronchusverletzungen
Inhalationstrauma/Intoxikation	Beurteilung der Schleimhaut und des Ausmaßes (Rötung, Ödem, Nekrosen)
Tumorverdacht	Beurteilung der Schleimhaut, der Carina, Zytologiegewinnung, transbronchiale oder transkarinale Biopsie, BAL
Hämoptoe	Lokalisation der Blutungsquelle
Tubuslage	Tubuslokalisation (DLT)
Perkutane Tracheotomien	Lagekontrolle des Tubus, Nachweis von Läsionen und Blutungen
Atemwegsobstruktion	Tubusverlegung (Cuff-Hernien, Sekretverhalt, Bronchialkollaps, Tumor, Fremdkörper)
Nicht entfaltete Lunge nach Pneumothorax	Ausschluss/Nachweis einer Obstruktion oder bronchopleuralen Fistel

* Die endobronchiale Sekretgewinnung hat eine Sensitivität von 73–100 % und eine Spezifität von nur 27–67 %!

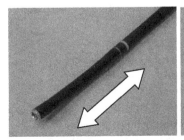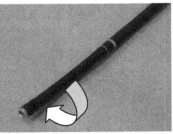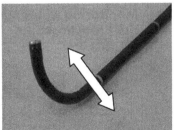

Abb. 1.9 Bedienung des Fiberbronchoskops (Erklärung siehe 1.2.5)

◼ Tab. 1.2 Die häufigsten Indikationen zur therapeutischen Bronchoskopie

Atelektasen	Beseitigung von Aspiraten, Blut oder Sekret durch körperwarme NaCl-Lösung oder Sekretolytika
Aspiration mit ALI/ARDS	Ggf. gezielte Applikation von Surfactant
Asthma	Absaugen von Schleimpfropfen, direkte Applikation von bronchodilatatorischen Lösungen
Bronchopleurale Fisteln	Applikation von Fibrinklebern
Fremdkörper	Entfernung mit Zange oder Körbchen
Blutstillung bei Hämoptoe	Applikation von eiskalter NaCl-Lösung, 1 ml (Nor-)Adrenalinlösung (1:10.000), xylometazolinhaltige Lösung, Vasopressin, Fibrin; endobronchiale Blockade, Lasertherapie
Positionierung von Bronchusblockern/Univent-Tuben	Schutz der intakten Lunge vor Blutaspiration, Einlungenventilation
Fiberbronchoskopische Assistenz	Perkutane Tracheotomie: Bestimmung der Punktionshöhe mittels Diaphanoskopie, Kontrolle der korrekten Lage des Seldinger-Drahtes; Doppellumenintubation zur Tubuslagekontrolle

1.2.5 Handhabung des Fiberbronchoskops

Bei der Bedienung eines Bronchoskops sind bis zu drei simultan auszuführende Manöver notwendig (◼ Abb. 1.9):

- achsengerechte Längsbewegung (Vor- und Zurückziehen des Einführungsteils)
- Achsendrehung des gesamten Bronchoskops (nur bei gleichzeitiger Längsbewegung zur Vermeidung von Torsionskräften)
- Abwinkelung des distalen Einführungsteils (»Up«- oder »Down«-Bewegung in einer Ebene)

1.2.6 Monitoring während der Bronchoskopie

- Pulsoxymetrie
- EKG
- Blutdruckmessung (evtl. invasiv)
- Registrierung des endexspiratorischen CO_2 mittels Kapnometrie/-graphie
- engmaschige Überwachung der Beatmungsparameter bei beatmeten Patienten (P_{AW}, AMV, Beatmungsdrücke, FiO_2).

1.2.7 Komplikationen der Bronchoskopie

- schwere Komplikationen treten in 0,5 % der Fälle auf, z. B. Barotrauma mit Pneumothorax und/oder Mediastialemphysem, Hämoptoe, Hypoxämie, Hyperkapnie, Anstieg des intrazerebralen Drucks, Aspiration, Auslösung eines postbronchoskopischen SIRS bei Patienten mit Pneumonie.
- leichte Komplikationen in 0,8 % der Fälle, z. B. Laryngo- und Bronchospasmus, Fieber, vasovagale Synkope, Erbrechen, Epistaxis

◼ Tab. 1.3 gibt einen Überblick über Störungen und Komplikationen, welche auf der Durchführung der Bronchoskopie beruhen.

Risikofaktoren für Komplikationen
- **Erhöhtes Risiko**
    - PEEP >10 cmH$_2$O
    - Auto-PEEP >15 cmH$_2$O
    - manifeste Gerinnungsstörungen, PTT >1,5-fach verlängert bzw. Therapie mit Antikoagulanzien

▼

⬛ Tab. 1.3 Komplikationen der Bronchoskopie

Allgemein	Fieber (proinflammatorische Zytokine ↑); SIRS mit Temperaturanstieg
Gasaustausch	p_aO_2 ↓, S_aO_2 ↓, p_aCO_2 ↑, V_T ↓, V_A ↓, Q_S/Q_T ↑
Kreislauf	MAP ↑(↓), HF ↑(↓), SVR ↑↓, PCWP ↑, PAP ↑, PVR ↑, CI ↑(↓), Arrhythmien ↑, ST-Strecken-veränderungen ↑, ANP ↑, MVO_2 ↑
ZNS	ICP ↑
Atemwege/Lunge	Reflektorische Broncho- und Laryngospastik Mechanische Mukosaläsion mit Blutung Auto-PEEP ↑ (Barotrauma) Resorptionsatelektasen ↑ (hohe F_iO_2) Surfactant ↓ Infiltrat, Infektion
Topisch applizierte Lokalanästhetika	Toxische Reaktionen (Konvulsion, Schock)
Atemmechanik	C_{tot} ↓, R_{AW} ↑
Dauersog lobär-segmental	Mikroatelektasen, PEEP ↓, V_T ↓, (V_A ↓), FRC ↓, p_aO_2 ↓, p_aCO_2 ↑, Mukosaläsion bei starkem Sog
Spontanatmung – ohne Tubus – mit Tubus	(F)VC ↓, $FEV_{1,0}$ ↓ p_{AW} ↑(↓), PEEP ↑, Atemarbeit ↑

- Hirndruck ohne ICP-Monitoring
- Urämie
- pulmonaler Hypertonus
- **Sehr hohes Risiko**
  - p_aO_2 <70 mmHg bei F_iO_2 >0,7
  - refraktärer p_aCO_2 >55 mmHg
  - PEEP >15 cmH_2O
  - akuter Bronchospasmus
  - akuter Myokardinfarkt <48 h
  - höhergradige Arrhythmien oder instabile Angina-pectoris-Symptomatik
  - ausgeprägte refraktäre Bradykardien
  - MAP <65 mmHg
  - Thrombozytenzahl <20.000/µl

❶ Intensive Manipulationen wie Absaugen oder ausgiebige Lavage können den Gasaustausch weiter beeinträchtigen!

Patienten mit Asthma bronchiale oder chronisch obstruktiver Lungenerkrankung haben ein erhöhtes Komplikationsrisiko (bis 5 %), auch Intensivpatienten weisen höhere Komplikationsraten auf (bis 10 %), ebenso transbronchiale Biopsien (7–14 %)!

Je schwerer die respiratorische Einschränkung/Erkrankung des Patienten vor der FB ist, desto höher ist das Risiko der Untersuchung!

1.2.8 Dokumentation

Eine standardisierte Dokumentation ist Bestandteil jeder Fiberbronchoskopie. Sie hat vergleichende sowie medikolegale Bedeutung. Inhaltlich sind hierbei zu berücksichtigen:

- Indikationsstellung und vorausgegangene Diagnostik
- individuelles Patientenrisiko
- Art und Weise der Analgosedierung
- topographische, morphologische und funktionelle Aspekte, insbesondere zu Tracheobronchialgerüst, Schleimhaut- und Sekretverhältnissen
- Befundlokalisation und -ausbreitung
- Lumenverhältnisse und Position künstlicher Luftbrücken

◘ Tab. 1.4 Lungensegmente und zugeordnete Bronchen

Rechte Lunge		
Lobus superior		Bronchus lobaris superior dexter
	Segmentum apicale (1)	Bronchus segmentalis apicalis
	Segmentum posterius (2)	Bronchus segmentalis posterior
	Segmentum anterius (3)	Bronchus segmentalis anterior
Lobus medius		Bronchus lobaris medius dexter
	Segmentum laterale (4)	Bronchus segmentalis lateralis
	Segmentum mediale (5)	Bronchus segmentalis medialis
Lobus inferior		Bronchus lobaris inferior dexter
	Segmentum superius (6)	Bronchus segmentalis superior
	Segmentum basale mediale (7)	Bronchus segmentalis basalis medialis
	Segmentum basale anterius (8)	Bronchus segmentalis basalis anterior
	Segmentum basale laterale (9)	Bronchus segmentalis basalis lateralis
	Segmentum basale posterius (10)	Bronchus segmentalis basalis posterior
Linke Lunge		
Lobus superior		Bronchus lobaris superior sinister
	Segmentum apicoposterius (1 + 2)	Bronchus segmentalis apicoposterior
	Segmentum anterius (3)	Bronchus segmentalis anterior
	Segmentum lingulare superius (4)	Bronchus lingularis superior
	Segmentum lingulare inferius (5)	Bronchus lingularis inferior
Lobus inferior		Bronchus lobaris inferior sinister
	Segmentum superius (6)	Bronchus segmentalis superior
	Segment fehlt meist (7)	
	Segmentum basale anterius (8)	Bronchus segmentalis basalis anterior
	Segmentum basale laterale (9)	Bronchus segmentalis basalis lateralis
	Segmentum basale posterius (10)	Bronchus segmentalis basalis posterior

━ Untersuchungsgang sowie Maßnahmen
━ Untersuchungstoleranz
━ Diagnose
━ und schließlich resultierende Empfehlungen

Für eine optionale Zusatzdokumentation sind Videosysteme mit der Möglichkeit von Aufzeichnungen geeignet. Videofiberbronchoskope, bei denen ein Chip die Faseroptik ersetzt, kann man derzeit am ehesten für eine qualitativ hochwertige Doku-mentation nutzen. Neueste Technologien erlauben eine digitale Dokumentation, Nachbearbeitung, Speicherung und Archivierung endoskopischer Befunde.

1.2.9 Hygienische Aufbereitung

Die sichere Aufbereitung von medizinischem Instrumentarium sowie die Dokumentation derselben

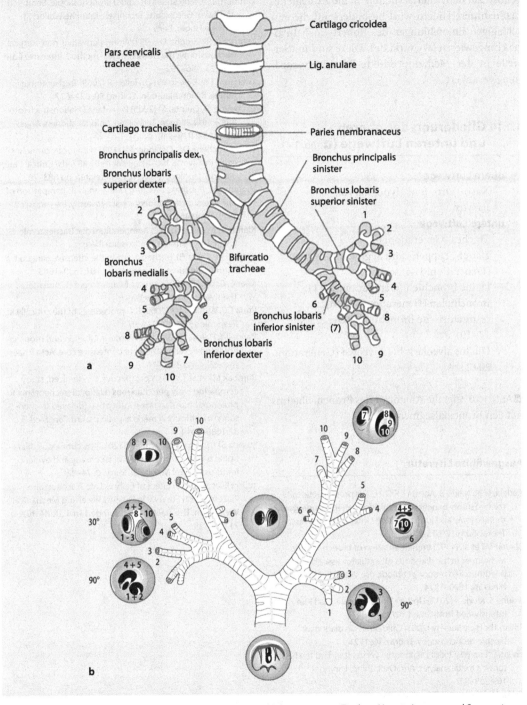

Abb. 1.10a,b Bronchialbaum mit durchnummerierten Bronchialsegmenten. **a** Trachea, Haupt-, Lappen- und Segment-bronchien. Der mittlere Trachealabschnitt wurde weggelassen, um den Paries membranaceus darzustellen. **b** Verzweigung des Bronchialbaums unter bronchoskopischer Sicht. (Aus Larsen u. Ziegenfuss (Hrsg.) Beatmung, Springer 2013)

gehört zu den unerlässlichen Standardhygiene-maßnahmen. Hierzu wird besonders auf die einschlägigen Empfehlungen des Robert-Koch-Instituts hingewiesen (www.rki.de). Diese sind mittlerweile in der Medizinprodukte-Betreiberverordnung verankert.

1.2.10 Gliederung der oberen und unteren Luftwege (◘ Tab. 1.4)

- **obere Luftwege**
  - Naso-, Oro- und Hypopharynx
  - Larynx
- **untere Luftwege**
  - Trachea (Generation: 0)
  - Haupt-, Lappen- und Segmentbronchien (Generation: 1–4)
  - kleine Bronchien (Generation: 5–11)
  - Bronchiolen (Generation: 12–16)
  - respiratorische Bronchiolen (Generation: 17–19)
  - Ductus alveolaris bis Alveolen (Generation: 20–23)

◘ Abb. 1.10 zeigt die Anatomie des Bronchialbaums mit den Bronchialsegmenten.

Ausgewählte Literatur

Abdelaziz M, Naidu B, Agostini P (2011). Is prophylactic mini-tracheostomy beneficial in high-risk patients undergoing thoracotomy and lung resection? Interact Cardiovasc Thorac Surg 12: 615–618

Bonten MJ et al. (1997) Implementation of bronchoscopic techniques in the diagnosis of ventilator-associated pneumonia to reduce antibiotic use. Am J Respir Crit Care Med156: 1820–1824

Braune S, Kluge S (2012) Update Tracheotomie. Med Klin Intensivmed Notfallmed 107: 543–547

British Thoracic Society (2001) Guidelines on diagnostic flexible bronchoscopy. Thorax 56: 1–21

Cheng E, Fee WE (2000) Dilatational versus standard tracheostomy: a meta-analysis. Ann Otol Rhinol Laryngol 109:803–807

Cabrini L et al. (2012) Percutaneous tracheostomy, a systematic review. Acta Anaesthesiol Scand 56: 270–281

de Castro FR, Violan JS (1996) Flexible bronchoscopy in mechanically ventilated patients. J Bronchol 3: 64–68

Dobbertin I, Dierkesmann R (2004) Bronchoskopie. Lehrbuch und Atlas. Geschichte, Techniken, Krankheitsbilder, 1. Auflage Huber, Bern

Fantoni A, Ripamonti D (1997) A non-derivative, non-surgical tracheostomy: the translaryngeal method. Intensive Care Med 23: 386–392

Gromann TW, Birkelbach O, Hetzer R (2009) Tracheotomie mittels Ballondilatation. Chirurg 80: 622–627

Gründling M, Quintel M (2005) Perkutane Dilatationstracheotomie – Indikationen, Techniken, Komplikationen. Anaesthesist 54: 929–944

Hata JS, Schenk DA, Dellinger RP (1997) Fiberoptic bronchoscopy. In: Civetta JM, Taylor RW, Kirby RR (eds) Critical Care, 3rd edn. Lippincott-Raven, Philadelphia, pp 683–702

Higgins KM, Punthakee X (2007) Meta-analysis comparison of open versus percutaneous tracheostomy. Laryngoscope 117:447–454

Klemm E, Nowak A (2012) Kompendium der Tracheotomie. 1. Auflage. Springer, Berlin Heidelberg

Kluge S et al. (2008) Tracheostomy in the intensive care unit: a nationwide survey. Anesth Analg 107:1639–1643

Krier C, Georgi R (2001) Airway-Management, 1. Auflage, Thieme, Stuttgart New York

Phua GC, Wahidi MM (2009) ICU procedures of the critically ill. Respirology 14: 1092–1097

Randell T, Hakala P (1995) Fibreoptic intubation and bronchofibrescopy in anaesthesia and intensive care. Acta Anaesthesiol Scand 39: 3–16

Rumbak MJ et al. (2004) A prospective, randomized, study comparing early percutaneous dilational tracheotomy to prolonged translaryngeal intubation (delayed tracheotomy) in critically ill medical patients. Crit Care Med 32:1689–1694

Susarla SM, Peacock ZS, Alam HB (2012) Percutaneous dilatational tracheostomy: review of technique and evidence for its use. J Oral Maxillofac Surg 70: 74–82

Young D et al. (2013) Effect of Early vs Late Tracheostomy Placement on Survival in Patients Receiving Mechanical Ventilation. The TracMan Randomized Trial. JAMA 309: 2121–2129

Monitoring

W. Zink

M. Fresenius et al., *Repetitorium Intensivmedizin*,
DOI 10.1007/978-3-642-44933-8_2, © Springer-Verlag Berlin Heidelberg 2014

2.1 Allgemeine klinische Überwachungsmethoden

- Inspektion
- Palpation
- Perkussion
- Auskultation
- ggf. Funktionsprüfungen

2.2 Basismonitoring

- Herzfrequenz und Herzrhythmus
- Blutdruck
- Periphere Sauerstoffsättigung
- Atemfrequenz
- Urinausscheidung
- Temperatur
- evtl. Messung des Bauchumfangs

2.3 Postoperatives Standardmonitoring für (kardiochirurgische) Intensivpatienten

- ◘ Abb. 2.1
- EKG (II- und V5-Ableitung mit ST-Streckenanalyse)
- Pulsoxymetrie
- invasive Blutdruckmessung
- zentralvenöser Druck (ZVD)
- Bilanzierung (Drainagenverluste, Ein- und Ausfuhr)
- arterielle und zentralvenöse Blutgasanalyse (F_iO_2 >0,6 alle 4 h, sonst alle 8 h bzw. bei Veränderung der Beatmungsparameter nach spätestens 30 min)
- Temperaturmessung (mindestens 4-stündlich)
- Monitoring ggf. erweiterbar durch (◘ Abb. 2.2):
  - Echokardiographie (transthorakal, transösophageal)
  - transpulmonale Thermodilution und kalibrierte Pulskonturanalyse
  - Pulmonalarterienkatheter

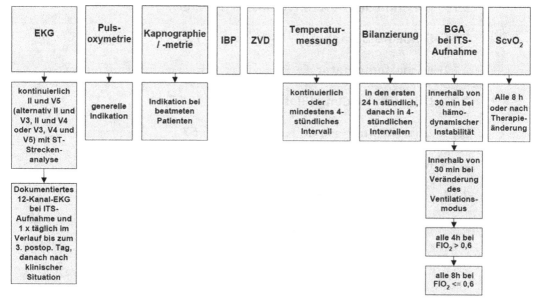

◘ **Abb. 2.1** Postoperatives Standardmonitoring für (kardiochirurgische) Intensivpatienten (S3-Leitlinie zur intensivmedizinischen Versorgung herzchirurgischer Patienten. (AWMF-Register 001/016: Hämodynamisches Monitoring und Herz-Kreislauf)

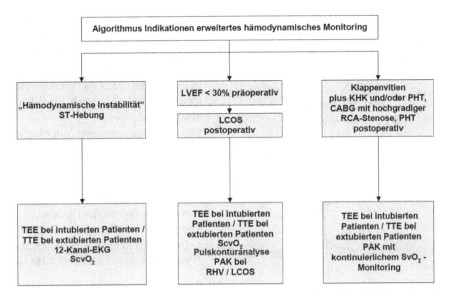

◨ Abb. 2.2 Indikationen für ein erweitertes hämodynamisches Monitoring (Algorithmus) (S3-Leitlinie zur intensiv-medizinischen Versorgung herzchirurgischer Patienten. (AWMF-Register 001/016: Hämodynamisches Monitoring und Herz-Kreislauf)

2.4 EKG-Monitoring

- Bestandteil des Basismonitorings
- Überwachung von Herzfrequenz und Herzrhythmus
- Detektion von Myokardischämien (ST-Streckenanalyse)
- die American Heart Association empfiehlt die Analyse von mindestens 2, bevorzugt aber 3 Ableitungen für die kontinuierliche Überwachung des EKG:
  - Erkennung von P-Wellen
  - Beurteilbarkeit der Herzachse
  - Unterscheidung zwischen ventrikulären und supraventrikulären Rhythmusstörungen oder Extrasystolen
- bessere Charakterisierung von ST-Segment-Veränderungen

2.4.1 Herzfrequenz und Herzrhythmus

- kontinuierliche Überwachung
- bei herzgesunden Patienten Standard-ableitungen nach Einthoven (I, II, III) mittels 3-Kanal-EKG in der Regel ausreichend

- bei kardial vorgeschädigten Patienten 5-Kanal-EKG

2.4.2 Myokardischämien (ischämiebedingte ST-Strecken-veränderungen)

- **ST-Strecke:** Beginn nach dem J-Punkt am Ende des QRS-Komplexes; Dauer 60–80 ms
- eine pathologische ST-Senkung liegt vor bei Veränderungen >0,05 mV in Extremitäten-ableitungen bzw. >0,1 mV in Brustwand-ableitungen
- häufig automatisierte ST-Streckenanalyse in wählbaren Ableitungen über Multifunktions-monitor möglich
- präkordiales EKG mit den **Ableitung II bzw. V5** reicht aus, um **transmurale Ischämien im antero-lateralen bzw. inferioren Bereich** zu erkennen (80 % der Myokardischämien), ist aber ungeeignet, um eine subendokardiale Ischämie im Bereich der Hinterwand des linken Ventrikels zu erfassen.
- Überwachung der Hinterwand mittels
  - Ableitungen II, V5 + V4 oder

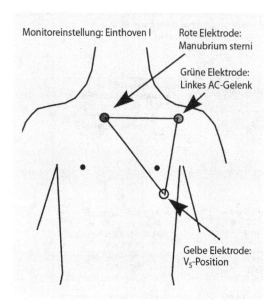

Monitoreinstellung: Einthoven I

Rote Elektrode:
Manubrium sterni

Grüne Elektrode:
Linkes AC-Gelenk

Gelbe Elektrode:
V_5-Position

◨ **Abb. 2.3** Poor man's V5-EKG-Modifikation nach Kaplan

- **»Poor man's V5«-EKG-Modifikation nach Kaplan** (◨ Abb. 2.3; Ableitung I und Elektrode in V_5-Position und Elektrode am rechten Manubrium oder unter rechtem Schulterblatt); Nachweis von **ca. 96 % der Myokardischämien** anhand ischämischer ST-Streckenveränderungen
- von einigen Autoren wird eine kontinuierliche EKG-Überwachung mit 12 Ableitungen (I, II, III, aVF, aVR, aVL, V1–6) empfohlen, um perioperative Myokardischämien zu entdecken

2.5   Pulsoxymetrie

- **Bestandteil des Standardmonitorings**
- 1972 von Takuo Aoyagi entwickelt
- nichtinvasives Messverfahren zur kontinuierlichen Bestimmung der **partiellen Sauerstoffsättigung** (S_pO_2)
- Fehlerbreite ca. 2 % bei S_pO_2-Werten >70 %
- Kombination von Plethysmographie (Registrierung einer peripheren Pulswelle) und spektrometrischer Oxymetrie
- Pulsoxymeter messen die Absorption von Licht mit **2 Wellenlängen** (Rotlicht: 660 nm und Infrarotlicht: 940 nm)

- gemessen wird die Differenz zwischen Absorption während der Diastole (venöses Blut, Gewebe, Knochen, Pigmente) und dem Spitzenwert während der Systole. Es wird postuliert, dass der Absorptionsanstieg während der Systole nur durch arterielles Blut verursacht wird.
- Einsatz als Transmissions- oder Reflexionspulsoxymeter
- **Messprinzip** beruht darauf, dass
  - desoxygeniertes Hämoglobin (Hb) im Infrarotbereich ($\approx$940 nm) weniger absorbiert wird als oxygeniertes Hb bzw.
  - oxygeniertes Hämoglobin im Rotbereich ($\approx$660 nm) weniger Absorption als desoxygeniertes (= reduziertes) Hb zeigt

> ❯ **Oxygeniertes und desoxygeniertes Hämoglobin absorbieren das emittierte Licht bei einer Wellenlänge von 506 nm gleich!**
> - **HbO_2 (Oxyhämoglobin): Absorptionsmaximum bei 560 und 590 nm**
> - **Bilirubin: Absorptionsmaximum bei 460 nm (350–550 nm)**

2.5.1   Partielle oder funktionelle Sauerstoffsättigung (SpO_2)

- Der **prozentuale Anteil des oxygenierten Hämoglobins (HbO_2)** zur Summe von Oxy- und Desoxyhämoglobin wird als partielle oder funktionelle Sättigung (S_pO_2) bezeichnet (◨ Tab. 2.1).

$$S_pO_2 = \frac{HbO_2}{Hb + HbO_2}$$

- **Dyshämoglobine** und **fetales Hb** werden **nicht berücksichtigt** und bei der Berechnung der Sättigung vernachlässigt.
- ◨ Tab. 2.1 beschreibt die Korrelation zwischen p_aO_2 und pulsoxymetrischer Sauerstoffsättigung
- normale Sauerstoffsättigung im arteriellen Blut: 96–98 %
- normale Sauerstoffsättigung im gemischtvenösen Blut: 70–75 %

◘ Tab. 2.1 Korrelation zwischen paO₂ und pulsoxymetrischer Sauerstoffsättigung beim Gesunden

p_aO_2 (mmHg) (pCO_2=40; pH=7,4; Normothermie)	26	35	40	60	90	150
S_pO_2 (%)	50	66	75	90	95	100

◘ Tab. 2.2 Faktoren, die die Messung der pulsoxymetrischen Sauerstoffsättigung beeinflussen

Keine Beeinflussung der pulsoxymetrischen Sättigungswerte	Falsch-hohe Werte → tatsächliche Sättigung (S_pO_2) ist niedriger!	Falsch niedrige Werte → tatsächliche Sättigung (S_pO_2) ist höher!
Roter und purpurner Nagellack Hautfarbe HbF Erhöhte COHb-Werte bis 14,5 % weder in Hypoxie noch in Normoxie Hyperbilirubinämie (Bilirubinabsorptionsmaximum bei 460 nm) (Bilirubinabsorptionsbereich von 350–550 nm)	Xenon- und Fluoreszenzlicht MetHb bei Hypoxie (bei 5 % MetHb + 1 % COHb → deutliche Überschätzung); unter Hypoxiebedingungen wird eine O₂-Sättigung von 87,6 % am Gerät angezeigt, obwohl die tatsächliche partielle Sättigung nur 80 % und die mit dem CO-Oxymeter gemessene aktuelle fraktionelle Sättigung* (SO_2) nur 72,5 % beträgt	Farbiger Nagellack (blau, grün, schwarz) und Fingerabdrucktinte Infrarot-Wärmelampen Infundierte Lipidlösungen und erhöhte Chylomikronenkonzentrationen Methylenblau (Absorptionsmaximum bei 660 nm) Indocyaningrün, Indigocarmin (Effekt hält nur wenige Minuten an!) MetHb-Werte (0,4–8,4 %) in Normoxie (geringfügige Unterschätzung) Onychomykose führt zu einem zu niedrig (3–5 %) gemessenen Wert

* Fraktionelle Sättigung s. Blutgasanalyse

2.5.2 Einflussfaktoren auf die pulsoxymetrische Messung

◘ Tab. 2.2 gibt Faktoren wieder, die die Messung der pulsoxymetrischen Sauerstoffsättigung beeinflussen.

Keine Werte messbar:
- unkoordinierter Bewegung (Shivering)
- ausgeprägter Zentralisation (Hypothermie, Hypovolämie, α-adrenerge Substanzen, ...)

2.6 Blutdruckmessung

Die Blutdruckmessung stellt das Standardmonitoring zur Überwachung der Kreislauffunktion dar.

2.6.1 Nichtinvasive Blutdruckmessung

- Manschettenbreite ca. 40 % des Oberarmumfangs (bei Kindern: breiteste Manschette, die die Platzierung des Stethoskops in der Ellenbeuge noch erlaubt)
- die Blutdruckmanschette sollte 70 % des Oberarms umschließen
- bei Oberarmumfang >40 cm Messung am Unterarm oder am Unterschenkel

Fehlermöglichkeiten

- zu schmale Manschette/Manschette zu locker angelegt → tendenziell falsch-hohe Werte
- zu breite Manschette → tendenziell falsch-niedrige Werte
- zu schnelles Ablassen des Manschettendrucks (>3 mmHg/s) →falsch-niedrige Werte
- Hypotension, periphere Vasokonstriktion, Schock
- Herzrhythmusstörungen

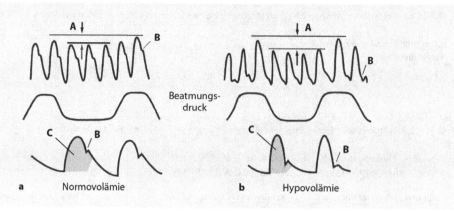

Abb. 2.4a,b Druckkurvenverlauf. **a** Normale arterielle Druckkurve. *A* Geringer Effekt der Beatmung auf die Druckamplitude; *B* hoher dikroter Umschlagpunkt; *C* große Fläche unter der Kurve. **b** Arterielle Druckkurve bei Hypovolämie. *A* Starker Effekt der Beatmung auf die Druckamplitude (paradox); *B* niedriger dikroter Umschlagpunkt; *C* kleine Fläche unter der Kurve

Blutdruckmessung nach Riva-Rocci (RR)

- Korotkoff-Geräusche
  - systolischer Wert: beim Hören des Gefäßtones
  - diastolischer Wert: beim Verschwinden oder deutlichem Leiserwerden des Gefäßtones
- Berechnung des mittleren arteriellen Druckes (MAP)
  - $MAP = AP_{dia} + 1/3 (AP_{sys} - AP_{dia})$
  - AP_{sys}: systolischer arterieller Druck
  - AP_{dia}: diastolischer arterieller Druck

Palpatorische Blutdruckmessung

- Aufpumpen der Manschette, bis Puls nicht mehr tastbar
- systolischer Wert: wenn Puls wieder tastbar, ca. 10–20 mmHg tiefer als bei der Riva-Rocci-Methode
- diastolischer Wert nicht zu messen

Blutdruckautomaten

- Geräte mit oszillometrischen Messverfahren
- automatische Messung in vorgegebenen Intervallen

> Die nichtinvasive Blutdruckmessung kann bei allen hämodynamisch stabilen Patienten, bei denen nicht mit schweren Störungen der Herz-Kreislauf-Funktion gerechnet werden muss, eingesetzt werden. Bei instabiler Herz-Kreislauf-Funktion jedoch sollte die invasive Messung wegen ihrer größeren Genauigkeit und der kontinuierlichen Erfassung der Blutdruckwerte bevorzugt werden.

2.6.2 Invasive (direkte) Blutdruckmessung (»Arterie«)

- **Indikationen**
- hämodynamische Instabilität mit Notwendigkeit der kontinuierlichen Blutdruckmessung
- mehrfache arterielle Blutentnahmen notwendig
- nichtinvasive Blutdruckmessung technisch nicht durchführbar (z. B. bei Adipositas permagna)

- **Kontraindikationen**
- Gerinnungsstörungen (relativ)
- Zustand nach. Gefäßoperationen an der Punktionsstelle (z. B. Gefäßprothese bei A.-femoralis-Zugang)

- pathologischer Allen-Test für A.-radialis-Zugang (s. unten)
- geplante ipsilaterale Shuntanlage bei terminaler Niereninsuffizienz (relativ!)
- bei vitaler Indikation gibt es nur relative Kontraindikationen!

- **Vorteile**
- Messung des Blutdrucks von Schlag zu Schlag
- Druckkurvenverlauf kann zusätzliche Hinweise auf die Volumensituation des Patienten geben (»cardiac cycling« = systolische RR-Schwankungen bei In- und Exspiration; ◘ Abb. 2.4)
- Wiederholte arterielle Blutentnahmen möglich

Allen-Test

- simultane Kompression von A. radialis und A. ulnaris, nach mehrfachem Faustschluss wird die Hand blass → A. radialis weiter komprimieren und A. ulnaris freigeben → nach 5 bis max. 15 s wird die Hand rosig (Reperfusion). Wird die Hand nicht rosig, besteht eine ungenügende Perfusion der Hand über die A. ulnaris
- Aussagekraft umstritten, aus forensischen Gründen jedoch empfehlenswert (Ergebnis dokumentieren!)
- ein pathologischer Allen-Test ist eine relative Kontraindikation für die Radialispunktion

- **Allgemeine Komplikationen**
- Blutung und Hämatome
- Thrombose
- Gefäßläsionen: Dissektion, Aneurysma, arteriovenöse Fistel
- Verletzung umliegender Strukturen (Nervenschäden)
- Infektion (selten!)
- passagerer Vasospasmus bei Fehlpunktion (sofortige weitere Punktionsversuche oft erfolglos)
- sekundäre Katheterfehllage, -dislokation, -diskonnektion mit Blutung
- versehentliche intraarterielle Injektion mit Gefahr von Nekrosen

Probleme und Messfehler

- durch Unter- bzw. Überdämpfung des Systems kommt es zu relevanten Abweichungen der gemessenen Druckwerte
- bei Unterdämpfung des Katheter-Druckaufnehmer-Systems: Überschätzung des systolischen Blutdrucks und Unterschätzung des diastolischen Drucks
- Die Resonanz eines Systems wird erniedrigt bzw. die Dämpfung verstärkt, wenn die Compliance des Schlauchsystems groß oder der Katheter sehr lang ist bzw. einen zu kleinen Innendurchmesser aufweist.
- Der Nachweis von Resonanz und Dämpfung des Systems erfolgt durch den sog. »Fast-flush-Test« zur Überprüfung der dynamischen Eigenschaften eines Kathetersystems: Durch das Spülen des Katheters werden der Fluss und der Druck im System abrupt angehoben und der Druckkurvenverlauf nach abruptem Spülstopp beobachtet. Eine gedämpfte Oszillation mit einem negativen Ausschlag gefolgt von einem einzigen positiven Ausschlag mit einer etwas schwächeren Amplitude zeigt eine optimale Dämpfung des Systems an (◘ Abb. 2.5b). Links davon der typische Druckkurvenverlauf bei einer Unterdämpfung (◘ Abb. 2.5b), rechts bei einer Überdämpfung des Systems (◘ Abb. 2.5c).

> Wiederholte Überprüfung der Konnektionsstellen des Systems zur Vermeidung eines akzidentellen Blutverlustes! Deutliche Kennzeichnung des arteriellen Zugangs zur Vermeidung akzidenteller Injektionen!

Praktisches Vorgehen

- aseptisches Vorgehen
- je nach Punktionsort spezielle Lagerung (leicht überstreckte Hand bei A. radialis, leichte Unterpolsterung des Beckens bei A. femoralis)
- Kontrolle der intraarteriellen Lage
- evtl. Seldinger-Technik mit Einführen eines Führungsdrahtes
- nach Einlegen der Kanüle Verbindung mit einem Spülsystem (3 ml/h mit 500 ml 0,9 % NaCl) und einem Drucksensor, bei Säuglingen

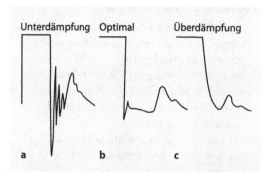

Unterdämpfung	Optimal	Überdämpfung
a	b	c

❏ **Abb. 2.5a–c** Dämpfungskurven. (Adaptiert nach Perret et al. 1996)

und Kleinkindern: Perfusor mit 50 ml NaCl (G5 %) mit 1,2 ml/h

Zugangswege
A. radialis

▬ 20-(22) G-Kanüle nach vorheriger Lagerung der Hand (leichte Überstreckung)
▬ Punktion im Winkel von 30–45°
▬ Vorteile: einfach zugänglich, kollaterale Blutversorgung über A. ulnaris
▬ Nachteile: Ischämiegefahr bei mangelnder Kollateralisation

⊗ **A. radialis Punktionsort der 1. Wahl, bei Rechtshändern sollte bevorzugt die linke Seite kanüliert werden und umgekehrt.**

A. brachialis, A. axillaris

▬ 18-(20-) G-Kanüle mit ausreichender Länge (Seldinger-Set)
▬ A. brachialis: medial der Bizepssehne in der Ellenbeuge
▬ A. axillaris: in Achselhöhle, Klick bei Penetration der Gefäß-Nerven-Scheide
▬ Nachteile: Verletzung des N. medianus bei Punktion der A. brachialis, Plexusläsion bei Hämatom, Ischämie des Arms

A. femoralis

▬ 18-(20-)G-Kanüle mit ausreichender Länge notwendig! (Seldinger-Set)
▬ evtl. leichte Unterpolsterung des Beckens
▬ unterhalb des Leistenbandes
▬ **IVAN:** Innen – Vene – Arterie – Nerv

▬ Vorteile: gut zugänglicher Punktionsort, oft erfolgreicher Zugang bei Hypotonie und instabiler Hämodynamik
▬ Nachteile: retro-/intraperitoneale Hämatome oder Darmperforation bei zu hoher Punktion, nicht geeignet bei Patienten mit AVK und nach Gefäßprothese der A. femoralis

Sonstige Zugangswege (z. B. A. dorsalis pedis, A. temporalis superficialis)

▬ Einsatz einer 22-(24-)G-Kanüle
▬ Nachteile: oftmals schwer lokalisierbar (A. dorsalis pedis) bzw. schwer punktierbar (A. temporalis superficialis mit muskelstarker Wand und geschlängeltem Verlauf)

❶ **Höherer systolischer Blutdruck im Vergleich zum Radialisdruck (MAP ist jedoch gleich!)**

2.7   Blutgasanalyse (BGA)

2.7.1   Vorgehen

▬ Blutentnahme in einer mit heparinisierter Spritze
▬ nach Entnahme luftdicht verschließen und möglichst sofort analysieren. Ist das nicht möglich, auf Eis lagern, um Erythrozytenstoffwechsel und Aufnahme oder Abgabe von Gasen zu minimieren
▬ jedes °C Körpertemperatur <37°C erhöht den pH um 0,015! Ein pH von 7,40 bei 37°C ergibt bei 27°C einen pH von 7,55 (identische Blutprobe!)
▬ die Messung erfolgt bei 37°C (Korrektur auf die tatsächliche Patiententemperatur erfolgt bei entsprechender Eingabe automatisch durch das Gerät)

● **Indikationen**
▬ Störungen der Ventilation und Oxygenation
▬ Störungen des Säure-Basen- und Elektrolythaushalts
▬ Bestimmung von Laktat als Marker für anaeroben Stoffwechsel
▬ Dyshämoglobine bei Rauchvergiftung, NO-Beatmung
▬ hohe Volumenumsätze, akute Blutung

- Hb und Blutzucker sind auch durch getrennte Einzelmessverfahren zu bestimmen
- zum HZV-Monitoring (zentralvenöse Sättigung!)

2.7.2 Messwerte

- Partialdrücke (pO_2, pCO_2)
- partielle Sauerstoffsättigung
- Hb, HbO_2
- pH-Wert
- Basenexzess (BE) und Bikarbonat (HCO_3^-)
- Elektrolyte (mit ionenselektiven Elektroden)
- evtl. BZ- und Laktatmessung
- Dyshämoglobine (COHb, MetHb, SulfHb)
- fraktionelle Sauerstoffsättigung

2.7.3 Arterieller O_2-Partialdruck (p_aO_2)

- der arterielle O_2-Partialdruck (paO_2) bestimmt über die sog. **O_2-Bindungskurve** die zugehörige Sättigung des Hämoglobins (S_aO_2 in %):
  - paO_2 = 70–95 mmHg (bei FiO_2 0,21)
  - paO_2 = 640 mmHg (bei FiO_2 1,0)
- die Messung erfolgt elektrochemisch mit Hilfe der sog. **Clark-Elektrode**

> Ist eine arterielle Punktion bzw. Blutentnahme technisch nicht möglich, kann aus gut perfundierten Arealen (Ohrläppchen, Finger, Zehe) Kapillarblut entnommen werden → enge Korrelation zu den arteriellen Blutgasen. Der peripher-venöse O_2-Partialdruck (p_vO_2 in mmHg) liefert keine Information über die Qualität des pulmonalen Gasaustausches.

2.7.4 Arterieller CO_2-Partialdruck (p_aCO_2)

- Kohlendioxid CO_2: Entstehung in den Mitochondrien als Endprodukt des aeroben Stoffwechsels (pro 10 verbrauchten O_2-Molekülen entstehen 8 CO_2-Moleküle)
- Diffusion im Gewebe entlang des Konzentrationsgefälles von intrazellulär nach

kapillär(venös) und in der Lunge von gemischtvenös nach alveolär (46 → 40 mmHg)
- Produktion: ca. 200 ml/min in Ruhe
- Transport im Blut größtenteils in chemisch gebundener Form:
  - Bikarbonat: ≈50 % in den Erythrozyten (hohe Carboanhydraseaktivität; das intraerythrozytär entstandene HCO_3^- wird gegen extrazelluläres Cl^- ausgetauscht [Hamburger-Shift]) und ≈27 % im Plasma
  - Carbamat (Carbaminohämoglobin): ≈11 % ($Hb\cdot NH_2 + CO_2 \leftrightarrow Hb\cdot NHCOO^- + H^+$)
- Transport in physikalisch gelöster Form zu nur ≈12 %

Haldane-Effekt

Der Haldane-Effekt beschreibt die Abhängigkeit der CO_2-Bindung vom Oxygenierungsgrad des Hämoglobins → **desoxygeniertes** Hämoglobin vermag mehr CO_2 zu binden als oxygeniertes Hämoglobin.

Transkutane pCO_2-Messung ($p_{tc}CO_2$)

- modifizierte CO_2-Elektrode nach Severinghaus mit dünner, nur für CO_2-durchlässigen Teflonmembran, hinter der sich eine dünne Flüssigkeitsschicht mit Bikarbonat befindet
- dort Reaktion von H_2O und CO_2 zu H_2CO_3 bzw. $HCO_3^- + H^+$ (H^+-Ionenkonzentration proportional zu CO_2-Konzentration)
- Erwärmung des Hautbezirks unter der Elektrode auf 44°C → bessere arterielle CO_2-Diffusion, aber $p_{tc}CO_2 > p_aCO_2$ aufgrund gesteigerter regionaler CO_2-Produktion

2.7.5 Gemischtvenöse Sättigung (S_vO_2)

$$S_vO_2 = S_aO_2 - \text{globaler Sauerstoffverbrauch/} (\text{Herzzeitvolumen} \times 1{,}34 \times Hb)$$

- wird aus dem **pulmonalarteriellen Blut** bestimmt (distaler Schenkel des Pulmonaliskatheters)
- diskontinuierliche (Blutgasanalyse) bzw. kontinuierliche Messung (z. B. fiberoptisch mittels Vigilance-Monitor, Fa. Edwards) möglich

- repräsentiert die O_2-Sättigung des venösen Blutes des gesamten Organismus (venöses Mischblut aus V. cava superior, V. cava inferior und Sinus coronarius) → globaler O_2-Metabolismus → Abschätzung des globalen O_2-Verbrauchs (VO_2)
- Abfall der S_vO_2 → unausgeglichene O_2-Bilanz → Warnzeichen einer drohenden Gewebshypoxie
- S_vO_2 abhängig von S_aO_2, VO_2, HZV, Hb-Konzentration
- Normwert: ca. 70 %

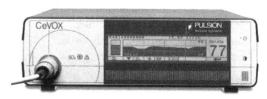

○ **Abb. 2.6** CeVOX-Messgerät (Fa. Pulsion)

also bei 27°C einen pH von 7,55 (identische Blutprobe!)
- intramukosaler pH-Wert (pHi): ▶ Kap. 19

2.7.6 Zentralvenöse Sättigung (S_vO_2)

- wird aus dem über den ZVK entnommenen Blut bestimmt
- diskontinuierliche (Blutgasanalyse) bzw. kontinuierliche Messung (z. B. mittels CeVOX-Messgerät, Fa. Pulsion, ○ Abb. 2.6)
- repräsentiert die O_2-Sättigung des Blutes aus der V. cava superior und damit der oberen Körperhälfte → Abschätzung des globalen O_2-Verbrauchs (VO_2)
- Normwert: ca. 70–75 %

2.7.8 Mehrwellenlängenoxymeter

- Messung der fraktionellen Sauerstoffsättigung (SO_2)
- Messgeräte z. B.
  - CO-Oxymeter 2500 (Firma Ciba-Corning) mit spektrometrischer Messung der Hämoglobinderivate bei 7 spezifischen Wellenlängen
  - Häm-Oxymeter OSM3 (Firma Radiometer) 6 verschiedene Wellenlängen

2.7.7 pH-Wert

- Messung mittels Glaselektrode aus Spezialglas, welche für H^+-Ionen durchlässig ist, und einer Ag/AgCl-Referenzelektrode; dazwischen KCl-Lösung und von außen eine angelegte Spannung, die durch die eindringenden H^+-Ionen verändert wird.
- Alternativ Messung mittels CO_2-Elektrode mit dünner, nur für CO_2 durchlässiger Teflonmembran, hinter der sich eine dünne Flüssigkeitsschicht mit Bikarbonat befindet, welche mit CO_2 zu H_2CO_3 bzw. $HCO_3^- + H^+$ reagiert. Die H^+-Ionenkonzentration ist proportional der CO_2-Konzentration.
- Die Messung erfolgt bei 37°C (Korrektur auf die tatsächliche Patiententemperatur erfolgt bei entsprechender Eingabe automatisch durch das Gerät)
- Jedes °C Körpertemperatur <37°C erhöht den pH um 0,015! Ein pH von 7,40 bei 37°C ergibt

2.7.9 Fraktionelle Sättigung (SO_2)

- die fraktionelle Sättigung (SO_2) gibt den Anteil des oxygenierten Hämoglobins (HbO_2) am Gesamthämoglobin an
- bei normaler Bindung von O_2 an das Hb erreicht sie im arteriellen Blut ca. 96–97 %
- bei vermindertem O_2-Bindungsvermögen, d. h. in Anwesenheit von **Dyshämoglobinen** (MetHb, COHb, SulfHb) und **fetalem Hb**, werden entsprechend kleinere Werte erreicht

$$SO_2 = \frac{HbO_2}{Hb + HbO_2 + \underbrace{COHb + MetHb + SulfHb}_{\text{Dyshämoglobine}}}$$

- normale Konzentrationen von Dyshämoglobinen
  - COHb: 0,5–1,5 %; bei Rauchern: 5 % (bis max. 10 %)
  - MetHb: 0,2–1,5 %

- Beeinflussung der fraktionellen Sättigung
  - bei **erhöhten Bilirubinwerten** Messung falsch-niedriger SO_2-Werte →mit beiden oben genannten Geräten werden erhöhte COHb-Werte registriert, welche auf einem falschen COHb-Anstieg auf den Boden eines Spektralfehlers und einem echten COHb-Anstieg infolge einer CO-Entstehung beim Abbau von Hämoglobin zu Bilirubin beruhen!
- Früh- und Neugeborene besitzen in den ersten Lebensmonaten noch große Mengen an fetalem Hämoglobin (HbF), das andere Absorptionsspektren als das Hämoglobin des Erwachsenen aufweist → notwendige Korrektur der SO_2-Werte bei kooxymetrischer Bestimmung der fraktionellen Sauerstoffsättigung!

2.8 In- und exspiratorisches Gasmonitoring

2.8.1 Messung der inspiratorischen O_2-Konzentration (F_iO_2)

Messprinzipien

- **elektrochemisch:**
  - galvanische Zelle (Bleianode und Goldkathode in basischer Elektrolytlösung)
    - Brennstoffzelle: $O_2 + 4e^- + 2\,H_2O \rightarrow 4\,OH^-$
    - $Pb + 2\,OH^- \rightarrow PbO + H_2O + 2e^-$
  - polarographischer Sensor (Clark-Zelle: Platin- und Silber(chlorid)-Elektroden), umhüllt mit einer O_2-durchlässigen Membran; die angelegte äußere Spannung erfährt abhängig von der O_2-Konzentration eine Veränderung
- **paramagnetisch:** in einem inhomogenen Magnetfeld befindet sich eine Hantel mit Spiegel, welche beim Umströmen mit Sauerstoff ausgelenkt wird (gelegentliche Überschätzung der inspiratorischen Sauerstoffkonzentration bis zu 15 %)

- **Indikationen**
- Detektion eines ungenügenden O_2-Anteils im Inspirationsschenkel

- unverzichtbares Monitoring bei Niedrigflussnarkosen (»low-flow«, »minimal-flow«)

❗ **Die Messung der inspiratorischen O_2-Konzentration gewährleistet, dass dem Patienten keine hypoxische O_2-Konzentration zugeführt wird, garantiert jedoch keine ausreichende arterielle Oxygenierung!**

2.8.2 Kapnometrie (etCO₂, p_etCO₂)

Messprinzipien

- Messung als Partialdruckeinheit $p_{et}CO_2$ (mmHg) oder in Konzentrationseinheiten $etCO_2$ (Vol.-%)
- kontinuierliche Messung der **endexspiratorischen CO_2-Konzentration** ($etCO_2$, $p_{et}CO_2$)
- Messung der inspiratorischen CO_2-Konzentration ($itCO_2$)
- Messung der endexspiratorischen CO_2-Konzentration auf der Basis der CO_2-abhängigen Absorption von Infrarotlicht (lineare Abhängigkeit von der Anzahl der CO_2-Moleküle)
- Massenspektrometrie
- Raman-Spektrometrie
- Messung im Hauptstrom (Sensorkopf wird auf 39°C zur Vermeidung von Wasserdampfbildung aufgeheizt) bzw. im Nebenstrom (Absaugen einer tubusnahen Gasprobe von 60 oder 200 ml/min, Anwendung frühestens bei Säuglingen >5 kg)
- Messgenauigkeit: ±2 mmHg im Bereich von 40–60 mmHg
- Normwerte
  - $p_{et}CO_2$ = 35–45 mmHg oder $etCO_2$ = 4,5–6 Vol.-%
  - $AaDCO_2$ = alveoloarterielle CO_2-Differenz 2–5 mmHg

- **Indikationen**
- die Kapnometrie/-graphie ist ein wünschenswertes Beatmungsmonitoring auf der Intensivstation, insbesondere bei Patienten mit Hirndruck und pulmonalem Hypertonus
- zur Tubuslagekontrolle nach schwieriger Intubation
- bei Patienten mit (maligner) Hyperthermie
- Innerhospitaltransport

◘ Tab. 2.3 Ursachen von $p_{et}CO_2$-Veränderungen

	Erhöhtes $p_{et}CO_2$	Erniedrigtes $p_{et}CO_2$
Metabolisch	Inadäquate Analgosedierung, Hyperther-mie, Sepsis, postoperatives Shivern, **Na-Bic-Gabe**, maligne Hyperthermie	Tiefe Analgosedierung, (Schmerzen, Stress etc. bei nachfolgender Hyperventilation unter Spontan-atmung), Hypothermie
Respiratorisch	Hypoventilation (z. B. Leckage, Atem-depression, respiratorische Insuffizienz), obstruktive Lungenerkrankung, Broncho-spasmus, Tubusknick	Hyperventilation, Bronchospasmus, Sekret, Schleimpfropf, **Fehlintubation** (primär, sekundär) **Tubusverlegung** (Tubusknick, Cuff-Hernie), PEEP-Beatmung
Zirkulatorisch	Erhöhtes HZV, Sepsis, erhöhte CO_2-Auf-nahme peripher (z. B. bei Laparoskopie)	**Erniedrigtes HZV** (akute Hypotension, Hypo-volämie) **Lungenembolie, Herzstillstand**
Gerätebedingt	Rückatmung (z. B. verbrauchter CO_2-Adsorber, defektes Exspirationsventil), Fehlmessung (N_2O-Kompensation), Patient presst gegen Beatmungsgerät	**Leckage, Diskonnektion, Ausfall des Beatmungs-geräts**, Fehlmessung (O_2-Kompensation)

Fettdruck; plötzliche Veränderungen

- **Ursachen von $p_{et}CO_2$-Veränderungen**
- metabolisch (erhöhte bzw. erniedrigte CO_2-Produktion, z. B. $\uparrow O_2$-Verbrauch $\rightarrow \uparrow CO_2$-Produktion)
- respiratorisch (verminderte bzw. erhöhte CO_2-Abatmung)
- zirkulatorisch (pulmonale Hypo- bzw. Hyper-perfusion)
- gerätebedingt
- Kombination von verschiedenen Ursachen

❶ $p_{et}CO_2$-Veränderungen können plötzlich oder allmählich auftreten, aber auch permanent vorhanden sein.

In ◘ Tab. 2.3 sind Ursachen für ein erhöhtes oder erniedrigtes endexspiratorisches CO_2 aufgeführt.

2.8.3 Kapnographie

◘ Abb. 2.7 stellt die graphische Darstellung der ge-messenen Werte über dem Atemzyklus dar.

2.9 Zentraler Venendruck (ZVD) – zentraler Venenkatheter (ZVK)

- zentraler Venendruck (ZVD) = Druck im klap-penlosen oberen/unteren Hohlvenensystem
- Positionierung der ZVK-Spitze in der V. cava superior (z. B. Jugulariskatheter) bzw. in der V. cava inferior (z. B. Femoraliskatheter)
- der ZVD entspricht dem rechten Vorhofdruck (RAP) bzw. – bei suffizienter Trikuspidalklap-penfunktion – rechtsventrikulären enddiastoli-schen Druck (RVEDP)
- Mehrlumenkatheter (2-Lumen, 3-Lumen, 4-Lumen, …) zur kontinuierlichen ZVD-Messung

- **Indikationen für die ZVK-Anlage**
- zentralvenöse Applikation von Medikamenten (Katecholamine etc.)
- Gabe hyperosmolarer Lösungen (>800 mosmol/kg)
- parallele Applikation von untereinander nicht verträglichen Medikamenten
- Notfallzugang, wenn peripher kein Zugang möglich ist
- großlumiger ZVK (»Schockkatheter«) bei großem Blutverlust

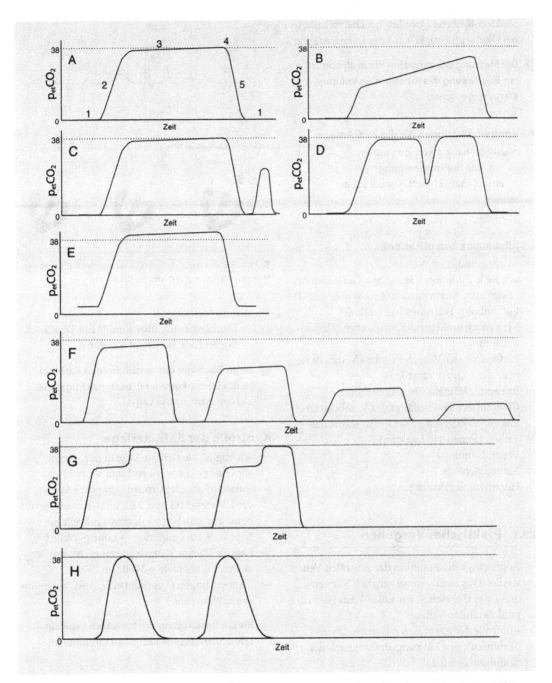

◘ **Abb. 2.7** Kapnographiekurven. **A** Normale Kapnographiekurve: *1* Inspirationsphase, *2* beginnende Exspiration, *3* Plateau während der Exspiration, *4* endexspiratorisches CO_2 ($p_{et}CO_2$), *5* beginnende Inspiration. **B** Atemwegsobstruktion. **C** Patient presst gegen Beatmungsgerät. **D** Patient atmet während Exspiration ein. **E** Rückatmung von CO_2. **F** Magenbeatmung ($p_{et}CO_2$-Abfall bis auf 0) bei intragastralem CO_2 (z. B. nach Cola-Trinken). **G** Leckage oder partielle Diskonnektion. **H** Zu geringes Ansaugvolumen (Kindereinstellung) beim Erwachsenen eingestellt (60 ml anstatt 200 ml/min)

— Shaldon-Katheter (großlumige Dialysekatheter) bei Dialysepflichtigkeit auf der Intensivstation

!❶ **Die Messung des zentralen Venendrucks ist zur Beurteilung des intravasalen Volumenstatus ungeeignet!**

- **Kontraindikationen für die ZVK-Anlage**
— relativ (abhängig von Zugangsweg)
  — erhöhte Blutungsneigung
  — ausgeprägte Hyperkoagulabilität
— absolut
  — keine

- **Allgemeine Komplikationen**
— Blutung und Hämatome
— arterielle Punktion (Hämatom, Gefäßläsionen: Dissektion, Aneurysma, arteriovenöse Fistel)
— Luftembolie, Führungsdrahtembolie
— Verletzung umliegender Strukturen (Nervenschäden)
— Perforation der Vene, besonders V. subclavia, oder des rechten Ventrikels
— Pneumo-, Hämato-, Infusionsthorax
— Chylothorax bei Punktion der V. subclavia links mit Verletzung des Ductus thoracicus
— katheterassoziierte Infektion
— Venenthrombose
— Katheterfehllage
— Herzrhythmusstörungen

2.9.1 Praktisches Vorgehen

— Kopftieflage bei Punktion der zentralen Venen
— steriles Vorgehen – wenn möglich Verwendung von Ultraschall zur Lokalisation der zu punktierenden Vene
— Kontrolle der intravasalen (intravenösen) Lage
— Einführen eines Führungsdrahtes nach der Seldinger-Technik

Kontrolle der intravasalen Lage

— unsichere Methoden
  — Blutfarbe
  — Druck/Fluss an der Punktionskanüle
  — Farbvergleich: arteriell-venös
  — Blutgaskontrolle

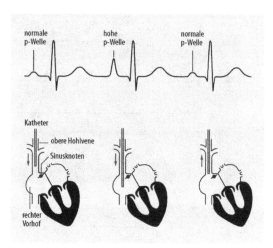

❑ **Abb. 2.8** Kontrolle der korrekten Lage des Katheters mit Hilfe des Alphacard-Systems (Fa. Braun)

— sichere Methoden
  — Druckmessung über Kanüle mit Druckkurve! (bes. bei Shunt-Kindern)

!❶ **Je großlumiger der einzuführende Katheter (z. B. »Schockkatheter«), desto wichtiger die sichere intravenöse Lage!**

Kontrolle der Katheterlage

— wichtig ist die richtige Lage in der V. cava superior (1–2 cm vor rechtem Vorhof)
— intrakardiale Elektrokardiographie (Alphacard-System) (❑ Abb. 2.8): EKG-Kurvenverlauf beim Vorschieben → normale p-Welle bei Lage in V. cava superior → hohe p-Welle bei Lage in Vorhof, danach wieder ≈2 cm zurückziehen bis normale p-Welle im EKG
— Thoraxröntgen (Lagekontrolle, Ausschluss von Komplikationen)

!❶ **Bis zur Bestätigung der korrekten Lage ausschließlich isotone Lösungen infundieren!**

2.9.2 Zugangswege

V. jugularis interna

— Vorpunktion mit kleiner Kanüle (22 G) empfehlenswert (❑ Abb. 2.9)
— **mittlerer Zugang:** Punktion in Höhe des Schildknorpels, lateral der A. carotis;

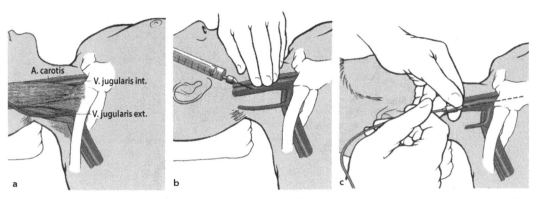

◘ Abb. 2.9a–c Katheterisierung der V. jugularis interna. **a** Verlauf der V. jugularis interna, **b** Punktion der Vene mit der Kanüle, **c** Vorschieben des Katheters durch die Kunststoffkanüle in die obere Hohlvene

Kanüle parallel der A. carotis nach kaudal vorschieben
- **spezifische Vorteile:**
  - hohe Erfolgsrate
- **spezifische Nachteile:**
  - Punktion der A. carotis: Gefäßläsion (Hämatom mit Gefahr der Kompression der Atemwege), Ablösen von Plaques mit konsekutiven zerebralen Durchblutungsstörungen
  - Verletzung des Plexus brachialis
  - zervikale Nervenschäden (Horner-Syndrom, Phrenikusparese)
  - Vagusläsion
  - Pleurakuppenverletzung mit Pneumothorax
  - nicht bei Verdacht auf erhöhten Hirndruck (Abflussstörung?)
  - keine beidseitigen Punktionsversuche ohne Thoraxröntgenkontrolle
  - bei **linksseitiger** Punktion zusätzlich
    - schwierigere Katheterplatzierung und erhöhte Gefahr der Gefäßverletzung durch Introducer wegen rechtwinkliger Einmündung der V. subclavia
    - Verletzung des Ductus thoracicus

> ❯ Die rechte V. jugularis interna sollte im Rahmen einer Herztransplantation zur posttransplantationären Myokardbiopsie geschont werden!

V. anonyma
- **lateraler Zugang:** Punktion ≈2 cm oberhalb der Clavicula und ≈2 cm lateral des medialen Ansatzes des M. sternocleidomastoideus (durch lateralen Anteil) und lateral der V. jugularis externa). Kanüle in Richtung Jugulum vorschieben. Nach 1,5 bis max. 4 cm Punktion der V. anonyma, danach zum Einbringen des Führungsdrahtes Kanüle evtl. in einen steileren Winkel bringen
- **zentraler Zugang** (Notfallzugang für Erfahrene): Punktion ≈1 cm oberhalb des Sternoklavikulargelenkes. Kanüle in 45°-Winkel nach medial und kaudal vorschieben. Punktion der V. anonyma nach 1,5 bis max. 4 cm
- **spezifische Vorteile:**
  - Zugang auch ohne spezielle Lagerung möglich
  - Punktion auch im hypovolämischen Schock möglich
- **spezifische Nachteile:**
  - Katheterplatzierung oft schwieriger

V. subclavia
- **infraklavikulärer Zugang:** Punktion ≈1–2 cm unterhalb der Clavicula am Übergang laterales Drittel zu medialem Drittel oder Medioklavikularlinie. Kanüle direkt unter Clavicula (Knochenkontakt) in Richtung Jugulum vorschieben (◘ Abb. 2.10)

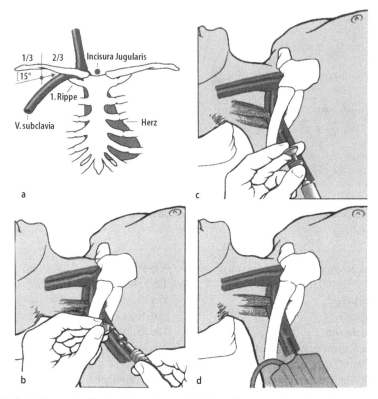

◻ Abb. 2.10a–d Katheterisierung der V. subclavia. **a** Anatomische Fixpunkte zur Punktion der V. subclavia, **b** Punktion der V. subclavia mit der Kunststoffkanüle, **c** Vorschieben des Katheters durch die Kunststoffkanüle in die obere Hohlvene, **d** Fixierung des Katheters auf der Haut

▬ **spezifische Vorteile:**
 ▬ Punktion ist auch im hypovolämischen Schock möglich
▬ **spezifische Nachteile:**
 ▬ Punktion der A. subclavia
 ▬ Pneumo-, Hämato-, Infusionsthorax
 ▬ keine beidseitigen Punktionsversuche ohne Thoraxröntgenkontrolle
 ▬ bei ausgeprägtem Emphysemthorax nur als Ultima ratio
 ▬ bei Thoraxtrauma/Thoraxeingriff ipsilaterale Punktion
 ▬ links zusätzlich: Verletzung des Ductus thoracicus mit Chylothorax

V. jugularis externa
▬ **spezifische Vorteile:**
 ▬ leichte und komplikationsarme Punktion (wenn gut gefüllt)

▬ **spezifische Nachteile:**
 ▬ oft schwierigere Katheterplatzierung über Einmündung in V. subclavia und erhöhte Gefahr der Gefäßverletzung durch Introducer
 ▬ häufig Fehllagen (→ ipsilateraler Arm)

V. basilica, V. cephalica
▬ **spezifische Vorteile:**
 ▬ Punktion ist technisch einfach und komplikationsarm
▬ **spezifische Nachteile:**
 ▬ höhere Infektions-, Thrombosegefahr (Thrombophlebitis)
 ▬ starke Beweglichkeit
 ▬ V. cephalica zusätzlich hohe Versagerquote wegen rechtwinkliger Einmündung in V. axillaris

V. femoralis

- evtl. leichte Unterpolsterung des Beckens
- Punktion unterhalb des Leistenbandes
- **IVAN:** Innen – Vene – Arterie – Nerv
- **spezifische Vorteile:**
  - technisch einfache Punktion
  - hohe Erfolgsrate
- **spezifische Nachteile:**
  - hohe Thromboserate
  - Infektionsgefahr
  - arterielle Fehlpunktion
  - retro-, intraperitoneale Hämatome oder Darmperforation, wenn zu hohe Punktion

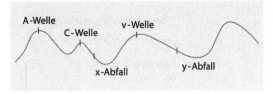

☐ Abb. 2.11 Zentrale Venendruckkurve mit a-, c-,v- und x-, y-Wellen

2.9.3 ZVD-Messung

- bezogen auf das **Niveau des rechten Vorhofs**, der sich in Höhe des Schnittpunktes von vorderer Axillarlinie (3/5 des anterior-posterioren Thoraxdurchmessers) und der Senkrechten durch die Mammille befindet

> **❯ Es wird empfohlen, bei ZVD-Messung über einen Druckdom diesen ca. 5 cm unter der Höhe des linken Sternumrands zu platzieren!**

- Normwerte: 5 (0–10) mmHg (1 mmHg = 1,36 cmH$_2$O)
- ungeeignet zur absoluten Beurteilung des intravasalen Volumenstatus; wichtiger als die Messung von Absolutwerten ist die Verlaufskontrolle
- alternativ: intrathorakales Blutvolumen, Schlagvolumenvariation, Pulsdruckvariation
- Beurteilung der rechtsventrikulären Funktion, v. a. als Verlaufsparameter (nur bei guter LVF mit EF >40 %)

ZVD-Kurve

ZVD-Kurve mit 3 Druckmaxima (a, c, v) und 2 Druckminima (x, y) (☐ Abb. 2.11):

- **a-Welle:** rechtsatriale Kontraktion (Verlust der a-Welle und Prominenz der c-Welle bei Vorhofflimmern)
  - **hohe a-Welle** bei pulmonalem Hypertonus, Trikuspidalklappenstenose, Pulmonalklappenstenose, rechtsventrikuläre Compliance

↓ und AV-Block Grad III → Fusion von a- und c-Welle bei verkürzter PQ-Zeit
  - »**Kanonen-a-Welle**« bei AV-Dissoziation oder junktionalem Rhythmus
- **c-Welle:** durch Kontraktion der rechten Kammer kommt es zur Trikuspidalklappenvorwölbung und zum kurzfristigen Druckanstieg
- **x-Welle:** Vorhofdiastole (-erschlaffung) und Abwärtsbewegung der Klappenebene
- **v-Welle:** rechtsatriale Füllung über die Hohlvenen und ventrikuläre Systole
  - **hohe v-Welle** bei Trikuspidalklappeninsuffizienz, Rechtsherzversagen, Pericarditis constrictiva, Herzbeuteltamponade
  - **v-Maximum** nach dem II. Herzton (Schluss der Aorten- und Pulmonalklappe)
- **y-Welle:** Öffnung der Trikuspidalklappe, Relaxation des rechten Ventrikels und Ansaugen des Blutes aus den Vorhöfen mit konsekutivem Abfall des Vorhofdruckes

> **❯ W- oder M-Form der ZVD-Kurve (a-v: neuer Plateaupunkt) bei Pericarditis constrictiva!**

Einflussfaktoren für den ZVD

- zentrales Venenblutvolumen bzw. totales Blutvolumen
- (rechts-)kardiale Compliancestörungen, z. B. Perikardtamponade
- Trikuspidalklappenvitium
- Arrhythmien
- Beeinflussung des intrathorakalen Drucks (z. B. PPV, PEEP)
- Beeinflussung des extrathorakalen Drucks (z. B. Aszites)
- **ZVD erhöht,** z. B. bei
  - Hypervolämie
  - Rechtsherzversagen

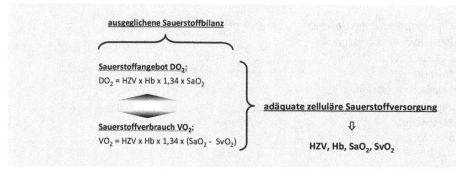

Abb. 2.12 Beziehung zwischen Herzzeitvolumen und globaler Sauerstoffversorgung. Das Herzzeitvolumen stellt eine wichtige Determinante einer adäquaten zellulären Sauerstoffversorgung des Organismus dar

- Globalherzversagen mit erniedrigtem HZV
- Perikarderguss
- Spannungspneumothorax
- PEEP

> Bei Beatmung mit hohen PEEP-Werten (> 10 mmHg) muss der gemessene ZVD-Wert um ca. ein Drittel des PEEP-Wertes nach unten korrigiert werden; bei PEEP-Werten <10 mmHg ist dagegen in der klinischen Praxis eine Korrektur nur selten erforderlich.

- **ZVD erniedrigt**, z. B. bei
  - Hypovolämie
  - Schock
  - hohes HZV

2.10   Messung des Herzzeitvolumens (HZV; CO)

2.10.1 Physiologische Grundlagen

- Herzzeitvolumen als wichtige Determinante einer adäquaten zellulären Sauerstoffversorgung des Organismus
- adäquates Sauerstoffangebot (◘ Abb. 2.12)
- inadäquates Sauerstoffangebot und daraus resultierende Sauerstoffschuld → eine der Hauptursachen für erhöhte Morbidität und Mortalität bei Intensivpatienten
- relevante Gewebshypoperfusion auch bei adäquatem mittlerem Blutdruck möglich → Monitoring des HZV zur Abschätzung des globalen Sauerstoffangebots

- PAK wird nach wie vor weltweit am häufigsten zur Bestimmung des HZV eingesetzt, dennoch zunehmende Verbreitung weniger invasiver Methoden zur HVZ-Bestimmung (◘ Tab. 2.4)

2.10.2 Nichtkalibrierte Pulskonturanalyse

- z. B. FloTrac-Sensor und Vigileo-Monitor (Fa. Edwards Lifesciences)
- Pulskonturanalysesystem ohne externe Kalibration

Messprinzip

- Berechnung des Schlagvolumens aus dem Pulsdruck (Differenz zwischen systolischem und diastolischem Blutdruck) und einer mathematischen Analyse der arteriellen Druckkurve (zur Bestimmung der mechanischen Eigenschaften der arteriellen Gefäße):

$$HZV = HF \times \sigma\, AP \times \chi$$

  - HF: Herzfrequenz
  - σAP: Standardabweichung des arteriellen Blutdrucks, gemessen mit 100 Hz über 20 s
  - χ: Konstante zur Quantifizierung von arteriellem Widerstand und Compliance
- in Konstante χ fließen Patienteninformationen (Alter, Geschlecht, Größe, Gewicht) und arterielle Kurvencharakteristika ein (mathematische Analyse u. a. von Schiefe und Wölbung)

◼ Tab. 2.4 Übersicht über aktuelle minimalinvasive Techniken zur HZV-Messung. (Adaptiert nach Hofer et al. 2012)

Technik	Geräte (Beispiele)	Annahmen Algorithmus	Kontinuierliche Messung	Material
Pulswellenanalyse				
Kalibriert	PiCCOplus	SC = Fläche unter der systolischen arteriellen Druckkurve (Wesseling)	3-Sekunden-Intervall	Femoralarterienkatheter mit Thermistor + ZVK
	EV1000/ VolumeVIEW	SV ≈ FloTrac + Wesseling	20-Sekunden-Intervall	Femoralarterienkatheter mit Thermistor + ZVK
	LiDCOplus	SV ≈ Netto-Energie (Energieerhaltung)	Beat-to-beat	Lithiuminjektion/ Detektionsset
Nicht kalibriert	PulsioFlex	SV ≈ nach Wesseling?	3-Sekunden-Intervall?	Spezieller Drucksensor
	FloTrac/ Vigileo Spez. Drucksensor	SV ≈ Pulsdruck/Zeit × Kalibrationsfaktor (Patient- und Wellenanalyse)	20-Sekunden-Intervall	Spezieller Drucksensor
Nichtinvasiv	Nexfin	SV ≈ arterieller Druck/Zeit (3-Element-Impedanz-Modell = Modellflow)	Beat-to-beat	Zeit-Chip-Karte
Doppler				
Ösophageal	Deltex CardioQ	SV ≈ aortaler Blutfluss × aortale Querschnittsfläche	Eingeschränkt (Platzierungsprobleme)	Spezielle Dopplersonden
Transthorakal	USCOM	SV ≈ Fluss über Aorten/ Pulmonalisklappe × Klappenöffnungsfläche	Möglich	Spezielle Sonden
Bioimpedanz und Bioreaktanz				
Bioimpedanz	BioZ	SV ≈ thorakale Impedanzänderung	Kontinuierlich	Thorakale Elektroden
Bioreaktanz	NICOM	SV ≈ Frequenz der Impedanzänderung	Kontinuierlich	Thorakale Elektroden
Anwendung Fick-Prinzip				
Partielle CO_2-Rückatmung	NICO	SV ≈ Fick-Prinzip auf CO_2 angewendet	3-Minuten-Zyklus	Rückatmungsschleife CO_2 + Flusssensor

— nach Überarbeitung der zugrunde liegenden Software-Algorithmen mittlerweile gute Genauigkeit in der CO-Bestimmung
— ◼ Tab. 2.5 zeigt eine Übersicht der Normalwerte

▪ **Vorteile**
— geringe Invasivität; nur arterieller Zugang und kein ZVK notwendig
— keine externe Kalibrierung notwendig (minütliche mathematische Autokalibration)

— FloTrac-Sensor kann an jeden beliebigen arteriellen Zugang konnektiert werden
— kein ZVK notwendig

▪ **Nachteile**
— Artefakte in der Pulskurve beeinflussen Messung
— eingeschränkte Interpretierbarkeit bei Arrhythmien
— frühe Softwareversionen ungeeignet zur Messung niedriger CO-Werte bei niedrigem SVR

◘ Tab. 2.5 Normalwerte der Vigileo-Messung

Herzfrequenz HF	60–80/min
Blutdruck RR	100–140 mmHg (syst.)
	60–90 mmHg (diast.)
	70–105 (mitt.)
Schlagvolumen SV	60–100 ml
Schlagvolumenindex SVI	33–47 ml/m²
Herzzeitvolumen CO	4,0–8,0 l/min
Herzindex CI	2,5–4,0 l/min/m²
Systemvaskulärer Widerstand SVR	900–1400 dyn × s × cm⁻⁵
Systemvaskulärer Widerstandindex SVRI	1700–2400 dyn × s × cm⁻⁵/m²
Stroke volume variation SVV	<10–15%

Neuentwicklungen

- ProAQT-Sensor als Komponente des PulsioFlex-Monitorings (Fa. Pulsion Medical Systems)
- Messung basierend auf dem PiCCO-Pulskontur-Algorithmus
- integrierter Signalindikator im Sensor zur Vermeidung von Fehlmessungen bzw. inkorrektem Nullabgleich
- automatische Startwertbestimmung: ausgehend von Patientendaten und Details der arteriellen Druckkurve wird ein Startwert für das Herzindex-Trend-Monitoring bestimmt
- kontinuierliche Herzindexmessung: Die Pulskontur der arteriellen Druckkurve wird kontinuierlich analysiert und daraus der HI-Trend ermittelt
- optional manuelle Kalibrierung: Um die Genauigkeit des Herzindex-Monitorings zu erhöhen, kann ein z. B. mittels TEE gemessener Wert für eine manuelle Kalibrierung eingeben werden
- verfügbare Parameter:
  - CI_{Trend}, CI_{cal}, SVI
  - SVV, PPV (Volumenreagibilität)
  - SVRI, MAP

- dPmax, CPI
- DO_2, VO_2, O_2ER (in Kombination mit kontinuierlicher Messung der SvO_2)

2.10.3 Kalibrierte Pulskonturanalyse

PiCCO-System (Pulse Contour Cardiac Output, Fa. Pulsion Medical Systems GmbH)
Messprinzip

- PiCCO-System vereint die transpulmonale Thermodilution (Kalibrierung!) mit der Pulskonturanalyse
- benötigte Ausstattung: ZVK sowie spezieller arterieller Katheter mit Thermistor (A. femoralis bzw. A. axillaris/A. brachialis) → weniger invasiv als PAK!

Transpulmonale Thermodilution

- Berechnung des HZV nach Injektion von 20 ml eiskalter Kochsalzlösung in den rechten Vorhof mit Hilfe des **Stewart-Hamilton-Prinzips** (Extrapolation von Rezirkulationsphänomenen; Mittelwert aus 3 Messungen):

$$HZV = \frac{(T_B - T_{inj}) \times V_{inj} \times k}{\sum\limits_{0}^{\infty} \Delta T_B(t)dt}$$

  - T_B: Bluttemperatur (Thermistor)
  - T_{inj}: Injektattemperatur (»Inline-Temperaturfühler« am ZVK)
  - V_{inj}: Injektatvolumen
  - K: Berechnungskonstante

- $\sum\limits_{0}^{\infty} \Delta T_B(t)dt$

  Fläche unter der arteriellen Thermodilutionskurve (Integral des Temperaturverlaufs über die Zeit)
- Validität und Reliabilität der transpulmonalen Thermodilution vergleichbar mit pulmonalarterieller Thermodilution (klinischer Goldstandard, s. u.)
- zusätzlich Erfassung zahlreicher volumetrischer Parameter möglich (◘ Abb. 2.13)
- die mittlere Transitzeit wird anhand der Kety-Schmid-Formel (mtt: Zeit bis zu der 50 % des

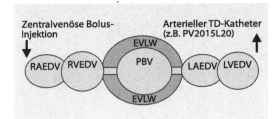

Abb. 2.13 Schematische Darstellung der Mischkammern im kardiopulmonalen System

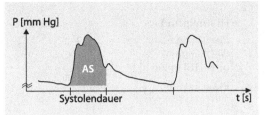

Abb. 2.14 Druckkurvenverlauf

Indikators den Messort erreicht hat) wird folgendermaßen bestimmt:

$$mtt = \frac{Vd}{\dot{V}}$$

- mtt: mittlere Transitzeit
- V_d: Verteilungsvolumen
- $\dot{V}$: Durchfluss
- die Umformung der obigen Gleichung ergibt:
  - Vd = mtt × CO bzw. ITBV = mtt × CO
    - EVLW = ITTV 4 ITBV
    - EVLW: extravaskuläres Lungenwasser
    - ITTV: intrathorakales Thermovolumen
    - ITBV: intrathorakales Blutvolumen
  - PTV = CO × dst
    - PTV: pulmonales Thermovolumen
    - dst: Abklingrate
  - ITTV 4 PTV = GEDV
    - GEDV: globales enddiastolisches Volumen
  - ITBV = 1,25 × GEDV (428,4)
    - ITBV wird von Gerät berechnet; ITBV ist die Summe von extravaskulärem Lungenwasser und intravasalem Blutvolumen

Pulskonturanalyse

- Bestimmung des Schlagvolumens »beat-to-beat« aus der arteriellen Druckkurve (mod. Wesseling-Algorithmus). **Abb. 2.14** gibt den Druckkurvenverlauf wieder
- Fläche unter dem systolischen Abschnitt der arteriellen Druckkurve direkt proportional zum ausgeworfenen Schlagvolumen
- Schlagvolumen ebenfalls abhängig von aortaler Compliance → Kalibration mittels transpulmonaler Thermodilution notwendig

Tab. 2.6 PiCCO-Messwerte	
Transpulmonaler Herzindex	3,0–5,0 l/min/m²
Pulmonaler Blutvolumenindex PBV	150–200 ml/m²
Globaler enddiastolischer Volumenindex GEDVI	680–800 ml/m²
Intrathorakaler Blutvolumenindex ITBVI	850–1000 ml/m²
Totaler Blutvolumenindex TBV	2500–3200 ml/m²
Extravaskulärer Lungenwasserindex EVLWI	3,0–7,0 ml/kg
Pulmonalvaskulärer Permeabilitätsindex PVPI	1,0–3,0
Kardialer Funktionsindex CFI	4,5–6,5 l/min
Globale Auswurffraktion GEF	25–35 %
Pulskontur-Herzindex PCCI	3,0–5,0 l/min/m²
Schlagvolumenindex SVI	40–60 ml/m²
Schlagvolumenvariation SVV	<10–15 %
Pulsdruckvariation PPV	<10–15 %
Systemvaskulärer Widerstandsindex SVRI	1700–2400 dyn·s·cm⁻⁵

- Kalibration initial bei Messbeginn und bei jeder Änderung des vaskulären Tonus (z. B. nach veränderter Katecholamintherapie), da sonst unzureichende Genauigkeit der Pulskonturanalyse
- da Änderungen des vaskulären Tonus im intensivmedizinischen Bereich häufig unbemerkt erfolgen, empfehlen sich Rekalibrationsintervalle von 1 h
- **Tab. 2.6** zeigt die verschiedenen PiCCO-Messwerte mit ihren Referenzbereichen

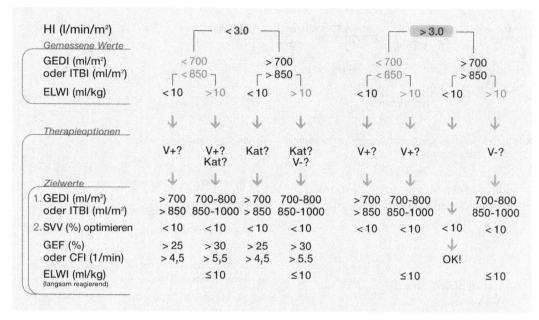

□ **Abb. 2.15** PiCCO-Therapieentscheidungen. *Kat* Katecholamine, *V+* Volumengabe, *V–* Volumenentzug

Bedeutung der PiCCO-Messwerte

▬ **ITBVI** bzw. **GEDVI** als Maß der kardialen Vorlast; korrelieren signifikant besser mit dem aktuellen Volumenstatus als der ZVD bzw. der PAOP

▬ **EVLWI** als Maß für die »Feuchtigkeit« der Lunge

▸ **Der pulmonale Wassergehalt steigt bei Herzinsuffizienz, Sepsis, Pneumonie, Intoxikation, Verbrennung etc. Berücksichtigung dieses Parameters bei der Therapie des Intensivpatienten verringert das Lungenödem, die Beatmungstage und letztendlich auch die Therapiekosten!**

▬ **CFI** als Maß der kardialen Kontraktilität in Abhängigkeit von der Nachlast (CFI = CI/GEDVI)

▬ **PVPI** zur Differenzierung eines hydrostatischen von einem Permeabilitätslungenödem (PVPI = EVLW/PBV)

Limitationen der PiCCO-Anwendung

▬ signifikante Aorteninsuffizienz
▬ intrakardiale Shunts
▬ periphere Gefäßerkrankung

▬ Patienten mit IABP
▬ ausgeprägte kardiale Herzrhythmusstörungen
▬ SVV und PPV-Messung nur unter kontrollierter mechanischer Ventilation (mit normalen/erniedrigten Tidalvolumina!) bei Sinusrhythmus verwertbar
▬ SVV und PPV zur Beurteilung der Hypervolämie ungeeignet
▬ relativ hohe Katheterkosten
▬ Fehlmessung bei Zustand nach Pneumektomie (ITBV überschätzt, EVLW unterschätzt) bzw. bei aortalem Aneurysma (ITBV und GEDV überschätzt)

Therapieplanung und -entscheidung mittels PiCCO

□ Abb. 2.15 gibt Therapieempfehlungen auf Grundlage gemessener PiCCO-Werte wieder.

Zahlreiche Untersuchungen deuten darauf hin, dass sich die Einbeziehung des EVLWI in intensivmedizinische Therapieschemata positiv auf das Outcome von Intensivpatienten auswirken könnte. So ergab sich beispielsweise bei herzchirurgischen Patienten, dass die Steuerung des Volumenmanagements über PiCCO-Parameter im Sinne einer »goaldirected therapy« im Vergleich zur Therapiesteue-

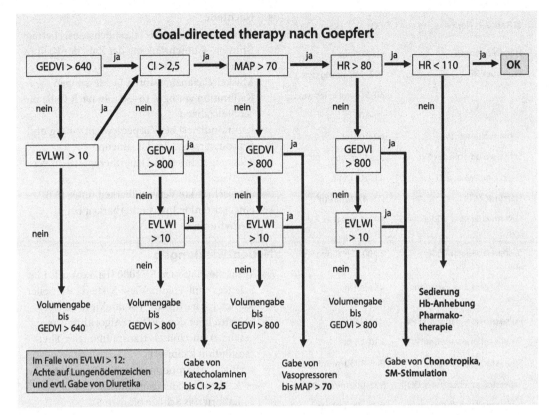

Goal-directed therapy nach Goepfert

❏ **Abb. 2.16** »Goal-directed therapy« nach Goepfert. *GEVDI* global-enddiastolischer Volumenindex (ml/m²), *EVLWI* extra-vaskulärer Lungenwasserindex (ml/kg), *CI* Herzindex (l/min/m²), *MAP* mittlerer arterieller Druck (mmHg), *HR* Herzfrequenz (Schläge/min), *SM* Schrittmacher. (Adaptiert nach Goepfert et al. 2006)

rung nach ZVD und MAP zu einem geringeren Katecholaminbedarf, einer verkürzten Beatmungs-dauer und zu einer verkürzten Intensivliegezeit füh-ren kann (Goepfert et al. 2006, ❏ Abb. 2.16)!

LiDCO (Lithium Dilutions Cardiac Output)-Messung

- Kombination aus Lithiumverdünnung und Analyse des arteriellen Blutdrucksignals (LiDCOplus-Monitor mit arteriellem Li-Sensor; Fa. LiDCO Ltd., Cambridge, London, UK)

Messprinzip

- im Gegensatz zur Pulskonturanalyse keine Analyse der Morphologie der arteriellen Blut-druckkurve, sondern Berechnung der so ge-nannten Pulse Power mittels Autokorrelation

entsprechend dem Massenerhaltungsgesetz → Rückschluss auf das Schlagvolumen
- Kalibration des Systems zur Bestimmung der arteriellen Compliance mit Hilfe der transpulmonalen Lithiumverdünnungs-methode
- gute klinische Übereinstimmung mit pulmo-nalarterieller Thermodilution (PAK)
- in Deutschland bislang nicht weit verbreitet
- LiDCOrapid-System: Analyse der Pulse Power ohne Kalibration mittels Li-Dilution → bislang nicht ausreichend validiert

Praktisches Vorgehen

- Injektion von 0,3 mmol Lithiumchlorid in periphere Vene (oder ZVK)
- Aufzeichnung der Lithiumverdünnungskurve mittels einer an einen beliebigen arteriellen

⬛ **Tab. 2.7** Normalwerte von LiDCO	
Herzfrequenz HF	60–80/min
Blutdruck RR	100–140 mmHg (syst.)
	60–90 mmHg (diast.)
	70–105 (mitt.)
Schlagvolumen SV	60–100 ml
Schlagvolumenindex SVI	33–47 ml/m²
Herzzeitvolumen CO	4,0–8,0 l/min
Herzindex CI	2,5–4,0 l/min/m²
Systemvaskulärer Widerstand SVR	900–1.400 dyn × s × cm⁻⁵
Systemvaskulärer Widerstandindex SVRI	1.700–2.400 dyn × s × cm⁻⁵/m²
Systolic pressure variation SPV	<5 mmHg
Pulse pressure variation PPV	<10–15 %
Stroke volume variation SVV	<10–15 %
Sauerstoffangebot DO₂	950–1150 ml/min
Sauerstoffangebotsindex DO₂I	500–600 ml/min/m²
Intrathorakales Blutvolumen ITBV	850–1000 ml/m²

Katheter angeschlossenen Li-sensitiven Elektrode
- Berechnung des HZV anhand der Stewart-Hamilton-Gleichung (s. o.)
- Erhöhung der Genauigkeit des Systems durch Verwendung des Mittelwerts aus 3 Lithiumverdünnungsmessungen bzw. häufige Rekalibrationen
- in ⬛ Tab. 2.7 sind die LiDCO-Messwerte aufgelistet.

- **Vorteile**
- gering invasiv; lediglich peripherer Venenkatheter und arterieller Zugang notwendig
- Parameter des funktionellen hämodynamischen Monitorings (Schlagvolumen- und Pulsdruckvariation) erfassbar
- LiDCORapid: keine Kalibrierung notwendig; Li-Gabe mit potenziellen Nebenwirkungen entfällt

- **Nachteile**
- maximal zulässige Li-Tageshöchstdosis beträgt 3 mmol → Beschränkung der Zahl der Kalibrationen
- Muskelrelaxanzien stören Li-Messungen → Kalibration vor bzw. 15–30 min nach Gabe dieser Substanzen
- kontraindiziert bei Körpergewicht <40 kg und Schwangerschaft im 1. Trimenon
- Messungen unter Li-Dauertherapie nicht verwertbar
- eingeschränkte Verwendbarkeit unter IABP
- eingeschränkte Interpretierbarkeit bei Arrhythmie

Neuentwicklungen

- klinische Plattform EV1000 (Fa. Edwards LifeSciences) mit VolumeView-System (arterieller Katheter, Thermistor, VolumeView-Sensor)
- SV wird über den FloTrac-Algorithmus (s. u.) geschätzt und mittels transpulmonaler Thermodilution kalibriert
- verfügbare **hämodynamischen Parameter**
  - kalibriertes Herzzeitvolumen CO
  - kalibriertes Schlagvolumen SV
  - systemischer vaskulärer Widerstand SVR
  - Schlagvolumenvariation SVV
  - Schlagvolumenindex SVI
- verfügbare **volumetrische Parameter**
  - extravaskuläres Lungenwasser EVLW
  - pulmonalvaskulärer Permeabilitätsindex PVPI
  - globales enddiastolisches Volumen GEDV
  - globale Auswurffraktion GEF

Die neuesten Entwicklung auf dem Gebiet der hämodynamischen Überwachung stellen Plattformen dar, die modular aufgebaut sind und es ermöglichen, je nach Risikoprofil ein individuell angepasstes Herz-Kreislauf-Monitoring mit ansteigender Invasivität und Genauigkeit einzusetzen (z. B. EV 1000, Fa. Edwards LifeSciences; PulsioFlex-System, Fa. Pulsion Medical Systems). Darüber hinaus ermöglichen diese Systeme die Kombination von (nicht-) kalibrierter CO-Überwachung und kontinuierlicher Messung der SvO₂ (PreSep Oxymetrie-Katheter, Fa. Edwards LifeSciences; CeVOX-System, Fa. Pulsion Medical Systems) bzw. der Plasmaverschwinderate von Indocyaningrün (LIMON-System, s. u.) zur Abschätzung der Leberfunktion.

2.10.4 Pulmonalarterienkatheter

Historie der Pulmonalarterienkatheter

1897	**Stewart** beschreibt erstmals die Indikatordilution zur Bestimmung des Blutflusses
1913	**Henriques** verwendet Thiozyanat als Indikator
1929	Erster Rechtsherzkatheter im Selbstversuch durch **Forßmann**
1930	Erste wissenschaftliche Abhandlung über die arterielle Pulskonturanalyse durch **Frank**
1932	Weiterentwicklung der Messmethode durch **Hamilton** durch Einführung der monoexponentiellen Extrapolation
ca. 1940	**Cournand** entwickelt den klassischen Rechtsherzkatheter; **Dexter** beschreibt erstmals die pulmonalkapilläre Wedgeposition des Rechtsherzkatheters
1970	Klinische Einführung des klassischen PAK durch **Swan** und **Ganz**

Katheterarten
2-lumiger PAK (5 Charr.)

- distales Messlumen oder Chandler-Sonde zur Schrittmacherstimulation → »Paceport«-PAK
- Lumen mit Latexballon (kurz oberhalb des distalen Lumens)

4-lumiger PAK (7 Charr.)

- distales Lumen:
  - Druckmesslumen (PAP und PCWP)
  - Entnahme von gemischtvenösem Blut
- Ballonlumen
- Thermistorelektrode (etwa 5–6 cm proximal der Katheterspitze)
  - Messung des Herzzeitvolumens (HZV)
  - Lumen mit Öffnung 25–30 cm proximal der Spitze (Öffnung ca. in Höhe des rechten Vorhofes, V. cava superior)
    - Messung des zentralen Venendruckes (ZVD)

5-lumiger PAK (7,5 Charr.)

- zusätzliches Lumen mit Öffnung 20–25 cm proximal der Spitze (Öffnung im rechten Ventrikel)
  - Messung des RVP
  - Infusionsweg (z. B. Katecholamine, Kalium)
  - bzw. Glasfiberoptik zur distalen Spitze

- kontinuierliche Registrierung der gemischtvenösen Sättigung

PAK bei Kindern

- Kinder <5 kg → 4-F-Thermodilutionskatheter
- Kinder >5 kg → 5,5-F-Thermodilutionskatheter mit Fiberoptik, femoral eingeführt und radiologisch kontrolliert

- **Indikationen**
- Eindeutige Indikationen im Sinne der »evidence based medicine« existieren nach gegenwärtiger Datenlage nicht; es können daher lediglich Anwendungsempfehlungen ausgesprochen werden.
- Eine aktuelle Metaanalyse (13 Studien, 5686 Patienten) kommt zu dem Schluss, dass der Einsatz eines PAK bei kritisch Kranken weder die Mortalität noch die Aufenthaltsdauer auf der Intensivstation bzw. im Krankenhaus sowie die Therapiekosten signifikant beeinflusst.
- ◘ Tab. 2.8 gibt eine Übersicht über einige der wichtigsten Pulmonalarterienkatheterstudien der vergangenen Jahre.

Potenzielle Einsatzmöglichkeiten für den PAK (◘ Tab. 2.9)

- intraoperative Überwachung
  - kardiale Hochrisikopatienten mit hohen Volumenumsätzen, zu erwartenden großen Blutverlusten oder Aortenabklemmung (z. B. TAAA, AAA)
  - schwere Herzinsuffizienz (Stadium III–IV NYHA)
  - Myokardinfarkt vor <6 Monaten
  - Phäochromozytom
  - große Lebereingriffe
  - kontrollierte Hypotonie und gleichzeitig schwere Lungenerkrankung
  - herzchirurgische Eingriffe mit extrakorporalem Kreislauf bei Patienten mit schlechter Ventrikelfunktion, schwerer Linksherzinsuffizienz (LVEF: <30 %, LVEDP >20 mmHg), Hauptstammstenose, Infarktanamnese, KHK und Klappenvitium, pulmonaler Hypertonie, IHSS, Mitralklappenvitium (ggf. LA-Katheter), ggf. bei Herztransplantation

◘ **Tab. 2.8** Studienübersicht Pulmonaliskatheter

Autor	Referenz	Patientenkollektiv	Patienten-anzahl	Mortalität (vs. Kontrollgruppe)	Signifikanz
Rhodes et al.	ICM 2002	Schock/Oligurie/ Beatmung	n=201	28-Tage-Mortalität: 47,9 % vs. 47,6 %	p>0,09
Sandham et al.	NEJM 2003	ASA III–IV	n=1994	Krankenhausmortalität 7,8 % vs. 7,9 %	p=0,93
Richard et al.	JAMA 2003	Schock/ARDS	n=676	28-Tage-Mortalität: 59,4 % vs. 61 %	p=0,67
Harvey et al.	Lancet 2005	Gemischtes Kollektiv	n=1041	Krankenhausmortalität: 68 % vs. 66 %	p=0,39
Binanay et al.	JAMA 2005	Herzinsuffizienz höheren Grades	n=421	180-Tage-Mortalität: 10 % vs. 9 %	p=0,35

▬ **akute Linksherzinsuffizienz und akuter Myokardinfarkt**
  ▬ Steuerung der Therapie bei Schock/arterieller Hypotonie
  ▬ schwere akute Linksherzinsuffizienz (»Low-output«-Syndrom)
  ▬ schwere Rechtsherzinsuffizienz
  ▬ ggf. bei Verdacht auf akute Mitralinsuffizienz oder Septumperforation (sofern kein Echokardiogramm zur Verfügung steht)
  ▬ Therapiekontrolle (Volumen, Katecholamine, IABP)
▬ **schwere Schockzustände**
  ▬ Differenzialdiagnostik
  ▬ Überwachung bei kardiogenem oder septischem Schock
  ▬ hypovolämischer Schock mit gleichzeitiger linksventrikulärer Dysfunktion
  ▬ behandlungsrefraktärer anaphylaktischer Schock
▬ **Sepsis**
  ▬ kontinuierliches hämodynamisches Monitoring
  ▬ Überwachung der Volumen- und Katecholamintherapie im Verlauf
  ▬ Ausschluss einer kardialen Insuffizienz
▬ **akutes Lungenversagen**
  ▬ Differenzierung zwischen respiratorischem und kardialem Funktionsversagen (PAOP)
  ▬ bei persistierender ausgeprägter Herz-Kreislauf-Instabilität

◘ **Tab. 2.9** Vor- und Nachteile der verschiedenen PAK-Zugangswege

Periphere Venen	V. basilica, V. cephalica, V. jugularis externa
Vorteile	Gefahrlose Punktion
Nachteile	Probleme beim Vorschieben Starke Beweglichkeit Höhere Infektions-, Thrombosegefahr (Thrombophlebitis)
Zentrale Venen	V. jugularis interna, V. subclavia
Vorteile	Sichere Platzierung
Nachteile	Verletzung zentraler Strukturen Nachblutungen Hämato-, Pneumothoraxgefahr

  ▬ Überwachung des PAOP bei nicht-kardiogen bedingtem Lungenödem
  ▬ Kontrolle der Volumen- und Katecholamintherapie
▬ **akute Lungenembolie** (auch Verdacht)
▬ **Herzbeuteltamponade** (nur wenn Echokardiographie nicht verfügbar!)
  ▬ kardiologische Diagnostik
  ▬ **(Rechts-)Herzkatheteruntersuchung** vor bestimmten Herzoperationen bzw. in der Kinderkardiologie

- perioperative Ischämiedetektion (Sensitivität von 83 %, Spezifität 60 %)

Die PAK-Indikationen nach den Practice Guidelines for Pulmonary Artery Catheterization der American Society of Anesthesiologists (ASA; Roizen et al. 2003) und des American College of Cardiology (ACC; Müller et al. 1998) sind:
- Diagnostik und Therapie des (kardiochirurgischen) Hochrisikopatienten
- Patient mit ausgeprägtem Low-cardiac-output-Syndrom
- Patient mit pulmonalem Hypertonus
- zur Differenzierung zwischen schwerer rechts- oder linksventrikulärer Dysfunktion!

- **Kontraindikationen**
- **absolut**
  - Latexallergie (aber: latexfreie PAK mittlerweile verfügbar!)
  - Trikuspidal- oder Pulmonalstenose
  - Tumor oder Thromben im rechten Atrium oder Ventrikel
  - verschiedene Herzfehler (»single ventricle«)
  - Rechtsherzendokarditis
  - Vorhandensein eines Trikuspidal- oder Pulmonalklappenersatzes
- **relativ**
  - Blutungsneigung
  - ausgeprägte Hyperkoagulabilität
  - hämodynamisch wirksame, medikamentös nicht kontrollierbare ventrikuläre Herzrhythmusstörungen
  - Überleitungsstörungen
  - Patienten mit höhergradigem Aortenvitium (bei Auslösung von Kammerflimmern während der Anlage schlechter Reanimationserfolg)

▶ Die Anwendung eines PAK innerhalb der ersten Wochen nach Anlage eines transvenösen Schrittmachers sollte vermieden werden (Dislokationsgefahr der Schrittmachersonden)! Die rechte V. jugularis interna sollte im Rahmen von Herztransplantationen mit Hinblick auf zukünftige Myokardbiopsien geschont werden!

❗ Beim Vorschieben über die rechte V. subclavia kommt es gelegentlich zum Abknicken des Katheters hinter dem Introducer → Gefahr von Fehlmessungen!

Anlage des PAK
Legen des Introducers (»Schleuse«; 8,5–9,0 F) in Seldinger-Technik
- Einführen des Introducers in Seldinger-Technik unter sterilen Bedingungen
- Komplikationen analog zur ZVK-Anlage
- Überprüfung der intravenösen Lage besonders wichtig, da großlumiger Introducer eingeführt wird
- Methoden (vgl. ZVK)

Einschwemmen des PAK (◘ Abb. 2.17)
- kontinuierliches EKG-Monitoring
- Kontrolle des Ballons (1,5 ml Luft), nachdem der Katheter durch die sterile Schutzhülle geschoben wurde, und Spülung sämtlicher Lumen
- Verbindung des distalen Lumens mit dem Druckdom und Nullabgleich
- Einführen des Katheters in den Introducer bis Blut aspirabel (etwa 15–20 cm bei zentralen Wegen, 50 cm bei peripheren Wegen), Luftblasen aspirieren und erneut durchspülen, danach Blocken des Ballons
- 1,5 ml Luft im Ballon → Entfaltungsdruck von 475–1050 mmHg, Plateaudruck von 220–500 mmHg!
- langsames Vorschieben des Katheters mit geblocktem Ballon unter Kontrolle der Druckkurve (etwa 45–60 cm bei zentralen Wegen, 80–85 cm bei peripheren Wegen)
- erneuter Nullabgleich und Messung
- ggf. Lagekontrolle durch Thoraxröntgen (Hämato-, Pneumothorax, Schlingen-, Knotenbildung)
- Zurückziehen des Katheters nur mit entblocktem Ballon (Gefahr der Verletzung intrakardialer Strukturen)

▶ Die Möglichkeit der kardiopulmonalen Reanimation (Defibrillation!) muss gegeben sein!

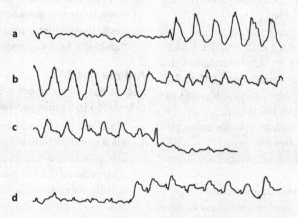

Abb. 2.17a–d Druckkurven beim Einführen des Pulmonaliskatheters. **a** Rechter Vorhof in rechten Ventrikel; **b** rechter Ventrikel in Pulmonalarterie; **c** Pulmonalarterie zur Wedgeposition (Ballon geblockt); **d** Wedgeposition zur Pulmonalarterienposition (Ballon entblockt)

Risiken und Komplikationen
Positionierungsschwierigkeiten

- Introducer liegt zu tief bzw. im falschen Gefäß oder wird durch Clavicula eingeengt
- geringer Blutfluss zum Herz (Katheter schwer einschwemmbar) → mögliche Abhilfe: Diskonnektion des Patienten von der Beatmung bzw. Anheben der Beine und Kopftieflagerung bzw. Steigerung der RV-Kontraktilität durch Injektion von 10 %iger Kalziumlösung über das distale Lumen → erhöhter venöser Rückstrom zum rechten Herzen!
- pulmonaler Hypertonus, Vitien

> **Gefahren beim Pulmonaliskatheter**
> - **Mitralstenose:** erhöhte Gefahr der Pulmonalarterienruptur, da durch persistierende pulmonale Hypertonie sklerosierte, starre Gefäße!
> - **Mitralinsuffizienz:** erhöhte Gefahr der intrapulmonalen Gefäßperforation, da durch offene Mitralklappe Wedgekurve erschwert zu erkennen ist und Katheter evtl. zu weit vorgeschoben wird!
> - **Aortenstenose:** erhöhte Gefahr schwerwiegender Rhythmusstörungen bis hin zum
> ▼

> Kammerflimmern, da der hypertrophierte Ventrikel besonders sensibel ist (die Reanimation ist wegen der schlechten Koronarperfusion besonders schwierig und häufig erfolglos)!

Komplikationen bei der Punktion
- vgl. ZVK

Komplikationen durch den PAK
- **Arrhythmien** durch Katheter: Vorhofflimmern, SVES, VES, Blockbilder usw. (30–60 %), gefährliche Arrhythmien (0–7 %)
- **Lungeninfarkt** durch Dauerwedge, Thrombeneinschwemmung (0–1,3 %)
- **Thrombenbildung** am Katheter
- **Thrombophlebitis** (0–60 %)
- **Verschlingung, Knotenbildung, Katheterannaht** bei bestimmten kardiochirurgischen Eingriffen (selten!)
- **Pulmonalarterienruptur** (0–0,2 %, Letalität: 50 %)
  - Ursache: Ballonruptur, Spontanperforation in Hypothermie
  - Klinik: Husten, Dyspnoe, Hämoptysen, Schock

◻ **Tab. 2.10** PAK-Normalwerte

Mittlerer zentraler Venendruck (CVP)	0–8 mmHg
Mittlerer rechtsatrialer Druck (RAP)	0–8 mmHg
Rechtsventrikulärer Druck (RVP) – systolisch/diastolisch	15–30/0– 8 mmHg
Pulmonalarterieller Druck (PAP) – systolisch/diastolisch – Mitteldruck	15–30/4– 12 mmHg 9–16 mmHg
Pulmonalarterieller Verschlussdruck (PAOP bzw. »Wedgedruck«)	2–12 mmHg
Herzzeitvolumen (CO)	Variabel
Gemischtvenöse Sauerstoffsättigung (SvO$_2$)	75 %
Rechtsventrikuläre Ejektionsfraktion (RVEF)	40–50 %
Körperkerntemperatur (T)	36,5–37,5 °C

— Diagnose: Thoraxröntgen (Kontrastmittel in Katheter)
— Therapie: Kreislaufstabilisierung und sofortige operative Versorgung (extrem schlechte Prognose bei fulminanter Blutung)
— **Endokardläsionen,** v. a. Pulmonalklappe (53 %), Endokarditis (7 %)
— **Infektionen** (zeitabhängig) bis zum 3. Tag geringe Inzidenz (ca. 3–5 %), ab dem 4. Tag deutlich ansteigend → 24- bis 36-stündige Pause bis zum erneuten Legen eines PAK; max. Liegezeit daher: 5 Tage; in Ausnahmefällen: 7 Tage

❯ Ein liegender PAK muss stets mit einer Druckkurve überwacht werden (Gefahr des Spontanwedge). Ist eine Überwachung mittels Druckmonitor nicht möglich (z. B. Transport), sollte er um 1–2 cm zurückgezogen werden!

Messungen mittels PAK

— ◻ Tab. 2.10 zeigt verschiedene PAK-Normalwerte, ◻ Tab. 2.11 berechnete Parameter

Messung des Herzzeitvolumens (HZV)

— »golden standard« in der klinischen Praxis: modifizierte **Thermodilutionstechniken** mit

PAK auf der Grundlage von Kälte- oder intermittierenden elektrischen Wärmeboli
— Berechnung nach der **Stewart-Hamilton-Gleichung** bzw. deren Modifikation

$$HZV = \frac{kV1(TB/T1)k}{\sigma\, TB(t)dt}$$

— K: Konstante
— V$_1$: Injektatvolumen
— T$_B$ Bluttemperatur vor Injektion
— T$_1$ Injektattemperatur
— σTB (t)dt: Flächenintegral der durch Kältebolus hervorgerufenen Temperaturänderung
— **Prinzip:** Nach Injektion einer Indikatorsubstanz in den Blutstrom ist die Blutflussrate an einem stromabwärts gelegenen Punkt der mittleren Indikatorkonzentration indirekt proportional
— die Fläche unter der Thermodilutionskurve ist umgekehrt proportional zum Herzminutenvolumen (große Fläche = kleines HZV)
— **kontinuierliches HZV-Monitoring** (CCO-Monitoring) durch intermittierende elektrische Wärmeboli (z. B. Vigilance-System, Fa. Edwards)
— Erfassung rechtsventrikulärer Parameter mit Hilfe so genannter »**Fast-response-Thermistoren**«: EKG-getriggerte Erfassung kleinster Temperaturschwankungen (innerhalb 50– 100 ms), Darstellung diastolischer Plateaus im aufsteigenden Teil der Thermodilutionskurve und Berechnung von RVEF und RVEDV

Fehlerquellen und Störfaktoren der HZV-Messung (Thermodilutionsmethode)

— Injektionsort nicht korrekt (z. B. außerhalb des rechten Vorhofs)
— zu langsame Injektatgeschwindigkeit (Bolus sollte innerhalb 2–4 s appliziert werden, ggf. Injektionspumpe)
— zu kleines Injektatvolumen und gleichzeitig niedriges HZV (Unterschätzung des HZV um bis zu 30 %)
— zu hohe Temperatur des Injektats (>20°C)
— Injektionszeitpunkt (endexspiratorisch)
— Anzahl der Messungen (Empfehlung: Mittelwert von 3 HZV-Messungen)

◘ Tab. 2.11 Berechnete Parameter

Systemarterieller Gefäßwiderstand (SVR) SVR = 79,9 × (MAP–CVP)/CO	900–1400 dyn × s × cm^{-5}
Pulmonalarterieller Gefäßwiderstand (PVR) PVR = 79,9 × (mPAP–PAOP)/CO	150–250 dyn × s × cm^{-5}
Körperoberfläche (BSA) BSA = Gewicht [kg]^{0,425} × Größe [cm]^{0,725} × 0,007184	
Herzindex (CI) CI = CO/BSA	2,5–4,2 l/min/m^2
Schlagvolumen (SV) SV = CO/HF	80 ml
Schlagvolumenindex (SI) SI=SV/BSA	30–65 ml/m^2
Linksventrikulärer Schlagarbeitsindex (LVSWI) LVSWI=SI × (MAP–PAOP) × 0,0136	44–64 g × m/m^2
Rechtsventrikulärer Schlagarbeitsindex (RVSWI) RVSWI=SI × (mPAP–CVP) × 0,0136	7–12 g × m/m^2
Arterieller Sauerstoffgehalt (CaO$_2$) CaO$_2$=SaO$_2$ × Hb × 1,34+PaO$_2$ × 0,003	180 ml/l
Gemischtvenöser Sauerstoffgehalt (CvO$_2$) CvO$_2$=SvO$_2$ × Hb+1,34+PvO$_2$ × 0,003	130 ml/l
Arteriovenöse Sauerstoffgehaltsdifferenz (avDO$_2$) avDO$_2$=CaO$_2$–CvO$_2$	30–50 ml/l
Sauerstoffangebot (DO$_2$) DO$_2$=CO × CaO$_2$ × 10	640–1400 ml/min
Sauerstoffverbrauch (VO$_2$) VO$_2$=CO × avDO$_2$ × 10	180–280 ml/min
Sauerstoffextraktionsrate (ER-O$_2$) ER-O$_2$=avDO$_2$/CaO$_2$	22–30 %
Pulmonalvenöse Beimischung (Qs/Qt) Qs/Qt = (CalvO$_2$–CaO$_2$)/(CalvO$_2$–CvO$_2$)	<3–5 %
Pulmonalkapillärer hydrostatischer Druck (Pcap) Pcap=PAOP+0,4 × (mPAP–PAOP)	5–12 mmHg (Gaar-Formel)

HF Herzfrequenz (in Schlägen/min); *Hb* Hämoglobingehalt (in g/dl); *PaO$_2$* arterieller Sauerstoffpartialdruck (in mmHg); *PvO$_2$* gemischtvenöser Sauerstoffpartialdruck (in mmHg); *SaO$_2$* arterielle Sauerstoffsättigung (in %); *CalvO$_2$* alveolärer Sauerstoffgehalt (in ml/l); *CVP* zentralvenöser Druck (in mmHg); *MAP* mittlerer systemarterieller Druck (in mmHg); *mPAP* mittlerer pulmonalarterieller Druck (in mmHg); *PAOP* pulmonalarterieller Okklusionsdruck (in mmHg); *CO* Herzzeitvolumen (in l/min)

- **klinische Störgrößen:**
  - Trikuspidalklappeninsuffizienz: HZV wird infolge der Regurgitation in den rechten Vorhof fälschlicherweise zu niedrig gemessen (Temperaturkurve mit flacher Amplitude und verlängerter Zeit)
  - intrakardiale Shunts: HZV wird fälschlicherweise zu hoch gemessen (unabhängig von der Shuntrichtung)
  - Rhythmusstörungen
  - Sinustachykardie >140/min (unzureichende Indikatormischung)

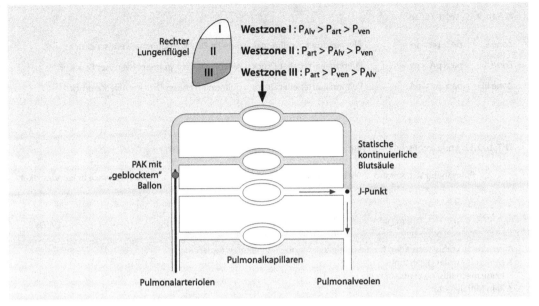

D Abb. 2.18 Prinzip der Wedgedruckmessung. P_{art} Druck in den Pulmonalarteriolen; P_{ven} Druck in den Pulmonalvenolen; P_{alv} alveolärer Druck. (Aus Zink et al. 2001)

- Arrhythmia absoluta (keine homogene Indikatormischung)
- Katheterthrombus
- inkorrekte Lage des Katheters (Thermistor liegt der Pulmonalarterienwand an oder in West-Zone I/II)
- nach Tuman wird doch sehr oft bei intraoperativ liegendem PAK keine HZV-Messung durchgeführt! Da die rote Kappe am Pulmonaliskatheter nicht entfernt wird, spricht er vom **»red cap syndrome«**

Grundlagen der Wedgedruckmessung (= pulmonalarterieller Verschlussdruck)

- **3 Zonen nach West** (D Tab. 2.12), funktionell definiert anhand des Verhältnisses von regionalem pulmonalarteriellen, pulmonalvenösen und alveolären Druck zueinander
- **Zone III:** pulmonalarterieller und -venöser Mitteldruck zu jedem Zeitpunkt größer als alveolärer Druck → kontinuierlicher Blutfluss
- **»Wedge«-Position:** Okklusion eines mittelgroßen Asts der Pulmonalarterie durch aufgeblasenen Ballon
- Sistieren des Blutflusses in distalem Gefäßsegment und Ausbildung einer kontinuierlichen statischen Blutsäule bis zum sog. »j-Punkt« (vorhofnaher Bereich, in dem sich okkludierte und nichtokkludierte Segmente vereinigen)
- enddiastolisches Angleichen von PAOP und pulmonalvenösem, linksatrialen sowie linksventrikulären Druck → jetzt: LVEDP = PAOP (Messung eines Druckwerts über eine statische, nichtkomprimierbare Blutsäule »durch die Lunge hindurch«; D Tab. 2.13; D Abb. 2.18)
- **Frank-Starling-Prinzip:** linksventrikuläres Schlagvolumen abhängig von Vorlast (= linksventrikuläres enddiastolische Volumen LVEDV)
- bei konstanter linksventrikulärer Compliance: LVEDV und LVEDP direkt proportional → PAOP als Schätzwert der Vorlast

> **Zone-III-Bedingungen nach West sind unerlässlich für eine korrekte Messung des PAOP!**

PAOP-Wellen

- a-Welle: Vorhofkontraktion
- c-Welle: Vorwölbung der AV-Klappe (Mitralklappe)
- v-Welle: Füllung des Vorhofs

◻ Tab. 2.12 West-Zonen

Zone I	pA > pa > pv	Alveolardruck > pulmonal-arterieller Druck > pulmonal-venöser Druck
Zone II	pa > pA > pv	Pulmonal-arterieller Druck > Alveolardruck > pulmonal-venöser Druck
Zone III	pa > pv > pA	Pulmonal-arterieller Druck > pulmonal-venöser Druck > Alveolardruck

◻ Tab. 2.13 Enddiastolische Druckverhältnisse bei pulmonalarterieller Okklusion

	Pulmonaler Widerstand		Atemwegswiderstand		Mitralklappe		Compliance linker Ventrikel	
	↓		↓		↓		↓	
PA	=~	PAOP	=~	LAP	=~	LVEDP	=~	LVEDV

Anmerkung: Voraussetzungen für die Gültigkeit der oben genannten Beziehung:
1. kein pulmonaler Hypertonus
2. keine mechanische Ventilation
3. kein Mitralvitium
4. normale Ventrikel-Compliance

─ pathologische v-Welle bei Mitralinsuffizienz und Stenose, ausgeprägter Linksherzinsuffizienz oder Myokardischämie

─ nur bei Katheterspitzenlage in der Zone III nach West entspricht der PAOP dem LAP, da hier ein ununterbrochener Fluss zwischen distaler PA-Katheteröffnung und linkem Vorhof garantiert ist. Meist kommt er auch dort zu liegen, da er in der Regel dem größten Blutfluss folgt

─ ein **akuter Anstieg des PAOP** bzw. die Veränderungen der PAOP-Wellen (hohe a-, c- und v-Welle) können ein Frühzeichen von **Myokardischämien** oder einer drohenden Ischämiegefahr sein. Diesen Veränderungen gehen selten EKG-Veränderungen voraus (ST-Senkung in Ableitung V5 tritt erst verzögert auf) oder diese sind nicht im EKG zu erkennen (Ableitung II).

⊕ **Das Fehlen von Änderungen des PAOP schließt eine Myokardischämie jedoch nicht aus!**

Störgrößen bei der Messung des PAOP

─ intrapulmonale Druckschwankungen (invasive Beatmung) → Messungen immer endexspiratorisch bei niedrigstem intrathorakalen Druck → **cave:** (Auto-)PEEP

─ Verkleinerung der Zone III unter Beatmung → eher Messung des intraalveolären Drucks

─ Klappenvitien

─ Rhythmusstörungen (ausgeprägte Tachykardien, absolute Arrhythmie bei Vorhofflimmern etc.)

─ Veränderungen der linksventrikulären Compliance (z. B. unter Katecholamintherapie)

PAOP > LVEDP

─ Mitralstenose (aufgrund des Gradienten über der Stenose)

─ ausgeprägte mitrale Regurgitation

─ PEEP-Beatmung (ab ca. 10 cmH$_2$O), intrinsischer PEEP (z. B. umgekehrtes Atemzeitverhältnis) bzw. erhöhter intrathorakaler Druck

─ COPD

─ deutliche Tachykardie

─ Lage außerhalb der West-Zone III

─ Patienten mit ausgeprägter respiratorischer Störung (Konstriktion der kleinen Venen in hypoxischen Lungenarealen)

Tab. 2.14 Differenzialdiagnose des Low-output-Syndroms			
Wedgedruck bei der Differenzialdiagnose des Low-output-Syndroms			
Ursache des Low-output	**ZVD**	**PAOP**	**Diast. PAP**
Hypovolämie	Erniedrigt	Erniedrigt	Erniedrigt
Linksherzinsuffizienz	Normal oder erhöht	Erhöht	Erhöht
Rechtsherzinsuffizienz	Erhöht	Normal	Normal
Pulmonale Hypertonie	Erhöht	Normal	Erhöht (> PCWP)
Lungenembolie	Erhöht	Normal	Erhöht (> PCWP)
Globalherzinsuffizienz (Herztamponade)	Erhöht	Erhöht	Erhöht

PAOP < LVEDP

- Aorteninsuffizienz (vorzeitiger Schluss der Mitralklappe)
- verminderte pulmonale Gefäßstrombahn (Embolie, Pneumonektomie)
- verminderte Ventrikelcompliance (Aorteninsuffizienz, Myokardischämie, Vasodilatoren, Kardiomyopathie)

> Mit Hilfe von ZVD, PAOP sowie diastolischem PAP können Rückschlüsse auf die Ursache der hämodynamischen Störung gezogen werden (Tab. 2.14).

Besonders die Erfassung von Veränderungen im zeitlichen Verlauf (PAOP, HZV, SVR, PVR) unter entsprechenden therapeutischen Maßnahmen (Volumengabe, Vasodilatatoren, Katecholamine) steigert den Wert des PAOP als Überwachungsgröße der linksventrikulären Vorlast!

2.10.5 Weitere Methoden zur Messung des Herzzeitvolumens

Ösophageale Doppler-Sonde

- nichtinvasives Verfahren zur kontinuierlichen HZV-Messung
- Doppler-Verfahren zur Messung des aortalen Blutflusses bereits seit den 1970er Jahren im Einsatz
- Bestimmung der Blutflussgeschwindigkeit in der thorakalen Aorta descendens mit einem transösophageal platzierten Transducer
- Liegedauer bis zu einigen Tagen möglich

Messprinzip

- vom Schallkopf ausgestrahlten Schallwellen werden durch die sich bewegenden Erythrozyten mit einer veränderten Frequenz reflektiert (Doppler-Effekt); Frequenzverschiebung ist dabei proportional zur Blutflussgeschwindigkeit.
- Bestimmung des Schlagvolumens (SV):
  - Beat-to-beat-Analyse des maximalen Fluss-Zeit-Integrals (»stroke distance«)
  - Querschnittsfläche der Aorta descendens: Aortenradius wird entweder Nomogrammen entnommen, die auf Alter, Geschlecht, Größe und Gewicht des Patienten basieren (CardioQ, Deltex Medical Group, Chichester, West Sussex, England) oder aber mittels M-Mode (HemoSonic, Arrows, Reading, PA, USA)
  - Korrekturfaktor, der den Blutfluss in der Aorta descendens in das totale Herzzeitvolumen umrechnet, da das Blutflussvolumen zu den supraaortalen Gefäßen und Koronararterien nicht gleichzeitig erfasst wird (minus ca. 30 % des HZV)

$$SV = CSA \times K \times \int_0^T VAO(t)dt$$

- CSA: Querschnittsfläche der Aorta descendens

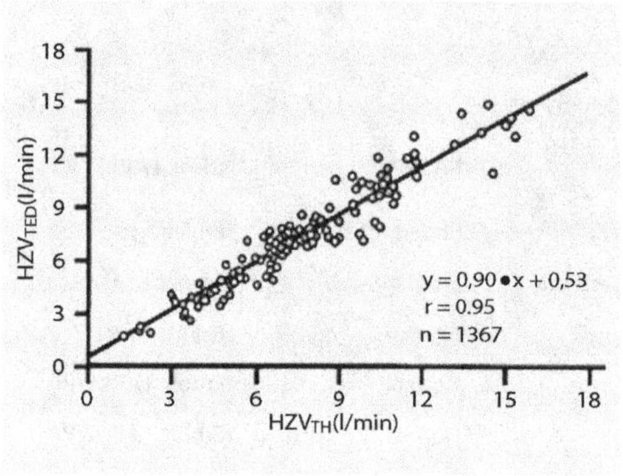

Abb. 2.19 Korrelationsdarstellung der HZV-Messung zwischen Thermodilutions- und transösophagealer Doppler-Messmethode. (Adaptiert nach Janssen 2000)

  - K: Korrekturfaktor (=1,43)
  - T: Integral der maximalen Flussgeschwindigkeit während der kardialen Ejektion (»stroke distance«)
- üblicherweise mittelt der Monitor das Schlagvolumen von 10 Herzschlägen und multipliziert diesen Wert mit der Herzfrequenz
- gute Korrelation zwischen Thermodilutions-HZV und HZV-Messung mittels transösophagealer Doppler-Messung (Abb. 2.19)

Limitationen

- Messgenauigkeit abhängig von:
  - Sondenposition
  - Korrekturfaktor zur rechnerischen Kompensation des Blutflusses in den supraaortalen Gefäßen
  - dynamischen Veränderungen des aortalen Diameters
- Validität des Verfahrens bei hämodynamisch instabilen Patienten ist nicht hinreichend untersucht

Kontraindikationen

- kein Einsatz bei Ösophaguserkrankungen/wachen Patienten

Bioimpedanz

- Messung von Veränderungen des intrathorakalen Volumens durch thorakale elektrische Bioimpedanz
- nichtinvasive Methode zur Bestimmung des HZV (z. B. Aesculon; Fa. Osypka)

Der Thorax stellt hierbei einen Zylinder dar, dessen basale Zirkumferenz in Höhe des Xiphoids liegt. Der Zylinder hat eine elektrische Länge, die der Distanz zwischen Hals- und Xiphoidbasis entspricht. Ein konstanter hochfrequenter Strom (20–100 kHz) mit einer niedrigen Amplitude (1–5 mA) wird über 2 außerhalb des Zylinders liegende Elektroden appliziert (Abb. 2.20). Über 2 weitere Elektroden wird dann der Spannungsabfall abgegriffen. Anschließend erfolgt die Berechnung der auf der spezifischen Widerstandsgröße des Thorax beruhenden Impedanz.

Bioreactance

- Weiterentwicklung der Bioimpedanz
- im Gegensatz zur Bioimpedanz Verwendung von Veränderungen des elektrischen Frequenzspektrums als Signal (anstelle von Amplitudenveränderungen des elektrischen Stroms)
- Hypothese: Verwendung des elektrischen Frequenzspektrums → Reduktion von Signalartefakten und höhere »signal-to-noise ratio«
- erste Resultate vielversprechend, jedoch weitere Erfahrungen in verschieden klinischen Situationen erforderlich
- Limitationen: ausgeprägte Volumenshifts, pulmonale und thorakale Veränderungen und Interferenz
- mit anderen elektrischen/elektronischen Geräten, z. B. Elektrokauter im OP

Indirekte kalorische Messung

- z. B. Deltatrac Metabolic Monitor
- Anwendung des Fick'schen Prinzips: $VO_2 = avDO_2 \times Q_L$
  - VO_2 = O_2-Aufnahme
  - $avDO_2$ = arteriovenöse O_2-Gehaltdifferenz
  - Q_L = Lungenperfusion ≈ HZV
  - venöses Blut muss aus A. pulmonalis sein (invasiv)
  - $DO_2 = c_aO_2 \times HZV$ (Norm: 900–1200 ml/min)
- $HZV = \frac{VO_2}{avDO_2}$

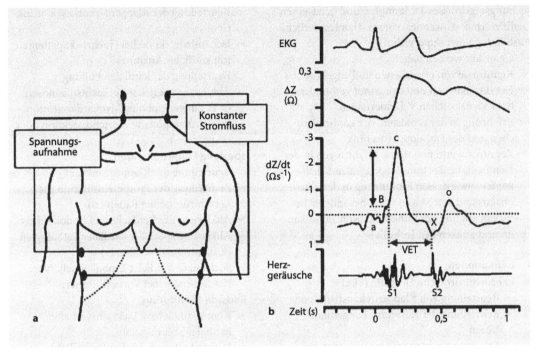

○ **Abb. 2.20a,b** Bioimpedanz. **a** Schematische Darstellung der Elektrodenposition. **b** Darstellung des EKG, der thorakalen Impedanzveränderung (Z), Rate der Impedanzveränderung (dZ/dt) und der Herzgeräusche (S1 und S2). Die a-Welle tritt während der Vorhofkontraktion, die c-Welle während der ventrikulären Ejektion, die o-Welle während der ventrikulären Füllung auf. B kennzeichnet den Beginn des schnellen dZ/dt-Anstiegs, X den positiven Spitzenwert von dZ/dt, der mit dem Aortenklappenschluss assoziiert ist. Die Differenz zwischen Punkt B und C wird gemessen (dZ/dt$_{min}$) und gemeinsam mit der ventrikulären Ejektionszeit (VET) zur Berechnung des Schlagvolumens verwendet. (Adaptiert nach Janssen 2000)

$$c_aO_2 = S_aO_2 \times c_aHb \times 1{,}34 + p_aO_2 \times 0{,}003$$

(Norm: 19 ± 1 ml/dl)

Ventrikulographie

▬ sehr genau

▬ sehr invasiv (Herzkatheterlabor!)

2.11 Echokardiographie

Historie der Echokardiographie

ab 1970 Erste Gastroskope mit Schallwandlern zur ösophagealen Anwendung

1981 Technische Grundlagen für bildgebende Schallsonden (Franzin, Hisanaga, DiMagno, Hanrath, Schüler)

ab 1980 Einsatz bei beatmeten (Intensiv-)patienten (Cremer, Cahalan, Heinrich, Roewer)

2.11.1 Einführung

Die zweidimensionale Echokardiographie – sowohl transthorakal (TTE) als auch transösophageal (TEE) – wird intensivmedizinisch immer häufiger sowohl zur Analyse der kardialen Anatomie und Funktion als auch zur Akutdiagnostik bei hämodynamischer Instabilität eingesetzt.

❯ Derzeit existiert kein anderes Monitoring-Verfahren, das so rasch und genau die notwendige therapeutische Intervention erkennen lässt sowie den Therapieerfolg quantifiziert!

2.11.2 Anwenderqualifikation

Die Beurteilung eines mittels transthorakaler/transösophagealer Echokardiographie erhobenen Untersuchungsergebnisses ist komplex und setzt einen qualifizierten Anwender voraus (kontinuierliche Ausbildung unter Supervision).

Gefordert werden daher:

- Kenntnisse von erworbenen und angeborenen Herzkrankheiten und den damit verbundenen hämodynamischen Veränderungen
- Erfahrung in der gepulsten, der kontinuierlichen und der Farbdopplertechnik
- Kenntnisse und praktische Erfahrungen in der Handhabung des transösophagealen Schallkopfes sowie dessen Einführung in den Ösophagus und den Magen unter besonderer Berücksichtigung der Indikation, Kontraindikation und Risiken der Technik

- **Indikationen**
- **kardiochirurgische Eingriffe (TEE)**
  - Beurteilung von Klappenrekonstruktionen
  - Beurteilung der Korrektur kongenitaler Vitien
  - Erkennung paravalvulärer Leckagen bei Klappenprothetik
  - Abklärung der intraoperativen hämodynamischen Instabilität
  - Kreislaufüberwachung vor/nach extrakorporaler Zirkulation
  - Früherkennung myokardialer Ischämien
  - Luftdetektion intravasal (z. B. nach/während Herz-Lungen-Maschine)
  - Lokalisation aortaler Plaques vor Kanülierung
  - Beurteilung des Operationsergebnisses bei intrakavitären Raumforderungen
  - Beurteilung zentraler Gefäßanastomosen
- **nichtkardiochirurgischen Eingriffe**
  - Überwachung kardialer Hochrisikopatienten
  - Überwachung von Patienten bei Eingriffen mit hohem Risiko einer hämodynamischen Entgleisung
  - Foramen-ovale-Diagnostik (z. B. bei neurochirurgischen Eingriffen)
  - Erkennung von Luftembolien (Eingriffe in sitzender Position!)
- **Intensiv- und Notfallmedizin**
  - Evaluierung und Funktionsdiagnostik bei allgemeiner Kreislaufinstabilität

- Beurteilung der Klappen(-prothesen-)funktion
- Ischämiedetektion bei Hochrisikopatienten mit kardialer Anamnese
- Beurteilung der kardialen Füllung
- Abklärung spezieller Verdachtsdiagnosen (z. B. Lungenembolie, Myokardkontusion, Perikardtamponade, Aortendissektion oder -ruptur etc.)
- **spezielle Fragestellungen**
  - Beurteilung der Klappenfunktion
  - Beurteilung der Prothesenfunktion (bei herzchirurgischen Patienten)
  - Abklärung des Verdachts auf Endokarditis
  - Abklärung spezieller kardialer Pathologien (z. B. intrakardiale Shunts)
  - Suche nach kardialer Emboliequelle/vor Kardioversion bei Vorhofflimmern
- **Bedside-Monitoring**
  - Kontraktilität bzw. Ejektionsverhalten
  - kardialer Volumenstatus
  - Herzzeitvolumen (diskontinuierlich)

- **Kontraindikationen**
- Ösophagus- bzw. Fundusvarizen
- fortgeschrittene Lebererkrankung
- Gerinnungsstörungen (relativ)
- Ösophagustumoren, -strikturen, -fistel, -kompressionen
- kurz zurückliegende Magen-/Ösophagus- und Larynxoperation

- **Komplikationen und Nebenwirkungen**
- Würgereflexe und ein hoher Speichelfluss bei wachen Patienten
- Bronchospasmus
- Hypoxie (selten!)
- ventrikuläre Tachykardie, Asystolie, Vorhofflimmern, AV-Block III. Grades, Angina pectoris (selten!)
- orale/ösophageale Blutungen
- Verletzungen von Zähnen, Speiseröhre, Kehlkopf und Magen
- Aspiration
- Aryknorpelluxation

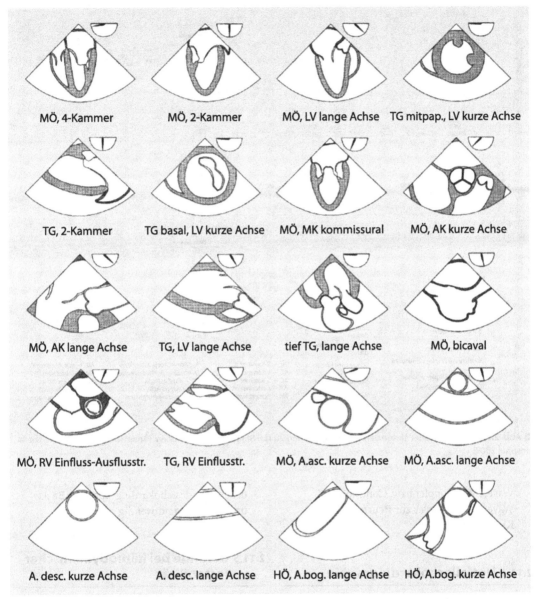

Abb. 2.21 TEE-Standardschnittebenen. *MÖ* mittösophageal, *HÖ* hoch ösophageal, *TG* transgastrisch, *mitpap.* mitpapillär, *MK* Mitralklappe, *AK* Aortenklappe, *Einfluss-Ausflusstr.* Einfluss- und Ausflusstrakt, *RV* rechter Ventrikel, *LV* linker Ventrikel, *A. asc.* Aorta ascendens, *A. desc.* Aorta descendens, *A. bog.* Aortenbogen. (Adaptiert nach ASE/SCA Guidelines for Performing a Comprehensive Intraoperative Multiplane Transesophageal Echocardiography Examination 1999)

2.11.3 Untersuchungsgang

> Grundsätzlich sollte bei jeder echokardiographischen Untersuchung eine standardisierte Reihenfolge der Einstellung von Standardschnittebenen (◘ Abb. 2.21) eingehalten werden.

─ ◘ Abb. 2.22 zeigt beispielhaft, wie im Rahmen einer TEE-Untersuchung alle 20 Standardeinstellungen erhalten und beurteilt werden können

─ je nach Fragestellung ggf. Ergänzung der Untersuchung durch Farbdoppler, Pulsed

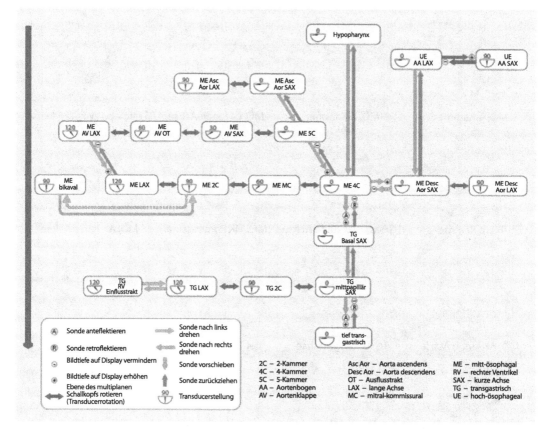

⬛ Abb. 2.22 Standardisierter Untersuchungsgang mit den 20 TEE-Standardschnittebenen. (Adaptiert nach Toronto General Hospital 2008)

Wave(PW)-Doppler bzw. Continuous Wave(CW)-Doppler zur Beurteilung der Klappenfunktionen

2.11.4 Notfallechokardiographie

- Beginn der Untersuchung wenn möglich transthorakal (weniger invasiv)
- wenn keine eindeutige Ursache erkennbar (z. B. schlechte Schallbedingungen bei beatmeten Patienten) → TEE mit häufig besserer Abbildungsqualität (enge anatomische Beziehung zwischen Ösophagus und kardialen Strukturen!)
- im Gegensatz zur differenzierten kardiologischen Untersuchung ist bei Patienten mit akuter hämodynamischer Instabilität nur eine

orientierende echokardiographische **Basisuntersuchung** notwendig

2.11.5 **Befunde bei hämodynamischer Instabilität**

- **global eingeschränkte linksventrikulärer Funktion**
  - großer LV mit träger Kontraktion (ESA > EDA)
  - Reduktion der Indizes der globalen LV-Funktion (EF bzw. FAC)
  - ggf. linksventrikuläre Dilatation
  - verminderte Wanddicke (enddiastolisch <9 mm)
  - reduzierte oder fehlende systolische Wandverdickung (<50 % Verdickung)

- reduzierte zentripetale Bewegung
- evtl. vergrößertes LA mit Rechtsverlagerung des interatrialen Septums
- ggf. dilatationsbedingte Mitralklappen-regurgitation

- **eingeschränkte rechtsventrikuläre Funktion**
  - RV-Dilatation mit reduzierter systolischer Wandverdickung (RV evtl. spitzenbildend)
  - reduzierte oder fehlende systolische Wandverdickung
  - reduzierte zentripetale Bewegung
  - evtl. vergrößertes RA mit Linksverlagerung des interatrialen Septums
  - evtl. signifikante Trikuspidalregurgitation
  - ggf. Bestimmung des Verhältnisses zwischen rechts- und linksventrikulärer enddiastolischer Fläche (leichte bis mäßige rechtsventrikuläre Dilatation häufig unerkannt):
    Ratio >0,6: mäßige RV-Dilatation (nur sicher pathologisch bei paradoxer Septumbewegung)
    Ratio >1: schwere RV-Dilatation
  - paradoxe Septumbewegung bei rechtsventrikulärer systolischer Volumenüberladung (Verlängerung der rechtsventrikulären Systole mit Septumshift nach links im Moment der beginnenden linksventrikulären Diastole)
  - ggf. Nachweis zentraler Thromben in der Pulmonalarterie bei Lungenembolie (Cave: kein Ausschluss der Diagnose bei fehlendem Thrombusnachweis!)

- **regionale Wandbewegungsstörungen (RWBS)**
  - bei Nachweis von RWBS hochgradiger Verdacht auf koronare Perfusionsstörung (RWBS noch vor EKG-Veränderungen!)
  - je deutlicher die Reproduzierbarkeit des Befundes in verschiedenen Schnittebenen, desto wahrscheinlicher ist diese Diagnose einer akuten Myokardischämie
  - unterscheide Hypokinesie, Akinesie, Dyskinesie der regionalen Wandabschnitte (»16-Segment-Modell«)
  - Zuordnung der Wandbewegungsstörungen zu den einzelnen Koronargefäßen möglich!

  - relevant sind v. a. neu aufgetretene RWBS → Referenzuntersuchung und Dokumentation erforderlich (z. B. präoperativ)
  - im Kurzachsenblick nachgewiesene Wandbewegungsstörungen müssen im 2-und 4-Kammer-Blick reproduziert werden (häufig falsch-positive Befunde!)

- **Volumenmangel**
  - systolische Pseudoobliteration des LV-Kavums (»kissing papillaries«)
  - Pseudohypertrophie des LV (Wand erscheint durch kleines Kavum hypertrophiert)
  - kleiner, hyperkontraktiler LV (enddiastolische Fläche <5,5 cm^2/m^2 KOF)
  - Differenzierung absoluter/relativer Volumenmangel: Bestimmung von EDA und ESA des LV (Planimetrie in kurzer Achse) und Berechnung der »fractional area change« (FAC) als Maß für die systolische Funktion des linken Ventrikels. Aus Vergleich von EDA, ESA und FAC Differenzierung zwischen absolutem und relativem Volumenmangel möglich (EDA normal, ESA reduziert, FAC vergrößert bei relativer Hypovolämie; ESA und EDA reduziert, FAC unverändert bei absoluter Hypovolämie)

2.11.6 Herzklappenvitien

- **Aorteninsuffizienz** (AI)
  - diastolischer Insuffizienzjet, ausgehend von der Aortenklappe in den linken Ventrikel (akute AI meist bei Aortendissektion bzw. nach Trauma)
  - bei akutem Verlauf meist keine (ausgeprägte) linksventrikuläre Dilatation; Abnahme des effektiven SV; starke Zunahme des LVEDP (LV arbeitet somit auf dem deutlich ineffektiveren steilen Abschnitt der Frank-Starling-Kurve!)
  - bei chronischem Verlauf immer LV-Dilatation und Hypertrophie; häufig Dilatation des Mitralklappenrings mit einer zusätzlichen MI

- **Aortenstenose** (AS)
  - turbulenter systolischer Fluss in der aszendierenden Aorta, von Klappe ausgehend

- verkalkte Aortenklappe mit distaler Schall-auslöschung
- konzentrische LV-Hypertrophie bei chronischer Druckbelastung bei hämodynamischer Instabilität
- meist akute Dekompensation einer chronischen AS (neu aufgetretene akute Aortenstenose unwahrscheinlich!)
- bei Dekompensation einer chronischen AS dilatierter LV (Vorwärtsversagen!)
- zusätzlich evtl. dilatationsbedingte MI (Rückwärtsversagen!)
- **Mitralinsuffizienz** (MI)
  - systolischer Insuffizienzjet in den linken Vorhof, ausgehend von der Mitralklappe
  - akute MI des Intensivpatienten häufig bei ischämiebedingter Papillarmuskeldysfunktion bzw. durch Klappenringdilatation infolge linksventrikulärer Volumenüberladung; seltener infarkt- oder traumabedingte Sehnenfaden- oder Papillarmuskelausrisse mit oder ohne Prolaps der Klappensegel
  - LV-Kontraktilität in der Frühphase der akuten MI häufig normal oder sogar gesteigert, im weiteren Verlauf aber Anstieg des LVEDP und LV-Dilatation (keine Hypertrophie!), Lungenödem und kardiogener Schock
  - chronische MI zumeist bei degenerativen Veränderungen des Klappenapparats mit Sklerosierung bzw. Verkalkungen → chronischen Volumenüberladung mit linksventrikulärer Dilatation und Hypertrophie, progrediente Abnahme der LV-Kontraktilität. In der Spätphase Anstieg des LVEDP mit LA-Dilatation und LV-Dekompensation bereits bei geringem Nachlastanstieg
- **Aortendissektion**
  - die Ursachen der hämodynamischen Instabilität bei akuter Aortendissektion leiten sich aus spezifischen Komplikationen ab (Herzbeuteltamponade, akute AI, Verlegung der Koronarostien, Hämatothorax, Hämatomediastinum)
  - bei proximaler Dissektion (Beginn ab Aortenklappenebene) flottierende Dissektionsmembran in der aszendierenden Aorta sowie ggf. Zeichen der akuten AI

- bei distaler Dissektion (nach Abgang der linken Kopf-Hals-Gefäße) Intima-Flap in deszendierender Aorta mit Trennung von wahrem und falschem Lumen
- **Aortenruptur**
  - Diagnose einer Aortenruptur (z. B. nach schwerem Dezelerationstrauma) grundsätzlich mittels Spiralangio-CT
  - bei sehr instabilen polytraumatisierten Patienten im Schockraum ggf. Echokardiographie-TEE zur primären Diagnostik (keine Diagnosestellung mit TTE möglich!)
  - Prädilektionsstelle: Übergang vom Bogen zur deszendierenden Aorta (Fixierung der Aorta über das Lig. arteriosum)
  - Intimalappen in Aorta descendens (mitösophagealer Blick), der zwar frei flottieren kann, jedoch meist regional eng umschrieben ist
  - bei klinischem Verdacht auf Aortenruptur ohne Nachweis eines Intima-Flaps weiterführende Diagnostik bei einem Abstand der Sonde bis zum Beginn der Aorta descendens von mehr als 7 mm, da in diesem Fall von einer schweren Aortenverletzung auszugehen ist
  - evtl. Nachweis eines begleitenden hämorrhagischen Pleuraergusses

2.11.7 Pleuraergüsse

- grundsätzlich immer Begutachtung der Pleuraräume bei echokardiographischen Untersuchungen
- schwarze »Tigerklaue« mit Spitze nach links bzw. nach rechts
- atelektatische Lunge (echoreiche Struktur) ist häufiger Begleitbefund (**cave:** Verwechslung mit Lebergewebe auf der rechten basalen Thoraxhälfte!)

2.12   Körpertemperatur

- **Indikationen**
- kritsch kranke Patienten auf der Intensivstation

- Patienten mit erhöhtem Risiko zur Hypothermie (Säuglinge, Neugeborene, Verbrennungspatienten, ältere Patienten, Rücken-
  marktrauma)
- langdauernde Eingriffen
- Infektionsmonitoring
- kontrollierte Hypothermie
- Verdacht auf maligne Hyperthermie

- **Messorte**
- **rektal** (entspricht nicht exakt der Kerntemperatur, ist abhängig von Wärmebedingungen im
  Darm und reagiert sehr träge. Unter kontrollierter Hypothermie gleicht sie eher der peripheren Temperatur)
- **nasopharyngeal** (Messwerte etwas unter der
  Kerntemperatur)
- **pulmonalarteriell** über Pulmonaliskatheter,
  entspricht der zentralen Kerntemperatur
  (Cave: Zufuhr kalter Infusionslösungen)
- **ösophageal** (unteres Viertel, korreliert gut mit
  der Kerntemperatur, außer bei Thorakotomie)
- **tympanisch** (stimmt am besten mit der zerebralen Kerntemperatur überein; Gefahr der
  Trommelfellperforation, daher kontaktfreie
  Messung)
- **Blase** (über Temperatursonde eines speziellen
  Blasenkatheters)

2.13 Urinausscheidung (Blasenkatheter)

- **Indikationen**
- Überwachung der Nierenfunktion und
  (indirekt) des HZV bzw. des Perfusionsdrucks
- notwendige Bilanzierung, z. B. bei Herzinsuffizienz
- Messung des intraabdominellen Drucks über
  spezielle transurethrale Blasenkatheter!

> ❗ **Strenge Indikationsstellung der Katheter-
> anlage aufgrund der Gefahr von Harnröhren-
> strikturen und nosokomialen Harnwegsinfek-
> tionen!**

2.13.1 Transurethraler Blasenkatheter

- Einmalkatheterisierung (postoperativ bei
  Blasenentleerungsstörungen)
- Dauerkatheter (DK)

Kontraindikationen
- bestehende Infektionen (Urethritis, Prostatitis,
  Epididymitis)
- bestehende Via falsa
- relativ: bestehende Enge (Striktur, Prostata-
  vergrößerung)

Komplikationen
- Via falsa
- Harnröhreneinriss
- Infektion
- Strikturbildung

> ❯ **Beim traumatisierten Patienten oder anam-
> nestischen Problemen → Einführung des DK
> durch den Urologen, ggf. Cystofix-Anlage.**

2.13.2 Suprapubischer Blasenkatheter

- präoperativ
- intraoperativ

- **Komplikationen**
- Blutung
- Verletzung von Darmanteilen
- Infektion (lokal, Peritonitis)

2.14 Überwachung der Leberfunktion

- **Grundlagen**
- Applikation einer bestimmten Menge an
  Indocyaningrün, das an Albumin sowie α1-
  Lipoprotein gebunden wird und nach hepati-
  scher Aufnahme nicht-metabolisiert mit der
  Galle bei fehlendem enterohepatischem Kreis-
  lauf ausgeschieden wird.
- Die Aufnahme der Indikatorsubstanz Indocya-
  ningrün ist von dem Blutfluss, der zellulären
  Aufnahme und Exkretion abhängig!

◘ Tab. 2.15 Normalwerte der LiMON-Messung

Messparameter	Abkürzung	Normalwerte
ICG-Plasmaverschwinderate	ICG-PDR	18–25 %/min (Wert von 16 %/min gilt als Interventionswert)
ICG-Retentionsrate nach 15 min	R15	0–10 %
ICG-Clearance	CBI	500–750 ml/min/m²
Zirkulierendes Blutvolumen	BVI	2600–3200 ml/m²
Sauerstoffsättigung	S_pO_2	>96 %
Herzfrequenz	HR	70–100 bpm

- ■ **Indikationen**
- ▬ Patienten unter intensivmedizinischer Therapie und mit den Zeichen einer Störung der Leberperfusion bzw. Funktion, z. B. im Rahmen der Sepsis (Abschätzung der Mortalität)
- ▬ Patienten mit Leberzirrhose vor Leberteilresektion (Einschätzung der Operationsfähigkeit)
- ▬ Differenzierung der verschiedenen Child-Stadien
- ▬ Beurteilung der Transplantatfunktion vor Organentnahme bzw. nach Implantation

- ■ **Vorteile**
- ▬ geringere Invasivität (benötigt wird nur ein peripherer oder zentralvenöser Zugang)
- ▬ keine Limitierung der Messdaueranwendung
- ▬ frühzeitige Detektion von Leberfunktionsstörungen, z. B. bei Sepsis und guter Prognoseparameter bezüglich Outcome (höhere Mortalität bei geringen PDR-Werten bzw. bei therapeutischem Versagen, den PDR-Wert innerhalb von 120 h in den Normbereich anzuheben)

- ■ **Nachteile**
- ▬ relativ hohe Kosten der Indikatorlösung (ca. 25–50 €, je nach Menge des Indocyaningrüns 0,25–0,5 mg/kg)
- ▬ allergische Reaktionen (1:40.000; insbesondere bei vorbestehender Iodallergie) und Hyperthyreose

In ◘ Abb. 2.23 und ◘ Tab. 2.15 sind die Zielgrößen und die empfohlenen Therapiemaßnahmen dargestellt.

2.15   Neuromonitoring

2.15.1 ICP-Messung

- ▬ normaler ICP: 5–15 mmHg
- ▬ kurzfristig kann der ICP bei Husten, Pressen usw. auf Spitzenwerte von 50–80 mmHg ansteigen
- ▬ die normale ICP-Kurve zeigt langsame respiratorische und schnelle kardiale Schwankungen

- ■ **Indikationen**
- ▬ SHT mit Glasgow Coma Scale <8 und pathologischem CCT-Befund (z. B. Einengung der basalen Zisternen) oder bei normalem CCT-Befund, wenn mindestens 2 der 3 folgenden Kriterien zutreffen: arterielle Hypotonie (RR_{syst} <90 mmHg), posttraumatischer Krampfanfall, Alter >40 Jahre
- ▬ alle Patienten, bei denen ein erhöhtes Risiko für einen ICP-Anstieg besteht

> ⊘ **Bei sedierten und beatmeten Patienten ist die Indikation eher großzügig zu stellen, da die klinische Beurteilung des neurologischen Status erschwert ist!**

- ■ **Vor- und Nachteile**
- ▬ Vor- und Nachteile der verschiedenen Messverfahren: ◘ Tab. 2.16

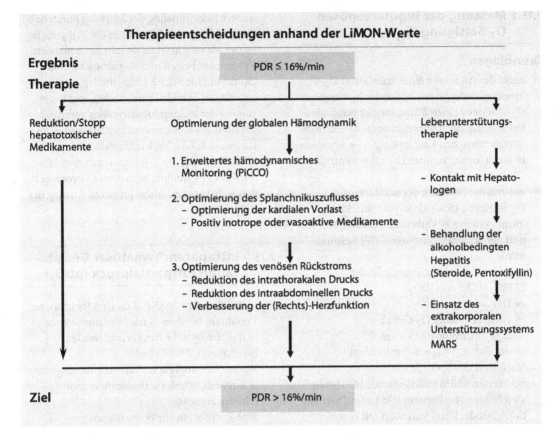

Abb. 2.23 LiMON-Therapieentscheidungen

Tab. 2.16 Vor- und Nachteile der ICP-Messung		
Art der Messung	**Vorteile**	**Nachteile**
Intraventrikulär	»Goldstandard«, Messgenauigkeit, Möglichkeit zur Liquorentnahme (therapeutisch, diagnostisch)	Invasiv, Infektions-, Blutungsrisiko, stör- und artefaktanfällig, Rekalibrierung bei Lageänderung
Subdural/ epidural	Kleines Blutungs-, Infektionsrisiko, keine Hirngewebspenetration	Fehlmessung bei hohem ICP, stör- und artefaktanfällig, Rekalibrierung bei Lageänderung
Fiberoptisch	Verschiedene Platzierungen möglich, hohe Auflösung, minimal artefaktanfällig	Sehr teuer, keine Rekalibrierung in situ möglich, Faserbruch möglich

2.15.2 Messung der jugularvenösen O$_2$-Sättigung (S$_{vj}$O$_2$)

Grundlagen

- unter der Annahme eines konstanten O$_2$-Verbrauches bedeutet ein Abfall der bulbären O$_2$-Differenz einen Rückgang der zerebralen Perfusion, jedoch teilweise nur schlechte Korrelation zwischen CBF und S$_{vj}$O$_2$ → Kombination mit jugularvenöser Laktatkonzentration (Korrelation 0,74)
- anhand der Messung der jugularvenösen O$_2$-Sättigung (S$_{vj}$O$_2$) können indirekt der intrakranielle O$_2$-Verbrauch (CMRO$_2$) und der zerebrale Blutfluss (CBF) bestimmt werden
- nach dem Fick'schen Prinzip ist der
  CMRO$_2$ = CBF × avjDO$_2$
  avjDO$_2$ = caO$_2$ − cvjO$_2$
  - caO$_2$: arterieller O$_2$-Gehalt
  - c$_{vj}$O$_2$: hirnvenöser O$_2$-Gehalt)
  - normale a$_{vj}$DO$_2$ = 5–9 ml/100 ml
- Normwert der S$_{vj}$O$_2$: 55–75 %
- bei Werten <50 % und länger als 10–15 min spricht man von **Desaturation** oder Desaturationsepisode. Diese korreliert mit einem schlechteren neurologischen Outcome → frühzeitiger Einsatz dieses Monitorings gerade nach Schädel-Hirn-Verletzung, da die meisten Patienten in den ersten Stunden nach Trauma zu Episoden zerebraler Ischämien neigen!
- hohe SvjO$_2$-Werte >75 % können bei starker Kontamination von extrazerebralen Blutzuflüssen, bei erhöhtem zerebralem Blutfluss nach Trauma oder bei einer globalen Infarzierung (massiver Verlust von aktivem Hirngewebe!) auftreten

Messtechnik

- gegenwärtiger Einsatz von 4-F-fiberoptischen Doppellumenkathetern. Insertion nach retrograder Gefäßpunktion über 5-F- oder 6-F-Schleuse mit 10 cm Länge
- Messung über 2- bzw. 3-Wellenlängen
- etwa 3 % des jugularvenösen Blutes kommen aus dem extrakraniellen Kreislauf (0–6,6 %) und verfälschen den Messwert

- weitere Beeinflussung der Messung durch hohe Einmündung der V. facialis in die V. jugularis → der Messkatheter sollte sehr hoch platziert werden, am besten radiologische Kontrolle (Spitze in Höhe des 2. Halswirbels)!
- bei diffuser Schädel-Hirn-Verletzung: Bevorzugung des rechten Jugularbulbus aufgrund des höheren Flow, ansonsten Platzierung des Katheters auf die Verletzungsseite
- Identifizierung der V. jugularis mit dem höheren Flow (→ Kompression der zu bevorzugenden Seite führt zu einem größeren Anstieg des ICP)

2.15.3 Intraparenchymatöser Gewebssauerstoffpartialdruck (ptiO$_2$)

- regional und nicht global messendes invasives Verfahren, bei dem Clark-Miniaturelektroden in das Hirngewebe eingebracht werden
- Normalwert: 25–30 mmHg
- Werte <10 mmHg sprechen für eine ausgeprägte zerebrale Minderperfusion oder eine schwere Hypoxie
- gute Korrelation zur Bulbusoxymetrie
- bis jetzt keine Infektionen oder Blutungen bekannt

2.15.4 Nahinfrarotspektroskopie (NIRS)

- z. B. INVOS-System, Fa. Covidien, Mansfield, USA
- Trendmonitor zur nichtinvasiven Überwachung der zerebralen bzw. somatischen (Messung im Gewebe) Sauerstoffversorgung
- bilaterale frontale Erfassung der rSO$_2$ (regionale Sauerstoffsättigung)
- »Frühwarnsystem«: Möglichkeit zum frühzeitigen therapeutischen Eingreifen bei »Entsättigung«, bevor ein zerebraler Sauerstoffmangel zu einer Organschädigung führt

Messprinzip

- optische Methode, die anhand von Absorptionsänderungen des Lichts im nahinfraroten Wellenlangenbereich (650–1000 nm) Konzen-

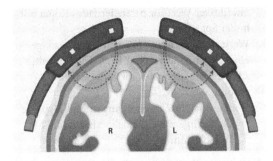

Abb. 2.24 Messprinzip der Nahinfrarotspektroskopie. (Aus Schön et al. 2012)

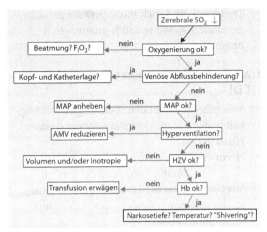

Abb. 2.25 Vorgehen bei zerebraler Entsättigung (detektiert mittels Nahinfrarotspektroskopie). (Aus Schön et al. 2012)

trationsänderungen von oxygeniertem und desoxygeniertem Hämoglobin nichtinvasiv und kontinuierlich misst (**Abb. 2.24**)

- Absorptionsmessungen im Gewebe erfolgen analog zu dem Prinzip der Absorptionsspektrophotometrie (Anwendung als In-vitro-Technik in vielen Bereichen der klinischen und analytischen Chemie)
- In-vivo-Anwendung basierend auf der Transparenz von Gewebe für nahinfrarotes Licht und den spezifischen Absorptionseigenschaften des Hämoglobins.
- Detektion einer regionalen »Mischsättigung« von arterieller, kapillärer und venöser Sauerstoffsättigung (rSO$_2$, Normwert 58–82 mmHg) in einer Gewebetiefe von ca. 2–3 cm mittels Klebeelektroden (Optoden)
- je näher der Detektor an der Lichtquelle, desto flacher ist der zurückgelegte Weg der Photonen durch das Gewebe, je entfernter, desto tiefer
- zerebrale NIRS: seitengetrennte Erfassung rSO$_2$ nach Aufbringen von 2 Optoden auf die linke und rechte Stirnseite
- 75–85 % des Bluts im frontalen Hirngewebe im venösen und im kapillären Gefäßbett → zerebrale Sauerstoffsättigung = venös gewichtete Sättigung, die das Verhältnis von zerebralem Sauerstoffangebot und -verbrauch abbildet
- zerebraler Messalgorithmus mit fixem Anteil von 25 % arteriellem und 75 % venösem Blut

Anwendungsgebiete

- ausgedehnte operative Eingriffe mit hohen Volumenumsätzen → potenzielle Gefahr einer Unterversorgung des Gehirns oder anderer Organe (Leber, Niere), z. B. Herz-, Gefäß- und Neurochirurgie
- Überwachung auf der Intensivstation: neurochirurgische Patienten, Polytrauma mit Schädel-Hirn-Beteiligung, Sepsis, Multiorganversagen etc.
- **Abb. 2.25** fasst das empfohlene Vorgehen bei Entsättigung zusammen

Limitationen

- Monitoring der zerebralen SO$_2$ im frontalen Kortex nur kleiner Ausschnitt der gesamten zerebralen Blutversorgung → lokalisierter Sauerstoffmangel z. B. im posterioren Strombereich nicht auszuschließen
- Verfahren nicht geeignet zur Vermeidung eines Schlaganfalls (Ausnahmen: Karotischirurgie, selektive Perfusion supraaortaler Gefäße im Herz-Kreislauf-Stillstand). Allenfalls kann ein solches Ereignis aufgrund plötzlicher Seitendifferenzen vermutet und ggf. können rasch weitere therapeutische Maßnahmen eingeleitet werden
- Schwellenwerts der zerebralen SO$_2$, unterhalb dessen eine Schädigung zunehmend wahrscheinlich wird, nach wie vor umstritten

— Trend: prä- und auch intraoperative absolute zerebrale SO_2-Werte <50 % prognostisch ungünstig

Transkranielle Dopplersonographie (TCD)

— Messung der zerebralen Blutflussgeschwindigkeit in der A. cerebri media oder der basalen Hirnarterien

— **Normwer** für A. cerebri media:
v_{mean} = 38–86 cm/s (aufgrund der großen Streubreite kann die TCD nicht als Absolutwertbestimmung, sondern nur als Verlaufskontrolle erfolgen).

— Als grobes Maß für den zerebralen Gefäßwiderstand wird der sog. **Pulsatilitätsindex** (PI) bestimmt:

$$PI = \frac{V_{sys} - V_{dia}}{V_{mean}}$$

— Die **Blutflussgeschwindigkeitsmessung der A. cerebri media** kann bei der Karotischirurgie eingesetzt werden. Ein Abfall von v_{mean} auf 0–15 % des Ausgangswertes zeigt eine schwere Ischämie, auf 16–40 % eine mäßige Ischämie an, und bei Werten >40 % ist nicht mit einer Minderperfusion zu rechnen. Des Weiteren kann eine zerebrale Hyperperfusion nach Öffnen der Klemmen (v_{mean}-Zunahme >200 %) mit der Gefahr der intrakraniellen Einblutung erkannt werden.

— Mit der TCD lassen sich außerdem embolisierte Partikel (atheromatöse Plaques, Thromben etc.) oder Luft nachweisen.

— Das Abschätzen (nicht Messen!) des zerebralen Perfusionsdruckes (CPP) muss bisher noch sehr kritisch betrachtet werden.

2.16 Neuronenspezifische Enolase (NSE)

— zytoplasmatisches Enzym der Glykolyse, das in Neuronen und Zellen neuroektodermalen Ursprungs vorhanden ist

— Cut-off-Wert: >33 ng/ml bis zum 3. Tag nach dem Ereignis (z. B. nach Reanimation) gilt als prädiktiver Wert für persistierendes Koma mit hoher Spezifität.

— Werte von <33 ng/ml können jedoch infolge einer Sensitivität von nur 80 % eine Restitutio ad integrum nicht absolut vorhersagen!

— erhöhte Werte bei:
— neuronalem Zelluntergang infolge Hypoxie
— kleinzelligem Bronchialkarzinom und Medulloblastom

🚫 **Hämolytische Seren, da Erythrozyten enolasereich sind!**

Ausgewählte Literatur

Alhashemi JA, Cecconi M et al. (2011) Cardiac Output Monitoring: an Integrative Perspective. Crit Care 15: 214

ASE/SCA (1996) Practice Guidelines for Perioperative Transesophageal Echocardiography. A Report by the American Society of Anesthesiologists and the Society of Cardiovascular Anesthesiologists Task Force on Transesophageal Echocardiography. Anesthesiology 84: 986–1006

ASE/SCA (2010) Practice Guidelines for Perioperative Transesophageal Echocardiography. An Updated Report by the American Society of Anesthesiologists and the Society of Cardiovascular Anesthesiologists Task Force on Transesophageal Echocardiography. Anesthesiology 112:1084–96

ASE/SCA (1999) ASE/SCA Guidelines for Performing a Comprehensive Intraoperative Multiplane Transesophageal Echocardiography Examination: Recommendations of the American Society of Echocardiography Council for Intraoperative Echocardiography and the Society of Cardiovascular Anesthesiologists Task Force for Certification in Perioperative Transesophageal Echocardiography. Anesth Analg 89: 870–884

Backer D de, Marx G, Tan A et al. (2009) Arterial pressure based cardiac output monitoring: a multi-centre validation of the third generation software in septic patients. Intensive Care Med 35:13

Bein B, Scholz J, Tonner PH (2005) Hämodynamisches Monitoring: Standards und Fehlerquellen. Anästh Intensivmed 46: 179–186

Bellomo R, Shigehiko U (2003) Cardiovascular monitoring tools: use and misuse. Curr Opin Crit Care 9: 225–229

Bindels AJ et al. (2000) Relationships between volume and pressure measurements and stroke volume in critically ill patients. Crit Care 4: 193–199

Bloch KE (1998) Impedance and inductance monitoring of cardiac output. In: Tobin MJ (ed) Principles and practice of intensive care monitoring. 1st edn. McGraw-Hill, New York, pp 915–930

Boussat S et al. (2002) Intravascular volume monitoring and extravascular lung water in septic patients with pulmonary edema. Intensive Care Med 28: 712–718

Brock H et al. (2002) Monitoring intravascular volumes for postoperative volume therapy. Eur J Anaesthesiol 19: 288–294

Buhre W et al. (1998) Assessment of intrathoracic blood volume. Thermo-dye dilution technique vs single-thermodilution technique. Anaesthesist 47: 51–53

Cecconi M, Dawson D, Grounds RM, Rhodes A (2009) Lithium dilution cardiac output measurement in the critically ill patient: determination of precision of the technique. Intensive Care Med 35:498–504

Chaney JC, Derdak S (2002) Minimally invasive hemodynamic monitoring for the intensivist: Current and emerging technology. Crit Care Med 30: 2338–2345

Connors AF Jr et al. (1996) The effectiveness of right heart catherization in the initial care of critically ill patients. JAMA 276: 889–897

Eltzschig HK, Goetz AE, Schroeder TH, Ehlers R, Felbinger TW (2002) Transösophageale Echokardiographie – Perioperative Beurteilung der Herzklappen. Anaesthesist 51: 81–102

Greim CA, Roewer N (2011) Transösophageale Echokardiographie für Intensivmediziner und Anästhesisten (nach den Richtlinien der DGAI, ASE/SCA und DGK). Thieme, Stuttgart New York

Goepfert MS, Richter HP et al. (2013) Individually Optimized Hemodynamic Therapy Reduces Complications and Length of Sty in the Intensive Care Unit. Anesthesiology 2013, epub ahead of print

Godje O, Hoke K, Goetz AE et al (2002) Reliability of a new algorithm for continuous cardiac output determination by pulse-contour analysis during hemodynamic instability. Crit Care Med 30:52–58

Godje O, Peyerl M, Seebauer T et al (1998) Reproducibility of double indicator dilution measurements of intrathoracic blood volume compartments, extravascular lung water, and liver function. Chest 113:1070–1077

Hainer C, Bernhard M, Scheuren K, Rauch H, Weigand MA (2006) Echokardiographie bei akuter hämodynamischer Instabilität. Anaesthesist 55: 1117–1132

Heringlake M, Heinze H (2010) Pulmonalarterienkatheter in der Anästhesiologie und operativen Intensivmedizin – eine Bestandsaufnahme. Intensivmed 47: 345–353

Hoeft A (1995) Transpulmonary indicator dilution: An alternative approach for hemodynamic Monitoring. In: Vincent JL (ed) Yearbook of intensive care and emergency medicine. Springer, Berlin Heidelberg New York Tokyo, pp 593–605

Hofer CK, Schmid UM, Zollinger A (2012) Hämodynamisches Monitoring – Neue Aspekte des minimalinvasiven Monitorings. Anästhesiol Intensivmed Notfallmed Schmerzther 47: 102–108

Lewis FR, Pfeiffer UJ (eds) (1990) Practical applications of fiberoptics in critical care monitoring. Springer Berlin Heidelberg New York Tokyo

McLuckie A, Bihari D (2000) Investigating the relationship between intrathoracic blood volume index and cardiac index. Intensive Care Med 26: 1376–1378

Metzelder S, Waal EEC de, Buhre W, Rex S (2010) Minimal-invasives hämodynamisches Monitoring – Toy or tool? Intensivmed 47: 354–361

Michard F, Perel A (2003) Management of circulatory and respiratory failure using less invasive volumetric and functional hemodynamic monitoring. In: Vincent JL (ed) Yearbook of intensive care and emergency medicine. Springer, Berlin Heidelberg New York Tokyo, pp 508–520

Michard F, Teboul JL (2001) Usefulness of transpulmonary thermodilution to predict fluid responsiveness in humans with septic shock. Intensive Care Med 27 (Suppl 2): 148

Mitchell JP, Schuller D, Calandrino FS, Schuster DP (1992) Improved outcome based on fluid management in critically ill patients requiring pulmonary artery catheterization. Am Rev Resp Dis 145: 990–998

Perret C et al. (1996) Measuring pressures. In: Perret C, Tagan D, Feihl F, Marini JJ (eds) The pulmonary artery catheter in critical care. 1st edn. Blackwell Science, Oxford, pp 66–93

Poelaert J, Skarvan K (Hrsg) (2004) Transoesophageal echocardiography in anaesthesia and intensive care medicine, 2nd edn. BMJ Books, Blackwell, Oxford

Preisman S, Pfeiffer U, Lieberman N, Perel A (1997) New monitors of intravascular volume: a comparison of arterial pressure waveform analysis and the intrathoracic blood volume. Intensive Care Med 23: 651–657

Pulmonary Artery Catheter Consensus Conference (1997) Consensus statement. Crit Care Med 25: 910–925

Rajaram SS, Desai NK, Kalra A et al. (2013) Gajera M Pulmonary artery catheters for adult patients in intensive care (Review) Cochrane Database Syst Rev Issue 2. Art. No.: CD003408

Reuter DA, Goetz AE (2005) Messung des Herzzeitvolumens. Anaesthesist 54:1135–1153

Rhodes A, Sutherland GR (2005) Arterial pulse power analysis. The LiDCO-plus system. In: Pinsky MR, Payen D (Hrsg) Functional hemodynamic monitoring. Update in Intensive Care and Emergency Medicine, 42th edn. Springer, Berlin Heidelberg New York Tokyo, S 183–192

Rivers EP et al. (2001) Central venous oxygen saturation monitoring in the critically ill patient. Curr Opin Crit Care 7: 204–211

S3-Leitlinie zur intensivmedizinischen Versorgung herzchirurgischer Patienten: Hämodynamisches Monitoring und Herz-Kreislauf (AWMF Register 001/016)

Sakka SG, Klein M, Reinhard K, Meier-Hellmann A (2002) Prognostic value of extravascular lung water in critically ill patients. Chest 122: 2080–2086

Sakka SG, Meier-Hellmann A (2000) Evaluation of cardiac output and cardiac preload. Yearbook of Intensive Care and Emergency Medicine, Springer, Berlin Heidelberg New York Tokyo, pp 671–679

Sakka SG, Meier-Hellmann A, Reinhart K (2000) Assessment of intrathoracic blood volume and extravascular lung water by single transpulmonary thermodilution. Intensive Care Med 26: 180–187

Sandham JD et al. (2003) A randomized, controlled trial of the use of pulmonary-artery catheters on high risk surgical patients. N Engl J Med 348: 5–14

Schober P, Loer SA, Schwarte LA (2009) Perioperative hemo-dynamic monitoring with transesophageal Doppler technology. Anesth Analg 109:340–353

Schön J, Paarmann H, Heringlake M (2012) Zerebrale Oxy-metrie – Klinischer Stellenwert bei kardiochirurgischen Patienten. Anaesthesist 61:934–940

Sidebotham D, Merry A, Legget M (Hrsg.) (2003) Practical perioperative transoesophageal echocardiography. Butterwoth Heinemann, Edinburgh

Slama M, Maizel J (2006) Echocardiographic measurement of ventricular function. Curr Opin Crit Care 12: 241–248

Sprung C (Hrsg) (1998) Pulmonalarterienkatheter. Methode und klinische Anwendung, 2. Aufl. Springer, Berlin Hei-delberg New York Tokyo

Venn R et al. (1999) The esophageal Doppler. In: Vincent JL (ed) Yearbook of intensive care and emergency medicine. 1. Aufl. Springer, Berlin Heidelberg New York Tokio, pp 482–493

Vincent JL, Rhodes A, Perel A et al. (2011) Clinical review: Update on hemodynamic monitoring – a consensus of 16. Crit Care 15: 229

Waal EE de, Kalkman CJ, Rex S, Buhre WF (2007) Validation of a new arterial pulse contour-based cardiac output device. Crit Care Med 35:1904–1909

Waal EE de, Konings MK, Kalkman CJ, Buhre WF (2008) Assess-ment of stroke volume index with three different bio-impedance algorithms: lack of agreement compared to thermodilution. Intensive Care Med 34:735–739

Wittkowski U, Spies C, Sander M, Erb J, Feldheiser A, von Heymann C (2009) Hämodynamisches Monitoring in der perioperativen Phase. Anaesthesist 58: 764–786

Zink W et al. (2001) Der Pulmonalarterienkatheter. Anaesthe-sist 50: 623–645

Kardiovaskulär wirksame Medikamente und mechanische Kreislaufunterstützung

W. Zink

M. Fresenius et al., *Repetitorium Intensivmedizin*,
DOI 10.1007/978-3-642-44933-8_3, © Springer-Verlag Berlin Heidelberg 2014

Bei kardiovaskulär wirksamen Medikamenten handelt sich hier um eine Vielzahl von Substanzen mit uneinheitlicher chemischer Struktur und mit unterschiedlichen pharmakologischen Wirkmechanismen.

3.1   Katecholamine

3.1.1   Einteilung (◘ Abb. 3.1)

- **natürliche Katecholamine:** Adrenalin, Noradrenalin, Dopamin
- **synthetische Katecholamine:** Dobutamin und Dopexamin, Orciprenalin, Etilefrin, Isoproterenol

3.1.2   Grundstruktur

Grundstruktur der Katecholamine ist das β-Phenylethylamin $\rightarrow$ die natürlichen Katecholamine tragen alle an der 4. und 5. Position des Benzolrings eine Hydroxylgruppe (-OH).

3.1.3   **Adrenorezeptoren**

- transmembranale Proteine mit sieben Helixstrukturen in den Membranen der Effektorzellen sowie Schleifen und je einer Endkette auf der extrazellularen Seite (Rezeptor) und auf der intrazellularen Seite (für die Kopplung an intrazellularen Signalwege)
- **Einteilung** der Adrenorezeptoren (◘ Tab. 3.1)
- α_1: α_{1A}, α_{1B}, α_{1D}
- α_2: α_{2A}, α_{2B}, α_{2C}
- β: β_1, β_2, β_3
- **Rezeptorstimulation** (◘ Abb. 3.2)
  - führt bei α_1-Rezeptoren über eine Variante des G-Proteins (Gq) zur Aktivierung der Phospholipase C mit Bildung von Inositoltriphospat (IP3, welches aus dem sarkoplasmatischen Retikulum Ca^{2+} freisetzt) und Diacylglycerol (DAG)
  - führt bei α_2-Rezeptoren über Interaktion mit hemmenden G-Proteinen (Gi) zur Inaktivierung der Adenylatzyklase $\rightarrow$ cAMP $\downarrow$
  - führt bei β-Rezeptoren über Koppelung mit stimulierenden G-Proteinen (Gs) zur Aktivierung der Adenylatzyklase mit Bildung von cAMP $\rightarrow$ Aktivierung von Proteinkina-

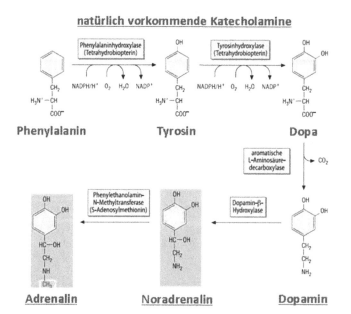

◘ **Abb. 3.1** Natürliche und synthetische Katecholamine

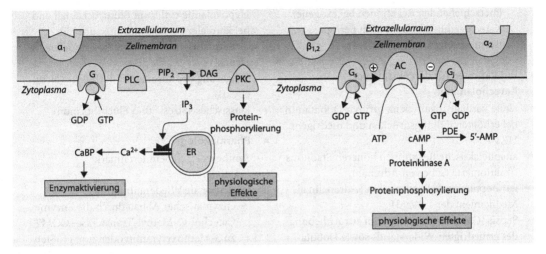

Abb. 3.2 Adrenorezeptoren Second Messenger-Systeme

Tab. 3.1 Adrenorezeptoren und deren physiologische Hauptwirkungen

Rezeptor	Signaltransduktion	Signalmolekül	Lokalisation	Effekte
α_1	G-Protein-vermittelte Aktivierung der Phospholipase C	IP3 ↑	Postsynaptisch (Gefäße, Herz)	Arterielle/venöse Vasokonstriktion (Inotropiesteigerung)
α_2	Gi-Protein-vermittelte Hemmung der Adenylatzyklase	cAMP ↓	Präsynaptisch (neuronal)	Hemmung der NA-Freisetzung (negatives Feedback)
β_1	Gs-Protein-vermittelte Aktivierung der Adenylatzyklase	cAMP ↑	Postsynaptisch (Herz)	Inotropie ↑ Chronotrpie ↑ Bathmotropie ↑ Dromotropie ↑
β_2	Gs-Protein-vermittelte Aktivierung der Adenylatzyklase	cAMP ↑	Postsynaptisch (Gefäße, Bronchien, Leber, Skelettmuskel)	Vasodilatation Bronchodilatation Glykogenolyse Glukoneogenese
β_3	Gs-Protein-vermittelte Aktivierung der Adenylatzyklase	cAMP ↑	Postsynaptisch (Fettgewebe)	Lipolyse Ketogenese

sen → intrazelluläre Ca^{2+}-Ionenkonzentration ↑, v.a. in Kardiomyozyten
- **Down-/Up-Regulation der Adrenorezeptoren:** die Anzahl der Adrenorezeptoren an der Zellmembran ist nicht konstant:
  - Bei länger anhaltender Stimulation kommt es zu einer Abnahme der Rezeptorendichte an der Zellmembran (Down-Regulation) → Wirkverlust von kontinuierlich zugeführten

exogenen Katecholaminen → Notwendigkeit der Dosissteigerung, z. B. länger anhaltende hochdosierte Katecholamintherapie nach kardiochirurgischem Eingriff oder chronische Asthmatherapie mit β_2-Sympathomimetika.
  - Bei chronischer Rezeptorblockade kommt es zu einer Up-Regulation, z. B. unter chronischer β-Blockertherapie → Gefahr von

überschießenden Reaktionen bei exogener Katecholamingabe bzw. nach perioperativem Absetzen eines β-Blockers

- **Indikationen für den Einsatz von Katecholaminen**
- akute kardiale Insuffizienz (primär Dobutamin bei erhöhten Füllungsdrücken und niedrigem HZV)
- anaphylaktische Reaktionen höheren Stadiums (fraktionierte Gabe von Adrenalin)
- kardiopulmonale Reanimation (Adrenalin als Medikament der 1. Wahl)
- Sepsis (Gabe von Noradrenalin zur Anhebung des erniedrigten Widerstands sowie Dobutamin bei septischer Kardiomyopathie)
- Vasoplegie, Vasodilatation (Noradrenalin)
- Steigerung des Perfusionsdruckes (z. B. bei Karotisoperationen oder Stenosen, bei kardialen Risikopatienten mit Hauptstammstenose)
- in Kombination mit Lokalanästhetika zur Resorptionsverzögerung oder Ausschluss einer intravasalen Katheterlage (HF ↑↑ bei intravasaler Lage)
- Diagnostikum im Rahmen des Dobutaminbelastungstests beim koronarkranken Patienten

3.1.4 Natürliche Katecholamine

Adrenalin, Epinephrin (Suprarenin)
- 1 Amp. à 1 ml = 1 mg
- 1 Amp. Infusionslösung à 25 ml = 25 mg

- **Wirkmechanismus**
- dosisabhängige Stimulation von **β_1-, β_2- und α-Rezeptoren**: in niedriger Dosierung vornehmlich β-Rezeptoren, in hoher Dosierung fast ausschließlich α_1-Rezeptoren
- → Anstieg des (v. a. systolischen) Blutdrucks, der Herzfrequenz und des Herzminutenvolumens
- über vaskuläre β_2-Rezeptoren kann es zum primären Blutdruckabfall kommen (insbesondere bei Hypovolämie) → Gabe eines Testbolus von 5–10 µg i.v. führt bei

Hypovolämie evtl. zum Blutdruckabfall und bei kardialer Insuffizienz ggf. zum Blutdruckanstieg oder konstantem arteriellem Druck!
- Steigerung des koronaren Blutflusses (Nettoeffekt!)
- klassisches »Stress- und Fluchthormon«

- **Pharmakologie**
- Syntheseort: Nebennierenmark
- Inaktivierung:
  - neuronale Wiederaufnahme
  - enzymatischer Abbau durch die Enzyme Catechol-O-Methyl-Transferase (COMT) zu 3-Methoxytyramin oder zum größten Teil durch Monoaminooxidase (MAO) zu 3,4-Dihydroxyphenylessigsäure (DOPAC), die teilweise durch COMT zu Homovanillinmandelsäure(HVA) abgebaut wird
- HWZ: 1–3 min

- **Indikationen**
- kardiopulmonale Reanimation (Mittel der 1. Wahl)
- Behandlung des ausgeprägten Low-output-Syndroms
- anaphylaktische Reaktion

- **Kontraindikationen**
- bei vitaler Bedrohung keine
- manifeste Hyperthyreose
- Arrhythmien
- Engwinkelglaukom
- Phäochromozytom
- hypertrophe Kardiomyopathie
- als Zusatz bei Lokal- bzw. Regionalanästhesien im arteriellen Endstrombereich (Finger, Zehen, Nasenspitze, Penis) → Gefahr von Gewebsnekrosen

---

Dosierung

- **Boli:** 10–100 µg i.v. zur Inotropiesteigerung
- **Perfusor** (z. B. 10 mg auf 50 ml): 0,05–0,2–(0,5) µg/kg/min
- **Perfusor Kinder** (3 mg auf 50 ml): initial 0,1 ml/kg/h = 0,1 µg/kg/min
- **Reanimation:** primär 0,01 mg/kg (0,5–1 mg) i.v.
- **Anaphylaktische Reaktion:** 10–500 µg i.v. (fraktioniert)

- **Nebenwirkungen**
- verstärkte Arrhythmogenität (besonders bei Hypokaliämie, Hypoxämie, Hypothermie, Hyperkapnie)
- Hyperglykämien: Leberglykogenolyse↑ (β_1-vermittelt), Insulinsekretion ↓ (α_1-vermittelt)
- Hyperkoagulabilität (Faktor-V-Aktivität)
- Elektrolytstörungen: Katecholamine können über β_2-gekoppelte Kaliumpumpen zu einer Verschiebung des extrazellulären Kaliums nach intrazellulär führen! (Hypokaliämie daher meist auch bei Patienten unter β_2-Broncho-dilatorentherapie, z. B. Fenoterol [Berotec] oder Patientinnen unter Tokolyse mit Fenoterol [Partusisten]!)
- Drosselung der kutanen und mesenterialen Perfusion (Darmischämien bei hohen Dosen!)
- Anstieg des pulmonalarteriellen Drucks und der linksventrikulären Nachlast im oberen Dosierungsbereich
- unter Adrenalin Anstieg des Laktatspiegels (Rückgang der intestinalen Perfusion?)
- kardiotoxisch durch Aktivierung von Apoptosemechanismen in den Kardiomyozyten bei langdauernder Applikation

- **Wechselwirkungen**
- Wirkabschwächung bei metabolischer Azidose bzw. Wirkverlust bei simultaner Infusion von Bikarbonat über denselben venösen Zugang → Applikation über separaten ZVK-Schenkel!
- Wirkverstärkung durch Glukokortikoide (Rezeptorsensibilisierung) und Applikation von Schilddrüsenhormonen (Up-Regulation von Adrenorezeptoren)

- Wirkverstärkung z. B. durch Hemmung der Wiederaufnahme in sympathische Nerven (Antidepressiva, z. B. Amitriptylin) oder des Abbaus über MAO (Moclobemid) bzw. COMT (Entacapon)
- Wirkminderung durch α_1-Rezeptor-Antagonisten (z. B. Prazosin, Terazosin) bzw. oder β-Blocker (z. B. Bisoprolol, Metoprolol, Propranolol)
- unter Dauertherapie mit β-Blockern ggf. ausgeprägte Blutdrucksteigerung → Überwiegen der α_1-vermittelten Vasokonstriktion
- arrhythmogene Wirkung verstärkt durch Inhalationsanästhetika

Noradrenalin, Norepinephrin (Arterenol)

- 1 Amp. à 1 ml = 1 mg
- 1 Amp. Infusionslösung à 25 ml = 25 mg

- **Wirkmechanismus**
- Stimulation von α_1-Rezeptoren und zu einem geringeren Anteil β_1-Rezeptoren (positive Inotropie bei gleichzeitiger Erhöhung der kardialen Nachlast, teils Reflexbradykardie)
- Anstieg des systolischen, diastolischen und mittleren arteriellen Blutdrucks
- 30-fach geringere Affinität zu β_2- als zu β_1-Rezeptoren

- **Pharmakologie**
- Syntheseweg und -ort: ▶ Adrenalin
- Elimination: hauptsächlich durch Methylierung, Oxidation und neuronale Wiederaufnahme
- HWZ: 1–3 min

- **Indikationen**
- Steigerung des systemischen Perfusionsdrucks bei erniedrigtem peripherem Widerstand (z. B. septischer Schock)
- Anhebung des zerebralen Perfusionsdrucks (CPP) bzw. des MAP, z. B. bei Hirndruck, SHT oder intraoperativ bei Carotisendarteriektomie

- **Kontraindikationen**
- keine bei vitaler Bedrohung
- manifeste Hyperthyreose
- Arrhythmien

- Engwinkelglaukom
- Phäochromozytom
- hypertrophe Kardiomyopathie

Dosierung

- **Boli:** 5–100 µg i.v.
- **Perfusor** (z. B. 10 mg auf 50 ml): 0,05– 0,3 µg/kg/min
- **Perfusor Kinder** (3 mg auf 50 ml): initial 0,1 ml/kg/h = 0,1 µg/kg/min

---

- **Nebenwirkungen**
- hypertone Krise
- Reflexbradykardie
- ggf. RBF ↓ und Diurese ↓ (bei landauernder Anwendung in hoher Dosierung)
- Erhöhung des pulmonalvaskulären Widerstandes
- Rhythmusstörungen und ggf. Kammerflimmern
- Perfusionsstörungen im Gastrointestinaltrakt mit Ischämiegefahr
- Angst- und Unsicherheitsgefühl, Tremor, Hautblässe

> Eine subkutane Antikoagulation sollte unter Noradrenalingabe auf i.v. Antikoagulation umgestellt werden.

- **Wechselwirkungen**
- Arrhythmogene Wirkung verstärkt durch Inhalationsanästhetika
- Wirkverstärkung z. B. durch Hemmung der Wiederaufnahme in sympathische Nerven (Antidepressiva, z. B. Amitriptylin) oder des Abbaus über MAO (Moclobemid) bzw. COMT (Entacapon)
- Wirkminderung durch α$_1$-Rezeptor-Antagonisten (z. B. Prazosin, Terazosin)

Dopamin

- 1 Amp. Infusionslösung à 50 ml = 250 mg

- **Wirkmechanismus**
- Stimulation von Dopaminrezeptoren (DA$_1$ und DA$_2$) in niedriger Dosierung

- in mittlerer Dosierung Stimulation von β$_1$-Rezeptoren
- in hoher Dosierung Stimulation aller Adrenorezeptoren einschließlich α$_1$-Rezeptoren
- Dopamin stimuliert zusätzlich die Noradrenalinfreisetzung aus den präsynaptischen Vesikeln
- **Dopaminrezeptoren**
  - **DA$_1$-Rezeptoren:** nur **postsynaptisch**, Stimulation der Adenylatzyklase mit konsekutiver Erhöhung von cAMP, kommen in vielen Gefäßgebieten, v. a. aber in glatten Muskelzellen der renalen Gefäße, des Mesenteriums und den Koronarien vor
  - **DA$_2$-Rezeptoren** sind **prä- und postsynaptisch** lokalisiert, hemmen die Adenylatzyklase und vermindern die neuronale Noradrenalinfreisetzung
  - **Subtypen:**
    - DA$_1$-Familie: D$_1$ und D5 (cAMP ↑)
    - DA$_2$- Familie: D$_2$L, D$_2$S, D3, D4 (cAMP ↓)
- **Rolle des endogenen Dopamins:**
  - parakrines natriuretisches Hormon
  - Stimulation der proteinbedingten Hyperfiltration: GFR-Steigerung nach Proteinzufuhr durch endogene Dopaminfreisetzung und DA$_2$-Rezeptorenstimulation

- **Pharmakologie**
- Syntheseweg: ▶ Adrenalin
- Syntheseort: adrenerge und dopaminerge Neurone (höchste Konzentration in der Substantia nigra des extrapyramidalen Systems) und Zellen des proximalen Nierentubulus (hohe Aktivität der L-Aminosäuredecarboxylase)
- Inaktivierung: ▶ Adrenalin
- Clearance: 50 ml/kg/min
- HWZ: 1,7–2,9 min (Verteilungsphänomene)

- **Indikationen**
- manifeste bzw. drohende Schockzustände verschiedener Ursache
- akute Herzinsuffizienz
- Steigerung der Nieren- und Mesenterialperfusion??
- Verbesserung der Gewebeoxygenierung aufgrund einer Steigerung des globalen Sauerstoffangebots?

- **Kontraindikationen**
- keine bei vitaler Bedrohung
- tachykarde Rhythmusstörungen
- Hyperthyreose
- Phäochromozytom
- schwere koronare Herzkrankheit
- arterielle Verschlusssyndrome

Dosierung

- Applikation nur kontinuierlich i.v.
- **Perfusor** (250 mg à 50 ml)
  - **niedrige Dosis** ≈ 0,5–5 µg/kg/min (dopaminerg + β; »Nierendosis«): Erhöhung des renalen Blutflusses (RBF) und der GFR, Vasodilatation im mesenterialen und koronaren Bereich, SVR leicht ↓ (dopaminerge arterielle Vasodilatation, Hemmung der tubulären Natriumreabsorption [Natriurese], Steigerung der Diurese)
  - **mittlere Dosis** ≈ 6–9 µg/kg/min (α + β; »Herzdosis«): direkte β1-Adrenorezeptoraktivierung sowie indirekt über Noradrenalinfreisetzung → positiv-inotrope Wirkung, über β1-Rezeptoren vermittelte Tachykardie bzw. reflektorische Tachykardie durch β2-Rezeptoren ausgelöste periphere Vasodilatation; Antidiurese infolge gesteigerter β-vermittelter Reabsorption von Natrium und Aktivierung des Renin-Angiotensin-Aldosteron-Systems (RAAS)
  - **hohe Dosis** >10 µg/kg/min (α; »Gefäßdosis«): peripherer Widerstandsanstieg durch α1-Stimulation, HZV ↓, RBF ↓, erhöhte Natriumreabsorption
- **Perfusor Kinder** (120 mg auf 50 ml): 0,1 ml/kg/h = 4 µg/kg/min

- **Nebenwirkungen**
- Vasokonstriktion über α$_1$-Rezeptoren und Noradrenalinfreisetzung
- Angina-pectoris-Anfälle infolge Tachykardie
- Verminderung des Atemantriebs → Blockade der O$_2$-sensitiven Rezeptoren im Karotis- und Aortenbogenbereich → verminderte Ansprechbarkeit auf Hypoxie!

- Übelkeit und Erbrechen (DA$_2$-Rezeptor-vermittelt)
- Zunahme des intrapulmonalen Rechts-links-Shunts
- Suppression der hormonellen Regulation der Schilddrüsenfunktion (besonders bei Kindern)
- **Hypoprolaktinämie**, welche zu einer eingeschränkten Lymphozyten- und Makrophagenaktivität führt → immunsuppressiver Effekt!
- Verminderung der Konzentration verschiedener **Wachstumshormone** → ggf. Ursache von nicht beeinflussbarer **Katabolie** des Intensivpatienten
- Verringerung der Splanchnikusperfusion und pHi-Abfall bei **septischen Patienten**
- Abfall des Atemminutenvolumens und der arteriellen O$_2$-Sättigung, insbesondere bei respiratorisch grenzwertig kompensierten Patienten mit schwerer Herzinsuffizienz
- Verstärkung von Ulkusblutungen infolge Erhöhung der Splanchnikusperfusion

❗ **Erhöhte Inzidenz von hämodynamisch relevanten und therapiebedürftigen Herzrhythmusstörungen unter Dopamintherapie im Vergleich zur Therapie mit Noradrenalin bei septischen Patienten!**

- **Wechselwirkungen**
- Wirkverstärkung durch MAO-Hemmer → initial Dosisreduktion (ca. 1/10 der Normaldosis)

- **Wirksamkeit**

▶ **Nach derzeitiger Studienlage verhindert die Anwendung von Dopamin die Entstehung eines perioperativen Nierenversagens nicht und trägt nicht zur Verbesserung der Mesenterialperfusion bei!**

- Bei Patienten mit prärenal-ischämischem und toxischem Nierenversagen konnte nach zweiwöchiger Dopamintherapie eine erhöhte Dialysepflichtigkeit und nach 3 Wochen eine erhöhte Mortalität gegenüber der nicht mit Dopamin behandelten Gruppe nachgewiesen werden (Chertow et al. 1995).

= verminderte O_2-Aufnahme → parakapilläre Shuntphänomene (ggf. Abfall des intramukosalen pH_i)

3.1.5 Synthetische Katecholamine

Dobutamin (Dobutrex)

= 1 Amp. Infusionslösung à 50 ml = 250 mg

- **Wirkmechanismus**
= Razemat aus R(+)- und S(-)-Dobutamin, wobei das R(+)-Isomer ein $α_1$-Antagonist und das S(-)-Isomer ein $α_1$-Agonist ist → Wirkung wird gegenseitig aufgehoben (Pseudo-$β$-Selektivität)
= hauptsächlich Stimulation von $β_1$-Adrenorezeptoren und schwache $β_2$-agonistische Wirkung → positive Inotropie und periphere Vasodilatation → LVEDP ↓, HF ↑, HZV ↑, SVR ↓
= keine Interaktion mit Dopaminrezeptoren

- **Pharmakologie**
= HWZ: 2–3 min
= Elimination durch Konjugation mit Glukuroniden und Umwandlung zu pharmakologisch inaktivem 3-O-Methyldobutamin durch Metabolismus mittels der COMT (keine über MAO)

- **Indikationen**
= Steigerung der Inotropie (z. B. bei akuter Herzinsuffizienz bzw. bei septischem Schock)

- **Kontraindikationen**
= hypertrophe Kardiomyopathie
= schwerer Aortenstenose
= konstriktive Perikarditis
= Perikardtamponade
= Hypovolämie

Dosierung

- Applikation nur kontinuierlich i.v.
- **Perfusor** (z. B. 250 mg auf 50 ml): 2–10–(15) µg/kg/min
- **Perfusor Kinder** (150 mg auf 50 ml): 0,1 ml/kg/h = 5 µg/kg/min

---

- **Nebenwirkungen**
= Steigerung des myokardialen Sauerstoffverbrauchs
= Hemmung der Thrombozytenaggregation (evtl. vorteilhaft bei KHK-Patienten?)
= Zunahme des intrapulmonalen Rechts-Links-Shunts bei hoher Dosierung
= bei intravasaler Hypovolämie: Tachykardie und ggf. Blutdrucksenkung
= Arrhythmien

- **Wechselwirkungen**
= Wirkverstärkung durch MAO-Hemmer → Gefahr hypertensiver Krisen, schwerer Arrhythmien sowie intrakranieller Blutungen
= Wirkminderung durch $α_1$- oder $β$-Rezeptorantagonisten
= kein Mischen der Dobutamininfusionslösung mit anderen Pharmaka aufgrund physikalischer Inkompatibilitäten besteht

Dopexamin (Dopacard)

= 1 Amp. Infusionslösung à 5 ml = 50 mg

- **Wirkmechanismus**
= Stimulation von Dopamin- (DA_1 und DA_2) und vorwiegend $β$-Rezeptoren mit einer Selektivität von $β_1/β_2$ von 1:10
= zusätzlich Re-Uptake-Hemmung der Katecholamine (vorwiegend Noradrenalin) → Steigerung des HZV und Nachlastreduktion bei Patienten mit chronischer Herzinsuffizienz über die zahlenmäßig erhöhten $β_2$-Rezeptoren!
= experimentell: Erhöhung der Splanchnikusdurchblutung
= wohl Beeinflussung des intrapulmonalen Links-rechts-Shunts (auch während der Ein-Lungen-Ventilation!)

◻ Tab. 3.2 Hämodynamische Effekte der verschiedenen vasoaktiven Substanzen

	SVR	HF	PCWP	CI	MAP	Myokardialer O_2
Dobutamin	↓	↑	↓	↑	↑ oder ↓	↑
Dopamin	↑ oder ↓	↑	↑	↑	↑	↑
Adrenalin	↓ oder ↑	↑↑	↑	↑	↑	↑
Noradrenalin	↑↑	↑	↑	↑	↑↑	↑
Milrinon	↓	–	↓	↑	↓–	∅ (–↑)

— nach aktuellen Metaanalysen keine Reduktion der Krankenhaussterblichkeit bei kritisch Kranken bzw. bei Patienten nach großen abdominalchirurgischen Eingriffen!

• **Pharmakologie**
— HWZ: 5–7 min; bei niedrigem HZV bis ca. 11 min
— Elimination: Metabolisierung in der Leber zu inaktiven O-Methyl- und O-Sulfatderivaten
— Ausscheidung >50 % renal, >20 % unverändert oder als Metaboliten über Fäzes

• **Indikationen**
— Steigerung der Mesenterialperfusion?

• **Kontraindikationen**
— ausgeprägter Volumenmangel
— Ausflusstraktbehinderung (z. B. Aortenstenose, hypertrophe obstruktive Kardiomyopathie)
— Phäochromozytom

Dosierung

— Applikation nur kontinuierlich i.v.
— **Perfusor** (z. B. 100 mg auf 50 ml): 0,5–2-(4) µg/kg/min
— **Perfusor Kinder** (z. B. 30 mg auf 50 ml): 0,1 ml/kg/h = 1 µg/kg/min

• **Nebenwirkungen**
— im oberen Dosierungsbereich oft Tachykardien und ventrikuläre Arrhythmien

• **Wechselwirkungen**
— Wirkverstärkung durch MAO-Hemmer

3.1.6 Übersicht der hämodynamischen Auswirkung von vasoaktiven Medikamenten

Die verschiedenen Katecholamine bzw. vasoaktiven Substanzen haben, wie ◻ Tab. 3.2 zeigt, bezüglich systemvaskulären Widerstand, Herzfrequenz (HF), Herzindex (CI), mittleren arteriellen Druck (MAP) sowie Sauerstoffverbrauch (O_2) und Wedgedruck (PCWP) unterschiedliche Effekte.

3.1.7 Sonstige kardiovaskulär wirksame Medikamente

Etilefrin (Effortil)
— 1 Amp. à 1 ml = 10 mg

• **Wirkmechanismus**
— synthetisches Sympathomimetikum; N-Ethylanalogon von Phenylephrin in 1 %iger Lösung
— Wirkung auf α- und β-Rezeptoren
— überwiegende $β_1$-Stimulation (aber auch $β_2$- und α-Stimulation)
— Tonuserhöhung der arteriellen und venösen Gefäße, Anstieg der Herzfrequenz, des Schlagvolumens und des Blutdrucks
— zur Injektion seit 2005 in Deutschland nicht mehr im Handel

- **Pharmakologie**
- HWZ: 2–3 min
- Metabolisierung: zu 80 % auf renalem Weg

- **Indikationen**
- Hypotonie

- **Kontraindikationen**
- Thyreotoxikose
- Phäochromozytom
- Glaukom
- Prostatahypertrophie
- Einnahme vom MAO-Hemmern
- bekannte Herzrhythmusstörungen
- Klappenstenosen
- hypertroph-obstruktive Kardiomyopathie

Dosierung

- Initial 1–2 mg i.v. (1:10 mit NaCl 0,9 % verdünnt)

- **Nebenwirkungen**
- Tachykardie

Akrinor

- 1 Amp. à 2 ml = 200 mg Cafedrin und 10 mg Theodrenalin

- **Wirkmechanismus**
- Mischung aus Theodrenalin (Theophyllin und Noradrenalin) und Cafedrin (Coffein und Ephedrin) im Verhältnis 1:20
- Stimulation von β_1- und β_2-Rezeptoren mit Blutdruckanstieg durch positive Inotropie ohne Anstieg des peripheren Gefäßwiderstands
- keine bis nur geringe Beeinflussung der Plazentaperfusion → Einsatz in der Geburtshilfe bei hypotensiven Phasen unter Regionalanästhesie

- **Indikationen**
- Hypotonie

- **Kontraindikationen**
- Phäochromozytom
- Mitralstenose
- schwere Schilddrüsenstörung

Dosierung

- Initial 1–2 ml einer mit NaCl 0,9 % 2:10 verdünnten Lösung i.v.

- **Nebenwirkungen**
- pektanginöse Beschwerden
- Herzklopfen
- ventrikuläre Herzrhythmusstörungen

- **Wechselwirkungen**
- β-Blocker (Herzfrequenz ↓)

❗ **Während und bis zwei Wochen nach Einnahme von MAO-Hemmern soll Akrinor nicht angewendet werden, weil es sonst zu krisenhaften Blutdruckanstiegen kommen kann!**

Phenylephrin (Neo-Synephrine)

- 1 Amp. à 1 ml = 10 mg

- **Wirkmechanismus**
- Phenylephrinhydrochlorid in 1 %iger Lösung
- synthetisches, direktes Sympathomimetikum mit vasokonstriktorischer Komponente
- postsynaptische α_1-Rezeptorstimulation, fehlende β-Rezeptorstimulation
- Anstieg des diastolischen und systolischen Blutdrucks mit Reduktion der Herzfrequenz (antagonisierbar mit Atropin) und Erhöhung des Schlagvolumens sowie pulmonale Vasokonstriktion → SVR ↑ und PVR ↑

- **Pharmakologie**
- Wirkdauer: 20 min nach intravenöser und 50 min nach subkutaner Applikation

- **Indikationen**
- Hypotonie

- **Kontraindikationen**
- Hypertonie
- ventrikuläre Tachykardie
- Hyperthyreose
- Bradykardie
- kardiale Erkrankungen
- schwere Arteriosklerose

> **Dosierung**
>
> - **Intravenöse Injektion** (1 Amp. = 10 mg auf 100 ml Aqua injectabile) als Bolus: 0,2 mg (= 2 ml der oben genannten Lösung), maximal 0,5 mg i.v. (innerhalb von 20–30 s), maximal alle 10–15 min; Wirkdauer des Bolus: ca. 15 min
> - **Kontinuierliche intravenöse Infusion** (Perfusor mit 0,1 mg/ml): 100–180 µg/min (= 60–108 ml/h) bei ausgeprägter Hypotension bzw. und 40–60 µg/min (= 24–36 ml/h) bei milder Hypotension
> - **Subkutane oder intramuskuläre Injektion:** 2–5 mg, maximal 5 mg initial

- **Nebenwirkungen**
- ausgeprägte Sinusbradykardien
- hypertone Krisen
- allergische Reaktionen (Natriumbisulfit)
- asthmoide Reaktionen
- Kopfschmerz
- Arrhythmien

- **Wechselwirkungen**
- Wirkverstärkung durch simultane Gabe von Oxytocinderivaten!

Ephedrin

- z. B. 1 Amp. à 5 ml = 50 mg

- **Wirkmechanismus**
- vorwiegend **indirekt wirkendes Sympathomimetikum**
- Freisetzung von Noradrenalin aus den Speichervesikeln
- kompetitive Hemmung des Noradrenalin-Reuptake

- Vasokonstriktion (außer Koronararterien) → Steigerung des systolischen Blutdrucks
- schwach bronchodilatatorische Effekte
- zentral stimulierend (mit Gefahr der psychischen Abhängigkeit bei längerer kontinuierlicher Einnahme)

- **Pharmakologie**
- Wirkdauer: 4–6 h (setzt nach oraler Gabe nach 30–60 min ein)
- Biotransformation: hepatisch durch Hydrolyse des aromatischen Rings und anschließender Glukuronidierung und Sulfatierung und anschließender renaler Ausscheidung
- HWZ pH-abhängig

- **Indikationen**
- Hypotonie

- **Kontraindikationen**
- Tachykardie
- Arrhythmien
- Koronarinsuffizienz
- Hypertonie
- Thyreotoxikose
- Prostatahyperplasie
- Glaukom

> **Dosierung**
>
> - 10–20 mg s.c. initial (20 mg/Tag)
> - 5–10 mg i.v.

- **Nebenwirkungen**
- Schlafstörungen
- Angst, Tremor
- Schwindel
- Erregungszustände
- Tachykardie
- Miktionsstörungen

Orciprenalin (Alupent)

- 1 Amp. à 1 ml = 0,5 mg, 1 Amp. à 10 ml = 5 mg

- **Wirkmechanismus**
- Stimulation der β_1- und β_2-Rezeptoren (Senkung des peripheren Widerstands und des diastolischen Blutdrucks)

- **Pharmakologie**
- HWZ: 2 h
- renale Elimination (unverändert oder nach Konjugation an Schwefelsäure)

- **Indikationen**
- Sinusbradykardie
- bradykarde Erregungsstörungen (AV-Block II. Grades)
- Intoxikation mit β-Blockern
- ggf. als Bronchospasmolytikum

- **Kontraindikationen**
- hypertroph-obstruktive Kardiomyopathie (HOCM)
- Aortenstenose
- tachykarde Herzrhythmusstörungen

Dosierung

- **Bolus:** initial 0,1–0,2 mg i.v. (2–4 ml 1:10 verdünnt)
- **Perfusor** (z. B. 15 mg auf 50 ml): 0,1–0,3 µg/kg/min (z. B. 10–30 µg/min = 2–6 ml/h)
- **Perfusor Kinder** (3 mg auf 50 ml): 0,1 ml/kg/h = 0,1 µg/kg/min
---

- **Nebenwirkungen**
- Tachykardie
- ventrikuläre Extrasystolen
- Tremor
- Kopfschmerz, Übelkeit

> **Orciprenalin ist in Deutschland derzeit nicht mehr zur Bradykardie-Behandlung zugelassen → off-label use!**

3.2 Phosphodiesterase-III-Hemmer (Inodilatoren)

- **Wirkmechanismus**
- Erhöhung des intrazellulären cAMP-Spiegels durch Blockade von Phosphodiesterasen → intrazellulärer Ca^{2+}-Spiegel ↑ → additive Eigenschaften mit Katecholaminen
- Steigerung der kardialen Inotropie und Chronotropie bei simultaner Reduktion der Nachlast → SV ↑ und HZV ↑, LVEDP und SVR ↓
- keine bis moderate Erhöhung des myokardialen O_2-Verbrauchs (im Gegensatz zu Katecholaminen)
- lusitroper Effekt (Verbesserung der diastolischen Herzfunktion → Bezeichnung daher auch als Inodilatoren)
- Wirkung auch bei β-Blockade oder β-Rezeptor-Down-Regulation!

- **Indikationen**
- kurzfristige Therapie der schweren Herzinsuffizienz

- **Kontraindikationen**
- schwere obstruktive Aorten- oder Pulmonalklappenerkrankungen
- hypertrophe obstruktive Kardiomyopathie
- ventrikuläres Aneurysma
- schwere, ausgeprägte Hypovolämie, akuter Myokardinfarkt
- Herzinsuffizienz infolge Hyperthyreose, akuter Myokarditis oder Amyloidkardiomyopathie
- Kinder <12 Jahre
- Schwangerschaft und Stillzeit

- **Nebenwirkungen**
- Herzrhythmusstörungen (vorwiegend ventrikuläre Extrasystolen)
- Hypotonie
- Thrombozytopenie (v. a. bei Milrinon und Enoximon)
- Fieber
- gastrointestinale Störungen, Transaminasen ↑, Myalgien
- Anämie (bei Amrinon)

> **Vermehrte Todesfälle in Studien zur Langzeitanwendung!**

3.2.1 Gruppeneinteilung

- **Bipyridinderivate:** Amrinon (Wincoram) und Milrinon (Corotrop)
- **Imidazolderivate:** Enoximon (Perfan) und Piroximon (in Deutschland nicht verfügbar)

3.2.2 Amrinon (Wincoram)

- erster selektiver PDE-III-Hemmer, 1983 in die Klinik eingeführt
- 1 Amp. Infusionslösung à 20 ml = 100 mg

- **Pharmakologie**
- HWZ: 2,5–6 h
- Maximaleffekt nach 2–5 min
- Wirkdauer für 60 min
- 30 % werden renal unverändert ausgeschieden (**cave:** bei Niereninsuffizienz und Herzinsuffizienz verlängerte HWZ bis zu 15 h → Dosisreduktion bei Niereninsuffizienz!
- Plasmaproteinbindung: 30 %

> **Dosierung**
>
> - **Perfusor** (z. B. 100 mg auf 50 ml): 5–10 μg/kg/min
> - **Perfusor Kinder** (z. B. 90 mg auf 50 ml): 0,1 ml/kg/h = 3 μg/kg/min

❗ **Vorsicht bei primärer Bolusgabe (0,5–1,5 mgkg) wegen der Gefahr einer ausgeprägten Vasodilatation mit Blutdruckabfall!**

Enoximon (Perfan)

- 1991 in die Klinik eingeführt
- 1 Amp. Infusionslösung à 20 ml = 100 m

- **Pharmakologie**
- HWZ: ca. 2 h (bei Herzinsuffizienz >6 h)
- Maximaleffekt nach 10–30 min
- Wirkdauer für 3–6 h (dosisabhängig)
- Metabolisierung des Enoximons zu 80 % zu dem biologisch aktiven Sulfoxidmetaboliten Piroximon (20 %ige Restaktivität), der renal

ausgeschieden wird (Kumulationsgefahr bei Nierenfunktionseinschränkung)
- Plasmaproteinbindung: 85 % für Enoximon und 5 % für Piroximon

> **Dosierung**
>
> - **Perfusor** (z. B. 100 mg auf 50 ml): 2,5–10 μg/kg/min
> - **Perfusor Kinder** (z. B. 60 mg auf 50 ml): 0,1 ml/kg/h = 2 μg/kg/min

- **Nebenwirkungen**
- Herzrhythmusstörungen bis zum Kammerflimmern
- Hypotonie
- Kopfschmerzen
- Abfall der Thrombozytenzahl
- Anstieg der Transaminasen und des Bilirubins

- **Wechselwirkungen**
- Inkompatibilität mit Glukoselösungen!

❗ **Vorsicht bei primärer Bolusgabe (0,5–1 mg/kg) wegen der Gefahr einer ausgeprägten Vasodilatation mit Blutdruckabfall! Enthält Ethanol! (9,8 Vol.-%)!**

Milrinon (Corotrop)

- 1994 in die Klinik eingeführt
- 20-mal stärker wirksam als Amrinon
- 1 Amp. Infusionslösung à 10 ml = 10 mg

- **Pharmakologie**
- HWZ: 55 min
- bei eingeschränkter Nierenfunktion: >3 h, bei Herzinsuffizienz: 2–3 h
- Metabolisierung nur zu 12 % in der Leber (Glukuronverbindungen) und zu 80–85 % unveränderte renale Elimination (**cave:** Niereninsuffizienz!)
- Plasmaproteinbindung: 70 %

Dosierung

- **Perfusor** (z. B. 10 mg auf 50 ml): 0,3–0,75 µg/kg/min, bei Niereninsuffizienz: (Kreatininclearance 5–50 ml/min) Dosis ↓ auf 0,2–0,4 µg/kg/min
- **Perfusor Kinder** (z. B. 6 mg auf 50 ml): 0,1 ml/kg/h = 0,2 µg/kg/min

- **Nebenwirkungen**
- schwere Nierenfunktionsstörung
- ausgeprägte Hypokaliämien
- Thrombozytopenie (<100.000/µl)
- Verminderung der Erythrozytenzahl und/oder Hämoglobinkonzentration
- häufig ventrikuläre Arrhythmien, selten Kammerflimmern

- **Wechselwirkungen**
- gleichzeitige Gabe von Diuretika: diuretische und hypokaliämische Wirkung verstärkt
- Milrinon-Injektionslösung reagiert chemisch mit Furosemid und Bumetanid → verschiedene intravenöse Zugänge bei gleichzeitiger Anwendung!

🛑 Vorsicht bei primärer Bolusgabe (0,05–0,1 mg/kg) wegen der Gefahr einer ausgeprägten Vasodilatation mit Blutdruckabfall!

3.3 Kalzium-Sensitizer (Inoprotektoren)

- herzwirksame Medikamente, welche die Sensitivität der kontraktilen Proteine erhöhen
- zur Zeit einzig klinisch verfügbare Substanz: **Levosimendan** (Simdax)
  - in Deutschland seit Februar 2014 erhältlich
  - zugehörig zur Gruppe der Pyridazinondinitrile
  - positiv-inotrop wirkendes Pharmakon aus der Gruppe der Kalzium-Sensitizer
  - Steigerung der Schlagkraft des insuffizienten Herzens und Verbesserung der diastolischen Relaxation
  - fehlendes arrhythmogenes Potenzial

- deutlich besserer Herzindex, Abfall des PC-Drucks und geringere 30-Tage-Mortalität im Vergleich zu Dobutamin (LIDO-Studie)

- **Wirkmechanismus**
- Erhöhung der Ca^{2+}-Sensitivität (systolisch!) der kontraktilen Filamente (Troponin C; Verlängerung der Aktin-Myosin-Querbrückendauer)
  - Inotropie ↑↑, HZV ↑↑, PAOP ↑, SVR ↓
  - selten Arrhythmien, relativ frequenzneutral,
  - myokardialen Sauerstoffverbrauch Ø–(↑)
  - diastolische Herzfunktion ↑ (lusitroper Effekt)
- K_{ATP}-Kanalöffnung an glatten Muskelzellen
  - generalisierte Vasodilatation
  - links-/rechtsventrikuläre Vor- und Nachlast ↓
- mitochondriale K_{ATP}-Kanalöffnung in Kardiomyozyten
  - Kardioprotektion
  - Stunning-Phänomene ↓
- simultane Hemmung der Phosphodiesterase III
- antiapoptotische, antiinflammatorische Effekte??

- **Pharmakologie**
- Verteilungsvolumen ca. 0,2 l/kg
- Plasmaproteinbindung 97–98 % (Albumin!)
- vollständige Metabolisierung; Konjugation zu zyklischem oder N-acetyliertem Cysteinylglycin und Cysteinkonjugaten
- ca. 5 % der Dosis wird im Darm durch Reduktion zu Aminophenylpyridazinon (OR-1855) metabolisiert, das wiederum nach Reabsorption durch N-Acetyl-Transferase zum aktiven Metaboliten OR-1896 metabolisiert wird
- verlängerte hämodynamische Effekte durch o. g. aktive Metabolite (bis zu 7–9 Tage nach Beendigung der 24-h-Infusion)
- Clearance ca. 3,0 ml/min/kg
- Halbwertszeit ca. 1 h
- 54 % der Dosis wird über den Urin und 44 % über die Fäzes ausgeschieden
- Metaboliten OR-1855 und OR-1896 werden langsam gebildet und ausgeschieden (maxi-

male Plasmakonzentration nach ca. 2 Tagen: HWZ ca. 75–80 h)
- Ausscheidung von OR-1855 und OR-1896 vorwiegend im Urin

- **Indikationen**
- akute Herzinsuffizienz, besonders im Rahmen einer kardialen Ischämie (kardiologische/ kardiochirurgische Patienten)
- Wissen bezüglich weiterer Einsatzgebiete derzeit im Fluss:
  - chronische Herzinsuffizienz in fortgeschrittenem Stadium
  - Rechtsherzversagen
  - kardiogener Schock
  - septischer Schock
  - Weaning vom Respirator

Dosierung

- **Ggf. initialer Bolus** (bei RR$_{syst.}$ >100 mmHg): 6–24 µg/kg KG über 10 min (**cave:** massiver Blutdruckabfall!), anschließend
- **Perfusor:** 0,05–0,2–(0,3) µg/kg/min für 24 h

- **Wirksamkeit**
- nach aktuellen Studienergebnissen signifikante Reduktion der Infarkthäufigkeit und der Mortalität bei kritisch kranken und kardiochirurgischen Patienten:
  - RUSSLAN-Studie: Überlebensvorteil nach 14 Tagen bei Patienten mit Myokardinfarkt, die innerhalb von 5 Tagen für 6 h Levosimendan vs. Plazebo erhalten hatten (6-24 µg/kg-Bolus und anschließend 0,1-0,4 µg/kg/min für 6 h vs. Placebo)
  - LIDO-Studie: geringere 31-Tage- und 6-Monate-Mortalität bei Patienten mit dekompensierter Herzinsuffizienz (24 µg/kg-Bolus und anschließend 0,1–0,2 µg/kg/min für 24 h vs. Dobutamin)
  - Metaanalyse von Landoni et al. (45 Studien, 5480 Patienten): signifikante Reduktion der Mortalität bei kardiologischen bzw. kardiochirurgischen Patienten gegenüber Dobutamin/Placebo

❶ Keine Kombination mit Phosphodiesterase-III-Hemmern → ausgeprägte Hypotonie bei peripherer Vasodilatation!

3.4 Arginin-Vasopressin (AVP)

- Arginin-Vasopressin (AVP) = antidiuretisches Hormon (ADH)
- physiologischer Botenstoff
- Synthese in Nucleus supraopticus/paraventricularis
- Speicherung im Hypophysenhinterlappen
- Freisetzung auf physiologischen Reiz: Plasmaosmolalität ↑, Blutdruck ↓, Hypoxie, Azidose, Hyperkapnie
- nur geringe Kreislaufeffekte beim Gesunden (vasoregulatorisches »back up«?)
- bei schwerer Sepsis/septischem Schock
- initial Anstieg der Plasmaspiegel, im Verlauf dann relatives AVP-Defizit (nach 24–48 h)
- **Terlipressin**
  - synthetisches Vasopressinanalogon (Triglycyl-Lysin-Vasopressin)
  - Prodrug → Lysin-Vasopressin
  - lange HWZ (4–6 h)
  - V_1R-Agonist (s. u.)
  - intermittierende Bolusapplikation (1–2 mg) bei katecholaminrefraktären septischen Schock
  - ausgeprägtes Nebenwirkungsspektrum → Reservemedikation!
  - Blutdrucksteigerung ohne Rebound-Hypotonie, Nierenfunktion ↑
  - günstigeres Wirkprofil bei kontinuierlicher Low-dose-Gabe (1 µg/kg/min)? →Ergebnisse klinischer Studien (TESST, TERLIVAP) noch ausstehend

- **Wirkmechanismus**
- Wirkungen rezeptorvermittelt (❑ Tab. 3.3)
  - Vasopressinrezeptoren (V_1–V_3; G-Protein-gekoppelt)
  - Oxytocinrezeptoren
  - purinerge Rezeptoren (P_2)
- unter Low-dose-AVP (0,03 U/min)
  - Vasokonstriktion (via V_1R; Modulation von K_{ATP}-Kanälen, NO ↓)

◻ Tab. 3.3 Rezeptortypen

Rezeptor	Signalmolekül	Lokalisation	Effekte
$V_1(V_{1A})$	IP3, DAG, Kalzium	Gefäßmuskulatur, Niere, Leber, Thrombozyten, Hirnstamm, Endothel?	Vasokonstriktion, Glykogenolyse, Plättchenaggregation, (Vasodilatation?)
V_2	Adenylatzyklase, cAMP	Distale Tubuli, Sammelrohre, Endothel?	Wasserretention, Vasodilatation?
$V_3(V_{1B})$	IP3, DAG, Kalzium	Hypophysenvorderlappen	ACTH-Ausschüttung
Oxytocinrezeptor	IP3, DAG, Kalzium	Myo- und Endometrium, Endothel	Vasodilatation
Purinrezeptor (P_3)	ATP	Endothel (kardial)	Vasokonstriktion

— hämodynamische Stabilisierung

— »Re-Sensibilisierung« gegenüber Noradrenalin → Dosisreduktion!

— Verbesserung der Nierenfunktion (Diurese ↑, Kreatininclearance ↑)

- **Indikationen**

— generalisierte Vasodilatation, z. B. septischer Schock etc.

— Ergebnisse der **VASST-Studie** (Russel et al. 2008)
   — AVP evtl. von Vorteil bei moderat septischen Patienten (5–15 µg Noradrenalin/min) nach adäquatem Volumenersatz → frühzeitigerer Einsatz?
   — AVP evtl. von Vorteil bei septischen Patienten mit drohendem Nierenversagen
   — wenn Vasopressin, dann tendenziell frühzeitig und niedrig dosiert einsetzen → »low dose« (0,01–0,03 U/min)

Dosierung

— **Perfusor:** 0,01–0,03 (0,067) U/min

- **Nebenwirkungen**

— HZV ↓, SVR ↑↑, PVR ↑↑

— SvO_2 ↓

— Gefahr der Gewebs- und Organischämie (Herz, Leber, Darm etc.)

— Leberenzyme ↑, Bilirubin ↑

— Thrombozytenzahl ↓

— Hyponatriämie, Ödeme

— akrale, kutane Nekrosen

3.5   Vasodilatanzien

- **Wirkmechanismus**

— Blutdrucksenkung durch:
   — Reduktion des peripheren Widerstands (arterielle Vasodilatatoren) bzw.
   — Reduzierung von Venentonus, kardialer Füllung und Auswurfleistung (venöse Vasodilatatoren)

- **Indikationen**

— Therapie hypertensiver Krisen

— kontrollierte Hypotension

— venöse Vasodilatation und Vorlastsenkung durch organische Nitrate → Steigerung des linksventrikulären Schlagvolumens bei akuter Herzinsuffizienz, Vorlastreduktion und Verbesserung der Stauungssymptome im systemischen und im Lungenkreislauf

3.5.1   Stickstoffmonoxid (NO)

— ► Kap. 7.4.3

3.5.2 Glyceroltrinitrat (z. B. Nitrolingual)

- 1 Amp. à 5 ml = 5 mg
- 1 Amp. Infusionslösung à 25 ml = 25 mg
- 1 Amp. Infusionslösung à 50 ml = 50 mg

- **Wirkmechanismus**
- organisches Nitrat
- systemischer NO-Donator
- enzymatische Bioaktivierung über mindestens zwei verschiedene Reaktionswege:
  - mitochondriale Umwandlung durch das Enzym Aldehyddehydrogenase (ALDH-2) zu 1,2-Glyceroldinitrat und NO_x → Aktivierung der löslichen Guanylatzyklase nach Diffusion ins Zytosol
  - direkte Aktivierung im endoplasmatischen Retikulum über ein Cytochrom-P_{450}-Enzym NO
- Dilatation von venösen Kapazitätsgefäßen sowie von großen Koronararterien
- Reduktion von Vorlast, ventrikulärer Wandspannung sowie des kardialen O_2-Verbrauch durch venöses Pooling
- Erweiterung arterieller Widerstandsgefäße erst in höheren Dosierungen
- pulmonalarterielle Vasodilatation
- Bronchodilatation
- Tonusreduktion glatter Muskelzellen im Gastrointestinaltrakt sowie in den ableitenden Harnwegen

- **Pharmakologie**
- HWZ 2–2,5 min → gut steuerbare hämodynamische Effekte
- Tachyphylaxie nach >24 h Dauerapplikation → Dosiserhöhung erforderlich
- Abbau in der Leber und vielen anderen Zellen (z. B. Erythrozyten) durch Abspaltung einer oder mehrerer Nitratgruppen
- renale Elimination der Metaboliten

- **Indikationen**
- akutes Konronarsyndrom: Therapie und Prophylaxe (z. B. instabile und vasospastische Form)
- akuter Myokardinfarkt und Myokardischämie

- akute Linksherzinsuffizienz mit Lungenstauung (ausgeprägte Vorlastsenkung!)
- hypertensive Krise
- kontrollierte Hypotension

- **Kontraindikationen**
- ausgeprägte Hypotonie (systolischer Blutdruck <90 mmHg)
- akutes Kreislaufversagen (Schock, Kreislaufkollaps)
- erhöhter intrakranieller Druck
- hypertrophe obstruktive Kardiomyopathie
- höhergradige Aorten- und/oder Mitralstenose
- Überempfindlichkeit gegen Glyceroltrinitrat, andere Nitratverbindungen oder einen der sonstigen Bestandteile

Dosierung

- **Perfusor** (z. B. 50 mg auf 50 ml): 2-8(–10) mg/h

- **Nebenwirkungen**
- ausgeprägter Blutdruckabfall (dosisabhängig)
- Reflextachykardie
- Zunahme des Rechts-links-Shunt
- Zunahme des zerebralen Blutvolumens
- migräneartige Kopfschmerzen (Dilatation meningealer Gefäße)
- Verlängerung der Blutungszeit (dosisabhängig) aufgrund Vasodilatation und Hemmung der Thrombozytenaggregation

- **Wechselwirkungen**
- starker Blutdruckabfall bei simultaner Gabe von Phosphodiesterase-V-Hemmer (z. B. Sildenafil) zur Therapie einer pulmonal-arteriellen Hypertonie oder erektilen Dysfunktion
- starker Blutdruckabfall bei gleichzeitiger Einnahme von anderen Vasodilatatoren, Antihypertensiva, ACE-Hemmern, Beta-Rezeptorenblockern, Kalziumantagonisten, Diuretika, Neuroleptika oder trizyklischen Antidepressiva, Alkohol und Sapropterin
- ggf. verstärkte blutdrucksteigernde Wirkung bei gleichzeitiger Anwendung von Dihydroergotamin

- Wirkungsabschwächung von Heparin bei gleichzeitiger Anwendung

❶ **Nitrattoleranz bei Anwendung von Glycerol-trinitrat >24 h → Abnahme der vorlastsenkenden und antianginösen Effekte → Dosiserhöhung erforderlich**

3.5.3 Nitroprussid-Natrium (Nipruss)

- 1 Amp. mit 52,75 mg Trockensubstanz
- schwach gelbliche Lösung (instabil!) → lichtgeschützte Perfusorspritze!

- **Wirkmechanismus**
- direkter, nicht gefäßselektiver Vasodilatator
- Aufbau: Eisenion im Komplex mit 5 Cyanidgruppen (CN-) und einer Nitrosylgruppe
- Aktivierung der lösliche Guanylylzyklase in glatter Gefäßmuskulatur (NO!) →Vasodilatation
- keine enzymatische Freisetzung
- Nitroprussidnatrium dilatiert Muskulatur der präkapillaren Arteriolen und der venösen Kapazitätsgefäße; tonusherabsetzende Wirkung auf Venen und Arterien etwa gleich ausgeprägt
- Venodilatation → venöses Pooling mit Abnahme der kardialen Vorlast und Senkung erhöhter Füllungsdrücke
- arterioläre Dilatation → Senkung des Blutdrucks, Abnahme des peripheren arteriellen Widerstandes und Senkung der kardialen Nachlast
- Dilatation der großen Koronararterien
- reflektorische Stimulation des Sympathikus mit Tachykardie und Stimulation der Reninsekretion
- in vitro Hemmung der durch Kollagen, ADP und Adrenalin ausgelöste Thrombozytenaggregation
- in vivo Verminderung der Zahl zirkulierender Plättchenaggregate

- **Pharmakologie**
- ausschließlich intravenöse Applikation; 100 %ige Bioverfügbarkeit
- sehr kurze Halbwertzeit von 1–2 min, bei höheren Dosen länger

- keine Gewebsakkumulation
- max. Infusionsdauer 72 h aufgrund der Freisetzung von Cyanidionen
- nach i.v. Gabe Bindung an Oxyhämoglobin und Entstehung von Met-Hämoglobin, Cyanid und NO
- 30–50 % des Cyanids sind im Blut nachweisbar, der Rest im Gewebe
- Entgiftung des Cyanid in Leber und Niere über das Enzym Rhodanase zu Thiocyanat mit Hilfe von Schwefeldonatoren – in erster Linie Thiosulfat
- geschwindigkeitsbegrenzender Faktor: Verfügbarkeit schwefelhaltiger Substrate
- bei höheren Nitroprussidnatrium-Dosen → Anstieg der Serumkonzentration von Thiocyanat, weil dieser Metabolit rascher entsteht, als er durch die Nieren ausgeschieden wird
- Thiocyanat-Clearance beträgt beim Nierengesunden 2,2 ml/kg/min (bei Nierenfunktionsstörungen geringer)

- **Indikationen**
- akute Linksherzinsuffizienz, insbesondere bei gleichzeitiger Hypertonie
- Low-output-Syndrom
- nach Abgang von der Herz-Lungen-Maschine
- intraoperatives Abklemmen der Aorta
- hypertensive Krise
- kontrollierten Hypotension

- **Kontraindikationen**
- erhöhter intrakranieller Druck
- Aortenisthmusstenose
- hypertrophe obstruktive Kardiomyopathie
- höhergradige Aorten- und/oder Mitralstenose
- Hypothyreose
- Leber-Optikus-Atrophie
- Tabak-Amblyopie
- Vitamin-B_{12}-Mangel
- metabolische Azidose
- intrapulmonale arteriovenöse Shunts

- **Perfusor** (z. B. 60 mg auf 50 ml): initial 0,2 μg/kg/min, dann in Zeitintervallen von 3–5 min Verdopplung bis zum gewünschten Blutdruckniveaus
- Variation der Infusionsgeschwindigkeit 0,2–10 μg/kg/min
- Kinder und Jugendliche benötigen oft höhere, ältere Patienten dagegen niedrigere Dosen

❗ Zur Vermeidung von Cyanidintoxikationen stets Natriumthiosulfat als simultane Dauerinfusion applizieren: 10 %ige Natriumthiosulfatlösung im Volumenverhältnis 10:1 (Nitroprussid-Natrium:Natriumthiosulfat) über getrennten venösen Zugang

- **Nebenwirkungen**
- schwere Hypotonie
- reflektorischer Tachykardie
- Schwindel, Brechreiz, Erbrechen
- koronares »Steal«-Phänomen bei KHK
- überschießende Hypertonie bei abruptem Absetzen
- Cyanidintoxikation (v. a. durch eingeschränkten Cyanidmetabolismus bei Leber- bzw. Niereninsuffizienz):
  - hell-rotes venöses Blut
  - Hypoventilation, verminderte O_2-Aufnahme
  - Laktatanstieg, metabolische Azidose
  - Palpitationen, Herzrhythmusstörungen
  - Kopfschmerzen
  - Bewusstseinsstörungen, Atemlähmung, Krampfanfälle

- **Wechselwirkungen**
- evtl. massiver Blutdruckabfall in Kombination mit Phosphodiesterase-5-Hemmer (z. B. Sildenafil)

❗ Bei Cyanidintoxikation i.v. Gabe von Hydroxocobalamin bzw. 4-DMAP (Dimethylaminophenol-hydrochlorid) 3–4 mg/kg KG. DMAP führt zur Met-Hämoglobinbildung → Cyanidentgiftung durch Cyano-Met-Hämoglobin, anschließend Natriumthiosulfat 50–100 mg/kg KG.

- Thiocyanat als Endprodukt des Cyanidmetabolismus kann aber ebenfalls Vergiftungssymptome auslösen: Schwindel, Kopfschmerzen, Appetitlosigkeit, Schlafstörungen, Nervosität, Hypothyreose, Durchfalle, Erbrechen, Inkontinenz, Psychose, Paralyse, Koma, Tod

3.6 Mechanische Unterstützungssysteme

3.6.1 Intraaortale Ballongegenpulsation (IABP)

- doppellumiger Ballonkatheter (8–9,5 Fr, Ballonvolumen 25–50 ml)
- Kathetergröße und Ballonvolumen größenabhängig:
  - bis 152 cm: 25 ml
  - 152–163 cm: 34 ml
  - 163–183 cm: 40 ml
  - über 183 cm: 50 ml (Empfehlungen gemäß Hersteller
- perkutane, transfemorale Insertion in Seldinger-Technik bzw. über Schleuse
- Vorschieben des Katheters in die thorakale Aorta bis zum Abgang der linken A. subclavia (→ TEE- bzw. Röntgenkontrolle!)
- EKG- bzw. druckgesteuerte Augmentationsmodi von 1:1 bis 1:3
- Insufflation des Ballons in der Diastole (zum Zeitpunkt der »Inzisur« in der arteriellen Duckkurve) durch Füllung mit Helium; abrupte Desufflation zu Beginn der Systole (❑ Abb. 3.3)

- **Wirkprinzip**
- phasische Zunahme des Aortendrucks durch das streng auf die Diastole beschränkte Aufblasen des Ballons (diastolische Augmentie-

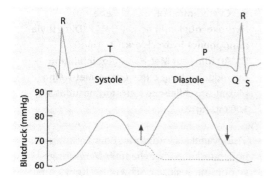

□ **Abb. 3.3** Wirkweise der intraaortalen Ballongegenpulsationspumpe (IABP). (Aus Erdmann (Hrsg.) Klinische Kardiologie Krankheiten des Herzens, des Kreislaufs und der herznahen Gefäße. Springer 2009)

rung mit »Kamelhöckerform« der Blutdruckkurve) → **Zunahme der Koronarperfusion**
- Absenkung des systolischen Aortendrucks (**Nachlastsenkung**) durch die systolische Desufflation (Sogwirkung!)
- Zunahme des diastolischen Blutdrucks sowie des arteriellen Mitteldrucks
- Absenkung des bei Pumpversagen erhöhten diastolischen Ventrikeldrucks (**Vorlastsenkung**)
- moderate Verminderung des myokardialen O_2-Verbrauchs (10–20 %)
- temporäre Verbesserung der linksventrikulären Pumpfunktion
- Anstieg des CI um ca. 20–30 %

❶ Limitationen der IABP-Anwendung sind die Notwendigkeit eines Mindest-CI von 1,3 l/min × m² und eines weitgehend stabilen Herzrhythmus.

- **Indikationen**
- kardiogener Schock infolge eines akuten Myokardinfarktes, ggf. adjuvant zu primärer systemischer Fibrinolyse
- kardiogener Schock infolge eines akuten Myokardinfarktes bei primärer perkutaner Koronarintervention (PCI; Datenlage derzeit allerdings unklar)
- hämodynamische Stabilisierung zum Transport in ein Interventionszentrum

- hämodynamische Stabilisierung beim Auftreten mechanischer Infarktkomplikationen (insbesondere eines Ventrikelseptumdefektes) vor dem Transfer in die Herzchirurgie
- ausgewählte Patienten mit irreversiblem Schock zur Überbrückung, z. B. bis zur Versorgung mit linksventrikulärem Assist-Device (LVAD)
- herzchirurgischen Patienten mit post- bzw. perioperativem »Low-output«-Syndrom

- **Kontraindikationen**
- iliacofemorale Gefäßveränderungen, z. B. bei pAVK
- Aortendissektion
- Aneurysma der Aorta abdominalis
- höhergradige Aorteninsuffizienz
- Blutungsdiathese (relativ)

- **Komplikationen**
- Ischämie der unteren Extremität (2,3–5,6 %)
- arterielle Thrombose
- Infektion (0,1–0,5 %)
- Blutungen (2,4–4,6 %)
- Beeinträchtigung der Leber- und Nierenfunktion
- Darmischämie
- IABP mit einer Gesamtkomplikationsrate von 7–5 % bei mittlerer Liegedauer von 3 Tagen; IABP-assoziierte Gesamtletalität 0,05–0,5 %

− **Nach aktueller Studienlage kein verbessertes Langzeitüberleben durch die Anwendung der IABP bei Patienten im kardiogenen Schock und periinterventionell bei nicht unerheblicher Nebenwirkungsrate! (Thiele 2012)**

3.6.2 Perkutane kardiopulmonale Bypass- und Unterstützungssysteme

- CardioHelp-System (Maquet Cardiopulmonary AG, Hirrlingen, Deutschland; □ Abb. 3.4)
- Lifebridge-System (Zoll Lifebridge GmbH, Ampfing, Deutschland; □ Abb. 3.5)
- Unterstützung bzw. Ersatz der Herz-Lungen-Funktion für Stunden bis Tage

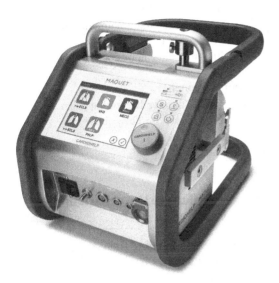

Abb. 3.4 Tragbares Herz-Lungen-Unterstützungssystem CardioHelp der Fa. Maquet Cardiopulmonary AG, Hirrlingen

— Luft- bzw. bodengebundene Notfalltransporte und -verlegungen möglich (z. T. tragbare Systeme!)

- **Methodik**
— **Bestandteile**
  — Zentrifugalpumpe mit Steuereinheit, Membranoxygenator, Messsystem für Blutfluss und Blutdruck, Wärmeaustauscher sowie arterielle bzw. venöser Kanüle
  — venöse Drainage über eine femoral in die V. cava inferior eingeführte Kanüle
  — im Oxygenator Anreicherung des venösen Blutes mit O_2, »Abblasen« des CO_2 und Aufwärmen
  — pumpengetriebene Rückführung des arterialisierten Blutes in die Aorta über einen femoral platzierten arteriellen Katheter
  — Blutflüsse bis zu 6 l/min möglich
— **Katheterplatzierung** (■ Abb. 3.6)
  — perkutan mittels Seldinger-Technik (Implantation des Systems innerhalb weniger Minuten von erfahrenem Team!) oder aber chirurgische Insertion (ggf. über aufgenähte Gefäßprothese)

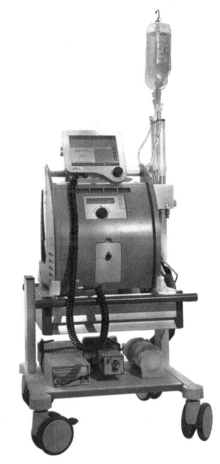

Abb. 3.5 Herz-Lungen-Unterstützungssystem Lifebridge der Fa. Zoll Lifebridge GmbH, Ampfing. (Aus Schmid u. Philipp A (Hrsg.) Leitfaden extrakorporale Zirkulation. Springer 2011)

- **Indikationen**
— intrahospital erlittener Herzstillstand bei erfolgloser konventioneller Reanimation
— fulminante Myokarditis mit kardiogenem Schock
— Überbrückung bis zur Diagnostik, bis zur Koronarrevaskularisation (PCI) bzw. bis zur Implantation eines biventrikularen Unterstützungssystems (»bridging to bridging«)
— Transport hämodynamisch bzw. respiratorisch instabiler Patienten zur definitiven Versorgung

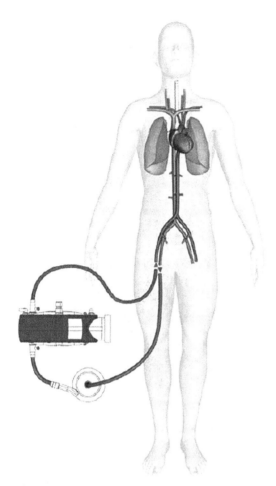

◘ Abb. 3.6 Anschluss eines perkutanen Unterstützungssystems (»va-ECMO«). (Aus Schmid u. Philipp A (Hrsg.) Leitfaden extrakorporale Zirkulation. Springer 2011)

- **Kontraindikationen**
- Kontraindikationen allesamt relativ (»individueller Heilversuch«!)
- Einsatz der Systeme nach individueller Nutzen-Risiko-Abwägung
- Für den Einsatz perkutaner kardiopulmonaler Bypass-Systeme sollten klare Indikationsrichtlinien vorliegen, um dieses Verfahren mit Aussicht auf Erfolg einzusetzen und nicht nur den irreversiblen Schockzustand und damit das Leiden des Patienten zu verlängern.
- Als Richtlinien können z. B. gelten (Ferrari u. Figulla 2005): keine Spontanzirkulation trotz optimaler Reanimation über 5 min bei Patien-

ten unter 60 Jahren mit dokumentiertem plötzlichen Herzstillstand, sofort eingeleiteter Reanimation und ohne neurologische Defizite.

- **Komplikationen**
- Ischämie der unteren Extremität
- arterielle bzw. venöse Thrombose
- Blutungen
- Infektion

3.6.3 Ventrikuläre Unterstützungssysteme

TandemHeart (Cardiac Assist Technologies Inc., Pittsburgh, USA)
- linksventrikuläres Unterstützungssystem
- perkutane Anlage möglich (Herzkatheterlabor!)
- Drainagekanüle (21 Fr) über Femoralvene transseptal bis in linken Vorhof (transseptale Punktion notwendig)
- Zentrifugalpumpe mit niedrigen Primingvolumen als Antrieb des Systems
- arterielle Kanüle in Femoralarterie (15–17 Fr)
- Unterstützungsfluss von 4,0–5,0 l/min möglich
- derzeit Zulassung für 6-stündige Anwendung
- suffiziente rechtsventrikuläre Funktion erforderlich

Impella-System (Abiomed, Danvers, USA)
- links- bzw. rechtsventrikuläres Unterstützungssystem
- Mikroaxialpumpe
- Implantation offen-chirurgisch (Impella Recover LV, Impella Recover RV) bzw. transfemoral (Impella Recover LV peripheral)
- transvalvuläre Platzierung des Katheters → Blut wird aus dem Ventrikel direkt in den Bereich distal der Aorten- bzw. Pulmonalklappe gepumpt
- Platzierungskontrolle mittels TEE
- maximaler Fluss 5,0–6,0 l/min
- Unterstützungsdauer bis zu 7 Tagen

❯ **Nach gegenwärtiger Datenlage kein signifikanter Vorteil der ventrikulären Unterstützungssysteme gegenüber der IABP bzgl. der 30-Tage-Überlebensrate bei Patienten mit kardiogenem Schock trotz vermeintlich stabilerer Hämodynamik (Cheng 2009).**

Ausgewählte Literatur

Aragon J, Lee MS, Kar S, et al (2005) Percutaneous left ventricular assist device:»TandemHeart« for high-risk coronary intervention. Catheter Cardiovasc Interv 65: 346–352

Cheng JM et al. (2009) Percutaneous left ventricular assist devices vs. intra-aortic balloon pump counterpulsation for treatment of cardiogenic shock: a meta-analysis of controlled trials. Eur Heart J 30: 2102–2108

De Backer D, Biston P, Devriendt J, Madl C, Chochrad D, Aldecoa C, Brasseur A, Defrance P, Gottignies P, Vincent JL; SOAP II Investigators (2010) Comparison of dopamine and norepinephrine in the treatment of shock. N Engl J Med 362: 779–789

Erdmann E (2009) (Hrsg.) Klinische Kardiologie Krankheiten des Herzens, des Kreislaufs und der herznahen Gefäße. 7. Aufl., Springer, Berlin Heidelberg New York

Ferrari M, Figulla HR (2005) Circulatory assist devices in cardiology. Dtsch Med Wochenschr 130: 652–656

Ferrari M, Poerner TC, Brehm BR, et al (2008) First use of a novel plug-and-play percutaneous circulatory assist device for high-risk coronary angioplasty. Acute Card Care 10: 111–115

Follath F, Cleland JG, Just H, Papp JG, Scholz H, Peuhkurinen K, Harjola VP, Mitrovic V, Abdalla M, Sandell EP, Lehtonen L; Steering Committee and Investigators of the Levosimendan Infusion versus Dobutamine (LIDO) Study (2002) Efficacy and safety of intravenous levosimendan compared with dobutamine in severe low-output heart failure (the LIDO study): a randomised double-blind trial. Lancet 360: 196–202

Freitas de Souza C, De Souza Brito F, et al. (2010) Percutaneous Mechanical Assistance for the Failing Heart. J Interven Cardiol 23: 195–202

Garatti A, Colombo T, Russo C, et al (2006) Left ventricular mechanical support with the Impella Recover left direct microaxial blood pump: A single-center experience. Artif Organs 30: 523–528

Gopal S, Jayakumar D, Nelson PN (2009) Meta-analysis on the effect of dopexamine on in-hospital mortality. Anaesthesia 64: 589–594

Hollenberg SM (2011) Vasoactive Drugs in Circulatory Shock. Am J Resp Crit Care 183: 847-855

Holmes CL, Walley KR (2009) Vasoactive drugs for vasodilatory shock in ICU. Curr Opin Crit Care 15: 398–402

Kersten JR et al. (2000) Levosimendan, a new positive inotropic drug, decreases myocardial infarct size via activation of K (ATP) channels. Anesth Analg 90: 5–11

Kozic DJ, Plunkett MD (2011) Mechanical circulatory support. Organogenesis 7: 50–63

Landoni G, Mizzi A, Biondi-Zoccai G, Bruno G, Bignami E, Corno L, Zambon M, Gerli C, Zangrillo A (2010) Reducing mortality in cardiac surgery with levosimendan: a meta-analysis of randomized controlled trials. J Cardiothorac Vasc Anesth. 24: 51–57

Landoni G, Mizzi A, Biondi-Zoccai G, Bignami E, Prati P, Ajello V, Marino G, Guarracino F, Zangrillo A (2010) Levosimendan reduces mortality in critically ill patients. A meta-analysis of randomized controlled studies. Minerva Anestesiol 76: 276–286

Lehmann A. et al. (2003) Wirkt Levosimendan bei der operativen Versorgung des akuten Koronarsyndroms inoprotektiv? Anästhesiol Intensivmed Notfallmed Schmerzther 38: 577–582

Nieminen MS, Fruhwald S, Heunks LMA et al. (2013) Levosimendan: current data, clinical use and future Moiseyev VS et al. (2002) RUSSLAN Study investigators. Safety and efficacy of a novel calcium sensitizer, levosimendan, in patients with left ventricular failure due to an acute mycardial infarction. A randomized placebo-controlled double blind study (RUSSLAN). Eur Heart J 23: 1422–1432

O'Neill WW, Kleiman NS, Moses J, et al. (2012) A prospective, randomized clinical trial of hemodynamic support with Impella 2.5 versus intra-aortic balloon pump in patients undergoing high-risk percutaneous coronary intervention. The PROTECT II Study. Circulation 126:1717–1727

Pavie A, Leger P, Nzomvuama A, et al (1998) Left centrifugal pump cardiac assist with transseptal percutaneous left atrial cannula. Artif Organs 22: 502–507

Perera D, Stables R, Clayton T, et al. (2013) Long-term mortality data from the balloon pump-assisted coronary intervention study (BCIS-1): a randomized, controlled trial of elective balloon counterpulsation during high-risk percutaneous coronary intervention. Circulation 127:207–212

Pulido JN, Park SJ, Rihal CS (2010) Percutaneous Left Ventricular Assist Devices: Clinical Uses, Future Applications, and Anesthetic Considerations. J Cardiothor Vasc Anesth 24: 478–486

Rehberg S, Ertmer C, Van Aken H, Lange M, Broking K, Morelli A, Westphal M (2007) Rolle von Levosimendan in der intensivmedizinischen Behandlung des myokardialen Pumpversagens. Anaesthesist 56: 30–43

Romeo F, Acconcia MC, Sergi D, et al. (2013) Lack of intra-aortic balloon pump effectiveness in high-risk percutaneous coronary interventions without cardiogenic shock: a comprehensive meta-analysis of randomised trials and observational studies. Int J Cardiol, Epub ahead of print

Russel JA (2011) Vasopressin in the management of septic shock. Crit Care 15: 226–245

Russell JA, Walley KR, Singer J, Gordon AC, Hebert PC, Cooper J, Holmes CL, Mehta S, Granton JT, Storms MM, Cook, DJ, Presneill JJ, Ayers D for the VASST Investigators (2008)

Vasopressin versus Norepinephrine Infusion in Patients with Septic Shock. N Engl J Med 358: 877–888

Salmenperä M, Eriksson H (2009) Levosimendan in perioperative and critical c are patients. Curr Opin Anaesthesiol 22: 496–501

Schmid C, Philipp A (Hrsg.) (2011) Leitfaden extrakorporale Zirkulation. Springer, Berlin Heidelberg New York

Serpa Neto A et al. (2012) Vasopressin and terlipressin in adult vasodilatory shock: a systematic review and metaanalysis of nine randomized controlled trials. Crit Care 16: R154–164

Sharma S, Lumley M, Perera D (2013) Intraaortic balloon pump use in high-risk percutaneous coronary intervention. Curr Opin Cardiol 28: 671–675

Sjauw KD, Engström AE, Vis MM et al. (2009) A systematic review and meta analysis of intra-aortic pump therapy in ST-elevation myocardial infarction: should we change guidelines? Eur Heart J 30: 459–468

Thiele H, Lauer B, Hambrecht R, et al (2001) Reversal of cardiogenic shock by percutaneous left atrial-to-femoral arterial bypass assistance. Circulation 104: 2917–2922

Thiele H, Smalling RW, Schuler GC (2007) Percutaneous left ventricular assist devices in acute myocardial infarction complicated by cardiogenic shock. Eur Heart J 28: 2057–2063

Thiele H, Zeymer U, Neumann FJ, et al. (2012) Intraaortic balloon support for myocardial infarction with cardiogenic shock. N Engl J Med 367: 1287–1296

Trost JC Hillis, LD (2006) Intra-Aortic Balloon Counterpulsation. Am J Cardiol 97: 1391–1398

Vincent JL, Su F (2008) Physiology and pathophysiology of the vasopressinergic system. Best Pract Res Clin Anaesthesiol 22: 243–252

Blut und Blutprodukte

M. Fresenius

M. Fresenius et al., *Repetitorium Intensivmedizin*,
DOI 10.1007/978-3-642-44933-8_4, © Springer-Verlag Berlin Heidelberg 2014

4.1 Blutgruppen

4.1.1 AB0-System

- Die Blutgruppe richtet sich nach der Antigeneigenschaft der Erythrozyten.
- Die Blutgruppenantigene A und B des AB0-Systems befinden sich an der Erythrozytenoberfläche. Das Antigen 0 gibt es nicht, man spricht allenfalls vom Merkmal H. Die Verteilung der einzelnen Blutgruppen gibt ☐ Tab. 4.1 wieder.
- Die Blutgruppe A lässt sich in A_1 und A_2 unterteilen. Der Hauptunterschied zwischen den Untergruppen besteht darin, dass die Agglutination von A_1-Erythrozyten bei Kontakt mit Anti-A-Serum wesentlich stärker und rascher verläuft. Für die Transfusion ist diese Unterteilung nicht von Bedeutung, da Antigen-Antikörper-Reaktionen zwischen A_1 und A_2 sehr selten auftreten und nur sehr schwach sind (Verteilung: $A_1 \approx 20\,\%$, $A_2 \approx 80\,\%$).

4.1.2 Rhesusfaktor

- Der Rhesusfaktor der Erythrozyten wird durch mehrere Antigene (Partialantigene) bestimmt (C, c, D, d, E, e).
- Das **Rhesusantigen D** ist wegen seiner starken Immunität das wichtigste und bei Transfusionen stets zu berücksichtigen.
- Blut, das **Erythrozyten mit dem Antigen D** besitzt, wird als **Rhesus-positiv (Rh-pos)** bezeichnet. Fehlt dieses Antigen, wird es als Rhesus-negativ (Rh-neg) bezeichnet

> ❯ Rhesusformel Ccddee (als Empfänger Rh-neg, als Spender Rh-pos).

4.1.3 Weitere Blutgruppenantigene

- Antigene: Kell, Duffy, Lewis, Kidd, Lutheran, P und MNSs
- Antikörper gegen diese Antigene werden erst nach Sensibilisierung gebildet
- Patienten, die Antikörper eines dieser Systeme besitzen, dürfen kein Blut mit dem entsprechenden Antigen erhalten

☐ Tab. 4.1 Blutgruppenhäufigkeiten	
Blutgruppe	**Häufigkeit (in Westeuropa)**
A	43 %
0	40 %
B	12 %
AB	5 %
Rh-positiv	85 %
Rh-negativ	15 %

Serumantikörper

Antikörper sind Immunoglobuline und werden in reguläre und irreguläre Antikörper unterteilt.

Reguläre Antikörper (Iso-Antikörper)

- **Kommen regelmäßig** im AB0-System, d.h. ohne Sensibilisierung vor (z.B. Anti-A, Anti-B). Sie werden jedoch erst im Lauf des ersten Lebensjahres entwickelt, d.h. Neugeborene besitzen in der Regel noch keine Iso-Antikörper des AB0-Systems.
- Gehören zu der Klasse der **IgM-Antikörper** und sind wegen ihrer Größe nicht plazentagängig.
- Sie sind fast immer komplementbindend und somit hämolytisch wirksam.

Irreguläre Antikörper

- **entstehen erst nach Sensibilisierung** (z.B. nach vorangegangener Transfusion oder nach Schwangerschaft gebildete Antikörper)
- gehören zu der Klasse **der IgM- oder IgG-Antikörper**
- können gegen Untergruppen im AB0-System (A_2, H) oder anderen Systemen (Rhesus, Kell, Duffy, Lewis etc.) gerichtet sein.
- Wichtig sind **irreguläre Antikörper der IgG-Klasse**. Sie bleiben jahrelang nach Sensibilisierung erhalten und können eine lebensbedrohliche Transfusionsreaktion auslösen, außerdem sind sie plazentagängig, z.B. Rhesus (Anti-D, Anti-C, etc.), Kell (Anti-K), Duffy (Anti-Fya), Lewis (Anti-Lea Anti-Leb).
- **Irreguläre AK gegen die Untergruppen im AB0-System** (Anti-A_1, Anti-H) besitzen sehr

selten hämolytische Eigenschaften und sind somit klinisch nicht bedeutsam.
- **Irreguläre Antikörper der IgM-Klasse** sind z. B. Kälteagglutinine. Sie sind außer bei tiefer Hypothermie (z. B. in der Kardiochirurgie) ohne klinische Bedeutung, da ihr Temperaturoptimum bei ca. 20°C liegt.

4.2   Blutprodukte

> Das früher eingesetzte Frisch- bzw. Vollblut darf nicht mehr in den Verkehr gebracht und transfundiert werden! Heutzutage werden nur noch Eigen- und Fremd-Erythrozytenkonzentrate, Fresh Frozen Plasma (FFP) sowie gepoolte oder durch Plasmaparese gewonnene Thrombozytenkonzentrate (TK) transfundiert!

Historie der Bluttransfusion

1628	William Harvey entdeckt den Blutkreislauf
1666	Erste Bluttransfusion zwischen Hunden durch den englischen Arzt Richard Lowen
1667	Jean-Baptiste Denis führt die erste dokumentierte, erfolgreiche Blutübertragung von Lammblut auf den Menschen durch
1818	Erste Bluttransfusion von Mensch zu Mensch wurde im Londoner St. Guy's Hospital durchgeführt (0,5 l Blut von verschiedenen Spender). Er stirbt an diesem Eingriff
1884	Salzlösung wird aufgrund der gehäuften Abwehrreaktionen gegen Milch als Blutersatz verwendet
1901	Der Wiener Pathologe Karl Landsteiner entdeckt das AB0-Blutgruppensystem (Nobelpreis 1930)
1902	Alfred von Decastello und Adriano Sturli entdecken die vierte Bluthauptgruppe AB
1915	Richard Lewisohn vom Mount Sinai Hospital in New York verwendet erfolgreich erstmals Natriumcitrat als Gerinnungshemmer. Damit kann Blut erstmals gelagert werden und muss nicht direkt vom Spender zum Empfänger übertragen werden
1925	Karl Landsteiner entdeckt zusammen mit Phillip Levine 3 weitere Blutgruppen: N, M und P
1939/1940	Das Rhesus(Rh)-Blutgruppensystem wird von Landsteiner, Wiener, Levine und Stetson entdeckt und als Ursache für die meisten negativen Reaktionen bestimmt

1940	Edwin Cohen zerlegt erstmals mittels seiner neuen Methode, das Blutplasma in Fraktionen (Albumin, Gammaglobulin und Fibrinogen), die in den klinischen Einsatz kommen
1985	HIV-Tests für Blutkonserven werden in den USA eingeführt
1990	Der erste Test für Hepatitis C wurde eingeführt
1992	Spenderblut wird routinemäßig auf HIV-1- und HIV-2-Antikörper getestet
1996	Start der Tests auf das HIV-Antigen p24 (Nachweis eines speziellen Virus-Proteins)
2001	Verbindliche Einführung der Leukozytendepletion
Seit 2005	Verbreitung des Patient-Blood-Management

4.2.1   Stabilisatoren und Additivlösungen für Erythrozytenkonzentrate

Stabilisatoren

Stabilisatoren dienen der Antikoagulation und Membranstabilität von Erythrozyten zur Lagerung (◐ Tab. 4.2).
- **ACD-Stabilisator**
    - **A**qua destillata, **C**itrat (Acidum citricum, Natrium citricum), **D**extrose
    - Lagerung bei 2–6°C (erschütterungsfrei) bis 21 Tage
- **CPD-A-1-Stabilisator**
    - **C**itrat, Natriumdihydrogen-**P**hosphat, **D**extrose, **A**denin
    - Lagerung bei 2–6°C (erschütterungsfrei) bis 35 Tage

Additive Lösungen

Additive Lösungen dienen der Aufrechterhaltung des Energiehaushalts und der Membranstabilität von Erythrozyten während der Lagerung und **verlängern die Verwendbarkeit um 10–14 Tage** gegenüber Stabilisatoren.
- **SAG-M-Additivlösung**
    - **S**odiumchlorid (NaCl), **A**denin, **G**lukose, Aqua ad inject., **M**annitol
    - Lagerung bei 2–6°C (erschütterungsfrei) bis **42** Tage
- **PAGGS-M-Additivlösung**
    - Natrium-mono- und -di-hydrogen-**P**hosphat, **A**denin, **G**lukose, **G**uanosin, **S**odiumchlorid (NaCl), Aqua ad inject., **M**annitol

◻ **Tab. 4.2** Stabilisatoren

Zitrat	Antikoagulation (fällt ionisiertes Kalzium aus und hemmt somit Gerinnung)
Phosphat	Unterstützung der Erythrozyten-Glykolyse; hebt pH leicht an → mehr 2,3-Diphosphoglycerat bleibt erhalten (bis zu 1 Woche 2,3-DPG normal) 2,3-DPG ↓→ Linksverschiebung der O_2-Bindungskurve → schlechtere O_2-Abgabe ans Gewebe (analog: pH ↑, CO_2 ↓, Temperatur ↓)
Adenin	Lagerungsfähigkeitsverlängerung
Dextrose, Glukose	Erythrozyten-Glykolyse → die energiereichen Phosphate bleiben erhalten

◻ **Tab. 4.3** Übersicht Erythrozytenkonzentrate

Präparat	Volumen (ml)	Hämatokrit (%)	Restanteil des Vollblutes (%)		
			Erythrozytenmasse	Leukozyten	Plasma
Buffy-coat-haltiges EK	280–320	60–80	≈90	≈90	20–30
Buffy-coat-freies EK	250–300	60–80	≈90	<50	20–30
Buffy-coat-freies EK in additiver Lösung	250–350	50–70	>80	<20	<5
Leukozytendepletiertes EK	200–350	50–80	>80	<1	<20
Gewaschenes EK	200–300	50–70	>80	<1	<1
Kryokonserviertes EK	200–300	50–70	≈50	<1	<1

— Lagerung bei 2–6°C (erschütterungsfrei) bis **49** Tage

Lagerung

EKs müssen bei 2–6°C in geeigneten Kühlschränken oder -räumen mit fortlaufender Temperaturregistrierung gelagert werden. Die Kühlkette soll auch während des Transports nicht unterbrochen werden, sofern die Produkte nicht unmittelbar danach verwendet werden.

4.2.2 Erythrozytenkonzentrat (EK)
(◻ Tab. 4.3)

— Alle verfügbaren EK enthalten in Abhängigkeit vom Herstellungsverfahren den größten Teil der Erythrozyten einer Vollbluteinheit.
— Sie unterscheiden sich im Wesentlichen durch den Gehalt an noch verbleibenden Leukozyten und Thrombozyten (»buffy coat«), Plasma

(incl. Gerinnungsfaktoren) und Zusatz additiver Lösung zur Haltbarkeitsverlängerung.

> 680 µg Ammoniak pro EK! Seit 2001 dürfen nur noch leukozytendepletierte zelluläre Blutkomponenten in den Verkehr gebracht werden.

Buffy-coat-haltiges EK

— **Herstellung:** nach Zentrifugation des **Vollblutes** wird das **Plasma** durch einfache physikalische Verfahren im geschlossenen System teilweise oder weitgehend von den Erythrozyten **getrennt**
— Volumen: 280–320 ml (40–70 ml Plasma und 10 ml Stabilisator)
— Hämatokrit: >80 %
— Leukozyten: ≈90 %, Plasma: 20–30 % (vom Vollblut)

Buffy-coat-freies EK

- **Herstellung:** nach Zentrifugation des Vollblutes wird das Plasma und der buffy-coat (Leukozyten und Thrombozyten) durch physikalische Verfahren im geschlossenen System teilweise oder weitgehend von den Erythrozyten getrennt. Zur Verbesserung der Konservierung wird das EK anschließend mit 40–70 ml Plasma resuspendiert
- Volumen: 250–300 ml (40–70 ml Plasma und 10 ml Stabilisator)
- Hämatokrit: >80 %
- Leukozyten: <50 %, Plasma 20–30 % (vom Vollblut)

Buffy-coat-freies EK in additiver Lösung

- **Herstellung:** das buffy-coat-freie EK wird in 80–100 ml Additivlösung aufgeschwemmt
- Volumen: 280–350 ml (10–25 ml Plasma)
- Leukozyten: <20 %, Plasma: <15 % (vom Vollblut)

Leukozyten-depletiertes EK (gefiltertes EK)

- **Herstellung:** mittels spezieller Tiefenfilter (Leukozytendepletionsfilter) wird die **Anzahl der Leukozyten weiter reduziert**. Die Anzahl der Restleukozyten darf 1×10^6 Zellen pro EK nicht übersteigen. leukozytendepletierte EK können sowohl aus buffy-coat-freien EK als auch aus buffy-coat-freien EK in additiver Lösung hergestellt werden
- **Nachteile:** Kontaminationsgefahr und fehlende Lagerungsfähigkeit bei Eröffnung des geschlossenen Systems: Sie sollten nach Eröffnen möglichst umgehend verwendet werden
- Leukozyten: <1 %, Plasma: <20 % (vom Vollblut)

- **Indikationen**
- Prävention einer Alloimmunisierung gegen leukothrombozytäre Merkmale bei absehbarer Langzeitsubstitution und Immunsuppression (auch vor Transplantation)
- hämatologische Grunderkrankungen (aplastische Anämie, myelodysplastische Syndrome, transfusionspflichtige chronische Anämien, Leukämien)

- Schwangere, wenn CMV-negative EK nicht verfügbar sind (Vermeidung einer intrauterinen fetalen CMV-Infektion), und ggf. HIV-Infizierte
- **herzchirurgische Patienten** mit einem Transfusionsbedarf >3 EK (seit 1999 in England und der Schweiz praktiziert) → geringe Inzidenz an Infektionen und geringere postoperative Mortalität
- Zustand nach nichthämolytischer febriler Transfusionsreaktion
- Verhinderung des Refraktärzustandes gegen Thrombozyten
- Reduzierung von intrazellulärer leukozytärer Virenübertragung (CMV, HIV)
- Prophylaxe des ARDS bei Massivtransfusion
- evtl. Früh-, Neugeborene und Säuglinge bis zum ersten Lebensjahr

Gewaschenes EK

- **Herstellung:** durch mehrmaliges Aufschwemmen und Zentrifugieren leukozytendepletierter Erythrozyten wird der **größte Teil des Plasmas, der Leukozyten und Thrombozyten entfernt**
- Leukozyten: <1 %, Plasma: <1 % (vom Vollblut)
- **Nachteile:** Kontaminationsgefahr und fehlende Lagerungsfähigkeit bei Eröffnung des geschlossenen Systems sowie waschbedingte Zellschäden

- **Indikationen**

Unverträglichkeit gegen Plasmaproteine, trotz Verwendung von leukozytendepletierten EK in additiver Lösung oder bei Nachweis von Antikörpern gegen IgA oder andere Plasmaproteine.

Kryokonserviertes EK

- **Herstellung:** gewaschene EK werden unter Zusatz eines Gefrierschutzmittels (Glycerin) tiefgefroren und bei mindestens –80°C gelagert. Kryokonservierte EK sind **praktisch frei von Plasma sowie intakten Leukozyten und Thrombozyten**. Nach dem Auftauen muss das Glycerin wieder ausgewaschen und die EK müssen umgehend verwendet werden
- Leukozyten: <1 %, Thrombozyten: <1 %, Plasma: <1 % (vom Vollblut)

Indikationen

Nur bei Patienten mit komplexen Antikörpergemischen oder mit Antikörpern gegen ubiquitäre Antigene, die nicht anders versorgt werden können.

Bestrahltes EK

- **Herstellung:** Bestrahlung mit 30 Gy kurz vor der vorgesehenen Transfusion. Zerstörung immunkompetenter Lymphozyten. Nach Möglichkeit sollten leukozytenarme gefilterte EK bestrahlt werden
- **Nachteil:** der lagerungsbedingte Kaliumaustritt aus den Erythrozyten wird durch Bestrahlung zusätzlich verstärkt

- **Absolute Indikationen**
- intrauterine Transfusion
- Neugeborene (<37. SSW)
- Stammzell- oder Knochenmarktransplantation
- autologe Stammzellenentnahme
- lymphoproliferative Erkrankungen
- Immundefizitsyndrom
- alle gerichteten Blutspenden aus der engen Familie

- **Relative Indikationen**
- Patienten mit Malignom unter Hochdosis-Chemotherapie
- Autoimmunerkrankungen
- Morbus Hodgkin
- Transplantation solider Organe (Immunsuppression)
- Austauschtransfusion

> Für Kinder und Patienten vor/nach Transplantation sollten nur CMV-freie und bestrahlte Konserven verwendet werden!

- Die Gabe von Fremdblut führt zu einer klinisch fassbaren Immunsuppression bei reduzierter »natural killer cell activity« und reduzierter T-Zell-Entwicklung → verminderte Abstoßungsreaktion nach Nierentranplantation, günstige Beeinflussung des postoperativen Verlaufs von Autoimmunerkrankungen wie z. B. Morbus Crohn.
- Die Gabe von Fremdblut führt zur Erhöhung der Infektionsrate, Erhöhung von Tumorrezi-

Tab. 4.4 Blutgruppenkompatible Gabe von FFP

Patient (Empfänger)	Kompatible FFP
A	A (AB)
B	B (AB)
AB	AB
0	0 (A, B, AB)

divraten bei Karzinompatienten, der Krankenhausmortalität, der Verlängerung der Krankenhausliegezeit! Des Weiteren existiert der Verdacht auf eine erhöhte Leukämierate nach Fremdblutgabe → restriktive Transfusionspolitik und Maßnahmen zur Vermeidung von Fremdblutgaben wie z. B. Patient Blood Management, das Anheben der Transfusionsschwelle sowie das Führen von Transfusiontrigger-Checklisten! Gabe von intravenösen Eisen (z. B. Ferinjekt) und/oder Erythropoetin bei Eisenmangelanämie (zurzeit für diese Indikation keine offizielle Zulassung!), präoperative Therapie von Anämien bei chronischen Erkrankungen, maschinelle Autotransfusion (MAT), Wiederaufbereitung von Drainagenblut, schonende Operationstechniken.

4.2.3 Fresh-frozen Plasma (FFP)
(□ Tab. 4.4)

- **Herstellung:** innerhalb von 6 h (maximal 24 h) tiefgefrorenes Plasma, welches aus einer Vollblutspende (≈270 ml) oder durch Plasmapharese (≈600 ml) gewonnen worden ist
- Antikoagulanzien: Citrat-Phosphat-Dextrose-Adenin (CPDA)
- physiologische Zusammensetzung prokoagulatorischer und profibrinolytischer Faktoren
- **gerinnungsaktive Qualität von Frischplasmen** abhängig von
  - Konzentration beim Spender (große interindividuelle Schwankungen bei Spendern von 0,6–1,4 U/ml jedes Gerinnungsfaktors, dabei entspricht 1 U/ml 100 % Aktivität eines Plasmapools)

- Lagerung (Temperatur)
- Herstellungsverfahren (Virusinaktivierung durch Methylenblau, Hitze etc.)
- **Auftauen** (Temperatur und Geschwindigkeit): Soll: 25 min bei 37°C
  - die Aktivität des Gerinnungsfaktors VIII im aufgetauten Plasma soll mindestens 70 % der individuellen Ausgangsaktivität sein (also mindestens 0,7 U/ml, von BGA vorgeschrieben)
  - nach dem Auftauen verlieren sie jedoch rasch an Aktivität: 60–70 % der Ausgangsaktivität nach dem Auftauen, außer Faktor V ($\approx$40–50 %), da sehr labil

> **FFP innerhalb einer ½ h nach dem Auftauen geben! Nach 4 h nur noch 40–50 % der Ausgangsaktivität vorhanden, nach 6 h 0 %**

- zulässiger Restzellgehalt:
  - Erythrozyten: <1000/µl
  - Leukozyten: <500/µl
  - Thrombozyten: <20.000/µl
- Proteinkonzentration: 60 g/l
- **Lagerung:** bei –30°C: bis 1 Jahr, bei –40°C: bis 2 Jahre, bei –70°C: bis 3 Jahre

- **Indikationen**
- angeborener Faktor-V- und -XI-Mangel (es gibt keine Einzelfaktorenpräparate hierfür)
- Lebererkrankungen mit aktiver klinischer Blutung
- Plasmaaustausch bei Moschkowitz-Syndrom, thrombotisch-thrombozytopenischer Purpura (wird derzeit als Therapie der Wahl angesehen)
- Guillain-Barré-Syndrom (der mehrfache Plasmaaustausch ist einer rein supportiven Therapie nachweislich überlegen)
- Austauschtransfusionen (von mehr als dem errechneten Blutvolumen des Patienten) bei Kindern und Erwachsenen
- evtl. Verdünnungskoagulopathie infolge Massivtransfusion
- evtl. Notfallindikation beim Hämophilie-patienten
- evtl. Verbrauchskoagulopathie
- **Gabe von FFP bei Kindern:**
  - bei Quick <40 %, PTT >150 % der Norm und Fibrinogen <0,75 g/l bzw.

- spätestens bei 1- bis 1,5-fachen Verlust des geschätzten Blutvolumens

Dosierung

- **Faustregel:** 1 ml/kg FFP → Erhöhung des Faktorengehalts um $\approx$1–2 %
- **Massivtransfusion:** EK: FFP = 3:1 bis notfalls 1:1
- **Leberausfall:** 10–20 ml/kg, initial 4 Einheiten, Tagesbedarf $\approx$8 Einheiten

- **Kontraindikationen**
- Plasmaeiweißallergie
- Mangel einzelner Gerinnungsfaktoren
- Volumenmangel ohne Gerinnungsstörungen
- Hypervolämie, Hyperhydratation, Lungen-ödem

- **Nebenwirkungen**
- Überempfindlichkeitsreaktionen
- Herz-Kreislauf-Reaktionen infolge von Citrat-reaktionen bei Leberfunktionsstörungen sowie bei Neugeborenen, besonders bei schneller Transfusion
- Immunisierung des Empfängers gegen Plasma-proteine
- **transfusionsinduzierte akute Lungeninsuffizienz** (TRALI-Syndrom): sehr selten und tritt fast ausschließlich durch Übertragung größerer Mengen Plasma, das **granulozytenspezifische Antikörper** enthält, auf
- mit nichtinaktiviertem Plasma können Erreger von Infektionskrankheiten (z. B. HBV, HCV, CMV, HIV, Parvovirus B19) oder andere Mikroorganismen übertragen werden
- **Virusinaktivierung** des Plasmas durch
  - Hitzebehandlung
  - Alkoholfraktionierung
  - photodynamische Einzelplasmabehandlung mit Methylenblau und Lichtexposition
  - Behandlung von Poolplasma mit Solvent/Detergent-Verfahren (S/D): Tri-N-butyl-phosphat → hoher Verlust der Aktivität von Faktor V und VIII
  - seit 01.07.1995: Lagerung von 4 Monaten vorgeschrieben → Quarantäneplasma

- Plasma der Blutgruppe AB kann im Notfall für Patienten aller Blutgruppen verwendet werden
- das Rhesus-System braucht nicht berücksichtigt zu werden

4.2.4 Thrombozytenkonzentrat (TK)
(◘ Tab. 4.5)

Herstellung
- **Poolthrombozyten** bestehend aus 4–6 Einzelspender-TK enthalten bis 24–36×10^{10} Thrombozyten
- **Hochkonzentrat (Thrombozytopherese)** enthalten bis 20–40×10^{10} Thrombozyten und je nach Herstellungsverfahren 10–500×10^6 Leukozyten und bis zu 30×10^8 Erythrozyten
- **leukozytendepletiertes TK** kann sowohl aus Pool-TK als auch aus Thrombozytopherese-TK durch spezielle Filter hergestellt werden. Eine Leukozytenreduktion auf 1×10^4 kann erreicht werden, jedoch dadurch bis 25 %iger Verlust von Thrombozyten: Thrombozytengehalt $>6 \times 10^{10}$, Restleukozyten $<50 \times 10^{10}$, Resterythrozyten $<5 \times 10^8$

Lagerung
- Unter ständiger Bewegung (auf Rüttelmaschine) bei Raumtemperatur ($>22 \pm 2°C$) für maximal 3–5 Tage haltbar (nicht im Kühlschrank, dies führt zur Plättchenaggregation!).
- Pool-TK oder in offenen Systemen gewonnene TK müssen innerhalb von 12 h nach Herstellung verwendet werden.

- **Indikationen**
- $>100.000/\mu l$ nur bei Thrombopathie
- 80–$90.000/\mu l$ bei großen oder risikobehafteten Operationen (besonders Kardiochirurgie, Neurochirurgie, Augen)
- 50–$60.000/\mu l$ bei Massivtransfusion
- $50.000/\mu l$ peri- und postoperativ bis 4. Tag
- 20–$50.000/\mu l$ bei Blutung
- $30.000/\mu l$ postoperativ 4.–7. Tag
- $10.000/\mu l$ Prävention einer Spontanblutung ohne chirurgischen Eingriff (nach Lebertransplantation evtl. erst bei $<10.000/\mu l$ wegen möglicher Sensibilisierung)

◘ **Tab. 4.5** Blutgruppenkompatible Transfusion von TK

Patient (Empfänger)	Kompatible TK
A	A (0)
B	B (0)
AB	AB (A, B, 0)
0	0
Rh-positiv	Rh-positiv (Rh-negativ)
Rh-negativ	Rh-negativ (evtl. Rh-positiv)

> **Nicht bei Pseudothrombopenien (fälschlich zu niedrig gemessene Werte durch antikörperinduzierte Verklumpung, z. B. EDTA-abhängige Thrombopenie → Bestimmung im Citratblut)!**

Dosierung

- **Faustregel minimaler Thrombozytenbedarf:** Thrombozytenanzahl = gewünschter Thrombozytenanstieg $(/\mu l) \times$ Blutvolumen (ml) $(\approx 70\,ml/kg) \times 1,5$
    - z. B. Anstieg um 50.000/μl, Patient 70 kg: $50 \times 10^3/\mu l \times 70\,kg \times 70\,ml/kg \times 1,5 = 50 \times 10^3/\mu l \times 4900 \times 10^3\,\mu l \times 1,5 = 367 \times 10^9 \approx 3,6 \times 10^{11}$
- **Erfahrungsgemäß führen**
    - 4–6 Einheiten Einzelspenderthrombozytenkonzentrat oder
    - 1 Einheit Poolthrombozyten oder
    - 1 Einheit Thrombozytenhochkonzentrat
- zu einem Thrombozytenanstieg von ≈ 20.000–$30.000/\mu l$
- **TK-Gabe bei Kindern:** $\approx 10\,ml/kg$ Einzelspender-TK mit 5–8×10^{10} Thrombozyten → 20.000–$50.000/\mu l$ Thrombozytenanstieg

- **Besonderheiten**
- Nur 60–70 % finden sich in der Blutzirkulation wieder, der Rest wird bei Erstpassage in der Milz abgefangen (daher $\times 1,5$).

⧉ Tab. 4.6 Blut-Normalwerte (gemäß der Querschnittsleitlinie der Bundesärztekammer 2008)

Parameter	Normalwerte (konventionelle Einheit)	
Hämatokrit	♂: 41–50%	♀: 46%
Erythrozyten	♂: 4,5–5,9 Mio./ml	♀: 4,0–5,2 Mio./ml
Hämoglobin	♂: 14–18 g/dl (8,7–11,2 mmol/l)	♀: 12–16 g/dl (7,5–9,9 mmol/l)
MCH	27–34 pg	
MCHC	30–36 g/dl	
MCV	85–98 fl	

━ Seit 2001 dürfen nur noch leukozytendepletierte zelluläre Blutkomponenten in den Verkehr gebracht werden.

━ Übertragung nach Kompatibilität im AB0- und Rh-System wie bei EK, wegen der geringen, aber immer vorhandenen Kontamination mit Erythrozyten. Weitere wichtige Alloantigene sind die HLA-Antigene der Klasse I sowie plättchenspezifische Antigene.

━ Einem **Rh-neg-Empfänger dürfen Rh-pos-Thrombozyten nur im Notfall transfundiert** werden, da der Empfänger Antikörper bildet, die oft lebenslang erhalten bleiben. Wird einem solchen Patienten erneut Rh-positives-Blut übertragen, kann eine schwere hämolytische Transfusionsreaktion ausgelöst werden. Wenn die Gabe von Rh-pos-Thrombozyten unvermeidlich ist, sollte bei Rh-neg-Frauen im gebärfähigen Alter eine Prophylaxe mit Anti-D-Immunoglobulin (250–300 µg Anti-D i.v.) durchgeführt werden (**Cave:** keine i.m.-Injektion).

━ Gabe über ein **spezielles Thrombozytenbesteck (Filter 170–200 µm)**, das einen geringeren Thrombozytenverlust im System verursacht.

━ Therapiekontrolle: Thrombozytenzahl und Thrombozytenfunktion.

━ Bei immunsupprimierten Patienten muss vor TK-Transfusion zur Vermeidung einer GvH-Reaktion eine Bestrahlung mit ca. 30 Gy durchgeführt werden.

4.3 Transfusion

4.3.1 Indikationen zur Transfusion

━ eine **Anämie** in der perioperativen Phase führt zu einer **Zunahme der Mortalität:**
  ━ ohne Anämie: 0,78%
  ━ milde Anämie: 3,53%
  ━ schwere Anämie: 10,2%

━ Für die Indikation zur Transfusion von Erythrozytenkonzentraten lassen sich keine obligaten unteren Grenzwerte für Hämoglobin oder Hämatokrit festlegen. Anhaltswerte geben ⧉ Tab. 4.6, ⧉ Tab. 4.7, ⧉ Tab. 4.8 und ⧉ Tab. 4.9 wieder.

━ Nach neueren Empfehlungen wird bei bestehenden kardialen Kompensationsmechanismen die **minimale Hb-Konzentration bei 6,0 g/dl** angegeben (= **kritischer Hb-Wert,** bei dem bei Normovolämie und Normoxie die O_2-Versorgung des Gewebes noch gewährleistet ist)!

■ **Aktuelle Indikationen**

━ Hb-Konzentration <6,0 g/dl bzw. Hkt <20%

━ Hb-Konzentration zwischen 6,0 und 10,0 g/dl und bei klinischer Symptomatik wie Tachykardie, Hypotension, Dyspnoe, neu aufgetretene regionale, myokardiale Wandbewegungsstörungen im Echo
  ━ pvO_2 **<32 mmHg**
  ━ Abfall der zentralvenösen O_2-Sättigung **<60%**
  ━ globale O_2-Extraktionsrate **>50%**

◘ Tab. 4.7 Transfusionstrigger (gemäß der Querschnittsleitlinie der Bundesärztekammer 2008)

Hb-Bereich	Risikofaktor/Transfusionstrigger	Transfusion	Evidenz
≤6 g/dl bzw. ≤3,7 mmol/l		Ja*	1C+, Soll
>6–8 g/dl bzw. > 3,7-5,0 mol/l	Keine Risikofaktoren, adäquate Kompensation	Nein	1C+, Soll
	Risikofaktoren vorhanden, eingeschränkte Kompensation	Ja	1C+, Soll
	Hinweise auf anämische Hypoxämie (Physiologische Transfusionstrigger)	Ja	1C+, Soll
>8–10 g/dl bzw. > 5,0–6,2 mol/l		Ja	2C, Könnte
>10 g/gl bzw. >6,2 mol/l		Nein*	1A, Soll

* in Einzelfällen kann ein niedriger Hb-Wert toleriert bzw. ein höherer Hb-Wert indiziert sein!

◘ Tab. 4.8 Hb- und Hkt-Normalwerte und kritische Grenzwerte

Alter	Transfusionsgrenzen		Normalwerte	
	Hb (g/dl)	Hkt (%)	Hb (g/dl)	Hkt (%)
Frühgeborene	12–14	40–50		
Frühgeborene bis 2 Monate	11–12	36–42		
Neugeborene	10	30–40	15–25	45–65
Säuglinge in der Trimenonreduktion	8	25–28	9–12	30–42
1 Jahr	6–7	20–25	10–15	35–45
6 Jahre	6–7	20–25	10–15	35–45
Gesunder Erwachsener	6	18-20	12–16	40–50
KHK-Patient	8-10	30		

Grenzwerte werden gegenwärtig nicht einheitlich beurteilt

◘ Tab. 4.9 Therapievorschlag

Volumenverlust	Therapie
Blutverlust bis 20 % des Blutvolumens	Ersatz mit Kristalloiden und Kolloiden
Blutverlust ab 30 % des Blutvolumens	EK-Einsatz nach Hb-Wert FFP-Gabe im Verhältnis 4:1–2:1 (EK:FFP)
ab Verlust des einfachen Blutvolumens	EK-Einsatz nach Hb-Wert FFP-Gabe im Verhältnis 1:1 (EK:FFP)
ab Verlust des 1,5-fachen Blutvolumens	EK-Einsatz nach Hb-Wert FFP-Gabe im Verhältnis 1:1 (EK:FFP) TK-Gabe im Verhältnis 1:1 (EK:TK) bzw. ab 50.000 Thrombozyten/µl

- einer um **mehr als 50 %** von der Ausgangssituation gesunkener O_2-Verbrauch, der nicht anderweitig erklärt werden kann
- Laktatazidose >2 mmol/l
- myokardiale und zerebrale **Ischämiean-zeichen** trotz ausreichender Isovolämie → ST-Streckensenkungen >0,1 mV oder ST-Hebungen >0,2 mV für eine Dauer von mindestens 1 min in den Ableitungen II und V_5

Die restriktive Gabe von Erythrozytenkonzentraten (Hb-Transfusionswert <7,0 g/dl vs. <10 g/dl) führte in einer von Herbert veröffentlicht großen randomisierten Studie zu keiner Zunahme der 30-Tage- und der Krankenhausmortalität.

❯ Mehr als 14 Tage lang gelagerte Erythrozyten-konzentrate scheinen ungeeignet zu sein, die globale und lokale O_2-Versorgung beim kritisch-kranken Patienten zu verbessern!

4.3.2 Maximal tolerabler Blutverlust (MTBV)

$$MTBV = \frac{(70\,ml/kg) \times (Hkt_o - Hkt_{min})}{(Hkt_o - Hkt_{min})/2}$$

- Hkt_o = Ausgangshämatokrit
- Hkt_{min} = minimaler Hämatokrit

❯ Für das Überleben von (Myokard-)gewebe ist ein unterer O_2-Gehalt von 6 ml/dl, was einem Hb-Wert von 4,4 g/dl unter Raumluft entspricht, notwendig.

Es liegen einzelne Berichte vor, dass **Zeugen-Jeho-vas-Patienten** Hb-Werte von 2,4 g/dl und Hkt-Werte von bis zu 4 % ohne Organschäden überlebten → das Recht auf Selbstbestimmung (Art. 2 GG) ist bei erwachsenen bewusstseinsklaren Patienten zu respektieren (gegenüber dem Grundsatz der ärztlichen Behandlungsfreiheit). Anders hingegen bei Minderjährigen, deren Eltern eine Bluttransfusion verweigern. Hier muss über das Vormundschaftsgericht eine Einwilligung zur Transfusion gegen den Willen der Eltern eingeholt werden

(§ 1666 BGB). Im Notfall muss die Transfusion erfolgen, da sonst der Tatbestand der unterlassenen Hilfeleistung zugrunde liegen kann.

Unter extremer Hämodilution sind Gelatine-lösungen aufgrund eines erhöhten Transportvermögens von CO_2 und keiner über das Maß des Hämodilutionseffektes hinausgehende Beeinflussung der Gerinnung zu bevorzugen.

Dosierung ▮▮▮

- **Faustregel**
  - 3–4 ml/kg EK → Erhöhung des Hb um ≈ 1 g/dl oder:
  - Erforderliches Volumen = Blutvolumen (≈70 ml/kg) × Hkt_{Wunsch} – $Hkt_{Aktuell}$
  - Hkt_{Wunsch}: gewünschter Hämatokrit
  - $Hkt_{Aktuell}$: aktueller Hämatokrit

4.3.3 Patient-Blood-Management

Um eine restriktive Transfusionspolitik auch auf der Intensivstation durchführen zu können, sollte auch in diesem medizinischen Bereich das Konzept des Patient-Blood-Managements umgesetzt werden:

Optimierung des Erythrozytenvolumens

- Stimulation der Erythropoese durch Eisengabe zum Ausgleich des totalen Eisendefizits (TID)* und/oder Erythropoetin (EPO): 300–700 U/kg KG zweimal wöchentlich über 3 Wochen
- *TID (mg) = Gewicht (kg) × (Zielhämoglobin-aktuellen Hämoglobin in g/dl × 0,24) + Eisenspeicher (500 mg)
- Berücksichtigung von anämiebegünstigenden Medikamenteninteraktionen

Minimierung von Blutungen und Blutverlusten

- optimales **Hämostase/Gerinnungsmanagement** z. B. mittels ROTEM → Vermeidung von Nachblutungen
- Aufrechterhaltung einer **Normothermie** bzw. schnelle Wiedererwärmung (Ausnahme: indizierte Hypothermie z. B. nach Reanimation bei KF) → bessere Hämostase

◻ Tab. 4.10 Bestimmung der Blutgruppe

Blutgruppe	Erythrozytenreaktion mit Testserum (Bedsidetest)		Serumreaktion mit Testerythrozyten	
	Anti-A	Anti-B	A-Zellen	B-Zellen
A	+	–	–	+
B	–	+	+	–
AB	+	+	–	–
0	–	–	+	+

— Minimierung des interventionellen und diagnostischen Blutverlustes (keine Routinelabor, Verwendung spezieller Blutabnahmesets, …)
— **autologe Blutrückgewinnung** (Aufbereitung des Drainageblutes mittels Cell-Saver)
— Prophylaxe der oberen gastrointestinalen Blutung → Gabe von Protonenpumpenblocker bei Risikopatienten
— Vermeidung und zeitnahe Behandlung von Infektionen → Vermeidung einer **Infektanämie**

Erhöhung und Ausschöpfung der Anämietoleranz

— **Optimierung der Anämiereserve** → Aufrechterhaltung einer Normovolämie und normales Herzminutenvolumen
— **Maximierung der O₂-Versorgung** → Gabe von O₂, Optimierung der Beatmung (Hyperoxie) und der Hämodynamik, evtl. Gabe von Katecholaminen, PEEP-Beatmung,…
— **Reduktion des O₂-Bedarfes** → Einhaltung der Normothermie (Antipyretika bei Fieber), evtl. milde Hypothermie, Thyreostatika bei Hyperthyreose, adäquate Analgosedierung evtl. mit Muskelrelaxation im Einzelfall, Therapie des unbehandelten arteriellen Hypertonus,…
— strenge Indikationsstellung zur Bluttransfusion → Festlegung des **patientenspezifischen Transfusionstrigger**

Anmerkung: Deutschland hat im EU-Vergleich eine sehr hohe Transfusionsrate: 57,3 EK pro 1000 Einwohner vs. 36,1 in England und 34,4 in Frankreich, EU-Durchschnitt 40 EK pro 1000 Einwohner

pro Jahr (Zahlen aus dem Jahr 2008). Im Jahr 2011 wurden 4,3 Mio. Erythrozytenkonzentrate in Deutschland transfundiert!

4.3.4 Verträglichkeitstests (Prophylaxe hämolytischer Transfusionsreaktionen)

Vor jeder Transfusion müssen folgende Untersuchungen bzw. Tests durchgeführt werden:
— Bestimmung der Blutgruppe und des Rh-Faktors (◻ Tab. 4.10)
— Antikörpersuchtest (indirekter Coombs-Test) beim Empfänger und Spender
— Kreuzprobe
— Überprüfung des Blutgruppenbefundes, der Kreuzprobe und der Konserve
— Bedside-Test vom Patienten

Bestimmung der Blutgruppe und des Rh-Faktors (Kreuzprobe)

Mit der Kreuzprobe soll festgestellt werden, ob sich Antikörper beim Spender oder Empfänger befinden und eine hämolytische Transfusionsreaktion auslösen können. Die Kreuzprobe besteht aus 3 **Stufen:**
— **Stufe 1 = Kochsalztest (eigentliche Kreuzprobe)**
  — die Erythrozyten des Spenders werden mit dem Serum des Empfängers (**Majorteil**) und umgekehrt (**Minorteil**) zusammengebracht
  — Majortest
  — das Empfängerserum wird auf Antikörper gegen **Spendererythrozyten** untersucht
  — Minortest

- Spenderserum wird auf Antikörper gegen **Empfängererythrozyten** untersucht
- besonders wichtig bei Neugeborenen und Kleinkindern mit noch nicht ausgereiftem Immunsystem

❯ **Tritt beim Major- oder Minortest nach Inkubation von 5 min bei Raumtemperatur und anschließender Zentrifugation schon eine Agglutination auf, besteht Unverträglichkeit, und die weiteren Tests können weggelassen werden.**

- **Stufe 2 = Albumintest**
  - Suche nach kompletten Antikörpern oder Antikörpern, die in Kochsalz keine Agglutination hervorrufen
  - Zugabe von 30 %-igem Rinderalbumin und Inkubation von 30–45 min bei 37°C
  - nach Zentrifugation wird auf Agglutination untersucht
- **Stufe 3 = Coombs-Test** (direkter Coombs-Test)
  - Die Suche nach inkompletten Antikörpern, die erst durch Zugabe von Coombs-Serum (Antihumanglobulin) eine sichtbare Agglutination bewirken. Die im Coombs-Serum enthaltenen Antikörper bilden eine »Verbindungsbrücke« zwischen inkompletten Antikörpern.

Antikörpersuchtest (indirekter Coombs-Test)

Bei Empfänger und Spender
- Im Unterschied zur Kreuzprobe werden gepoolte Testerythrozyten mit einer optimalen Anzahl von Antigenen mit Empfänger- bzw. Spenderserum vermischt.
- Aufdeckung der meisten irregulären bzw. inkompletten Antikörper wie z. B. Rhesus, Kell, Duffy, Lewis, Kidd etc.
- Eine weitere Identifizierung von irregulären Antikörpern erfolgt dann gegebenenfalls mit speziellen Testerythrozyten.

Bedsidetest

- Mit dem Bedsidetest sollen Vertauschungen und Verwechslungen bei der Blutabnahme, bei der Kreuzprobe oder bei der Zuordnung der Blutpräparate zum Patienten entdeckt werden.

- Der Bedsidetest ist unmittelbar vor der Transfusion vom transfundierenden Arzt oder unter seiner Aufsicht durchzuführen, um die AB0-Blutgruppe des Empfängers zu bestätigen. Das Ergebnis ist schriftlich zu dokumentieren. Eine Testung der Konserve ist nicht mehr vorgeschrieben!
- Eine Bestimmung des Rhesusfaktors oder eine Blutgruppenkontrolle des EK (»Inhaltskontrolle«) ist nicht vorgeschrieben.
- Bei Eigenblut muss der Bedsidetest vom Empfänger und von der Eigenblutkonserve (»Inhaltskontrolle«) durchgeführt werden, um Vertauschungen zu vermeiden, da hier keine Kreuzprobe erfolgt.

Maßnahmen vor Transfusion

Vor Beginn der Transfusion hat der transfundierende Arzt persönlich zu überprüfen:
- den **Blutgruppenbefund** des Empfängers und evtl. vorliegende irreguläre Antikörper,
- ob die Konserve für den entsprechenden Empfänger bestimmt ist,
- ob die **Blutgruppe der Konserve** (Konservenetikett) dem Blutgruppenbefund des Empfängers entspricht,
- ob Verträglichkeit besteht (**negative Kreuzprobe**) und die Kreuzprobe noch Gültigkeit besitzt (in der Regel 72 h),
- ob die angegebene **Konservennummer** mit dem Begleitschein übereinstimmt,
- ob die **Konserve unversehrt** und das **Verfallsdatum** nicht überschritten ist.
- Durchführung des **Bedsidetests** (oder unter seiner Aufsicht)

4.3.5 Auswahl von Erythrozytenkonzentraten (◘ Tab. 4.11)

❯ **Nach Möglichkeit sollte AB0- und Rh-blutgruppengleich transfundiert werden.**

- Einem Rh-neg-Empfänger darf Rh-pos-Blut nur im Notfall transfundiert werden, da der Empfänger Antikörper bildet, die oft lebenslang erhalten bleiben. Wird einem solchen

⬛ Tab. 4.11 Blutgruppenkompatible Transfusion von EK

Patient (Empfänger)	Kompatible EK
A	A (0)
B	B (0)
AB	AB (A, B, 0)
0	0
Rh-positiv	Rh-positiv (Rh-negativ)
Rh-negativ	Rh-negativ (evtl. Rh-positiv)

Patienten erneut Rh-pos-Blut übertragen, kann eine schwere hämolytische Transfusionsreaktion ausgelöst werden.

❶ Die Gabe von Rh-positivem EK sollte bei Rh-neg-Kindern und Rh-neg-Frauen im gebärfähigen Alter unbedingt vermieden werden!

▬ **»Universalspenderblut 0«**
  - Erythrozyten der Blutgruppe 0 lassen sich praktisch reaktionslos auf blutgruppenungleiche Empfänger übertragen. Da jedoch in EK der Blutgruppe 0 immer noch ein Plasmaanteil mit Anti-A- und Anti-B-Antikörpern vorhanden ist, ist die Menge der übertragbaren EK begrenzt. Bei größeren Transfusionsmengen werden die Empfängererythrozyten geschädigt, da dann die Verdünnung der Antikörper nicht mehr ausreichend hoch ist.
  - Bei EK mit geringem Plasmaanteil (gewaschene EK) brauchen die Isoantikörper des AB0-Systems im Spenderplasma nicht berücksichtigt zu werden. Solche EK können im Bedarfsfall unter Berücksichtigung der Majorkompatibilität im AB0-System unbedenklich übertragen werden.

▬ Bei **Austauschtransfusionen an Neugeborenen** muss das für den Austausch herangezogene EK mit der AB0-Blutgruppe der Mutter und des Kindes kompatibel sein.

4.3.6 Nebenwirkungen und Komplikationen von Bluttransfusionen

▬ **»Infectious serious hazard of transfusion«** (ISHOT):
  - Übertragung von Hepatitis B-, C- und HIV-Infektionen sowie Creutzfeldt-Jakob-Erkrankung
  - Anstieg der Mortalität infolge Infektion und Ischämie (Murphy 2007)
  - Anstieg des Infektionsrisiko (3-fach höher) durch transfusionsassoziierte Immunmodulation (TRIM)

▬ **»Non infectious serious hazard of transfusion«** (NISHOT)
  - febril-hämolytische und febrile nicht-hämolytische Reaktionen
  - erhöhtes Risiko für Non-Hodgkin-Lymphome nach 10–20 Jahre nach Transfusion (Castillo 2010)
  - Anstieg des allergischen Risikos bzw. Alloimmunisierung
  - unspezifische Fieberreaktion infolge »storage damage« durch zulange Lagerung (»aged blood«) mit konsekutiver Freisetzung von Zytokinen (IgG- und α-TNF-Freisetzung) → Vermeidung durch kürzere Lagerungszeiten, Leukozytendepletion und Einsatz von Antipyretika

❶ Induktion einer akuten Herzinsuffizienz (TACO = transfusions-associated circulatory overload) mit BNP-Anstieg und LVF-Einschränkung → Liegedauer ↑.

Anmerkung:
▬ altes« Blut (ab >14 Tage Lagerungszeit) hat eine höhere Mortalität (2- bis 3-fach ↑, Mussallam 2011, Koch CG 2008, Murphy 2008)
▬ Kosten für ein EK in der Schweiz: ca. 450 €
▬ Häufigkeit von Transfusionszwischenfällen: ca. 1:5.000 (!)

Man kann zwischen immunologisch und nichtimmunologisch bedingten Komplikationen unterscheiden (⬛ Tab. 4.12).
  Nachfolgend einige spezielle Nebenwirkungen:

◻ **Tab. 4.12** Häufigkeiten unerwünschter Wirkung bei Transfusionen

Unerwünschte Wirkungen	Risiko je transfundierte Einheit
Hämolytische Transfusionsreaktion vom Soforttyp	
– ohne tödlichen Ausgang	1:10.000–1:50.000
– mit tödlichem Ausgang	1:250.000–1:600.000
Hämolytische Transfusionsreaktion vom verzögerten Typ	1:1.000–1:4.000
	1:100.000*
Nichthämolytische, febrile Transfusionsreaktion (NHFT)	<1:200 (EK)
	<1:5 (TK)
Posttransfusionelle Purpura	Einzelfälle
	1:600.000*
Allergische Transfusionsreaktion	
– mit mildem Verlauf	1:33–1:333
– mit schwerem Verlauf	1:20.000–1:50.000
Transfusionsassoziierte akute Lungeninsuffizienz (TRALI)	1:5.000–1:7.200
	< 1:180.000*
Transfusionsassoziierte Graft-vs.-Host-Krankheit (GvHD)	1:400.000–1:1.200.000
Bakterielle Kontamination	1:500.000–1:4.700.000 (EK)
	1:1428 (TK)
Transfusionsassoziierte Virusinfektionen durch	
– HIV	1:4,3 Mio.
– HBV	1:360.000
– HCV	<1:10,88 Mio.
Transfusionsassoziierte Parasitosen	<1:10^6
Neue Variante der Creutzfeldt-Jakob-Krankheit	Bisher kein Fall bekannt
Transfusionsassoziierte Gesamtmortalität (sicher/wahrscheinlich/möglich)	1:260.000[a]

Modifiziert nach Bundesärztekammer: Leitlinien zur Therapie mit Blutkomponenten und Plasmaderivaten 3. Aufl., 2003
* Zahlen abgeleitet aus Meldungen an das britische Register Serious Hazards of Transfusion (SHOT), http://www. shotuk.org

Hämolytische, febrile Transfusionsreaktion

- Ursachen
- Antikörper gegen Erythrozyten: am häufigsten AB0-Unverträglichkeit, seltener bereits vor Transfusion vorhandene, hämolytisch wirksame Allo-Antikörper

❯ Mehr als 80 % der hämolytischen Transfusionsreaktionen sind auf menschliches Versagen, also Verwechslung von Patienten und/oder Konserven, zurückzuführen.

- Häufigkeit
- 1:10.000–1:50.000
- tödliche Reaktionen 1:250.000–1:600.000

- **Klinik**
- Schüttelfrost und Fieber, kalter Schweiß
- Tachypnoe, Tachykardie, RR ↓, → Schock
- Hämolyse, Hämaturie, diffuse Blutung im Operationsgebiet

- **Komplikationen**
- DIC, akutes Nierenversagen

- **Therapie**
- **Transfusion sofort abbrechen**
- Blutentnahme für **Labor**, wenn möglich vor weiteren Maßnahmen:
  - Blutgruppenbestimmung, Kreuzprobe und AK-Suchtest wiederholen
  - Bestimmung von Hämoglobin in Blut und Urin, Haptoglobin, Bilirubin, Kreatinin und Harnstoff, Thrombozyten, Gerinnungsstatus, Fibrinogenspaltprodukte (FSP)
- Hypotonie mit **Volumengabe** und ggf. Katecholaminen behandeln
- evtl. hochdosierte **Kortikoidgabe**
- **Diurese stimulieren** (Volumen, Furosemid, Mannitol, Dopaminperfusor), ggf. Alkalisierung des Urins, evtl. frühzeitige Hämodialyse
- Heparinisierung bei beginnender Verbrauchskoagulopathie
- Bereitstellung von kompatiblen EK
- bei besonders schweren Reaktionen Austauschtransfusion

Verzögerte hämolytische Transfusionsreaktion

- Unerklärlicher Hb-Abfall nach zunächst unauffälliger Transfusion mit mehr oder weniger ausgeprägten Hämolysezeichen.
- **Primär niedrige Allo-Antikörpertiter** beim Empfänger (negative Kreuzprobe). Derartige Reaktionen lassen sich also nicht sicher vermeiden.
- Nach Übertragung antigentragender Erythrozyten kommt es innerhalb weniger Tage zu einer **verstärkten Antikörperbildung**.

Nichthämolytische febrile Transfusionsreaktion (NHFT, Fieberreaktion)

- **Ursachen**
- zytotoxische Reaktion (Antigen-Antikörper-Reaktion) durch präformierte **Antikörper** des

Patienten **gegen Leukozyten (Thrombozyten oder Plasmaeiweiße)**, die mit den übertragenen Bestandteilen reagieren
- **Häufigkeit:** <1:200 (EK), <1:5 (TK)
- aber auch eine selten vorkommende bakterielle Verunreinigung kommt hierfür in Betracht

Posttransfusionspurpura

- **Ursachen**
- akute, isolierte Thromozytopenie mit oder ohne Blutungsneigung etwa 1 Woche nach Transfusion aufgrund der Bildung **spezifischer Antikörper gegen Thrombozyten**
- Inzidenz: 1:600.000, besonders Frauen >50 Jahre betroffen

- **Therapie**
- Gabe von Immunglobulinen

Allergische Reaktion

- tritt fast ausschließlich bei Empfängern mit Hypogammaglobulinämie (IgA-Mangel) und Immunisierung gegen IgA-Immunoglobuline durch **IgA-Übertragung** auf → Urtikaria, selten schwere Reaktionen
- kommt seit Verwendung plasmaarmer EK nur noch selten vor

Transfusionsassoziierte akute Lungeninsuffizienz (TRALI-Syndrom)

- sehr **seltene** Komplikation, vor Einführung der Prävention lag die Inzidenz bei 1:65.000 transfundierte Blutprodukte
- **Letalität:** ca. 10 %

- **Klinik**
- Innerhalb von 6 h nach Transfusion auftretende plötzliche Dyspnoe bzw. Hypoxämie mit bilateralen Infiltraten im Thoraxröntgenbild und ohne Anhalt auf eine Herzinsuffizienz und begleitendem kardiogenem Lungenödem infolge Volumenüberladung (meist normales BNP mit Werten <100 pg/ml im Gegensatz zum kardial bedingten Lungenödem)
- evtl. Fieber und arterielle Hypotonie, dramatischer Abfall der Leukozyten

- **Pathogenese**

Leukozytäre Antikörper (AlloAK antiHLA-AKII-A2) im Blutpräparat (Frischplasmen und Thrombozytenkonzentrate) des Blutspenders. Hierdurch Aktivierung und Agglutination von Granulozyten mit konsekutiver Freisetzung von Sauerstoffradikalen und Enzymen im Bereich der Lunge.

- **Differenzialdiagnosen**
- transfusionsassoziierter Asthma-bronchiale-Anfall, transfusionsbedingte Herzinsuffizienz, akutes Lungenversagen aufgrund von Aspiration, Sepsis, Trauma, Pneumonie, toxischer Inhalation, Schock etc.

- **Therapie**
- Sauerstoffapplikation, notfalls frühzeitige invasive Beatmung, Hochdosisglukokortikoidtherapie (z. B. 500 mg Methylprednisolon), Vermeidung von Diuretika, evtl. Volumengabe

- **Prophylaxe**
- Spenderausschluss von Frauen mit Schwangerschaftsanamnese seit 2001 in Deutschland!

Transfusionsassoziierte Graft-versus-Host-Reaktion (TA-GvHD)

- wird bei immunsupprimierten Patienten und bei Blutsverwandten nach **Übertragung von proliferationsfähigen Lymphozyten** beobachtet
- durch Bestrahlung der Blutprodukte (30 Gy) zu verhindern

Septischer Schock

- verursacht durch **bakterielle Kontamination** (insbesondere gramnegative Keime), meist letal endend.

Infektionsübertragung

- Übertragung von intraleukozytären Erregern (CMV, Epstein-Barr-Viren, Yersinien)
- Hepatitis B (theoretische Risiko: 1:360:000)
- Hepatitis C (theoretische Risiko: 1:10,8 Mio.)
- HIV (theoretische Risiko: 1:4,6 Mio.)
- Lues (Frischblut bis 72 h)
- Parvovirus B19: kann bei Schwangeren (fötale Infektion), Personen mit Immundefekt oder

gesteigerter Erythropoese (z. B. hämolytische Anämie) zu schweren Erkrankungen führen
- Parasitosen, insbesondere Malaria (Plasmodien), ferner Trypanosomen, Babesien, Leishmanien, Mikrofilarien und Toxoplasmen
- HTLV-II-Virus (neue Variante der Creutzfeldt-Jakob-Erkrankung, sicherheitshalber werden alle Spender, die sich länger als 6 Monate in England aufgehalten haben, von der Blutspende ausgeschlossen)

Metabolische Probleme

- **Citratintoxikation, Hyperkaliämie, Hypothermie**
- besonders bei Früh- und Neugeborenen, Massivtransfusion oder ausgeprägter Leberfunktionsstörung zu beobachten
- Vermeidung durch Ca-Glukonat oder $CaCl_2$ und vorherige Erwärmung auf 37°C

4.3.7 Nebenwirkungen von Leukozytentransfusion (◘ Tab. 4.13)

- **Nichthämolytische, febrile Transfusionsreaktion (NHFT)**

❶ Zur Vermeidung der NHFT soll der Anteil transfundierter Leukozyten den Wert von $2,5 \times 10^8$ pro transfundierte Einheit, der auch **CALL-Wert** (»critical antigenic load of leucocytes«) genannt wird, nicht überschreiten.

- **Alloimmunisierung** gegen HLA-Merkmale der Klasse I (notwendige gleichzeitige Übertragung von Zellen mit HLA-Antigenen der Gruppe II [B-Lymphozyten, Makrophagen, aktivierte T-Zellen]) → Die für die Induktion einer Alloimmunisierung notwendige Dosis transfundierter Leukozyten wird als CILL-Wert (»critical immunogenetic load of leucocytes«) bezeichnet und beträgt 5×10^6 pro transfundierter Einheit
- Entwicklung des **Refraktärzustandes** gegen Thrombozyten (inadäquater Anstieg der Thrombozytenzahlen nach Transfusion)
- **Übertragung von intraleukozytären Erregern** (CMV, HIV, Epstein-Barr-Viren, Yersinien)
- Graft-vs.-Host-Reaktion
- Immunsuppression, -modulation

◻ Tab. 4.13 Restleukozyten in Blutkomponenten

Blutkomponenten	Anzahl Zellen x 106
Buffy-coat-haltiges EK	3.000
Buffy-coat-freies EK	400–700
Leukozytendepletiertes EK	<1
FFP	150
Einzelspender-TK	10–20
Thrombozytenhochkonzentrat (Plasmapherese)	10–500
Leukozytendepletiertes TK	1–50

4.3.8 Massivtransfusion

Definitionen

Nicht einheitlich:
- Austausch des einfachen Sollblutvolumens (70 ml/kg) innerhalb von 24 h
- Austausch des 1,5-fachen Sollblutvolumens innerhalb von 24 h
- Austausch des halben Sollblutvolumens in 12 h und einer Infusionsrate von >1,5 ml/kg/min
- benötigte Transfusion >10 EK

❶ Durch die Gabe vor allem von FFP kommt es zur Verdünnung von plasmatischen Gerinnungsfaktoren (◻ Tab. 4.14). Exponentieller Verlust der Gerinnungsfaktoren!

Auswirkungen
Körpertemperaturabfall

- 25–30 kalte Blutkonserven (4–6°C) → Abfall der Kerntemperatur auf 26–29°C mit Gefahr des Kammerflimmerns
- eine Hypothermie per se löst eine Gerinnungsstörung aus
- daher Erwärmung auf 37°C, Blutwärmegeräte

Störungen der Blutgerinnung

- **Verlustkoagulopathie** durch Blutung
- **Dilutionskoagulopathie** durch Substitution mit kristalloiden oder kolloidalen Volumenersatzmitteln oder EK (zuerst Thrombozyten ↓)

◻ Tab. 4.14 Verdünnung der Gerinnungsfaktoren

Verlust des Sollblutvolumens (in %)	Gerinnungsfaktoren (in % der Ausgangsfaktorenkonzentration)
50	60
100	37
150	22
200	14

- **Koagulopathie durch Verbrauch** (Mangel an Faktor V und VIII) → Labor: PTT ↑, Quick ↓, Fibrinogen ↓, AT III ↓, Protein C ↓
- **Hyperkoagulopathie** (bei nur mäßiger Aktivierung der Fibrinolyse, D-Dimere) → Labor: PTT ↓

Übertragung von Mikroaggregaten

- Mikrofilter mit 10–40 µm verwenden!

Citratintoxikation bzw. Hypokalzämie

- **Kalzium** (ionisiertes Kalzium: Normalwert 1,1–1,4 mmol/l)
- Die Leber ist normalerweise in der Lage, das 100-fache der normalen Serumcitratkonzentration während einer einzelnen Passage zu metabolisieren. Bei einer Citratüberschwemmung kommt es auch zu einer Hypokalzämie, da Citrat ionisiertes Kalzium bindet.
- Hypothermie, verminderte Leberdurchblutung und Hyperventilation erhöhen zusätzlich die Gefahr der Hypokalzämie
- Gesamtkalziumwerte (im Labor gemessen) können irreführend sein
- deutliche Effekte auf die Gerinnung hat die ionisierte Hypokalzämie erst <0,5 mmol/l
- kardiale Phänomene können schon bei Werten <0,75 mmol/l Ca^{2+} auftreten
- Ca^{2+}-Substitution nicht routinemäßig, sondern nur bei erniedrigtem ionisiertem Kalziumspiegel, wenn keine Ca^{2+}-Bestimmung möglich → ≈10 ml, Ca-Glukonat 10 % pro 4 EK oder FFP
- Ca^{2+}-Substitution durch Ca-Glukonat oder $CaCl_2$

❗ **Ca-Glukonat und CaCl₂ haben verschiedene Molarität, bei CaCl₂ wird mehr ionisiertes Ca²⁺ freigesetzt (nicht an den Lebermetabolismus gebunden)!**

- 10 ml Ca-Glukonat 10 % **(0,225 mmol/ ml)**
- 10 ml Ca-Glukonat 20 % (0,45 mmol/ ml)
- 10 ml CaCl₂ liefert mehr ionisiertes Ca²⁺ **(0,5 mmol/ ml)** im Vergleich zu Ca-Glukonat 10 %

Hyperkaliämie

- abhängig vom Alter der Konserven (Azidose verstärkt die Hyperkaliämie)

Azidose

❗ **Überkorrektur, da Citrat in Leber zu Bikarbonat metabolisiert wird.**

2,3-DPG (2,3-Diphosphoglycerin) ↓

- mit Linksverschiebung der O_2-Bindungskurve (bei bis zu 5 Tage alten Konserven unbedeutend)

Dosierung

- **Faustregel**
- nach Transfusion des 6.–8. EK bzw. dem 12.–14. EK → rasche Gabe von 3–4 FFP, anschließend Transfusionsverhältnis EK:FFP = 3:1
- pro 4 FFP 10 ml Ca-Glukonat 10 % bzw. 5 ml CaCl₂
- pro 10 EK 4–6 Thrombozytenkonzentrate

4.4 Transfusionsgesetz (TFG)

Blut und Blutkomponenten unterliegen in Deutschland dem Arzneimittelgesetz.

4.4.1 Wesentliche Punkte des Transfusionsgesetzes

- Inkrafttreten am 07.07.1998 mit Ausnahme von § 15 TFG (Qualitätssicherung) und § 22 TFG (epidemiologische Daten). Inkrafttreten von § 15 am 07.07.2001, § 22 am 07.07.2000

- **Dokumentationspflicht** gemäß § 14 für folgende Produkte:
- **Eigenblut**
- **Fremdblut** + Komponenten (Erythrozytenkonzentrate etc.)
- **Blutprodukte** bzw. **Plasmaderivate** (α₁-Proteinaseninhibitoren, [**Albumin**], C1-Inhibitor, **Fibrinkleber**, Fibrinogen, Gerinnungsfaktoren VII, VIII, IX, XIII; Prothrombinkomplex-Präparate [**PPSB**], **AT III, FFP, Immunglobuline**, Interferone, Plasminogen, Plasmaproteinlösung, Protein C, **Serumcholinesterase**, Transferinfaktor, G-CSF im Rahmen der Stammzelltransfusion [sonst nicht dokumentationspflichtig])
- **Stammzellen**
- Dokumentation auch von **nicht angewandten/applizierten** Blutprodukten (§ 17)
- Überwachung der Einhaltung des TFG durch einen zu benennenden **Transfusionsverantwortlichen** bzw. Bildung einer **Transfusionskommission** in Krankenhäusern mit Spendeeinrichtung oder transfusionsmedizinischem Institut
- Meldung des jährlichen Hämostatikaverbrauchs bzw. Anzahl der behandelten Patienten mit angeborener Hämostasestörung (**§ 21**)
- Meldung von **unerwünschten Arneimittelwirkungen** (UAW) gemäß § 16
- Implemetierung einer
- Qualitätssicherung (**§ 15**)
- bei Verdacht auf transfusionsbedingte Infektionen Unterrichtungspflicht der betroffenen Spendeeinrichtung bzw. des pharmazeutischen Unternehmens und ggf. Rückverfolgung der spendenden Personen (**§ 19**)

❯ **Aufbewahrung der Dokumentation für 15 Jahre!**

Weitere Informationen, Links und Originaltexte finden sich u. a. an folgenden Stellen:
- http://www.bundesanzeiger.de (Originaltext des Transfusionsgesetzes)
- http://www.pei.de (Paul-Ehrlich-Institut: Transfusionsgesetz mit Kommentar und Diskussion)
- http://www.rki.de (Voten des Arbeitskreis Blut)
- http://www.aerzteblatt.de (offizielle Verlautbarungen der Bundesärztekammer)

= http://www.dgti.de (Gesellschaft für Transfusionsmedizin und Immunhämatologie)
= http://www.gth.de (Gesellschaft für Thrombose und Hämostaseforschung)

Ausgewählte Literatur

Publikationen

ASA (1996) Practical guidelines for blood component therapy. Anesthesiology 84: 732–747

Atzil S, Arad M, Glasner A, Abiri N, Avraham R, Greenfeld K, Rosenne E, Beilin B, Ben-Eliyahu S (2008) Blood transfusion promotes cancer progression: A critical role for aged erythrocytes. Anesthesiology 109:989–97

Barthels M (200) Effect of inhibitors on the use of clotting factor concentrates. Dtsch Med Wschr 125: 17–20

Beattie WS, Karkouti K, Wijeysundera DN, Tait G (2009) Risk associated with preoperative anemia in noncardiac surgery: A single-center cohort study. Anesthesiology 110:574–81

Bundesärztekammer (2002) Richtlinien zur Gewinnung von Blut und Blutbestandteilen und zur Anwendung von Blutprodukten (Hämotherapie). Deutscher Ärzte-Verlag, Köln

Bundesärztekammer (2003) Leitlinie zur Therapie mit Blutkomponenten und Plasmaderivaten, 3. Aufl. Deutscher Ärzte-Verlag, Köln

Castillo JJ, Dalia S, Pascual SK (2010) Association between red blood cell transfusions and development of non-Hodgkin lymphoma: a meta-analysis of observational studies. Blood 116: 2897

Eckstein R (2004) Immunhämatologie und Transfusionsmedizin. Urban & Fischer, München

Glance LG, Dick AW, Mukamel DB, et al. (2011) Association between intraoperative blood transfusion and mortality and morbidity in patients undergoing noncardiac surgery. Anesthesiology 114(2): 283–292

Hebert PC et al. (1999) A multicenter, randomized, controlled clinical trial of transfusion requirements for critical care. NEJM 340:409–417

Heddle NM (1999) Pathophysiology of febrile nonhemolytic transfusion reactions. Curr Opin Hematol 6:420–426

Hellstern P et al. (1999) Prothrombin complex concentrates: Indications, contraindications, and risks: A task force summary. Thromb Res 95, S3–S6

Höhnemann C, Bierbaum M, Heidler J, Doll D, Schöffski Q (2013) Kosten der Abrechnung von Blutkonserven im Krankenhaus. In: Potenziale innovativer Medizintechnik

Koch CG, Li L, Sessler DI. et al. (2008) Duration of red-cell storage and complications after cardiac surgery. N Engl J Med 358: 1229–1239

Kopko PM, Holland PV (1999) Transfusion-related acute lung injury. Br J Haematol 105: 322–329

Kulier A, Levin J, Moser R, Rumpold-Seitlinger G, Tudor IC, Snyder-Ramos SA, Moehnle P, Mangano DT (2007). Impact of preoperative anemia on outcome in patients undergoing coronary artery bypass graft surgery. Circulation 116:471–9

Kretschmer V et al. (1997) Notfall- und Massivtransfusion. Infusionsther Transfusionsmed 24: 106–113

Marik PE, Corwin HL (2008) Efficacy of red blood cell transfusion in the critically ill: A systematic review of the literature. Crit Care Med; 36: 2667–74

Mueller-Eckhardt C (2003) Transfusionsmedizin, 3. Aufl. Springer, Berlin Heidelberg New York Tokyo

Murphy MF, Wallington TB, Kelsey P, Boulton F et al. (2001) Guidelines for the clinical use of red cell transfusions. Br J Haematol 113: 24–31

Murphy GJ, Reeves BC, Rogers CA, Rizvi SI, Culliford L, Angelini GD (2007) Increased mortality, postoperative morbidity, and cost after red blood cell transfusion in patients having cardiac surgery. Circulation; 116: 2544–52

Musallam KM, Tamim HM, Richards T, Spahn DR, et al. (2011) Preoperative anaemia and postoperative outcomes in non-cardiac surgery: a retrospective cohort study. Lancet 378(9800): 1396–1407

Reil A, Bux J (2007) Transfussionsassoziierte akute Lungeninsuffizienz. Dtsch Arztebl 104 (15): A 1018–1023

Shander A, Hofmann A, Gombotz H, Theusinger OM, Spahn DR: Estimating the cost of blood: Past, present, and future directions. Best Pract Res Clin Anaesthesiol 2007; 21:271–89

Spahn, D, Moch, H. Hofmann A., Isbister J (2008) Patient Blood Management: The pragmatic solution for the problems with blood transfusion. Anesthesiology 109: 951–3

Spahn, D, Moch, H. Hofmann A., Isbister J (2009) Patient Blood Management and Transfusion. Anesthesiology: Volume 111: 2: pp 445-446

Spahn DR, Theusinger DM, Hofmann A (2012) Patient blood management is a win-win: a wake-up call. Br J Anaesth 108:889–892

Internetadressen

http://www.patiendbloodmanagement.de
http://www.optimalblooduse.eu
http://www.nba.gov.au/guidelines/review.htlm
http://www.bloodmanagement.org

Analgesie, Sedierung und Delir-Management

M. Fresenius et al., *Repetitorium Intensivmedizin*,
DOI 10.1007/978-3-642-44933-8_5, © Springer-Verlag Berlin Heidelberg 2014

5.1   Analgesie und Sedierung

M. Fresenius

5.1.1   Ziele

- Tolerierung von intensivmedizinischen Maßnahmen
- **situationsangepasste Analgesie** (Schmerzen, bedingt durch das Grundleiden sowie bei bestimmten therapeutischen und pflegerischen Maßnahmen wie z. B. invasive Beatmung (Tubus), kinetische Therapie, Tracheotomie, Bülau-Drainagenanlage etc.)
- **Sedierung und Anxiolyse** bzw. Beseitigung von schweren psychischen Belastungen, Herstellung von Entspannung und Wohlbefinden → Stressreduktion
- **vegetative Abschirmung** mit dem Zweck der hämodynamischen Stabilisierung des Patienten
- Ansprechbarkeit und Kooperationsfähigkeit während des Weanings

Anmerkung: 70 % der Patienten einer Intensivstation gaben Schmerzen als die unangenehmste Erinnerung an, dagegen vertrat das pflegerische und ärztliche Personal zu 80 % die Meinung, dass diese Patienten schmerzfrei waren (Whipple 1995).

5.1.2   Monitoring

Monitoring der Analgesietiefe

Die Schmerzsituation sollte routinemäßig bei allen erwachsenen Intensivpatienten erfasst werden (1B-Empfehlung):
- bei **ansprechbaren** Patient mit Hilfe der Visuellen (VAS = Visuelle Analog-Skala [0–100], Verbalen (VRS = Verbale Rating Skala [5 Stufen]) oder Numerischen Skala (Numerische Rating Skala [0–10])
- bei **beatmeten und/oder sedierten** Patient durch die Anwendung der **Behavioral Pain Scale** (BPS) sowie zusätzlich schmerzassoziierte Kriterien subjektiver Art wie Bewegung und Mimik und physiologische Parameter wie Blutdruck, Herz- und Atemfrequenz, Tränenfluss und Schweißsekretion (2C-Empfehlung)

- bei dementer Patient durch Anwendung des Scores für Beurteilung von Schmerzen bei Demenz (BESD)

Monitoring der Sedierungstiefe

- Erfassung der Sedierungstiefe mit Hilfe von klinischen Score-Systemen wie z. B. der **Richmond Agitation and Sedation Score (RASS)** oder die **Sedierungs- und Agitations-Scala (SAS)**
- ein **neurophysiologisches Monitoring** mittels Registrierung der elektrischen Hirnaktivität mit Hilfe von akustisch evozierten Potenzialen (AEP), Bispektralindex (BIS), Narcotrend-Index (NI), Patientenstatus-Index (PSI) oder Entropiestatus (SE) wird als alleiniges Beurteilungskriterium nicht empfohlen evtl. zusätzlicher Einsatz bei Patienten unter neuromuskulärer Blockade (2B-Empfehlung)

Monitoring der Delir-Ausprägung

Routinemäßiges Monitoring auf Delir (1B-Empfehlung) mit Hilfe von Score-Systemen wie z. B.:
- Confusion Assessment Method for the Intensive Care Unit (CAM-ICU)
- Intensive Care Delirium Screening Checklist (ICDSC)
- Nursing Delirium Screening Scale (NU-DESC)
- Delirium Detection Score (DDS)

Monitoring der neuromuskulären Blockade

> **Ist eine Relaxierung unabdingbar (z. B. No-touch-Situation nach SHT) sollte ein neuromuskuläres Monitoring (Relaxometer) angewendet werden!**

Anmerkung: Alle oben genannten Parameter (Analgesie, Sedierung und Delir) sollten alle **8 h** bzw. 1-mal/Pflegeschicht registriert werden! Eine Übersedierung sollte vermieden werden! Eine flache Sedierung ist mit einem besseren klinischen Outcome, verbunden mit kürzerer Beatmungsdauer und Intensivaufenthalt verknüpft! Es kommt aufgrund der flachen Sedierung zwar zu vermehrten physiologischen Stressantworten, die allerdings keinen Anstieg von Myokardischämien nach sich ziehen (1B-Empfehlung)

5.1.3 Anforderungen an Pharmaka

Für die Gewährung einer kontinuierlichen Sedierung und Analgesie sind folgende Eigenschaften nötig:

- schneller Wirkbeginn und schnelles Wirkende nach Unterbrechung der Medikamentenzufuhr
- gute Steuerbarkeit des Sedierungsgrades, geringe kontextsensitive Halbwertszeit
- keine Kumulation, möglichst keine wirksamen Metaboliten
- keine Abhängigkeitsentwicklung (Entzugssyndrom)
- keine Interaktion mit anderen Medikamenten
- fehlende Toxizität
- gute Patientenakzeptanz
- sichere und einfache Anwendung
- ökonomisch vertretbar

5.1.4 Beurteilung des Analgesiegrades

Die Beurteilung des Analgesiegrades kann mit Hilfe verschiedener Scores erfolgen:

- **Behavioral Pain Scale** (BPS) zur Analgesieeinschätzung bei **beatmeten Patienten** (Tab. 5.1) → Behandlungsziel ist ein Punktewert <6 Punkte
- **BESD** zur Analgesieeinschätzung bei **Patienten mit Demenz** (Tab. 5.2) → Behandlungsziel ist ein Punktewert ≤4 Punkte

5.1.5 Beurteilung des Sedierungsgrades

Die Beurteilung des Sedierungsgrades (ohne Muskelrelaxierung) kann mit Hilfe verschiedener Scores erfolgen.

- Der **RASS-Score** ist der am meisten verbreitete und aktuell bevorzugte Score zur Beurteilung der Sedierungstiefe (Tab. 5.3).
- Die **Sedierungs- und Agitations-Scala** (SAS) wird seltener angewandt (Tab. 5.4)!
- Der Einsatz von Monitoring-Systemen, z. B. **BIS-Monitor,** wird in den aktuellen amerikanischen und europäischen Leitlinien nicht empfohlen! Tab. 5.5 zeigt die Zuordnung der

Tab. 5.1 Punktebestimmung der Behavioral Pain Scale (BPS). (Adaptiert nach Payen 2001)

Item	Beschreibung	Punkte
Gesichtsausdruck	Entspannt	1
	Teilweise angespannt	2
	Stark angespannt	3
	Grimmassieren	4
Obere Extremität	Keine Bewegung	1
	Teilweise Bewegung	2
	Ständiges Anziehen	3
	Anziehen mit Bewegung der Finger	4
Adaptation an Beatmungsgerät	Tolerierung der Beatmung	1
	Seltenes Husten	2
	Kämpfen mit dem Beatmungsgerät	3
	Kontrollierte Beatmung nicht möglich	4

verschiedenen BIS-Indices zur entsprechenden Sedierungstiefe.

5.1.6 Probleme der Analgesie und Sedierung

- gastrointestinale Motilitätsstörungen im Sinne Obstipation
- Atemdepression
- kardiovaskuläre Depression
- Toleranzentwicklung
- evtl. Entzugssymptomatik bei abruptem Absetzen (immer ausschleichen!)
- Induktion eines Delirs (vorallem nach Benzodiazepinen)
- je nach angewendeter Substanz: Hypersalivation (Ketamin), Hyperlipidämie und PRIS (Propofol), Hypernatriämie (γ-Hydroxybuttersäure), Immunsuppression (Thiopental und Etomidate) etc.

◘ Tab. 5.2 Punktebestimmung der BESD. (Adaptiert nach Basler 2006)

	0	1	2	Punkte
Atmung unabhängig von Lautäußerung	Normal	Gelegentlich angestrengtes Atmen, kurze Phasen von Hyperventilation	Lautstark angestrengtes Atmen, lange Phasen von Hyperventilation, Cheyne-Stoke-Atmung	
Negative Lautäußerung	Keine	Gelegentliches Stöhnen oder Ächzen, sich leise negativ oder missbilligend äußern	Wiederholt beunruhigtes Rufen, lautes Stöhnen oder Ächzen, Weinen	
Gesichtsausdruck	Lächelnd, nichtssagend	Traurig, ängstlich, sorgenvoller Blick	Grimassieren	
Körpersprache	Entspannt	Angespannt, nervös hin und hergehen, nesteln	Starr, geballte Fäuste, angezogene Knie, sich entziehen oder wegstoßen, schlagen	
Trost	Trösten nicht notwendig	Ablenken oder beruhigen durch Stimme oder Berührung möglich	Trösten, ablenken, beruhigen nicht möglich	
			Summe	

◘ Tab. 5.3 Richmond Agitation and Sedation Score (RASS). (Adaptiert nach Ely et al. 2003)

	Ausdruck	Beschreibung
+4	Streitlustig	Offene Streitlust, gewalttätig, unmittelbar Gefahr für das Personal
+3	Sehr agitiert	Zieht oder entfernt sich Schläuche und Katheter
+2	Agitiert	Häufig ungezielte Bewegungen, atmet gegen das Beatmungsgerät
+1	Unruhig	Ängstlich, aber Bewegungen nicht aggressiv oder lebhaft
0	Aufmerksam und ruhig	
−1	Schläfrig	Nicht ganz aufmerksam, aber erwacht anhaltend durch Stimme (>10 s)
−2	Leichte Sedierung	Erwacht kurz mit Augenkontakt durch Stimme (<10 s)
−3	Mäßige Sedierung	Bewegungen oder Augenöffnung durch Stimme (aber keinen Augenkontakt)
−4	Tiefe Sedierung	Keine Reaktion auf Stimme, aber Bewegung oder Augenöffnung durch körperlichen Reiz

5.1.7   Prinzipien

— Anwendung einer **Kombination** eines potenten **Analgetikums** (meist stark wirksames Opioidanalgetikum) mit **einer sedativ wirkenden Substanz** (Benzodiazepine, Propofol, Clonidin, Ketamin (S), etc.). Hierbei wird primär sowohl die voraussichtliche, benötigte **Analgesiedauer** (**<72** oder **>72 h**), als auch die voraussichtliche, benötigte **Sedierungs**dauer (**<7** oder **>7 Tage**) berücksichtigt. Sekundär sind bei der Auswahl des Analgesiesedierungskonzeptes die patientenspezifischen Risikofaktoren sowie kardiozirkulatorische und pulmonale Vorerkrankungen zu berücksichtigen.

— Nachahmung des Tag-Nacht-Rhythmus: evtl. nur nachts tiefere Sedierung.

— Das früher gültige SESAM-Prinzip (sequenzielles Sedierungs- und Analgesiemanage-

◘ Tab. 5.4 Sedierungs- und Agitations-Scala (SAS)

Level	Klinische Symptomatik
1	Anästhesie oder Koma
2	Stark sediert
3	Sediert
4	Wach und kooperativ
5	Agitation
6	Stark agitiert
7	Gefährlich agitiert

◘ Tab. 5.5 Bispektrale Indexbestimmung mittels EEG-Registrierung

BIS-Index	Sedierungsgrad
71–100	Voll wach bis leichte Sedierung
70	Tiefe Sedierung
40	Tiefe Hypnose
0	Isoelektrische EEG-Aktivität

ment) wurde verlassen. Aktuell wird ein bestimmtes Analgesiekonzept mit einem Sedierungskonzept individuell kombiniert!

5.1.8 Analgesiekonzept

- **voraussichtliche Therapiezeit <72 h:** Gabe von
  - Piritramid (Dipidolor), Oxycodon (Oxygesic Injekt) bzw. Hydromorhon (Palladon) bei Niereninsuffizienz i.v. als Bolus
  - Remifentanil (Ultiva, kontinuierlich) für maximal 3 Tage i.v.
  - Nicht-Opioid-Analgetika (Basisanalgetika wie z. B. Metamizol, Iburofen, Diclofenac oder Parecoxib (Dynastat), …)
  - Lokalanästhetikum 2 %iges Lidocain kontinuierlich i.v. für 24–48 h (off-label use)
  - Sufentanil (kontinuierlich) i.v.
  - rückenmarksnahe (thorakale oder lumbale PDA) oder periphere Regionalanästhesieverfahren

- **voraussichtliche Therapiezeit >72 h:** Gabe von
  - Sufentanil (kontinuierlich)
  - Fentanyl (kontinuierlich)
  - Nicht-Opioid-Analgetika
  - rückenmarksnahe (thorakale oder lumbale PDA) oder periphere Regionalanästhesieverfahren

Der Algorithmus in ◘ Abb. 5.1 gibt einen Überblick über die Analgesiekonzepte.

Mehr als 75 % aller kontrolliert oder assistiert beatmeten Patienten erhalten eine sedierende und/oder analgetische Therapie. Hierbei ist zu berücksichtigen, dass die Opioide von der Infusionszeit abhängige Halbwertszeiten (= Dauer der Abnahme der Arzneimittelkonzentration im Blut auf die Hälfte der Ausgangskonzentration) aufweisen (kontextsensitive Halbwertszeiten). Die **kontextsensitive Halbwertszeit** einzelner Substanzen wird in ◘ Abb. 5.2 wiedergegeben!

> **❯** Bei neuropathischen Schmerz: Gabe von Gapapentin (Neurontin, Pregabalin (Lyrica) bzw. Carbamazepin (Tegretal) (1B-Empfehlung).

5.1.9 Sedierungskonzept

- **voraussichtliche Therapiezeit <7 Tage:** Beispielsweise bei postoperativer Nachbeatmung Gabe von:
  - Propofol ab 16. Lebensjahr und Infusionsrate <4 mg/kg KG/h sowie Dauer für maximal 7 Tage
  - Midazolam oder Lormetazepam (Sedalam) i.v. (bolusweise oder kontinuierlich)
  - inhalative Sedierung mit volatilen Anästhetika (Isofluran oder Sevofluran) mittels Miniaturverdampfer (AnaConDa)
- **voraussichtliche Therapiezeit >7 Tage:** Beispielsweise bei Patienten mit Sepsis, ARDS, Peritonitis, ausgeprägtem Polytrauma/SHT Gabe von:
  - Propofol (kontinuierlich) i.v.
  - Dexmeditomidin (Dexdor) kontinuierlich i.v.
  - Midazolam (kontinuierlich), kombiniert evtl. mit Ketamin-(S) kontinuierlich i.v.
  - Lorametazepam (kontinuierlich) i.v.

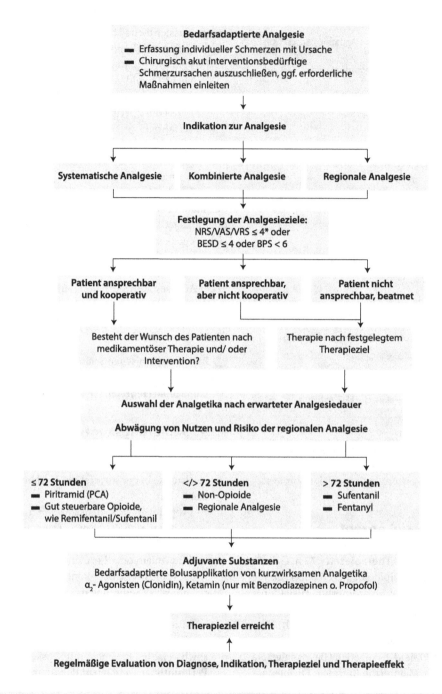

Bedarfsadaptierte Analgesie
- Erfassung individueller Schmerzen mit Ursache
- Chirurgisch akut interventionsbedürftige Schmerzursachen auszuschließen, ggf. erforderliche Maßnahmen einleiten

↓

Indikation zur Analgesie

Systematische Analgesie **Kombinierte Analgesie** **Regionale Analgesie**

Festlegung der Analgesieziele:
NRS/VAS/VRS ≤ 4* oder
BESD ≤ 4 oder BPS < 6

Patient ansprechbar und kooperativ **Patient ansprechbar, aber nicht kooperativ** **Patient nicht ansprechbar, beatmet**

Besteht der Wunsch des Patienten nach medikamentöser Therapie und/ oder Intervention? Therapie nach festgelegtem Therapieziel

Auswahl der Analgetika nach erwarteter Analgesiedauer

Abwägung von Nutzen und Risiko der regionalen Analgesie

≤ 72 Stunden
- Piritramid (PCA)
- Gut steuerbare Opioide, wie Remifentanil/Sufentanil

</> 72 Stunden
- Non-Opioide
- Regionale Analgesie

> 72 Stunden
- Sufentanil
- Fentanyl

Adjuvante Substanzen
Bedarfsadaptierte Bolusapplikation von kurzwirksamen Analgetika
α_2- Agonisten (Clonidin), Ketamin (nur mit Benzodiazepinen o. Propofol)

Therapieziel erreicht

↑

Regelmäßige Evaluation von Diagnose, Indikation, Therapieziel und Therapieeffekt

* in Abhängigkeit von der individuellen Schmerzakzeptanztoleranz des Patienten, Festlegung eines NRS/VAS/VRS-Ziels nach Patientenwunsch

VAS: Visuelle Analog Skala, **VRS:** Verbale Rating Skala, **NRS:** Numerische Rating Skala (0-10)
BPS: Behavior Pain Scale (3-12), **BESD:** Beurteilung v. Schmerzen bei Demenz (0-10)

◪ **Abb. 5.1** Analgesie-Algorithmus in der Intensivmedizin. (Nach der S3-Leitlinie 2010)

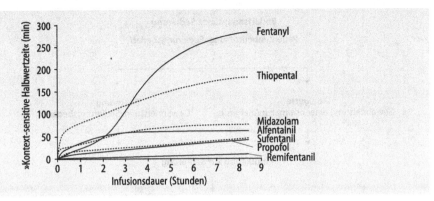

□ Abb. 5.2 Kontextsensitive Halbwertszeiten einiger Analgetika und Sedativa

---

⊕ **Die Gabe von Benzodiazepinen stellt einen Risikofaktor für die Entwicklung eines Delirs da!**

Sedierungsziel ist meistens ein RAS-Score von 0 bis −1.

Eine sehr tiefe Sedierung ist nur noch wenigen speziellen Indikationen vorbehalten, wie z. B.

- nicht adäquate Ventilation bei Schwierigkeiten, den Patienten an die maschinelle Beatmung zu adaptieren
- Hirndrucksymptomatik mit drohender Einklemmung
- Senkung des Sauerstoffverbrauchs bei drohender Hypoxie

⟫ **Täglich sollte eine mehrfache Evaluation der Notwendigkeit der sedierenden Therapie erfolgen!**

Es wird empfohlen, den Sedierungsgrad mehrfach täglich zu erfassen und den für die notwendige Sedierungstiefe erforderlichen, individuellen Medikamentenbedarf zu eruieren und evtl. eine Dosisanpassung durchzuführen! (Empfehlung mindestens 8-stündlich).

Im Hinblick auf die zu erwartende voraussichtliche Sedierungsdauer sollte eine gezielte Auswahl der Medikamente erfolgen.

Bei kontinuierlicher Gabe sollte eine getrennte Verabreichung von sedierenden Medikamenten und Analgetika durchgeführt werden! Vermeidung einer fixen Medikamentenkombination, um hierdurch die Einzelkomponenten bedarfsgerecht steuern zu können.

Kein abruptes Absetzen der Sedativa und Opioide. Die Medikamente sollten nach Langzeitsedierung nicht abrupt abgesetzt werden! Durchführung einer **ausschleichenden Therapie** wird empfohlen! → Vermeidung der Entwicklung einer Entzugsproblematik (□ Abb. 5.3):

- Kurzzeitsedierung (<7 Tage): Reduktion der Sedierung um 10–15 % alle 6–8 h
- Langzeitsedierung (>7–10 Tage): Reduktion der Sedierung um 10–15 % pro Tag

5.1.10 Adjuvante Substanzen

Das Analgesie- und Sedierungskonzept wird evtl. durch adjuvante Substanzen ergänzt:

- α_2-Agonisten wie Dexmetidomidin oder das unselektivere Clonidin (Paracefan) bei Langzeitsedierung oder in der Phase der Entwöhnung oder bei drohendem Entzug
- Nichtopioidanalgetika wie Metamizol (bis 4-mal 1 g/Tag als Kurzinfusion) und Coxibe bei kardial nicht vorerkrankten Patienten
- schwach wirksame Opioide als Bolusergänzung z. B. Piritramid (Dipidolor) 7,5 mg (= ½ Amp.) i.v. oder das stärker wirksame Oxycodon (Oxygesic inject) 5–10 mg i.v.
- volatile Anästhetika (Isofluran, Sevofluran) über AnaConDa-System
- γ-Hydroxybuttersäure

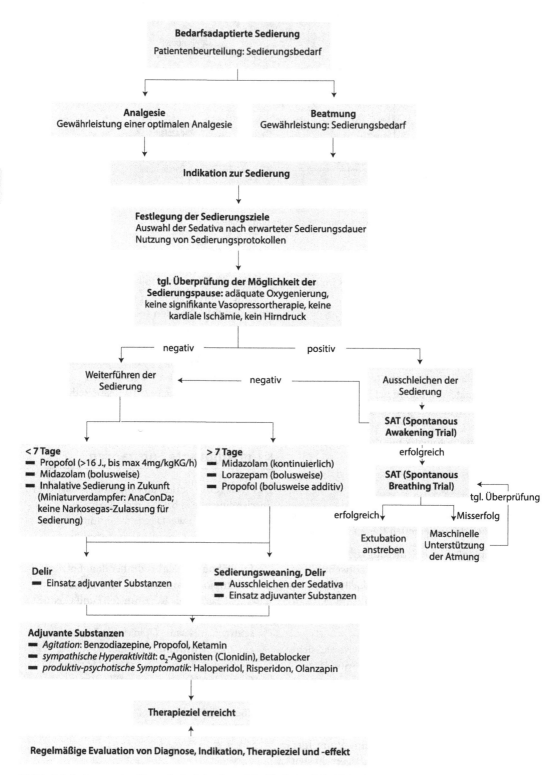

Bedarfsadaptierte Sedierung
Patientenbeurteilung: Sedierungsbedarf

Analgesie
Gewährleistung einer optimalen Analgesie

Beatmung
Gewährleistung: Sedierungsbedarf

Indikation zur Sedierung

Festlegung der Sedierungsziele
Auswahl der Sedativa nach erwarteter Sedierungsdauer
Nutzung von Sedierungsprotokollen

**tgl. Überprüfung der Möglichkeit der
Sedierungspause:** adäquate Oxygenierung,
keine signifikante Vasopressortherapie, keine
kardiale Ischämie, kein Hirndruck

negativ   positiv

Weiterführen der
Sedierung

negativ

Ausschleichen der
Sedierung

**SAT (Spontanous
Awakening Trial)**

erfolgreich

**SAT (Spontanous
Breathing Trial)**

tgl. Überprüfung

< 7 Tage
- Propofol (>16 J., bis max 4mg/kgKG/h)
- Midazolam (bolusweise)
- Inhalative Sedierung in Zukunft
  (Miniaturverdampfer: AnaConDa;
  keine Narkosegas-Zulassung für
  Sedierung)

> 7 Tage
- Midazolam (kontinuierlich)
- Lorazepam (bolusweise)
- Propofol (bolusweise additiv)

erfolgreich   Misserfolg

Extubation
anstreben

Maschinelle
Unterstützung
der Atmung

Delir
- Einsatz adjuvanter Substanzen

Sedierungsweaning, Delir
- Ausschleichen der Sedativa
- Einsatz adjuvanter Substanzen

Adjuvante Substanzen
- *Agitation*: Benzodiazepine, Propofol, Ketamin
- *sympathische Hyperaktivität*: α_2-Agonisten (Clonidin), Betablocker
- *produktiv-psychotische Symptomatik*: Haloperidol, Risperidon, Olanzapin

Therapieziel erreicht

Regelmäßige Evaluation von Diagnose, Indikation, Therapieziel und -effekt

◻ **Abb. 5.3** Sedierungsalgorithmus in der Intensivmedizin. (Nach den S3-Leitlinien)

Praktische Durchführung der Analgesie/ Sedierung

- Einführung von »**standard operating procedures**« (SOP) zur Analgesie, Sedierung und Delir-Management von Intensivpatienten. Hierdurch können die Beatmungs- und die Liegezeit auf der Intensivstation sowie die Krankenhausverweildauer der Patienten signifikant reduziert werden (Mascia et al. 2000)
- **Kontinuierliche** Applikation von Basisanalgetika und -sedativa über zwei verschiedene Perfusorspritzen
- **Bolusartige** Gabe von Zusatzanalgetika und Sedativa nach Sedierungsgrad und Analgesieniveau
- Evtl. **zusätzliche Anwendung** von adjuvante Substanzen (z. B. Clonidin, Neuroleptika, …) oder Systemen (AnaConDa, etc.)
- **Tägliche Überprüfung der Notwendigkeit einer Analgo-Sedierung sowie deren Ausprägung.**
- **Schriftliche** Angabe der **Sedierungstiefe** und deren **Protokollierung (1-mal/ Schicht)**. Möglichst geringe Sedierungstiefe anstreben bzw. tägliche Unterbrechung der Sedierung von beatmeten Patienten (1B-Empfehlung)
- **Festlegung eines perioperativen Analgesiekonzeptes** (intravenös, per os, PCA, PCEA, peripheres Regionalanästhesieverfahren etc.)
- Einhaltung eines normalen Tag-Nacht-Rhythmus bei allen nicht tief sedierten Patienten.
- Reduktion des Geräuschpegels und der Lichtquellen während der Nachtstunden (1C-Empfehlung)

> **Tägliches Wach-werden-lassen des Patienten führt nach Kress et al. (2000) zu früheren Extubationszeiten und geringeren Kosten! Dieses Konzept wird auch als SAT (»spontanuous awakening trial«) bezeichnet und in den aktuellen S3-Leitlinien empfohlen!**

5.1.11 Detaillierte Beschreibung der eingesetzten Sedativa-Substanzen

Benzodiazepine

Benzodiazepine wirken anxiolytisch, antikonvulsiv, zentral relaxierend sowie sedierend-hypnotisch. Sie besitzen eine große therapeutische Breite, bieten aber auch einen Ceiling-Effekt. Ein Abhängigkeitspotential besteht auch bei therapeutischen Dosierungen und führt zur Gefahr der Entwicklung einer Entzugssymptomatik.

Midazolam

- Standardsedativum mit anxiolytischer, antikonvulsiver, zentral relaxierender sowie sedierend-hypnotischer Wirkung, fördert die GABA-Wirkung an speziellem Rezeptor, Induktion von Entzugssymptomatik bei abruptem Absetzen
- Perfusorzusammensetzung: 90 mg Midazolam (Dormicum) + 32 ml NaCl 0,9 % (= 1,8 mg/ml)

Dosierung		

- **Erwachsene:** 2–5 µg/kg/min → 0,1–0,3 mg/ kg/h = 4–12 ml/h = 7–22 mg/h
- **Kinder:** 0,1–0,2 mg/kg als Bolus, dann 0,05–0,4 mg/kg/h

Lorazepam (Tavor)

Besonders bei jüngeren Patienten mit Entzugssymptomatik indiziert, bolusweise von 1–2 mg, wird in den USA als Mittel der 1. Wahl zur Intensivsedierung angewandt.

Lormetazepam (Sedalam)

- wirkt sedativ-hypnotisch, anxiolytisch, muskelrelaxierenden, antikonvulsiv → Patient bleibt erweckbar und kooperativ
- schnelle, altersunabhängige Glukuronidierung, mittellange Wirkung und keine aktiven Metabolite, geringe Anreicherung im Fettgewebe

Dosierung

- **Erwachsene:** 0,2–0,5 mg Bolus i.v.
- Anschließend 2–4 µg/kg KG/h kontinuierlich
- 1 Amp. = 10 ml = 2 mg

Weitere Substanzklassen
2-6-Diisopropylphenolderivat Propofol

- bevorzugtes Sedativum zur Kurzzeitsedierung (bis maximal 7 Tage) beim Erwachsenen (ab dem 16. Lebensjahr)
- Perfusorzusammensetzung: 2 %ige-Lösung pur (= 20 mg/ml)

- **Nebenwirkungen**
- Bradykardie
- arterielle Hypotonie (bedingt durch periphere Vasodilatation)
- Hyperlipidämie
- Amylase- und Lipaseanstieg
- Leberfunktionsstörungen
- Kontaminationsgefahr und Auslösung von SIRS/Sepsis
- **Propofol-Infusionssyndrom (PRIS)** mit akuter Rhabdomyolyse und kardialer Beteiligung (Rhythmusstörungen und Herzversagen), mit metabolische Azidose, mit Hyperkaliämie und mit Nierenversagen (wahrscheinliche Ursache: Steigerung des Malonyl-Coenzym-A-Spiegels mit konsekutiver Hemmung der Carnitin-Palmityl-Transferase [Hemmung des Transports langkettiger Fettsäuren ins Mitochondrium] sowie direkte Störung der β-Oxidation und Entkoppelung von dem Multienzymkomplex von der Atmungskette [Cytochromoxidase])

- **Präventive Maßnahmen**
- keine Sedierung von Kindern mit Propofol
- Limitierung der Propofolkonzentration auf **maximal 4 mg/kg/h** bei Langzeitsedierung
- präventive Gabe von Glukose von 6–8 mg/kg KG/min
- regelmäßige Laborkontrollen (insbesondere Laktat und pH-Wert und Kontrolle der Rhabdomyolyse-Parameter)

- **Kontraindikationen**
- bekannte Allergie, ausgeprägte Hypovolämie und extreme Bradykardie, Fettstoffwechselstörung

Dosierung

- 0,8–3 mg/kg/h (0,01–0,05 mg/kg/min) ≈ 3–10 ml/h = 60–200 mg/h

Unter Langzeitsedierung mit Propofol kommt es zu einer Tachyphylaxie, d. h. zur Erreichung eines gleichen Sedierungs-Scores muss bei kontinuierlicher Sedierung über Tage der Propofolplasmaspiegel bzw. die zugeführte Menge ständig erhöht werden → wahrscheinlich pharmakodynamischer Effekt, da die Propofol-Clearance konstant bleibt. Unter 2 %iger Propofolsedierung kommt es im Vergleich zur 1 %igen Propofollösung zu signifikant geringeren Triglyzeridspiegeln bei fast gleichem Cholesterinspiegel und insgesamt geringerer Fettbelastung bei Langzeitsedierung!

Ketamin

- Substanz aus der Gruppe der Phenzyklidinderivate, chemisch verwandt mit Halluzinogenen
- **Wirkung** auf:
  - zentraler Muskarinrezeptorantagonist → Wirkung durch Physostigmin (zentral wirksam!) antagonisierbar
  - Opioidrezeptoragonist (µ → Analgesie, σ → Dysphorie) → Effekt durch Naloxon (Narcanti) teils antagonisierbar
  - nichtkompetitiver N-Methyl-D-Aspartatrezeptorantagonist (L-Glutamat)
  - Hemmung spannungsgesteuerter Natriumkanäle → lokalanästhetische Wirkung
  - Einfluss auf die zentrale und periphere monoaminerge Neurotransmission
  - **zentrale** Sympathikusaktivierung (Hemmung der zerebralen NO-Synthetase → weniger NO als Transmitter) und periphere Sympathikusaktivierung (Hemmung der präsynaptischen Wiederaufnahme von in den präsynaptischen Spalt freigesetzten Katecholaminen)

— Induktion keiner echten Hypnose, sondern einer »dissoziative Bewusstlosigkeit«
— gute vertikale Steuerbarkeit, keine Hemmung der gastrointestinalen Motilität im Vergleich zu den Opioiden, katecholaminsparender Effekt durch Sympathikusstimulation (bevorzugter Einsatz bei Herzinsuffizienz), bronchodilatatorische Komponente (bevorzugter Einsatz bei Asthmapatienten), Erhaltung der Schutzreflexe des Larynx/Pharynx sowie der Spontanatmung
— S(+) Ketamin ist ein rechtsdrehendes Isomer mit 2- bis 3-facher analgetischer und anästhetischer Potenz → halbe Dosierung im Vergleich zum Razemat

Dosierung

— 0,5–4,5 mg/kg/h = 2–10 ml/h = 60–300 mg/h
— Beispiel für Perfusorzusammensetzung: 1,5 g Ketamin + 20 ml NaCl 0,9 % (= 30 mg/ml)

• **Nebenwirkungen**
— Hypersalivation
— Tachykardie und Hypertonie
— psychomimetische NW nicht ausgeschlossen

! Kombination mit Midazolam oder Propofol zur Vermeidung von psychomimetischen Nebenwirkungen notwendig!

• **Kontraindikationen**
— fixierter pulmonaler Hypertonus, fraglicher KHK und intrakranielle Druckerhöhung

γ-Hydroxybuttersäure (Somsanit)
— hoher Na-Gehalt, selten Myoklonien, Wirkung evtl. mit Physostigmin antagonisierbar

Dosierung

— **Initial-Bolus:** 50 mg/kg, dann 10–20 mg/kg/h = 750–1500 mg/h → 3,5–7,5 ml/h
— mögliche Perfusorzusammensetzung: 10 g γ-Hydroxybuttersäure (Somsanit) pur auf 50 ml (= 0,2 g/ml)

• **Kontraindikationen**
Epilepsie, schwere Nierenfunktionsstörungen, Hypertonie, Alkoholintoxikation (Wirkungsverstärkung).

Clonidin (Paracefan)
Anwendung als adjuvantes Medikament zur Optimierung einer inadäquaten Sedierung oder als Delir-Prophylaxe/-Therapie.

Dosierung

— 0,3–1,2 µg/kg/h = 0,5–4 ml/h → 22 (90)–180 µg/h; evtl. 150–450 µg Bolus voraus

• **Nebenwirkungen**
— Bradykardie (Verlängerung der Refraktärzeit des AV-Knotens) und Hypotonie
— GI-Motilitätsstörungen

• **Kontraindikationen**
— ausgeprägte arterielle Hypotonie und paralytischer Ileus

» Einsatz von Clonidin führt meist zu einer Reduktion des Sedativa- und Analgetikabedarfs. Es empfiehlt sich auch bei Entzugssymptomatik.

Dexmedetomidin (Dexdor)
— selektiver α_2-Agonist mit hoher Affinität zum α_2-Rezeptor (α_2/α_1-Affinität = 1600:1)
— sedierende, opioidsparende und sympathikolytische Wirkung, keine atemdepressive Wirkung, allerdings Reduktion des Tonus der Pharynx- und Mundbodenmuskulatur (**Cave:** Obstruktion der oberen Atemwege!)
— Patienten sind jederzeit leicht erweckbar und interaktiv
— Reduktion der Rate an Delirium bei Risikopatienten

Dosierung

— **Loading dose:** 1 µg/kg über 10 min
— Anschließend 0,2–0,7 µg/kg/h, evtl. bis 1,5 µg/kg/h

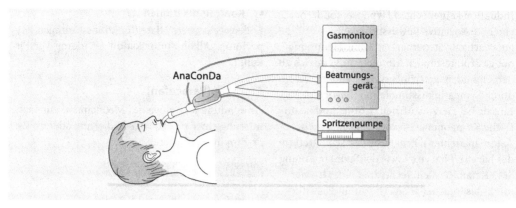

☒ **Abb. 5.4** Aufbau des AnaConDa-Systems. (Nach Sedana Medical)

- **Pharmakologie**
- Wirkbeginn innerhalb 15 min nach Start des Perfusors, Sedierungsmaximum nach 1 h
- HWZ: ca. 2 h
- rasche Umverteilung ins Gewebe und anschließende hepatische Metabolisierung, keine aktiven Metabolite

- **Nebenwirkungen**
- Bradykardie
- Hypotension
- Hypertension nach Bolusgabe

Volatile Anästhetika

- Bei inadäquater Sedierung eines beatmeten Patienten trotz Kombination verschiedenster Medikamente in Höchstdosis können **volatile Anästhetika** (Sevofluran und Isofluran) durch einen tubusnah platzierten Miniaturverdampfer mit Speichermedium **(AnaConDa)** injiziert werden (☒ Abb. 5.4). Das volatile Anästhetikum wird bei der anschließenden Exspiration zu einem Großteil im Filter adsorbiert und wird bei der erneuten Inspiration wieder von der Filtermembran in die Einatemluft abgegeben (Anästhesiereflektor AnaConDa).
- Des Weiteren können volatile Anästhetika bei Patienten eingesetzt werden, die über Trachealtubus oder Tracheostoma beatmet werden, und kurze Aufwachzeiten, rasche Erholung kognitiver Funktionen oder eine schnelle Mobilisierung angestrebt werden.

- Voraussetzung: kreislaufstabiler Patient und Tidalvolumen >350 ml

❗ **Keine Zulassung der Narkosedämpfe für die Sedierung!**

5.1.12 Detaillierte Beschreibung der eingesetzten, stark wirksame Analgetikasubstanzen

Sufentanil

- µ-Rezeptoragonist

Dosierung
- 0,5–1,5 µg/kg/h = 2–10 ml/h = 20–100 µg/h - Mögliche Perfusorzusammensetzung: 0,5 mg Sufentanil (Sufenta) + 40 ml NaCl 0,9 % (= 10 µg/ml)

Remifentanil (Ultiva)

Dosierung
- 2,5–6 µg/kg/h = 0,04–0,1 µg/kg/min → 0,1–0,3 ml/kg/h - Mögliche Perfusorzusammensetzung: 1 mg Remifentanil (Ultiva) auf 50 ml NaCl 0,9 % (= 20 µg/ml)

⚠ **Keine Bolusapplikation wegen der Gefahr der respiratorischen Insuffizienz und der Skelettmuskelrigidität, die eine Beatmung unmöglich machen kann!**

Fentanyl

- 1–3,5 µg/kg/h = 2–12 ml/h = 60–360 µg/h
- Mögliche Perfusorzusammensetzung: 1,5 mg Fentanyl + 20 ml NaCl 0,9 % (= 30 µg/ml)

▶ **In Kombination mit Midazolam-Perfusor!**

Morphin (zur Analgesie und Sedierung von Patienten mit Dyspnoe)

Dosierung

- 1–3–5 mg Boli bzw. 3–10 mg/h

⚠ **Kumulationsgefahr bei Niereninsuffizienz des aktiven Metabolits Morphin-6-gluku-ronids, Histaminliberation, Hemmung des Immunsystems!**

5.1.13 Intravenöses Analgesie-verfahren mit dem Lokal-anästhetikum Lidocain 2 %

- **Indikationen**
- Operationen, bei denen bekanntermaßen postoperativ starke Schmerzen auftreten können (z. B. große bauchchirurgische Eingriffe) und Kontraindikationen für einen PDK bestehen

- **Kontraindikationen**
- Reizleitungsstörung, AV Block II° und III°, Sick sinus usw.
- Vormedikation: Antiarrhythmika
- alle Formen des Schocks
- Herzinsuffizienz
- Allergie gegen Lidocain/Lokalanästhetika

- Geburtshilfe
- Myasthenia gravis

Dosierung

- **Bolus:** 1,5 mg/kg KG i.v. über 10 min, spätestens zur Einleitung
- 1,5 mg/kg KG/h als **Perfusor** intraoperativ i.v.
- 1,33 mg/kg KG/h als Perfusor auf der Intensivstation
- Bei **extrem adipösen Patienten** erfolgt die Dosierung anhand des Normalgewichts
- Bei **Leber- oder Niereninsuffizienz** 50 %ige Dosisreduktion empfohlen (bei derzeit unklarer Datenlage)

Intoxikationserscheinungen von Lokal-anästhetika
- Metallgeschmack auf der Zunge
- Sehstörung
- Unruhe
- Schweißausbrüche
- Übelkeit/Erbrechen
- Herzrhythmusstörung
- Bradykardie/Tachykardie
- Asystolie
- Blutdruckanstieg oder -Abfall
- Parästhesien
- Hyperventilation
- zerebraler Krampfanfall
- Angst

- **Praktisches Vorgehen**
- ausschließlich 5 ml Ampullen Lidocain 2 % verwenden, da die 50 ml-Ampullen **Paraben** als Konservierungsmittel enthalten → große allergene Potenz
- Perfusor mit 10 Ampullen 5 ml Lidocain 2 % = 1000 mg Lidocain/50 ml = 20 mg/1 ml
- Stoppen der Zufuhr bei intraoperativ hohem Volumenumsatz mit Hypotonie
- der Lidocain-Perfusor muss 30 min vor einer Verlegung auf die Normalstation gestoppt werden!

5.1.14 Regionale Analgesieverfahren

Folgende regionale Anästhesie- und Analgesiever-
fahren kommen als Bestandteil des schmerzthera-
peutischen Konzeptes in der Intensivmedizin zur
Anwendung:

Rückenmarksnahe Leitungs-
anästhesien/-analgesien

- vorzugsweise die thorakale Katheterepidural-
  analgesie (kontinuierlich oder als PCEA) bei
  Oberbauch- und Thoraxeingriffen
- → Verbesserung der intestinalen Motilität bei
  Anlage in Höhe Th5–10 und der pulmonalen
  Funktion mit geringeren Raten an pulmonalen
  Komplikationen
- hierdurch Einsparung von Opioiden und
  Nichtopioidanalgetika mit besserer periopera-
  tiver Analgesie und verkürzter intensivmedizi-
  nischer Behandlungsdauer
- Die amerikanischen Leitlinien 2013 empfehlen
  eine thorakale Periduralanästhesie/-analgesie
  nur bei Patienten, die sich einen abdominellen
  Aorteneingriff unterziehen (1B-Empfehlung)
  oder eine traumatische Rippen(serien)fraktur
  (2B-Empfehlung) aufweisen!
- **Kontraindikation für die Anlage des rücken-
  marknahen Katheters:** Sepsis mit positiver
  Blutkultur, jegliche Schockformen, erhöhter
  Hirndruck, spezifische neurologische Vorerkrankungen ohne Dokumentation, hochgradige Aorten- und Mitralstenosen, manifeste
  Gerinnungsstörungen, lokale Infektion der
  Haut im Bereich der Einstichstelle, Lokalanäs-
  thetikaallergie, fehlende Einwilligung bzw.
  Ablehnung des Patienten

Periphere Leitungsanästhesie/
-analgesie

- der oberen und unteren Extremitäten
- ebenfalls bevorzugt als Kathetertechnik bei
  größeren orthopädischen und unfallchirur-
  gischen Eingriffen

Andere Regionalanästhesie/
-analgesieverfahren

- z. B. Interkostalblockaden oder Intrapleural-
  analgesie

- entweder als »single shot« oder als Kathetertechnik

5.2   Delir und Delir-Management

- **Definition**

Unter Delir/Delirium versteht man eine akute reversible Psychose mit qualitativer Bewusstseinsstörung und Sinnestäuschung, die durch 3 Hauptkom-
ponenten gekennzeichnet ist:
- Negativsymptomatik/Akinesie oder
  Hypokinese
- produktiv-psychotische Symptomatik
- Agitation

- **Einteilung**
- hyperkinetisches Delir
- akinetisches Delir (klinisch nicht immer zu
  erfassen!)
- Mischform (mit fluktuierender Symptomatik)

- **Inzidenz**
- >60 % aller Patienten zeigen nach Langzeitsedierung eine Entzugssymptomatik unterschiedlichen Schweregrades
- daneben Delir-Symptomatik unter speziellen
  Konstellationen (Alkohol- und Opioidentzug,
  bei polytraumatisierten Patienten [63–83 %]
  etc.)

- **Folgen**
- signifikant **erhöhte Mortalität** bei Patienten
  mit Delir nach 1 Jahr (im Vergleich zu Patienten ohne Delir) (Milbrandt et al. 2004)
- **verlängerter Intensiv- und Krankenhausaufenthalt**
- erhöhte Rate an **langanhaltenden kognitiven
  Störungen** nach »ICU-Delir«
- erhöhte Rate an Reintubationen und erhöhtes
  Risiko für eine Pneumonieentwicklung
- Steigerung der **Behandlungskosten**

- **Risikofaktoren**

Auf folgende Risikofaktoren für Delir sollte geachtet
werden:
- vorbestehende Demenz
- Koma (unabhängiger Risikofaktor)

- Schwere der Erkrankung wie Sepsis (u. a. Einsatz von Sedativa, mechanischer Beatmung und Intubation)
- arterieller Hypertonus und/oder Alkoholismus
- anticholinerge Medikation oder/und Gabe von Benzodiazepinen
- Polytrauma
- extrakorporale Kreislaufverfahren

- **Labormarker**
- erniedrigte Plasmaspiegel der Metallo-proteinase-9 (MMP-9) und Protein C
- erhöhte Plasmaspiegel des löslichen Tumor-Nekrose-Faktor-Rezeptor 1 (sTNFR1)

- **Score-Systeme**
- Confusion-Assessment-Methode in ICU (CAM-ICU) mit einer Sensitivität und Spezifität >90 % (◨ Abb. 5.5)
- Intensive-Care-Delirium-Screening-Checklist (ICDSC) mit einer Sensitivität von 99 % und einer Spezifität von ca. 64 % (◨ Tab. 5.6)
- Nursing Delirium Screening Scale (NU-DESC) (◨ Tab. 5.7)
- Delirium Detection Score (DDS) (◨ Tab. 5.8)

Es sollte ein regelmäßiges gezieltes Screening auf delirante Symptome mit einem validen und reliablen Delir-Score (◨ Abb. 5.6 und ◨ Abb. 5.7) wie die beiden oben erstgenannten Scores durchgeführt werden. Das Ergebnis des Delir-Monitorings soll mindestens 8-stündlich dokumentiert werden.

- **Ursachen**
Die Ursachen für das Auftreten von Entzugssymptomen sind vielfältig und können anhand des Merksatzes: »I watch death« aufgelistet werden:
- **I**nfektion
- Entzug (**w**ithdrawal)
- **a**kute metabolische Störung (Hypoglykämie, Hepatopathie,…)
- **T**rauma
- pathologisches ZNS (**C**NS pathology)
- **H**ypoxie
- Mangelerkrankungen (**d**eficiencies)
- **E**ndokrinopathie
- **a**kute vaskuläre Erkrankungen/Ischämie

- Toxine/Drogen
- Schwermetallvergiftung (**h**eavy metals)

❯❯ **Bei allen deliranten Patienten sollte als Erstes eine akute respiratorische Insuffizienz bzw. Hypoxie ausgeschlossen werden!**

- **Prophylaxe**
- Frühmobilisierung von Patienten zur Reduktion der Inzidenz und Dauer von deliranten Zuständen (1B-Empfehlung)
- Aufrechterhaltung des Tag-Nacht-Rhythmus, Re-Orientierung des Patienten (z. B. durch Uhr und Kalender in Sichtweite), Hör- und Sehhilfen müssen verfügbar sein, kognitive Stimulation, enterale Ernährung sowie frühzeitige Entfernung von Drainagen
- eine prophylaktische, pharmakologische Therapie mit z. B. niedrig dosiertem Haloperidol oder Dexmeditomidin wird nicht empfohlen (2C-Empfehlung)
- ausschleichende Reduktion von Analgetika und Sedativa nach Langzeitanalgesie und Sedierung (initiale Reduktion der Medikamente um 25 % und im Anschluss eine tägliche Reduktion um 10 %).

- **Therapie (zeitnah)**
Zeitnahe symptomatische Therapie bei:
- **Agitation:** Gabe von Dexmedetomidin (Dexdor) bei fehlenden Benzodiazepin- oder Alkoholentzug (2B-Empfehlung), ansonsten kurzwirksame Benzodiazepine (z. B. Midazolam) bei akutem Delir und Gabe von langwirksamen Benzodiazepinen (z. B. Lorazepam (Tavor pro injectione 2 mg oder Tavortabletten 0,5/1/2,5 mg oder Tavor expidet 1/2,5 mg) oder Diazepam (Valium)
- **sympathischer Hyperaktivität:** Gabe von Clonidin (initial 300 µg i.v. anschließend Perfusor), Betablockern (z. B. Beloc zok mite) und Magnesium (1–2 g Magnesium i.v.), evtl. Dexmedetomidin (Dexdor)
- **psychotischen Symptomen:** Gabe von Haloperidol (Haldol 5–10 mg i.v.), Risperidon (z. B. Risperdallösung 1 mg/ml oder Risperdalfilmtablette 0,5/1/2/3/4 mg oder QUICKLET 1/2/3/4-mg-Schmelztablette; initial 2-mal

◘ Tab. 5.6 Intensive Care Delirium Screening Checklist (ICDSC). (Nach der S3-Leitlinie 2010)

1. Veränderte Bewusstseinslage

Keine Reaktion oder die Notwendigkeit einer starken Stimulation, um irgendeine Reaktion zu erhalten, bedeutet, dass eine schwere Veränderung der Bewusstseinslage vorliegt, welche eine Bewertung unmöglich macht. Befindet sich der Patient die meiste Zeit der Untersuchungsperiode im Koma oder im Stupor, so wird ein Strich eingetragen (–) und für diese Untersuchungsperiode wird keine weitere Bewertung vorgenommen
Ist der Patient schläfrig oder reagiert nur bei milder bis mittelstarker Stimulation, wird dies als eine veränderte Bewusstseinslage mit 1 Punkt bewertet
Wache oder leicht erweckbare Patienten werden als normal betrachtet und mit keinem Punkt bewertet
Übererregbarkeit wird als eine nicht normale Bewusstseinslage mit 1 Punkt bewertet   0–1

2. Unaufmerksamkeit

Schwierigkeiten einem Gespräch oder Anweisungen zu folgen. Durch äußere Reize leicht ablenkbar   0–1
Schwierigkeit, sich auf verschiedene Dinge zu konzentrieren. Tritt eines dieser Symptome auf, wird es mit 1 Punkt bewertet

3. Desorientierung

Ein offensichtlicher Fehler der entweder Zeit, Ort oder Person betrifft wird mit 1 Punkt bewertet   0–1

4. Halluzination, Wahnvorstellung oder Psychose

Eindeutige klinische Manifestation von Halluzination oder Verhalten welches wahrscheinlich auf einer   0–1
Halluzination (z. B. der Versuch, einen nicht existierenden Gegenstand zu fangen) oder Wahnvorstellung beruht. Verkennung der Wirklichkeit. Tritt eines dieser Symptome auf, bekommt der Patient 1 Punkt

5. Psychomotorische Erregung oder /Retardierung

Hyperaktivität, welche die Verabreichung eines zusätzlichen Sedativums oder die Verwendung von Fixier-   0–1
mitteln erfordert, um den Patienten vor sich selber oder anderen zu schützen (z. B. das Entfernen eines Venenkatheters, das Schlagen des Personals). Hypoaktivität oder klinisch erkennbare psychomotorische Verlangsamung. Tritt eines dieser Symptome auf, bekommt der Patient 1 Punkt

6. Unangemessene Sprechweise/Sprache oder Gemütszustand

Unangemessene, unorganisierte oder unzusammenhängende Sprechweise. Im Verhältnis zu bestimmten   0–1
Geschehnissen und Situationen unangemessene Gefühlsregung. Tritt eines dieser Symptome auf, wird es mit 1 Punkt bewertet

7. Störung des Schlaf-/Wachrhythmus

Weniger als 4 h Schlaf oder häufiges Aufwachen in der Nacht (das beinhaltet nicht Erwachen das durch   0–1
das medizinische Personal oder durch laute Umgebung verursacht wurde) Die meiste Zeit des Tages schlafend. Tritt eines dieser Symptome auf, wird es mit 1 Punkt bewertet

8. Wechselnde Symptomatik

Fluktuation des Auftretens eines der Merkmale oder Symptome über 24 h (z. B. von einer Schicht zu einer   0–1
anderen) wird mit 1 Punkt bewertet.

Punkte Gesamt: 0 Pkt. = kein Delirium, 1–3 Pkt. = Verdacht auf subsyndromales Delirium, ≥4 Pkt. = Delirium

0,5 mg p.o.) oder Olanzapin (Zyprexa 2,5/5/7,5/…/20 mg p.o.)
- atypische antipsychotische Substanzen können die Dauer des Delirs reduzieren!
- keine Gabe von antipsychotischen Substanzen bei Patienten mit bekanntem Risiko für Torsade de points/QT-Zeitverlängerung bzw. Einnahme vom Medikamenten, die zur Verlängerung der QT-Zeit führen (2C-Empfehlung)!

◘ Tab. 5.7 Nursing Delirium Screening Scale (NU-DESC). (Nach der S3-Leitlinie 2010)

Symptome	Symptomintensität
1. Desorientierung: Manifestierung einer Desorientierung zu Zeit oder Ort durch Worte oder verhalten oder Nicht-Erkennen der umgebenden Personen	0–2
2. Unangemessenes Verhalten: Unangemessenes Verhalten zu Ort und/oder Person: z. B. Ziehen an Kathetern oder Verbänden, Versuch aus dem Bett zu steigen wenn es kontraindiziert ist usw.	0–2
3. Unangemessene Kommunikation: Unpassendes Kommunikation zu Ort und/oder Person, z. B. zusammenhanglose- oder gar keine Kommunikation; unsinnige oder unverständliche sprachliche Äußerungen	0–2
4. Illusionen/Halluzinationen: Sehen und oder Hören nicht vorhandener Dinge, Verzerrung optischer Eindrücke	0–2
5 Psychomotorische Retardierung: Verlangsamte Ansprechabarkeit, wenige oder keine spontane Aktivität/Äußerung, z. B. wenn der Patient nicht angestupst wird, ist die Reaktion verzögert und/oder der Patient ist nicht richtig erweckbar	0–2
Summe	
Delir	≥2 Punkte: ja <2 Punkte: nein

◘ Tab. 5.8 Delirium Detection Score (DDS). (Nach der S3-Leitlinie 2010)

Orientierung	0: orientiert zu Person, Ort, Zeit, Fähigkeit zur Konzentration 1: nicht sicher orientiert zu Ort/Zeit, Unfähigkeit zur Konzentration 4: nicht orientiert zu Ort und oder Zeit 7: nicht orientiert zu Ort, Zeit und Person
Halluzinationen	0: normale Aktivität 1: gelegentlich leichte Halluzinationen 4: permanent leichte Halluzinationen 7: permanent schwere Halluzinationen
Agitation	0: normale Aktivität 1: leicht gesteigerte Aktivität 4: moderate Unruhe 7: schwere Unruhe
Angst	0: keine 1: leichte Angst 4: gelegentlich moderate Angst 7: Panikattacken
Schweißausbrüche	0: keine 1: meist unbemerkt, v. a. Hände 4: Schweißperlen auf der Stirn 7: starkes Schwitzen
Summe	
Delir	<7 Punkte: nein ≥7 Punkte: ja

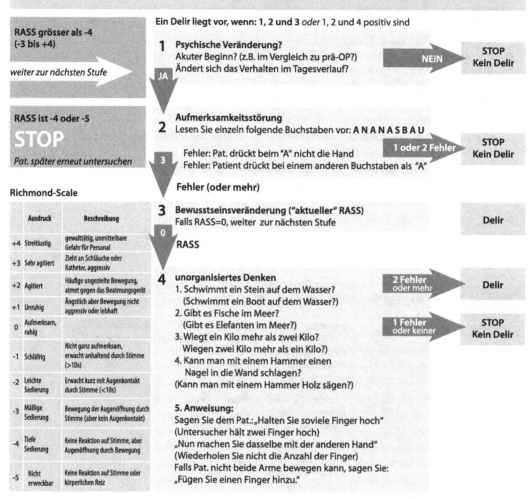

■ Abb. 5.5a,b Flussdiagramm CAM-ICU. **a** Teil 1

— keine Empfehlung für Revistagmin-Gabe (1B-Empfehlung)!
— zur Therapie des hypoaktiven Delirs gibt es keine Studien an Intensivpatienten; im Prinzip können sowohl Haloperidol, Risperidon oder Olanzapin bei hypo- und hyperaktiven Delirformen eingesetzt werden

5.2.1   Delir bei Alkoholentzugssyndrom

- **Negativeffekte des Alkohols**
— Unterdrückung der REM-Schlafphasen, der Schlaftiefe; schnellerer Wechsel der Schlafphasen
— in hohen Dosen Atemdepression

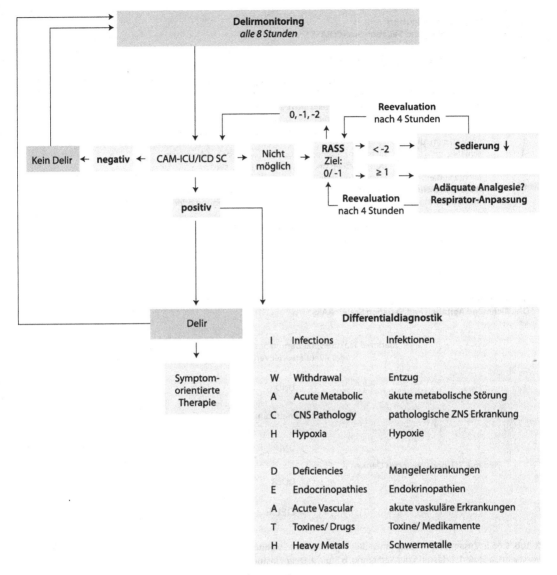

Abb. 5.5a,b (Fortsetzung) **b** Teil 2. (Nach der S3-Leitlinie 2010)

- bei akuter Intoxikation: Verminderung der kardialen Kontraktilität, periphere und zentrale Vasodilatation (Ausnahme: Koronararterien) mit Reflextachykardie → Anstieg des O_2-Verbrauchs mit ggf. Angina-pectoris-Symptomatik
- bei chronischem Abusus: dilatative Kardiomyopathie (DCM) mit eingeschränkter systolischer Pumpfunktion, arterieller Hypertonus, Leberschaden (Steatosis hepatis, Leberzirrhose, portale Hypertension, Hypersplenismus)

- hormonelle Änderungen: T3 und T4↓, Kortisol↓, Hypoglykämie durch Verminderung der Glukoneogenese und Verstärkung der Insulinwirkung

- **Wirkmechanismus**
- Alkohol blockiert die NMDA-Rezeptoren → Gedächtnisverlust und Amnesie während Alkoholintoxikation
- Alkohol stimuliert den $GABA_A$-Rezeptor

Stufe 1: Erfassen der Sedierung
Die „Richmond Agitation and Sedation Scale": RASS*

Score	Bezeichnung	Beschreibung
+4	sehr streitlustig	gewalttätig, unmittelbare Gefahr für das Personal
+3	sehr agitiert	Aggressiv, zieht Drainagen und Katheter heraus
+2	agitiert	häufige ungezielte Bewegungen, kämpft gegen das Beatmungsgerät
+1	unruhig	ängstlich, aber Bewegungen nicht aggressiv oder heftig
0	aufmerksam,ruhig	
-1	schläfrig	nicht ganz aufmerksam, aber erweckbar auf Ansprache (Augenöffnen und Augenkontakt ≥ 10 sec.)
2	leichte Sedierung	kurzes Erwachen, Augenkontakt auf Ansprache < 10 sec.
3	mäßige Sedierung	Bewegung oder Augenöffnen auf Ansprache, aber kein Augenkontakt
-4	tiefe Sedierung	Keine Reaktion auf Ansprache, aber Bewegung oder Augenöffnen durch Berührung
-5	nicht erweckbar	Keine Reaktion auf Ansprache oder Berührung

Ansprache }
Berührung }

falls RASS -4 oder -5	STOP, spätere Wiederholung
falls RASS über -4 (-3 bis +4)	weiter zu Stufe 2

Stufe 2: Erfassen der Sedierung
Die „Richmond Agitation and Sedation Scale": RASS*

Merkmal 1: akute Veränderung des geistigen Zustandes
oder fluktuierender Verlauf

UND

Merkmal 2: Aufmerksamkeitsstörung

UND

Merkmal 3: Unorganisiertes Denken ← → **Merkmal 4: Bewusstseinsstörung**

ODER

= DELIR

◨ **Abb. 5.6a,b** Zusammenführung von Sedierungs- und Delir-Monitoring. Ein 2-stufiger Ansatz zur Beurteilung des Bewusstseins. **a** Stufe 1: Erfassung der Sedierung, **b** Stufe 2: Delir-Einstufung. (Nach der S3-Leitlinie 2010)

▬ Alkohol stimuliert auch spannungsabhängige Kalziumkanäle → Krampfanfälle nach Alkoholexzess

▬ Alkohol führt zu einer Funktionsstörung des Locus coeruleus und der Hirnstammnuclei → vermehrte Sekretion von Adrenalin und Noradrenalin

▬ Alkohol blockiert die ADH-Sekretion → Gefahr der Exsikkose und gesteigertes Durstgefühl

▬ Alkohol führt zu Elektrolytstörungen: Magnesiummangel (Anstieg der Krampfschwelle), Hypokaliämie (Herzrhythmusstörungen), Zinkmangel (Zn bindet an Zink- und Magnesiumrezeptoren, die wiederum mit NMDA-Rezeptoren gekoppelt sind. Fehlende Hemmung auf NMDA-Rezeptoren und vermehrte NMDA-Rezeptorpräsentation bei Zink-Mangel)

CAM-ICU Arbeitsblatt

Merkmal 1: akuter Beginn oder schwankender Verlauf Positiv, wenn entweder in 1 A oder 1 B mit JA beantwortet	**Positiv** ☐	**Negativ** ☐

1A: Ist der geistige Zustand des Pat. anders als vor der Erkrankung?

ODER

1B: Zeigt der Pat. in den letzten 24h Veränderungen in seinem Geisteszustand, z.B. anhand der Richmond-Skala (RASS), Glasgow Coma Scale (GCS) oder vorausgegangener Delir-Einstufung?

Merkmal 2: Aufmerksamkeitsstörung Positiv, wenn einer der beiden Scores (2A oder 2B) kleiner als 8 ist. Zuerst die ASE-Buchstaben versuchen. Falls Pat. diesen Test durchführen kann und das Ergebnis eindeutig ist, Ergebnis dokumentieren und weiter zu Merkmal 3. Falls der Pat. den Test nicht schafft oder das Ergebnis nicht eindeutig ist, werden die ASE-Bilder angewendet. Falls beide Tests notwendig sind, werden die Ergebnisse der ASE-Bilder zur Einstufung verwendet.	**Positiv** ☐	**Negativ** ☐

2A: ASE-Buchstaben: Einstufung notieren (NE für nicht erfasst)

Summe (von 10):

Anleitung: Sagen Sie dem Patient:„Ich lese Ihnen jetzt hintereinander einige Buchstaben vor. Wenn Sie ein „A" hören, drücken Sie meine Hand." Dann die folgenden Buchstaben in normaler Lautstärke vorlesen:

A N A N A S B A U M

(alternativ könnte z.B. A B R A K A D A B R verwendet werden)

Einstufung: als Fehler wird gewertet, wenn Pat. die Hand bei einem „A" nicht drückt und wenn Patient die Hand bei einem anderen Buchstaben als dem „A" drückt.

2B: ASE-Bilder: Einstufung notieren (NB für nicht erfasst)

Summe (von 10)

Merkmal 3: unorganisiertes Denken Positiv, wenn die Summe aus Score 3A und 3B weniger als 4 ergibt	**Positiv** ☐	**Negativ** ☐

3A: Ja/Nein Fragen
(entweder Set 1 oder Set 2 verwenden, falls notwendig tageweise abwechseln)

Summe (3A und 3B)
_____ (max. 5)

Set 1	**Set 2**
1. Schwimmt ein Stein auf dem Wasser?	1. Schwimmt eine Ente auf dem Wasser?
2. Gibt es Fische im Meer?	2. Leben Elefanten im Meer?
3. Wiegt ein Kilo mehr als 2 Kilo?	3. Wiegen zwei Kilo mehr als ein Kilo?
4. Kann man mit einem Hammer Nägel in die Wand schlagen?	4. Kann man mit einem Hammer Holz sägen?

Summe: _____ 1 Punkt für jede richtige der 4 Antworten, max. also 4)

3B: Aufforderung

Sagen Sie dem Patienten:„Halten Sie so viele Finger hoch", (Untersucher hält 2 Finger hoch) „jetzt machen Sie dasselbe mit der anderen Hand" (ohne dass erneut die Anzahl der gewünschten Finger genannt wird). Falls Pat. nicht beide Arme bewegen kann, wird für den 2. Teil der Frage die Anleitung „fügen Sie einen Finger hinzu" gegeben.

Summe: _____ max. nur 1 Punkt, wenn Pat. alle Anleitungen vollständig ausführen kann)

Merkmal 4: Bewusstseinsstörung Positiv, wenn der aktuelle RASS von Null verschieden ist	**Positiv** ☐	**Negativ** ☐
Gesamt CAM-ICU (Merkmale 1 und 2 UND entweder 3 oder 4 positiv)	**Positiv** ☐	**Negativ** ☐

◻ Abb. 5.7 CAM-ICU Arbeitsblatt. (Nach der S3-Leitlinie 2010)

- **Inzidenz**
- \>100 g Alkohol/Tag bzw. 36 l/Jahr reiner Alkohol
- 10 % der Männer und 3–5 % der Frauen müssen in den westlichen Industrienationen als **alkoholkrank** eingestuft werden
- 30–60 % der alkoholabhängigen Patienten entwickeln ein Entzugssyndrom während der postoperativen Behandlung

- **Mortalität**
- bei ausgeprägtem Delir: ca. 5 %

🛑 **Bei chronischer Einnahme von >80–120 g Alkohol am Tag über mehrere Jahre hinweg, muss bei Abstinenz mit einem Entzugsdelir gerechnet werden!**

- **Laborparameter bei chronischem Alkoholabusus**
- CDT↑ (kohlenhydratdefizientes Transferrin) spezifischer als γ-GT und MCV
- γ-GT↑ (Differenzialdiagnose: Cholestase und andere Lebererkrankungen)
- MCV↑ (Differenzialdiagnose: megaloblastäre Anämie durch Vitamin-B_{12}-Mangel und Folsäuremangel)

- **Begleiterkrankungen**
- chronische Gastritis
- Leberzellschaden (Hepatomegalie, Alkoholhepatitis, Leberzirrhose)
- äthyltoxische Kardiomyopathie
- chronische Pankreatitis oder evtl. akuter Schub
- Hüftarthrose
- Elektrolytstörungen
  - Magnesiummangel: Anstieg der Krampfschwelle
  - Hypokaliämie mit Herzrhythmusstörungen
  - Zinkmangel
- Klebsiellenpneumonie, TBC
- alkoholtoxische Myopathie und zerebelläre Degeneration etc.

- **Klinik**
- ▪▪ **Vorzeichen des Alkoholentzugs**
- Desorientiertheit
- Halluzinationen
- Tremor

- Schlaflosigkeit
- Hyperkinesie
- motorische Unruhe
- Nesteln
- Fieber, Tachykardie, Hypertonie, vermehrtes Schwitzen
- Elektrolytstörungen, Störungen des SBH, Anämie
- Pankreatitis
- Hepatopathien

- ▪▪ **Im Vollbild**
- Tachykardie, Hypertension
- Gesichtsröte, starkes Schwitzen, Hyperventilation mit Alkalose
- Ataxie, Tremor, Artikulationsstörungen (verwaschene Sprache)
- Übelkeit, Erbrechen
- Denkstörungen, Verwirrtheit, Halluzinationen (optisch), Suggestibilität

- **Pathophysiologie**

Komplexe Imbalance neuronaler Transmitter:
- Die **Acetylcholinsynthese** ist aufgrund einer Abnahme des zerebralen oxidativen Metabolismus vermindert → Besserung der klinischen Symptomatik auf Physostigmin-Gabe (Anticholium) möglich. Des Weiteren Hemmung der Acetylcholinfreisetzung durch direkte Alkoholwirkung.
- Die **Aktivität von inhibierend wirkenden GABA-Rezeptoren** ist reduziert → Auftreten von zerebralen Anfällen im Rahmen des Entzugs → Gabe von Benzodiazepinen (Clonazepam, Diazepam, Midazolam).
- Die Anzahl von **dopaminergen Rezeptoren** im **limbischen System** ist erhöht → vegetative Übererregbarkeit und Halluzinationen möglich → Besserung auf Haloperidol (Haldol).
- Ungebremste **sympathische Aktivierung** und Noradrenalinfreisetzung → Besserung auf Clonidin (Catapresan oder Paracefan).

- **Therapie**
- Ausgleich von **Flüssigkeitsdefiziten** und Beseitigung von **Elektrolytstörungen** wie z. B. Hypomagnesiämie (0,2 mmol/kg Magnesium) → Magnesium ist auch für den Thiamin-(B_1)-

Stoffwechsel notwendig (Thiamin zu Thiamin-pyrophosphat; funktioneller Thiaminmangel bei Magnesiumdefiziten)

– **additive und symptomorientierte Maßnahmen**
  – Sedierung mit Benzodiazepinen:
    – Midazolam-Bolus 3–5 mg i.v. und/oder Midazolam-Perfusor 2,5–10 mg/h
    – Chlordiazepoxid-(Tranxilium-)Perfusor 200–400 mg/24 h
    – Oxazepam 10 mg p.o.
    – Flunitrazepam (Rohypnol) 0,2–2,0 mg Boli, anschließend 0,015–0,08 mg/kg/h
  – Clonidin (Paracetan, Catapresan), Beginn mit initialem Bolus von 150 µg i.v. und an-schließend 120–240 µg/h bzw. 2–6 µg/kg KG/h → Verringerung der Tage mit Ent-zugssymptomatik und Behandlungsdauer
  – Neuroleptika (**cave:** Senkung der Krampf-schwelle): Haloperidol (nephro- und kardiotoxisch, Gefahr des MNS); Dosis: 3–5(–10) mg i.v. initial und anschließend alle 4 h 5–10 mg Haloperidol i.v.
  – evtl. β-Blocker bei malignen Herzrhyth-musstörungen
  – evtl. Physostigmin (Anticholium) 2 mg in 100 ml NaCl 0,9 % über 30 min
  – evtl. γ-Hydroxybuttersäure (50 mg/kg KG Bolus und 10–20 mg/kg KG/h kontinuier-lich) → nicht im Prädelir mit Halluzinatio-nen, da die Substanz selbst eine halluzino-gene Wirkung besitzt!

🛇 **Kein postoperativer direkter Entzug auf-grund einer Hyperalgesie und Steigerung des Stressstoffwechsels!**

▪ **Prophylaxe**
– evtl. Rohypnol 2 mg p.o. und/oder Clonidin 150 µg p.o.
– evtl. Ethanolsubstitution (15–150 mg/kg KG/h) (**cave:** Antabussyndrom bei Metronidazol, Cephalosporinen

🛇 **Keine simultane Gabe von Alkohol und Substanzen, die die Acetaldehyddehydroge-nase hemmen wie z. B. Metronidazol (Clont), Cephalosporine wie z. B. Ceftriaxon (Roce-phin), Cefotetan (Apatef), Cefoperazon (Cefo-bis), Cefmenoxim (Tacef) und Chloralhydrat!**

5.2.2 Delir bei Opioidentzug

– Abusus bewirkt eine kontinuierliche Stimula-tion von Opiatrezeptoren im Locus coeruleus mit Hemmung der von dort ausgehenden nor-adrenergen Neurone → Stimulation dieser bei Entzug
– der Zeitpunkt des Auftretens von Entzugs-symptomen ist vom Opioid abhängig:
  – bei Pethidin bereits nach 4 h
  – bei Heroin und Morphin nach 6–8 h
  – bei L-Polamidon erst nach 2–3 Tagen

● **Symptome bei Opioidentzug**
In Abhängigkeit von der Karenzdauer:
– **Phase 1** (nach ca. 4 h): Opioid-Hunger (»craving«), Ängstlichkeit, Gähnen, Schlaf-losigkeit, Schwitzen
– **Phase 2** (nach ca. 8 h): Tränenfluss, Rhinorrhö, Piloerektion (Gänsehaut), Mydriasis (so ge-nannte »Tellerminen«)
– **Phase 3** (nach ca. 12 h): Glieder- und Muskel-schmerzen, Tremor
– **Phase 4** (nach ca. 24 h): Tachykardie, Blut-druckanstieg, Übelkeit und Erbrechen, Tempe-raturanstieg, Agitiertheit
– **Phase 5** (nach ca. 36 h): Magenkrämpfe, Diarrhö, Koma

> **Dosierung**
>
> – Gabe von **Clonidin** (Catapresan) initial 0,3–1,2 mg, anschließend 2–6 µg/kg KG/h
> – Gabe von **Doxepin** (Aponal) bis 600 mg/Tag!

Ausgewählte Literatur

Publikationen

Alexander EW, Duane BB, Fraser GL, Riker RR (2005) Bispectral Index monitoring in the intensive care unit. Pharmaco-therapy 25: 1681–1683

Barr J, Fraser GL, Puntillo K, Ely EW et al. (2013) Clinical prac-tice guidelines for the management of pain, agitation, and delirium in adult patients in the intensive care unit. Crit Care Med 41(1):263–306

Basler H.D., et al., (2006) Assessment of pain in advanced dementia. Construct validity of the German PAINAD. Schmerz. 20(6): p. 519–26

Brown EN (2010) Mechanisms of Disease: General Anesthesia, Sleep, and Coma. NEJM 363: 2638–50

Brzezinski A (1997) Melatonin in humans. New Engl J Med 336: 186

De Jonghe B et al. (2005) Sedation algorithm in critically ill patients without acute brain injury. Critical Care Medicine 33(1):120–127

Ely EW et al. (2001) Evaluation of delirium in critically ill patients: validation of the Confusion Assessment Method for the Intensive Care Unit (CAM-ICU). Crit Care Med 29(7): 278–295

Ely et al. (2003) Monitoring sedation status over time in ICU patients: reliability and validity of the Richmond Agitation – Sedation Scale (RASS) JAMA 289; 2983-2991

Frankenburg FR (2004) Pharmacological treatment of delirium in the intensive care unit. JAMA 292:168–169

Herminghaus A et al. (2011) Intravenös verabreichtes Lidocain zur perioperativen Schmerztherapie. Anästhesist 60: 152-160

Hönemann CW, Middeke C, Brünen A, Van Aken H (2002) Pathophysiologie, Klinik, Diagnostik und Therapie des perioperativen Alkoholdelir. Anästh Intensivmed 10:617–628

Hughes MA et al. (1992) Context-sensitive half-time in multi-compartment pharmacokinetic models for intravenous anesthetic drugs. Anesthesiology 76: 334–341

Jacobi et al. (2002) Clinical practice guidelines for the sub-stained use of sedatives and analgetics in the critically ill adult. Crit Care Med 30: 119–141

Kress JP et al. (2000) Daily interruption of sedation infusions in critically ill patients undergoing mechanical ventilation. NEJM 342: 171–1477

Laubenthal H, Becker M, Sauerland S, Neugebauer E. (2008). S3-Leitlinie »Behandlung akuter perioperativer und posttraumatischer Schmerzen« (DIVS). Deutscher Ärzteverlag Köln (2008)

Lutz, A., et al. (2008) [The Nursing Delirium Screening Scale (NU-DESC)]. Anasthesiol Intensivmed Notfallmed Schmerzther, 43(2): p. 98–102

Martin J et al. (2003) Multimodulares sequentielles Sedierungs- und Analgesiemanagement in der Intensivmedizin, 4. Aufl. Zuckschwerdt, München Wien New York

Mascia F, Koch M, Medicis U (2000) Pharmacoeconomic impact of rational use of guidelines an the provision of analgesia, sedation, and neuromauscular Blockade in critical care. Crit Care Med 28: 2300–2306

Mitbrandt EB et al. (2004) Costs associated with delirium in mechanically ventilated patients. Crit Care Med 32: 955–962

Motsch J (2004) Propofol-Infusionssyndrom. Anaesthesist 53: 1009–1024

Naguib M et al. (2000) The comparative dose-response effect of melatonin and midazolam for premedication of adult patients: a double-blinded, placebo-controlled study. Anesth Analg 91: 473–479

Otter H., et al., (2005) Validity and reliability of the DDS for severity of delirium in the ICU. Neurocrit Care,2(2): 150–8

Payen J.F., et al. (2001) Assessing pain in critically ill sedated patients by using a behavioral pain scale. Crit Care Med 29(12): p. 2258–63

Ramsay M, Savege T, Simpson BRJ et al. (1974) Controlled sedation with alphaxalone/alphadolone. BMJ 2: 656–659

Radtke F.M. et al. (2009) The Intensive Care Delirium Screening Checklist (ICDSC)--translation and validation of intensive care delirium checklist in accordance with guidelines. Anasthesiol Intensivmed Notfallmed Schmerzther 44(2): p. 80–6

Riker RR, Picard JT, Fraser GL (1999) Prospective evaluation of the Sedation-Agitation Scale for adult critically ill patients. Crit Care Med 27: 1325–1329

Riker R.R. et al. (2001) Validating the Sedation-Agitation Scale with the Bispectral Index and Visual Analog Scale in adult ICU patients after cardiac surgery. Intensive Care Med, 27 (5): p. 853–8

Rundshagen I (2013) [Pain, agitation and delirium : Amended 2013 guidelines of the American College of Critical Care Medicine. Anaesthesist [Epub ahead of print]

Schaffrath E, Kuhlen R, Tonner PH (2004) Analgesie und Sedierung in der Intensivmedizin. Anaesthesist 53: 1111–1132

S3-Leitlinie 2010 »Analgesie, Sedierung und Delirmanagement in der Intensivmedizin«. Anästh Intensivmed 51: 622–631 oder www.awmf.org/uploads/tx_szleitlinien/001-012l.pdf

Spies CD, Rommelspacher H (1999) Alcohol withdrawal in the surgical patient: prevention and treatment. Anesth Analg 88: 946–954 [Review]

Spies C et al. (2000) Analgosedierung in der Intensivmedizin – ein Überblick über das aktuelle Management. J Anästh Intensivbeh 7: 206–209

Spies CD, Sander M, Stangl K et al. (2001) Effects of alcohol on the heart. Curr Opin Crit Care 7:337–343Spies CD, Otter HE, Huske B et al. (2003) Alcohol withdrawal severity is decreased by symptom-orientated adjusted bolus therapy in the ICU. Intens Care Med 29:2230–8

Whipple JK, Lewis K, Quebbeman E et al. (1995) Analysis of pain managemnet in critically ill patients. Pharmacotherapy 15:529–599

Young CC, Lujan E (2004) Intravenous ziprasidone for treatment of delirium in the intensive care unit. Anesthesiology 101:794–795

Internetadressen

http://www.awmf.org
http://www.dgai.de
http://www.icudelirium.org

Ernährungstherapie

M. Fresenius

M. Fresenius et al., *Repetitorium Intensivmedizin*,
DOI 10.1007/978-3-642-44933-8_6, © Springer-Verlag Berlin Heidelberg 2014

6.1   Patientensituation

6.1.1   Präoperativ

Viele Patienten sind bereits präoperativ mangelernährt! Ca. 31 % aller stationär aufgenommenen Patienten weisen Zeichen einer Mangelernährung auf.

Die Risiken der Mangelernährung sind:
- erhöhte Infektanfälligkeit
- gestörte Wundheilung
- Atrophie der intestinalen Schleimhaut
- Verringerung der Muskelmasse und Muskelkraft
- Verlängerung der Beatmungsdauer und der Liegedauer
- Morbititäts- und Mortalitätserhöhung

Anmerkung: Die Mangelernährung sollte mit dem »subject global assessment« (SGA) und mit dem »nutritional risk score« (NRS) erfasst werden! Die kodierte Mangelernährung kann im DRG-System erlössteigernd sein!

6.1.2   Im Intensivbereich

Viele Intensivpatienten werden aktuell in den ersten Behandlungstagen nicht adäquat ernährt! Nur 49–70 % des benötigten Bedarfs werden in den ersten 5 Tagen verabreicht! Die Mortalität nimmt nach Alberda et al. (2009) abhängig von der zugeführten Energiemenge ab! (Unabhängig vom Ausgangs-BMI-Wert).

Aktuell wird empfohlen eine **Hyper**alimentation in der Frühphase sowie eine **Hypo**alimentation in der **Spät**phase einer kritischen Erkrankung zu vermieden → hierdurch Komplikationen↓, Liegezeit↓, Mortalität↓, Infektionsrate↓. Die klinische Ernährung sollte an den bestehenden Stressstoffwechsel, das SIRS-Stadium und dem Postaggressionsstoffwechsel angepasst werden!

6.2   Allgemeines

Ziele der modernen Ernährungstherapie beim Intensivpatienten sind:

- Erhalt der Muskelmasse, Vermeidung der Atrophie der Atem- und Zwerchfellmuskulatur
- bedarfsadaptierte Substrat- und Energiezufuhr unter Vermeidung einer Hypo- und Hyperalimentation
- Erhalt der Immunkompetenz und Förderung der Wundheilung

Anmerkung: die Hauptziele der Ernährung werden häufig nicht erreicht (bei enteraler Ernährung: zu hoher Reflux, zu geringe Laufzeiten aufgrund von Diagnostik wie z. B. CT-Fahrten oder operative Eingriffe etc.; bei parenteraler Ernährung zu hohe Glukose- und Fettspiegel etc.). In einer aktuellen Studie konnte gezeigt werden, dass über 12 Tage nur 55–65 % der verordneten Energie verabreicht werden!

Die Ernährungstherapie sollte so früh wie möglich (<24 h) mit einer physiologischen, **enteralen** Ernährung begonnen werden. Wird das Energieziel parenteral nicht erreicht, kann diese evtl. durch eine »gemäßigte« parenterale Ernährungstherapie unterstützt wird (ESPEN-Empfehlung) → so konnte Heidegger (**SWISS- oder SPN-Studie**) nachweisen, dass eine **ergänzende parenterale Ernährung ab dem 3. Tag** bei ungenügender enteraler Ernährung bezüglich Mortalitätsreduktion und Komplikationen wie z. B. Wundheilungsstörungen und septische Ereignisse von Vorteil ist. In der Studie wurde am 3. Tag der Kalorienbedarf mit Hilfe der indirekten Kalorimetrie ermittelt. In den Fällen wo dies nicht möglich war, wurde für Frauen 25 kcal/kg KG und für Männer 30 kcal/kg KG verabreicht!

> **Wenn immer möglich sollte die Ernährung auf enteralem Wege erfolgen!**

Die »volle« enterale Ernährung (1400 kcal/Tag) verbessert nach Rice et al. (2011, **EDEN**-Studie) im Vergleich zu einer »trophischen« Ernährung (400 kcal/Tag) bis zum 6 Tage nicht das klinische Outcome! Allerdings treten in der trophisch ernährten Patientengruppe weniger gastrointestinale Komplikationen auf (enterale Regurgitation und reduziertes GRV)! Allerdings zeigten beide Studienarme eine **Hypo**alimentation!

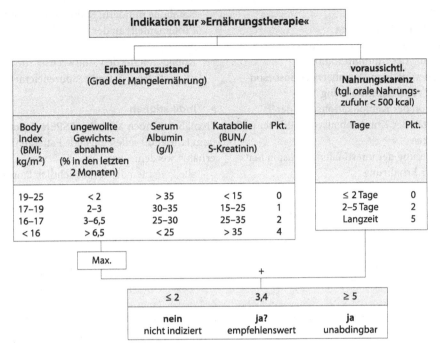

Indikation zur »Ernährungstherapie«

Ernährungszustand (Grad der Mangelernährung)					voraussichtl. Nahrungskarenz (tgl. orale Nahrungszufuhr < 500 kcal)	
Body Index (BMI; kg/m²)	ungewollte Gewichtsabnahme (% in den letzten 2 Monaten)	Serum Albumin (g/l)	Katabolie (BUN,/ S-Kreatinin)	Pkt.	Tage	Pkt.
19–25	< 2	> 35	< 15	0	≤ 2 Tage	0
17–19	2–3	30–35	15–25	1	2–5 Tage	2
16–17	3–6,5	25–30	25–35	2	Langzeit	5
< 16	> 6,5	< 25	> 35	4		

Max.

+

≤ 2	3,4	≥ 5
nein nicht indiziert	ja? empfehlenswert	ja unabdingbar

◘ **Abb. 6.1** Indikationen zur Ernährungstherapie. (Adaptiert nach Hackl 1998)

- **Indikationen**
  - Dauer der Nahrungskarenz (>7 Tage Nahrungskarenz bzw. Energieaufnahme <500 kcal/Tag)
  - reduzierter Ernährungszustand (je schlechter der Ernährungszustand, desto früher sollte die Ernährungstherapie begonnen werden; der präoperative Beginn führt zur postoperativen Verbesserung des Outcome!)
  - ausgeprägter Hyperkatabolismus (Gewichtsabnahme, hohe Stickstoffausscheidung)
  - Vorhandensein von speziellen Situationen bzw. Stressfaktoren (Verbrennung, Sepsis, Immunsuppression etc.)

> Die Entscheidung, eine Ernährungstherapie durchzuführen, kann anhand des Ernährungs-Scores nach Hackl verifiziert werden (◘ Abb. 6.1).

- **Kriterien**
  - Ernährungsstatus, ggf. präoperativer Aufbau bei reduziertem Ernährungszustand (Gewichtsverlust, Erniedrigung des Serum-

albumins bei normaler hepatischer Syntheseleistung)
  - Dauer der behinderten Nahrungsaufnahme
  - Ausmaß der Katabolie

- **Kontraindikationen**
  - Akutphase einer Erkrankung, unmittelbar nach der Operation und nach Trauma, bei Maldigestion
  - Schock jeder Genese und schwere Sepsis/ septischer Schock
  - Hyperlaktatämie (>3–4 mmol/l)
  - schwere Azidose (pH <7,2 und pCO_2 >80 mmHg)
  - Hypoxie (pO_2 <50 mmHg bzw. O_2-Sättigung <85 %)

> Im Vordergrund der Therapie stehen die Erhaltung der Vitalparameter (Kreislaufstabilisierung, Beatmungstherapie, Volumen- und Elektrolytausgleich innerhalb der ersten 24 h).

- **Nutzen**
- Verbesserte Wundheilung
- Reduktion der katabolen Antwort
- Steigerung der Immunfunktionen
- Erhalt der intakten Darmbarriere, insbesondere bei enteraler Ernährung
- Reduktion der Komplikationsrate, der Mortalität, der Krankenhausverweildauer und der Kosten
- Verbesserung der intestinalen Perfusion bei enteraler Ernährung

❯ Mit der richtigen Ernährungstherapie kann die Letalität der Intensivpatienten um 10–20 % gesenkt werden!

6.3   Parenterale Ernährung (PE)

- **Definition**
- Intravenöse Zufuhr von allen benötigten Energieträgern und für den Stoffwechsel notwendigen Substraten über einen (zentral)-venösen Zugang
- Formen der parenteralen Therapie:
  - **totale parenterale Ernährung** (TPE): intravenöse Zufuhr aller Komponenten der täglichen Ernährung ohne zusätzliche orale Nahrungs- oder Flüssigkeitsaufnahme
  - **partielle parenterale Ernährung**: bei nicht bedarfsdeckender oraler/enteraler Ernährung wird diese durch eine parenterale Zufuhr von Nährstoffen ergänzt
  - **krankheitsadaptierte Ernährung**: Ernährungsform, die den geänderten Bedarf einzelner Ernährungskomponenten in Gegenwart von Stoffwechselstörungen (z. B. Leber- und Nierenerkrankungen) berücksichtigt und zu korrigieren versucht

- **Ziele**
- Energie zur Verfügung stellen (Kohlenhydrate, Fette, Proteine)
- Strukturbausteine liefern, z. B. für Membranlipide
- Proteinbausteine für reparative, humorale und immunologische Leistungen anbieten
- Anabolismus fördern: Effizenz der Proteinutilisation erhöhen

- Katabolie mindern: Reduktion des endogenen Proteinanteils an der Deckung des Energiebedarfs
- Kofaktoren für den Stoffwechsel zur Verfügung stellen (Vitamine, Spurenelemente)

- **Indikationen**

Gemäß den noch aktuellen **ESPEN-Guidelines** aus dem Jahr **2009** sollen folgende Patienten parenteral ernährt werden:
- alle Patienten die voraussichtlich länger als 3 Tage nicht ernährt werden können, sollten nach 24–48 h parenteral ernährt werden, wenn Sie eine enterale Ernährung nicht vertragen bzw. diese kontraindiziert ist.
- alle Patienten, die ihr enterales Substrat- und Energieziel innerhalb von 2 Tagen nicht erreichen, sollten parenteral substituiert werden!

Anmerkung: in den letzten Jahr wurden einige, wegweisende multizentrische Studien veröffentlich, die sicherlich in den nächsten Empfehlungen berücksichtigt werden müssen:

In der **EPaNic**-Studie konnte Casaer et al. aus der Arbeitsgruppe von Greet van den Berghe (2011) nachweisen, dass einen späterer Beginn (≥8 Tage) einer parenteralen Ernährung im Vergleich zur frühen parenteralen Ernährung (<2 Tage) mit geringeren Komplikationen und schneller Rekonvaleszenz einhergeht!

Das Patientenkollektiv mit folgenden Erkrankungen sollten parenteral ernährt werden: Patienten, die die Kriterien zur Ernährungstherapie erfüllen und bei denen die enterale Ernährung längerfristig kontraindiziert oder nicht möglich ist, z. B.
- mit entzündlichen Darmerkrankungen
- mit postoperativen, posttraumatischen, ausgeprägten enteraler Störungen
- mit enterokutanen Fisteln bzw. Kurzdarmsyndrom
- mit Strahlendermatitis
- mit Hyperemesis gravidarum

Bei Patienten mit **Pankreatitis** sollte keine parenterale Therapie, sondern möglichst eine **jejunale Ernährung** über eine endoskopisch platzierte Sonde, distal des Treitz-Bandes, erfolgen!

> Bei der parenteralen Ernährung sollte routinemäßig 2- bzw. 3-Kammerernährungsbeutel angewendet werden!

- **Komplikationen**
- katheter- oder port-assoziierte Komplikationen, Sepsis, Thrombose im Bereich der Katheterspitze und Pneumothorax bei Katheteranlage
- **metabolische Entgleisungen:**
  - Hyperglykämie (erhöhtes Infektionsrisiko, Dehydratation, Leberverfettung und Störung des RES, Freisetzung von Sauerstoffradikalen etc.)
  - Hypertriglyzeridämie (akute Pankreatitis)
  - Störungen des Säure-Basen-Haushalts
  - Elektrolytverschiebung (Mg, Na, K, P)
  - hepatische Komplikationen in 15–40 % der Fälle (Verfettung, intrahepatische Cholestase, nicht steinbedingte Cholezystitis (mangelnder Stimulus der Gallenblasenkontraktion aufgrund fehlender Cholezystokininsekretion), Cholezystolithiasis, milder bis mäßiger Anstieg der Transaminasen, AP, Bilirubin – benigne und meist selbstlimitierend)
- Harnstoffanstieg bei Katabolie im Rahmen einer Hypoalimentation bzw. bei zu hoher Aminosäurezufuhr
- erhöhte CO_2-Produktion und Atemarbeit bei zu hoher Kohlenhydratzufuhr sowie Oxygenierungsstörungen bei zu hoher bzw. zu schneller Fettzufuhr
- Vitamin-, Spurenelementmangel/-überdosierung
- Flüssigkeitsimbalanzen (Hypovolämie oder Überwässerung) mit Gefahr der kardialen Dekompensation
- Überwucherung des Darms mit gramnegativen Darmbakterien bei totaler parenteraler Ernährung und simultaner H_2-Blockade (pH-Wert des Magens meist >4)
- Schleimhautatrophie und vermehrte bakterielle Translokation bei totaler parenteraler Therapie
- immunsuppressiver Effekt

◘ Tab. 6.1 Monitoring der parenteralen Therapie

Überwachung infundierter Substrate	Glukose (BZ) Triglyzeride (TG) Kalium Natrium	Kalzium Magnesium Phosphat Chlorid
Überwachung von Organfunktionen	SGPT Alkalische Phosphatase Bilirubin Kreatinin Harnstoff	LDH Erythrozyten Hämoglobin Leukozyten Blutgase Quick-Wert

6.3.1 Beginn der parenteralen Ernährungstherapie

- nach Beendigung des Postaggressionsstoffwechsels mit seinen neurohumoralen Imbalancen wie Katecholamine↑, Kortikosteroide↑, STH↑ (Spätphase, primär↓), Insulinsekretion↓ und periphere Insulinresistenz → verstärkte Lipolyse und Fettoxidation (◘ Abb. 6.2)
- Beginn der parenteralen Ernährung möglichst spät (>7–8 Tage) und nur supplementierend → stufenweise Erhöhung des Angebotes

> Wenn immer möglich sollte eine enterale Ernährungstherapie bevorzugt werden!

◘ Tab. 6.1 zeigt die Laborparameter, mit der eine parenterale Ernährungstherapie überwacht werden soll.

6.3.2 Postaggressionsstoffwechsel

Der Postaggressionsstoffwechsel ist die krankheitsbedingte metabolische Antwort zur Bereitstellung von Energie bzw. Substraten:

- erhöhte hepatische Glukoneogenese (z. B. nach Trauma und Sepsis) → Hyperglykämie. In der Frühphase kann die endogene, hepatische Glukoneogenese nicht komplett blockiert werden. Normal beträgt die hepatische Glukoneogenese 2 mg/kg/min bzw. 200 g/Tag! Bei kritisch kranken Patienten kann diese auf 500 g/Tag ansteigen, d. h. eine exogene Glukosezufuhr ist

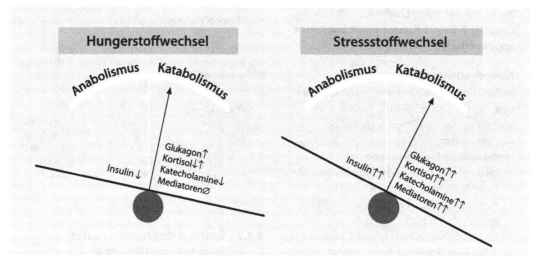

◘ **Abb. 6.2** Hormonstatus bei Stress- und Hungerstoffwechsel

dann nicht notwendig bzw. schädlich (Leber-verfettung/Störung, Anstieg der Infektrate, …)
▬ Hemmung der Glykogensynthese durch erhöhte Glukokortikoidspiegel
▬ temporäre Insulinresistenz (Abnahme der Anzahl der Insulinrezeptoren sowie periphere Insulinresistenz aufgrund eines Postrezeptor-defekts)
▬ Gesamtkörperumsatz von Eiweiß erhöht
　▬ negative Stickstoffbilanz
　▬ Harnstoffsynthese erhöht
　▬ Skelettmuskelproteolyse
　▬ Aminosäureaufnahme in der Muskulatur vermindert
▬ Synthese von Akutphaseproteinen erhöht
　▬ Aminosäurefluss von der Peripherie zu den viszeralen Organen

Hormone und Entzündungsmediatoren bei Stress- bzw. Postaggressionsstoff-wechsel

▬ katabole Hormone:
　▬ Katecholamine ↑↑ (Adrenalin ↑)
　▬ Glukagon
　▬ ACTH ↑ → Kortisol ↑
▬ Mediatoren:
　▬ Interleukin 1 ↑, TNF ↑, PIF ↑
▬ anabole Hormone:
　▬ Insulin ↑↑

Phasen des Postaggressionsstoff-wechsels (nach Cuthbertson 1978)

▬ **Akutphase** (Ebbphase)
　▬ Dauer: Stunden; keine Ernährung indiziert
　▬ Mobilisierung freier FS aus dem Fettgewebe
　▬ Aktivierung des Cori-Zyklus durch hormonelle Konstellation
　▬ Zunahme der Laktat- und Pyruvat-produktion
▬ **Postaggressionsphase** (»flow phase«)
　▬ Dauer: Tage/Wochen; reduziertes Nähr-stoffangebot
　▬ Hypermetabolismus
　▬ gesteigerte Proteolyse (Hyperkatabolismus)
　▬ gesteigerte Lipolyse
▬ **Reparationsphase** (»gain of lean body mass«)
　▬ Es herrscht eine anabole Stoffwechsellage mit Hyperinsulinismus.

6.3.3 Berechnung des Energiebedarfs

Der tägliche Energiebedarf des einzelnen Patienten kann entweder abgeschätzt oder gemessen werden.

Gleichung von Harris und Benedikt (1919)

Der durchschnittliche Tagesenergiebedarf in kcal beträgt:

◘ **Tab. 6.2** Aktivitäts-, Thermal- und Traumafaktor

AF = Aktivitätsfaktor		IF = Traumafaktor	
Strikte Bettruhe	1,20	Strikte Bettruhe	1,20
Gelockerte Bettruhe	1,25	Gelockerte Bettruhe	1,25
Stationäre Bettruhe	1,30	Stationäre Bettruhe	1,30
TF = Thermalfaktor		Sepsis	1,3
–38°C	1,10	Peritonitis	1,4
–39°C	1,20	Polytrauma	1,5
–40°C	1,30	Verbrennungen III. Grades	1,7–2,0
–41°C	1,40		

— **Männer:** $66{,}47 + (13{,}74 \times kg\,KG) + (5 \times Größe$ in cm$) - (6{,}75 \times Alter in Jahren)$
— **Frauen:** $655{,}1 + (9{,}56 \times kg\,KG) + (1{,}85 \times Größe$ in cm$) - (4{,}67 \times Alter in Jahren)$

❗ Die oben stehende Formel wurde anhand von gesunden Probanden ermittelt und ist sicherlich auf den heutigen Intensivpatienten nicht ohne weiteres übertragbar!

Indirekte Kalorimetrie

Mit Hilfe der indirekten Kalorimetrie lässt sich der tatsächliche aktuelle Energiebedarf des Patienten berechnen.

❗ Voraussetzung: keine pflegerischen Maßnahmen ab ca. 30 min vor bzw. während der Messung, keine Änderung des Katecholaminregimes während der Messung!

- Nachteile
— ab **inspiratorischen Sauerstoffkonzentrationen >60 %** wird der metabolische Bedarf falsch ermittelt (Sauerstoffaufnahme wird nach der Haldane-Transformation berechnet)!
— relativ teures und personalaufwendiges Messverfahren

- Vorteile
— relativ genaue Bestimmung des täglichen, aktuellen Energiebedarfs des Patienten

— die simultane Ermittlung des respiratorischen Quotienten (RQ) gibt Hinweise auf die vorwiegende Nährstoffverwertung:

$$RQ = \frac{VCO_2}{VO_2}$$

— Normwert: **0,83**
— Hungerzustand: RQ ca. 0,70
— reine KH-Verwertung: RQ ca. 1,0
— Ketonkörperverbrennung: RQ <0,7
— Lipogenese: RQ >1,0

❗ In einzelnen Fällen können bei Azidose (RQ <0,7) oder bei Alkalose (RQ >1,0) extreme RQ-Werte vorkommen.

Formel von Weir (1949)

Nach der Weir-Formel und deren Modifikation unter Berücksichtigung der Temperatur, der Mobilität und des Verletzungsmusters ergibt sich:

> **Ruheumsatz (REE) =**
> $(3{,}94 \times VO_2 + 1{,}11 \times VCO_2) \times 1{,}44 \rightarrow$
> **aktueller Energiebedarf (AEE,**
> mod. nach Long) = REE × AF × IF × TF

Die einzelnen Werte für den Aktivitäts-, Thermal- und Traumafaktor können aus ◘ Tab. 6.2 entnommen werden.

◘ Tab. 6.3 Schätzung des Energiebedarfs

Bedarf	kcal/kg Sollgewicht*	Durchschnittliche kcal/Tag
Grundumsatz	25	1600–1800
Postoperativ (durchschnittlich)	25–30	1800–2300
Gesteigert (Sepsis, Polytrauma)	30–35	2300–2700
Maximal (Verbrennung)	40–50	3000–3800

* Sollgewicht = Körpergröße (cm) – 100

> **⊕** Bei den meisten Intensivpatienten entfällt der Aktivitätsindex aufgrund einer Analgose-dierung; spezielle Faktoren wie Stress sowie neurohumorale Aktivierungen werden nicht berücksichtigt!

- Der Energiebedarf kann auch nährungsweise unter Berücksichtigung der Grunderkrankung ermittelt werden (◘ Tab. 6.3).
- Eine minimale Energiezufuhr von 10 kcal/kg KG/Tag (ca. 700 kcal) darf nicht unterschritten werden!
- Der Mensch ist auf die kontinuierliche Zufuhr von Nährsubstraten angewiesen, da bestimmte Organe (z. B. Gehirn) nur ganz spezielle Substrate verwerten können und die endogenen Energiereserven sehr begrenzt sind.
- Allerdings sollte in den ersten Tagen **keine Hyperalimentation** durchgeführt werden. So konnte gezeigt werden, dass die Mortalität, die Beatmungsdauer und die Infektionsrate günstig beeinflusst wurden, wenn die Patienten nur ca. 60–70 % der errechneten Kalorienzufuhr (25–30 kcal/kg KG/Tag) erhalten hatten! Kreymann et al. (2006) empfehlen daher, Patienten mit Sepsis in den ersten Tagen nur maximal 1000 kcal/Tag in Form von Fett, Aminosäuren und Glukose zuzuführen!

Energiebedarfs anhand des Körpergewichtes (◘ Tab. 6.4)

Der Mensch besitzt in Form von Fettgewebe, Muskelmasse und Leberglykogen Energievorräte (◘ Tab. 6.5).

◘ Tab. 6.4 Energiebedarf anhand des Körpergewichtes

Institution	Energiebedarf in kcal/kg KG/Tag in der Akutphase	Energiebedarf in kcal/kg KG/Tag in der Spätphase z. B. nach Stabilisierung)
DGEM 2003	15–25*	25–35
AKE 2004	20–30**	25–35**

* BMI <29, als Grundlage dient das aktuelle Körpergewicht!
** bei BMI >30, nicht akut krank, immobil

◘ Tab. 6.5 Menschliche Energiereserven

Energiequelle	Vorhandener Vorrat (durchschnittlicher Wert in kg)	Energieausbeute (kcal)
Fett	15,00	141.000
Muskeleiweiß	6,00	24.000
Glykogen	0,09	900

O₂-Verbrauchsmessung

- Mittels Pulmonalarterienkatheter kann durch Bestimmung der $_{av}DO_2 \times HZV (= VO_2)$ der O₂-Verbrauch näherungsweise berechnet werden (der Sauerstoffverbrauch des Lungengewebes wird nicht miterfasst!).
- Unter Annahme eines mittleren kalorischen Äquivalents von 4,85 kcal/l O₂ lässt sich der Energiebedarf abschätzen:

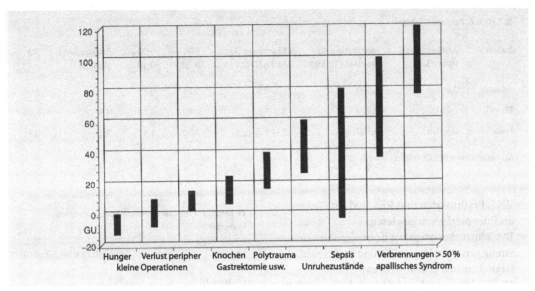

■ **Abb. 6.3** Änderung des Grundumsatzes bei verschiedenen Erkrankungen. (Adaptiert nach Hackl 1998)

$_{av}DO_2 = C_aO_2 - C_vO_2$

$(C_xO_2 = s_xO_2 \times cHb \times 1{,}39 + p_xO_2 \times 0{,}003)$

z. B. HZV = 6,4 l/min, $_{av}DO_2$ = 8 ml/100 ml

(= 80 ml/l)

→ O_2-Verbrauch 512 ml/min = 30,72 l/h = 737 l/Tag

→ **Energieverbrauch:** 737 × 4,85 = 3574 kcal/Tag

– Energieverbrauch bei **Fieber:** pro 1° >38°C: +10 %

Änderungen des Grundumsatzes bei Erkrankungen

In ■ Abb. 6.3 sind Änderungen des Grundumsatzes bei verschiedenen Erkrankungen aufgeführt.

Aktuell empfohlene Nährstoffzusammensetzung (2013)

– 50–60 % Kohlenhydrate (KH)
– 20–35 % Fette
– 10–15 % Eiweiß

> Der O_2-Verbrauch bei der Verwertung von 1 g Glukose beträgt 0,75 l, bei Aminosäuren 0,9 l/g und bei Fett 2,0 l/g.

Die CO_2-Produktion verhält sich entsprechend dem respiratorischen Quotienten (RQ für Glukose = 1, für Proteinverwertung = 0,8 bzw. für überwiegende Fettverwertung = 0,71 → RQ × VO_2 = VCO_2); d. h. Energiestoffwechsel und Atmung beeinflussen sich.

Durch eine übermäßige KH-Zufuhr muss der Patient vermehrte Atemarbeit leisten:

– 1000 kcal Glukose = 207 l CO_2
– 1000 kcal Fett = 152 l CO_2

Anmerkung: durch die Beachtung der CO_2-Produktion durch unterschiedliche Ernährungskomponenten (Einzelkomponententherapie bei ausgewählten Patienten) lässt sich die Atemarbeit bei COPD-Patienten positiv beeinflussen (übermäßige Glukosezufuhr → Liponeogenese ↑ → CO_2-Bildung ↑)!

■ Tab. 6.6 zeigt die Dosierungsempfehlungen der einzelnen Substrate im Rahmen der parenteralen Ernährung.

6.3.4 Glukose

– Glukose ist Hauptenergielieferant.
– Die menschlichen Glukosespeicher in Form von Glykogen (ca. 300 g) sind nach ca. 12–16 h erschöpft → minimale Glukosezufuhr von 1,0 g/kg KG/Tag (100 g/Tag).
– Umwandlung von FFS in Glukose ist nicht möglich → alle Zellen können jedoch Glukose verwerten!

◘ Tab. 6.6 Nährstoffsubstrate der parenteralen Therapie

Substrat	Anfangsdosis (g/kg/Tag)	Maximale Infusionsrate (g/kg/h)	Maximale Dosis (g/kg/Tag)	VO_2 (l/g)	VCO_2 (l/g)	Energiewert (kcal/g)	RQ
Glukose	1,0–2,0	0,500	2,5–3,5	0,75	0,75	3,8	1,00
Eiweiß	0,8–1,0	0,250	1,2–1,5	0,90	0,78	4,1	0,80
Fette	0,5–1,0	0,150	1–1,5	2,00	1,40	9,3	0,71

RQ respiratorischer Quotient

- ZNS, Erythrozyten und RES sind auf Glukose als Energieträger angewiesen.
- Der Blutzuckerspiegel ist normalerweise eine streng geregelte Messgröße und kann leicht laborchemisch erfasst werden.
- Die Glukoseaufnahme in Muskulatur und Fett erfolgt **insulinabhängig**.
- Die Glukoseaufnahme in Neurone, Erythrozyten und Leber erfolgt **insulinunabhängig**.
- Hoher proteinsparender Effekt durch Hemmung der endogenen Glukoseproduktion aus **glukoplastischen** Aminosäuren → 100 g Glukose führen zu 50 % Reduktion des Proteinverlustes; eine weitere Glukosezufuhr ohne Aminosäurenapplikation ist diesbezüglich ineffektiv
- Hochprozentige Lösungen sind hyperosmolar. Die maximale Osmolarität bei **periphervenöser Applikation** sollte nicht über **900 mosmol/l** steigen (Thrombophlebitis), d. h. maximal **G10 %** periphervenös applizieren!

Die einzelnen Infusionslösungen zeigen unterschiedliche Osmolaritäten (◘ Tab. 6.7), was die periphere Applikationsmöglichkeiten zum Teil einschränkt (>800 mosmol/l)

> **1 g Glukose hat einen Energiewert von ca. 4 kcal!**

Nebenwirkungen zu hoher Glukosezufuhr (Hyperglykämie)

- osmotische Diurese
  - Dehydratation
  - Elektrolytstörungen
  - hyperosmolares Koma
- Insulinstimulation

◘ Tab. 6.7 Osmolarität einzelner Ernährungslösungen

Lösung	Osmolarität (mosmol/l)
Glukose 10 %	555
Glukose 20 %	1110
Glukose 40 %	2200
AKE 1.100 + Glukose	800
AS-Lsg. 5 %	430
AS-Lsg. 10 %	850
AS-Lsg. 15 %	1.300
Lipovenös 10 % LCT/MCT	272
Omegaven	273
Structolipid 20 %	260

- beschleunigte Lipogenese
- verminderte Lipolyse
- verstärkter AS-Abtransport von der Leber
- Steatosis hepatis bei höherer und längerer Glukosedosierung (>6 g/kg/Tag)
- erhöhte Infektionsgefahr → Harnwegsinfekte infolge Glukosurie (Nierenschwelle: 180 mgdl) → bei Glukosurie des Intensivpatienten Reduktion der KH-Zufuhr
- Wundheilungsstörungen
- Hypoglykämien bei zu hoher Insulingabe
- **Hypophosphatämie** (Verbrauch von Phosphat aufgrund der Thiaminpyrophosphatbildung, einem wichtigen Kofaktor des KH-Stoffwechsels [C1-Körper])
- Der Blutzuckerspiegel sollte daher unter niedriger KH-Zufuhr <180 mg/dl sein (nach

Hackl bei gleichzeitigem Laktatspiegel <4,0 mmol/l) → sonst Reduktion der täglichen Kohlenhydratzufuhr.
- Ist bei einer KH-Dosierung (3 g/kg KG/Tag) der BZ >180 mg/dl → dann ggf. Altinsulinperfusor (maximal **5 IE/h = 120 IE/Tag**): benötigte IE Insulin/h = Blutglukose/150. Ist der BZ >170 mg/dl bei Insulingabe bis 5 I.E. Insulin/h, sollte die Glukosezufuhr reduziert werden!

❗ **Die exogene Insulinzufuhr führt zwar zu einer Elimination von Glukose aus dem Plasma, jedoch nicht zu einer verbesserten Glukose-Utilisation; daher wird die Insulinapplikation bei erhöhten Blutzuckerwerten zunehmend abgelehnt!**

- Die **Vermeidung von Hyperglykämien** bzw. das Einstellen des BZ auf Werte von 110–150 mg/dl führt bei Patienten mit **Sepsis** zu einer Reduktion der Mortalität (Sepsis ▶ Kap. 25; van de Berghe 2001). Die Blutzuckereinstellung scheint auch im Rahmen von SHT, Apoplex und evtl. Myokardinfarkt von Bedeutung zu sein!

Folgen eines BZ >250 mgdl

- Phagozytose vermindert
- Morbidität und Mortalität erhöht
  - nach zerebraler Ischämie und
  - nach Herz-Kreislauf-Stillstand mit CPR
- Gefahr der Leberverfettung
- nutzlose Energieumsatzsteigerung (»futile cycles«)
- Anstieg der Atemarbeit durch vermehrte CO_2-Produktion
- **Glukosestoffwechselstörung** auch ohne externe Glukosezufuhr infolge erhöhter hepatischer Glukoneogenese aus Glykogen und sekundär aus glukoplastischen AS (bis 300 g/Tag) → eine Unterdrückung dieses Vorgangs ist nur mit hohen Glukose- und Insulindosen (bis 50 IE/h) möglich und wird allgemein nicht empfohlen.

⟩ **Die hepatische Glukoneogenese ist ein äußerst energieverbrauchender Prozess (ca. 50 % des hepatischen O_2-Verbrauchs → in Analogie zur Kardiologie: metabolische »Nachlast« der Leber ↑↑)!**

6.3.5 Aminosäuren (AS)

- 20 Aminosäuren, davon 8 essenziell, d. h. vom Körper nicht synthetisierbar. Unter hypermetabolischen Konditionen können auch andere AS wie Histidin, Arginin, Tyrosin, Cystein, Glutamin, Taurin und Ornithin und Ornithinketoglutarsäure essenziell bzw. semiessenziell werden.
- Zur Verstoffwechselung der zugeführten AS sind Nichtproteinkalorien notwendig! (Pro **Gramm** zugeführtem **Stickstoff** sollten ca. **130–170 kcal** aus Nicht-Stickstoff-Energie (Glukose und Fette) zugeführt werden!

⟩ **1 g N = 6,25 g AS = 30 g Muskelprotein. 1 g Protein hat einen Energiewert von 4 kcal.**

- Eine übermäßige Aminosäurezufuhr führt zur Hyperosmolarität, Azidose, Anstieg der Harnstoffproduktion (>40 g/Tag) und des Harnstoff-Kreatinin-Quotienten (>20).
- Eine anfängliche externe Proteinzufuhr spart eigene AS-Reserven, höhere AS-Zufuhr führt allerdings zu keiner weiteren Einsparung von fettfreier Körpermasse (»lean body mass«, LBM): ◻ Abb. 6.4.
- Es müssen L-AS zugeführt werden, da nur diese verstoffwechselt werden und die Verwertung von infundierten albumin- oder plasmahaltigen Lösungen aufgrund der notwendigen Aufspaltung der Proteine in AS bis zu 14 Tage in Anspruch nehmen würde!
- Rund 35–50 % der zugeführten AS werden im Energiestoffwechsel (Glukoneogenese) verbraucht, und nur 50–65 % der extern zugeführten AS können anabol verwendet werden.
- Dosierung: 1,2–**1,5** g/kg KG/Tag; bei Niereninsuffizienz ohne Dialyse evtl. Dosisreduktion auf <1,0 g/kg KG/Tag, Zu hohe AS-Gabe verstärkt die Azotämie!

⟩ **Die adäquate Protein- und Energiezufuhr ist für kritisch kranke Patienten von Bedeutung. So konnte Weijs et al. (2012) eine von der Proteinzufuhr abhängige Beeinflussung der Mortalität bei beatmeten Patienten nachweisen!**

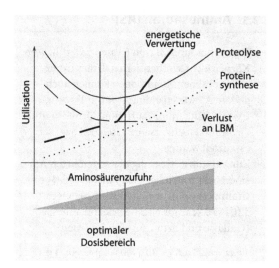

■ Abb. 6.4 Darstellung der Auswirkungen einer steigenden externen Aminosäurezufuhr auf die endogene Proteolyse, Proteinsynthese und energetische Verwertung sowie Verlust von fettfreier Körpermasse (LBM)

❗ AS-Verluste bei extrakorporalen Eliminationsverfahren:
- **Dialyse: 1,5–2,0 g AS S/h**
- **CVVHF: Filtrationsvolumen (l) × 0,3 = g AS**
- **Peritonealdialyse:**
  0,2–0,3 g/l Peritoneallösung

- Indikation für spezielle stoffwechseladaptierte AS-Lösungen (»Leber-« oder »Nierenlösung«) gibt es aktuell nicht → ihr Einsatz führt zu keiner Mortalitätsreduktion beim Intensivpatienten; ist allerdings im Vergleich zu Standardlösungen mit erhöhten Kosten verbunden!

6.3.6 Glutamin

- Im Rahmen des Postaggressionsstoffwechsels kommt es zu einer signifikanten Abnahme der intramuskulären Glutaminkonzentration.
- Glutamin kann unter intensivmedizinischen Konditionen (Stress, Sepsis) essenziell werden und sollte in einer Größenordnung von **20–30 g** pro Tag bzw. **0,2-0,4 g/kg KG** substituiert werden(Grad-A-Empfehlung).
- **Präparate:** z. B. in Kombination mit anderen Aminosäuren (z. B. 13,4 %iges Glamin) oder

als Substitutionslösung (z. B. 20 %iges Dipeptamin [(100 ml enthalten 20 g AS bzw. N(2)-L-Alanyl-L-Glutamin; pH 5,4–6,0; mit APL 10 % zu infundieren]).

- **Funktion:** Aufrechterhaltung der intestinalen Barrierefunktion, insbesondere für den Dünndarm relevant → evtl. Anwendung bei intestinaler Minderperfusion und parenteraler Langzeittherapie (>5 Tage) sowie bei reduziertem Ernährungszustand.
- **Glutamineffekte**
    - proteinsparend (negative Stickstoffbilanz↓), Konservierung eigener Glutaminreserven der Skelettmuskulatur und somit Reduktion des Autokannibalismus
    - Aufrechterhaltung der intestinalen Barrierefunktion → Förderung der Proliferation der Enterozyten
    - Unterstützung der zellulären Immunabwehr, insbesondere des darmassoziierten Lymphgewebes (GALT) → wichtig für die DNA-Replikation für Leukozyten und Makrophagen
    - Erhalt der hepatischen Glutathionreserven (antioxidative Funktion)
    - verbesserter Säure-Basen-Haushalt (Bildung der renalen Puffersubstanz Ammoniak)
    - Glutaminsäure ist ein ineffektiver Ersatz für Glutamin, da es nur zu 5–7 % in Glutamin umgewandelt wird! → Ersatz von Glutamin durch α-Ketoglutarat oder Ornithin, die zu Glutamin umgewandelt werden können!
- Von der E.S.P.E.N.-Gruppe wird derzeit die **enterale Glutamingabe** nur für **Verbrennungs-** und **Traumapatienten** empfohlen! Alle kritisch kranken Patienten sollten bei **parenteraler Ernährung** Glutamin substituiert bekommen (A-Empfehlung).

6.3.7 Fette

Fette sind ein günstiger Energiespeicher mit hoher Energiedichte (90 % des Nassgewichts) bei geringem Volumen.

▶ 1 g Fett hat einen Energiewert von 9,3 kcal.

- Hauptenergiedepot (15 kg=141.000 kcal)
- geringe Osmolalität der Fettlösungen: 280–355 mosmol/l → periphere Applikation möglich
- **energetische Funktion**: Energiespeicher bzw. -lieferant
- **nichtenergetische Funktionen:**
  - Funktionsträger: Träger von fettlöslichen Vitaminen (Ausnahme: Cernevit!)
  - Bestandteil von Zellmembranen und Quelle essenzieller Fettsäuren
  - Präkursoren von Mediatoren der verschiedenen Reihen wie z. B. Prostaglandine, Thromboxane und Leukotriene → **Immunmodulation** durch die Applikation bestimmter Fette!
- durch die Applikation von Fetten wird der respiratorische Quotient (RQ) positiv beeinflusst → Atemarbeit↓

◘ Tab. 6.8 Spezifische Stoffwechselaufgaben der einzelnen FS-Klassen

	Energie	Struktur	Funktion
Mittelkettige Fettsäuren	+++	0	0
Langkettige Fettsäuren			
Gesättigte FS	++	++	(+)
Einfach ungesättigte FS	++	++	(+)
Mehrfach ungesättigte FS			
Linolsäure oder ω6-FS	0	+++	+++
Linolensäure oder ω3-FS	0	+++	+++

Spezifische Stoffwechselaufgaben der einzelnen Fettsäureklassen

Die einzelnen Fettsäurearten besitzen unterschiedliche Funktionen bzw. Aufgaben (Spielmann et al. 1998; ◘ Tab. 6.8).
- Unterscheidung der FS in **kurzkettige** Fettsäuren (2–4 C-Atome), **mittelkettige** Fettsäuren (6–12 C-Atome) und **langkettige** Fettsäuren (14–24 C-Atome) bzw. in **einfach** und **mehrfach ungesättigte** Fettsäuren (= Anzahl der Doppelbindungen zwischen den C-Atomen).
- Auftreten eines sog. »substrate cycling« zwischen Triglyzeriden (TG) und Fettsäuren, z. B. bei Insulinstörungen → verstärkte periphere Lipolyse und anschließende, energieverbrauchende Reveresterung der freigesetzten FS in der Leber → Ruheumsatz (RU)↑

Unterschiede der verwendeten Fettlösungen

- **Ölsorten:** Sojabohnenöl, Distelöl, Kokosöl und Olivenöl oder Fischöl. Seit einigen Jahren auf dem Markt sind Mischungen aus verschiedenen Ölsorten (z. B. **SMOF**lipid = Mischung aus **S**ojabohnenöl [(Linolsäure und α-Linolensäure], **M**CT in Form von Kokosöl, **O**livenöl [ω9-FS] und **F**ischöl [ω3-FS in Form der EPA

und DHA] im Verhältnis von 30:30:25:15). Das Verhältnis von ω3- zu ω6-Fettsäuren ist für die Vermeidung von SIRS- und CARS-Reaktionen mit signifikanter Verkürzung der postoperativen stationären Intensiv- und Krankenhausverweildauer (Tseckos 2004) von Bedeutung. Optimal scheint ein Verhältnis von 2:1 bis 4:1 von ω6 zu ω3-FS zu sein. Bei SMOFlipid beträgt das Verhältnis 2,5:1. Zukünftig wird es Lipide geben, bei denen das Glycerol mit speziellen Fettsäuren verestert wurde (sog. **strukturierte Lipide**).
- Wie Grimm u. Grimminger (1995) zeigen konnten, hat die parenterale Applikation von verschiedenen Ölsorten bzw. deren Kombination Auswirkungen auf die Überlebenszeit von Transplantaten und ist somit für die Immunabwehr von großer Bedeutung (◘ Abb. 6.5)!
- Konzentrationen: 10 %, 20 % → höherprozentige Fettlösungen (20 %) sind aufgrund eines besseren Emulgator (Eiphospholipid)-Triglyzerid-Verhältnisses zu bevorzugen → dadurch bessere Fett-Clearance und geringere Triglyzeridspiegel
- Verhältnis der Anteile von lang (LCT)- und mittelkettigen (MCT)-Triglyzeriden → 1:1-Mischung von mittelkettigen (MCT) und langkettigen (LCT) Fettsäuren empfohlen → protein-

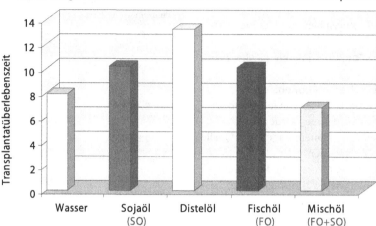

Auswirkungen unterschiedlicher Öle auf die Überlebenszeit des Transplantats

◘ Abb. 6.5 Einfluss verschiedener Ölsorten auf die Immunabwehr

sparender Effekt, sofortige carnitin**un**abhängige Verstoffwechselung von **MCT** (**Cave:** Überladung der Mitochondrien!), minimale Reveresterung, höhere Clearance-Rate, geringere Beeinflussung des retikuloendothelialen Systems (RES), geringere Inzidenz von hepatischen Cholestasen unter Fettapplikation

— **LCT** müssen über Carnitin-Shuttle ins Mitochondrium eingeschleust werden Die Carnitinsynthese ist von einem ausreichenden Angebot an Methionin, Lysin und Vitamin C abhängig → bei Verdacht auf Mangel, z. B. unter chronischer Dialyse: Gabe von Carnitin (Biocarn)

— MCT sind keine Substrate des Eikosanoidstoffwechsels!

— Art und Konzentration der Emulgatoren: Ei-, Soja-Phosphatid

— Zusätze zur Erlangung der Blutisotonie: Xylit, Glycerin

— Zufuhr von **essenziellen** Fettsäuren → wichtig als Membranbausteine, jedoch Präkursoren für den Eikosanoidstoffwechsel, weniger für den Energiestoffwechsel → 5–10 g Fett/Tag sind für den Erwachsenen nach 3 Wochen und für das Neugeborene bereits nach 7 Tagen essenziell!

Essenzielle Fettsäuren
Linolsäure (C18:2)

— Vorstufe für Prostaglandin- und Prostazyklinstoffwechsel

— Bildung von **Arachidonsäure (ω6-FS; C20:4)**, aus der über die Lipooxygenase die **Leukotriene** der **4er**-Reihe (Chemotaxis und endotheliale Permeabilitätserhöhung durch LTB_4, LTC_4, LTD_4) und über die Cyclooxygenase die **Prostaglandine** der **2er**-Reihe (PGD_2, PGE_2, PGF_2) sowie Thromboxan A_2 und PGI_2 synthetisiert werden → Broncho- und Vasokonstriktion sowie Thrombozytenaggregationsförderung und Immunsuppression (PGE_2 hemmt die Interleukin-2-Produktion der T-Lymphozyten mit konsekutiver geringerer T- und B-Zell-Proliferation)

— Tagesmindestbedarf: 10 g; bei Postaggressionsstoffwechsel: bis zu 50 g

α-Linolensäure (C18:3) (◘ Abb. 6.6)

— Präkursor für die **antiinflammatorisch** wirkenden **ω3-Fettsäuren** (Eikosapentaensäure (C20:5) [EPA] und die Docosahexaensäure (C22:5) [DHA], die vor allem im Fischöl enthalten sind) → Synthese von **Leukotrienen** der **5er**-Reihe und **Prostaglandinen** der **3er**-Reihe bei gleichzeitiger kompetitiver Hemmung der **δ-6-Desaturase** → Eikosanoidsynthese↓

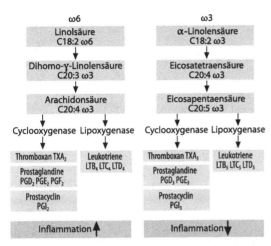

☐ **Abb. 6.6** Stoffwechselschema der Linol- und der Linolensäure. (Adaptiert nach Fresenius u. Kabi (2003)

— Tagesmindestbedarf: 1,2 g (Hauptquelle: Distelöl, auch in Fischöl enthalten).
— Bei 2–6 g/Tag: Plasmatriglyzeridspiegel↓, HDL steigt leicht an, Gesamtcholesterin und LDL bleiben konstant oder fallen geringgradig ab.
— Erste Hinweise auf einen positiven Effekt der ω3-Fettsäuren stammen aus den 1970er-Jahren, als eine geringere Inzidenz von arteriosklerotischen Veränderungen sowie deren Folgen (Myokardinfarkt, Apoplex) bei sich überwiegend von Seefisch ernährenden Grönland-Eskimos nachgewiesen wurde. Teskos konnte 2001 durch die parenterale Gabe von ω3-FS eine signifikante Reduktion der perioperativen Mortalität 15 % vs. ca. 3 %) nachweisen.
— Die einfach ungesättigte Ölsäure (C18:1) ist **nichtessenziell** und kann im Unterschied zu den mehrfach ungesättigten Fettsäuren vom Körper synthetisiert werden!

⏩ Während der parenteralen Ernährung sollte auf ein Verhältnis von ω6- zu ω3-Fettsäuren von 2:1 bis 4:1 geachtet werden.

Folgen des Mangels an essenziellen Fettsäuren

— Dermatitis
— erhöhte Thrombozytenaggregation und Thrombozytopenie
— Wundheilungsstörungen

— Störungen der Hämatopoese (Anämie)
— Fettleber
— Infektanfälligkeit
— kardiale Funktionsstörung

Anmerkung: Aktuell ist nicht geklärt, welche Patienten von welchen Fettsäuremustern profitieren! Dies bereitet dem Intensivmediziner bei der Auswahl eines bestimmten Produkt/Hersteller für seinen Patienten erhebliche Probleme!

Infusionslösungen (Beispiele; ☐ Tab. 6.9)

Aktuell wird die Anwendung von **3-Kammer-Beuteln** anstatt einer individuell zusammengestellten Mehrkomponenten parenteralen Ernährung empfohlen (Grad-B-Empfehlung)!
— **Vorteile** der 3-Kammer-Beutel sind:
  — verbesserte pharmakologische Sicherheit (Ernährung mit Einzelkomponenten besteht z. T. aus >40 Einzelbestandteil, geringere Gefahr von Verordnungsirrtümer)
  — erhöhte mikrobiologische Sicherheit
  — verbesserte physikalische Stabilität
  — preisgünstige Lösung
  — einfachere Anwendung im klinischen Alltag
— Laufzeiten der einzelnen Komponenten: ☐ Tab. 6.10
— Unter kontinuierlicher Fettapplikation sollten die Serumtriglyzeridwerte <350 mg/dl liegen, nach 6-stündiger Nüchternheit <250 mg/dl, sonst Fettreduktion bei höheren Werten (ggf. Aktivierung der Lipoproteinlipase durch Heparin!).

❗ **Bei zu hoher und zu schneller Fettzufuhr droht das sog. »fat overload syndrome«: Oxygenierungsstörungen, massive Funktionsstörungen der Leber und des Gerinnungssystems → kontinuierliche Applikation der Fette über 24 h!**

— Absetzen der Fettapplikation bei Thrombozyten <50.000/µl, bei DIC, kardiogenem Schock und schweren Oxygenierungsstörungen!

◼ **Tab. 6.9** Verschiedene Infusionslösungen

Lösung	Osmolarität (mosm/l)	Energiedichte (kcal/500 ml)	Bemerkung
NaCl 0,9 %	308		NaCl 9 g/l (unphysiologisch!) Na$^+$ 154 mmol/l, Cl 154 mmol/l (1 g NaCl = 17,1 mmol)
Glukose			
G 5 %	278	100	
G 10 %	523	200	
G 20 %	1250	400	
G 30 %	2100	1600	
G 50 %	3800	1000	
Zuckeraustauschstoffe			
Xylit 10 %	1658	200	Maximal 3 g/kg Xylit
Kaloplasmal 30 %	1770	600	Mischung aus G20 % und Xylit 10 %
Proteine			Gesamtstickstoff 15,5 g/l
Aminoplasmal PO-10 %	990	200	Gesamtstickstoff 8,6 g/l, L-AS 60 g/l
Aminomel nephro	1510	1111	80 g AS/l, Gesamtstickstoff 12,9 g/l maximal 1,5 g/kg/Tag
Aminosteril N-Hepa 8 %	1770	160	
Fette			
Lipofundin 10 % MCT	345	529	8 g Phosphatidylcholin + 25,0 g, Glycerol in 1,0 l; 50 % LCT in Form von Sojaöl (100 g) + 50 % MCT
Lipofundin 20 % MCT	380	954	12 g Phosphatidylcholin + 25,0 g Glycerol in 1,0 l; 200 g Sojabohnenöl
Omegaven (10 %)	272	560	aus Fischöl mit hohem Anteil am ω3-FS, zur Fetternährungsergänzung (maximal 10–20 % der Gesamtfettzufuhr bzw. maximal 2 g/kg/Tag)
ClinOleic 20 % Oli Clinomel	270	1000	80 % Olivenöl und 20 % Sojabohnenöl, 40 g essenzielle Fettsäuren/l
Structolipid 20 %	260 mosmol/ kg H$_2$O)	980	Erste kommerziell erhältliche Lösung von strukturierten Lipiden, 22 g/l freies Glyzerin
SMOFlipid	380 mosmol/ kg H$_2$O	1.000	Mischung aus 4 verschiedenen Fetten: – zu 30 % Sojabohnenöl mit langkettigen Fettsäuren (LCT) als Quelle für essenzielle Fettsäuren, Konzentration: 60 g Sojabohnenöl/l – zu 30 % Kokosöl als schnell verfügbare mittelkettige Fettsäuren (MCT), Konzentration: 60 g MCT/l – zu 25 % Olivenöl als Lieferant von einfach ungesättigten Fettsäuren, Konzentration: 50 g Olivenöl/l – zu 15 % Fischöl als Quelle für langkettige ω3-Fettsäuren, Konzentration: 30 g Fischöl/l

Tab. 6.9 (Fortsetzung)

Lösung	Osmolarität (mosm/l)	Energiedichte (kcal/500 ml)	Bemerkung
Lipidem/ Lipoplus	ca. 410 mosmol/kg	955	Mischung aus 3 verschiedenen Fetten: – zu 40 % Sojabohnenöl (LCT) – zu 50 % Kokusnussöl (MCT) und – zu 10 % Fischöl (ω3-FS bzw. EPA und DHA); ausgewogenes Verhältnis von ω6:ω3-FS von 2,7:1; mit Tocopherol zum Schutz vor Peroxidation angereichert, 20 %ige Lsg. = 20 g Fett/100 ml Fettlösung

Tab. 6.10 Empfohlene Laufzeiten

Art der Infusionslösungen	Maximale Laufzeit (h) nach RKI (2002)	Maximale Laufzeit (h), von Experten empfohlen
All-in-one-Lösung	24	36–48
Reine Lipidlösung	12	24
Glukose- oder Aminosäurelösungen	1	48

Kontraindikationen der Fettapplikation

- Störungen der Mikrozirkulation: Schock, dekompensierte Herzinsuffizienz, Hyperlipidämie (>300–350 mg %) sowie alle Zustände mit verminderter O_2-Zufuhr an das Gewebe (obligate aerobe Fettverwertung zu ATP!)
- die **akute Pankreatitis** stellt **keine** Kontraindikation für niedrig dosierte, parenteral applizierte Fette dar → 0,5–1,0 g/kg/Tag

Kurzkettige Fettsäuren (SCFA)

- In Zukunft könnte die enterale Gabe von kurzkettigen Fettsäuren (**SCFA**) eine zunehmende Rolle spielen. Hierzu zählen: Azetat, Proprionat, Butyrat: bakterielle Abbauprodukte von Ballaststoffen, die für den oxidativen Stoffwechsel des Kolons wichtig sind → **trophische und antiinflammatorische Effekte von SCFA.**

Applikation von Vitaminen und Spurenelementen

- Substitution von wasser- und fettlöslichen Vitaminen bei parenteralen Ernährung (**Tab. 6.11**)
- Aktuell wird empfohlen, ab dem 7. Tag der Ernährung Vitamine zu substituieren!
- Substitution von Spurenelementen bei längerer parenteraler Ernährung: **Tab. 6.14**
- Aktuell gibt es keine offiziellen Empfehlungen über die Höhe der Spurenelementsubstitution beim kritisch kranken Patienten!

> ⊕ Eine Überdosierung von Mangan kann infolge Ablagerung in den Basalganglien ein parkinsonähnliches Krankheitsbild auslösen!

6.4 Enterale Ernährung

6.4.1 Sondenkost (SK)

Einteilung der SK

- **selbst hergestellte SK:** so genannte »Homemade«-Sondenkost (nur gastrale Applikation möglich!)
- **industriell gefertigte Sondennahrung:** Formuladiät → wiederum untergliedert in:
  - **hochmolekulare** nährstoffdefinierte Diät (NDD):
    - standardisiert (mit und ohne Ballaststoffe) oder
    - modifiziert, stoffwechseladaptiert
  - **niedermolekulare** chemisch definierte Diät (CDD):

Tab. 6.11 Vitaminpräparate

	Empfehlung DGEM	Zeit bis zum klinischen Mangel	Multibionta N	Vitalipid adult	Soluvit N	Cernevit	Freka-vit fettlöslich	Freka-Vit wasserlöslich
Vitamin A (IE)	3000	1–2 Jahre	3000	3300		3500	3300	
Vitamin C (Ascorbinsäure)	100–300	1–2 Monate	100		100	125		100
Vitamin D (IE)	200			200		220	200	
Vitamin E (IE)	9–12,5		5,5 mg	10		11,2	10	
K (µg)	100–150			150			150	
Vitamin B_1 (Thiamin) (mg)	3–4	4–10 Tage	10		2,5	3,5		2,5
Vitamin B_2 (Riboflavin) (mg)	3–5	1–2 Monate	7,3		3,6	4,1		3,6
Nicotinamid (mg)	40–50	2–6 Wochen	40		40	45		40
Panthothensäure (mg)	10–20		25		15	17,25		15
Vitamin B_6 (Pyridoxin) (mg)	4–6	2–6 Wochen	15		4	4,5		4
Vitamin B_{12} (µg)	2–6	3–5 Jahre			5	6		5
Biotin (µg)	60–120				60	69		60
Folsäure (µg)	160–400	3–4 Monate			400	414		60

◻ Tab. 6.12 Spurenelementen bei parenteraler Ernährung

	Normalkost (mgTag)	Parenterale Zufuhr (mgTag)
Eisen	12–18	0,5–4
Zink	15–30	1,5–5
Mangan	2–5	0,15–0,8
Kupfer	2–4	0,5–1,5
Molybdän	0,2	0,02
Chrom	0,05–0,2	0,01–0,015
Selen	0,05–0,5	0,02–0,06
Iod	180	0,1–0,15
Fluorid	1	0,9

- Elementardiät oder Astronautenkost (Glukose und nur L-AS, unangenehmer Geschmack, hohe Osmolarität >600 mosm/l)
- Oligopeptiddiät (Di- oder Tripeptide werden im oberen Dünndarm besser resorbiert als einzelne AS, daher vorteilhaft)

🛈 Niedermolekulare chemisch definierte Diäten enthalten keine Ballaststoffe!

Zusammensetzung

- Der Gehalt an **Vitaminen** und **Spurenelementen** in den Sondennahrungen entspricht bei voller enteraler Therapie dem durchschnittlichen Tagesbedarf. Bei extremer Katabolie sollten jedoch zusätzlich Zink, Eisen, Vitamin B und C substituiert werden.
- Die Komplementierung der SK mit **Ballaststoffen** ist bezüglich der Darmmotilität zu empfehlen. Wenn keine Ballaststoffe in der enteralen Therapie vorhanden sind, sollten Ballaststoffkonzentrate zugeführt werden. Nebenwirkungen der Ballaststoffgabe: intestinale Gasproduktion, intestinale Obstruktion, durch Reduktion der Darmmotilität Obstipation und bakterielle Überwucherung.
- Ballaststoffe bestehen aus **fermentierbaren** Fasern (Zellulose, Pektin); Abbau durch Darmbakterien zu kurzkettigen Fettsäuren, sog. SCFA

(»short chain fatty acid«), z. B. Azetat → Energielieferant für die Dickdarmschleimhaut oder **nicht fermentierbare** Ballaststoffe (Lignine).
- Der **durchschnittliche Kaloriengehalt** der kommerziell erhältlichen Präparate liegt meist bei **1,0** kcal/ml Sondennahrung. Einige wenige besitzen einen höheren Energiegehalt (Pulmocare [1,5 kcal/ml], Nutrison concentrated [2,0 kcal/ml], Jevity HiCal [1,5 kcal/ml], Fresubin HP Energy [1,5 kcal/ml] etc.).
- Die **Osmolalität** der Sondennahrung ist vom Kohlenhydratgehalt abhängig, der wiederum den Energiegehalt der Kost bestimmt → Sondennahrungen mit niedrigem Kaloriengehalt besitzen eine **niedrige Osmolalität** (ca. 300 mosmol/kg H_2O), solche mit hohem Energiegehalt eine gesteigerte Osmolalität (bis 1000 mosmol/kg H_2O)!

Applikationsmodus

Die enterale Ernährung erfolgt
- als **gastrale Ernährung** über eine nasogastrale Sonde und perkutan endoskopisch gelegte Gastrostomien (PEG) oder
- als **jejunale Ernährung** über z. B. endoskopisch eingelegte Dreilumensonden oder Sonden, die sich selbst in den unteren Abschnitt des Dünndarms ziehen (Tiger-2-Sonde)

❯ Die jejunale Applikation von Sondennahrung sollte aufgrund einer geringeren Inzidenz von Pneumonien und einer effizienteren Substratzufuhr durchgeführt werden.

Die Applikation der Sondennahrung wird entweder
- **bolusweise gastral** (bis maximal 8-mal 300 ml nach langsamer kontinuierlicher Steigerung der Bolusmengen von 3-mal 50 ml aufwärts) **oder**
- **kontinuierlich** über eine gastrale oder duodenal-jejunalen Sonde mit einer Steigerung der enteralen Ernährung alle 6–12 h um ca. 10–20 ml/h bei unkomplizierten Verläufen bis zu einer maximalen Infusionsrate von 100 ml/h. Ansonsten Steigerung alle 24 h um 10 ml/h auf max. 50 ml/h bei komplizierten Verläufen (prolongierte hämodynamische Instabilität, hoher Katecholaminbedarf, Subileus, offene Bauchbehandlung)

◻ Tab. 6.13 Kontinuierliche Applikation vs. Bolusapplikation von Sondennahrung

	Kontinuierliche Applikation	Bolus-applikation
Energieverbrauch	↓	↑
Energiezufuhr	↑	↓
Diarrhö	↓	↑
Aspirationsgefahr	↓	↑
N-Bilanz	±	↑
Gastroösophage-aler Reflux (bei PEG-Ernährung)	↓	↑
Sondenokklusion	↓	↑

Die Dünndarmsonden werden gastroskopisch oder intraoperativ platziert. In den letzten Jahren wurde das gastrale Residualvolumen zum Beginn zw. Fortführung der enteralen Ernährung immer mehr nach oben verschoben (von 150 auf 500 ml). Neuere Studien empfehlen auf die Messung des Residualvolumen gänzlich zu verzichten!

Pro und Kontra der kontinuierlichen und der Bolusapplikation von Sondennahrung ◻ Tab. 6.13.

- **Vorteile der SK-Ernährung**
- Aufrechterhaltung **der intestinalen Integrität** durch Einhaltung des physiologischen Prozesses von Digestion und Absorption selbst bei kleinsten Volumenmengen (Zottenernährung mit 20 ml/h postoperativ beginnend bis zur ersten Defäkation) → Verhinderung der Translokation von Bakterien ins Blutsystem mit der Gefahr der Induktion des Multiorganversagens (MOV) aufgrund einer intakten Darmschleimhaut.

> ❗ Die Enterozyten werden zum Großteil vom Lumen her ernährt, und bei enteraler Ernährung werden Zellbausteine zur Verfügung gestellt, die intestinale Perfusion erhöht, trophische gastrointestinale Hormone wie Gastrin ausgeschüttet sowie der Gallen- und Pankreassekretfluss gesteigert!

- **Anregung der Magenentleerung** und der **Darmmotilität** durch Stimulation von Rezeptoren im Dünndarm
- **bessere Wundheilung** bei frühzeitigem Beginn der enteralen Ernährung innerhalb 24 h postoperativ unter Berücksichtigung von chirurgischen Kontraindikationen
- verbesserte intestinale Immunkompetenz (GALT-Funktion erhalten) und Abnahme der Inzidenz von septischen Komplikationen (geringere bakterielle Translokation, ► Kap. 19, Abschn. »Gastrointestinale Probleme«).
- geringere Stressreaktion und Mediatorenfreisetzung
- geringere Kosten der Ernährung
- geringere Katheterkomplikationen (Infektion, Blutung, Pneumothorax)

> ❱❱ Bei Trauma- und Verbrennungspatienten sollte zur Verbesserung des Outcome eine frühzeitig beginnende (<6 h) minimal enterale Ernährung begonnen werden → Level-I-Empfehlung nach den Kriterien der »Evidence-based Medicine«.

- **Nachteile der SK-Ernährung**
- Gefahr der Regurgitation und **Aspiration** von SK bei gastroösophagealem Reflux des beatmeten oder bewusstseinsgestörten Patienten → Reduktion der Inzidenz durch Oberkörperhochlagerung (30–45°), Gabe von Prokinetika (Metoclopramid oder Erythromycin in niedriger Dosierung).
- **bakterielle Kontamination** bei selbsthergestellter Sondennahrung oder unsachgemäßer Anwendung kommerzieller Lösungen
- **Schleimhautläsionen/Druckschäden** der Sonden (Nasenulzera, Magenulzera) oder Schäden infolge von Fehllagen der Sonden (pulmonale Sondenlage oder zerebrale bei frontobasalen Läsionen! → radiologische Kontrolle der Sondenlage vor Beginn der enteralen Ernährung ist obligat!)
- durch die erhöhte Osmolarität oder dem erhöhtem Fettanteil ausgelöste **Diarrhö** (bis zu 20 %) → Wechsel der Sondennahrung, Reduktion der Menge und Verdünnung der SK mit Wasser auf maximal die Hälfte

- **Tube-feeding-Syndrom**: akute Niereninsuffizienz durch Hyperosmolarität oder Hypernatriämie (Zufuhr von bis zu 15 g/Tag) infolge Diuretikatherapie und SK-Hyperosmolarität
- diabetische Entgleisung durch leicht spaltbare Stärkeabbauprodukte und Leberverfettung
- Darmdilatation und Flatulenz
- Dünndarmnekrose bei forcierter enteraler Ernährung (bei 0,15–1,4 % der Ernährungspatienten; meist nach 5–10 Tagen)

- **Absolute und relative Kontraindikationen für enterale Ernährung**
- akutes Abdomen und mechanischer Ileus des Dünn- oder Dickdarms
- Nichtüberwindbare Stenose des Gastrointestinaltrakts (entzündlich oder neoplastisch bedingt)
- hochgradige Resorptionsstörungen (ausgiebige floride Darmentzündungen, Kurzdarmsyndrom)
- akute Stoffwechselentgleisungen (Coma diabeticum, Coma hepaticum)
- Perforationsgefahr (Zustand nach Verätzung) oder manifeste Perforation (Nachweis freier Luft im Abdomen)
- intestinale Perfusionsstörungen bzw. Ischämie (Angina abdominalis)
- Peritonitis oder toxisches Megakolon
- frische Darmanastomose (relativ) und interenterische Fisteln
- akute Herz- und Niereninsuffizienz (Natrium- und Flüssigkeitsbelastung!)
- akute Gastrointestinalblutung
- Kurzdarmsyndrom
- unstillbares Erbrechen
- schwere Hypovolämie oder Hypoperfusion
- persistierende Diarrhö

6.4.2 Semiessenzielle Nährstoffsubstrate

Arginin

Die Aminosäure Arginin kann unter intensivmedizinischen Bedingungen **essenziell** werden.

Arginin wird benötigt bei der Biosynthese anderer Aminosäuren, im Rahmen der Harnstoffsynthese, bei der Synthese von Kreatinin und Stickstoffmonoxid, für den Transport, Speicherung und Elimination von Stickstoffverbindungen.

Die Gabe von Arginin führt
- zur Stimulation des Zellwachstums
- zur verbesserten Immunität durch Anstieg der NK-Zytotoxizität, der IL-2-Synthese und der Makrophagenaktivität
- zum Anstieg der Lymphozytenproliferation
- zur Stimulation der STH-, Insulin-, Glukagon-, Prolaktin- und Somatostatinsekretion sowie der Katecholaminesekretion
- zur Stimulation der hepatischen Fibrinogensynthese und Kollagenbildung (verbesserte Wundheilung)

⊖ **Die Gabe von Arginin bei septischen Patienten birgt theoretisch die Gefahr einer gesteigerten NO-Synthese und damit einer Zunahme der Vasodilatation! Zurzeit keine Empfehlung für die Gabe von Arginin-angereicherten Ernährungslösungen!**

Glycin

Glycin kann unter intensivmedizinischen Bedingungen zu einer **essenziellen** AS werden.

Glycin besitzt selbst einen zytoprotektiven Effekt und beschützt insbesondere die Leberzellen vor Hypoxie und Reperfusionschaden (Radikalenfänger, Stabilisierung der Membranproteinstruktur, Verhinderung der Makrophagenaktivierung, Modulation der Zytokinproduktion, z. B. TNF-α-Ausschüttung↓).

Nukleotide

Nukleotide (Purine und Pyrimidine) führen nach Applikation in Form von RNA-Fragmenten zu einer verbesserten Immunabwehr (zellulärer Turnover ist gesteigert)!

Glutamin

▶ Abschn. 6.3

Antioxidanzien

- Antioxidanzien spielen bei entzündlichen Vorgängen wie Sepsis und ARDS eine große Rolle.
- Zu den Antioxidanzien zählen u. a. Selen, Vitamin C und E, β-Carotin und Zink.

◘ Tab. 6.14 Immunonutrition kritisch kranker Patienten nach den ESPEN-Empfehlungen von 2009

Substanz	Kritisch Kranke	Sepsis	Trauma/ Verbrennung	ARDS/ALI
Arginin	Keine Vorteile	Nicht empfohlen	Keine Vorteile	Keine Vorteile
Glutamin	Parenterale Gabe bei parenteraler Ernährung empfohlen	Unzureichende Datenlage	Enterale Gabe empfohlen	Unzureichende Datenlage
ω3-FS*, Antioxidanzien	Unzureichende Datenlage	Unzureichende Datenlage	Unzureichende Datenlage	Enterale Gabe empfohlen
Nukleotide	Unzureichende Datenlage	Unzureichende Datenlage	Unzureichende Datenlage	Unzureichende Datenlage
Selen	Unzureichende Datenlage	Unzureichende Datenlage	Unzureichende Datenlage	Unzureichende Datenlage
Enterale Kombinationspräparate (Nukleotide, Arginin Antioxidanzien, ω3-FS*)	Einsatz nicht empfohlen; Einsatz bei enteral ernährten (>2,5 l/72 h) Patienten empfohlen	Einsatz bei nicht chirurgischen Patienten mit Sepsis, wenn der APACHE-II-Score <15 ist	Einsatz nicht empfohlen	Nicht empfohlen!

* FS = ω3-Fettsäuren

─ **Selen:**
─ als Bestandteil von 35 verschiedenen Selenoproteinen von Bedeutung, insbesondere für die Glutathionperoxidase
─ als direkter Radikalenfänger und Hemmung der Mediatorenbildung über Hemmung der NF-κB-Bildung
─ täglicher Bedarf: Männer 70 µg und Frauen 55 µg/Tag; tatsächliche tägliche Aufnahme etwa 35–60 µg! Bei kritisch Kranken liegt der Bedarf wahrscheinlich bei >80–300 µg/Tag!

⊙ **Die Applikation von Selen (1000 µg/Tag) bei septischen Patienten wird in den neuen amerikanischen Sepsisleitlinien nicht mehr empfohlen!**

Omega-3-Fettsäuren

Die enterale Ernährung mit Omega-3-FS, Linolensäure und Antioxidanzien verbessert nicht das Outcome von Patienten mit ARDS (Omega-Studie).

Empfehlungen zum Einsatz von Immunonutrition bei kritisch kranken Patienten

◘ Tab. 6.14.

Ausgewählte Literatur

Adolph M (1999) Lipid emulsion in parenteral nutrition. Ann Nutr Metab 43: 1–13

Aktuelle Ernährungsmedizin (2003) Leitlinie Enterale Ernährung, Band 28:1–120. Thieme, Stuttgart

Alberda et al. (2009) The relationship between nutritional intake and clinical outcomes in critically ill patients results of an international multicenter observational study Intensive Care Medicine 35: 1728-37 Erratum in: Intensive Care Med 35:1821

Antebi H et al. (2004) Liver function and plasma antioxidant status in intensive care units patients requiring total parenteral nutrition: comparisation of two fat emulsions. JPEN 28: 142–148

Atkinson S et al. (1998) A prospective, randomized, double-blind, controlled clinical trial of enteral immunonutrition in the critically ill. Crit Care Med 26: 1164–1172

Barber et al. (1999) Fish oil-enriched nutritional supplement attenuates progression of the acute-phase responses in weight-losing patients with advanced pancreatic cancer. J Nutr 1120–1125

Barr J. et al. (2004) Outcomes in critically ill patients before and after the implementation of an evidence-based nutritional management protocol. Chest 125: 1446–1457

Bertoloni G et al. (2003) Early enteral immunnutrition in patients with severe sepsis: results of an interim analysis of a randomized multicentre clinical trial. ICM 29: 834–840

Braga M et al. (2002) Feeding the gut early after digestive surgery: results of a nine-year experience. Clinical Nutrition 21 (1): 59–65

Canadian Critical Care Clinical Practice Guidelines Committee; Heyland et al. (2003) JPEN J Parenteral Enteral Nutrit 27: 355–373

Cano NJ et al. (2009) ESPEN-Guidelines for adult parenteral nutrition. Clin Nutrition, 28 359–479

Casaer MP et al. (2011) Early versus late parenteral nutrition in critically ill adults. NEJM 365:506–17

Cole L (1999) Early enteral feeding after surgery. Crit Care Nurs Clin North America 11: 227–231

Fresenius u. Kabi (2003) Enterale Ernährung Intestamin, Wissenschaftl. Broschüre der Firma Fresenius

Gadek et al. (1999) Effects of enteral feeding with eicosapentaenoic acid, -linolenic acid and antioxidants in patients with acute respiratory distress syndrome. Crit Care Med 27: 1409–1420

Gärtner et al. (1999) Die Bedeutung von Selen in der Intensivmedizin. Med Klein 94: 54–57

Galban C et al. (2000) An immune-enhancing enteral diet reduces mortality rate and episodes of bacteremia in septic intensive care unit patients. Crit Care Med 28: 643–648

Goeters C et al. (2002) Parenteral L-alanyl-L-glutamine improves 6 month outcome in critically ill patients. Crit Care Med 30: 2032–2037

Goeters C (2004) Ernährungskonzepte bei kritisch Kranken. Anästhesiologie und Intensivmedizin 2: 75–79

Goeters CH (2004) Ernährung des kritisch Kranken. Anästh Intensivmed 45:720–728

Griffiths RD et al. (1997) Six-month outcome of critically ill patients given glutamine-supplemented parenteral nutrition. Nutrition 13: 295–302

Grimm H et al. (2001) Nutritive Sepsismodulation – Was können wir von »Fettemulsionen der dritten Generation« erwarten? Akt Ernaehr-Med 26:19–25

Hackl JM (1998) Parenteral and enteral feeding. Anasthesiol Intensivmed Notfallmed Schmerzther. 33:731–52

Hartig W, Weimann A (2000) Der postoperative und posttraumatische Kostaufbau Erwachsener. Aktuel Ernähr Med 25: 298–304

Heidegger CP, Berger MM, Graf S, Zing W, Darmon P, Costanza MC, Thibault R, Pichard C (2013) Optimisation of energy provision with supplemental parenteral nutrition in critically ill patients: a randomised controlled clinical trial. Lancet 381:385-93 (SWISS-Studie)

Heyland DK et al. (2001) Should immunonutrition become routine in critically ill patients? A systemic review of the evidence. JAMA 286: 944–953

Heyland DK et al. (2003) Canadian clinical practice guidelines for nutrition support in mechanically ventilated, critically ill adult patients. J Parenter Enteral Nutr 27: 355–373

Koletzki I et al. (2007) ESPEN-Guidelines for adult enteral nutrition. British Journal of Nutrition 98: 253-259

Kreymann (2006) E.S.P.E.N. Guidelines on enteral nutrition. Clinical Nutrit 25: 210–223

Kreymann G et al. und DGEM (2003a) Leitlinien Enterale Ernährung Akt Ernähr Med 28 (Suppl 1): 42

Kreymann G et al. (2003b) Akt Ernähr Med 29: 1475–1481

Kreymann G et al. (2006) Akt Ernähr Med 31: 198

Lee et al. (2002) Influence of glycine on intestinal ischemia-reperfusion injury. JPEN 26 (2): 130–135

Lübke HJ (2000) Protektion der Mucosabarriere durch Strategien der Ernährung. Anaesthesist 49: 455–459

MacClave (2009) JPEN 33: 277-316 (ESPEN-Leitlinie)

Marik PE, Zaloga GP (2001) Early enteral nutrition in acute ill patients: a systemic review. Crit Care Med 29: 2264–2270

Neu et al. (2002) Glutamine: clinical applications and mechanism of action. Current opin Clin Nutr Metab Care 5: 69–75

Raymann MP (2000) The importance of selenium to human health. Lancet 356:233–241

Reignier J et al. (2013) Effect of not monitoring residual gastric volume on risk of ventilator-associated pneumonia in adults receiving mechanical ventilation and early enteral feeding: a randomized controlled trial. JAMA 16;309(3):249–56

Rice TW et al. (2011) Randomized trial of initial trophic versus full-energy enteral nutrition in mechanical ventilated patients with acute respiratory failure. Crit Care Med 39:974–974 (EDEN-Studie)

Rice TW et al. (2011) Enteral omega-3 fatty acid, gamma-linolenic acid, and antioxidant supplementation in acute lung injury. JAMA12; 306(14):1574–81

Rittler P, Jauch KW (2007) Algorithmen in der Chirurgie. Ernährungsmedizin 32: 299–306

Rombeau JL et al. (1997) Summary of round table conference: gut dysfunction in critical illness. Intensive Care Med 23: 476–479

Schott CK, Huang DT (2012). ω-3 fatty acids, γ-linolenic acid, and antioxidants: immunomodulators or inert dietary supplements? Crit Care 23;16(6): 325

Schröder O et al. (1997) Kurzkettige Fettsäuren – Physiologie und pathophysiologische Implikationen. Akt Ernähr Med 22: 86–96

Senftleben U, Felbinger T, Suchner U (1998) Pathophysiologie der Substratverwertung im Stressstoffwechsel: Bedeutung einer vollständigen hypoenergetischen Ernährungstherapie. Akt Ernähr Med 1998: 207–233

Stein J, Bolder U (2000) Intestinale Funktion beim kritisch kranken Patienten. Chir Gastroenterol 16 (suppl 1): 13–22

Suchner U, Felbinger TW, Sachs M, Goetz AE, Peter K (2007) Strategie der kombinierten minimalenteralen und parenteralen Ernährung des kritisch Kranken. Chir Gastroenetrol 16 (Suppl 1): 1–10

Suchner U, Kuhn KS, Fürst P (2000) The scientific basis of immunonutrition. Proceedings of the Nutrition Society 59: 553–563

Suchner U et al. (2002) Immune-modulatory actions of arginine in the critically ill. Brit J Nutrition 87: 121–132

Tsekos E et al. (2004) Perioperative administration of parenteral fish oil supplements in a routine clinical setting improves patient outcome after major abdominal surgery. Clin Nutr. 23: 325-30. Erratum in: Clin Nutr 23(4):755-6.

Tüller C, Marsch S (2002) Ernährung in der Intensivmedizin. Anaesthesist 51:942–953

Van de Berghe et al. (2001) Intensive insulin therapy maintains blood glucose at ot below 1110 mgdl reduces morbidity and mortality among critically ill patients in the surgical ICU. NEJM 345: 1359–67

Vincent JL, Preiser JC (2013) When should we add parenteral to enteral nutrition? Lancet 381:354–5

Weijs et al. (2012) Optimal protein- and energy nutrition decrease mortality in mechanically ventilated critcally ill patients: A prospective observational cohort study. J Parenter Enteral Nutr 36: 1 60–68

Wendel M, Paul R, Heller A (2007) Lipoproteins in inflammation and sepsis. II. Clinical aspects. Intensive Care Med 33: 25–36

Zaloga GP (1999) Early enteral nutritional support improves outcome: hypothesis or fact? Crit Care Med 27: 259–261

Ziegler T (2009) Parenteral Nutrition in the Critically Ill Patient. N Engl J Med 361: 1088-1097

Zimmermann T et al. (1997) Selensubstitution bei Sepsispatienten. Med Klin 92 (Suppl III): 3–4

Internetadressen

http://www.dgem.de
http://www.ake-nutrition.at
http://www.criticalcarenutrition.com
http://www.espen.org

Invasive Beatmung

W. Zink

M. Fresenius et al., *Repetitorium Intensivmedizin*,
DOI 10.1007/978-3-642-44933-8_7, © Springer-Verlag Berlin Heidelberg 2014

7.1 Grundlagen

7.1.1 Indikationen für maschinelle Beatmung

Hypoventilation

- Hypoventilation bei Störungen von Atemantrieb oder Atemmechanik → Versagen der »Atempumpe« oder »Pumpschwäche« mit konsekutiver Hypoxämie bei normaler alveoloarterieller O_2-Partialdruckdifferenz (AaDO$_2$)
- anfangs charakteristischerweise Normokapnie oder Hypokapnie (= partielle respiratorische Insuffizienz), später dann Hyperkapnie bei globaler respiratorischer Insuffizienz

- **Ursachen**

Die Ursachen des »Pumpversagens« können **zentral** oder **peripher** bedingt sein:

- medikamentöse Depression des Atemzentrums, z. B. durch Opioide, Barbiturate
- **zerebrale Schädigungen**, z. B. Trauma, Tumor, Infektion
- peripher bedingte Ventilationsstörungen
- neuromuskuläre Störungen wie Lähmung des N. phrenicus, hohe Querschnittslähmung, Guillain-Barré-Syndrom, »critical illness polyneuropathy« (CIP), »critical illness myopathy« (CIM) oder Muskelrelaxanzienüberhang
- Muskelerkrankungen und -schwächen wie Polymyositis, Myasthenia gravis, Muskelatrophie und Dyskoordination der Atemmuskulatur
- Störungen der Atemmechanik bei obstruktiven oder restriktiven Ventilationsstörungen mit Erhöhung der zu leistenden Atemarbeit
- schmerzbedingte Hypoventilation insbesondere nach Oberbaucheingriffen oder lateralen Thorakotomien

Gasaustauschstörungen

Aufgrund von Erkrankungen des **Lungenparenchyms**:

- mit **pathologischem Ventilations-Perfusions-Verhältnis** und Ausbildung eines intrapulmonalen Rechts-links-Shunts
- mit einer **alveolo-kapillären Diffusionsstörung**, bedingt durch chronisch interstitielle, inflammatorische Prozesse oder durch Reduk-

tion der Alveolaroberfläche im Rahmen von Lungenteilresektionen oder Pneumektomien
- infolge von **Perfusionsstörungen**
- infolge anatomischer oder funktioneller intrapulmonaler **Rechts-links-Shunts** (VA/Q → 0), **Lungenembolie** (VA/Q → ∞) oder **kardialem Pumpversagen**

7.1.2 Innsbrucker Stufenschema

Unter Berücksichtigung der zugrundeliegenden Atemstörung und dessen Grad kommen verschiedene **Atemhilfen** zum Einsatz, welche nach dem Innsbrucker Stufenschema in **3 Sektoren** (A–C) eingeteilt werden. Sektor B gliedert sich wiederum in verschiedene Teilschritte:

Sektor A (Physiotherapie)

> **Die Basis aller Atemhilfen ist die mehrmals täglich durchgeführte, intensive Physiotherapie.**

Sektor B

- **STEP 1** (Spontan-CPAP): Steht bei erhaltener Spontanatmung eine Oxygenierungsstörung im Mittelpunkt der respiratorischen Insuffizienz, so kommen Atemhilfen ohne mechanische Ventilationshilfe zur Anwendung, wie z. B. die »continuous-positive-airway-pressure«-Therapie (CPAP).
- **STEP 2** (mechanische Ventilationshilfe): Ist die Spontanatmung hingegen in ihrer Effektivität eingeschränkt, sind Atemhilfen mit mechanischer Ventilationshilfe anzuwenden wie z. B. »assisted spontanuous breathing« (ASB) oder BIPAP.
- **STEP 3** (kontrollierte Beatmung): Handelt es sich um eine ausgeprägte Oxygenierungsstörung oder ein respiratorisches Pumpversagen, so sollte auf kontrollierte Beatmungsformen mit Anwendung eines endexspiratorischen positiven Drucks übergegangen werden.
- **STEP 4** (Änderung des Atemzeitverhältnisses): Eine weitere Steigerung der Invasivität der Atemhilfen stellt die Veränderung des Atemzeitverhältnisses zugunsten der Inspirationszeit dar.

Sektor C (additive Maßnahmen)

Ist mit den vorangegangenen Atemhilfen eine adäquate Oxygenierung nicht erreichbar, sollten additive Maßnahmen wie z.B. die etablierte **kinetische Therapie** und die teils noch experimentellen Verfahren wie **NO-Beatmung** oder **Prostazyklinvernebelung** zusätzlich durchgeführt werden.

7.1.3 Nachteile der maschinellen Beatmung

- Erhöhung des intrathorakalen Drucks mit sekundärer Beeinflussung der Hämodynamik → kardiale Füllung ↓
- Beeinflussung der Nierenfunktion mit Gefahr der Hyperhydratation (renaler Blutfluss RBF ↓ bei Anstieg des renalen Venendruckes und Abfall des arteriellen Perfusionsdrucks, Stimulation des Renin-Angiotensin-Aldosteron-Systems, atrialer natriuretischer Faktor (ANF) ↓, erhöhte ADH-Plasmaspiegel)
- Überdruckschädigung der Lunge (Barotrauma) durch hohe Atemwegspitzendrücke (PIP) → Pneumothoraxgefahr
- Beeinflussung der mukoziliaren Clearancefunktion mit der Gefahr des distalen Sekretverhaltes mit konsekutiven Obstruktionsatelektasen und Pneumoniegefahr
- erhöhtes Pneumonierisiko in Abhängigkeit von der Beatmungsdauer
    - <24 h: 5,5 %
    - >24 h: 26,6 %
    - >10 Tage: >80 % (50 % der Pneumonien entwickeln sich in den ersten 4 Tagen!)
- negative Beeinflussung der Splanchnikusperfusion
- Schädigung des Surfactants durch »shear stress trauma« (= Volutrauma) sowie Induktion der O_2-Radikalenbildung und Mediatorenfreisetzung durch Mechanotransduktion

7.1.4 Einige Grundbegriffe der Beatmung

Resistance (Atemwegswiderstand)

- bei laminarer Strömung (Normalwert: 2–4 mbar/l/s für Erwachsene):

$$R = \frac{p_{Tubus} - p_{Alveole}}{\dot{V}}$$

- p_{Tubus}: Druck am Tubus
- $p_{Alveole}$: Druck in der Alveole
- $\dot{V}$: Flow

> Bei hoher (turbulenter) Strömung steigt der Atemwegswiderstand mit dem Quadrat der Strömung an.

- inspiratorische Resistance:

$$R_{AW} = \frac{p_{max} - p_{Plat.}}{\dot{V}}$$

- p_{max}: Beatmungsspitzendruck
- $p_{Plat.}$: Plateaudruck
- $\dot{V}$: inspiratorischer Flow (l/s)
- Normalwert für den intubierten erwachsenen Patienten: 4–6 mbar/l/s

Beatmungsdruck

$$\Delta p = V_T \times \frac{1}{C} + \dot{V} \times R$$

→ Konkret bedeutet dies, dass der Beatmungsdruck bei Erhöhung des Atemzugvolumens (V_T), bei Zunahme des inspiratorischen Flows ($\dot{V}$) z.B. bei volumenkontrollierter Beatmung oder bei Zunahme des Atemwegwiderstandes (R) sowie bei Abnahme der Compliance (C) ansteigt.

Compliance (C)

$$C = \frac{\Delta V\,(ml)}{\Delta p\,(mbar\,oder\,cm\,H_2O)}$$

Statische Compliance

$$C_{stat} = \frac{exsp.\,V_T}{p_{Plat} - PEEP}$$

Normalwert für den erwachsenen Patienten: 80–100 ml/cmH$_2$O

> Zur Berechnung der statischen Compliance müssen In- und Exspirationsventile nach der Inspiration für 2–3 s geschlossen werden. Voraussetzung: völlig erschlaffte Atemmuskulatur und Flow = 0.

Dynamische Compliance

$$C_{Dyn} = \frac{V_T}{P_{Peak} - PEEP}$$

Klinischer Nutzen eher gering, da im Wert neben den elastischen Kräften auch die **restitiven** Komponenten (Tubus-, Bronchuswiderstand) eingehen!

Effektive Compliance

— Messung im Respirator (inklusive der Compliance der Beatmungsschläuche und Beatmungssystem) → nur als Verlaufsparameter sinnvoll

— Die »innere Compliance« liegt je nach Beatmungsschlauchart zwischen 0,5 und 3,0 ml/mbar, d. h. es müssen 0,3–3 ml Volumen pro mbar inspiratorischer Druck von dem inspiratorischen AMV abgezogen werden!

Spezifische Compliance

— Compliance bezogen auf das aktuelle Lungenvolumen → Berücksichtigung der Abhängigkeit der Compliance von der FRC

> Die spezifische Compliance ist altersunabhängig und somit beim Säugling und Erwachsenen gleich!

Lungen-Compliance

$$C_{Lunge} = \frac{V_T}{p_{AW} - p_{Pleura}}$$

— Abnahme der Compliance → Atemarbeit ↑ bei gleicher alveolärer Ventilation → chronische Ermüdung der Atemmuskulatur; Störung des Ventilations-Perfusions-Verhältnisses.

— **Reduktion der Compliance** durch
 — ARDS
 — Pneumonie (interstitielle, alveoläre)
 — Lungenfibrose (bei Kollagenosen, Sarkoidose, chronischen Alveolitiden)
 — Lungenödem

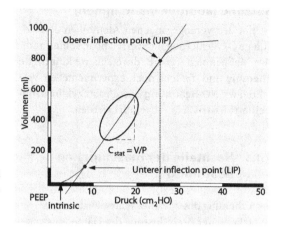

☐ **Abb. 7.1** Pulmonale Druck-Volumen-Kurve

 — Aspiration
 — Zwerchfellhochstand, z. B. bei ausgeprägtem Meteorismus, Zustand nach Oberbaucheingriff, Pleuraerguss, Hämato(pneumo)thorax

Zeitkonstante (τ)

— τ = R × C
 — R: Resistance (cmH₂O/l/s)
 — C: Compliance (l/cmH₂O)
— Zeit, in der die Alveole eine 63 %ige Änderung ihres Volumens erfährt
 — 3-mal Zeitkonstante: 95 %ige Füllung bzw. Entleerung der Alveole in dieser Zeit
 — 7-mal Zeitkonstante: 99,9 %ige Füllung bzw. Entleerung der Alveole in dieser Zeit
— Normalwert für gesunde Lunge: 0,2 s
— bei COPD: 0,9 s

Inflection points

— entsprechen den Übergangspunkten vom flachen in den steilen Teil der Druck-Volumen-Kurve der Lunge (»lower inflection point«) oder vom steilen in den flachen oberen Abschnitt des Kurvenverlaufs (»upper inflection point«) (☐ Abb. 7.1)

— Kurvenverlauf links vom unteren »inflection point« → niedrige Compliance

— Die Druck-Volumen-Kurve der ARDS-Lunge wird im Rahmen der Erkrankung nach rechts verschoben und ist durch einen deutlich flacheren Kurvenverlauf bzw. eine geringere Compliance gekennzeichnet.

- Registrierung der statischen Druck-Volumen-Kurve am sedierten und relaxierten Patienten
  - nach der **Super-Syringe-Methode** (Applikation von Atemzugvolumina in 200-ml-Schritten mit anschließender Pause von 2–3 min bis zu einem Beatmungsdruck von ca. 40 cmH$_2$O oder einem Gesamtvolumen von 25 ml/kg KG)
  - durch Registrierung der inspiratorischen Plateaudrücke nach Applikation verschieden großer Atemzugvolumina

PEEP

- PEEP = »positive endexspiratory pressure«

- **Vorteile**
- Vergrößerung der funktionellen Residualkapazität (**FRC** ↑) → Vergrößerung der Gasaustauschfläche und Verbesserung des Ventilations-Perfusions-Verhältnisses → Abnahme des intrapulmonalen Rechts-links-Shunts → **paO$_2$** ↑
- Aufhebung intermittierender Bronchialverschlüsse
- **Verhinderung** oder Auflösung von **Atelektasen**
- Verlagerung der Atemschleife in den steilen Teil der Druck-Volumen-Kurve der Lunge infolge Erhöhung der FRC → Compliance ↑ → Atemarbeit ↓
- »Verdrängung« von interstitiell eingelagertem Wasser und **Reduktion eines intraalveolären Ödems**
- **Vermeidung von sekundären Lungenschäden** infolge permanenten Recruitments/De-Recruitments, da der Atemzyklus aufgrund der PEEP-Anwendung oberhalb des unteren »inflection point« stattfindet → geringere Auswaschung von Surfactant, verminderte Schädigung der alveolokapillären Basalmembran sowie verminderte Sekretion von proinflammatorischen Zytokinen

- **Nachteile**
- Gefahr des **Barotraumas** bei hohem PEEP-Niveau
- **intrathorakaler Mitteldruck** ↑ → venöser Rückstrom ↓ → HZV ↓
- **renale Funktion** ↓ (V.-cava-Druck ↑ → venöser Rückstrom ↓ → renaler Abfluss ↓ →

arterio-venöse Druckdifferenz ↓ → GFR ↓ → Na$^+$- und Wasserretention → intravasales Volumen ↑ → Gefahr des interstitiellen Lungenödems ↑)
- Beeinträchtigung der LVF durch interventrikuläre Septumdeviation → Koronarperfusion ↓
- Erhöhung des intrapulmonalen Drucks mit Anstieg der rechtsventrikulären Nachlast und Kompression der Kapillaren von ventilierten Alveolen → PAP ↑
- Abnahme der Compliance und Überdehnung der alveolokapillären Membran bei zu hohem PEEP-Niveau
- PEEP → ADH ↑, Renin ↑ → Wasserretention
- Leberfunktionsstörung infolge venöser Abflussbehinderung
- intrakranieller Druck ↑ durch Behinderung des venösen Abstroms
- Anstieg des extravaskulären Lungenwassers bei hohem PEEP-Niveau infolge einer Störung der Lymphdrainage via Ductus thoracicus sowie pleuralen und mediastinalen Lymphgefäßen
- PCWP ↑ (Korrelation zu LVEDP wird verschlechtert, besonders ab PEEP-Niveau >10 cmH$_2$O!)

Optimaler PEEP

- Best-PEEP-Konzept nach Suter, Gallagher bzw. Murray
- Beatmungskonzept bei ARDS ▸ Kap. 23
- Patienten mit initial **erhöhter FRC** ohne PEEP und Lungenemphysem profitieren nicht von einer PEEP-Erhöhung über das physiologische Maß hinaus, da es hierunter zu einem starken Abfall von HZV und O$_2$-Angebot kommt.
- Patienten mit einer **reduzierten FRC** infolge ausgeprägten Alveolarkollapses profitieren von der Anwendung eines positiven endexspiratorischen Drucks.

Intrinsic-PEEP (Auto-PEEP)

- Endogener PEEP, der bei Lungenerkrankungen mit vorwiegend obstruktiver Komponente oder bei mechanischer Ventilation mit verlängerter Inspirationszeit vorwiegend in Lungenarealen mit langer Zeitkonstante auftritt.
- Die Höhe des Intrinsic-PEEP sowie das korrespondierende »airtrapped volume« können mit

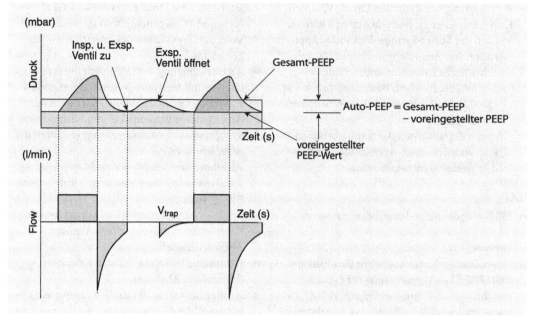

Abb. 7.2 Druck- und Flowverlauf bei der Intrinsic-PEEP-Messung

modernen Respiratoren durch die Okklusions-
methode gemessen werden (■ Abb. 7.2) →
während einer kompletten maschinellen Inspirationsphase werden In- als auch Exspirations-
ventil geschlossen und der leicht ansteigende
Druckverlauf von Respirator registriert →
Wert am Ende der Verschlusszeit ist der
Gesamt-PEEP (= effektiver PEEP).

— Gesamt-PEEP minus am Beatmungsgerät ein-
gestellter PEEP = Intrinsic-PEEP.

— Die Ausbildung eines Intrinsic- oder Auto-
PEEP unter mechanischer Beatmung kann bei
Verwendung eines Bildschirms anhand einer
veränderten Flow-Zeit-Kurve erkannt werden
(■ Abb. 7.3).

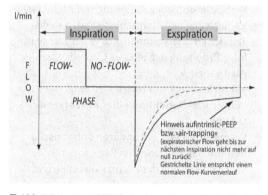

Abb. 7.3 Intrinsic-PEEP bei volumenkontrollierter Beatmung eines COPD-Patienten

7.2   Beatmungsformen

Diese werden charakterisiert durch:
— den zeitlichen Verlauf von Fluss, Volumen und
Druck (druck-, volumenkontrolliert)
— das Verhältnis von In- zu Exspiration (z. B.
»Inverse Ratio«-Ventilation oder verlängerte
Exspiration)

— die Höhe des Patientenatemanteils (kontrollierte, mandatorische, augmentierende und
spontane Beatmungsformen)

7.2.1   Atemzyklus

— Zeitdauer von Beginn einer Inspiration bis
zum Ende der anschließenden Exspiration

- Aufteilung in Inspirationszeit mit inspiratorischer Fluss- und Pausenphase sowie in Exspirationszeit mit Flussphase
- das Verhältnis von In- zu Exspiration wird als **Atemzeitverhältnis** bezeichnet (normalerweise 1:1,7 bis 1:2)

7.2.2 Beatmungsmuster

Das Beatmungsmuster beschreibt den zeitlichen Ablauf eines einzelnen Atemzyklus.

7.3 Beispiele für Beatmungsformen

7.3.1 Spontan-CPAP (»continuous positive airway pressure«)

- Bei der CPAP-Therapie atmet der Patient spontan auf einem bestimmten Druckniveau → während des Atemzyklus wird ein kontinuierlicher positiver Druck (meist 5–10 mbar) in den Luftwegen aufrechterhalten.
- Normalerweise ist der intraalveoläre Druck bei Spontanatmung
  - bei Inspiration immer negativ
  - bei Exspiration null bis leicht positiv

CPAP-Effekte

- Anhebung der Atemmittellage mit Verhinderung eines vorzeitigen Alveolenkollaps bei der Exspiration
- ggf. Eröffnung von verlegten Luftwegen (prophylaktische und therapeutische Wirkung auf Atelektasen)
- Erhöhung der funktionellen Residualkapazität (FRC; »Luft- und O_2-Puffer«, der bei normaler Exspiration in der Lunge verbleibt)
- Verbesserung der Lungencompliance
- Abnahme des intrapulmonalen Rechts-links-Shunts
- Abnahme der inspiratorischen Atemarbeit
- Abnahme der Atemfrequenz bei gleichzeitiger Zunahme des Zugvolumens und Verlängerung der Exspirationszeit
- Abnahme des Atemminutenvolumens (AMV) → $paCO_2$ bleibt dennoch konstant, da die Totraumventilation ebenfalls abnimmt

- **Nebenwirkungen**
- der mittlere Atemwegsdruck wird nach oben verschoben → venöser Rückstrom zum Herz ↓ → ggf. RR ↓ und HZV ↓
- hohe Perspiratio insensibilis durch Zufuhr kalter, trockener Frischgase, zusätzlich Gefahr der Auskühlung
- Gefahr des Barotraumas und Überdehnung der Alveole bei Anwendung hoher PEEP-Niveaus
- hoher Gasverbrauch bei Continuous-flow-Systemen
- Aerophagie (Übelkeit, Meteorismus etc.) → ggf. Magensonde legen
- CPAP-Applikation muss immer über ein dicht sitzendes System erfolgen, was vom Patienten gelegentlich als beängstigend empfunden wird. Außerdem können Hautläsionen im Bereich der Maske entstehen

CPAP-Systeme

Es werden zwei große Gruppen unterschieden: **Demand-flow-CPAP** und **Continuous-flow-CPAP**.

- Beim Demand-System muss der Patient Respiratorventile antriggern, um den Flow zu aktivieren.
- Beim Continuous-System (früher CPAP-Ballon, heute FDF-Gerät) wird der Flow kontinuierlich generiert.
- CPAP muss ohne Leckage appliziert werden (Überprüfung der Maskendichtigkeit).
- **Einstellung eines adäquat hohen Frischgasflows**: Während der Inspiration erreicht der Spitzenfluss eines normal atmenden Patienten Werte von 30–50 l/min. Bei forcierter Einatmung werden Werte von 100 l/min und mehr erreicht. Der Flowgenerator sollte diesen Fluss liefern, da sonst – auch bei Existenz eines Reservoirbeutels – der positive Druck im System absinken kann → ca. 40–50 l/min am CPAP-Gerät einstellen; der O_2-Gehalt kann beim FDF-Gerät durch Mischen von Druckluft und Sauerstoff reguliert werden.
- Die **Höhe des CPAP-Niveaus** muss individuell bestimmt werden:
  - 5 cmH_2O gilt als unterste Grenze mit therapeutischer Wirkung
  - empfohlenes PEEP-Niveau: 7–10 cmH_2O

- 10 cmH$_2$O werden von vielen Patienten bereits schlecht toleriert
- 15 cmH$_2$O sind nur ausnahmsweise anzuwenden

Besonderheiten der CPAP-Therapie bei Kindern

- Nach Extubation ist es bei Säuglingen und Kleinkindern manchmal sehr hilfreich, einen kontinuierlichen positiven Druck in den Luftwegen aufrechtzuerhalten → Rachen-CPAP über nasal eingeführten Tubus (s. u.), der in der Regel gut toleriert wird.
- CPAP-Masken sind außerdem erst für größere Kinder verfügbar.
- Durchführung:
  - Nötige Tubuslänge bestimmen (≈ Distanz Nasenloch – Ohransatz), Tubus mit Lidocain-Gel einreiben und unter angeschlossenem Flow in ein Nasenloch einführen und fixieren.
  - Einstellung des Continuous-flow-Systems (FDF-Gerät): Flow ca. 10 l/min, CPAP-Niveau ca. 5 cmH$_2$O, ggf. Anwärmen der Luft mit Hilfe der Heizung des Beatmungsgerätes, um Auskühlen zu verhindern.

7.3.2 Nichtinvasive Überdruckbeatmung (NIPPV)

▶ Kap. 8.

7.3.3 SIMV, MMV, IMV

- Diese Beatmungsformen gewährleisten ein Atemmindestvolumen, das durch die Spontanatmung des Patienten (meist unter Druckunterstützung von >5 mbar) noch gesteigert werden kann.
- Die kontrollierten Beatmungszyklen werden **synchronisiert** (z. B. SIMV) oder **asynchron** (z. B. IMV) bzw. **druck- oder volumenkontrolliert** ausgeführt (SIMV-PC oder SIMV-VC).

7.3.4 SIMV

- SIMV = »synchronized intermittent mandatory ventilation«
- Vorgabe einer SIMV-Frequenz (≈6–8/min), eines Atemzugvolumens (≈500 ml) bei volumenkontrolliertem Modus oder eines oberen Druckniveaus (≈20–25 mbar) unter druckkontrollierter Form sowie einer Druckunterstützung während der Spontanatmung (≈5–20 mbar) und einer Triggerschwelle, die der Patient zur Auslösung der Druckunterstützung überwinden muss.
- Zwischen den maschinellen Beatmungshüben kann der Patient spontan atmen.

7.3.5 MMV

- MMV = »mandatory minute ventilation«
- Garantiert ein voreingestelltes Atemminutenvolumen und vergleicht es intermittierend mit dem vom Patienten geleisteten Atemminutenvolumen.
- Bei ausreichender Spontanatmung wird auf eine maschinelle Unterstützung ganz verzichtet; bei Unterschreiten des Atemmindestvolumens werden solange eingestellte Atemhübe über das Atemgerät appliziert, bis das vorgegebene MMV erreicht wird.
- Beachte: eine Hechelatmung (hohe Frequenz bei kleinem Atemvolumen und somit erhöhter Totraumventilation) wird nicht registriert!

7.3.6 ASB bzw. PSV

- ASB = »assisted spontaneous breathing«
- PSV = »pressure support ventilation«
- Meist angewandte Beatmungsform im Rahmen der Spontanisierung, deren Grundprinzip 1962 von Taylor entwickelt wurde.
- Nach Antriggerung des Gerätes erfolgt bis zum Erreichen des eingestellten Druckniveaus eine inspiratorische Gasströmung (≈30–60 l/min).
- Die Flowform ist dezelerierend (◘ Abb. 7.4).
- Die passive Exspiration erfolgt bei einem Flowabfall von 75 % des Spitzenflusses, bei

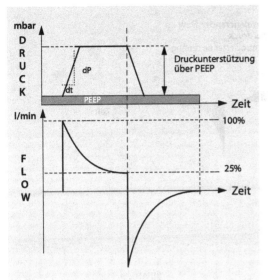

Abb. 7.4 Druck- und Flowkurve bei »assisted spontaneous breathing« (ASB)

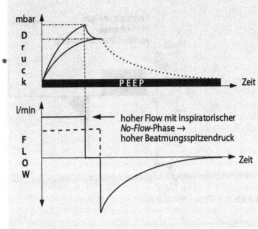

Abb. 7.5 Druck- und Flowkurve bei volumenkontrollierter Beatmung

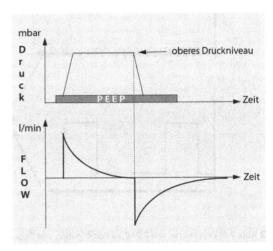

Abb. 7.6 Druck- und Flowkurve bei druckkontrollierter Beatmung

Gegenatmen des Patienten (Flow <0) oder spätestens nach 4 s.

- Die Dauer der Inspiration ist abhängig von der inspiratorischen Atemarbeit, die vom Patienten erbracht wird.
- Voraussetzung zur Anwendung dieser Beatmungsform: intakte zentrale Atmungsregulation und neuromuskuläre Steuerung der respiratorischen Muskulatur.
- Ist die inspiratorische Gasströmung des Gerätes kleiner als der spontane Gasfluss des Patienten, kann Dyspnoe entstehen → Steuerung am besten über das Messverfahren $P_{0,1}$.
- Bei COPD-Patienten sollte ein hoher inspiratorischer Flow (ca. 100 l/min) angewandt werden, da hierdurch der Gasaustausch infolge verlängerter Exspiration verbessert werden kann.

7.3.7 CMV

- CMV = »continuous mandatory ventilation«
- Synonym: IPPV = »intermittent positive pressure ventilation«
- bei Anwendung von PEEP wird aus IPPV → CPPV (»continuous positive pressure ventilation«)

VCV

- VCV = »volume controlled ventilation«
- **volumenkontrolliert** (ggf. druckreguliert) mit konstantem Flow (**Abb. 7.5**)

PCV

- PCV = »pressure controlled ventilation«, druckkontrollierte Beatmung
- druckkontrollierte Beatmung mit dezelerierendem Flow (**Abb. 7.6**)
- Einstellung eines oberen Druckniveaus, der Atemfrequenz, des Atemzeitverhältnis-

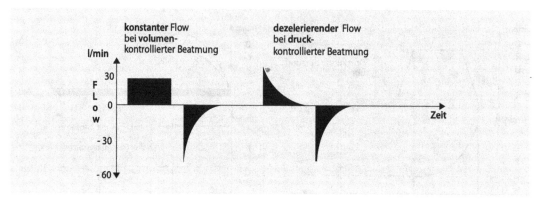

◘ Abb. 7.7 Flow-Zeit-Kurven

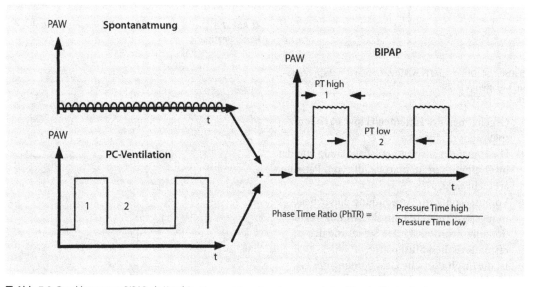

◘ Abb. 7.8 Druckkurve von BIPAP als Kombination von Spontanatmung und druckkontrollierter Beatmung

ses → der Beatmungsspitzendruck sollte möglichst <30–35 cmH$_2$O betragen (◘ Abb. 7.7)
- das Atemzugvolumen ergibt sich als sog. Freiheitsgrad aus der Compliance der Lunge und Faktoren wie Patientenlagerung, »Bauchbinde« etc.
- geringere Gefahr des Barotraumas
- jedes Kompartiment füllt sich gemäß seiner bestimmten Zeitkonstante

7.3.8 BIPAP

- BIPAP = »biphasic positive airway pressure«
- 1989 von Baum und Benzer aus Innsbruck in die klinische Praxis eingeführte Beatmungsform (◘ Abb. 7.8)
- Kombination aus zeitgesteuerter, druckkontrollierter Beatmung und Spontanatmung, meist mit Druckunterstützung auf dem unterem Druckniveau (BIPAP/ASB bei Respiratoren wie z. B. Evita 4)
- Respirator wechselt zwischen zwei Druckniveaus, was einer druckkontrollierten Beatmung entspricht

- Spontanatmung meist auf dem unteren Druckniveau beginnend, jedoch zu jedem Zeitpunkt des Atemzyklus möglich
- nach dem Anteil der Atemarbeit, welche vom Patienten erbracht wird, werden 4 verschiedene **Formen der BIPAP-Beatmung** unterschieden:
    - CMV-BIPAP: keine Spontanatmung, reine druckkontrollierte Beatmung
    - IMV-BIPAP: Spontanatmung auf dem unteren Druckniveau
    - genuiner BIPAP: Spontanatmung auf beiden Druckniveaus
    - CPAP: oberes Druckniveau wurde kontinuierlich dem unterem Druckniveau angepasst

7.3.9 APRV

- APRV =»airway pressure release ventilation«
- 1987 von Downs und Stock vorgestellte Beatmungsform
- Spontanatmung mit hohem CPAP-Niveau (20–30 cmH$_2$O) und kurzzeitige (10- bis 15-mal/min) Absenkung des oberen Druckniveaus auf ein niedrigeres Niveau für die Dauer von ca. 1–2 s → Absenken des Beatmungsdruckes auf das untere Niveau entspricht einer kurzen Exspiration, wobei die exspiratorischen Atemzugvolumina bis zu 2,0 l betragen können.
- Bei Wegfall der Spontanatmung stellt APRV eine druckkontrollierte Beatmungsform mit umgekehrtem Atemzeitverhältnis dar (= BIPAP mit IRV).

- ■ **Vorteile**
- Reduktion des pulmonalen Shunt-Anteils bei gleichzeitig geringerer Totraumventilation unter APRV im Vergleich zur SIMV-Beatmung
- höherer paO$_2$, geringerer pulmonaler Shunt und ein um 30 % geringerer Atemwegspitzendruck unter APRV im Vergleich zur volumenkontrollierten »inverse ratio ventilation«
- Kontraindikation für eine APRV-Beatmung: obstruktive Ventilationsstörung

IRV

- IRV = »inverse(d) ratio ventilation«
- I:E ≥1:1
- Verlängerung der Inspirationszeit (bis zum 4-fachen der Exspirationszeit) → auch Kompartimente mit großer Zeitkonstante (= R × C) füllen sich

- ■ **Vorteile**
- Aufgrund der Ausbildung eines regional unterschiedlichen Intrinsic-PEEP wird ein endexspiratorischer Alveolarkollaps verhindert
- inspiratorische Füllung von Alveolarkompartimenten mit langsamer Zeitkonstante
- Erhaltung der Surfactantfunktion → Vergrößerung der FRC durch alveoläres Recruitment → Verschiebung des Atemzyklus in einen günstigeren Druck-Volumen-Bereich
- Abnahme des intrapulmonalen Rechtslinks-Shunts durch Verbesserung des V/Q-Verhältnisses
- längere Kontaktzeiten zwischen frischem Alveolargas und Kapillarblut

- ■ **Nachteile**
- arterielle Hypotonie durch Abnahme der Vorlast (ausgeprägt bei intravasaler Hypovolämie)
- Zunahme der rechtsventrikulären Nachlast aufgrund eines Anstiegs des Beatmungsmitteldrucks
- Gefahr des pulmonalen Barotraumas infolge der kürzeren Exspirationszeit mit konsekutivem »air-trapping« und Ausbildung eines Intrinsic-PEEP, besonders bei einer volumenkontrollierten IRV
- Bestimmung der Höhe des intrinsischen PEEP mit automatischen Messmanövern
- Notwendigkeit einer tiefen Analgo-Sedierung

7.3.10 **Hochfrequenzbeatmung (HFV)**

- ■ **Definition**

Die HFV ist die Beatmungsform, bei der die Atemfrequenz >60/min (1 Hz) und das Atemzugvolumen ca. 2–3 ml/kg KG (≤Totraumgröße) beträgt.

- **Indikationen**
- intraoperativ bei z. B. Trachearesektionen, Tracheomalazien, bei laryngoskopischen Eingriffen
- bei Bestrahlung von Lungentumoren zur »Lungenruhigstellung«
- bei bronchopleuralen oder tracheoösophagealen Fisteln
- zur Sekretmobilisation und zum Lösen von Resorptionsatelektasen
- zur Notfallbeatmung bei Intubationsproblemen (z. B. über spezielle Kanüle nach Ravussin)
- pädiatrisches Beatmungskonzept (bei IRDS)

- **Vorteile**
- kleines VT und geringere Thoraxexkursion
- Ventilation über das Operationsgebiet hinweg möglich (z. B. beim Anlegen von trachealen Anastomosen)
- geringere Beeinträchtigung der Hämodynamik → Verbesserung des HZV mit Blutdruckanstieg
- intrakranielle Drucksenkung im Vergleich zur Überdruckbeatmung
- wirksamere pulmonale Gasverteilung
- positiver intratrachealer und negativer pleuraler Druck während des gesamten Atemzyklus
- dezelerierender Inspirationsfluss ohne endexspiratorisches Plateau

- **Nachteile**
- zum Teil schwierige technische Handhabung
- eingeschränktes Monitoring (AMV, Beatmungsdrücke, inspiratorische O_2-Konzentration) → obligate Pulsoxymetrie + intraoperative BGA
- eingeschränkte Vorhersagbarkeit der Beatmungseffektivität
- keine Atemgasklimatisierung oder Möglichkeit zur Applikation von Inhalationsanästhetika

❗ Auskühlung, postnarkotisches Kältezittern, nekrotisierende Tracheobronchitis!

- Gefahr des Barotraumas bei Obstruktion des Gasabflussweges!
- Der positive Effekt auf die Oxygenierung während der HF-Beatmung beruht auf einer Generierung eines Intrinsic-PEEP, der Erhöhung des mittleren intrapulmonalen Drucks und Erhöhung der FRC bzw. des durchschnittlichen intrapulmonalen Gasvolumens!

Einteilung der Hochfrequenz-Ventilation

- **Hochfrequenz-Überdruckbeatmung** (HFPPV) mit 60–120/min
- **Hochfrequenz-Jet-Beatmung** (HFJV) mit 120–900/min → mittlere Beatmungsdrücke während HFJV sollten denen während konventioneller mechanischer Beatmung entsprechen → bessere Oxygenierung. HFJV ist gekennzeichnet durch: offenes System, hohen Gasfluss (10–30 l/min), kleine Tidalvolumina, breiten Frequenzbereich, aktive In- und passive Exspiration, koaxiale Gasflüsse in den Atemwegen, Einbeziehung der Umgebungsluft aufgrund des Venturi-Effektes (Entrainment)
- **Hochfrequenz-Oszillation** (HFOV) mit 600–3000/min → Exspiration erfolgt ebenfalls im Unterschied zu allen anderen HF-Formen aktiv

---

Formen der HF-Beatmung
VT–Angaben gelten für den normalgewichtigen Erwachsenen; Angabe durchschnittlicher Ventilationsfrequenzen (❑ Abb. 7.9).
- **HFPPV** (»high frequency positive pressure ventilation«
  - konventionelle Beatmung mit hoher Frequenz (60–120/min) und niedrigen VT (150–250 ml)
- **HFJV** (»high frequency jet ventilation«)
  - Einleitung eines schmalen Gasstrahls mit hohem Druck
  - Frequenz: 120–300/min
  - VT: 150–250 ml
- **HFP** (Hochfrequenz-Pulsation) → HFJV (❑ Abb. 7.20)
- **HFJO** (Hochfrequenz-Jet-Oszillation)
  - über Kolbenpumpe werden sinusartige Druckschwankungen in die Trachea geleitet
  - Frischgasflow wird quer zur Richtung eingeleitet.

▼

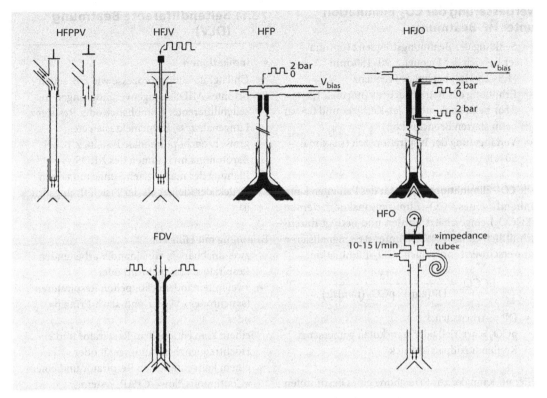

Abb. 7.9 Schematische Darstellung der unterschiedlichen Hochfrequenzbeatmungssysteme

- Frequenz: bis 700/min
- VT: 70–150 ml
- **FDV** (forcierte Dilutionsventilation)
  - Frequenz: 500–1800/min
  - VT: 30–50 ml
- **HFOV** (Hochfrequenz-Oszillationsventilation)
  - Frequenz: 600–3.000/min
  - VT: 60–150 ml
- Sonderform: **SHFJV** (superponierte Hochfrequenz-Jet-Ventilation mit simultaner Applikation einer nieder- und einer hochfrequenten Gasapplikation)

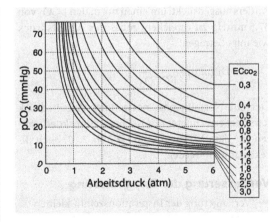

Abb. 7.10 Normogramm zur Ermittlung des pCO_2

Verbesserung der CO_2-Elimination unter HF-Beatmung

- Senkung der Beatmungsfrequenz (optimaler Bereich der Frequenz: 90–150/min [1,5–2,5 Hz]) bei hoher Frequenz
- Erhöhung des Betriebsdrucks (normal: 1,5–2 bar beim englumigen Jet-Katheter und 0,5 bar beim starren Bronchoskop)
- Verlängerung der Inspirationszeit (maximal 50 %)

Die **CO_2-Eliminationskapazität** des Patienten kann anhand eines CO_2-Eliminationskoeffizienten ($ECCO_2$) eingeschätzt werden und beträgt durchschnittlich ca. 0,79. Werte unter 0,63 signalisieren eine erschwerte individuelle CO_2-Elimination:

$$ECCO_2 = \frac{75}{DP(atm) \times pCO_2(mmHg)}$$

- DP = Arbeitsdruck
- pCO_2 = arteriell oder transkutan gemessener Kohlendioxidpartialdruck

Hieraus kann der zur Erreichung eines bestimmten pCO_2 notwendige Arbeitsdruck ermittelt werden:

$$DP(atm) = \frac{75}{pCO_2(mmHg) \times ECCO_2}$$

Anders ausgedrückt: um einen normalen pCO_2 von 37,5 mmHg zu erreichen, muss der Arbeitsdruck wie folgt betragen:

$$DP(atm) = \frac{2}{ECCO_2}$$

Der zur Normokapnie notwendige Arbeitsdruck kann bei errechnetem CO_2-Eliminationskoeffizenten aus dem Normogramm (❏ Abb. 7.10) auch direkt ermittelt werden.

Verbesserung der Oxygenierung

- Verlängerung der Inspirationszeit in kleinen Schritten (bis maximal 50 %)
- Erhöhung der FiO_2

7.3.11 Seitendifferente Beatmung (DLV)

- **Indikationen**
- Unilaterale Lungenprozesse wie z. B. seitenbetontes ARDS, Lungenveränderungen mit seitendifferenter Compliance oder Resistenz, Lungenabszess, Bronchiektasien etc.
- große bronchopulmonale Fisteln, z. B. bei Barotrauma im Rahmen des ARDS → Blähung der mazerierten Lunge mit einem Druck, der kleiner als der Fistelöffnungsdruck ist

Beatmung mit Hilfe von:
- zwei unabhängig voneinander arbeitenden Respiratoren (asynchron) oder
- zwei miteinander gekoppelten Respiratoren (synchrones »Master-and-slave-Prinzip«) oder
- einem konventionellem Respirator und ein Hochfrequenzbeatmungsgerät oder
- einem konventionellen Respirator und einem »Continuous-flow«-CPAP-System

> ⬤ Anwendung gleicher Zugvolumina mit unterschiedlicher PEEP-Applikation, welche synchron oder asynchron appliziert werden können.

7.3.12 Atemunterstützung mit konstantem Flow

- apnoische Oxygenierung (▶ Kap. 36)
- tracheale O_2-Insufflation (TRIO)
  - kontinuierlich O_2-Insufflation von 2 l/min ≈1 cm oberhalb der Karina
  - Indikation: schwierige Intubation, massive Verlegung der oberen Luftwege (→ Punktion der Membrana cricothyreoidea und darüber Einlegen der O_2-Sonde)
- »constant flow ventilation (CFV): ähnlich wie TRIO, jedoch O_2-Gabe über 2 getrennte Sonden in jeden Hauptbronchus mit einem hohem Flow von 1 l/kg/min → Jet-Effekt und Gastransport infolge Turbulenzen, kardiale Oszillationen und kollaterale Ventilation

7.4 Additive Maßnahmen

7.4.1 Kinetische Therapie (Lagerungstherapie)

- Nachweis eines günstigen Effektes von Lagerungsdrainagen auf die Lungenfunktion durch Blair u. Hickham (1955)
- Im Vergleich zur konventionellen Beatmungstherapie ohne Lagerungsmaßnahmen kommt es unter der kinetischen Therapie mit einer drucklimitierten Beatmung und permissiver Hyperkapnie (PHC [$paCO_2$-Werte: 46,5–116 mmHg]) zu einer Reduktion der nach dem APACHE-II-Score vorhergesagten Mortalität von ARDS-Patienten um ein Drittel (12 % vs. 35,4 %).
- Beim schwersten ARDS mit lebensbedrohlicher Hypoxämie (PaO_2/F_iO_2 <100) wird die Bauchlage zur Verbesserung des Gasaustauschs für mindestens 12 h empfohlen.
- PROSEVA-Studie (Guerin et al. 2013):
  - multizentrisch (27 Intensivstationen in F und ES), prospektiv, kontrolliert, randomisiert
  - 466 Patienten mit schwerem ARDS (paO_2/F_iO_2 <150 mmHg; FiO_2 ≥0,6; PEEP ≥5 cm-H_2O; Vt ≈6 ml/kg, weniger als 36 h bestehend)
  - Intervention: Bauchlage für ≥16 h/Tag (vs. Belassen in Rückenlage) nach Stabilisierung
  - Ergebnis: annähernd **Halbierung der Mortalität nach 28 bzw. 90 Tagen** unter Lagerungstherapie, keine Unterschiede hinsichtlich der Komplikationsraten
  - → Bauchlagerung bei ARDS **frühzeitig und lange!**
- Bei **Kontraindikationen zur Bauchlage** (BL) sollte die kontinuierlichen lateralen Rotationstherapie (KLRT) zum Einsatz kommen.
- Bei nicht lebensbedrohlicher Hypoxämie können BL und KLRT zur Verbesserung des Gasaustauschs und zur Lungenprotektion eingesetzt werden.
- Zur Pneumonieprophylaxe eignen sich BL und KLRT.
- Bei unilateraler Lungenschädigung ist die Seitenlagerung (»good lung down«) zur Verbesserung der Oxygenierung angezeigt.

> Grundsätzlich ist für alle Lagerungsmaßnahmen notwendig, dass das gesamte Team der an der Behandlung Beteiligten die Maßnahmen kennt und beherrscht.

Kinetische Therapiemodi

- **dorsoventrale Wechsellagerung** bei dorsobasalen Atelektasen (z. B. 2-mal pro Tag für jeweils 4–6 h)
- **kontinuierliche axiale Rotation**, z. B. im RotorRest-Spezialbett bei interstitiell-alveolärem Ödem mit erhöhter Sekretproduktion
- **intermittierende Seitenlagerung** bei unilateralen Lungenprozessen, wobei der Patient nach dem Motto von Fishman (1981) »down with the good lung« auf die gesunde Lunge gelagert werden sollte
- **überdrehte Seitenlagerung** (135°)

Die Verbesserung des pulmonalen Gasaustausches unter kinetischer Therapie beruht auf einem **Soforteffekt** mit:

- verbesserter Mobilisierung von tracheobronchialem Sekret
- Reduktion von Ventilations-/Perfusionsstörungen → Umverteilung des Blutflusses in weniger geschädigte gesunde Areale
- Rekrutierung von Kompressionsatelektasen → pulmonale venöse Beimischungen↓

und einem **Späteffekt** (nach 2–4 h):

- Anstieg der funktionellen Residualkapazität
- Rückgang von Lungenödemen infolge der Veränderung des hydrostatischen Drucks
- Reduktion nosokomialer Infektionen und pulmonaler Komplikationen

- **Nachteile**
- Auftreten von Lagerungsschäden
- Gesichtsödeme
- akzidentelle Extubation und Katheterdislokationen
- hoher personeller Aufwand
- zeitlich limitierte Durchführbarkeit
- z. T. nur positiver Effekt in Bauchlagerung, der nach dem Drehen nicht anhält

- **Kontraindikationen**
- Akutphase eines SHT
- instabile Wirbelsäule
- kardiovaskuläre Instabilität
- maligne Herzrhythmusstörungen
- offenes Abdomen
- die kinetische Therapie sollte in der Frühphase einer respiratorischen Insuffizienz eingesetzt werden: Patienten mit einem progressiven ARDS (>1 Woche Beatmungsdauer mit invasivem Beatmungsmuster) profitieren von der kinetischen Therapie weniger als Patienten mit kürzerem Krankheitsverlauf und geringgradigerem Lungenversagen!

> ❶ Das Abdomen darf bei der Bauchlagerung zur Vermeidung eines lagerungsbedingten Zwerchfellhochstands nicht komprimiert werden! → Unterpolsterung der Hüfte und des oberen Thorax oder Einsatz eines Luftkissenbettes bei dem der Druck in den einzelnen Luftpolstern eingestellt werden kann!

- empirisch gesehen profitieren in Bezug auf die Oxygenierung ca. 75 % der Patienten von der kinetischen Therapie!

7.4.2 Expektoranzien

Sekretolytika

- **ätherische Öle** (Transpulmin, Pulmotin, Soledum, Gelomyrtol) → direkte Steigerung der Bronchialsekretion sowie Anregung der Zilientätigkeit
- **Ammoniumchlorid** und **Kaliumiodid** → direkte und reflektorische Wirkung auf schleimproduzierende Zellen, keine Langzeitanwendung von Kaliumiodid wegen Iodvergiftung!
- **Bromhexin** → vermehrte Schleimbildung durch seröse Drüsenzellen bei gleichzeitiger Abnahme der Sputumviskosität durch gesteigerten Abbau saurer Mukopolysaccharide (Dosis: 3-mal 4–8 ml p.o.) und
- dessen Metabolit **Ambroxol** → Stimulation der Surfactantbildung → Reduktion der Oberflächenspannung, Verhinderung von Dys- und Atelektasen → Reduktion der Schleimadhärenz am Bronchialepithel (Dosis: 3–6 g/24 h i.v.)

Mukolytika

- **N-Acetylcystein** → Erniedrigung der Schleimviskosität durch Aufspaltung von Disulfidbrücken durch Cystein (Dosis: 3-mal 1 Amp. à 200 mg)
- **Carbocystein** → intrazelluläre Beeinflussung der Schleimsynthese und Bildung von gering viskösem Sekret, leichte Abnahme der Sekretproduktion; Wirkung umstritten

Sekretomotorika

- **β$_2$-Sympathomimetika** → Anregung der Zilienmotilität und Broncholyse.

Sekretmindernde Medikamente

- bei Hypersekretion ggf. Gabe von **Parasympatholytika**:
  - Belladonnablätter 3-mal ½–1 Messlöffel
  - hyoscyaminhaltige Lösung: 1-mal 1 Tbl. oder 3-mal 15 Trpf.

7.4.3 Stickstoffmonoxid (NO)

Historie der inhalativen NO-Applikation

1980	Furchgott u. Zawadzki entdecken einen Stoff, den sie als »endothelial derived relaxing factor« (EDRF) bezeichnen (Nobelpreis für Medizin im Oktober 1998 für Furchgott, Ignarro und Murad)
1987	Ignarro und Palmer/Moncada weisen nach, dass EDRF = NO
1991	Frostell zeigt klinischen Effekt von NO an Probanden unter hypoxischen Bedingungen
1992	NO Molekül des Jahres 1992 (Zeitschrift: Science)
2001	NO wird als Arzneimittel zur Inhalation bei Neugeborenen offiziell in Europa zugelassen

Biologische Effekte

- selektive pulmonale Vasodilatation (❏ Abb. 7.11)
- Anstieg des paO$_2$ bzw. des Oxygenierungsindex infolge Perfusionszunahme der ventilierten Alveolen → Va/Q-Verbesserung, die hypoxische Vasokonstriktion bleibt erhalten
- RVEF ↑, PAP ↓, PVR ↓ → insgesamt verbesserte Lungenperfusion (❏ Abb. 7.12)
- CO ↑, Reduktion des pulmonalkapillären Drucks (PCP)

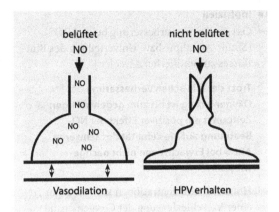

Abb. 7.11 Selektiver Wirkmechanismus von inhalativen NO

– bei höheren NO-Konzentrationen (NO >10 ppm) → evtl. Reduktion eines Lungenödems
– Abnahme der Interleukin-6- und Interleukin-8-Konzentration in der BAL sowie der spontanen H_2O_2-Produktion und Expression von Adhäsionsmolekülen durch neutrophile Granulozyten nach mehrtägiger NO-Inhalation → ggf. möglicher antiinflammatorischer Effekt von NO

– unterschiedliche Reaktivität auf NO → Einteilung der Patienten in zwei Kollektive: **Responder** und **Non-Responder** (Verhältnis ca. 60:40) → Ursache unklar:
  – fragliche Beeinflussung der vaskulären Reaktivität auf NO durch extravaskuläres Lungenwasser und/oder Katecholamintherapie
  – genetische Disposition
  – Veränderungen innerhalb des NO/cGMP-Stoffwechsels
  – Gasaustauschstörung durch ausgeprägtes diffuses interstitielles und intraalveoläres Lungenödem

Synthetase

– **konstitutionelle NO-Synthetase** (cNOS):
  – Ca^{2+}- und calmodulinabhängig; Syntheserate in picomol; kontinuierliche Syntheserate → Regulation von Blutdruck bzw. Gefäßweite
  – Vorkommen: Endothel, Endokard, Myokard, Neuron, Thrombozyten
  – wiederum 2 Unterarten: eNOS (endothelial) und bNOS (»brain«)
– **induzierbare NO-Synthetase** (iNOS):
  – Ca^{2+}- und calmodulinunabhängig
  – höhere Syntheserate als cNOS (nanomol)

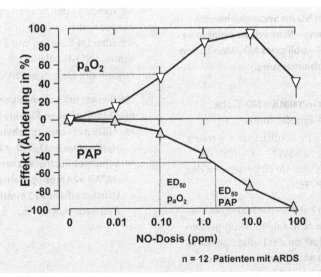

Abb. 7.12 Effekte der NO-Inhalation bei ARDS. (Adaptiert nach Gerlach et al. 2003). Höhere NO-Konzentration können ggf. zu einer Verschlechterung der Oxygenierung führen, da inhaliertes NO auch in nichtventilierte Shunt-Areale diffundiert! (n=12 Patienten mit ARDS)

- durch Mediatoren (TNF, IL-1) nach 8–12 h induzierbar → verzögerter Anstieg nach Stimulation ist durch Genexpression und Neusynthese bedingt.
  - erhöhte Serumkonzentrationen von cGMP und Nitrat bei septischen Patienten → generell gesteigerte NO-Produktion
- **Substrat** der NO-Synthetasen: L-Arginin wird durch NO-Synthetase zu L-Citrullin und NO umgewandelt, welches wiederum die intrazelluläre Guanylatzyklase (sGC) aktiviert, wodurch die Ca^{2+}-Konzentration abfällt → Relaxation der Gefäßmuskulatur

NO-Uptake

- inhalative Aufnahme von ca. 90 % der zugeführten NO-Menge
- der NO-Uptake ist anhängig vom:
  - Volumenanteil gut ventilierter Lungenbezirke (lineare Korrelation)
  - Ausmaß der alveolären Totraumventilation (inverse Korrelation)
- NO wird auch beim Menschen in geringen Mengen im Nasopharynx gebildet und nachfolgend inhaliert (physiologische Aufgabe?) → dem intubierten Patienten wird »physiologisches NO« somit vorenthalten!

> Inaktivierung von NO im Sekundenbereich durch Hämoglobin → Nitrosylhämoglobin → Methämoglobin → obligates NO_2-Monitoring und Methämoglobinmessung.

- **Indikationen für inhalative NO-Gabe**
- **Offiziell (Level-A-Empfehlung)**
- akute respiratorische Insuffizienz des reifen Neugeborenen (≥34 SSW)
- persistierende pulmonale Hypertension des Neugeborenen (PPHN)

> Bei pädiatrischen Patienten mit akutem Lungenversagen konnte in zahlenmäßig großen Studien eine Reduktion der Indikationsstellungen zur ECMO nachgewiesen werden! → Klasse-I-(Level-A)-Empfehlung.

- **Inoffiziell**
- Oxygenierungsverbesserung beim ARDS (Shunt-Abnahme bzw. Umverteilung des Blutflusses zu ventilierten Alveolen)

> Trotz der klinischen Verbesserung der Oxygenierung ist bis zum gegenwärtigen Zeitpunkt ein positiver Effekt der NO-Beatmung auf die Letalität des schweren ARDS bei Erwachsenen nicht nachgewiesen!

- Hohe NO-Konzentrationen können sogar zu einer Verschlechterung der Oxygenierung führen, da es infolge einer Diffusion von NO in nichtventilierte Alveolen zu einem konsekutiven Perfusionsanstieg nicht- oder minder ventilierter Lungenbezirke kommen kann (◘ Abb. 7.12)!
- Implantation eines linksventrikulären Unterstützungssystems (LVAD)
- Therapie des Rechtsherzversagens bei Herztransplantationen (HTPL)
- akuter postoperativer pulmonaler Hypertonus als Folge von Herzerkrankungen
- Diagnostik der pulmonalen Vasoreaktivität, z. B. vor Transplantation
- Patienten mit Sichelzellanämie
- Therapie des Höhenlungenödems
- Vermeidung der Notwendigkeit eines extrakorporalen Kreislaufs und von Reperfusionsschäden im Rahmen von Lungentransplantationen (NO-Inhalation; 5–20 ppm schon vor Beginn der Einlungenventilation)

> Nach einer britischen Expertenrunde gibt es nur 2 Indikationen für eine NO-Gabe:
> — ARDS mit schwerer, therapierefraktärer Hypoxämie (p_aO_2/F_iO_2 <84 mmHg)
> — Schweres Rechtsherzversagen (MPAP >24 mmHg, transpulmonaler Druckgradient >15 mmHg, PVR >400 dyn × s × cm^{-5})

- **Inhalatives NO:** Zur Verbesserung der Oxygenierung reichen schon geringe NO-Konzentrationen von **5–15 ppm** (= 5–15 ml/m³) aus, während zur pulmonalarteriellen Drucksenkung höhere NO-Konzentrationen eingesetzt werden müssen (durchschnittlich **20–40 ppm**)!

- **Kontraindikationen**
- Methämoglobinämie
- Blutungsneigung
- frische intrakranielle Einblutung
- schwere Linksherzinsuffizienz (Zunahme der linksventrikulären Vorlast unter NO aufgrund eines vermehrten transpulmonalen Blutflusses!)

- **Nebenwirkungen**
- **Methämoglobinbildung** (MetHb wird durch die NADH-Methämoglobinreduktase wieder zu funktionstüchtigem Hb reduziert); **cave:** angeborener Enzymmangel! Es gibt drei weitere Enzyme bezüglich der Reduktion des MetHb, welche jedoch klinisch von geringer Relevanz sind: NADPH-Dehydrogenase, Ascorbinsäure und reduziertes Glutathion) → Andidot bei Methämoglobinämie: Methylenblau 1 mg/kg KG i.v.
- Entstehung von **Nitraten** und **Nitriten** bzw. ihrer wässrigen Verbindungen (Salpeter- und salpetrige Säuren) → NO_2 und NO_x
- Unter klinischer NO-Applikation kann die NO_2-Konzentration durch den Einsatz eines CO_2-Absorbers (NaOH, Ca(OH)$_2$ und KOH) reduziert werden, wobei mit steigenden KOH-Konzentrationen im Absorber mehr NO_2 eliminiert wird.
- Bronchokonstriktion bei höheren NO_2-Konzentrationen (>0,6 ppm)
- proinflammatorische pulmonale Effekte (>2,25 ppm)
- Hemmung der Schilddrüsenfunktion
- Surfactantschädigung durch NO_2
- epitheliale Hyperplasien
- entzündliche Veränderungen der Atemwege

- Entstehung eines zähen, klebrigen Trachealsekrets nach längerer NO-Beatmung (eigene Erfahrungen)
- Hemmung der Thrombozytenaggregation (klinisch nicht relevant)
- Hemmung der Granulozytenaktivität sowie der HLA-DR-Expression auf Leukozyten → immunsuppressive Wirkung (fragliche klinische Relevanz)
- Beeinträchtigung des interzellulären Zellkontakts (»tight junction«) → spielt im Rahmen der septischen bakteriellen Translokation wahrscheinlich eine Rolle!
- Reboundphänomen nach abruptem Absetzen höherer NO-Konzentrationen

> **Vorsicht bei der Anwendung von NO bei Patienten mit manifester Linksherzinsuffizienz** → Anstieg des PAOP bedingt durch erhöhtes Blutangebot an das linke Herz!

Beeinflussung der endogenen NO-Produktion

- Antagonisten (falsche Metabolite)
  - N-Methl-L-Arginin
  - N-Argininmethylester
- Hemmung der Guanylatzyklase durch Methylenblau

Beeinflussung der NO-Wirkdauer

- Verlängerung der NO-Wirkung durch Hemmung der selektiven (cGMP)-Phosphodiesterase durch **Zaprinast**-Vernebelung oder i.v. Gabe (nur Hemmung der Phosphodiesterase vom Typ 5) → dosisabhängige Reduktion des PAP → nur geringe Beeinflussung der systemischen Zirkulation bei hohen Dosen
- Dauer der durch Zaprinast induzierten pulmonalen Vasodilatation ist dosisabhängig (zwischen 5 und 20 min)

> **Für Erwachsene ist die Anwendung von NO augenblicklich auf individuelle Heilversuche beschränkt!**

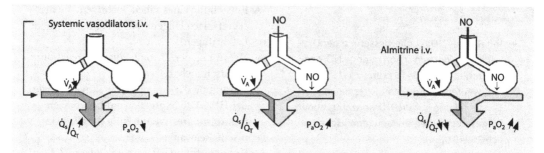

❏ **Abb. 7.13** Überblick über die Effekte von systemischen Vasodilatatoren, inhalativem NO und die Kombination von NO und Almitrin bezüglich intrapulmonalem Shunt (Q_S/Q_T) und p_aO_2

Kombination von NO und intravenösem Almitrin

═ experimenteller Therapieansatz
═ soll zur Verbesserung der Oxygenierung führen → paO$_2$ ↑, QS/QT ↓, Totraumventilation ↓ (❏ Abb. 7.13)
═ Almitrin gehört zur Gruppe der Analeptika, wie z. B. Dopram oder Daptazile

Dosierung	

– In Konzentrationen von 2–4 µg/kg/min intravenös
– bis maximal 16 µg/kg/min → Plateau-Effekt bezüglich der Oxygenierung bei 4 µg/kg/min

Wirkmechanismus

═ Verstärkung des physiologischen Euler-Liljestrand-Reflexes vorwiegend in Arealen mit abgeschwächter hypoxischer pulmonaler Vasokonstriktion (HPV) → Konstriktion nur der pulmonalen Arterien (dadurch keine Gefahr eines Lungenödems infolge des PAP-Anstieges zu erwarten!)
═ teils Anstieg des HZV (durch simultane inhalative NO-Gabe ist dieser Effekt noch zu verstärken!)
═ benötigte Serumkonzentration: 300 ng/ml

■ **Nebenwirkungen**
═ MPAP + PVRI ↑ und Oxygenierung ↓
═ **Cave:** Abschwächung des Euler-Liljestrand-Reflexes bei hohen Dosierungen

═ z. T. irreversible Polyneuropathie bei Langzeitanwendung (>1 Woche Dauer und Konzentrationen >10 µg/kg/min)
═ Nausea, Vomitus, Diarrhö

■ **Pharmakologie**
═ hepatische Metabolisierung → geringe Clearance von 4 ml/kg/min; lange β-HWZ (40 h bis 4 Wochen unter Langzeitanwendung bei Leberinsuffizienz).

■ **Interaktionen**
═ Interaktion von Almitrin und Nifedipin → Abschwächung der Almitrinwirkung

7.4.4 **Prostazyklin-2-Aerosol**

PGI$_2$ ist ein Arachidonsäuremetabolit, der in den 1970er Jahren entdeckt wurde und in physiologischer Weise im Endothel (vorwiegend der Lunge) gebildet wird.
═ → Anstieg der rezeptorvermittelten, intrazellulären cAMP-Produktion (Adenylatzyklase) mit konsekutivem Abfall des intrazellulären Kalziums
═ endogene Prostazyklinproduktion durch Endothel- und glatte Muskelzellen (totale PGI$_2$-Syntheserate: 60 pg/kg/min bzw. Serumkonzentrationen von 5–18 ng/l bzw. 0,2–0,5 nmol/l)
═ HWZ 180 s
═ Stabilität von PGI$_2$-Lösung ist pH- und temperaturabhängig!

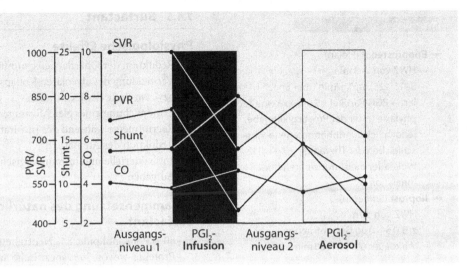

Abb. 7.14 Hämodynamik nach intravenöser und transbronchialer Applikation von PGI$_2$. (Adaptiert nach Walmrath)

- pH-Wert der Lösung 10–11!
- messbarer Metabolit: PGF$_{1\alpha}$

- **Wirkmechanismus**
- Die **Vernebelung** von Prostazyklinen wie Flolan (Epoprostenol) oder Ilomedin (Iloprost) im Rahmen des A RDS führt zu einer Verbesserung der Oxygenierung durch
    - signifikante **Reduktion des intrapulmonalen Shunt**s aufgrund der Dilatation von pulmonalen Gefäßen ventilierter Alveolen (im Gegensatz zur intravenösen Prostazyklingabe mit Erhöhung des Rechts-links-Shunts durch Beeinflussung der hypoxischen Vasokonstriktion und Verschlechterung des intrapulmonalen Gasaustauschs) (**Abb. 7.14**)
    - Im Vergleich zur inhalativen NO-Therapie ist die Verbesserung der Oxygenierung geringer, die Senkung des pulmonalarteriellen Drucks ist hingegen stärker ausgeprägt als bei NO.
- Reduktion von mittleren Pulmonalarteriendruck (MPAP) und pulmonalem Gefäßwiderstand (PVR)
- Vasodilatation und Abfall des systemischen Gefäßwiderstands (SVR; Effekt bei i.v. Gabe ausgeprägter als bei Vernebelung)
- geringer Anstieg des HZV (Effekt bei intravenöser Gabe ausgeprägter als bei Vernebelung)
- Thrombozytenaggregationshemmung (→ Einsatz bei extrakorporalen Eliminationsverfahren: ≈5–15 ng/kg/min)
- Hemmung der Leukozytenadhäsion und Aktivierung bei inflammatorischen Prozessen sowie Freisetzung von lysosomalen Enzymen aus den Leukozyten
- Verbesserung der Mikrozirkulation (→ Anstieg des pH$_i$); im Tiermodell führt die PGI$_2$-Infusion beim Endotoxinschock zu einem Anstieg des HZV, des O$_2$-Angebots und der Urinproduktion bei gleichzeitigem Abfall des Cathepsinspiegels und der »clotting activity«.
- Die Inhalation von vasodilatatorisch wirkenden Substanzen ist beim akuten Rechtsherzversagen eine Klasse-IIa-(Level-C-Empfehlung!

Dosierung

- **Epoprostenol** (Flolan)
  - HWZ von 2–3 min
  - 5–15(–25) ng/kg/min über Spezialvernebler → PGI$_2$-Partikel <5 µm → keine Tachyphylaxie unter der Prostazyklingabe, jedoch Reboundphänomene → Ausschleichen der Therapie!
  - Wirkdauer meist nur während der Inhalation
- **Iloprost** (Ilomedin)
  - HWZ von 30 min
  - z. B. 16–20 µg Gesamtmenge
  - Wirkdauer 60–90–120 min

- **Vorteile der Prostazyklinvernebelung**
- »einfache« Applikationsmethode
- keine toxischen Metabolite (wie z. B. bei NO: NO$_2$ und NO$_X$, MetHb)

- **Nebenwirkungen**
- Hypotension nach systemischer Resorption des Aerosols
- Hustenreiz
- Flush, Kopfschmerzen
- abdominelle Schmerzen, Diarrhö
- Hemmung der Thrombozytenfunktion (für ca. 30 min nach Infusionsstop)
- Hemmung der Leukozytenaktivität bzw. Adhärenz am Endothel (Immunsuppression?)
- systemisch appliziertes Prostazyklin (PGI$_2$) erreicht den Systemkreislauf, da es im Gegensatz zu den anderen Eikosanoiden (z. B. PGE$_1$) **nicht** in der Lunge enzymatisch durch 15-Hydroxyprostaglandin-Dehydrogenase (PGDH) und Prostaglandin Δ^{13}-Reduktase (PGR) abgebaut wird!
- Das **Eventerationssyndrom** ist durch die Freisetzung von Prostazyklinen aus dem Darm bedingt. Die PGI$_2$-Synthese kann durch Ibuprofen inhibiert werden → führt jedoch zu einer veränderten intestinalen Perfusion, erhöhter bakterieller Translokation in die mesenterialen Lymphknoten und zu einem erhöhten Endotoxinspiegel!

7.4.5 Surfactant

Physiologische Effekte

- Reduktion der Oberflächenspannung
- Vermeidung des alveolaren Kollapses während bzw. am Ende der Exspiration
- Ermöglichung eines gleichförmigen alveolaren Recruitments während der Inspiration
- Reduktion der Atemarbeit
- antibakterielle und immunologische Aufgaben

Zusammensetzung des natürlichen Surfactant

- 80 % Phospholipide, 8 % Neutralfette und 12 % Proteine, wovon 50 % spezifische Surfactantproteine sind.
- Die Phospholipide bestehen wiederum zu 60 % aus gesättigten Phosphatidylcholinverbindungen (80 % hiervon sind Dipalmitoylphosphatidylcholine [DPPC]), 25 % ungesättigte Phospatidylcholinverbindungen und 15 % Phosphatidylglycerol.
- Zu den Proteinen zählen die Surfactant-Apoproteine (SP) A, B, C und D.
- SP-B + SP-C sind lipophile niedermolekulare Proteine, welche die Absorption und Ausbreitung der Phospholipide an der Luft-Flüssigkeits-Grenzfläche fördern.
- SP-A fördert die Bildung von tubulären, myelinartigen Strukturen der neu sezernierten Phospholipide.
- Die Funktion des SP-D scheint die lokale Immunabwehr zu sein.

Surfactantstörung

- durch erhöhte Inaktivierung von sezerniertem Surfactant durch intraalveoläre Ansammlung von Serumproteinen und Entzündungsmediatoren sowie Proteasen und O$_2$-Radikalen
- durch Störung des Metabolismus der Pneumozyten Typ II (Bildungsort des endogenen Surfactant)
- beim ARDS kommt es zu Veränderungen des Surfactant, welche auf quantitativer und qualitativer Basis beruhen:
  - Phosphatidylcholin ↓, Phosphatidylglycerol ↓, Phosphatidylinositol ↑, Phosphatidyle-

thanolamin ↑, Sphingomyelin ↑; Surfactan-
protein A und B↓
- einige Autoren empfehlen deshalb die **intrapulmonale Applikation** von Surfactant

Surfactanteffekte

- fragliche Effektivität bei ARDS-Patienten
- in der Pädiatrie hingegen ist die Surfactantapplikation im Rahmen des IRDS bei Früh-
  und unreifen Neugeborenen ein anerkanntes
  Therapiekonzept → signifikante Reduktion
  der Mortalität!
- Bei der **Vernebelung** von Surfactant erreichen
  nur ca. 4–5 % der Ausgangsmenge die Alveolen!

Surfactantapplikation

- intrabronchiale Instillation über Katheter oder
  bronchoskopisch
- inhalative Applikation über spezielle Vernebler

- **Indikationen**
- nachgewiesener Benefit: Atemnotsyndrom des
  Neugeborenen

Surfactantpräparate

- **natürliche Surfactantpräparate**:
  - Alveofact (aus bovinen Lungen gewonnen,
    enthält wie die meisten natürlichen Surfac-
    tantpräparate kein SP-A); Dosierung:
    100 mg/kg in der Pädiatrie mit 3 Repeti-
    tionen
  - Survanta (zusätzliche Anreicherung mit
    DPPC, Palmitinsäure und Triglyzeriden,
    aus bovinen Lungen gewonnen, enthält
    SP-B + -C)
  - Curosurf (Neutralfette sind chromatogra-
    phisch entfernt worden, wird aus Schweine-
    lungen gewonnen)
- **künstliche Surfactantpräparate**:
  - Exosurf (DPPC, Hexadecanol und Lösungs-
    mittel Tyloxapol)
  - ALEC (besteht zu 70 % aus DPPC und 30 %
    Phosphatidylcholin) → künstliche Surfac-
    tantpräparate enthalten keine Apolipo-
    proteine (SP)!

7.5 In Entwicklung befindliche neuere Beatmungsmodi und -konzepte

7.5.1 Flüssigkeitsbeatmung (Liquidventilation)

Ein aus dem pädiatrischen Bereich stammendes
experimentelles Verfahren zur Oxygenierungsverbesserung ist die so genannte Flüssigkeitsbeatmung.

Historie der Flüssigkeitsbeatmung
1966 Clark und Gollan ließen über eine Stunde eine in
      Perfluorocarbon (FX80) eingetauchte Maus spontan
      atmen
1976 Shaffer: Totale Liquidventilation (TLV) an Lämmern
1990 Erste klinische Anwendung durch Greenspan

Durchführung

- **totale Flüssigkeitsbeatmung** (TLV) →
  komplettes Auffüllen der Lunge mit Perfluorocarbonen und anschließende Applikation
  normaler Atemzugvolumina mit niedriger
  Frequenz über einen speziellen Liquid-
  ventilator
- **partielle Flüssigkeitsbeatmung** (PLV) → Füllung der Lunge in der Größenordnung der
  FRC (= 30 ml/kg) mit Perfluorooctylbromid
  (LiquiVent). Anschließend wird eine konventionelle Beatmung durchgeführt → PFC-asso-
  ziierter Gasaustausch (PAGE)
- die Effektivität der PLV ist von der instillierten
  Menge und deren Verteilung abhängig!
- **aber:** bisher konnte noch keine klinische
  Standardapplikation für Perfluorcarbon (PFC)
  etabliert werden!

Eigenschaften von Perfluorocarbon (PFC)

- farb- und geruchlose Flüssigkeit, bestehend aus
  einer Kette von 8C-Atomen, die mit einem
  Brom-Atom und sonst nur Fluor-Atomen substituiert ist
- biologisch inert, keine Metabolisierung → Verdampfung (geringer Dampfdruck)
- hohe physikalische Löslichkeit von Sauerstoff
  (53 ml O_2/dl = 2,5-fache Löslichkeit des Blutes)
  und CO_2 (160–210 ml/dl)

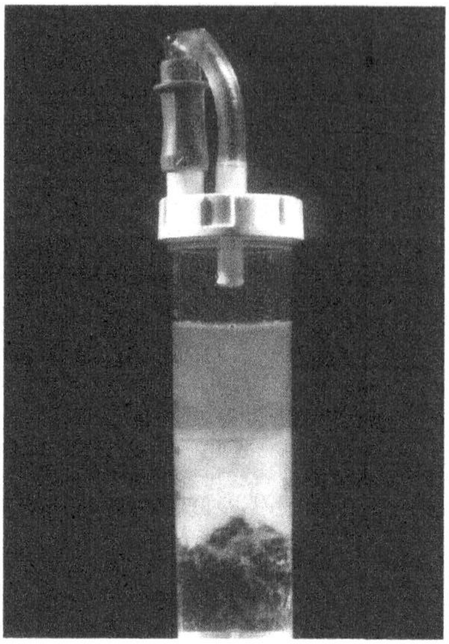

Abb. 7.15 Sekret schwimmt auf der Perfluorocarbonschicht. (Mit freundlicher Genehmigung von Herrn PD Dr. med. Rene Gust, Klinik für Anästhesiologie, Krankenhaus Siloah, Pforzheim)

- hohes spezifisches Gewicht (ca. doppelt so groß wie H_2O) →Sekret schwimmt obenauf, und PFC reichert sich in den dorsobasal gelegenen Lungenbezirken an (Abb. 7.15)
- hoher Spreitungskoeffizient → PFC breitet sich spontan auf der Lungenoberfläche aus
- antiinflammatorische Wirkung
- »Tamponadeneffekt« → Reduktion einer erhöhten pulmonalvaskulären Permeabilität
- Verbesserung der Compliance durch surfactantähnliche Erniedrigung der Oberflächenspannung
- Röntgendichtigkeit der PFC → früher wurden PFC als Röntgenkontrastmittel eingesetzt

Nach Instillation ist eine radiologische Diagnostik in den nächsten Tagen nicht mehr möglich!

Wirkmechanismus

- Recruitment von kollabierten Lungenbezirken → das schwere und O_2-transportierende PFC gelangt nach Instillation in die dorsobasalen, atelektatischen Alveolen und »dehnt« diese auf (»Liquid-PEEP«)
- Umverteilung des Blutes von den komprimierten basalgelegenen Gefäßen zu ventralen gut ventilierten Lungenbereichen → Reduktion des intrapulmonalen Rechts-links-Shunts → kein Anstieg des MPAP, da es durch Wiedereröffnung der Alveolen zur Reduktion der hypoxischen pulmonalen Vasokonstriktion kommt!
- Reduktion von pulmonalen inflammatorischen Infiltraten
- Reduktion eines Permeabilitätslungenödems durch tamponadenähnlichen Effekt
- Reduktion der Oberflächenspannung (auch in den apikalen ventilierten Alveolen nach Verdampfung von Fluorocarbon)
- Erhöhung der Compliance durch surfactantähnliche Eigenschaften → die Druck-Volumen-Kurve einer flüssigkeitsgefüllten Lunge verläuft viel steiler → Verbesserung der Lungenmechanik, die durch **vorherige** Surfactant- und anschließende PFC-Instillation noch gesteigert werden kann!
- Stimulation der endogenen Surfactantproduktion
- Die PLV sollte mit einem PEEP >5 cmH_2O oder einem PEEP-Niveau, das über dem unteren »inflection point« (LIP) der pulmonalen Druck-Volumen-Kurve liegt, erfolgen → Steigerung der Oxygenierung.

Aktuelle Metaanalysen ergeben, dass die Flüssigkeitsventilation weder bei Erwachsenen noch bei Kindern mit akutem Lungenversagen die Mortalität zu senken vermag – trotz vielversprechender theoretischer Ansätze.

Perfluorcarbone könnten in Zukunft allerdings als Trägersubstanz von Medikamenten, z. B. für Vancomycin oder Gentamicin, Bedeutung erlangen.

Nebenwirkungen

- Pneumothorax
- Liquidthorax

7.5.2 Inhalation von vernebeltem Perfluorhexan

- erste Untersuchungen zur Inhalation von Perfluorocarbon (Perfluorhexan) bereits absolviert
- Verdampfung von Perflourhexan über »konventionellen« Vapor in einer Konzentration von 2–18 Vol.-%

Effekt

- Verbesserung von Compliance, Atemwegsspitzendruck (PIP ↓) und Oxygenierung, welche über die Phase der Vernebelung hinaus anhält!

Eigenschaften von Perfluorhexan

- farb- und geruchlose Flüssigkeit, bestehend aus einer Kette von 6C-Atomen, die alle mit F-Atomen substituiert sind (C_6F_{14})
- hoher Dampfdruck: 273 mmHg bei 30°C ($\rightarrow$ Perflubron nur 11 mmHg)
- Siedepunkt: 57°C
- hohe physikalische Löslichkeit für Sauerstoff (55 ml O_2/dl) und CO_2 (207 ml/dl)
- hohe Oberflächenaktivität (gute Surfactantwirkung)
- Stimulation der endogenen Surfactantproduktion

7.5.3 ALV

- ALV = »adaptive lung ventilation««
- druckkontrollierte, synchonisierte intermittierende Beatmungsform (PCSIMV), bei der die Beatmungsfrequenz nach der Formel von Mead und Otis aus der Compliance und der alveolären bzw. Totraumventilation berechnet wird
- die Exspirationszeit wird vom Respirator automatisch so gewählt, dass sie dem 2-fachen der exspiratorischen Zeitkonstante entspricht $\rightarrow$ dadurch Vermeidung eines Intrinsic-PEEP

Trachealgasinsufflation (TGI)

- neue, noch experimentelle Beatmungsform, bei der durch einen **intratrachealen Zusatzgasfluss** die Totraumventilation (VD) vermindert und simultan die CO_2-Elimination gesteigert wird $\rightarrow$ Reduktion von Volumen- bzw. Druckanteil des Ventilators im Vergleich zur konventionellen Ventilation möglich
- Durchführung als **kontinuierliche TGI** (»continuous flow TGI«) oder nur in der Exspirationsphase durchgeführte TGI (»phasic flow TGI«)
- Nebenwirkung ist die unzureichende Befeuchtung des Zusatzgasflusses und ggf. unkontrollierter Anstieg des Beatmungsdrucks insbesondere bei hohen Gasflüssen aufgrund einer zusätzlichen PEEP-Entstehung.
- TGI ist umso effektiver, je höher der Totraumanteil der Ventilation und je höher die alveoläre CO_2-Konzentration unter konventioneller Beatmung ist. Des Weiteren spielen der Gasfluss (ca. 4–15 l/min) und die tiefe, karinanahe Position des Insufflationskatheters eine Rolle!
- Anstelle von Sauerstoff wurde bei der TGI auch **Helium** verwendet $\rightarrow$ geringerer Anstieg des Beatmungsdrucks bei ggf. leicht verminderter Oxygenierung!

7.5.4 Proportionale unterstützende Beatmungsformen

PPS bzw. PAV

- PPS = »proportional pressure support« bzw.
- PAV = »proportional assist ventilation«
- augmentierende Beatmungsform mit proportionaler Unterstützung, die 1992 von Younes vorgestellt wurde und bei der die Höhe des inspiratorischen Flusses und des Tidalvolumens individuell von den inspiratorischen Atembemühungen des Patienten abhängig sind
- bessere Synchronisation von Patient und Respirator; d. h. atmet der Patient schnell und tief ein, so wird proportional seiner Bemühungen eine hohe Druckunterstützung mit hohem Flow-Volumen geliefert.
- atmet der Patient mit geringerer inspiratorischer Anstrengung flach, wird nur eine geringe Druckunterstützung mit niedrigem Inspirationsflow vom Gerät generiert

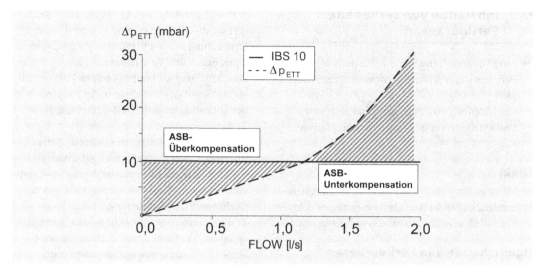

Abb. 7.16 Schematische Darstellung des restriktiven Druckverlustes über den Endotrachealtubus (*gestrichelte Kurve* bei verschiedenen Gasflüssen (0–2 l/s). In diesem Beispiel beträgt die Druckunterstützung 10 mbar (*durchgezogene Linie*). Bei Gasflüssen <1,2 l/min liegt die Druckunterstützung höher als der Tubuswiderstand → Überkompensation (Run-away-Phänomen) der durch den Gasfluss verursachten zusätzlichen Atemarbeit

- Voraussetzung: ausreichender und kontinuierlicher Atemantrieb und physiologisches Atemmuster.
- PAV-Ventilation ist z. B. im Beatmungsgerät Evita 4 mit neuer Softwarekonfiguration implementiert!
- Voraussetzung: exakte Kenntnis von Elastance und Resistance
- klinischer Stellenwert bis heute nicht hinreichend untersucht und daher nicht abschließend beurteilbar

> **Die Beatmungsform PPV stellt abstrakt einen zusätzlichen Atemmuskel dar! Kontraindikation für diese Beatmungsform: bronchopleurale Fistel!**

ATCATC (automatische Tubuskompensation)

- Bei Inspiration wird der Widerstand des Tubus unter der Berücksichtigung eines nichtlinearen Zusammenhangs von Druck und Fluss durch eine entsprechende Druckerhöhung kompensiert.
- Während der Exspiration wird der Druck entsprechend reduziert (ggf. subatmosphärisch).

- Der Anwender muss Tubusart und -größe am Beatmungsgerät eingeben, und der Tubuskompensationsdruck wird gemäß der folgenden Formel berechnet:
  $p_{ATC} = \dot{V} \times K_1 + \dot{V}^2 \times K_2$
  - K_1 und K_2: linearer und nichtlinearer Tubuskoeffizient
  - $\dot{V}$: Höhe des Gasflusses
- Die tubusbedingte Atemarbeit ist eine variable, flussabhängige Größe → Modifikation der konventionellen Druckunterstützung während augmentierter Beatmungsform wie z. B. ASB, sodass sie nicht mehr fix, sondern entsprechend dem nicht linearen Zusammenhang (Abb. 7.16) zwischen Tubuswiderstand und Gasfluss appliziert wird.
- Hierdurch ist eine optimale Reduktion der Atemarbeit möglich (neuere Beatmungsgeräte besitzen bereits die Zusatzfunktion »ATC«) → Methode entspricht also einer »elektronischen Extubation« (Abb. 7.17).
- Das Atemmuster entspricht unter ATC weitgehend dem Atemmuster unter Spontanatmung ohne Tubus (gleiche Atemfrequenz, gleiches Atemzugvolumen).

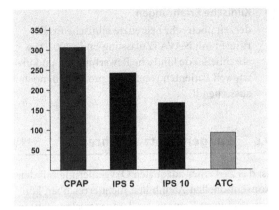

◘ Abb. 7.17 Zusätzliche Atemarbeit (WOB) bei verschiedenen Verfahren zur assistierten Spontanatmung. Unter CPAP ist die Atemarbeit am höchsten. Die beste Kompensation der zusätzlichen Atemarbeit wird durch die automatische Tubuskompensation (ACT) erreicht. Die oben gezeigten Werte wurden an einem mechanischen Lungenmodell bei einem Gasfluss von 1 l/min, einem V_T von 500 ml, einer AF von 30/min und einem Tubus mit ID von 8,0 mm erhoben (Respirator Evita 2, Fa. Dräger)

— Unter ASB mit 5 oder 10 mmHg Druckunterstützung ist hingegen nach Untersuchungen an Probanden die VT signifikant erhöht!

— **Nachteil:** ggf. Atemwegskollaps bei gefährdeten Patienten und unvollständige Kompensation während der Exspiration.

❯ **Bei der ATC wird der Trachealdruck kontinuierlich berechnet und am Monitor überwacht → bessere Abschätzung der Gefahr des Barotraumas der Lunge.**

Neuronally adjusted ventilatory assist (NAVA)

— assistierende Beatmungsform, die die Unterstützung des Patienten aufgrund der elektrischen Aktivierung des Zwerchfells (»electrical activation of diaphragm« = EADi) regelt (◘ Abb. 7.18)

— Steuerung des Beatmungsgerätes unter NAVA erfolgt direkt über ein zentral reguliertes Signal und ist unabhängig von der neuromuskulären

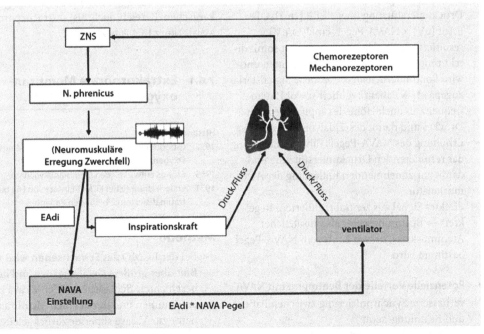

◘ Abb. 7.18 NAVA-Funktionsprinzip. Mit Hilfe einer mit Elektroden versehenen ösophagealen Sonde wird die elektrische Aktivierung des Zwerchfells (EADi) erfasst und nach Multiplikation mit einem Verstärkungsfaktor (NAVA-Pegel) zur Steuerung des Beatmungsgerätes verwendet (aus: Moerer O, Barwing J, Quintel M (2008) Neuronally Adjusted Ventilatory Assits (NAVA). Anaesthesist 57: 998–1005

Kopplung → Probleme konventioneller Triggerkriterien mit mangelnder Synchronisierung zu den Atembemühungen des Patienten entfallen
- assistierende Druckunterstützung jederzeit direkt proportional zur elektrischen Aktivität des Zwerchfells und damit zum Bedarf des Patienten

- **Technisches Vorgehen**
- Ableitung der (ösophagusnahen) EAdi erfolgt über eine mit Ringelektroden versehene Magensonde
- gewonnene Signale werden gefiltert, amplifiziert und weiter prozessiert
- Transformation des quadratischen Mittelwerts (QMS oder »root mean square«, RMS) dieses elektromyographischen Signals in Voltsignal → Steuerung des Beatmungsgerätes
- endgültige Höhe der Druckunterstützung ergibt sich aus der Höhe der kontinuierlich aufgezeichneten EAdi (in µV), multipliziert mit einem frei einstellbaren Verstärkungsfaktor (NAVA-Pegel):
  Druckunterstützung über PEEP [cmH_2O] = EAdi [µV] × NAVA-Pegel [$cmH_2O/µV$]
- resultierende Druckunterstützung ist somit direkt proportional zur EAdi des Patienten und wird kontinuierlich an die aktuelle Signalstärke angepasst → Patient reguliert sowohl Atemfrequenz als auch Höhe des applizierten Druckes und damit des Tidalvolumens
- Erhöhung des NAVA-Pegels führt zu Erhöhung der resultierenden Druckunterstützung und damit zur zunehmenden Entlastung der Atemmuskulatur
- direktes Signal aus zentral reguliertem Regelkreis → Beatmungsgerät als »zusätzlicher Atemmuskels«, dessen Kraft vom NAVA-Pegel bestimmt wird

- **Potenzielle Vorteile der Beatmung mit NAVA**
- verbesserte Synchronisierung zwischen Patient und Beatmungsgerät
- lungenprotektive Effekte
- Reduktion der Atemarbeit
- diagnostisch und therapeutisch verwendbares Signal (EAdi)

- **Klinische Erfahrungen**
- derzeit noch sehr begrenzte klinische Erfahrungen mit NAVA (Zulassung Ende 2007!) → abschließende klinische Bewertung, ob und inwieweit Patienten von NAVA profitieren, noch ausstehend!

7.6   Lungenersatzverfahren

Ist das Ziel einer adäquaten Oxygenierung mit den konventionellen Atemhilfen nicht erreichbar, können in einigen Zentren sog. Lungenersatzverfahren durchgeführt werden.
- die aus der Pädiatrie kommende **extrakorporale Membranoxygenierung** (ECMO)
- die 1977 von Kolobow entwickelte **extrakorporale CO_2-Elimination** (ECCO$_2$R), welche 1980 von Gattinoni mit einer niedrigfrequenten Überdruckbeatmung kombiniert wurde
- die 1992 von Mortensen vorgestellte **intravenöse Membranoxygenierung** (IVOX)

Die Lungenersatzverfahren werden im angloamerikanischen Bereich auch als »extracorporeal lung assist«, kurz ECLA bezeichnet.

7.6.1   Extrakorporale Membranoxygenierung (ECMO)

Historie der ECMO

1937   Gibbon unternimmt den ersten Einsatz eines Bubble-Oxygenators

1965   Clowes entwickelt den Membranoxygenator

1971   Erster erfolgreicher ECMO-Einsatz von Hill bei polytraumatisiertem 24-jährigen Patienten

Methode

- Bei der ECMO des **Erwachsenen** wird venöses Blut über größere Gefäßzugänge und heparinbeschichtete Schläuche aus der V. cava inferior entnommen und durch einen Membranoxygenator zur V. cava superior zurückgeleitet.
- Die Patienten werden ggf. simultan mit normaler Atemfrequenz (5–10/min) bei deutlich reduziertem Atemwegsspitzendruck (maximal 25–30 mmHg) und hohem PEEP-Niveau (10–

- 15 cmH$_2$O; PEEP-Niveau sollte oberhalb des unteren »inflection point« sein) konventionell beatmet.
- angestrebter paO$_2$ >70 mmHg bei möglichst niedriger FiO$_2$
- CESAR-Trial (»Conventional Versus ECMO for Severe Adult Respiratory Failure«) mit 180 Patienten in 70 Zentren
  - ECMO vs. herkömmliche Beatmungstechniken
  - nach 6 Monaten zeigte sich kein signifikanter Mortalitätsunterschied
  - Lungenfunktion in beiden Gruppen vergleichbar
  - Kosten für die ECMO-Therapie doppelt so hoch verglichen mit konventioneller
- Eine unlängst publizierte Chochrane-Metaanalyse kommt zu dem Schluss, dass der Einfluss der ECMO-Therapie auf die Krankenhaussterblichkeit bei schwerem akuten Lungenversagen nach wie vor unklar bleibt → individuelle Indikationsstellung!
- ECMO bei **pädiatrischen Patienten:** Es liegen 50- bis 70 %ige Überlebensraten bei Kindern mit »infant respiratory distress syndrome« (IRDS) vor.

Effekte

- Reduktion von FiO$_2$, Atemwegsdrücken und Beatmungsvolumina bei gleichzeitiger Beseitigung der Hypoxämie → geringere Invasivität der Beatmung
- Abfall des pulmonalarteriellen Druckes → wahrscheinlich bedingt durch präpulmonale Oxygenierung und Aufhebung der pulmonalen, hypoxischen Vasokonstriktion unter ECMO

Einschlusskriterien

- **Slow-entry-Kriterien** nach 24–96 h konventioneller Beatmung:
  - Oxygenierungsindex <150 mmHg bei PEEP >5 mbar
  - semistatische Compliance <30 ml/mbar
  - Rechts-links-Shunt >30 %
- **Fast-entry-Kriterien** bei akuter Hypoxie:
  - paO$_2$ <50 mmHg unter Beatmung mit FiO$_2$ = 1,0 und PEEP >5 mbar für >2 h Dauer

- **Kontraindikationen bei Erwachsenen**
- **absolut:** malignes Grundleiden, septischer Schock bei nichtbereinigter Infektionsquelle, ZNS-Schädigung, Gerinnungsstörungen, progrediente chronische Lungenerkrankung, Immunsuppression, primäre kardiale Insuffizienz
- **relativ:** Alter >60 Jahre, Vorbeatmung >21 Tage

- **Kontraindikationen bei Kindern**
- Gestationsalter von weniger als 35 Wochen
- Gewicht <2000 g
- vorbestehende intrakranielle Blutung
- kongenitale Anomalien, z. B. neurologischer Art, die eine günstige Prognose ausschließen
- Zustand nach >1 Woche konventioneller Beatmungstherapie
- angeborene Herzerkrankungen

- **Komplikationen**
- **Patientenbezogene Komplikationen**
- Pneumothorax (mechanisch unabhängig, Auftreten von Bullae in abhängigen, schlecht ventilierten Lungenarealen)
- Blutungen (infolge heparinbeschichteter Schläuche in der Inzidenz deutlich zurückgegangen → angestrebte PTT = 40–50 s oder ACT = 120–150 s bei Benutzung heparinisierter Oxygenatoren und Schläuche)
- Thrombozytopenie
- Infektion
- DIC
- Hämolyse und Anämie (durchschnittliche Transfusionsrate: 1,3 EK pro ECMO-Tag)
- neurologische und vaskuläre Komplikationen

- **Technische Komplikationen**
- Thrombenbildung im Bypass-System
- kanülenassoziierte Probleme
- Schlauchruptur und Fehlfunktion der Rollerpumpe oder des Wärmeaustauschers

Weaning und Beendigung der ECMO

- Schrittweise Reduktion des Blut- und O$_2$-Flusses im extrakorporalen Bypass, nachdem die inspiratorische O$_2$-Konzentration (F$_i$O$_2$) am Beatmungsgerät reduziert wurde.

- wenn paO_2 >70 mmHg, pH >7,30 und die F_iO_2 für mindestens 24 h ohne ECMO-Unterstützung möglich ist, wird die ECMO beendet

Erneuerung der im Einsatz befindlichen ECMO-Membranen

- pO_2 am rückführenden Blutschenkel <300 mmHg bei 100 % Sauerstoff
- extrakorporaler Blutfluss <2,5 l/min
- makroskopisch sichtbare Thrombenbildung → i.v. Heparinisierung während ECMO mit 5000–12.500 IE/Tag nach PTT 40–55 s
- Membranleakage >50 ml/h
- Anstieg des Membranwiderstandes (p_{mean} >200 mmHg für länger als 1 h)
- Anstieg von Fibrinogenspaltprodukten (FSP) auf 50 mg/l über dem Ausgangslevel

7.6.2 Extrakorporale CO_2-Entfernung mit niedrigfrequenter Überdruckbeatmung (ECCO$_2$-LFPPV)

- Kolobow stellt die extrakorporale CO_2-Elimination bei niedrigem Blutfluss (0,5–2 l/min) und gleichzeitiger apnoischer Oxygenierung vor → erster Einsatz durch Gattinoni 1979 in Mailand
- keine verbesserte Letalitätsrate nach der Salt-Lake-City-Studie von 1994 (67 % vs. 58 %)

7.6.3 »Interventional lung assist« (ILA; NovaLung)

- Sonderform der extrakorporalen Oxygenierung (extrakorporale Lungenunterstützung = ECLA oder »lung assist device« = LAD)
- pumpenlose arteriovenöse Membranoxygenierung mittels speziell beschichtetem Gasaustauschmodul (NovaLung mit einer Gesamtaustauschfläche von 1,3 m²) → komplette CO_2-Elimination und simultan moderate Verbesserung der Oxygenierung (◘ Abb. 7.19)
- spezielles widerstandsarmes Kanülierungsset; das Blut fließt aufgrund der arteriovenösen Druckdifferenz pumpenlos durch den »Oxy-

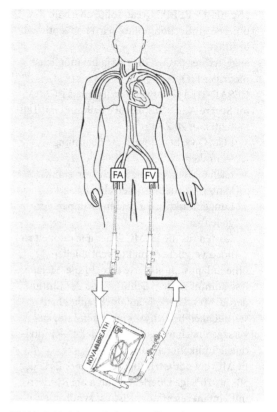

◘ **Abb. 7.19** Schematische Darstellung des Blutflusses durch das NovaLung-System

genator«, über den ca. 12 l O_2/min insuffliert werden
- Vorfüllung des Systems mit kristalliner Lösung
- in der Startphase der Novalung langsame Steigerung des Sauerstoffflusses um 1 l/min O_2 alle 20 min bis zu 4 l/min O_2, anschließend O_2-Erhöhung um 2 l/min alle 20 min bis max. 10–12 l/min!
- parallel zur Erhöhung des Sauerstoffflusses Reduktion der Beatmungsinvasivität

- **Voraussetzungen**
- kardiale Stabilität und ausreichender Blutdruck (MAP >60 mmHg, damit der Blutfluss >1,0 l/min beträgt)
- hoher Antithrombin-Wert (>90 %), keine pAVK (ausreichender Durchmesser der linken A. femoralis), i.v. Heparinisierung mit Ziel-PTT >50 s
- Vermeidung von fetthaltigen Lösungen

- **Indikationen**
- Patienten mit akuter respiratorischer Störung mit führender CO_2-Retention und nicht zu korrigierender Azidose (pH<7,2)
- beatmete Patienten, die sehr invasiv beatmet werden müssen
- schwierige Weaning-Phase, insbesondere bei COPD-Patienten

- **Kontraindikationen**
- heparininduzierte Thrombozytopenie (HIT II)
- instabile Hämodynamik (septischer oder kardiogener Schock)
- Gefäßerkrankungen wie z. B. periphere arterielle Verschlusskrankheit, Leisten-aneuryma etc.
- Körpergewicht <20 kg (kleinster notwendiger Kanülendurchmesser beträgt 13 F)

7.7 Weaning

7.7.1 Definition

- schrittweise Reduktion der Invasivität der Beatmung mit dem Ziel der Spontanatmung
- Reduktion der FiO_2, Normalisierung des Atemzeitverhältnisses, Reduktion des PEEP-Niveaus in kleinen Schritten (3 cmH$_2$O)
- Reduktion der inspiratorischen Unterstützung bei augmentierenden Beatmungsverfahren wie z. B. ASB

Die Beatmungsdauer sollte möglichst kurz gehalten und das Weaning möglichst frühzeitig begonnen werden → nach Studien von Betbese (1998) und Tindol (1990) sind viele der Intensivpatienten unnötig lange beatmet; so mussten nach akzidenteller Extubation nur 81 % (keine 100 %) der weitgehend kontrolliert beatmeten Patienten reintubiert werden! In der Weaning-Phase mussten nur ca. 16 % der Patienten nach akzidenteller Extubation reintubiert werden!

Die Beatmungsdauer ist somit auch ganz entscheidend von der Erfahrung der Intensivpflegekraft und damit auch vom Personalschlüssel abhängig!

> Für jeden Patienten muss ein individueller Weaningplan erarbeitet, schriftlich dokumentiert und eingehalten werden → signifikante Steigerung des Weaningerfolgs bei verkürzter Weaningdauer!

7.7.2 Voraussetzungen

- hämodynamische Stabilität (kein Low-output-Syndrom, kein Lungenödem, keine hämodynamisch relevanten Arrhythmien, keine Blutungszeichen)
- kompensierte Infektiologie (kein Fieber)
- keine weiteren geplanten operativen Eingriffe
- suffizienter Atemapparat (keine Thoraxinstabilität, medikamentöse Atemdepression, keine Mangelernährung)
- ausgeglichener Säure-Basen-Haushalt
- kein ausgeprägter Meteorismus (→ funktionelle Residualkapazität und Compliance ↓ → Atemarbeit ↑)

7.7.3 Kriterien zur erfolgreichen Entwöhnung

Pulmonale Parameter

- Vitalkapazität (VC) >5 ml/kg KG (zur Extubation: >10–15 ml/kg KG)
- inspiratorischer Sog >10 cmH$_2$O (zur Extubation: >25–30 cmH$_2$O)
- PEEP <15 cmH$_2$O (zur Extubation: <5–8 cmH$_2$O)
- pH-Wert >7,3
- Atemfrequenz <45/min (zur Extubation: <25/min)
- AMV <18 l/min (zur Extubation: <10 l/min)
- $AaDO_2^{1,0}$ sollte zu Beginn des Weanings <300–350 mmHg betragen

Klinische Aspekte

- koordinierte Atemmuskulaturfunktion führt zu einem normalen Atemmuster
- kein Einsatz der Atemhilfsmuskulatur
- keine interkostalen oder jugulären Einziehungen
- keine Schaukelatmung (paradoxe Atmung)

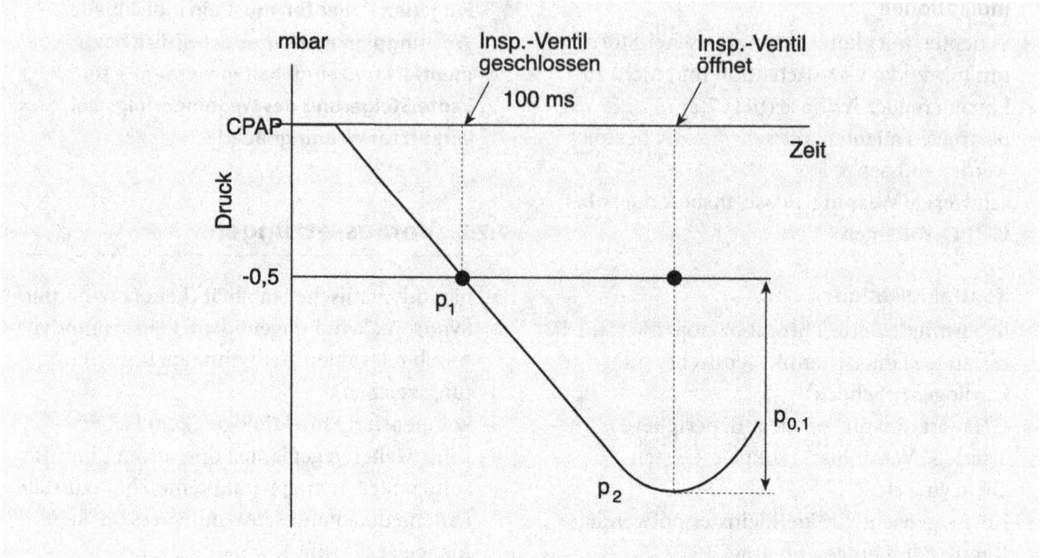

Abb. 7.20 Druckverlauf während der Messung von $p_{0,1}$

- keine Tachypnoe
- keine Tachykardie

Atemarbeit und O_2-Verbrauch

- Normalerweise beträgt der O_2-Bedarf der Atemmuskulatur etwa 1–3 % des Gesamtsauerstoffverbrauchs. Bei massiv erhöhter Atemarbeit kann dieser Anteil bis auf 20 % ansteigen (»oxygen cost of breathing«).
- Der Atemarbeitsanstieg kann beim Wechsel von kontrollierter Beatmung auf Spontanatmung z. B. mittels Deltatrac-System gemessen werden.

7.7.4 Prognostische Parameter für erfolgreiches Weaning

- **Yang-Index** oder »**rapid shallow breathing index**«: <100(f/VT), wobei VT in Liter angegeben wird → in ca. 80 % der Fälle erfolgreicher Verlauf nach Extubation bei Werten <100 unter nicht assistierter Spontanatmung; bei Werten >105/min war der Entwöhnungsversuch zu 95 % nicht erfolgreich.

> **Die regelmäßige Anwendung des Yang-Index einmal pro Tag führt zu kürzeren Weaning-Phasen bzw. früherer Extubation!**

- Ein Yang-Index <80 ist bezüglich einer anhaltenden Spontanatmung sicherer, Patienten mit Yang-Indizes zwischen **80 und 105** sollten durch intermittierende NIPPV nach der Extubation unterstützt werden.
- Bei der Bestimmung der Atemfrequenz des Patienten sollte nicht nur die angezeigte Atemfrequenz registriert werden, sondern es sollten die tatsächlichen Atembemühungen anhand der Flow- bzw. Druckkurve erfasst werden.
- **Okklusionsdruck** nach 100 ms ($p_{0,1}$) bei COPD-Patienten → Normwert: 1–4 mbar
  - Bei zunehmender Erschöpfung kommt es zu einem gesteigerten Atemantrieb mit $p_{0,1}$-Werten >6 mbar.
  - Gemessen wird der negative Druck, der in den ersten 100 ms einer Inspiration gegen ein geschlossenes Inspirationsventil generiert wird.
  - Die Messung beginnt, wenn der Patient einen negativen Druck von 0,5 mbar erzeugt (Abb. 7.20).

> Der $p_{0,1}$ sollte eher als Verlaufsparameter anstatt als absoluter Messparameter herangezogen werden. Ein $p_{0,1}$ <1 mbar bedeutet z. B., dass der Patient maximal respiratorisch entlastet ist.

- CROP-Index (Compliance/Rate/Oxygenierung/Pressure) >13 ml/Atemzug:

$$CROP\,(\text{ml/Atemzug})=\frac{C+p_{imax}+\left(p_aO_2\big/p_AO_2\right)}{f}$$

  - C: effektive Compliance
  - f: Atemfrequenz
  - p_{imax}: maximaler inspiratorischer Atemwegsdruck
- maximaler inspiratorischer Sog (Nebenwirkungen –90 cmH_2O für Frauen und –120 cmH_2O für Männer): mindestens –20 bis –30 cmH_2O → 60 % der Patienten konnten bei besseren Werten erfolgreich entwöhnt werden → guter Indikator für die Auswahl derjenigen Patienten, die entwöhnt werden können und weniger ein Indikator für erfolgreiches Weaning!
- Atemmuster unter einer ATC-Ventilation gibt Hinweise auf das Atemmuster nach Extubation (→ »physikalische oder elektronische Extubation«)

7.7.5 Weaning-Methoden (diskontinuierliche oder kontinuierliche)

- bei kurzfristiger postoperativer Nachbeatmung → kurzer Spontanatemversuch bei ausreichender Vigilanz über T-Stück oder Demand-CPAP
- bei postoperativer Entwöhnung nach längerer Beatmung (>24 h) → augmentierende Beatmungsformen wie SIMV, BIPAP/ASB, ASB; Kinder über CPAP/ASB
- Entwöhnung nach Langzeitbeatmung → BIPAP/ASB oder SIMV/ASB
- bei prolongierter Entwöhnung → Anwendung intermittierender Spontanatmungsversuche unter O_2-Insufflation mit zunehmender Dauer gemäß Weaningprotokoll (z. B. Spontanatmung 8.00, 11.00, 14.00, 17.00, 20.00 Uhr;

initial 5–10 min, dann 15, 30, 60, 120 min Dauer etc.)
- bei COPD-Patienten → rasche Extubation ohne Spontanatemversuch, ggf. nach einer Ruhephase (CMV >24 h) → Wiederauffüllen der Glykogenspeicher der Atemmuskulatur! beim tracheotomierten Patienten entweder über T-Stück oder nach Insertion einer Silberkanüle intermittierend bzw. kontinuierlich spontan atmen lassen
- bei folgenden Erkrankungen rechnet man mit einer erschwerten Entwöhnung
  - COPD (hohe resistente Widerstände)
  - Lungenfibrose (hohe elastische Widerstände)
  - hoher Rückenmarkquerschnitt und andere neurologische Störungen
  - Störungen der Atemmuskulatur (»critical illness polyneuropathy and myopathy«)

❶ Inzidenz der definitiv nicht entwöhnbaren Patienten nach Langzeitbeatmung beträgt ca. 4,2 %!

- Die Frage, ob über einen T-Stück-Versuch oder mittels Spontanatmungsversuch unter 7 mbar Druckunterstützung extubiert werden sollte, kann gegenwärtig nicht beantwortet werden → Reintubationsrate ist bei beiden Verfahren gleich!

> Das Wichtigste am erfolgreichen Weaning ist nicht die Methode oder der Inhalt, sondern das rechtzeitige Erkennen des Zeitpunkts, ab dem der Patient ohne Unterstützung suffizient spontan atmen kann.

7.7.6 Komplikationen und Nebenwirkungen der Entwöhnung

- Hyperkapnie (Anstieg des $paCO_2$ um 5–8 mmHg in den ersten Stunden nach Extubation) → Anstieg der Pulsfrequenz und des Blutdruckes → O_2-Verbrauch und linksventrikuläre Nachlast steigen an! (Kann auch durch Angst des Patienten bedingt sein → Extubation dann unter leichter Sedierung empfohlen)
- Hypoxämie durch Shunt-Zunahme nach der Extubation

- Zunahme des pulmonalen Gefäßwiderstands (PVR) infolge Abnahme der funktionellen Residualkapazität (FRC) nach Extubation möglich (bei konstanter FRC kommt es zu einer Abnahme des PVR infolge Abnahme des intraalveolären Druckes)

7.7.7 Weaning-Versagen

Bis zu 20 % der Patienten lassen sich nur schwer entwöhnen, und bei einem Teil der Patienten kommt es aufgrund der Imbalance zwischen der Last und der Kapazität der Atemmuskulatur mit deutlich erhöhter Atemarbeit zum Weaning-Versagen. Übersteigt die Belastung der Atemmuskulatur etwa 40 % der maximal möglichen Kraft, droht die muskuläre Erschöpfung.

Gründe sind:

- ungenügende Atemmechanik (Diskoordination der Atemmuskulatur, Proteinkatabolismus, Sedativaüberhang, diaphragmale Minderperfusion, Elektrolytstörungen etc.)
- erhöhte Atemarbeit oder erhöhter Bedarf an alveolärer Ventilation (reduzierte Lungencompliance, Hyperthermie, COPD etc.)
- Bei COPD sind die Zwerchfellkuppeln abgeflacht, wodurch es zu einer Verschlechterung der Länge-Kraft-Relation der Muskelfasern kommt. Zusätzlich muss zur Überwindung des iPEEP in der frühen inspiratorischen Atemphase vermehrt isometrische Atemarbeit geleistet werden!
- psychologische Komponente nach rezidivierenden Reintubationen (mentale Abhängigkeit vom Beatmungsgerät)

❗ **Beim Weaning sollte alles unternommen werden, um eine Erhöhung der Atemarbeit zu vermeiden. Eine erhöhte Atemarbeit ist definiert als das Produkt aus transpulmonalem Druck und Atemzugvolumen. Im Falle einer Reintubation kommt es zu einem deutlichen Anstieg der Letalität (bis zu 33 %).**

7.7.8 Flankierende Maßnahmen

Maßnahmen, die das Weaning-Verfahren optimieren sollen, sind:

- **Ausgleich von Elektrolyt- und Säure-Basen-Störungen:**
  - Hypophosphatämie <0,4 mmol/l, Hypokaliämie, Hypomagnesiämie (Beeinflussung der ATPase-Aktivität), Hypokalzämie
  - metabolische Alkalose, z. B. bedingt durch Diuretikatherapie (verringerter Atemantrieb durch Versuch der respiratorischen Kompensation)
- Reduzierung der Atemarbeit durch **kohlenhydratarme Diät** → pCO_2-Anfall ↓
- **Vermeidung von zu hoher Fettapplikation** bei der totalen parenteralen Ernährung mit »**fat overload syndrome**« → Hypoxämien infolge Störung des Eikosanoidstoffwechsels (Thromboxan A_2 + Leukotriene B_4) und Perfusionsstörungen der Lunge
- Applikation eines höheren Aminosäure- oder Proteinanteils der Ernährung → Stimulation des Atemzentrums
- **vorsichtiger Flüssigkeitsentzug** →Lemaire konnte nachweisen, dass Patienten mit kardiovaskulärer Insuffizienz und COPD beim Übergang von mechanischer Beatmung auf Spontanatmung die akute Erhöhung der linksventrikulären Vor- und Nachlast erst nach mehrtägiger schonender negativer Flüssigkeitsbilanzierung (und ggf. Katecholamintherapie) tolerierten!
- evtl. Steigerung der diaphragmalen Kontraktilität durch **Theophyllinpräparate** (unspezifische PDE-Hemmer) und Verbesserung der diaphragmalen Perfusion
- ggf. Einsatz von **Katecholaminen** (zusätzlich anabole Wirkung) und/oder **Phosphodiesterase-III-Hemmer**
- bei ängstlichen Patienten: psychische Unterstützung, pharmakologische Anxiolyse und Sedierung (Chlordiazepoxid, Haloperidol und Morphin [unterdrückt das Gefühl der Atemnot]) → Angst während des Weaning ist durch einen Anstieg des Tidalvolumens gekennzeichnet! (bei kardialem oder respiratorischem Pumpversagen: VT ↓ und AF ↑ und pCO_2 ↑)

▬ ggf. intermittiernd Durchführung von Bronchoskopien (Bronchiallavage mit ggf. Glukokortikoid- bzw. Antibiotikagabe)

Hauptfaktoren des respiratorischen »Pumpversagens«

- Diaphragmale Durchblutungsstörungen mit myofibrillärer Verarmung an energiereichen Verbindungen (ATP) und Veränderungen des intrazellulären pH-Wertes infolge einer Laktatakkumulation
- Erhöhte Atemarbeit bei obstruktiven und/oder restriktiven Ventilationsstörungen
- reduzierte Compliance der Lunge infolge Atelektasen, interstitiellem und alveolärem Lungenödem etc.

Ausgewählte Literatur

Amato MBP et al. (1998) Effect of a protective-ventilation strategy on mortality in the acute respiratory distress syndrome. New Engl J Med 338:347–354

Anzueto A et al. (1996) Aerosolized surfactant in adults with sepsis-induced acute respiratory distress syndrome. Exosurf Acute Respiratory Distress Syndrome Sepsis Study Group. N Engl J Med 334:1417–1421

AWMF-Leitlinie (2008) Lagerungstherapie zur Prophylaxe oder Therapie von pulmonalen Funktionsstörungen Anästh Intensivmed 49:S1-S24

Beck J, Gottfried SB, Navalesi P, Skrobik Y, Comtois N, Rossini M, et al. (2001) Electrical activity of the diaphragm during pressure support ventilation in acute respiratory failure. Am J Respir Crit Care Med 164(3):419–424

Bein T et al. (2004) Pumpenfreie extrakorporale Lungenunterstützung mit arteriovenösem Shunt beim schweren akuten Lungenversagen des Erwachsenen. Anaesthesist 53:813–819

Bermejo S, Gallart L, Silva-Costa-Gomes T et al. (2013) Almitrine Fails to Improve Oxygenation During One-Lung Ventilation with Sevoflurane Anesthesia. J Cardiothorac Vasc Anesth. Epub ahead of print

Betbese AJ et al. (1998) A peospective study of unplanned endotracheal extubation of intensive care unit patients. Crit Care Med 26: 1180–1186

Bosma K, Ferreyra G, Ambrogio C, Pasero D, Mirabella L, Braghiroli A, et al. (2007) Patient-ventilator interaction and sleep in mechanically ventilated patients: pressure support versus proportional assist ventilation. Crit Care Med 35:1048-1054.

Dellinger et al. (1998) Effect of nitric oxide in patients with acute respiratory distress syndron. Results of a random-ized phase II trial. Inhaled Nitric Oxide in ARDS Study Group. Crit Care Med; 26: 15–23

Fachliteratur der Firma INO Therapeutics. INOmax (Stickstoffmonoxid zur Inhalation) in der Medizin – eine Chronik. INO Therapeutics, Clinton. http://www.inotherapeutics.com/medinfo.htm

Gallart L, Silva-Costa-Gomes T, Bermejo S, Vallès J (2011) Pharmacological Treatment of Hypoxemia during One-lung Ventilation. Anesthesiology 115:439

Galvin IM, Steel A, Pinto R, Ferguson ND, Davies MW (2013) Partial liquid ventilation for preventing death and morbidity in adults with acute lung injury and acute respiratory distress syndrome. Cochrane Database Syst Rev 7: CD003707

Gay PC et al. (2001) Noninvasive proportional assist ventilation for acute respiratory insufficiency. Comparison with pressure support ventilation. Am J Respir Crit Care Med 164:1606–1611

Gerlach H, Dhainaut JF, Harbarth S, Reinhart K, Marshall JC, Levy M (2003) The PIRO concept: R is for response. Crit Care 7: 156–259

Gross M et al. (2002) Effektivität pulmonaler Rekrutierungsmanöver in der Therapie des akuten Lungenversagens. Intensivmedizin 39:144–147

Guérin C, Reignier J, Richard JC et al. (2013) Prone Positioning in Severe Acute Respiratory Distress Syndrome. N Engl J Med 368: 2159–2168

Guttmann J et al. (1997) Respiratory comfort of automatic tube compensation and inspiratory pressure support in conscious humans. Intensive Care Med 23:1119–1124

Haberthür et al. (2000) Beatmungskurven. Kursbuch und Atlas, 1. Aufl. Springer, Berlin Heidelberg New York Tokio

Hirschl RB et al. (2002) Prospective, randomized, controlled pilot study of partial liquid ventilation in adult acute respiratory distress syndrome. Am J Respir Crit Care Med 165:781–787

Kaushal A, McDonnell CG, Davies MW (2013) Partial liquid ventilation for the prevention of mortality and morbidity in paediatric acute lung injury and acute respiratory distress syndrome. Cochrane Database Syst Rev 2: CD003845

Knothe C et al. (2000) Beatmung nach dem »Open-lung-Konzept« bei polytraumatisierten Patienten. Anasthesiol Intensivmed Notfallmed Schmerzther 35:306–315

Kuhlen R, Dembinski R (2006) Beatmung beim akuten Lungenversagen Pneumologie 61; 249-255

Larsen R, Ziegenfuß T (1999) Beatmung. Grundlagen und Praxis, 2. Aufl. Springer, Berlin Heidelberg New York Tokio

Lemmen et al. (2003) Indikationen zur Beatmung neu überdacht. Anästh Intensivmed 44: 777–786

Lundin et al. (1999) Inhalation of nitric oxide in acute lung injury: results of a European multicentre study. The European Study Group of Inhaled Nitric Oxide. Intensive Care Med 25:911–919

MacIntyre NRet al. (2001) Evidence-based guidelines for weaning and discontinuing ventilatory support: a collective task force facilitated by the American College of Chest Physicians; the American Association for Respiratory Care; and the American College of Critical Care Medicine. Chest 120:375S–396

Mancebo et al. (2002) Mechanical ventilation and weaning. Springer, Berlin Heidelberg New York Tokio

McAuley DF et al. (2002) What is the optimal duration of ventilation in the prone position in acute lung injury and acute respiratory distress syndrome? Intensive Care Med 28:414–418

Meduri GU et al. (1998) Effect of prolonged methylprednisolone therapy in unresolving acute respiratory distress syndrome: a randomized controlled trial. JAMA 280:159–165

Michaels AJ et al. (1999) Extracorporeal life support in pulmonary failure after trauma. J Trauma 46:638–645

Mitrouska J, Xirouchaki N, Patakas D, Siafakas N, Georgopoulos D. (1999) Effects of chemical feedback on respiratory motor and ventilatory output during different modes of assisted mechanical ventilation. Eur Respir J 13(4):873-882

Moerer O, Barwing J, Quintel M (2008) Neuronally Adjusted Ventilatory Assist (NAVA). Anaesthesist 57:998–1005

Mols G et al. (2000) Breathing pattern associated with respiratory comfort during automatic tube compensation and pressure support ventilation in normal subjects. Acta Anaesthesiol Scand 44:223–230

Morris AH et al. (1994) Randomized clinical trial of pressure-controlled inverse ratio ventilation and extracorporeal CO_2 removal for adult respiratory distress syndrome. Am J Respi Crit Care : 295–305

Mortensen JD (1992) Intravascular oxygenator: a new alternative method for augmenting blood gas transfer in patients with acute respiratory failure. Artif Organs 16:75–82

Müller E (2000) Beatmung, 1. Aufl. Thieme, Stuttgart New York

Müller et al. (2004) Hochfrequenzoszillationsventilation beim akuten Lungenversagen des Erwachsenen. Dtsch Ärztebl 101: B772

Neumann P et al. (2002) Moderne Konzepte in der maschinellen Beatmung. Anästhesiologie & Intensivmedizin 43:714–724

Oczenski W et al. (2003) Atem –Atemhilfen, 6. Aufl. Thieme, Stuttgart New York

Pappert D et al. (1995) Aerosolized prostacyclin vs. inhaled nitric oxide in children with severe acute respiratory distress syndrome. Anesthesiology 82:1507–1511

Payen DM, Muret J (1999) Nitric oxide and almitrine: the definitive answer for hypoxemia. Curr Opin Anaesthesiol 12:37-42

Peek GJ, Clemens F, Elbourne D et al. (2006) CESAR: conventional ventilatory support vs extracorporeal membrane oxygenation for severe adult respiratory failure. BMC Health Serv Res 6: 163

Putensen C et al. (2001) Long-term effects of spontaneous breathing during ventilatory support in patients with acute lung injury. Am J Respir Crit Care Med 164:43–49

Putensen C et al. (2002) Controlled versus assisted mechanical ventilation. Curr Opin Crit Care 8:51–57

Quintel M et al. (1998) Partielle Flüssigkeitsbeatmung (partial liquid ventilation). Anaesthesist 47:479

Ranieri VM et al. (1997) Effects of proportional assist ventilation on inspiratory muscle effort in patients with chronic obstructive pulmonary disease and acute respiratory failure. Anesthesiology 86:79–91

Ricard J-D, Dreyfuss D (2001) Cytokines during ventilator-induced lung injury: a word of caution. Anesth Analg 93:251–252

Silva-Costa-Gomes T, Gallart L et al. (2005) Low- vs high-dose almitrine combined with nitric oxide to prevent hypoxia during open-chest one-lung ventilation. Br J Anaesth 95:410-416

Sinderby C (2003) Ventilatory assist driven by patient demand. Am J Respir Crit Care Med 168: 729–730

Sinderby C, Navalesi P, Beck J et al. (1999) Neural control of mechanical ventilation in respiratory failure. Nat Med 5: 1433–1436

Staudinger T et al. (2001) Comparison of prone positioning and continuous rotation of patients with adult respiratory distress syndrome: results of a pilot study. Crit Care Med 29:51–56

Tobin et al. (2001) Patient-Ventilator Interaction. Am J Respir Crit Care Med 163: 1059–1063

Tobin MJ (2001) Advances in mechanical ventilation. N Engl J Med 344:1986–1996

Troncy E, Collet JP, Shapiro S, Guimond JG, Blair L, Ducruet T, Francoeur M, Charbonneau M, Blaise G (1998) Inhaled nitric oxide in acute respiratory distress syndrome: a pilot randomized controlled study. Am J Respir Crit Care Med.; 157:1483–8

Verbrugghe W et al. (2011) Neurally Adjusted Ventilatory Assist: A Ventilation Tool or a Ventilation Toy? Resp Care 56:327–335

Villagra A et al. (2002) Recruitment maneuvers during lung protective ventilation in acute respiratory distress syndrome. Am J Respir Crit Care Med 165:165–170

Wiedemann HP, Wheeler AP, Bernard GR, et al. (2006) Comparison of two fluid-management strategies in acute lung injury. N Engl J Med 354: 2564-2575.

Younes M (1992) Proportional assist ventilation, a new approach to ventilatory support. Theory. Am Rev Respir Dis 145:114–120

Zampieri FG, Mendes PV Ranzani OT et al. (2013) Extracorporeal membrane oxygenation for severe respiratory failure in adult patients: A systematic review and meta-analysis of current evidence. J Crit Care, Epub ahead of print

Zapol et al. WM (1996) Inhaled nitric oxide. Acta Anaesthesiol Scand Suppl. 109:81–3

Nichtinvasive Beatmung (NIV)

W. Zink

M. Fresenius et al., *Repetitorium Intensivmedizin*,
DOI 10.1007/978-3-642-44933-8_8, © Springer-Verlag Berlin Heidelberg 2014

Historie der nichtinvasiven Beatmung

1936   Erstanwendung bei einem Patienten mit kardialem Lungenödem

1981   Erste erfolgreiche nasale CPAP-Therapie bei Schlafapnoesyndrom durch Sullivan

1989   Erfolgreiche NPPV-Therapie bei akuter respiratorischer Insuffizienz bei intensivmedizinisch betreuten Patienten mit vorbestehender Lungenerkrankung durch Meduri et al. (1989)

2003   Nichtinvasive Beatmungsformen im DRG-System kodierbar

2007   Veröffentlichung der S3-Leitlinie zur nichtinvasiven Beatmung

8.1   Grundlagen

- **Definition**
- Mechanische Beatmung, die im Gegensatz zur invasiven Beatmung nicht über einen endotrachealen Tubus oder Tracheostoma, sondern über eine Mund-Nasen-Maske, eine Nasenmaske, eine Ganzgesichtsmaske oder mit einem Beatmungshelm erfolgt.
- Ziel der nichtinvasiven Beatmung ist die Vermeidung von beatmungsassoziierten Komplikationen wie z. B. der tubusassoziierte Pneumonie (Empfehlungsgrad A), die Reduktion der Letalität sowie die Reduktion der Aufenthaltsdauer auf der Intensivstation.

- **Indikationen**
- gesichert
    - akute hyperkapnische respiratorische Insuffizienzen mit pH-Werten <7,35 und pCO_2 >45 mmHg; z. B. akute COPD-Exazerbation, Obesitas-Hypoventilation
    - akutes kardiogenes Lungenödem → Reduktion der Mortalität und der Intubationsrate, keine höhere Mortalität nach Postinfarktlungenödem unter NIV
    - akute respiratorische Insuffizienz (ARI) bei immunsupprimierten Patienten, z. B. nach Transplantation bzw. mit Immunschwäche
    - Postextubationsphase und Weaning von invasiver Langzeitbeatmung bei hyperkapnischer ARI

- nicht gesichert
    - chronisch ventilatorische Insuffizienz (CVI) bzw. palliative Linderung der Dyspnoe
    - zur/während der Bronchoskopie

Anmerkung: Leitsymptom der CVI ist die Hyperkapnie. Weitere Symptome sind Kopfschmerzen, Schlafstörungen, Schlafneigung am Tage, Konzentrations- und Merkfähigkeitsstörungen.

- **Kontraindikationen**
- absolut
    - fehlende Spontanatmung oder Schnappatmung
    - fixierte oder funktionelle Verlegung der Atemwege
    - gastrointestinale Blutung oder Ileus
    - Multiorganversagen
    - stark eingeschränkte Vigilanz oder gestörte Neurologie sowie Patienten mit erhöhtem Aspirationsrisiko
    - fehlende Schutzreflexe der oberen Atemwege
- relativ
    - eingeschränkte Kooperation bzw. massive Agitiertheit des Patienten
    - Koma
    - massiver Sekretverhalt trotz Bronchoskopie
    - schwergradige Hypoxämie und Azidose (pH <7,1)
    - hämodynamische Instabilität (kardiogener Schock oder akuter Myokardinfarkt mit Lungenödem) (**cave:** erhöhte Mortalität unter NIV mit PSV-Modus)
    - Zustand nach oberer gastrointestinaler Operation
    - Verletzungen im Gesichts- und HNO-Bereich sowie anatomische und/oder subjektive Schwierigkeiten hinsichtlich des Beatmungszuganges

- **Vorteile**
- Reduktion der ventilator-(tubus)assoziierten Pneumonierate und der Mortalität (z. B. 19 % vs. 10 % bzw. 41 % vs. 22 % nach Carlucci et al. 2009)
- erhaltener Hustenreflex und ungehinderte bronchiale Sekretmobilisierung

- fehlende Notwendigkeit oder geringerer Bedarf an medikamentöser Sedierung → geringere Beeinflussung der Darmmotilität
- Verkürzung des Intensivaufenthaltes, Senkung der Beatmungsdauer, Reduktion der 60-Tage-Mortalität (nach Nava 1998), insbesondere bei COPD-Patienten → u. a. durch Vermeidung einer (Re-)Intubation mit ihren Folgen
- Kostenreduktion der Intensivbehandlung
- Reduktion der Atemarbeit durch »inspiratory pressure support« (IPS) und PEEP (Reduktion des O_2-Verbrauchs, Wiederherstellung der koordinierten Atemmechanik, Reduktion des Einsatzes der Atemhilfsmuskulatur, Vermeidung der Erschöpfung des Diaphragmas)
- Möglichkeit zur Nahrungsaufnahme
- Möglichkeit der Kommunikation für den Patienten
- geringere Inzidenz an Harnwegsinfektionen (20 % vs. 6 %) und katheterassoziierten Infektionen (18 % vs. 4 %) nach Girou et al. (bedingt wahrscheinlich durch eine verbesserte Abwehrlage bei Vermeidung der invasiven Beatmung)

- **Nachteile**
- initial hoher Pflegeaufwand für die ersten Stunden (später geringere Personalbindung als die invasive Beatmung)
- Hautläsionen im Bereich des Gesichtes und Konjunktivitis insbesondere durch Nasen und Nasen-Mund-Masken
- Lärm und Irritation des Gehörs beim Helmeinsatz
- Aerophagie
- evtl. Aspirationsgefahr bei eingeschränkter Vigilanz
- relativ kostenintensiver Beatmungshelm zur Einmalverwendung
- notwendige Nachrüstung älterer Respiratoren mit spezieller nichtinvasiver Beatmungssoftware

8.2 Klinische Durchführung

8.2.1 Monitoring

- EKG
- Blutdruck
- Pulsoxymetrie
- intermittierende arterielle BGA-Untersuchungen
- klinischer Eindruck!

8.2.2 Beatmung

- halbsitzende (45°-)Lagerung
- Halten der Gesichtsmaske mit der Hand (Patient oder Hilfsperson)
- evtl. Abdichtung und Polsterung der Maske, bei guter Akzeptanz Fixierung der Maske mit Gummizügel
- Anwendung von
  - **BIPAP, BiLevel-CPAP** o. Ä. mit Hilfe eines kommerziell erhältlichen Gerätes zur nichtinvasiven Beatmung wie z. B. BIPAP-Vision, EVITA XL mit spezieller Beatmungssoftware oder
  - **assistierte/kontrollierte Beatmung** (druck- oder volumenkontrolliert) je nach angewandtem Gerät
  - **NAVA?** (▶ Kap. 7)
- Beatmung über
  - **Nasen-Mund-Maske**, z. B. Mirage-Gesichtsmaske, Fa. Resmed oder Rudolph-Beatmungsmasken, Fa. Rüsch
  - **Ganzgesichtsmaske**, z. B. Fa. Respironics
  - spezielle **Helme** wie z. B. 4-Vent-Helm, Fa. Rüsch oder CASTAR R-Helm, Fa. Starmed

◻ Tab. 8.1 zeigt Vor- und Nachteile der Anwendung der Nasen- und Mund-Nasenmaske sowie des Beatmungshelms.

◘ Tab. 8.1 Vor- und Nachteile der verschiedenen Beatmungszugänge

Aspekte	Nasen-maske	Mund-Nasen-maske	Helm
Mundleckage	–	+	+
Volumen-Monitoring	–	+	–
Initiales Ansprechen der Blutgase	0	+	0
Sprechen	+	–	0
Expektoration	+	–	–
Aspirationsrisiko	+	0	+
Aerophagie	+	0	0
Klaustrophobie	+	0	0
Totraum	+	0	–
Lärm und Irritation des Gehörs	+	+	–

Vorteil: +
Neutral: 0
Nachteil: –

8.2.3 Primäre Einstellung des Respirators

- **CVI:** IPAP 6–8 cmH$_2$O und EPAP 4–6 cmH$_2$O und kontinuierliche Steigerung, ggf. unphysiologisches I:E-Verhältnis (1:1), niedrige Atemzugvolumina und höhere AF und niedrigeren Inspirationsfluss einstellen (wird teilweise nach Anfangsproblemen vom Patienten besser toleriert).
- **Lungenödem:** CPAP von 10–12 cmH$_2$O und – falls notwendig – nur ein IPAP, der geringfügig darüber liegt

8.2.4 Dauer der NIV

- bei **akuter respiratorischer Insuffizienz** initial Therapieversuch für ca. **30–60 min**
- falls nach dieser Zeit keine adäquate Oxygenierung (Horowitz-Quotient <150 mmHg) bzw.

tendenzielle Besserung der klinischen Symptomatik (Dyspnoe, Tachypnoe, Tachykardie, pH >7,34 bzw. pH-Anstieg), sollte eine zügige orale Intubation mit konventioneller Beatmung erfolgen!
- gleiches Prozedere gilt für einen Wiederanstieg des CO$_2$ im Therapieverlauf
- bei chronischer Überlastung der Atempumpe für 6–8 h täglich (weitgehend ausreichend)
- bei neuromuskulären Erkrankungen (NME) für >16 h

❶ Erhöhte Abbruchrate der nichtinvasiven Beatmung insbesondere bei Patienten mit Ausgangs-pH <7,2 oder höherem APACHE-Score!

8.3 Intermittierende Selbstbeatmung (ISB)

- **Indikationen**

Chronische ventilatorische Insuffizienz im Rahmen von
- neuromuskulären Erkrankungen (Duchenne- und Becker-Dystrophie, spinale Atrophien, bilaterale Zwerchfellparesen mit Apnoephasen während des REM-Schlafes)
- adipositasbedingter Hypoventilation
- Thoraxrestriktion (pCO$_2$ >45 mmHg)
- Erschöpfung der respiratorischen Pumpe bei COPD (pCO$_2$ >55 mmHg)
- Schlafapnoesyndrom (SAS)

Ausgewählte Literatur

American Thoracic Society (2001) International Consensus Conferences in Intensive Care Medicine: Non-invasive positive pressure ventilation in acute respiratory failure. Am J Respir Crit Care Med 163:283–291

Antonelli et al. (1998) A comparison of non-invasive positive pressure ventilation and conventional mechanical ventilation in patients with acute respiratory failure. NEJM 339:429–435

Antonelli M (2004) Noninvasive positive pressure ventilation using a helmet in patients with acute exacerbation of chronic obstructive pulmonary disease: A feasibility Study. Anesthesiology 100:16–24

Antonelli M, Conti G, Esquinas A et al. (2007) A multiple-center survey on the use in clinical practice of noninvasive ventilation as a first-line intervention for acute respiratory distress syndrome. Crit Care Med 35: 18–25

British Thoracic Society Standards of Care Committee (2002) Non-invasive ventilation in acute respiratory failure. Thorax 57: 192–211

Brochard L (2002) Noninvasive ventilation for acute respiratory failure. JAMA 288:932–935

Brochard L et al. (2000) Non-invasive ventilation for acute exacerbations of COPD: a new standard of care. Thorax 55:817–818

Buchardi H, Kuhlen R, Schönhofer B, Müller E, Criée CP, Welte T für die Task Force *Nicht-invasive Beatmung* der AG Beatmung innerhalb der Deutschen Interdisziplinären Vereinigung Intensivmedizin (DIVI) (2001) Konsensus-Statement zu Indikation, Möglichkeiten und Durchführung der nicht-invasiven Beatmung bei der akuten respiratorischen Insuffizienz. Intensivmedizin 38:611–621

Calvo FJR, Madrazzo M, Gilsanz F et al. (2012) Helmet noninvasive machanical ventilation in patients with acute postoperative respiratory failure. Respir Care 57:74–-752

Carlucci A, Ceriana P, Prinianakis G, Fanfulla F, Colombo R, Nava S (2009) Determinats of weaning success in patients with prolonged mechanical ventilation. Crit Care 13: R97

Carrillo A, Gonzalez-Diaz G, Ferrer M et al. (2012) Non-invasive ventilation in community-acquired pneumonia and severe acute respiratory failure. Intensive Care Med 38:458–466

Esteban A, Frutos-Vivar F, Ferguson ND et al (2004) Noninvasive positive-pressure ventilation for respiratory failure after extubation. N Engl J Med 350: 2452–60

Ferrer M et al. (2003) Noninvasive ventilation during persistent weaning failure: a randomized controlled trial. Am J Respir Crit Care Med 168:70–76

Geiseler J, Kelbel C (2013) Nichtinvasive Beatmung – update. Intensivmedizin up2date 9:101–112

Girou E et al. (2000) Association of noninvasive ventilation with nosocomial infections and survival in critically ill patients. JAMA 284:2361–2367

Gristina GR, Antonelli M, Conti G et al. (2011) Noninvasive versus invasive ventilation for acute respiratory failure in patients with hematological malignancies: a 5-year multicenter observational study. Crit Care Med 39:2232–2239

Jolliet et al. (2001) Noninvasive pressure support ventilation in severe community-acquired pneumonia. Intensive Care Med 27:812–821

Keenan SP et al. (2000) Noninvasive positive pressure ventilation in acute respiratory failure. JAMA 284:2376–2378

Lemmen HJ, Rossaint R (2002) Indikationen zur invasiven Beatmung neu überdacht. Refresher Course der DAAF. Bd 28:117–133

Masip J et al. (2000) Non-Invasive pressure support ventilation versus conventional oxygen therapy in acute cardiogenic pulmonary oedema: a randomised trial. Lancet 356: 2126–2132

Mehta S et al. (1997) Randomized prospective trial of bilevel versus continuous positive airway pressure in acute pulmonary edema. Crit Care Med 25:620–628

Meissner E, Hamm M, Fabel H (2000) Nicht-invasive Beatmung. Internist 41:970–984

Nava S, Gregoretti C, Fanfulla F et al. (2005) Noninvasive ventilation to prevent respiratory failure after extubation in high-risk patients. Crit Care Med 33:2465–70

Nava S, Navalesi P, Carlucci A (2009) Non-invasive ventilation Minerva Anesthesiol 75(1-2):31–6

Rocker et al. (1999) Non invasive positive pressure ventilation. Chest 115:173–177

S3-Leitlinie Nicht invasive Beatmung als Therapie der respiratorischen Insuffizienz. Überarbeitete Version von 6/2008

Schönhofer B et al. (2008) Nicht invasive Beatmung bei akuter respiratorischer Insuffizienz. Dtsch Ärztebl 105: 424-433

Schönhofer B, Kuhlen R, Neumann P et al. (2008) Nichtinvasive Beatmung als Therapie der akuten respiratorischen Insuffizienz. Pneumologie 62:449–479

Windisch W, Brambring J, Budweiser S et al. (2010) Nichtinvasive und invasive Beatmung als Therapie der chronischen respiratorischen Insuffizienz. Pneumologie 64:207–240

Hyperbare Oxygenierung (HBO)

W. Zink

M. Fresenius et al., *Repetitorium Intensivmedizin*,
DOI 10.1007/978-3-642-44933-8_9, © Springer-Verlag Berlin Heidelberg 2014

- **Historie**
- 1961: erster Einsatz der HBO von Boerema u. Brummelkamp zur Therapie des Gasbrands

9.1   Definition

Behandlungsform, bei der der Patient in einer Überdruckkammer Sauerstoff unter erhöhtem Partialdruck (2–3 atm) für 45 min (CO-Intoxikation) oder bis zu 6 h (schwere Gasembolie) atmet.

9.2   Formen

- Mehrplatzdruckkamer (meistens)
- Monoplatzdruckkammer

9.3   Ziele

- Erhöhung des Anteils des physikalisch gelösten Sauerstoffs aufgrund der Steigerung des Umgebungsdrucks (2,5–3,0 bar) und Zufuhr von reinem Sauerstoff → Berücksichtigung der **Henry-Gleichung:** Gaskonzentration in einer Flüssigkeit ist abhängig vom Partialdruck [= Barometerdruck × Volumenanteil] und dem Löslichkeitskoeffizienten → Verbesserung der Gewebsoxygenierung auch in schlecht perfundierte Areale
- Reduktion der Gasblasendurchmesser bei Luft bzw. Gasembolien oder Dekompressionskrankheit → Berücksichtigung des **Boyle-Mariotte-Gesetzes:** Produkt aus Druck und Volumen eines Gases ist konstant → Reduktion der Ischämiezone und Ausschwemmung der Gasblasen in die Peripherie
- schnellere Verdrängung von gebundenem Kohlenmonoxid (CO) aus der Hämoglobinverbindung (25–30 min bei HBO vs. 80–90 min unter reiner O_2-Beatmung bzw. 5 Std. unter Raumluftventilation)
- direkte bakterizide Eigenschaft hoher O_2-Konzentrationen (1.500–2.000 mmHg) auf Anaerobier
- hirndrucksenkender Effekt hoher paO_2-Konzentrationen (zerebrale Vasokonstriktion)

- Reduktion von Ödemen infolge Vasokonstriktion bei gleichzeitiger Aufrechterhaltung der Gewebsoxygenierung
- Verbesserung der leukozytären Phagozytoseaktivität

9.4   Indikationen

- **nekrotisierende Weichteilinfektion und clostridiale Myonekrose** (Gasbrand) mit dem TS 300-90-Schema, d. h. Behandlung mit 300 kPa (3,0 bar) für 90 min; 3 Sitzungen in den ersten 24 h und anschließend 2 Sitzungen in den folgenden 2–4 Tagen (Nach GTÜM e.V. 1996)
- **Dekompressionskrankheit** (Caisson-Erkrankung) mit dem TS 280-60-Schema
- **Problemwundenbehandlung** insbesondere bei Diabetikern mit dem TS 240-90-Schema für 14 Tage
- **Luft- und Gasembolien** mit dem TS 600-30-Schema
- **Kohlenmonoxidvergiftung** (CO-Intoxikation)
- ausgedehnte und tiefe **Weichteilverletzungen** (Crush-Verletzungen, Kompartimentsyndrom)
- Verbrennungen/Verbrennungskrankheit
- Prävention und Therapie eines radiogenen Schadens (Osteoradionekrose, Strahlenzystitis) und Strahlensensibilisierung von Tumorzellen → 3 Zyklen à 30 min bei 240 kPa (ca. 1,8 bar)
- therapieresistente **Osteomyelitis**
- Hörsturz mit/ohne Tinnitus
- lebensbedrohlicher Blutverlust
- eventuelle weitere Indikationen für den Einsatz der HBO können sein:
  - Otitis externa necroticans
  - Neuroblastom
  - interkranielle Abszesse
  - gefährdete Haut-/Weichteiltransplantate

9.5   Kontraindikationen

- Lungenläsion (z. B. Pneumothorax)
- Schädel-Hirn-Trauma mit intrakranieller Luft
- bekanntes Krampfleiden
- Schwangerschaft

- gestörte Mittelohrbelüftung (Gefahr der Trommelfellruptur)
- gestörte alveoläre Belüftung (bullöses Emphysem, Dystelektasen, Sekretverhalt mit Ventileffekt) sowie pulmonale Infekte
- Chemotherapie (Bleomycin! **Cave:** bei simultaner Gabe von Cyclosphosphamid, Doxorubicin und Cisplatin → 4–6 Wochen Abstand)
- bestehendes Asthma bronchiale

9.6   Nebenwirkungen

- zentral neurologische Störungen (von Benommenheit bis zu zerebralen Krampfanfällen)
- Barotraumata im Rahmen der Kompression und Dekompression von Nasennebenhöhlen, Mittelohr und Lunge (Pneumothorax und Mediastinalemphysem) → Valsalva-Manöver oder Anlegen einer Paukendrainage bei beatmeten Patienten können Mittelohrschäden vermeiden helfen
- direkte Lungenschädigung durch O_2-Toxizität
- eine direkte Lungenschädigung durch O_2-Toxizität kann durch intermittierende Luftatmung für 5–10 min alle 20–30 min abgeschwächt werden!
- durch HBO ausgelöste Hyperventilation mit zerebraler Vasokonstriktion und Minderperfusion
- Erhöhung des Strömungswiderstands im Bronchialsystem → Atemwiderstand ↑, Atemarbeit ↑
- Erhöhung des arteriellen Drucks, Abfall der Herzfrequenz und pCO_2-Anstieg
- gerätetechnische Komplikationen
- erhöhte Brandgefahr
- Cuff-Komplikation beim beatmeten Patienten
- bei Kompression und Dekompression → Füllung des Cuffs vor der Dekompression mit Kochsalz
- Respiratorprobleme (Evita 4 nur bis 1,8 bar einsetzbar)

Ausgewählte Literatur

Gesellschaft für Tauch- und Überdruckmedizin e.V. (GTÜM). Leitlinie Tauchunfall. Von der Gesellschaft für Tauch- und Überdruckmedizin; www.gtuem.org

Jaeger K, Jüttner B (2003) Hyperbare Sauerstofftherapie. Anästhesiol Intensivmed 3: 187–202

Kardiopulmonale Reanimation (CPR)

W. Zink

M. Fresenius et al., *Repetitorium Intensivmedizin*,
DOI 10.1007/978-3-642-44933-8_10, © Springer-Verlag Berlin Heidelberg 2014

Historie der Reanimation

1956 Therapeutische Empfehlung zur Terminierung des Kammerflimmerns mit Elektrizität (nach Zoll et al. 1956)

1958 Einführung der Mund-zu-Mund-Beatmung (Safar et al. 1958)

1960 Erste Empfehlung zur Thoraxkompressionsmassage

1966 First Conference on CPR

2000 Erste Leitlinien basierend auf dem Consensus on CPR Science with Treatment Recommandations (CoSTR), welche seither alle fünf Jahre überarbeitet werden

2010 Neuesten Leitlinien zur CPR

10.1 Vorbemerkungen

In Europa erleiden ca. 370.000 Menschen einen plötzlichen Kreislaufstillstand. Maximal 50 % der Betroffenen können präklinisch »erfolgreich« reanimiert werden, sodass sie mit einem wiedererlangten Kreislauf (»return of spontanous circulation«; ROSC) in die Klinik eingeliefert werden. Nur ca. 10–15 % aller reanimierten Patienten überleben ohne neurologisches Defizit.

Die International Liaison Committee of Resuscitation (**ILCOR**), bestehend aus dem European Resuscitation Council (**ERC**), der American Heart Association (**AHA**) und u. a. den Resuscitation Councils von Kanada, Australien, Südafrika haben am 18. Oktober 2010 die neuen, derzeit gültigen Leitlinien zur kardiopulmonalen Reanimation veröffentlicht.

Die **Intention der neuen Leitlinien** ist eine Verbesserung der Praxis der Wiederbelebung und letztlich der Überlebensrate, die trotz großer Anstrengungen immer noch sehr schlecht ist!

Gründe für die vorhandene **stagnierende Erfolgsquote** sind:

- fehlende Interventionsbereitschaft der Notfallzeugen
- mangelnde Qualität der Reanimation, insbesondere der Thoraxkompression
- ungezielte Behandlung im Postreanimationsstadium
- zu später Beginn der Reanimationsmaßnahmen (jede Minute Herz-Kreislauf-Stillstand reduziert die Überlebenswahrscheinlichkeit um 7–10 %; ◘ Abb. 10.1)

- **Ursachen des Herz-Kreislauf-Stillstands**
- **primär kardiale Ursachen** (bis zu 80 %)
  - myokardiale Ischämie bzw. Myokardinfarkt (eine ischämische Herzerkrankung ist die häufigste Ursache des plötzlichen Herztodes beim Erwachsenen in der »industrialisierten Welt«)
  - Elektrolytentgleisungen
  - Intoxikation, Medikamentenüberdosierung
  - Elektrounfall
  - Perikardtamponade, Trauma
- **primär respiratorisch Ursachen**
  - Verlegung der oberen Luftwege
  - Beinahe-Ertrinken
  - O_2-Mangel der Umgebungsluft
- **primär zirkulatorische Ursachen**
  - alle Schockformen, einschließlich Anaphylaxie
  - Lungenembolie

> Da die Herz-Kreislauf-Stillstände zu 80 % kardialer Natur und nur zu 20 % durch andere Ursachen bedingt sind, ist der Kreislauf zunächst wichtiger als die Oxygenierung: Herzdruckmassage (HDM) vor primärer Beatmung!

- **Klinik des Kreislaufstillstands**
- Bewusstlosigkeit innerhalb von 10–15 s nach Herzstillstand
- ggf. zerebrale Krämpfe nach 15–45 s
- Atemstillstand, Schnappatmung bei primärem Kreislaufstillstand nach 15–40 s

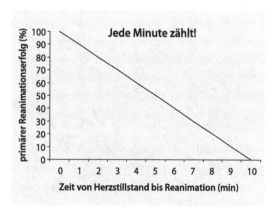

◘ **Abb. 10.1** Abhängigkeit der Überlebensrate vom Zeitpunkt des CPR-Beginns nach Herz-Kreislauf-Stillstand

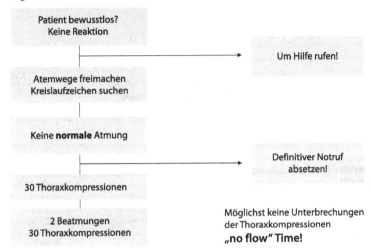

Algorithmus-BLS Erwachsene

Patient bewusstlos?
Keine Reaktion

Um Hilfe rufen!

Atemwege freimachen
Kreislaufzeichen suchen

Keine **normale** Atmung

Definitiver Notruf
absetzen!

30 Thoraxkompressionen

2 Beatmungen
30 Thoraxkompressionen

Möglichst keine Unterbrechungen
der Thoraxkompressionen
„no flow" Time!

◘ **Abb. 10.2** Basic Life Support (BLS) für Erwachsene und AED. (Aus European Resuscitation Council Guidelines for Resuscitation 2010)

- Pupillenerweiterung und Verlust der Lichtreaktion nach 30–60 s (unsicheres Zeichen!)
- Veränderung des Hautkolorits (unsicheres Zeichen!)

10.2 Aktuelle Reanimationsleitlinien (Oktober 2010)

10.2.1 Reanimationsempfehlungen für Erwachsene

Die Algorithmen **Basic Life Support** (BLS) und **Advanced Life Support** (ALS) für Erwachsene sind in ◘ Abb. 10.2 und ◘ Abb. 10.3 dargestellt.

BLS umfasst alle Basismaßnahmen, welche sowohl durch den Laien, als auch durch den professionellen Helfer durchgeführt werden können – einschließlich der Nutzung eines Automatisierten Externen Defibrillators (AED).

ALS umfasst erweiterte Maßnahmen, welche vom professionellen Helfer je nach Ausbildungsstand durchgeführt werden können, um die BLS-Maßnahmen zu ergänzen und zu optimieren.

Eine wichtige Stellung nimmt das Management der Peri- bzw. Postarrestphase ein. Hier ist es möglich, einen Herzstillstand durch frühzeitiges Erkennen von Risikopatienten zu vermeiden bzw. das

neurologische Outcome nach primär erfolgreicher Reanimation zu beeinflussen.

> **Die biphasische Defibrillation terminiert durch den 1. Schock häufiger eine VT/VF und ist der monophasischen Defibrillation überlegen (◘ Abb. 10.4)!**

◘ Tab. 10.1 zeigt eine übersichtliche Darstellung der Einzelmaßnahmen des Basic Life Support (BLS) beim Erwachsenen.

◘ Tab. 10.2 zeigt eine übersichtliche Darstellung der Einzelmaßnahmen des Advanced Life Support (ALS) beim Erwachsenen.

◘ Tab. 10.3 zeigt die Ergebnisse der TROICA-Studie.

Maßnahmen, die in der Postreanimationsphase durchgeführt werden können, sind in ◘ Tab. 10.4 zusammengefasst.

10.2.2 Reanimationsfolgen

Nach einer erfolgreichen Reanimation sollte im Verlauf nach Komplikationen/Verletzungen gesucht werden:

- Hämato-/Pneumothorax
- Perikardtamponade
- Leber- und Milzverletzungen

Algorithmus
ALS Erwachsene

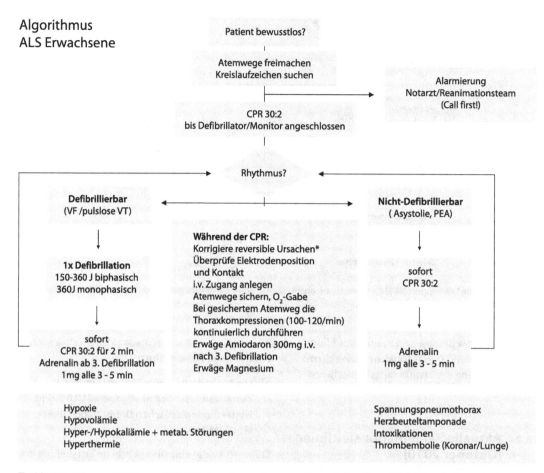

■ **Abb. 10.3** Advanced Life Support (ALS) für Erwachsene. (European Resuscitation Council Guidelines for Resuscitation 2010)

■ **Tab. 10.1** Basic Life Support (BLS) des Erwachsenen und AED

Maßnahme	Anmerkungen
Reanimations-beginn	Die Entscheidung zum Start von Reanimationsmaßnahmen fällt sofort nach Feststellung von Bewusstlosigkeit, nicht normaler Atmung, fehlenden Zeichen für eine Spontanzirkulation und nach dem Absetzen des Notrufs (→ »**call first!**«)
	Im Laienbereich entfällt das Tasten des Pulses
Herz-Druck-Massage (HDM)	Der Druckpunkt der Herzdruckmassage befindet sich in der **Mitte des Brustkorbs**, d. h. auf der unteren Hälfte des Brustbeins
	Die Kompressionstiefe beträgt 5–6 cm
	Die Kompressionsfrequenz beträgt 100–120/min Motto: »**push hard and push fast**«!
	Beim intubierten Patienten weiterhin HDM (asynchron von der Beatmung) mit einer Frequenz von 100–120/min
	Zur Wahrung der Qualität der Kompressionen sollen Feedbacksysteme verwendet werden

□ Tab. 10.1 (Fortsetzung)

Maßnahme	Anmerkungen
Herz-Druck-Massage (HDM) (Fortsetzung)	Die Helfer sollen sich alle zwei Minuten für die Thoraxkompression ablösen, um einen durchgehend effektiven Flow zu gewährleisten
	Geringste Pausen (Sekunden!!!) der Thoraxkompression verschlechtern die Prognose deutlich! Daher sollten jegliche Unterbrechungen (»no-flow-time«) der Thoraxkompressionen vermieden werden. Maximal 10 s für das Tubusvorschieben!
	Harte Unterlage verwenden! Jedoch keine Zeit beim Unterlegen eines Rückenbretts verlieren. Scheint keinen gesicherten Vorteil zu haben!
	Ab der 20. Schwangerschaftswoche Becken rechts anheben und Uterus nach links verlagern!
Beatmung	Sofortiger Start der HDM, und erst nach 30 Kompressionen der erste Beatmungszyklus; keine initiale Beatmung bei Erwachsenen. **Ausnahme:** asphyktischer Stillstand, z. B. nach Ertrinken
	Die Beatmungsdauer beträgt 1 s
	Die F_iO_2 soll möglichst 1,0 betragen
	Für **nicht intubierte** Erwachsene im Kreislaufstillstand beträgt das Verhältnis von Kompressionen zu Beatmungen **30:2** (ca. 2 min)
	Das Tidalvolumen sollte **500–600 ml** bzw. 6–7 ml/kg KG betragen (sichtbares Thoraxheben)
	Beatmung unter der Reanimation mit **100 % Sauerstoff**. Nach Wiedererlangung eines Kreislaufes sollte die Sauerstoffkonzentration zur Vermeidung einer Radikalenbildung erniedrigt werden. Eine arterielle Sauerstoffsättigung von **94–98 %** ist ausreichend!
Automatisierter externer Defibrillator (AED)	AED sollten an solchen Orten positioniert werden, an denen alle 2 Jahre mit einer Reanimation zu rechnen ist!
	Innerklinisch sollte in 3 min nach Arrestbeginn (!) ein Schock abgegeben sein. Ansonsten ist die Platzierung von AED empfohlen
	Während des Ladevorgangs soll die Thoraxkompression für kurze Zeit bis zum Schock aufgenommen werden; auch Sekunden der Thoraxkompression unmittelbar vor Schock erhöhen bereits den Defibrillationserfolg!
	Durch entsprechende Technologie ist es bei einigen Geräten bereits möglich, während der Analysephase die Thoraxkompression weiter durchzuführen. Die Artefakte werden mithilfe der Software herausgefiltert → maximale Verkürzung der »no-flow time«!
	AED wurden als »der größte individuelle Fortschritt in der Behandlung des Kreislaufstillstands infolge Kammerflimmerns seit der Einführung der Herz-Lungen-Wiederbelebung« beschrieben!
	Einsetzbar ab dem 1. Lebensjahr

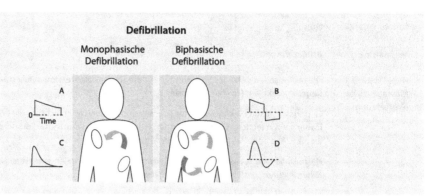

■ **Abb. 10.4** Mono- und biphasische Defibrillation

■ Tab. 10.2 Advanced Life Support (ALS) des Erwachsenen	
Maßnahme	**Anmerkungen**
Beatmung	Die Intubation wird zur Sicherung der Atemwege und zum Aspirationsschutz durch in diesem Verfahren trainierte und sehr erfahrene Personen empfohlen. Voraussetzungen sind:
	Intubation muss unter laufender Kompression erfolgen
	Standardtubus ist ein Magill-Tubus von 7,5 mm Innendurchmesser
	Insgesamt max. 10 s Unterbrechung der Kompression für Einführen des Tubus, Lagekontrolle u. a. intubationsassoziierte Unterbrechungen
	Kapnographie ist **obligat** nach Intubation!
	Verifizierung der endotrachealen Tubuslage
	Frühzeitiges Erkennen des ROSC möglich
	Überwachen der CPR-Qualität
	Supraglottische Atemwegshilfen sind gute Alternativen zur endotrachealen Intubation, zumal sie auch mit wenig Erfahrung erfolgreich einzubringen sind
Defibrillation	Als Defibrillation wird die simultane Depolarisation einer kritischen Myokardmasse durch eine ausreichende Strommenge zur Wiederherstellung einer geordneten elektrischen Erregung mit effektiver Kontraktion bezeichnet
	Rhythmen mit Defibrillationsindikation: Kammerflimmern (VF) und pulslose ventrikuläre Tachykardie (pVT)
	Die Defibrillation sollte so **früh wie möglich** erfolgen. Jede Minute Defibrillationsverzögerung verschlechtert die Wahrscheinlichkeit zu überleben um 10–12 %, unter begonnener CPR um 3–4 %!
	Beim beobachteten und auch beim unbeobachteten Kreislaufstillstand soll so schnell wie möglich defibrilliert werden. Die 2005 abgegebene Empfehlung einer zweiminütigen CPR vor dem ersten Schock bei unbeobachtetem Kreislaufstillstand wurde mangels Evidenz revidiert
	Während des Ladevorgangs soll die Thoraxkompression für kurze Zeit bis zum Schock aufgenommen werden; auch Sekunden der Thoraxkompression erhöhen bereits den Defibrillationserfolg!
	Durch entsprechende Technologie ist es bei einigen Geräten bereits möglich, während der Analysephase die Thoraxkompression weiter durchzuführen. Die Artefakte werden mithilfe der Software herausgefiltert → maximale Verkürzung der »no-flow-time«!

◻ Tab. 10.2 (Fortsetzung)

Maßnahme	Anmerkungen
Defibrillation (Fortsetzung)	Die Energie des 1. Defibrillationsschocks beträgt geräteabhängig: – bei biphasischer Schockform 150–200 J oder – bei monophasischer Schockform 360 J (anschließend bei beiden Defibrillationsformen immer die höchst mögliche Energie → 200–360 J)
	Die biphasische Defibrillation terminiert durch den 1. Schock häufiger eine pVT/VF und ist der monophasischen Defibrillation überlegen (◻ Abb. 10.4)
	Nach erfolgter Defibrillation sofort CPR ohne Pulskontrolle für 2 min; dann erst Pulskontrolle und EKG-Analyse
	Die kurz hintereinander erfolgende 3-malige Abgabe des Elektroschocks ist verlassen worden! Die 3-Schock-Strategie hat nur noch bei CPR im Herzkatheterlabor und bei unmittelbar postoperativen kardiochirurgischen Patienten eine Bedeutung
	Bei Respiratorbeatmung ohne Diskonnektion in Exspiration defibrillieren
	Defibrillationsgel sollte nicht mehr verwendet werden. Gelpads oder Defibrillationspads sind zu bevorzugen
ACD-CPR	Die aktive Kompression-Dekompressions-CPR allein ist der Standard-CPR nicht überlegen!
Mechanische Hilfsgeräte zur mechanischen Kompression bei der kardiopulmonalen Reanimation (»loading-distributing-band« – AutoPuls, LUCAS)	Trotz verbesserter Hämodynamik im Vergleich zur manuellen Thoraxkompression keine deutliche Evidenz für verbesserte Überlebensrate
	Möglicherweise Nutzen bei protrahierter CPR oder in besonderer Umgebung (CT, Herzkatheterlabor, Transport)
Medikamentenapplikation	Venenzugang peripher: 1. Wahl ist die Ellenbeugevene oder V. jugularis externa, schnelle Bolusinjektion, danach 20 ml NaCl 0,9 % und Anheben der Extremität für 10–20 s
	Intraossäre Applikation soll erwogen werden, wenn innerhalb der ersten 2 min nach CPR-Beginn kein i.v. Zugang etabliert werden kann: geeignet für Medikamente, Volumengabe und Erheben von Laborwerten (Verwendung von Spezialnadeln)
	Die endotracheale Applikation wird nicht mehr empfohlen. Die erzielten Wirkspiegel scheinen völlig unkalkulierbar
	Das Legen eines zentralvenösen Zugangs (ZVK) unter CPR wird nicht empfohlen!
Adrenalin (Epinephrin)	**Indikationen** Asystolie und pulslose elektrische Aktivität (PEA): 1 mg Adrenalin i.v./i.o., sobald ein intravenöser Zugang gelegt ist. Wiederholung alle 3–5 min, bis eine spontane Zirkulation erreicht ist
	Nach der 3. erfolglosen Defibrillation Gabe von 1 mg Adrenalin i.v./i.o. Solange VF/pVT fortbesteht, Wiederholung alle 3–5 min, bis eine spontane Zirkulation erreicht ist
	Bedrohliche Bradykardien und arterielle Hypotonien
	Anmerkung: Bisher liegt kein Nachweis der Outcome-Verbesserung beim Menschen vor; allerdings Verbesserung der myokardialen und zerebralen Perfusion durch α-adrenerge Wirkung. Die β-adrenerge Wirkung (Inotropie, Chrontropie) kann zu einer Verbesserung des koronaren und zerebralen Blutflusses führen, jedoch auch zu gesteigertem O_2-Verbrauch des Myokards, Arrhythmogenität und Zunahme des arteriovenösen Shunts
	Die High-dose-Adrenalingabe wird nicht mehr empfohlen!

◘ Tab. 10.2 (Fortsetzung)

Maßnahme	Anmerkungen
Amiodaron (Cordarex)	Nach der **3. erfolglosen Defibrillation** Gabe von Amiodaron (300 mg i.v.); evtl. Repetition mit 150 mg i.v. bei wieder auftretendem oder schockrefraktärem VF/pVT, danach eine Infusion von 900 mg über 24 h
	Behandlung von vorwiegend ventrikulären Rhythmusstörungen
	Gesicherte Verbesserung des Outcomes (Klinikaufnahme) im Vergleich zu Placebo und Lidocain!
Lidocain 2 %	Lidocain 2 % wird nicht mehr empfohlen! Ist nur noch einzusetzen, wenn Amiodaron nicht verfügbar
Atropin	Keine Empfehlung mehr zur routinemäßigen Gabe bei Asystolie und PEA
	Nur bei konkretem Anhalt für eine vagale Ursache des Arrests kann Atropin 3 mg weiter erwogen werden
Natrium-bikarbonat	Generell nicht empfohlen (nur bei **Hyperkaliämie** oder Intoxikation mit **trizyklischen Antidepressiva** oder **vorbestehender metabolischer Azidose**, evtl. nach längerer Reanimation mit pH-Wert <7,25 bzw. »base excess« (BE) ≥10 mmol)
	Initiale Dosierung: 50 mmol der 8,4 %igen Lösung, weitere Gabe nur nach BGA
Theophyllin	Kein klarer Benefit gezeigt; evtl. bei Asystolie
	Initiale Dosierung: 5 mg/kg KG
Magnesium (Diasporal)	Routinemäßige Gabe wird nicht empfohlen, außer bei Torsade de pointes als vermutete Ursache
	Initiale Dosierung: 8 mmol (4 ml 50 %iges Magnesiumsulfat bzw. 2 g), Wiederholung ggf. nach 10–15 min!
Kalzium	Nur bei pulsloser elektrischer Aktivität (PEA) und Verdacht auf: – Hyperkaliämie – Hypokalzämie – Überdosis von Kalziumantagonisten
	Initiale Dosierung: 10 ml CaCl$_2$ 10 %
Vasopressin (Pitressin)	Wird derzeit generell nicht empfohlen! Gegenüber Adrenalin keine Outcome-Verbesserung für alle Patienten
Thrombolytika	Bei Kreislaufstillstand aufgrund einer Lungenembolie und nach Myokardinfarkt mit Versagen der Standard-CPR als **Einzelfallentscheidung**, wenn thrombotische Ätiologie des Stillstands angenommen wird*
	Die CPR-Maßnahmen werden nach Thrombolytikaapplikation für 60–90 min fortgeführt
	Medikamente: Alteplase (Actilysin) 0,6 mg/kg KG i.v., maximal 50 mg oder Reteplase (Rapilysin) 10 IE i.v. oder Tenecteplase (Metalyse) 0,5 mg/kg KG, maximal 50 mg

* Die Ergebnisse der größten Lysestudie während Reanimation (TROICA-Studie; n=827) zeigten keine Vorteile der prähospitalen Lyse bei simultaner höherer Rate an symptomatischen intrazerebralen Blutungen (1,0 % vs. 0 %) und allgemein leicht erhöhten Blutungskomplikationen. ◘ Tab. 10.3 zeigt die Ergebnisse der Troica-Studie.

◘ Tab. 10.3 Ergebnisse der TROICA-Studie im Detail

Parameter	Tenecteplase (%)	Plazebo (%)	Signifikanzniveau (p)
Überleben nach 30 Tagen	18,2	20,2	n.s.
Klinikaufnahme	59,0	59,5	n.s.
ROSC	59,6	59,2	n.s.
Überleben nach 24 h	35,4	37,9	n.s.

◘ Tab. 10.4 Postreanimationsphase

Maßnahme	Anmerkungen
Milde Hypothermie	Eine milde Hypothermie (32–34°C) sollte für 12–24 h bei Patienten mit ROSC (»return of spotanous circulation«) und Bewusstlosigkeit nach Herzstillstand durchgeführt werden! Empfohlen ist dies für alle defibrillierbaren und nichtdefibrillierbaren Rhythmen eines Kreislaufstillstandes ungeachtet der Tatsache, dass Evidenz nur für Hypothermie bei Kammerflimmern vorliegt
	Langsame Wiedererwärmung (<0,5°C/h) am Ende der Kühlphase
	Fieber und Muskelzittern sofort und effektiv behandeln → evtl. neuromuskuläre Blockade, ggf. Antipyretika
	Maßnahmen: 4°C kalte Infusionslösung (30 ml/kgKG) in 30 min! Kühlkatheter oder externe Kühlung mit Eispack, Kühldecke oder Kühlzelt
	Die Einführung eines Protokolls wird empfohlen
Normoglykämie	Normoglykämie (<180 mg/dl) **Cave:** Vermeidung einer Hypoglykämie!

▬ **Diagnostik:** Thoraxröntgenaufnahme, Sonographie von Thorax und Abdomen, Hb-Kontrolle, EKG

10.2.3 Reanimationempfehlungen für Neugeborene und Kinder

❯ Die Reanimation im Kindesalter lässt sich unterscheiden in: Kinder-, Säuglings- und Neugeborenenreanimation. Als unmittelbare Neugeborene (»new born«) gelten hier allerdings nur Kinder unmittelbar nach der Geburt, nicht wie allgemein üblich bis zum 28. Lebenstag.

▬ **Reanimation des Neugeborenen:** Die wichtigsten Aspekte der Neugeborenenreanimation sind in ◘ Tab. 10.5 zusammengestellt.

▬ **Reanimation im Kindesalter:** Der Algorithmus Advanced Life Support (ALS) für Kinder ist in ◘ Abb. 10.6 dargestellt.

In ◘ Tab. 10.6 sind die wichtigsten Maßnahmen des Basic Life Support (BLS) im Kindesalter zusammengefasst. ◘ Tab. 10.7 gibt die wichtigsten Maßnahmen des ALS im Kindesalter wieder.

10.3 Therapeutische Hypothermie

◘ Tab. 10.8 gibt die Einteilung der therapeutischen Hypothermie wieder.

❯ Der protektive Effekt einer milden Hypothermie ist bei 32–34°C für die neuronalen Strukturen am effektivsten (◘ Abb. 10.7)!

◘ Tab. 10.5 Wesentliches im Rahmen der Neugeborenenreanimation

Maßnahme	Anmerkungen
Allgemeines	Das Neugeborene muss vor Wärmeverlust geschützt werden. Frühgeborene sollen abgetrocknet in Plastikfolie eingewickelt werden (Kopf und Körper außer dem Gesicht). So abgedeckt sollte das Neugeborene unter einen Heizstrahler gelegt werden
	Das Absaugen von Mekonium über Nase und Mund vor der Entwicklung des kindlichen Brustkorbs (intrapartales Absaugen) ist nicht sinnvoll und wird nicht empfohlen
	Kopf zur Beatmung in Neutralposition
	Einzelhelfer: zuerst 1 min CPR durchführen, bevor nach Hilfe gerufen wird!
	Zugänge: Nabelvenenkatheter oder 20/22-G-Braunüle sind in den ersten 3 Lebenstage möglich, notfalls intraossäre Spezialnadel (◘ Abb. 10.5)
Beatmung	Initial 5-malige Beatmung
	Atemfrequenz: 30/min. Damit die Lunge optimal gebläht wird, müssen die ersten Beatmungen 2–3 s dauern
	Beim reifen Neugeborenen soll zunächst mit Raumluft beatmet werden. Erst bei fortbestehender schlechter Oxygenierung höhere Sauerstoffgabe erwägen
Medikamentenapplikation Adrenalin	Die intravenöse Dosierung beträgt 10 µg/kg KG
	Die endotracheale Adrenalingabe wird nicht empfohlen. Wenn der endotracheale Weg doch benutzt werden soll, muss wahrscheinlich eine Dosis von 50–100 µg/kg KG gegeben werden

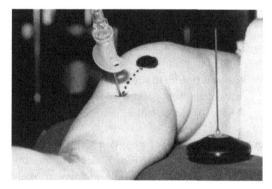

◘ Abb. 10.5 Intraossärer Zugang. Steriles Vorgehen: Punktion der proximalen Tibia ca. 1–3 cm unterhalb der Tuberositas tibiae, 10° kaudale Einführung der intraossären Nadel bis ins Knochenmark (»loss of resistance«), Aspirationsversuch, Druckinfusion, Fixierung der Infusionsleitungen über Pflastersteg

Erste Fallbeschreibungen über die klinische Anwendung der Hypothermie existieren aus den 1940er Jahren. In zahlreichen tierexperimentellen Untersuchungen konnte der Nutzen der Hypothermie nach Ischämie, Trauma und Reperfusion nachgewiesen werden. Die Therapieoption der »tieferen« Hypothermie wurde allerdings in den 1960er Jahren aufgrund der schlecht beherrschbaren Nebenwirkungen wieder verlassen. Erst Bernard et al. veröffentlichten 1997 eine prospektive Studie, die einen deutlichen Überlebensvorteil und ein verbessertes neurologisches Outcome nach präklinischem Kreislaufstillstand und anschließender Hypothermie (33°C) zeigte.

Noch vor Erscheinen der Leitlinien 2005 wurde aufgrund der Ergebnisse der HACAR-Studie (2002) und Studien von Bernard et al. (2002) eine Empfehlung zur therapeutischen Hypothermie nach ROSC im Rahmen eines Herz-Kreislauf-Stillstands aufgrund von Kammerflimmern abgegeben. In den Leitlinien 2010 wurde die bereits in die Leitlinien 2005 übernommene Empfehlung auf **alle** einem Arrest zugrunde liegenden Rhythmen erweitert, wohl wissend, dass keine gesicherte Evidenz bei hypodynamen Formen des Arrests vorliegt. Diese Empfehlung gilt für **Neugeborene** und **Erwachsene**. Für Kinder gibt es nach wie vor keine klare Empfehlung.

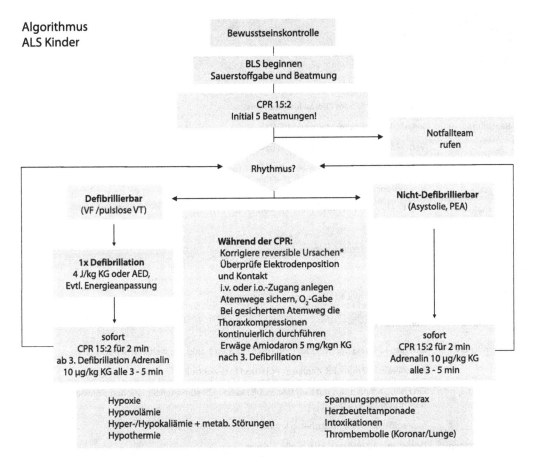

Algorithmus ALS Kinder

Bewusstseinskontrolle

BLS beginnen
Sauerstoffgabe und Beatmung

CPR 15:2
Initial 5 Beatmungen!

Notfallteam
rufen

Rhythmus?

Defibrillierbar
(VF /pulslose VT)

Nicht-Defibrillierbar
(Asystolie, PEA)

1x Defibrillation
4 J/kg KG oder AED,
Evtl. Energieanpassung

Während der CPR:
Korrigiere reversible Ursachen*
Überprüfe Elektrodenposition
und Kontakt
i.v. oder i.o.-Zugang anlegen
Atemwege sichern, O₂-Gabe
Bei gesichertem Atemweg die
Thoraxkompressionen
kontinuierlich durchführen
Erwäge Amiodaron 5 mg/kgn KG
nach 3. Defibrillation

sofort
CPR 15:2 für 2 min
ab 3. Defibrillation Adrenalin
10 µg/kg KG alle 3 - 5 min

sofort
CPR 15:2 für 2 min
Adrenalin 10 µg/kg KG
alle 3 - 5 min

Hypoxie	Spannungspneumothorax
Hypovolämie	Herzbeuteltamponade
Hyper-/Hypokaliämie + metab. Störungen	Intoxikationen
Hypothermie	Thrombembolie (Koronar/Lunge)

◘ **Abb. 10.6** Advanced Life Support (ALS) für Kinder. (Aus European Resuscitation Council Guidelines for Resuscitation 2010)

◘ **Tab. 10.6** Wesentliches beim Basic Life Support im Kindesalter

Maßnahme	Anmerkungen
Ursachen-beseitigung	Beseitigung der Reanimationsursache:
	4 Hs: Hypoxie, Hypovolämie, Hypo- und Hyperkaliämie, Hypothermie
	eHITS: Herzbeuteltamponade, Intoxikation, Thrombembolie, Spannungspneumothorax
Reanimations-beginn	Sofortiger Beginn der BLS für ca. 1 min und erst sekundär den Notruf absetzen (→ »call fast!«)
Herz-Druck-Massage	Ein **einzelner** Laienhelfer oder professioneller Helfer, der einen kindlichen Kreislaufstillstand beobachtet oder hinzukommt, sollte ein Verhältnis von Kompressionen zu Beatmung von 30:2 anwenden
	2 oder mehr professionelle Helfer verwenden bei einem Kind das Verhältnis von Kompressionen zu Beatmung von 15:2
	Beim Säugling (<1 Jahr): 2-Finger-Technik für einen einzelnen Helfer oder die 2-Daumen-Technik mit Umfassen des Thorax bei 2 oder mehr Helfern. Bei Kindern, die >1 Jahr sind, wird nach Bedarf die 1- oder 2-Hände-Technik verwendet

◘ Tab. 10.6 (Fortsetzung)

Maßnahme	Anmerkungen
Herz-Druck-Massage	HDM-Frequenz: 100–120/min
	Eindrücktiefe: 1/3 des Thoraxdurchmessers!
Beatmung	Initial **5 Beatmungen**, dann erst **HDM!**
	Vermeidung einer Hyperventilation bzw. Hypokapnie
	Das ideale Beatmungsvolumen soll zu einer mäßigen Hebung des Brustkorbs führen
	Inspirationsdauer: 1–1,5 s
Automatischer externer Defibrillator (AED	AED können bei Kindern >1 Jahr verwendet werden

◘ Tab. 10.7 Wesentliches beim Advanced Life Support im Kindesalter

Maßnahme	Anmerkungen
Defibrillation	Energie: 4 J/kg KG (mono- oder biphasisch) für den 1. und alle weiteren Schocks
	Anschließend 2 min CPR, dann erst Puls- und EKG-Kontrolle
Beatmung	Ein Endotrachealtubus mit **Cuff** (Microcuff) kann in bestimmten Situationen sinnvoll sein (Cuffdruckmesser obligat!)
	Supraglottische Atemwegshilfen können ebenso erwogen werden
Medikamenten-applikation Adrenalin	**Dosierung:** 10 μg/kg KG i.v./i.o. alle 3–5 min
	Bei fehlendem Gefäßzugang evtl. 100 μg/kg KG endobronchial, mit NaCl 0,9 % auf 5 ml aufgezogen. Nach Applikation 5 tiefe Atemhübe
	Nach dem 3. Schock: Adrenalin 10 μg/kg KG i.v./i.o. evtl. alle 3–5 min wiederholen
	Bei Asystolie oder PEA: schnellst mögliche Applikation von Adreanlin i.v./i.o.
Amiodaron	Nach dem 3. Schock: Amiodaron 5 mg/kg KG i.v./i.o.; evtl. nach der 5. erfolglosen Defibrillation wiederholen
Therapeutische Hypothermie	Nach einem Kreislaufstillstand: Fieber aggressiv behandeln!
	Ein Kind, das nach einem Kreislaufstillstand einen spontanen Kreislauf wiedererlangt, aber komatös bleibt, kann möglicherweise von einer Kühlung auf eine Körperkerntemperatur von 32–34°C über 12–24 h profitieren. Eine eindeutige Empfehlung gibt es derzeit hierfür im Gegensatz zur Postarresttherapie bei Erwachsenen und Neonaten nicht! Nach der Phase der milden Hypothermie sollte das Kind langsam um 0,25–0,5°C/h erwärmt werden

Tab. 10.8 inteilung der Hypothermie und unspezifische Effekte

Level	Temperatur (°C)	Applikation	Unspezifische Effekte
Mild	>32	Fokale und globale zerebrale (bzw. myokardiale) Ischämie	Shivering, Katecholaminfreisetzung, periphere Vasokonstriktion, Diurese, Membranstabilisierung
Moderat	28–32		Ventrikuläre Arrhythmie, Hypotension, Koagulopathie
Schwer	20–28	Stillstand bei Herzoperationen (bzw. lokal am Rückenmark)	Metabolische Azidose, Flimmern, Hypotension, Hypokaliämie
Profund	<20		Asystolie

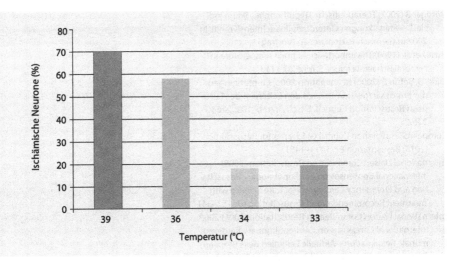

Abb. 10.7 Protektive Effekte der Hypothermie bezüglicher neuronaler Strukturen. (Adaptiert nach Busto et al. 1989)

■ **Mechanismen der Hypothermie nach ischämischen Ereignissen**

Ischämischen Ereignisse können z. B. Herz-Kreislauf-Stillstand, Schlaganfall, Schädel-Hirn-Trauma, Geburtsasphyxie, Myokardinfarkt etc. sein.

- Reduktion der allgemeinen Reaktionsgeschwindigkeit:
  - Reduktion des Glukose- und des Sauerstoffverbrauchs (5–7 %/°C Temperaturabfall)
  - Reduktion des Laktat- und Pyruvatspiegels (bei noch vorhandenen energiereichen Phosphaten)
- Inhibierung der Apoptose
- Reduktion von freien Radikalen
- Reduktion exzitatorischer Neurotransmitter (Glutamatausschüttung↓, extrazelluläre exzitatorische Neurotransmitter↓, Zinkausschüttung↓, intrazelluläres Kalzium↓)
- Veränderung der Genexpression
- Veränderung der Koagulopathie (kapilläres »No-flow«-Phänomen↓ und Reduktion des Sludge-Phänomens)
- Immunsuppression
- beim Schädel-Hirn-Trauma:
  - Reduktion des Hirnödems
  - Senkung des Hirndrucks
  - Reduktion der inflammatorischen Antwort

■ **Nebenwirkungen**
- erhöhte Blutungsneigung
- erhöhte Infektionsrate
- erhöhte Herzrhythmusstörungen

Ausgewählte Literatur

Publikationen

Adams HA (2011) Kardiopulmonale Reanimation 2010 Anästh Intensivmed 52: 9–19

Adams HA (2007) Kardiopulmonale Reanimation – State of the Art. Seminarkongress Interdisziplinäre Intensivmedizin 2007 in Garmisch-Partenkirchen (Vortrag)

American Heart Association (2005) Guidelines for Cardiopulmonary Resuscitation (CPR) and Emergency Cardiovascular Care (ECC). Circulation 112(Suppl): IV 1–IV 211

Böttiger BW, Grabner C, Bauer H, Bode C, Weber T, Motsch J, Martin E (1999) Long term outcome after out-of-hospital cardiac arrest with physician staffed emergency medical services: the Utstein style applied to a midsized urban/suburban area. Heart 82:674–9

Böttiger B (2007) Therapeutische Hypothermie – wann indiziert. Seminarkongress Interdisziplinäre Intensivmedizin 2007 in Garmisch-Partenkirchen (Vortrag)

Busto et al. (1989) The importance of brain temperature in cerebral ischaemia injury. Stroke 20: 1113

Dirks B, Sefrin P (2006) Reanimation 2006; Empfehlungen der Bundesärztekammer nach den Leitlinien des European Resuscitation Council. Dtsch Ärztebl 103: 2263–2267

European Resuscitation Council Guidelines for Resuscitation (2010) Resuscitation 81: 1219–1451

International Liaison Commitee on Resuscitation (2005) International Consensus on Cardiopulmonary Resuscitation and Emergency Cardiovascular Care Science with Treatment Recommendations. Resuscitation 67: 157–341

International Liaison Commitee on Resuscitation (2006) 2005 International Consensus on Cardiopulmonary Kardiopulmonale Reanimation – Aktuelle Leitlinien des European Resuscitation Council. Notfall Rettungsmed 9: 4–170

Meiniger D, Gerber J, Bremerich DH (2002) Neugeborenenerstversorgung und Reanimation. Anästhesist 51: 55–73

Meyburg J; Bernhard M, Hoffmann G, Motsch J (2009) Grundlagen für die Behandlung von Notfällen im Kindesalter. Dtsch Arztebl 106: 739–748

Schneider A, Böttiger B (2010) Kardiopulmonale Reanimation: Hauptsache Herzmassage. Dtsch Arztebl 107(42): A-2045/B-1780/C–1752

The Hypothermia after Cardiac Arrest Study Group (HACA) (2002) Mild therapeutic Hypothermia to Improve the Neurologic Outcome after Cardiac Arrest. N Engl J Med 346: 549–556

Wenzel V et al. (2004) A comparison of vasopressin and epinephrine for out-of-hospital cardiopulmonary resuscitation. N Engl J Med 350: 105–113

Internetadressen

www.erc.edu

Infektiologie

Antibiotika und Antimykotika

M. Fresenius

M. Fresenius et al., *Repetitorium Intensivmedizin*,
DOI 10.1007/978-3-642-44933-8_11, © Springer-Verlag Berlin Heidelberg 2014

Historie der Antibiotika

1928 Entdeckung der Penicillinwirkung durch Alexander Fleming (1881–1955)

1945 Entdeckung des Chlortetracyclins, ein Produkt von Streptomyces aureofaciens

1950 β-Laktam-produzierende Stämme nachzuweisen

1957 Synthese des V-Penicillins durch Sheehan

1959 Isolierung der 6-Aminopenicillansäure durch Batchelor (Ausgangssubstanz für die halbsynthetischen Penicilline)

1960 Einführung von Isoxacillin

1963 Erstes Auftreten von MRSA-Infektionen

1984 Einführung des ersten Fluorchinolons Ciprofloxacin

1993 Entdeckung des Tigecyclins, als einziger gegenwärtiger Vertreter aus der Gruppe der Glycylcycline

1996 Erste VISA-Stämme in Japan nachgewiesen

1998 Erste VISA-Stämme in Deutschland isoliert

2000 Einführung des ersten Oxazolidinon-Antibiotikums (Linezolid) in den USA

2002 Einführung des ersten Carbapenems der Gruppe 2 Ertapenem (Invanz)

2002 Erste vancomycinresistente Staphylococcus-aureus-Stämme (MHK >128 mg/dl, VanA-Gen-Träger)

2006 Erstes zyklisches Lipopeptidantibiotikum Daptomycin (Cubicin) in Deutschland eingeführt

2006 Erstes Glycylcyclinantibiotikum Tigecyclin (Tygacil) in Deutschland eingeführt

2012 Erstes MRSA-Cephalosporin Ceftarolin (Zinforo) in Deutschland eingeführt (nach PEG-Klassifikation ein Cephalosporin der Gruppe 5)

11.1 Bakteriologie

11.1.1 Einteilung der Bakterien nach der Gramfärbung

Hans Gram, dänischer Arzt, Kopenhagen, 1853–1938

Grampositive Bakterien

- färben sich **blauschwarz**
- Zellwand besteht aus Zytoplasmamembran und Murein (Peptidoglykan)
- grampositive Bakterien: z. B. Staphylokokken, Streptokokken, Pneumokokken, Laktobakterien, Clostridien, Corynebakterien, Listerien, Bacillus anthracis, Erysipelothrix, Actinomyzeten, Nocardien, Streptomyzeten

Gramnegative Bakterien

- färben sich **rot**
- Zellwand besteht aus Zytoplasmamembran, Murein, Lipoproteinen, äußerer Bakterienmembran und Lipopolysacchariden
- gramnegative Bakterien: z. B. Pseudomonaden, Klebsiellen, Proteus, Escherichia coli, Shigellen, Salmonellen, Vibrionen, Neisserien, Fusobakterien, Haemophilus, Moraxella, Brucellen

 Säurefeste Stäbchen (Mykobakterien) nehmen den Farbstoff nur sehr schwer auf → Spezialfärbung nach Ziehl-Neelsen notwendig.

11.1.2 Normale Bakterienflora des Menschen

Auf der Haut

Aerobe und anaerobe diphtheroide Stäbchen (Corynebakterien), aerobe und anaerobe Staphylokokken (Staphylococcus epidermidis) und vergrünende Streptokokken und Proprionibakterien. Hoher Keimgehalt auf der behaarten Kopfhaut: $10^6/cm^2$.

In der Mundhöhle

Streptokokken, Staphylokokken, diphtheroide Stäbchen, gramnegative Diplokokken, Nokardien, Milchsäurebakterien, anaerobe Spirochäten, fusiforme Stäbchen, vereinzelt Sprosspilze und Bacteroides-Arten. Keimgehalt: 10^{7-8} Keime/ml.

Im Intestinaltrakt

- ab Jejunum: Enterokokken, Laktobazillen; im Ileum vorwiegend Aerobacter aerogenes, Enterokokken und Escherichia coli
- ab Kolon: 99 % Anaerobier (Bacteroides, Laktobazillen, Clostridien), Enterokokken und Enterobakterien nur in geringem Prozentsatz

Die Anzahl der Bakterien im Darm ist extrem hoch:
- Ileum ca. 10^4 Keime/ml Darminhalt
- Zökum 10^6/ml Darminhalt
- Colon descendens 10^{10}/ml Darminhalt und
- Rektum 10^{11}/ml Darminhalt

 Der Darm ist somit ein undrainierter Abszess und spielt in der Initialphase des Sepsis und des MOV eine wichtige Rolle.

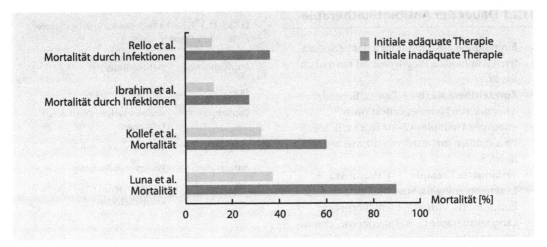

◻ Abb. 11.1 Mortalitätsraten in Abhängigkeit von adäquater/inadäquater initialer Antibiotikatherapie. (Adaptiert nach Rello 1997, Ibrahim 2000; Kollef 1999; Luna 1997)

In der Urethra
Staphylococcus epidermidis und Enterokokken.

In der Vagina
Aerobe Laktobazillen (Döderlein-Stäbchen), koagulasenegative Staphylokokken, Enterokokken, vergrünende Streptokokken, Corynebakterien und Escherichia coli.

11.2 Antibiotika

Voraussetzungen für den erfolgreichen Antibiotikaeinsatz (nach Grundmann 1993)
- Krankheit wird durch Mikroorganismen ausgelöst
- Erregerempfindlichkeit auf das Antibiotikum
- ausreichende Wirkspiegelkonzentrationen am Infektionsort
- ausreichende Immunkompetenz des Patienten (insbesondere bei bakteriostatischen Antibiotika!)

> ❯ **Die primäre richtige Antibiotikaauswahl ist gerade bei Pneumonien, Bakerikämie und Sepsis hinsichtlich der Mortalität von größter Bedeutung (◻ Abb. 11.1).**

> ❗ — **Ein Antibiotikum ist kein Antipyretikum!**
> — **Eine Leukozytose und Fieber sind keine spezifischen Parameter für eine Infektion.**
> — **Fieber (Temperaturerhöhung ≥38,5°C) alleine ist keine Indikation für ein Antibiotikum!**

Nach dem **Tarragona-Prinzip** (Sandiumenge et al. 2003) sind bei der Antibiotikaauswahl und Therapie folgende **5 Faktoren** zu beachten:
- **»listen to your patient!«** Berücksichtigung der individuellen Risikofaktoren des Patienten und einer vorausgegangenen Antibiotikatherapie in den letzten 3 Monaten
- **»listen to your hospital!«** Berücksichtigung der lokalen Resistenzen des Krankenhauses und der Intensivstation
- **»hit hard and early!«** frühe adäquate Breitspektrumantibiotikatherapie
- **»get to the point!«** Vermeidung von zu niedrigen Gewebsspiegeln mit der Gefahr des Therapieversagens und Induktion von Resistenzen. Bevorzugung von Antibiotika, die sich am Infektionsort anreichern
- **»focus, focus, focus!«** Nach Erhalt des mikrobiologischen Ergebnisses evtl. gezieltes Umsetzen der antibiotischen Therapie (Deeskalationstherapie). Möglichst kurze Therapiedauer anstreben!

11.2.1 Dauer der Antibiotikatherapie

- **Einmalgabe** z. B. im Rahmen der perioperativen Antibiotika-Prophylaxe bei normalem Risiko
- **Kurzzeittherapie** (bis 3 Tage) z. B. bei der Therapie von Harnwegsinfektionen
- **»normale Therapie«** (7–10 Tage) z. B. bei Pneumonien im intensivmedizinischen Bereich
- **verlängerte Therapie** (3–6 Wochen) z. B. Listerienmeningitis, Staphylokokkensepsis, Endokarditis, infizierte Fremdkörper etc.
- **Langzeittherapie** (z. B. Tuberkulose, chronische Borreliose)

11.2.2 Risiken und Nebenwirkungen einer Antibiotikatherapie (»collateral damage«)

- Veränderung der mikrobiellen Flora (mit der Gefahr einer Clostridium-difficile-induzierten Diarrhö)
- Selektion von Bakterien und Pilzen (z. B. Stenotrophomonas maltophilia durch Carbapeneme, Candida spp. durch Reduktion der physioiologischen Flora, Clostridium difficile durch verschiedene Antibiotika)
- Selektion von multiresistenten Keimen (vancomycinresistente Enterokokken, ESBL-Keime, MRSA etc.)
- **Organtoxizität** (z. B. Oto- und Nephrotoxizität der Aminoglykoside, Nephrotoxizität der Glykopeptide, Hepatitis durch Clavulansäure)
- allergische/anaphylaktische Reaktionen
- Induktion von neurologischen Störungen (z. B. zerebrale Krampfanfälle unter Imipenem, Verwirrtheit und Agitation unter Ciprofloxacin aufgrund GABA-erger Hemmung)
- Beeinflussung der Hämostaseologie (z. B. Benzylpenicilline, Carbenicillin, Cefomandol durch Vitamin-K-Antagonismus)

Weitere typische Nebenwirkungen der Antibiotika sind in ◘ Tab. 11.1 aufgeführt.

◘ **Tab. 11.1** Typische Nebenwirkungen bestimmter Antibiotika(gruppen)

Antibiotikum	Nebenwirkungen
Tigecyclin	Übelkeit, Erbrechen
Daptomycin	Rhabdomyolyse, Diarrhöen, Erbrechen
Linezolid	Thrombopenie, PNP
Tetracycline	Photosensibilisierung
Chinolone	QT-Verlängerung, Tendopathien, Knorpelschäden

11.2.3 Einteilung der Antibiotika

Die gängigen Antibiotika werden anhand des **Wirkprinzips** in 2 Gruppen eingeteilt: in die bakterizid und in die bakteriostatisch wirksamen Antibiotika (◘ Tab. 11.2).

Die **Kombination** von verschiedenen Antibiotika ist aus folgenden Gründen von Vorteil:
- erweitertes Wirkspektrum
- verzögerte Resistenzentwicklung
- Wirkverstärkung (Potenzierung)
- geringere Toxizität bei niedriger Einzeldosierung der jeweiligen Substanz

> **Die Kombination von bakteriziden und bakteriostatischen Antibiotika sollte vermieden werden! Ausnahme:**
> - **Piperacillin/Tazobactam (Tazobac) + Clindamycin (Sobelin) bei gesicherter Aspiration oder**
> - **bakteriostatisches Makrolidantibiotikum im Rahmen der Differenzialdiagnose Pneumonie/atypische Pneumonie**

Antibiotika im **intensivmedizinischen Bereich** werden eingeteilt in:
- **Basisantibiotika** gegen die üblichen Errreger/ Infektionen
- **β-Laktamantibiotika** (Penicilline, Cephalosporine, Carbapeneme, Monobactame) evtl. plus β-Laktamase-Inhibitoren in freier (Sulbactam, Clavulansäure, Tazobactam) oder fester Antibiotikakombination (Unacid, Augmentan, Tazobac)

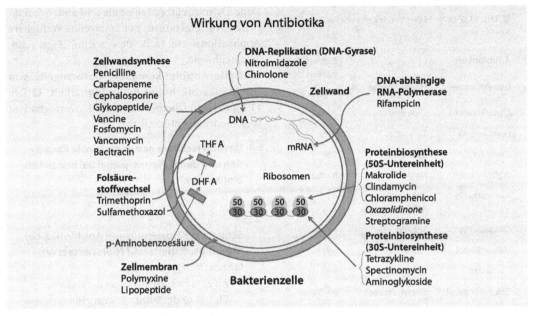

Abb. 11.2 Wirkungsweise von Antibiotika

Tab. 11.2 Einteilung nach Wirktyp	
Bakterizid wirksam (d. h. 99 % der Bakterien werden in 4–8 h abgetötet)	**Bakteriostatisch wirksam (Verhinderung des Wachstums ohne Abtötung)**
Penicilline	Tetracycline
Cephalosporine	Linezolid
Chinolone	Lincosamide
Carbapeneme	Fusidinsäure
Aminoglykoside	Sulfonamide
Glykopeptide	Trimethoprim
Rifampicin	Chloramphenicol
Isoniazid	Ethambutol
Nitroimidazole	Glycylcycline
Dalfopristin/Quinupristin	Azalide
Polymyxine	Makrolide
Monobactame	

- **Chinolone** bzw. Gyrasehemmer (z. B. Ciprofloxacin, Levofloxacin, Moxifloxacin, …)
- **Spezielle Antibiotika/Antiinfektiva** gegen **atypische Erreger** (Mykoplasmen, Chlamydien), **Anaerobier, multiresistente Erreger** (Acinetobacter, Klebsiellen, Pseudomonaden, ….)

Antibiotika können nach ihrem **Wirkmechanismus** eingeteilt werden (**Abb. 11.2**):

- Hemmung der Mureinzellwandbiosynthese (Mureinsynthetase = Penicillin-bindendes Protein) durch Penicilline, Cephalosporine, Glykopeptide, Carbapeneme, Bacitracin, Monobactam
- Zytoplasmamembranschädigung durch Polymyxine und Lipopeptide
- Hemmung der Proteinbiosynthese durch Tetracycline, Aminoglykoside, Lincosamide, Makrolide, Fusidinsäure, Chloramphenicol, Dalfopristin/Quinupristin, Linezolid
- Hemmung der Nukleinsäurebiosynthese durch Rifampicin, Nalidixinsäure
- Hemmung der DNA-Topoisomerase II: Chinolone
- Hemmung von Intermediärstoffwechselreaktionen (z. B. Folsäureantagonist) durch Sulfonamide, Trimethoprim

◘ Tab. 11.3 Orale Bioverfügbarkeit verschiedener Antibiotika

Antibiotikum		Bioverfüg-barkeit (%)
Generic name	Handelsname, z. B.	
Ciprofloxacin	Ciprobay	70–85
Levofloxacin	Tavanic	>95
Linezolid	Zyvoxid	100
Erythromycin	Erythrocin	50–80
Azithromycin	Zithromax, Azithrobeta, etc.	40
Clindamycin	Sobelin	75–90
Metronidazol	Clont	>95
Fluconazol	Diflucan	>95
Cefuroximaxetil	Zinnat, Elobact	40–50
Ampicillin	Ampicillin ratiopharm	40
SMZ/TMP*	Bactrim	>95

*SMZ/TMP: Sulfamethoxazol/Trimethoprim

Antibiotika können nach der **Serumkonzentration** und der **Spiegeldauer** oberhalb der minimalen Hemmkonzentration (MHK) eingeteilt werden in:
- **zeitabhängig** wirkende Antibiotika: β-Laktamantibiotika, Cephalosporine (z. B. Ceftazidim kontinuierlich)
- **konzentrationsabhängig** wirkende Antibiotika (Spitzenspiegelantibiotika): Chinolone und Aminoglykoside, Makrolide

❯ Die Spitzenkonzentration muss bei konzentrationsabhängig wirkenden Antibiotika hoch sein, die Zeit oberhalb der MHK muss bei zeitabhängig wirkenden Antibiotika lang sein.

Applikationsformen für Antibiotika sind intravenös, primär und evtl. sekundär oral (Sequenzialtherapie). **Indikationen für eine parenterale Gabe**: lebensbedrohliche Erkrankung (Sepsis, akute Meningitis etc.), reduzierte Immunabwehr, gastrointestinale Resorptionsprobleme (Schluckstörungen, Erbrechen, Diarrhö, Koma, Kurzdarmsyndrom oder chronisch entzündliche Darmerkrankung),

akute Osteomyelitis, Meningitis und andere bakterielle ZNS-Infektionen; nur intravenös verfügbare Applikationsform (z. B. Piperacillin, Tigecyclin, Mezlocillin etc.)

Orale Antibiotikumgabe: Bevorzugung von Antibiotika mit **hoher Bioverfügbarkeit**. ◘ Tab. 11.3 gibt einen Überblick über die Bioverfügbarkeit verschiedener Antibiotika.

❶ Unvorhersehbare gastrointestinale Resorption und damit Plasmaspiegel bei oraler Antibiotikagabe!

Schema zur Dosierung von Antibiotika bei Niereninsuffizienz und Nierenersatzverfahren (NEV)
- Ab 25 % renalem Anteil an der Gesamt-Clearance der Substanz ist ein Nierenersatzverfahren von Relevanz.
- Initialdosierung wie bei normaler Nierenfunktion (Ausnahme Aminoglykoside, hier evtl. keine Einmalgabe, sondern Applikation in 3 ED, ab 2. Tag um ca. 50 % Dosis reduzieren und ab 3. Tag Spiegelbestimmung).
- Dosis wie bei Anurie plus Substitutionsdosis.
- Weitere Dosierung nach **Freiburger Liste** von Keller oder **Wiener Liste** von Thalhammer (▶ Nachschlageteil am Ende des Buches), oder im Internet z. B. unter www.dosing.de
- **Ausnahmen**:
  - Vancomycin: initial 15–20 mg/kg KG, ab 2. Tag 250–500 mg alle 12 h (keine Elimination bei klassischer Dialyse)
  - Piperacillin/Tacobactam: HF-Clearance von Piperacillin > Tazobactam; deshalb Piperacillin intermittierend ohne Tazobactam
- **Unveränderte** Dosierung von:
  - Rifampicin
  - Chloramphenicol
  - Clindamycin
  - Ceftriaxon*
  - Metronidazol*
  - Doxycyclin*
  - Erythromycin*

* Dosierung wie bei Anurie!

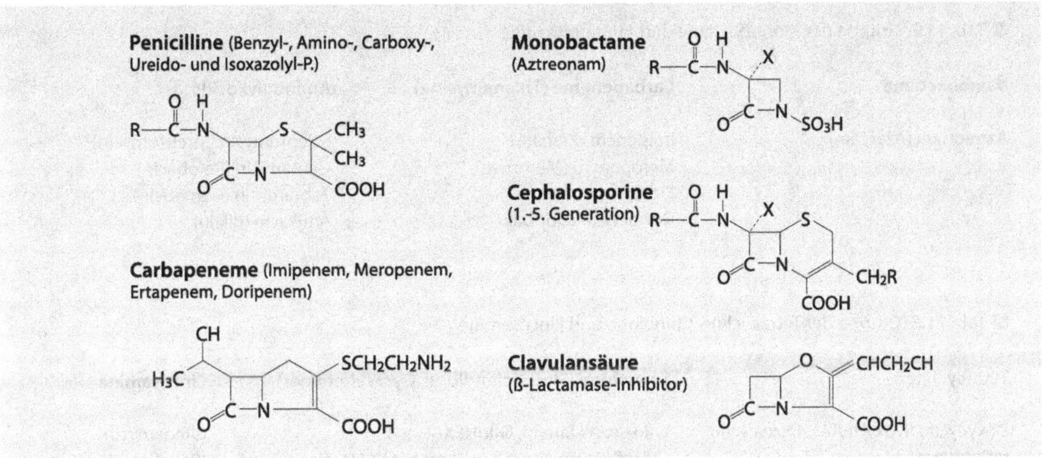

Penicilline (Benzyl-, Amino-, Carboxy-, Ureido- und Isoxazolyl-P.)

Monobactame (Aztreonam)

Cephalosporine (1.–5. Generation)

Carbapeneme (Imipenem, Meropenem, Ertapenem, Doripenem)

Clavulansäure (ß-Lactamase-Inhibitor)

Abb. 11.3 β-Laktamantibiotika. (Aus Mutschler 2001)

Tab. 11.4 Gruppe der Penicilline

Benzyl-Penicilline	Phenoxy-Penicilline (Oralpenicilline)	Isoxazolyl-Penicilline (Staphykokokken-Penicilline)
Penicillin G (Penicillin G)	Penicillin V (Isocillin, Infectocillin) Propicillin (Baycillin)	Oxacillin (InfectoStaph) Flucloxacillin (Staphylex, FLUCLOX Stragen)

Tab. 11.5 Gruppe der Amino- und Ureido-Penicilline

Amino-Penicilline	Ureido-Penicilline (Azylamino-Penicilline)
Ampicillin (Ampicillin ratio) Amoxicillin (AmoxiHEXAL, Amoxibeta)	Piperacillin (Pipril) Mezlocillin (Baypen)

Tab. 11.6 Gruppe der Cephalosporine

Cephalosporine 1. Generation	Cephalosporine 2. Generation	Cephalosporine 3. Generation	Cephalosporine 4. Generation	Cephalosporin 5. Generation
Cefazolin (Cephazolin Fresenius, Basocef-Actavis)	Cefuroxim (CefuHexal; Cefuroxim) Cefotiam (Spizef) Cefoxitin (Mefoxitin)	Cefotaxim (Cefotaxim HEXAL, Claforan) Ceftriaxon (Rocephin) Ceftazidim (Fortum)	Cefepim (Maxipime)	Ceftarolin (Zinforo)

Antibiotika können darüber hinaus nach der **chemischen Struktur** eingeteilt werden. β-Laktamantibiotika beispielsweise sind Antibiotika mit einem β-Laktamring. Zu ihnen zählen (**Abb. 11.3**):

- Penicilline
- Cephalosporine (1.–5. Generation)
- Carbapeneme (Gruppe 1 + 2)
- Monobactame

Tab. 11.4, **Tab. 11.5**, **Tab. 11.6**, **Tab. 11.7**, **Tab. 11.8**, **Tab. 11.9**, **Tab. 11.10**, **Tab. 11.11** führen die gängigsten Antibiotikaklassen auf.

◘ Tab. 11.7 Gruppe der Monobactame und Aminoglykoside

Monobactame	Carbapeneme (Thienamycine)	Aminoglykoside
Aztreonam (Azactam)	Imipenem (Zienam) Meropenem (Meronem) Ertapenem (Invanz) Doripenem (Doribax)	Streptomycin (Streptomycin) Gentamicin (Refobacin) Tobramycin (Gernebcin) Amikacin (Biklin)

◘ Tab. 11.8 Gruppe der Tetracycline, Chinolone und Lincosamine

Tetracycline	Chinolone (Fluorochinolone, Gyrasehemmer)	Lincosamine
Doxycyclin (DoxyHEXAL, Doxycyclin ratiopharm) Tetracyclin (Tetracyclin Wolff) (oral) Oxytetracyclin (Terravenös) Minocyclin (Minocyclon HEXAL, Skid, Skinocyclin) (oral)	Ofloxacin (Tarivid, OfloHEXAL, …) Ciprofloxacin (Ciprobay, Ciprobeta,Ciptoflox-CT, …) Levofloxacin (Tavanic) Moxifloxacin (Avalox) Enoxacin (Enoxor) (oral) Norfloxacin (BARAZAN, Bactracid, Norflox, Norflosal, …) (oral)	Clindamycin (Sobelin, ClindaBeta, ClindaHEXAL, …)

◘ Tab. 11.9 Gruppe der Makrolide, Glykopeptide, Vancine und Azalide

Makrolide	Nitroimidazole	Glykopeptide	Vancine	Azalide
Erythromycin (Erythrocin) Roxithromycin (Rulid) Clarithromycin (Klacid) Spiramycin (Rovamycine)	Metronidazol (Clont)	Vancomycin (Vancomycin) Teicoplanin (Targocid)	Oritavancin Dalbavancin Telavancin	Azithromycin (Zithromax)

◘ Tab. 11.10 Gruppe der Tuberkulostatika, der Oxazolidinone und Lipopeptide, der Makrozykline, Rifamycine, Polypeptide, Phosphonsäurederivate

Tuberkulostatika	Oxazoli-dinone	Lipopeptid	Makrozykline	Rifamycine	Polypeptid	Phosphon-säure
Isoniazid (Isozid) Rifampicin (Rifa) Ethambutol (My-ambutol) Streptomycin (Strepto Hefa)	Linezolid (Zyvoxid) Tedizolid (Phase III)	Daptomycin (Cubicin)	Fidaxomicin (Dificlir) (oral)	Rifaximin (Xifaxan) (oral)	Colistin (Colistinmethat Infectopharm, Diarönt)	Fosfomycin (Infectofos)

◘ Tab. 11.11 Gruppe der Ketolide und Glyclycycline

Ketolide	Glycylcycline
Telithromycin (Ketec)	Tigecyclin (Tygacil)

11.2.4 Charakteristika der Antibiotikagruppen

Penicilline

- **Wirkspektrum:** grampositive und gramnegative Kokken; Mittel der 1. Wahl bei Streptokokken, Pneumokokken, Meningokokken, Borrelien, Leptospiren, Clostridien
- **Wirklücke:** Enterokokken und Enterobakterien (gilt nicht für die Breitspektrum-Penicilline), Bacteroides fragilis, Pseudomonas aeruginosa, Legionellen, Mykoplasmen, Chlamydien
- **HWZ:** 0,5–1,5 h; Verteilungsvolumen: 0,2 l/kg; Plasmaproteinbindung: 60 %
- **Elimination:** bis zu 90 % unverändert renal (**tubuläre Sekretion**)
- **dialysierbar** (Zusatzdosis bei HD: ≈1–2 Mio. IE)
- bis zu **2 %** der **Pneumokokken** sind resistent bzw. bis zu **5 %** sind nur intermediär sensibel gegenüber Benzyl-Penicillin (Penicillin G)
- Menigokokken sind hingegen zu 96 % sensibel auf Benzyl-Penicilline, Ampicillin und Amoxicillin wirken gut bei Enterokokken und Listerien, werden jedoch von β-Laktamase-produzierenden Bakterien inaktiviert (z. B. Staphylokokken, Moxarella, Bacteroides fragilis und viele Enterobacteriaceae)
- Mezlocillin und Piperacillin wirken gut bei Enterokokken, Enterobacteriaceae und Pseudomonas aeruginosa (gilt nur für Piperacillin)
- **Pharmakokinetik** einiger Penicillin-Antibiotika wird in ◘ Tab. 11.12 dargestellt.

Cephalosporine

- 1.–5. Generation nach Paul-Ehrlich-Gesellschaft
- **Wirkspektrum**
  - **1. und 2. Generation:** überwiegend grampositive Kokken: Staphylokokken und Streptokokken (einschließlich penicillinresistenter Stämme) sowie Gono- und Meningokokken, Haemophilus influenzae (2. Generation) auch noch indolpositive Proteusarten, Moxarella catarrhalis, Klebsiellen und E. coli
  - **3. Generation:** Verschiebung des Wirkspektrums in den gramnegativen Bereich
    - **3a ohne Pseudomonas**-Aktivität (Cefotaxim, Ceftriaxon) und
    - **3b mit Pseudomonas**-Aktivität (Ceftazidim)
  - **4. Generation:** Wirkspektrum ähnlich wie Cefotiam, jedoch bessere Aktivität auf Pseudomonas aeruginosa Enterobakterien und methicillinsensible Staphylokokken und Streptokokken. Vertreter ist das Cefepim
  - **5. Generation:** Wirkspektrum auf MRSA erweitert! Aktuelle einziger Vertreter in Deutschland ist das Ceftarolin (Zinforo)
- **Wirklücke:** (1.–4. Generation) Enterokokken, Anaerobier (Ausnahme: Cefotetan und Cefoxitin!) und methicillinresistente Staphylokokken (MRSA), Mykoplasmen, Chlamydien, Legionellen
- **Pharmakokinetik** einiger Cephalosporin-Antibiotika werden in ◘ Tab. 11.12 dargestellt.

Ceftarolinfosamil (Zinforo)

- Seit 8/2012 neues Cephalosporin der Klasse 5 mit **Anti-MRSA-Aktivität** (erstes MRSA-Cephalosporin)!
- **Indikationen:** Haut- und Weichteilinfektion mit und ohne MRSA-Beteiligung, ambulant erworbene Pneumonie (CAP)
- **Wirkspektum:** bakterizid gegenüber grampositiven (einschließlich MRSA und Penicillin-resistente Streptokokken) und einige gramnegativen Bakterien wie z. B. Moxarella catarrhalis, Haemophilus influenzae, Klebsiella pneumonia, Morganella morganii, E. coli, …
- **Wirklücke:** Pseudomonas spp., ESBL-Keime, Proteus spp., Mykoplamen, Chlamydien
- **Dosierung:** 2×600 mg als KI über 1 h bei normaler Nierenfunktion; Dosisreduktion bei Niereninsuffizienz: 2×400 mg bei CrCl zwischen 30 und 50 ml/min
- **Wirkmechanismus:** Hemmung der Mureinsynthese durch hohe Affinität zum Penicillin-bindenden Protein 2a (PBP2a)

🚫 **Alle Cephalosporinantibiotika können bei bekannter Penicillin-Allergie zur Kreuzreaktion führen (ca. 10 % der Fälle)!**

◘ Tab.11.12 Pharmakokinetik verschiedener Antibiotikagruppen

	HWZ (h)	Proteinbindung (%)	Renale Elimination (%)
Penicilline			
Penicillin G	0,5	45–50	50–70
Flucloxacillin	1	95	75
Ampicillin	1	20	Ca. 30 70–80 p.o. 60 i.v.
Piperacillin	1,0	20	68
Mezlocillin	0,9	30	55
Cephalosporine*			
Cefomandol	1	70	80
Cefuroxim	1,5	30	95
Ceftazidim	2	10	100
Ceftriaxon	6–9	95	50 (überwiegend hepatische Elimination)
Ceftarolin	2,5	20 (gering)	88
β-Laktamaseinhibitoren			
Tazobactam	1	23	80
Clavulansäure	1	20	40–60, 80–90 p.o.
Sulbactam	1	38	100
Glykopeptidantibiotika			
Vancomycin	6	50	95
Teicoplanin	>24	90	95
Carbapeneme der Gruppe 1			
Imipenem	1	25	70
Meropenem	1	15	70
Doripenem	1	20	70
Carbapeneme der Gruppe 2			
Ertapenem	8–9	>90	80
Makrolide			
Erythromycin	1,5	70	10
Azalide			
Azithromycin	48–96	12–52 (konzentrationsabhängig)	11
Lincosamide			
Clindamycin	2,5	90	10

* Elimination: vorwiegend renal → relative Nephrotoxizität der Cephalosporine der 1. Generation

β-Laktamaseinhibitoren

- **Wirkspektrum:** Substanz besitzt selbst keine antimikrobielle Eigenschaft, sondern antagonisiert nur die von den Bakterien sezernierten und den β-Laktamring spaltenden Enzyme
- **Kombination mit Ureido-Penicillin** (Ampicillin, Piperacillin)
- **Wirkstärke:** Tazobactam = Clavulansäure > Sulbactam
- **Pharmakokinetik** der β-Laktamaseinhibitoren wird in ◻ Tab. 11.12 dargestellt.

Durch die Zugabe von β-Laktamaseinhibitoren zu β-Laktamaseantibiotika kann das Spektrum auf folgende β-Laktamase-bildende Erreger ausgeweitet werden:

- bei den **Penicillinen** auf MSSA, Moxarella catarrhalis, Haemophilus influenza, Klebsiellen, E. coli, Proteus, Gonokokken und die Bacteroides-fragilis-Gruppe
- bei den **Cephalosporinen** auf die Bacteroides-fragilis-Gruppe
- **Sulbactam** ist zur Kombination von Mezlocillin, Piperacillin, Cefotaxim und Cefoperazon zugelassen!
- Anmerkung: ein weiterer Laktamaseinhibitor ist in klinischer (Phase-III)-Erprobung: **Avibactam** (in Kombination mit Ceftazidim oder Ceftarolin) → Wirkung dann auf ESBL-Erreger (wie Carbapeneme), aber auch auf Carbapenemase-produzierende Klebsiella pneumoniae (KPC)!

Aminoglykoside

- **Wirkspektrum:** gramnegative Bakterien sowie Staphylokokken, Pseudomonas aeruginosa und alle Enterobakterien
- **Wirklücke:** Enterokokken, Anaerobier, Streptokokken, Pneumokokken und bestimmte Pseudomonasarten (Pseudomonas bzw. Burgholderia cepacia und Stenotrophomonas maltophilia)
- Kombination mit β-Laktamantibiotikum oder Fluorchinolon
- **Pharmakokinetik:**
  - **HWZ:** 2–3 h, Verteilungsvolumen: 0,25 l/kg, Plasmaproteinbinding: 10–25 %
  - **Elimination:** nahezu vollständig renal

- **Toxizität:**
  - ototoxisch (irreversibler Hörverlust im höheren Frequenzbereich) und
  - nephrotoxisch (rezeptorgekoppelte Anreicherung an die Nierentubuli) → die Nephrotoxizität wird verstärkt durch Hypovolämie, Hypokaliämie, Hypomagnesiämie, vorbestehenden Nierenschaden und hohes Lebensalter

> ⓘ **Interaktion mit Diuretika, Amphotericin B und Cisplatin! Verstärkung der Wirkung von nichtdepolarisierenden Muskelrelaxanzien!**

- gegenwärtiges **Dosierungsregime:** nur noch Einmalgabe, aufgrund des Phänomens der ersten Dosis → Abnahme der Antibiotikapenetration ins Bakterium nach der ersten Antibiotikagabe!
  - Eimalgabe führt auch zu einer geringeren Ototoxizität (Niere kann sich während der Applikationsphasen wieder erholen)
  - geringe therapeutische Breite → Bestimmung des Talspiegels (<0,5 mg/dl) kurz vor der nächsten Gabe (Drugmonitoring)
- des Weiteren ist die **bakterizide Wirkung** der Aminoglykoside **konzentrationsabhängig** (je höher die Konzentration über der minimalen Hemmkonzentration (MHK), umso wirksamer ist dieses Antibiotikum) und der sog. **postantibiotische Effekt** (PAE) → Wirkung auch unter der MHK; ist von der Ausgangskonzentration abhängig!)
- bis zum heutigen Tag sind keine Resistenzentwicklungen auf Aminoglykoside bekannt
- Aminoglykoside sollten nicht simultan mit einem Penicillin-Präparat gegeben werden (Spaltung des β-Laktamringes)!
- Ausnahme von der heute praktizierten Einmalgabe: Endokarditis, bei der das Aminoglykosid zusammen mit dem zweiten Antibiotikum über den Tag verteilt verabreicht wird (meist 3-mal/Tag)
- keine Wirkung im sauren und anaeroben Milieu
- keine Outcomeverbesserung in Kombination mit β-Laktamantibiotika

▣ Tab. 11.13 Einteilung der Chinolone			
Gruppe	Gruppenmerkmal	Erreger	Substanz
I	Orale Fluorchinolone für den Harnwegs-infekt	Gramnegative	Norfloxacin,
II	Systemisch anwendbare Fluorchinolone mit breiter Indikation	Plus Staphylokokken, Streptokokken	Enoxacin, Ofloxacin, Ciprofloxacin
III	Verbesserte Aktivität gegen grampositive und atypische Erreger	Plus Pneumokokken, Legionellen **plus atypische Erreger** (Chlamydien, Mykoplasmen)	Levofloxacin,
IV	Verbesserte Aktivität gegen grampositive und atypische Erreger sowie Anaerobier	Plus Anaerobier	Moxifloxacin

> **Einzige Indikation für Aminoglykoside im intensivmedizinischen Bereich: hochresistente Pseudomonaden und Endokarditistherapie.**

Glykopeptidantibiotika

- **Wirkspektrum:** Staphylokokken, Streptokokken (auch S. faecalis), Corynebacterien, Listeria monocytogenes und Clostridien
- **Wirklücke:** gramnegative Bakterien
- **Pharmakokinetik:** ▣ Tab. 11.12

- **Nebenwirkungen**
- **Nephro- und Ototoxizität** → Dosisreduktion bei Niereninsuffizienz → **Drugmonitoring**: Bestimmung von Tal-(5–10 mg/l) und Spitzenspiegel (30–40 mg/l)
- **Red-neck-** bzw. **Red-man-Syndrom** bei zu schneller Infusion!

Chinolone (Gyrasehemmer)

- **Wirkspektrum:** Haemophilus influenzae (Ofloxacin/Fleroxacin) → hohe Konzentration im Bronchialsekret; Enterobakterien, Salmonellen, Shigellen, Legionellen, Yersinien, Campylobacter, außerdem zum Teil Pseudomonas aeruginosa (Ciprofloxacin)
- **Wirklücke:** Streptokokken, Staphylokokken, Enterokokken, Anaerobier (gilt nicht für die neuere Substanz Moxifloxacin), Clostridium difficile, Pseudomonas cepacia, Stenotrophomonas maltophilia (Ausnahme: Moxifloxacin), E. faecium, Nokardien

- **Pharmakokinetik:**
  - **HWZ** 3–4 h (Ciprofloxacin), 6 h (Ofloxacin), 6–8 h (Levofloxacin) Verteilungsvolumen 2–2,5 l/kg, Plasmaproteinbindung: 20–30 %
  - vorwiegend **renale Elimination**

- **Nebenwirkungen**
Diarrhö, Krampfanfall, Vigilanzstörung, Halluzination, Phototoxizität, Hypotonie, Granulo- und Thrombopenie, AP-, Transaminasen- und Bilirubinanstiege, **Tendopathien**, Theophyllin- und Ciclosporinspiegelanstieg unter Ciprofloxacin.

> **Chinolone sind für Kinder aufgrund von Knorpelschäden nicht zugelassen.**

Chinolone sind ähnlich wie Aminoglykoside **Spitzenspiegelantibiotika**, d. h. ihr bakterizider Effekt ist nicht so sehr von der langen Aufrechterhaltung eines Serumspiegels über der mittleren inhibitorischen Konzentration, sondern von einem hohen Wirkspiegel abhängig!
Die Chinolon-Antibiotika werden nach der Paul-Ehrlich-Gesellschaft (1998) in 4 Gruppen eingeteilt (▣ Tab. 11.13).

Carbapeneme

- **Wirkspektrum:** breitestes Spektrum mit Erfassung der meisten gramnegativen Aerobier (Hämophilus, Klebsiellen, Enterobacter spp., Campylobacter, Neisserien, Moraxella spp., E. coli, Bordetella, Acinetobacter) und **Anaerobier** (Bacteroidesarten, Fusobakterien, Clostridien, Aktinomyces, Bifidobacterium Peptoccos

◘ Tab. 11.14 Einteilung der Carbapeneme

Gruppe	Handelsname	Substanz	Besonderheiten
1	Zienam, Meronem	Imipenem/Cilastatin, Meropenem	Gute Wirksamkeit gegen Non-Fermenter (P. aeruginosa, Acinetobacter spp.)
	Doribax	Doripenem	Bei 4-stündiger Infusionsdauer längere Zeit in der der Medikamentenspiegel über der MHK des Erregers liegt! Daher höhere Bakterizidie und hohe In-vitro-Aktivität gegenüber Pseudomonas und ESBL-Keimen!
2	Invanz	Ertapenem	Begrenzte Wirksamkeit gegen Non-Fermenter

spp.) sowie grampositive Keime (Staphylococcus aureus und epidermidis, Listerien, Nocardien, Enterococcus faecalis)
- **Wirklücke:** natürliche Resistenz von **Stenotrophomonas** (Xanthomonas) maltophilia und **methicillinresistente Staphylokokken**, einige Stämme von **Pseudomonas cepacia** und Enterococcus faecium, Chlamydien und Mykoplasmen. Meropenem wirkt etwas besser im gramnegativen Bereich bei gleichzeitiger Lücke gegenüber **Enterococcus faecalis**; Imipenem hat etwas bessere Wirkung auf grampositive Kokken (nach Vortrag von Rodloff 2006). Doripenem wirkt bei Pseudomonasresistenz anderer Carbapeneme noch in bis zu 30 % der Falle.
- **Pharmakokinetik:** ◘ Tab. 11.12, überwiegend renale Ausscheidung

> **❯** Imipenem wirkt besser auf grampositive Keime, während Meropenem und Ertapenem besser auf gramnegative Keime bakterizid wirken!

Durch die erhöhte Inzidenz von ESBL-Keimen ist ein Anstieg der Carbapenemtherapien auf der Intensivstation zu beobachten! Dies führt bei Anwendung von Meopenem, Imipenem und Doripenem zu einem erhöhten Selektionsdruck auf Pseudomonaden → Anstieg der Carbapenem-resistenten Pseudomonaden! Experten empfehlen daher bei ESBL-Erregern das Ertapenem (Invanz) zu bevorzugen, das »von Haus aus« eine Pseudomonaslücke aufweist!

- **Nebenwirkungen**

Übelkeit, Erbrechen, Diarrhö, Krampfanfall (Zienam), dermatologische Nebenwirkungen (Exanthem bis Steven-Johnson-Syndrom) Vigilanzstörung, Halluzination, Blutbildveränderungen (Thrombozytose, Agranulozytose, Thrombopenie), Verlängerung der Prothrombinzeit, Leberwerterhöhung (AP-, Transaminasen-, Bilirubinanstiege), Erhöhung von Retentionswerten (Kreatinin, Harnstoff).

Die Einteilung der Carbapeneme nach der Paul-Ehrlich-Gesellschaft (2003) ist anhand der ◘ Tab. 11.14 ersichtlich.

Tetracycline

- **Wirkspektrum:** grampositive (Strepto-, Pneumokokken, Listerien) und zahlreiche gramnegative Bakterien (Hämophilus, Brucellen, Yersinien, Neisserien, Campylobacter), Spirochäten und intrazelluläre Keime wie Mykoplasmen und Chlamydien sowie Plasmodium falciparum (**cave:** Photosensibilisierung im Urlaub!)
- **Wirklücke:** Proteus, Enterobacter, Serratia-Arten und Pseudomonas aeruginosa
- **Pharmakokinetik:**
  - **HWZ:** 12–24 h (Doxycyclin und Minocyclin), 10 h (Tetracyclin)
  - **Biotransformation** bis zu 30 %, Elimination biliär und renal

- **Nebenwirkungen**

Diarrhö, Krampfanfall, Vigilanzstörung, Halluzination, Phototoxizität, RR↓, Granulothrombopenie, AP-, Transaminasen- und Bilirubinanstiege, Speicherung in Knochen (Wachstumsstörung!) und Zähnen (Zahnschmelzhypoplasie, Verfärbung der Zähne) → Anwendung nur bei Kindern >8 Jahre.

❶ **10–30 % der Staphylokokken und Streptokokken sind resistent (Austestung)!**

Makrolide

- **Wirkspektrum:** Legionellen-, Chlamydien- und Mykoplasmeninfektionen (Mittel der 1. Wahl bei **atypischer Pneumonie**), Streptokokken inkl. Pneumokokken sowie Bordetella pertussis, bei Clarithromycin zusätzlich Haemophilus influenzae
- **Wirklücke:** Enterobakterien, Pseudomonas und Enterokokken, Bacteroides fragilis, Haemophilus influenzae, Fusobakterien
- **Pharmakokinetik** von Erythromycin: ❏ Tab. 11.12

▪ **Nebenwirkungen**

Interaktion mit dem P_{450}-System der Leber (Spiegelerhöhung von Theophyllin, Carbamazepin und Digoxin); **QT-Zeitverlängerung** und Gefahr der **ventrikulären Arrhythmie** unter simultaner Einnahme von Astemizol oder Terfenadin und Amiodaron! Anstieg des kardialen Risikos um den Faktor 250-fach!

❶ **Akkumulation bei ausgeprägten Leberfunktionsstörungen, 10–15 % der Pneumokokken sowie Streptokokken der Gruppe A und ca. 20–50 % der Enterokokken sind in Deutschland auf Makrolide resistent!**

Azalide

- einziger Vertreter **Azithromycin** (Zitromax)
- **Wirkspektrum:** ähnlich wie Erythromycin (einschließlich atypische Erreger), erweitert auf E. coli, Salmonellen, Shigellen, Yersinien und Mycobacterium avium, M. kansasii und M. xenopi
- **Wirklücke:** Streptokokken, Staphylokokken, Enterokokken, Pseudomonas
- **Pharmakokinetik** von Azithromycin: ❏ Tab. 11.12

▪ **Nebenwirkungen**

Gastrointestinale Störungen, Hautausschlag, Somnolenz und Schwindel, selten Hörstörungen.

Dosierung

- 1-mal 0,5 g/Tag p.o. oder langsam i.v. für 3 Tage
- Wirkspiegel anschließend für bis zu 14 Tage vorhanden)

Lincosamide

- **Wirkspektrum:** Anaerobier (**cave:** 10–20 % der Bacteroides fragilis sind resistent), grampositive Kokken (**cave:** 15–30 % der Staphylokokken sind resistent), Nokardien, Mykoplasmen, Diphteriebakterien
- **Wirklücke:** MRSA, MRSE, Enterokokken, Enterobactericae; E. coli, Klebsiellen, Haemophilus influenzae, Neisserien, Ureoplasma ureolyticum
- **Pharmakokinetik** von Clindamycin: ❏ Tab. 11.12; Anreicherung im Knochen und der Lunge!

❶ **In 5–10 % gastrointestinale Nebenwirkungen und selten Selektion von Clostridium difficile (blutige Durchfälle).**

Oxazolidinone

- relativ neue Wirkstoffklasse mit dem **bakteriostatisch** wirksamen Präparat **Linezolid** (Zyvoxid); hohe Wirkspiegel in der Lunge aufgrund einer 4,5-fachen Anreicherung, keine Interaktion mit dem Cytochrom P_{450}.
- **Wirkspektrum:** Staphylokokken (inkl. MRSA, MRSE und GISA), Streptokokken (inkl. penicillinresistente Pneumokokken), Enterokokken (inkl. VRE) sowie Corynebakterien, Mykoplasmen, Chlamydien, Legionellen und Neisserien
- keine Kreuzresistenz zurzeit bekannt
- **Wirklücke:** gramnegative Keime, daher bei Sepsis und erwartetem gramnegative Keimspektrum immer mit anderen gramnegativwirksamen Antibiotikum kombinieren.
- **Wirkmechanismus:** Hemmung der Proteinbiosynthese in der Frühphase

- **Indikationen**

Nosokomiale und ambulant erworbene Pneumonien, schwere Haut- und Weichteilinfektionen bei fehlender Alternativtherapie.

- **Nebenwirkungen**

Thrombozytopenie wegen Blutbildstörungen, periphere und optische Neuropathie, gastrointestinale Nebenwirkungen wie Übelkeit, Erbrechen und Diarrhö sowie Kopfschmerzen.

Dosierung

- 2-mal 600 mg intravenöse und oral als Suspension oder in Tablettenform bei leichten Infektionen
- 3-mal 600 mg i.v. bei septischen Patienten bzw. septischen Schock
- 100 %ige Bioverfügbarkeit, keine Dosisanpassung bei Nieren- oder Leberfunktionsstörungen

🛈 **Linezolid ist ein MAO-Hemmer, daher Vorsicht bei simultaner Gabe von SSRI, trizyklischen Antidepressiva, Triptanen und Katecholaminen! Erste Resistenzen in den USA ab dem Jahr 2001 beschrieben!**

Ketolide

- Einziger gegenwärtiger Gruppenvertreter ist das Telithromycin (Ketec)
- **Wirkspektrum:** v. a. makrolidresistente Pneumokokken bzw. Streptokokken, daher Einsatz bei ambulant erworbenen Pneumonien, auch Chlamydien und Mykoplasmen
- **Wirklücke:** koagulasenegative Staphylokokken, MRSA, Enterokokken, Enterobakterien, Pseudomonaden, B.-fragilis-Gruppe, Clostridium difficile
- **Pharmakokinetik:**
  - **HWZ:** 2–3 h, Bioverfügbarkeit: 57 %, Eiweißbindung ca. 70 %
  - **Biotransformation:** Metabolisierung in der Leber und Ausscheidung überwiegend über Fäzes (76 %) und nur 17 % renal → keine Dosisanpassung bei Niereninsuffizienz (nur leichte Akkumulation)

- **Nebenwirkungen**

Diarrhö, Übelkeit, Erbrechen, Transaminasenanstieg.

Dosierung

- 1-mal 2 Tbl. à 400 mg (= 800 mg tgl.) p.o.

- **Wechselwirkungen**

Hemmung von Cytochrom P_{450} **3A4** und **2D6** (Wirkverlängerung von Medikamenten wie z. B. Midazolam, Nifedipin, Ciclosporin A, Digoxin, Simvastatin).

Glycylcycline

Einziger gegenwärtiger Gruppenvertreter ist das intravenös applizierbare und **bakteriostatisch** wirksame Tigecyclin (Tygacil), ein synthetisches Analogon des Minozyklins, das von der Gruppe der **Tetracycline** abstammt.

- **Wirkspektrum:** grampositive und gramnegative Bakterien, Anaerobier sowie atypische Bakterien und schnell wachsende nichttuberkulöse Mykobakterien wie z. B. Mycobacterium abscessus, Mykobakterium chelonae, Mykobakterium fortuitum; starke Aktivität auch gegenüber MRSA, VRE, penicillinresistenten Pneumokokken, tetracyclinresistenten Bakterien und ESBL-Keimen. Auch gute Wirkung auf Clostridium-difficile-Infektionen!
- **Wirklücke:** Pseudomonas aeruginosa, erworbene Resistenzen auf Proteus spp. (nur 53 % sensibel), Providentia spp., Stenotrophomonas maltophilia, Burkholderia cepacia und Morganella morganii
- **Wirkmechanismus:** Hemmung der Proteinbiosynthese. 5fach höhere Affinität zu bakteriellen 30S-Ribosomen als Tetrazykline → Hemmung der Proteinbiosynthese aufgrund der Blockade der Anlagerung der Amino-Acyl-Transferase-RNA an die A-Seite der Ribosomen, langer postantibiotischer Effekt (PAE)
- **Pharmakokinetik:**
  - **HWZ:** 42 h, Eiweißbindung 70–90 % (konzentrationsabhängig), Anreicherung des

Antibiotikums in der Gallenblase (38-fach im Vergleich zur Serumkonzentration), Lunge (9-fach), Kolon (2-fach)

━ **Biotransformation:** Ausscheidung über die Galle und Fäzes (60 %), renale Elimination zu 33 %, nur 22 % der Gesamtdosis werden unverändert im Urin eliminiert (für die Therapie des Harnweginfektes daher nicht zugelassen!). Keine Interaktion mit dem Cytochrom-P$_{450}$-Enzym

▪ **Indikationen**

Komplizierte intraabdominelle Infektionen (CIAI) und schwere Haut- und Weichteilinfektionen (CSSTI), keine Zulassung für die Pneumonie-Monotherapie in Deutschland! Allerdings scheint die Kombination mit hochdosiertem Carbapenem plus Tigecyclin 2×100 mg bei erworbener Pneumonie mit einem multiresistenten Erreger von Vorteil zu sein!

▪ **Nebenwirkungen**

Übelkeit, Erbrechen, Diarrhö.

Dosierung

━ Initial 100 mg als Kurzinfusion, anschließend 2-mal 50 mg/Tag i.v. als Kurzinfusion über 30–60 min in jeweils 250 ml 0,9 % NaCl über 1 h bei leichten Infektionen, sonst bei schweren Infektionen besser 2×75 mg bzw. 2×100 mg i.v.
━ Keine Reduktion bei Niereninsuffizienz oder Hämodialysepatienten
━ Dosisreduktion nur bei schwerer Leberfunktionsstörung (2-mal 25 mg Tigecyclin)

❯ **Keine Monotherapie empfohlen! Bakteriostatischer Effekt! Tigecyclin ist nicht dialysierbar und weist keine Interaktion mit dem Cytochrom-P450-System auf.**

Natürliche zyklische Lipopeptide

Einziger gegenwärtiger Gruppenvertreter ist das intravenös applizierbare und sehr bakterizid wirksame Daptomycin (Cubicin), das aus einer Ring-

struktur von 13 Aminosäuren und lipophiler Seitenkette besteht.

❯ **Daptomycin zeichnet sich durch eine gute Gewebegängigkeit (68–72 % der Serumkonzentration) und hohe Penetration in Biofilme aus! Es hat eine hohe und schnell einsetzende Bakterizidie!**

━ **Wirkspektrum:** nur grampositive Bakterien einschließlich Enterococcus faecalis und faecium, VRE und MRSA
━ **Wirklücke:** gramnegative und atypische Erreger
━ **Wirkmechanismus:** irreversible, kalziumabhängige Bindung an die Bakterien-Zellmembran → Ausbildung von transmembranösen Kanälen → schnelle Depolarisation der Zellmembran → Efflux von Kalium und Zusammenbruch des Membranpotenzials → Hemmung der bakteriellen Protein-, DNA- und RNA-Synthese → Zelltod ohne signifikante Bakterienlyse
━ **Pharmakokinetik:**
  ━ **Biotransformation:** vorwiegend unveränderte renale Elimination (bis 80 %), nur 5 % über Fäzes; keine Interaktion mit dem P$_{450}$-Cytochromsystem, allerdings Anstieg der Daptomycinplasmaspiegel durch simultane Gabe von Medikamenten, die die renale Filtration vermindern, z. B. NSAR und Coxibe
  ━ **Proteinbindung:** 92 %
  ━ **HWZ:** 8–9 h

▪ **Indikationen**

Schwere Haut- und Weichteilinfektionen, rechtsseitige infektiöse Endokarditis mit Staphylococcus aureus, Staphylococcus-aureus-Bakteriämie.

❗ **Nicht für die Behandlung von Pneumonien zugelassen! (ineffektiv, evtl. aufgrund zu niedriger Lungenspiegel bzw. aufgrund einer Interaktion des Antibiotikums mit Lungensurfactant).**

- 1-mal 4 mg/kg KG/Tag i.v. über 30 min für maximal 7–14 Tage bei cSSTI
- 1-mal (8)–10–(12) mg/kg KG/Tag v. über 30 min für >4 Wochen bei Endokarditis. Bei MRSA- Infektionen die höhere Dosierung wählen! Evtl. in Kombination mit Rifampicin 2×450 mg/kg KG/Tag i.v.
- Keine Dosisanpassung bis CrCl von <30 ml/min; (bei Kreatinin-Clearance <30 ml/min bzw. bei Hämodialyse oder CAPD Verlängerung des Dosisintervalls auf 48 h!)
- Bei CVVH Dosierungsintervall belassen und evtl. Dosiserhöhung!

- **Nebenwirkungen**

Gastrointestinale Nebenwirkungen in bis zu 7 % der Fälle (Diarrhö, Erbrechen), Muskelschmerzen, Muskelschwäche, **Myositis und Rhabdomyolyse** (dosisunabhängig!) insbesondere bei Niereninsuffizienz (Kontrolle der CK-MM und Therapieabbruch bei CK-Anstieg auf das >5-Fache der Norm, **Vorsicht bei simultaner Einnahme von CSE-Hemmern**), Kopfschmerzen, Pilzinfektionen (Soor), Erhöhung der Leberenzyme.

- **Kontraindikationen**

Schwangerschaft, Patienten mit Myopathie (relativ), Patienten mit Statin-Einnahme.

❯ **Aufgrund des Wirkmechanismus ist keine Kreuzresistenz zu erwarten!**

Anmerkung: Daptomycin wirkt in einigen Studien rascher als Vancomycin mit höherer Überlebensrate nach 4- bis 7-tägiger Therapiedauer. Ggf. Kombination von Daptomycin mit β-Laktamantibiotikum (höhere Behandlungserfolg von 90 % vs. 57 %).

Vancine

Zu dieser Substanzgruppe zählen die neuen Substanzen **Telavancin** sowie **Oritavancin** und **Dalbavancin** (beide in Phase-III-Zulassungsverfahren). Telavancin (Vibativ) ist im September 2011 in Europa zur Therapie von MRSA-Pneumonien zugelassen worden.

- **Wirkspektrum:** grampositive Bakterien einschließlich Enterococcus faecalis und faecium und MRSA
- **Wirklücke:** gramnegative und atypische Erreger
- **Wirkmechanismus:** Störung des späten Stadiums der Peptidglykansynthese (Zellwandsynthese)

- **Indikationen**

Komplizierte Haut- und Weichteilinfektionen durch grampositive Erreger einschließlich MRSA.

- 1,5–3 mg/kg KG/Tag über 30 min (Oritavancin) und 1,0 g/Woche (Dalbavancin)

11.2.5 Entwicklung neuer Antibiotika bzw. feste Kombinationen

In den letzten 10 Jahren sind die Grundlagenforschungen und Neuentwicklungen von Antibiotika von der Pharmaindustrie dramatisch heruntergefahren worden. Nur für 4 Präparate kann mit einer **Zulassung in naher Zukunft** gerechnet werden (2013):

- fixe Kombination des β-Laktamase-Inhibitors Avibactam mit Ceftazidim und Ceftarolin
- die beiden Vancine Dalbacin und Oritavancin (Phase-III-Studien)
- das Tetrazyklin Omedacyclin
- das Oxazolidinon Tedizolid Phase-III-Studien; Zulassung für cSSTI

Die **Vernebelung von Aminoglykosidantibiotika** (Tobramycin, Amikacin) über spezielle Vernebler (Neostar) könnte in naher Zukunft an Bedeutung gewinnen. Die Firma Bayer testet aktuell die Amikacin-Vernebelung (BAY41-6551).

❯ **Bei den meisten Antibiotika muss im Rahmen der Dauerdosis die Nierenfunktion berücksichtigt werden** (◘ Tab. 11.15).

Nachfolgend sind die einzelnen Antibiotika mit Dosierungsempfehlung und Besonderheiten aufgeführt (◘ Tab. 11.16).

▫ Tab. 11.15 Antibiotika und Nierenfunktion

Dosierungen unabhängig von der Nierenfunktion

Ceftriaxon	Clindamycin	Doxycyclin
Linezolid	Erythromycin	Rifampicin
Tigecyclin	Chloramphenicol	Moxifloxacin

Dosierung reduziert nur bei deutlicher Einschränkung der Nierenfunktion (Kreatinin-Clearance <30 ml/min)

Alpacillin	Cefotaxim	Ethambutol
Amoxicillin	Cefoxitin	Isoniazid
Ampicillin	Ceftazidim	Mezlocillin
Cefazolin	Ciprofloxacin	Penicillin G
	Cefuroxim	Piperacillin
		Trimethoprim/Sulfamethoxazol

Dosierung muss immer der Nierenfunktion angepasst werden!

Aminoglykoside	Fosfomycin	Vancomycin
	Ofloxacin	
	Teicoplanin	

▫ Tab. 11.16 Bakterizide Antibiotika

	Dosierung	Bemerkungen
Biosynthetische Penicilline		
Penicillin G (Penicillin 5/10)	3-mal 10–20 Mega i.v. (bei offener Fraktur) Kinder: 3-mal 50.000 IE/kg/Tag Niedrige Dosis: 3- bis 4-mal 0,5–1,0 Mio. IE i.v.	1 Mio. IE = 0,6 g hohe Na⁺-Belastung! (1 Mio. IE = 1,86 mmol Na⁺) Gut wirksam gegen: Streptokokken, Pneumokokken, Meningokokken und Borrelien Wirklücke bei: Enterokokken, Enterobakterien, Bacteroides fragilis, Pseudomonas aeruginosa Zusatzdosis bei Hämodialyse (HD): 1–2 Mio. IE
Semisynthetische Penicilline (Derivate der 6-Aminopenicillansäure)		
Propicillin (Baycillin Mega)	p.o.: 3-mal 1,0 Mio. IE	Resorption ist unabhängig von der Nahrungsaufnahme!
Staphylokokken-Penicilline (penicillinasefest)		
Oxacillin	4-mal 0,5–1 g i.v. oder p.o. (1 h vor dem Essen), maximal 8 g/Tag Kinder (>1 Woche): 100 mg/kg/Tag in 4 Dosen	Nicht bei Infektion durch methicillinresistente Staphylokokken (MRSA), dann Linezolid, Vancomycin, Teicoplanin, Clindamycin, Fosfomycin oder Fusidinsäure nach Antibiogramm bevorzugen Nebenwirkungen: GOT, GPT, AP, γ-GT↑
Flucloxacillin (Staphylex)	4-mal 0,5–1–2 g p.o., i.m., i.v.	
Breitspektrum-Penicilline		
Ampicillin (Binotal, Amblosin)	3- bis 4-mal (0,5-) 2,0 g i.v. Kinder: 150–200 (400) mg/kg/Tag in 4 ED oral: nur 40 % Resorptionsquote → Schädigung der Darmflora	Wirkt nicht bei: Staph. aureus, Klebsiellen Typischer Selektionskeim: Klebsiellen Mittel der 1. Wahl bei Enterokokken!

□ Tab. 11.16 (Fortsetzung)

	Dosierung	Bemerkungen
Amoxicillin	3- bis 4-mal 750 mg p.o. 3-mal 1(–2) g i.v. 4-mal 500 mg p.o. bei Ulkus und Heliobacter-pylorii-Nachweis; 80 % orale Resorption	Mittel der 1. Wahl bei Enterokokken-, Listerien- und Salmonelleninfektionen. Amoxicillin + Clavulansäure s. u. 2-bis 3-mal bessere enterale Resorption als Ampicillin, weniger gastrointestinale Störungen
Mezlocillin (Baypen)	3-mal 2–5 g i.v.	Gallengängig Spektrum: Anaerobier, Enterokokken, Enterobakterien, Pseudomonas aeruginosa Wirklücke: Klebsiellen und Staphylokokken
Pseudomonasaktive Penicilline		
Piperacillin (Pipril)	3-mal 2–4 g i.v. Kinder: 100–300 mg/kg/Tag in 4 Einzeldosen	Piperacillin + Tazobactam → Tazobac Breites Wirkspektrum Wirklücke: methicillinresistente Staphylokokken, Enterokokken, Clostridium diff., Listeria mono., Campylobacter Empfindlichkeit variiert: Pseudomonas spp., Acinetobacter spp. Piperacillin ist ab dem 1. Lebensmonat zugelassen!
β-Laktamaseantibiotika plus β-Laktamaseinhibitoren		
Piperacillin 4 g + Tazobactam 0,5 g (Tazobac/Tacobac EF)	2 (–3)mal 4,5 g i.v. ab Kreatinin 3,3 mg/dl 2-mal tgl.	Unterschiedlich empfindlich auf: Pseudomonas aeruginosa (8–15 % resistent), Bacteroides frag. (1 % resistent), Serratia marcescens; Enterobacter und Klebsiellen (10–20 % resistent!), Anaerobier Wirklücke: methicillinresistente Staphylococcus aureus, Enterococcus faecium
Amoxicillin + Clavulansäure (Augmentan)	3-mal 625–1250 mg p.o. 1 Tbl.= 0,5 g Amoxicillin + 0,125 g Clavulansäure 3- bis 4-mal 1,2–2,2 g i.v.	Wirkspektrum wie Ampicillin, erweitert auf Anaerobier und β-Laktamasebildner (Staphylokokken); wirkt nicht auf Citrobacter spp., Enterobacter, Pseudomonas spp., Serratia spp., Providentia spp., Morganella morganii
Ampicillin + Sulbactam (Unacid)	3-mal 3 g i.v	Wirkspektrum wie Ampicillin, erweitert auf Anaerobier und β-Laktamasebildner (Staphylokokken)
Sultampicillin (Unacid PD oral)	2-mal 375–750 mg p.o. 1 Tbl. = 0,5 g Ampicillin + 0,25 g Sulbactam p.o.	
Parenterale Cephalosporine		
Cephazolin (1. Generation) (Gramaxin)	3-mal 1–2 g i.v. Kinder: 25–100 mg/kg/Tag in 3–4 Dosen	Gutes grampositives Wirkspektrum
Cefoxitin (4. Generation) (Mefoxitin)	3-mal 1–2 g i.v.	Wirkt auch auf Anaerobier, inklusive Bacteroides fragilis **Cave:** Induktor von β-Laktamasen
Cefuroxim (2. Generation) (Zinacef)	3-mal 1,5 g i.v. Kinder: 100 mg/kg/Tag in 2–3 ED	Perioperative Antibiotikaprophylaxe in Orthopädie und Chirurgie Resistenzen bei: Pseudomonas spp., Legionellen, Serratia, Acinetobacter, Bacteroides, Listerien, indolpositiver Proteus, Clostridien, Enterokokken, Campylbacter und MRSA

◻ Tab. 11.16 (Fortsetzung)

	Dosierung	Bemerkungen
Cefotiam (2. Generation) (Spizef)	3-mal 2 g i.v.	Wirkt auch auf Enterobakterien
Ceftriaxon (3a. Generation) (Rocephin)	Am 1. Tag 2-mal 2 g, dann 1-mal 2 g i.v. Kinder: 50–100 mg/kg/Tag in 1 Dosis	Gallengängig (35–40 %), Kombination meist mit Metronidazol; längste HWZ der Cephalosporine: 6–9 h gegenüber 1–2 h bei den anderen Cephalosporinen
Cefotaxim (3a. Generation) (Claforan)	3-mal 2 g i.v. Kinder: in 3–4 Dosen	50–200 mg/kg/Tag
Ceftazidim (3b. Generation) (Fortum)	2 (–3)mal 2 g i.v.	»Pseudomonasantibiotikum«, bei vermutlicher Anaerobier- bzw. Staphylokokkenbeteiligung mit Clindamycin
Cefepim (4. Generation) (Maxipime)	2-mal 1,0 – 2,0 g i.v.	Wirkspektrum ähnlich wie Cefotiam, jedoch bessere Aktivität auf Pseudomonas aeruginosa, Enterobakterien, methicillinsensible Staphylokokken und Streptokokken
Ceftarolin (5. Generation) (Zinforo)	2-mal 0,6 g i.v. als KI > 60 min	Wirkspektrum auf grampositive (einschl. MRSA und penicillinresistente Pneumokokken) sowie einige gramnegative Bakterien (E.coli, Klebsiella pneumonia und oxytoca, Morganella morganii, … Wirklücke: Pseudomonas aeruginosa, Proteus spp., Mykoplasmen, ESBl-Keime

Unter Cefotaxim- oder Ceftriaxontherapie besteht die Möglichkeit der Selektion von Enterobacter cloacae! Des Weiteren Selektion von vancomycinresistenten Enterokokken (**Cave**: bei primärer Gabe von Cephalosporin und sekundär Vancomycin z. B. im Rahmen einer pseudomembranösen Kolitistherapie)

Orale Cephalosporine der Gruppe 1 (◻ Abb. 11.4)

Cefalexin (500 mg) (Cefporexin oder Oracef)	3-mal 1,0 g p.o.	Kinder: 25–100 mg/kg/Tag
Cefadroxil (500 mg) (Bidocef, Grüncef)	2-mal 1,0 g p.o.	Kinder: 50–100 mg/kg/Tag
Cefaclor (500 mg) (Panoral, Cefallone)	3-mal 0,5–1,0 g p.o.	Eingeschränkte Aktivität gegenüber Haemophilus influenzae Kinder: 30–50(–100) mg/kg/Tag

Orale Cephalosporine der Gruppe 2 (◻ Abb. 11.4)

Cefuroximaxetil (250 mg) (Elobact, Zinnat)	2-mal 250–500 mg p.o.	Einnahme nach dem Essen (höhere Bioverfügbarkeit!), gute Aktivität gegen Haemophilus influenzae und gramnegative Keime Kinder: 20–30 mg/kg/Tag
Loracarbef (400 mg) (Lorafem)	2-mal 200–400 mg p.o.	Kinder: 15–30 mg/kg/Tag

◻ Tab. 11.16 (Fortsetzung)

	Dosierung	Bemerkungen
Orale Cephalosporine der Gruppe 3 (◻ Abb. 11.4)		
Cefixim (200 mg) (Cephoral, Suprax)	1- bis 2-mal 200–400 mg p.o.	Wirklücke: Enterokokken, Staphylokokken, Bacteroides fragilis, Pseudomonas aeruginosa Bessere Aktivität gegenüber gramnegativen Keimen Kinder: 8–12 mg/kg/Tag
Cefpodoxim (200 mg) (Orelox, Podomexef)	2-mal 200–400 mg p.o.	Kinder: 5–12 mg/kg/Tag **Cave:** eingeschränkte Aktivität gegenüber Staphylokokken
Ceftibuten (200 mg) (Keimax)	1-mal 400–800 mg p.o.	Kinder: 9 mg/kg/Tag **Cave:** eingeschränkte Aktivität gegenüber Pneumokokken und Streptokokken
Cefetamet (500 mg) (Globocef)	2-mal 500 mg p.o.	Kinder: 10–20 mg/kg/Tag
Carbapeneme bzw. Thienamycine		
Imipenem + Cilastatin (Zienam)	3-mal 0,5 g bis 3-mal 1 g i.v. Kinder: 4-mal 15 mg/kg/Tag Max. 4 g bzw. 2 g bei Kindern	**Cave:** Selektion von Stenotropomomas maltophilia! Lücke bei: Enterokokken, Legionellen, Pseudomonas maltophilia und cepacia sowie methicillinresistenten Staphylokokken → Kombination mit Gykopeptidantibiotikum Vancomycin oder Linezolid **Cave:** Krampfanfälle! (1–3 %) Antibiotikum der engeren Wahl bei nekrotisierender Pankreatitis Cilastatin hemmt die Dihydropeptidase, wodurch die Bildung eines nephrotoxischen Imipenemabbauprodukts verhindert wird
Meropenem (Meronem)	3-mal 0,5 g bis 3-mal 1 g i.v. 2- bis 3-mal 2,0 g bei Meningitis SG/Kinder: 3-mal 10–20 mg/kg KG	(Kein Cilastatin notwendig), geringeres Krampfpotenzial Ab dem 3. Lebensmonat zugelassen
Ertapenem (Invanz)	1-mal 1,0 g i.v.	Zugelassen für schwere ambulant erworbene Pneumonien, frühe nosokomiale Infektionen, intraabdominelle Infektionen (nekrotisierende Pankreatitis, sekundäre Cholangitis, sekundäre Peritonitis), Infektionen in der Gynäkologie, schwere Infektionen der Haut- und des Weichteilgewebes (nur in den USA), diabetischen Fuß Wirklücke: Pseudomonas spp. (**Cave** bei Kolonperforationen!), MRSA, atypische Erreger, Legionellen und Enterokokken
Doripenem (Doribax)	3-mal 500 mg als KI über 1–4 Stunden	Keine Dosisanpassung bis zu einer Kreatinin-Clearance von 50 ml/min! Anschl. 250 mg alle 8 h bis zu einer Kreatinin-Clearance von 30 ml/min, ab dann 250 mg alle 12 h Kontraindikation: Patienten <18 Jahre
β-Laktamaseinhibitoren		
Sulbactam (Combactam)	3- bis 4-mal 1,0 g i.v. vor der eigentlichen Antibiotikagabe	Nur in Kombination sinnvoll, da selbst keine antibakterielle Wirkung
Clavulansäure		In Augmentan in fester Kombination, hepatotoxisch
Tazobactam		In Tazobac in fester Kombination

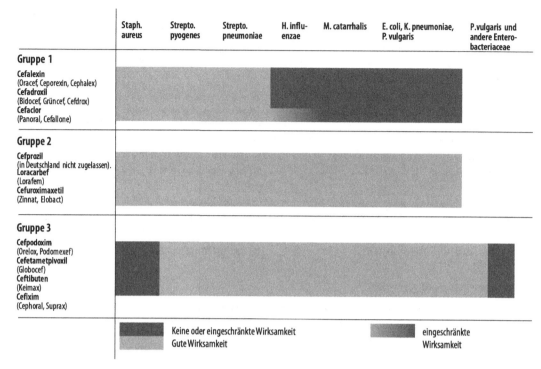

● **Abb. 11.4** Wirkspektrum der oralen Cephalosporingruppen. (Adaptiert nach Scholz et al. 1999)

11.2.6 **Reserveantibiotika**

Colistimethat-Natrium (CMS)

— Colistimethat-Natrium (CMS) bzw. Polymyxine E (Colistimethat-Natrium Infectopharm
1,0 Mio. IE) ist ein so genanntes Prodrug,
welches nach i.v. Applikation durch Hydrolyse
in die pharmakologisch aktive Colistin-Base
umgewandelt wird.

— Aus 80 mg CMS (= 1 Mio. IE) werden ca.
33 mg Colistin-Base freigesetzt.

— **Wirkmechanismus**: Interaktion des Colistins
mit dem bakteriellen Lipid A → Destabilisie-
rung der Zellmembran → Efflux von Kalium
→ Platzen des Bakteriums.

— Wirkung nur auf Prokaryonten!

— **Wirkspektrum**: multiresistente gramnegative
Erreger wie Acinetobacter baumanii, Entero-
bacteriaceae wie z. B. Kebsiella pneumoniae,
Kryptokokken, Vibrionen und Nokardien!

— **Wirklücke**: Anaerobier, Pseudomonaden

— **Metabolismus**: keine aktive Metabolisierung

■ **Indikationen**

Nosokomiale Pneumonie und komplizierte Harnwegsinfekte.

■ **Kontraindikationen**

Porphyrie, Schwangerschaft.

■ **Nebenwirkungen**

Neurotoxizität (<5 %), Nephrotoxizität (5–35 %).

Dosierung

— **Intravenöse Dosis:** 9 Mio. IE loading dosis,
anschl. 2×4,5 Mio. IE/Tag i.v.

— **Vernebelung** von Colistin wird nicht empfohlen (Umweltkontamination!, unsichere
Zielortkonzentration nach Welte!)

— **Intrathekales** Colistinmethylsulfat: 20.000–
100.000 IE/Tag bzw. 10 mg/Tag

— **Durchschnittliche Colistin-Zielkonzentra-
tion:** 1,0–2,5 mg/l

▼

- **Formel zur Bestimmung der Aufsätti-**
  gungsdosis: CMS (Mio. IE) = Colistin-Ziel-
  konzentration (mg/l) × 0,06 × kg KG
- **Formel zur Bestimmung der Erhaltungs-**
  dosis pro Tag: CMS (Mio. IE) = Colistin –
  Zielkonzentration (mg/l) × (0,05 × CrCl +1)
- Therapeutisches Drug Monitoring unter
  Hämodialyse und Hämofiltration!

Anmerkung: Keine Monotherapie, möglichst Kombination mit Rifampicin empfohlen → nachgewiesener Synergismus; sonstige Kombinationsmöglichkeiten mit Makroliden, Carbapenemen, Azaliden oder Tygacil. Die Kombination von Colistin und Tigecyclin führt zu einem anhaltenden bakteriziden Effekt z. B. auf multiresistente Acinetobacter baumannii.

Neuentwicklungen: liposomale Polymyxin-Formulierung bzw. Dextrin-Colistin-Konjugate, die langsam das »gebundene« Colistin freisetzen.

Fosfomycin (Infectofos)

Gehört zur Gruppe der Epoxid-Antibiotika und weist gutes Penetrationsvermögen in Weichteilgewebe, Liquor, Lungengewebe auf, bakterizider Effekt.

- **Wirkspektrum:** nur grampositive Bakterien einschließlich Enterococcus faecalis und faecium, VRE und MRSA
- **Wirklücke:** natürliche Resistenz gegenüber Listeria monocytogenes, Bacteroides spp., Serratia ssp.; VRE in < 60 % der Fälle resistent, MRSA-Resistenz <1 %, ESBL ca. 10–20 %
- **Wirkmechanismus:** Hemmung der Zellwandsynthese
- **Pharmakokinetik:**
  - **Biotransformation:** vorwiegend unveränderte renale Elimination (bis 90 %)
  - **Proteinbindung:** keine

Dosierung

- 3×5 g bis 2×8 g i.v.

- **Nebenwirkungen**

Hypernatriämie (14,5 mmol Na^+/g Fosfomycin), Kopfschmerzen, Exanthem.

❯ **Keine Monotherapie!**

11.2.7 Nur oral einsetzbare Antibiotika, z. B. zur Therapie der CDAD

Rifaximin (Xifaxan)

- **Wirkspektrum:** Clostridium difficile
- **Wirkmechanismus:** Hemmung der Proteinbiosynthese
- wird nicht resorbiert und wirkt nur auf die Darmbakterien!

- **Indikationen**

Clostridium-difficile-assoziierte Diarrhö (CDAD), milde Form.

Dosierung

- 3×200 mg bzw. 2×400 mg p.o.

Fidaxomicin (Dificlir)

- **Wirkmechanismus:** Hemmung der Proteinbiosynthese in einem frühen Stadium (DNA-abhängigen RNA-Polymerase)
- **Wirkspektrum:** bakterizid gegenüber Clostridium difficile und effiziente Unterdrückung der **Sporenbildung**; wirkt nur schwach gegenüber grampositiven Keimen und nicht gegenüber obligaten, gramnegativen Anaerobier

- **Indikationen**

Schwere Clostridium-difficile-assoziierte Diarrhö (CDAD) bzw. Rezidivinfektion.

Dosierung

- 2×200 mg p. o. für 10 Tage, insbesondere bei Rezidivinfektionen

◻ Tab. 11.17 Bakteriostatische Antibiotika

	Dosierung	Bemerkungen
Sulfonamide		
Trimethoprim + Sulfame-thoxazol = Cotrimoxazol (Bactrim, Eusaprim)	2-mal 2 Tbl. p.o. oder 2-mal 80 mg TMP/400 mg SMZ i.v.	Harnwegsinfekt, Bronchitis, Enteritis, Typhus, Pneumocystis carinii, Toxoplasmose
Makrolide		
Roxithromycin (Rulid)	2-mal 150 mg p.o.	Höhere Serumspiegel als die anderen Makrolide (75 % Bioverfügbarkeit)
Clarithromycin (Klacid)	2-mal 250 (–500) mg p.o. oder 2-mal 500 mg i.v.	Gute Gewebegängigkeit, bessere Anreicherung in Lungengewebe und Alveolarmakrophagen als Erythromycin (55 % Bioverfügbarkeit) Einsatz bei Helicobacter-pylorii-Gastropathie, wirksam auch gegen Haemophilus influenzae
Erythromycin (Erythrocin)	3- (bis 4-)mal 0,5 g p.o., i.v. als Kurzinfusion in 250 ml Kochsalz über 45 min	Ersatzantibiotikum bei Penicillin-Allergie. Mittel der Wahl bei Legionellen, Chlamydien, Mykoplasmen vorwiegend hepatische Eliminination HWZ: 1,5 h; nicht dialysierbar
Azithromycin (Zithromax)	1-mal 250–500 mg p.o.	Bessere Wirkung auf Haemophilus influenzae als Erythromycin
Lincosamide		
Clindamycin (Sobelin)	3-mal 600 mg i.v. als Kurzinfusion über mindestens 15 min, oder 3-mal 100–300 mg p.o. Kinder: 20 mg/kg/Tag in 3 Dosen	Wirkt gut gegen Anaerobier, Staphylokokken und Streptokokken, Corynebakterien, gute Penetration in Knochen und Abszessgebiete (Anreicherung in Leukozyten), Verstoffwechselung über die Leber! nicht wirksam gegen: Enterokokken, Enterobacteriacae; E.coli, Klebsiellen, Haemophilus influenzae, Neisserien, Ureoplasma ureolyticum **Cave:** in 5–10 % gastrointestinale Nebenwirkungen und selten Selektion von Clostridium difficile (blutige Durchfälle), selten hepatotoxisch
Tetracycline		
Doxycyclin	Initial 200 mg, dann 1-mal 100–200 mg i.v. p.o.: 1-mal 200 mg Kinder: initial 4 mg/kg i.v./p.o., dann 2 mg/kg in 1 Dosis	Bevorzugt bei Rickettsien-, Chlamydien- und Mykoplasmeninfektionen Wirklücke: Pseudomonas aeruginosa, Proteus, Serratia, Providentia

11.2.8 Bakteriostatische Antibiotika

In ◻ Tab. 11.17 sind bakteriostatisch wirksame Antibiotika mit ihrer empfohlenen Dosierung und Besonderheiten aufgeführt.

◻ Tab. 11.18 führt weitere Antibiotika mit Dosierungsempfehlung und Besonderheit auf.

11.2.9 Antibiotikaresistenz

Ursachen

- Chromosomal kodierte Resistenzen = kodierte Resistenz mit vertikaler Übertragung (sozusagen von Mutter auf Tochter), konstitutiv ausgeprägt, Induktion möglich
- plasmidkodierte Resistenzen = horizontale Übertragung unter den Bakterienstämmen

◻ **Tab. 11.18** Dosierungsempfehlung und Besonderheiten weiterer Antibiotika

	Dosierung	Bemerkungen
Monobactame		
Aztreonam (Azactam)	2- bis 3-mal 1–2 g i.v.	Wirkt nur auf gramnegative Keime! Alternative zu den Aminoglykosiden, keine Anaerobierwirkung
Aminoglykoside		
Gentamicin (Refobacin)	1-mal 340–400 mg/Tag i.v. (3–5 mg/kg/Tag), dann nach Spiegel	Talspiegel: <0,5 mg/l, bei Niereninsuffizienz deutliche Dosisreduktion
Tobramycin (Gernebcin)	1-mal 340–400 mg/Tag i.v. (3–5 mg/kg/Tag), dann nach Spiegel (intratracheal 3-mal 50 mg)	Talspiegel: <0,5 mg/l, bei Niereninsuffizienz deutliche Dosisreduktion gelegentlich auch intratracheale Anwendung oder Vernebelung (4-mal 80 mg) → Wirkung nicht einheitlich beurteilt! Gute Wirkung auf Pseudomonas aeruginosa
Paromomycin (Humatin)	2,0 g p.o. verteilt auf 4 Dosen	Therapie der hepatischen Enzephalopathie und bei $NH_3 \uparrow$
Glykopeptide		
Vancomycin (Vancomycin)	2-mal 2 g bzw. 4-mal 0,5 g i.v. (40 mg/kg/Tag) über 60 min Kinder: 20–40 mg/kg/Tag in 2 Dosen (bei pseudomembranöser Kolitis orale Gabe von 4-mal 250 mg für 7–10 Tage)	Talspiegel: 5–10 mg/l; Spitzenspiegel: 30–40 mg/l (bei 0,5 g 1 h, bei 1 g 2 h nach Gabe) bei zu schneller Infusion Red-neck-Syndrom (Histaminfreisetzung), nicht dialysierbar, bei Anurie 1,0 g alle 1–2 Wochen; unter Hämofiltration (HF) ist eine häufigere Gabe notwendig!
Teicoplanin (Targocid)	Initial 800 mg, dann 1-mal (200-)400 mg/Tag i.v. (ca. 6 mg/kg) CVVHD: 1.Tag: 800 mg; 2+3 T.: 400 mg, dann 400 mg jeden 2.–3. Tag. Kinder: SD: 2-mal 10 mg/kg/Tag ED: 1-mal 10 mg/kg/Tag	Talspiegel: 5–15 mg/l Gabe mindestens 3 Tage über Entfieberung hinaus; wirkt nicht auf gramnegative Bakterien! bessere Wirkung auf Enterokokken im Vergleich zu Vancomycin
Fosfomycin (eigenständigen Gruppe der Phosphonsäurederivate ohne Ähnlichkeit zu anderen Antibiotika)		
Fosfomycin (Infectofos)	2- bis 3-mal 3–5–8 g i.v. bzw 2- bis 3-mal 50–80 mg/kg KG bei Kindern	Breites auch nosokomiales Wirkspektrum S. aureus, S. epidermidis, Enterokokken, E. coli, Klebsiella pneumoniae, Serratia, multiresistente Pseudomonaden aeruginosa einschl. MRSA, VRE, ESBL-Bildner; Wirklücke: Acinetobacter baumannii, Burkholderia cepacia, Morganella morganii, Klebsiella terrigena, Providentia stuartii, Chlamydien und Mykoplasmen, Legionellen, Bordella pertussis Kontraindikation: Niereninsuffizienz (CrCl < 20 ml/min): wird zu 90–95 % über die Niere ausgeschieden Hypernatriämie (1 g Fosfomycin ≙ 14,5 mmol Na⁺)
Gyrasehemmer (Chinolone, Fluorchinolone)		
Ofloxacin (Tarivid)	2-mal 200–400 mg/Tag p.o. oder i.v.	Gute orale Resorption Wirklücke: Stenotrophomonas maltophilia, Pseudomonas cepacia, Entercoccus faecalis, Clostridium difficile, Nocardia
Ciprofloxacin (Ciprobay)	2- (bis 3-)mal 400 mg i.v. 2-mal 0,5 g (0,25) p.o. Unter HDF bzw. HF nur Einmalgabe	Enteritis, Harnwegsinfekt Nebenwirkungen zentralnervöse Störungen, (Verwirrtheit), in Einzelfällen zerebrale Krampfanfälle; sollte nicht für die Behandlung von nosokomialen Late-onset-Pneumonien eingesetzt werden · möglicherweise Selektion von MRSA Anstieg des Theophyllinspiegels um 25 % unter simultaner Anwendung

◘ Tab. 11.18 Dosierungsempfehlung und Besonderheiten weiterer Antibiotika

	Dosierung	Bemerkungen
Norfloxacin (Barazan)	2-mal 400 mg p.o.	Urologische Infektion mit multiresistenten Keimen, Prophylaxe Reisediarrhö Wirklücke: Anaerobier, Chlamydien, Mykoplasmen
Enoxacin (Gyramid)	1-mal 1 Tbl. (= 200 mg) bis 2-mal 2 Tbl. bei schweren Harnwegsinfektionen nur p.o.	Infektionen der Niere, der Harnwege sowie der Prostata; Gonorrhö; Infektionen der Atemwege einschließlich des Hals-, Nasen- und Ohrenbereichs, Infektionen der Haut- und Hautanhangsgebilde **Cave:** gleichzeitiger Gabe von Ranitidin führt zur Resorptionsbeeinträchtigung von Enoxacin
Levofloxacin (Tavanic) (linksdrehendes Enantiomer des Razemats Ofloxacin)	1- bis 2-mal 500 mg p.o./i.v. Bei unkompliziertem HWI: 1-mal 250 mg Bei Kreatinin-Clearance <50 ml/min: Dosisreduktion!	Höhere Aktivität im grampositiven Bereich (Pneumokokkenpneumonie) und gegen atypische Erreger (Mykoplasmen, Chlamydien), inkl. penicillinresistenter Pneumokokken und Klebsiellen
Moxifloxacin (Avalox)	1-mal 400 mg p.o. oder i.v. als Kurzinfusion über >30 min	Einsatz bei Atemwegsinfektionen, wirkt auf grampositive und -negative Keime, auf atypische Erreger sowie auf Anaerobier → kein Metabolismus über das P_{450}-System besonders gut geeignet zur Therapie von ambulant erworbenen Pneumonien oder Knochen- und Weichteilinfektionen sowie bei nekrotisierender Pankreatitis, keine Wirkung gegen Pseudomonas spp.! hohe Gewebegängigkeit (auch bei Pankreatitis) Keine Dosisreduktion bei Niereninsuffizienz oder CVVH!
Nitroimidazole		
Metronidazol (Clont, Flagyl)	3-mal 0,5 g i.v. Kinder: 3-mal 10 mg/kg/Tag Behandlungsdauer: <10 Tage	Wirkt gut auf: obligate Anaerobier, Amöben und Flagellaten Wirkmechanismus: Ausbildung von DNA-Strangbrüchen und Entspiralisierung der Doppelhelix
Oxazolidinone		
Linezolid (Zyvoxid)	2-mal 600 mg i.v. (Infusionslsg. mit 2 mg/ml) 2-mal 1 Filmtbl (= 600 mg) oder Granulat (= 100 mg/5 ml) p.o.	Spektrum: Staphylokokken (inkl. MRSA, MRSE, GISA) und Streptokokken (inkl. penicillinresistente Pneumokokken), Enterokokken (inkl. VRE) und grampositive Erreger, keine Dosisanpassung bei Leber- oder Niereninsuffizienz Nebenwirkungen Kopfschmerz, Diarrhö, Übelkeit, Erbrechen
Ansamycine		
Rifampicin (Rifa)	10 mg/kg/Tag mindestens 450 mg, maximal 700 mg i.v. oder p.o. Säuglinge >3 Monate und Kleinkinder: 15 mg/kg	Wirkspektrum: Mykobakterien, Streptokokken, Staphylokken, (auch Legionellen und Enterokokken) keine prophylaktische Gabe oder Single-Therapie mit Rifampicin bei Tuberkuloseanamnese! Hohe Resistenzentwicklung bei Staphylokokkeninfektionen Nebenwirkungen GOT/GPT (5–20 % der Fälle), bei GOT >100 U/l Substanz absetzen! Gefahr der akuten Leberdystrophie → keine simultane Gabe mit Ritonavir oder Saqiunarvir wegen Gefahr einer medikamentösen Hepatitis, Neutro-, Thrombopenie, zentralnervöser Störungen, interstinaler Nephritis, Enzyminduktion! (**Cave:** Pille, Marcumar-Therapie)

mittels Bakteriophagen oder durch Konjugation und Austausch von extrachromosomaler DNS (springende Gene)

Die **Resistenzentwicklung gegenüber β-Laktamantibiotika** beruht auf:

- Bildung von das Antibiotikum inaktivierenden Enzymen wie z. B. β-**Laktamasen** (Resistenz ist chromosomal- oder plasmidgespeichert) bzw. **Carbapenemasen** (z. B. New Delhi Metallo-β-Laktamasen = NDM-1); Umgehung der Resistenz bei β-Laktamasen durch Gabe von Isoxazolyl-Penicillinen oder β-Laktamase-Inhibitoren wie z. B. Clavulansäure, Sulbactam, Tazobactam)
- Vorkommen von **veränderten Zielstrukturen** (z. B. Penicillin-Bindeproteine) d. h. keine Bindungsmöglichkeit des Antibiotikums an das Bakterium
- bakteriellen **Membran- bzw. Permeabilitätsveränderungen** (Efflux/Influx) oder aktiven Ausschleusmechanismen, d. h. Bakterienzelle ist nicht permeabel für das Antibiotikum, oder das Antibiotikum wird wieder ausgeschleust, z. B. durch aktive Effluxpumpe wie bei den Tetrazyklinen
- Fehlen der **Bakterienzellwand**, z. B. bei den Mykoplasmen/Chlamydien
- veränderter **Permeabilität des Antibiotikums**, z. B. bei Aminoglykosiden
- verminderter **DNS-Polymerasebindung** wie bei Rifampicin-Resistenzen

Weltweit ist ein Trend zur Resistenzentwicklung mit Ausbreitung resistenter Stämme feststellbar, v. a. **methicillinresistente Staphylokokken** (MRSA), **penicillin- und makrolidresistente Pneumokokken**, **vancomycinresistente Enterokokken** (VRE) bzw. **multiresistente Enterokokken**. Selten werden die Enterbacteriacae durch Bildung von NDM-1 (Carbapenemasen) resistent!

Grund: unkontrollierter und unkritischer Antibiotikaeinsatz im Klinikbereich (meist auch zu niedrig dosierte Antibiotikatherapie), leichte, außerklinische Verfügbarkeit der Antibiotika (z. B. frei verkäufliche Antibiotika in Frankreich und Spanien), Verfütterung von Antibiotika in Tiermast und Zucht (z. B. Chloramphenicol).

Resistenzkarte im Internet: www.earss.rivm.nl oder www.antibiotika-sari.de

Antibiotika-Cycling

In den letzten Jahren kam es zu einer deutlichen Zunahme von Antibiotikaresistenzen in den Krankenhäusern und auch im ambulanten Bereich. Diese Antibiotikaresistenz ist assoziert mit einer höheren Morbidität, Letalität und höheren Krankenhauskosten. Betroffen sind v. a. folgende Keime:

- Escherichia coli mit Fluorchinolonresistenz
- Staphylococcus aureus mit Oxacillinresistenz: ca. 20 % aller Isolate sind mittlerweile oxacillin-/methicillinresistent
- Pseudomonaden mit zunehmender Multiresistenz (MDR) gegenüber Ceftazidim, Ciprofloxacin, Piperacillin/Tazobactam und Meropenem
- Acinetobacter mit β-Laktamantibiotikaresistenz
- gramnegative Keime mit ESBL-Bildung

Zur **Vermeidung** von Resistenzentwicklungen auf der Intensivstation gibt es verschiedene Ansätze:

- Anwendung des Tarragona-Konzeptes (vor allem der kurze und adäquate Antibiotikaeinsatz)
- »mixed antibiotic therapy«: der Einsatz von verschiedenen Antibiotika bzw. Antibiotikagruppen zur selben Zeit bei Intensivpatienten
- zurückhaltender Einsatz von Antibiotika, nur bei Infektionen mit klinischer Symptomatik (»Antibiotika sind keine Antipyretika«)
- turnusmäßiger Wechsel der häufig eingesetzten Antibiotika (z. B. alle 6 Monate). Dies führt langfristig allerdings zu keiner Reduktion der allgemeinen Resistenzentwicklung, sondern nur zu einer zyklischen Verlagerung des Problemkeimspektrums und wird daher aktuell nicht mehr empfohlen!

Durch den Einsatz bestimmter Antibiotikagruppen können die in ◘ Tab. 11.19 aufgeführten **Resistenzen** induziert werden.

Das **Wirkspektrum der wichtigsten Antibiotika** unter Berücksichtigung des PEG-Resistenzmusters zeigt ◘ Abb. 11.5.

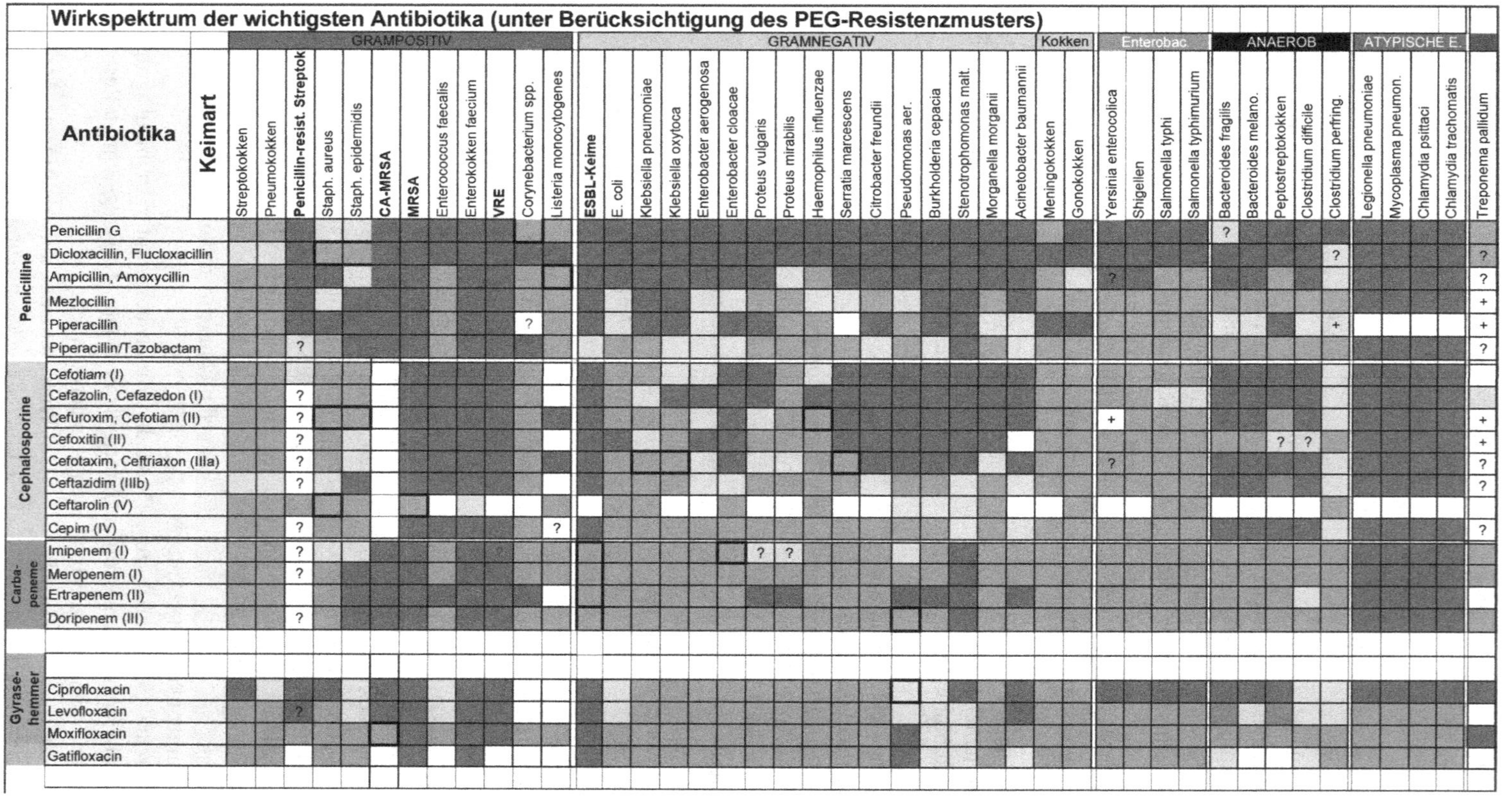

Abb. 11.5 Wirkspektrum der wichtigsten Antibiotika (unter Berücksichtigung des PEG-Resistenzmusters); Pneumokokken (Strept. pneumoniae, Meningokokken [Neisseria meningitidis], Gonokokken [Neisseria gonorrhoae]). (Adaptiert nach Prof. F.-J. Schmitz [Bayer-Broschüre] und Prof. Thalhammer/Prof. Grabein [Infektiologie. Kompendium der antimikrobiellen Therapie], Prof. H. Geiss [Wyeth-Wirkspektrum], Fachinformationen sowie Stellungnahmen der pharmazeutischen Industrie zu ihren Produkt sowie anhand der Antibiogramme der Intensivstation des EVK Düsseldorf)

Wirkspektrum der wichtigsten Antibiotika (unter Berücksichtigung des PEG-Resistenzmusters)

Keimart / Antibiotika

Erregergruppen (Spalten):
- Streptokokken
- Pneumokokken
- Penicillin-resist. Streptok.
- Staph. aureus
- Staph. epidermidis
- CA-MRSA
- MRSA
- Enterococcus faecalis
- Enterokokken faecium
- VRE
- Corynebacterium spp.
- Listeria monocytogenes
- ESBL-Keime
- E. coli
- Klebsiella pneumoniae
- Klebsiella oxytoca
- Enterobacter aerogenosa
- Enterobacter cloacae
- Proteus vulgaris
- Proteus mirabilis
- Haemophilus influenzae
- Serratia marcescens
- Citrobacter freundii
- Pseudomonas aer.
- Burkholderia cepacia
- Stenotrophomonas malt.
- Morganella morganii
- Acinetobacter baumannii
- Meningokokken
- Gonokokken
- Yersinia enterocolica
- Shigellen
- Salmonella typhi
- Salmonella typhimurium
- Bacteroides fragilis
- Bacteroides melano.
- Peptostreptokokken
- Clostridium difficile
- Clostridium perfring.
- Legionella pneumoniae
- Mycoplasma pneum.
- Chlamydia psittaci
- Chlamydia trachomatis
- Treponema pallidum

Gruppierungen: GRAMPOSITIV, GRAMNEGATIV (Kokken, Enterobac.), ANAEROB, ATYPISCHE E.

Antibiotika (Zeilen):
- Glyko-peptide: Vancomycin, Teicoplanin; Oritavancin; Dalbavancin
- Amino-glykosid: Gentamicin; Tobramycin; Amikacin
- Makrolide/Azalide: Erythromycin; Roxithromycin; Azithromycin; Clarithromycin
- Telithromycin
- Sonstige: Doxycyclin; Cotrimoxazol; Metronidazol; Linezolid; Quinopristin/Dalfopristin; Tigecyclin; Fosfomycin; Daptomycin

Legende:
- sehr gut wirksam (> 80% wirksam)
- fragliche Resistenz bzw. mäßig wirksam, Einsatz nur nach Testung (> 20% Resistenzen)
- unwirksam bzw. nur schwach wirksam
- keine Angaben
- bevorzugte Substanz beim entsprechendem Erreger

◻ **Abb. 11.5** (Fortsetzung)

◘ Tab. 11.19 Antibiotika-induzierte Resistenzen. (Adaptiert nach Paterson 2004)

Antibiotikum	Erreger	
Durch Cephalosporine	Grampositive Problemkeime	Vancomycinresistente Enterokokken, z. B. durch Ceftriaxon
	Gramnegative Problemkeime	ESBL-bildende Klebsielle durch sog. Cephalosporine der Oximogruppe (Cefuroxim, Cefotaxim, Ceftriaxon, Ceftazidim) β-Laktam-resistente Acinetobacter spp. Clostridium difficile
Durch Fluorchinolone	Grampositive Problemkeime	Methicillinresistente Staphylococcus aureus
	Gramnegative Problemkeime	Chinolonresistente gramnegative Erreger, inklusive Pseudomonas aeruginosa

◘ Tab. 11.20 Einteilung der Antimykotika

Polyene	Triazole	Echinocandine	Nukleinsäuresynthese-hemmer (Antimetabolite)
Amphotericin B – liposomales Amphotericin B (Ambisome) – ABCD (Amphocil) – ABLC (Abelcet) – Suspension (Amphomoronal)	Miconazol (Daktar)	Caspofungin (Cancidas)	Flucytosin (Ancotil)
Nystatin (Moronal)	Ketoconazol (Nizoral) Fluconazol (Diflucan) Voriconazol (Vfend) Itraconazol (Sempera) Posaconazol (Noxafil) (Ravuconazol) (Isavuconazol) (Albaconazol)	Anidulafungin (Ecalta) Micafungin (Mycamine)	Nystatin (Moronal)

11.3   Antimykotika

Klinische Zulassung der Antimykotika

1959   Zulassung von konventionellem Amphotericin B

1990   Zulassung von Fluconazol (Diflucan)

2001   Zulassung von Caspofungin (CANCIDAS) in Deutschland

2002   Zulassung von Voriconazol (VFend) in Deutschland

2002   Zulassung von Micafungin in Japan

2003   Zulassung von Itraconazol (Sempera) in Deutschland zur intravenösen Applikation

2005   Zulassung von Posaconazol (Noxafil) in Deutschland

2008   Zulassung des Echinocandins Anidulafungin (Ecalta)

2008   Zulassung des Echinocandins Micafungin (Mycamine) in Deutschland

11.3.1 Einteilung

◘ Tab. 11.20 zeigt die Gruppeneinteilung der Antimykotika.

11.3.2 Wirkprinzipien

Hauptangriffsorte für eine antimykotische Wirkung sind die:

- **Zellmembran** (Azole, Polyene)
- **Zellwand** (Echinocandine) und
- **Nukleinsäuresynthese** (Flucytosin)

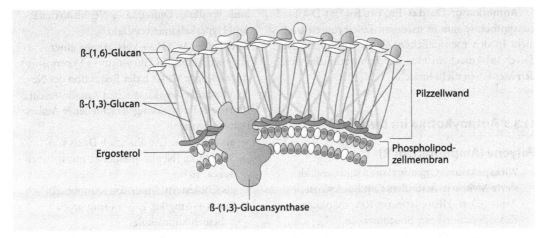

Abb.11.6 Schematischer Aufbau der Pilzzellwand. (Adaptiert nach Glasmacher 2001)

Anmerkung: Die Zellmembran der Pilzzelle hat eine ähnliche Struktur wie die anderer Eukaryonten (Phospholipiddoppelschicht mit Proteinen sowie Sterinen und enthält ferner Enzyme, die Bestandteile der Zellwand aufbauen. Das wichtigste Sterin bei Pilzen ist das **Ergosterol**, während in der menschlichen Zellmembran **Cholesterin** vorhanden ist) (**Abb. 11.6**).

Die meisten antimykotischen Substanzen beeinflussen die Synthese bzw. die Funktion der **Zellmembran** (Polyene, Azole) oder die Synthese der **Zellwand** der Pilze:

- Die **Echinocandine** beeinflussen die Synthese der **Pilzzellwand**.
- Die Polyene wie z. B. Amphotericin B binden in der Zellwand direkt an Ergosterin. Die Polyensterinkomplexe ordnen sich dadurch neu an und bilden in der Zellwand kleine Poren, durch die es zu einem Elektrolytverlust der Zelle und letztlich zum Zelltod kommt.
- Die **Azole** (Ketoconazol, Fluconazol, Itraconazol, Posaconazol) verhindern die Synthese des Ergosterins, indem sie an ein pilzspezifisches Cytochrom-P450-Enzym, die **Lanosterin-14-α-Demethylase**, blockieren → Verhinderung der Demethylierung des Lanosterins zum Ergosterin → Steigerung der Zellpermeabilität, Hemmung des Zellwachstums und -vermehrung.
  Anmerkung: Azole interagieren z. T. mit dem menschlichen Cytochrom-P450-Enzymsystem!

- Das **5-Flucytosin** (Ancotil) hemmt mit der Nukleinsäuresynthese, einen für die Proteinsynthese notwendigen Schritt. Von vielen Pilzzellen wird Flucytosin über 5-Fluorouracil in weitere Bestandteile umgewandelt, die sowohl die Funktion als auch die Synthese von DNS und RNS hemmen → Störungen in der Proteinsynthese → Tod der Zelle
  - für die menschlichen Zellen relativ wenig toxisch, da diese Flucytosin nicht in 5-FU umwandeln
  - viele Pilzzellen weisen eine natürliche Resistenz gegen Flucytosin auf
  - schnelle Resistenzentwicklung (daher nur in Kombination einsetzbar)

Die **Echinocandine** (Caspofungin, Anidulafungin und Micafungin) sind Glukansynthesehemmer und richten sich gegen die Zellwand, die ihre Form und Stabilität durch Schichten langer Polysaccharidfibrillen erreicht. Dieses Gerüst aus Fibrillen ist mit verschiedenen Arten von Strukturpolysacchariden und einer kleinen Zahl von Proteinen und Lipiden besetzt.

Das Caspofungin beispielsweise bindet als Glukan-Synthese-Inhibitor an die Zellmembran, blockiert dort nicht-kompetitiv die Glukansynthase und verhindert somit den Aufbau der Glukane. Diese Hemmung ist hochspezifisch. Sie zerstört die Zellwandintegrität, führt zur osmotischen Instabilität der Zelle und bereits nach kurzer Einwirkzeit zum Absterben der Pilzzellen.

Anmerkung: Da das Enzym β-(1,3)-D-Glu-kansynthetase nur in niederen Eukaryonten und nicht in den menschlichen Zellen vorkommt, ist dieser Wirkmechanismus der Echinocandine für den Menschen nicht toxisch.

11.3.3 Antimykotika im Detail

Polyene (Amphotericin B)

- **Wirkspektrum:** Organmykosen und generalisierte Mykosen, besonders Candidamykose, Aspergillose, Histoplasmose, Kryptokokkose, Kokzidioidomykose, Blastomykose
- **Wirklücke:** Candida lusitaniae und Aspergillus terreus et flavus, Trichosporon bigelii, Fusarium spp., Scedosporium prolificans
- **Wirkmechanismus:** Permeabilitätserhöhung der Pilzmembran durch entstandene Poren nach Komplexbildung von Amphotericin mit Ergosterol (= essenzieller Bestandteil der Zellmembran von Pilzen)
- **Pharmakokinetik:**
  - **HWZ des Plasmapools:** 24–48 h, terminale HWZ: bis zu 15 Tagen
  - **Metabolisierung** von Amphotericin B in der Leber zu 34 Metaboliten, 5 % werden über die Nieren eliminiert

- Nebenwirkungen

Fieber (80 %), **Nephrotoxizität** (jedoch keine Dosisreduktion bei Niereninsuffizienz notwendig!), Leuko- und Thrombopenie, Eosinophilie, Leukozytose, Transaminasenanstieg, gastrointestinale Störungen (50 %), Blutgerinnungsstörungen, periphere Neuropathie, Konvulsionen.

> **Die Toxizität des liposomalen Amphotericin ist von allen Aufbereitungsformen am geringsten und wird von den verschiedensten Fachgesellschaften als einzige Darreichungsform aktuell empfohlen! Der Einsatz von konventionellem Amphotericin B wird nicht mehr empfohlen!**

- Wechselwirkungen
- Herzglykoside, Muskelrelaxanzien, Antiarrhythmika etc. →Wirkung durch Hypokali-

ämie verstärkt. Diuretika → Nephrotoxizitat und Hyperkaliämie verstärkt.

- Kortikoide, ACTH → Verstärkung einer Hypokaliämie. Mit Flucytosin → Synergismus **Anmerkung:** Versuch der Reduktion der Nephrotoxizitat des »klassischen Amphotericin B führte zur Entwicklung verschiedener Aufbereitungsformen:
  - als Liposome (AmBisome): Dosis von 3–7 mg/kg (Nephropathierate immer noch bei ca. 10 %)
  - als Cholesterindispersion (Amphocil): Dosis 4–6 mg/kg; 120–140 nm große Scheibchenmoleküle
  - als Lipidkomplexe verkapselt (Abelcet): Dosis 5 mg/kg KG; 160–1000 nm große Bänder

> ⓗ **Keine Kombination mit Azolderivaten →
> Antagonismus!**

(Tri)-Azole

- Hierzu zählen: Fluconazol, Itraconazol, Voriconazol, Posaconazol etc.
- **Wirkspektrum:** Sprosspilze (Systemkandidosen, Kandidosen oberflächlicher Schleimhäute wie rezidivierende oropharyngeale und ösophageale Kandidosen, Behandlungsversuch zur Vorbeugung der Kryptokokkenmeningitis bei AIDS-Patienten (nach Rex et al. wurden einzelne Resistenzen beschrieben) und von Kandidosen bei der Chemo- oder Strahlentherapie sowie bei abwehrgeschwächten Patienten). Für Voriconazol ist das Anwendungsgebiet auf invasive Aspergillosen sowie Candidainfektionen bei nicht-neutropenischen Patienten erweitert!
- **Wirklücke:** Candida glabrata (meist nur intermediar sensibel) und Candida krusei (primär resistent auf Fluconazol, Ausnahme Voriconazol) und Aspergillen (Fluconazol)
- **Wirkmechanismus:** Hemmung der Ergosterolsynthese der Pilze (Hemmung der **14-α-Demethylase**) → fungistatische Wirkung!

- Nebenwirkungen

Gastrointestinale Störungen, Hautausschlag, Kopfschmerzen, periphere Nervenstörungen; Veränderungen der Werte von hepatischen, renalen sowie

◻ Tab. 11.21 Metabolisierung der Azol-Antimykotika

Substanz	Handels-name	Metabolisierung		Eiweiß-bindung/ Dialyse	CYP-Inhibition	Nebenwirkung/ Bemerkungen
		Renal	Hepatisch			
Fluconazol	Diflucan	+++ (60–80% unverändert)	–	Gering (12%) dialysierbar	CYP 2C9 > CYP 3A4 > CYP 2C19	
Voriconazol	Vfend	+ (<5% unverändert)	++++ (ca. 80%) CYP 2C19 > CYP 2C9 CYP 3A4*	Mittel (58%)	CYP 3A4; CYP 2C9 > CYP 2C19	Sehstörungen (in bis zu 30% der Fälle), GOT/GPT-Anstieg (in bis zu 15% der Fälle) **Cave:** GFR <50 ml/min → Cyclodextrin ↑
Itraconazol	Sempera		++++ CYP3A4	Hoch (99,8%), nicht dialy-sierbar	CYP 3A4 > CYP 2C9	Aktive Metabolite
Posa-conazol**	Noxafil		++++ Über UGT*** (75% unver-ändert über Fäzes)	Hoch (99%) nicht dialy-sierbar	CYP 3A4	Übelkeit, Erbrechen Einnahme mit fett-reicher Mahlzeit! Kein CYP450-Metabo-lismus

* Die hepatische Eliminationskapazität von Voriconazol ist wegen eines Polymorphismus des Cytochroms-P450-Isoen-zyms 2C19 und im Zusammenhang mit möglichen Medikamenteninteraktionen sehr variabel. Daher wird aktuell ein therapeutisches Drug-Monitoring (TDM) diskutiert. In diesem Zusammenhang konnte eine Korrelation zwischen einem Mindesttalspiegel von 1 mg/l Voriconazol und einem therapeutischen Erfolg von 70% abgeleitet werden, wäh-rend höhere Spiegel den Erfolg marginal steigern (◻ Tab. 11.23)
** Posaconazol unterliegt nicht dem Phase-1-Metabolismus, d.h. es wird nicht durch Cytochrom-P450-Isoen-zyme (CYP) metabolisiert. Allerdings wirkt es trotzdem als Inhibitor des CYP3A4! Andere Isoenzyme (z.B. CYP 1A2, 2D6, 2C8/9 oder CYP 2E1) werden nicht beeinflusst!
Simultane Gabe von Terfenadin (Terfenadin Stada u.a.) oder Pimozid (Orap) und einigen anderen Medikamenten, die Torsades de pointes verursachen können, sind kontraindiziert!
Ebenso sollte die Therapie mit Statinen wie Simvastatin (Zocor), Lovastatin (Mevinacor) und Atorvastatin (Sortis) wäh-rend der Behandlung mit Posaconazol unterbrochen werden; die Dosierungen von Ciclosporin (Sandimmun, etc.) und Tacrolimus (Prograf etc.) müssen reduziert werden.
*** UGT = Uridin-diphosphat-Glucosyltransferase

hämatologischen Laborparametern wie Leuko-penie, Thrombopenie.

- **Wechselwirkungen**
- Meist CYP450-Enzym-Interaktion; Wirkungs-verstärkung von Kumarinderivaten, oralen An-tidiabetika vom Sulfonylharnstoff-Typ, Theo-phyllin und Phenytoin.
- Bei gleichzeitiger Gabe von Rifampicin können die Fluconazolspiegel erniedrigt sein!
  Anmerkung: Viele Azol-Antimykotika werden durch den Zusatz von Natrium-β-Cyclo-dextrinsulfobutylether in der intravenösen

Darreichungsform in Lösung gebracht (**cave** bei bekannter Allergie gegen diesen Lösungs-vermittler!)

◻ Tab. 11.21 zeigt die Metabolisierungswege der ver-schiedenen Azol-Antimykotika.

Anmerkung: Aufgrund der großen interindivi-duellen **Variabilität der Pharmakokinetik** der Azol-Antimykotika wird seit kurzen bei Anwen-dung dieser Antimykotikagruppe die Bestimmung des **Serumspiegels** gefordert (therapeutisches Drug-Monitoring; TDM) (◻ Tab. 11.22)!

Tab. 11.22 Therapeutisches Drug-Monitoring (TDM)

Substanz	Indikation	Zeitpunkt (Tag)	Zielwerte (µg/ml)
Voriconazol (VFend)	Therapieversager, Komedikation, Kinder, gastrointestinale Störungen, i.v./p.o.-Umstellung, Hepatopathie, neurologische Störungen	4–7	Prophylaxe: >0,5 Therapie: 0,5–2 Toxizität: > 6
Talspiegel von ≥1 µg/ml gehen mit einem therapeutischen Erfolg von ca. 70 % einher! (Pascual et al. 2008)			
Posaconazol (Noxafil)	Therapieversager, gastrointestinale Störungen, PPI-Einnahme, Komedikation	4–7	Prophylaxe: >0,5 Therapie: 0,5–1,5 Toxizität: ?
Itraconazol (Sempera)	Routine in der 1. Woche, Therapieversager, gastrointestinale Störungen, Komedikation	4–7	Prophylaxe: >0,5 Therapie: 1–2 Toxizität: ?
Flucytosin(Ancotil)	Routine in der 1. Woche, Therapieversager, Niereninsuffizienz	3–5	Therapie: Spitze >20 Toxizität: >50

> **Keine Empfehlung eines TDM für Fluconazol und allen Echinocandinen!**

Azolderivate

Fluconazol (Diflucan)

- **Wirkspektrum:** Candida albicans und einige Non-albicans-Stämme sowie Histoplasma capsulatum
- **Wirklücke:** Candida glabrata, C. krusei, C. guillermondi, C. dubliensis, Aspergillen, Zygomyzeten, …

Dosierung

- Initial 2-mal 6 mg/kg KG i.v.
- Anschließend 2-mal 4 mg/kg KG i.v.

- **Nebenwirkungen**
Gastrointestinale Störungen.

Voriconazol (VFend)

- **Wirkspektrum:**
  - Fungistatisch gegenüber Candida spp. und fungizid gegenüber Schimmelpilzen
  - erfasst auch fluconazolresistente Candida spp. bzw. Non-albicans-Stämme, Cryptococcus neoformans, Fusarium spp., Scedosporium spp. und Aspergillus spp. (inkl. zerebrale Form mit verbesserten Ansprechbarkeitsraten im Vergleich zu Amphotericin B)
  - **Wirklücke:** Mucor, Zygomyzeten

- **Indikationen**
Aspergillose, Candidiasis.

Dosierung

- Initial 2-mal 6 mg/kg KG i.v. anschließend 2-mal 4 mg/kg KG i.v. oder
- initial 2-mal 400 mg p.o., anschließend 2-mal 200 mg/Tag p.o. mit 1 h Abstand zum Essen

- **Wechselwirkungen**
  - Rifabutin + Phenytoin → Erhöhung der Voriconazoldosis (z. B. 5 mg/kg i.v., 400 mg oral/2-mal täglich)
  - simultane Tacrolimusgabe → 1/3 der initialen Tacrolimusdosis und Bestimmung der Serumkonzentration
  - simultane Cyclosporingabe → 1/2 der initialen Cyclosporindosis und Bestimmung der Serumkonzentration

Nicht simultan mit Voriconazol anzuwenden

- Terfenadin, Astemizol (Antiallergika)
- Rifampicin
- Carbamazepin
- Phenobarbital
- Sirolismus
- Efavirenz, Ritonavir
- Johanniskraut
- Chinidin
- Ergotalkaloide

- **Nebenwirkungen**
- Transaminasenanstieg (10–25 %)
- passagere Sehstörungen (bis 25 %)
- Exanthem (1–6 %)
- Fieber, Durchfall, Magenschmerzen, Hypoglykämie und Pneumonitis, Erbrechen und
- Halluzinationen

Itraconazol (Sempera)

- in Deutschland als i.v. zu applizierende Substanz (Sempera 10 mg ml Konzentrat), in Kapselform (Semperakapseln mit 100 mg Itraconazol) oder als Lösung (Sempera liquid 10 mg Itraconazol/ ml) erhältlich
- **Wirkspektrum:** wie bei Voriconazol; wirkt auch gegen Aspergillen
- **Wirklücke:** Candida krusei und glabrata, Fusarium spp., Aspergillus niger, Zygomyzeten, Cryptococcus neoformans

- **Indikationen**

Candidose, Aspergillose.

Dosierung

- 1- bis 2-mal 200 (–400) mg p.o. oder
- 3-mal 200 mg an Tag 1–4 i.v., anschließend 2-mal 200 mg i.v.
- Kinder 1–12 Jahre: 5–12 mg/kg KG

- **Nebenwirkungen**

Gastrointestinale Störungen, Kopfschmerzen und Hauterscheinungen, reversible Erhöhungen der Leberenzyme.

⚠ Unter Itraconazol sind Fälle von Herzversagen beschrieben worden! An Rattenherzen (Cleary et al. 2012) kommt es unter Itraconazol aufgrund einer angenommenen mitochondrialen Dysfunktion zur deutlichen Abnahme der kardialen Kontraktilität! Auch bei Posaconazol sind Fälle von Herzinsuffizienzen beschrieben worden!

- **Kontraindikationen**

Kreatinin-Clearance <30 ml/min für i.v. Lösung (Cyclodextrinakkumulation), dekompensierte Herzinsuffizienz.

Posaconazol (Noxafil)

- **Wirkmechanismus:** Hemmung der Lanosterol-14α-Demethylase und damit den Umbau von Lanosterol in Ergosterol. Die Ergosterolvorstufen werden in die Pilzmembran eingebaut und die Permeabilität für Zellbestandteile erhöht sich

- **Indikationen**

Invasive Mykosen beim Erwachsenen (>18. Lebensjahr), u. a. Candidosen (C. albicans, C. parapsilosis u. a.) evtl. Amphotericin B oder itraconazolresistente invasive Aspergillose (A. fumigatus, A. flavus, A. niger u. a.), evtl. Amphotericin-B-resistente Fusariose, evtl. Itraconazol-resistente Chromoblastomykose oder Amphotericin-B-Itraconazol- und Fluconazol-resistente Kokzidioidomykose, sowie Zygomyzeten; Pilzprophylaxe nach Transplantation (KMT, …).

Dosierung

- 2-mal 400 mg p.o. zusammen mit einer Mahlzeit (Suspension enthält 40 mg Posaconazol/ ml)
- Nüchtern sollten die Tagesdosis in 4 Einzeldosen gegeben werden, z. B. 4-mal 200 mg p.o. bei Mukositis

- **Nebenwirkungen**

Übelkeit (6 %), Erbrechen, Kopfschmerzen (8 %), Exantheme und Leberwerterhöhung.

Anmerkung: in den nächsten Jahren ist mit einer Darreichungsform zur intravenösen Applikation zurechnen!

11.3.4 Echinocandine

Caspofungin (Cancidas)

- in den USA seit 1/2001 und in Europa seit 10/2001 zugelassen
- **Wirkspektrum:** Sprosspilze (fungizid C. albicans sowie Non-Albicans-Stämme), Schimmelpilze (fungistatisch), Histoplasmose und auch Pneumocystis carinii
- **Wirklücke:** Cryptococcus neoformans, Blastomyces, Fusarium, Trichosporon
- **Wirkmechanismus:** Hemmung der Synthese von β-(1,3)-D-Glukan (nicht-kompetitive Hemmung der Glukansynthese); Glukan kommt in Säugetierzellen nicht vor und ist ein essenzieller Bestandteil der Pilzzellwand, der für mechanische Stabilität und osmotische Integrität verantwortlich ist → Zellnekrose.
- In Konzentrationen unterhalb der MHK führt Caspofungin zur **Apoptose** der Candidazelle (Hao et al. 2012). Daneben kommt es nach neusten Erkenntnissen zur dosisabhängigen **Funktionsstörung der Mitochondrien** in der C.-albicans-Zelle (King et al. 2012).

- **Indikationen**
- Behandlung von invasiven Candida-Infektionen bei erwachsenen Patienten
- Behandlung einer invasiven Aspergillose bei erwachsenen Patienten, die auf Therapien mit Amphotericin B, Lipidformulierungen von Amphotericin B und/oder Itraconazol nicht ansprechen oder diese nicht vertragen (»second-line«)
  Anmerkung: Ein Nichtsprechen ist definiert als ein Fortschreiten der Infektion oder wenn nach vorangegangener mindestens 7-tägiger antimykotischer Therapie in therapeutischen Dosierungen keine Besserung eintritt.
- empirische Therapie bei Verdacht auf Infektionen durch Pilze (wie Candida oder Aspergillus) bei erwachsenen Patienten mit Fieber **und** Neutropenie

Dosierung

- 1. Tag 70 mg über 1 h
- Ab dem 2. Tag dann 50 mg/d über 1 h
- **Schwere Leberinsuffizienz:** Dosisreduktion auf 35 mg/Tag
- **Kinder:** anstatt 1 mg/kg/Tag besser 50 mg/m²/Tag (nach Walsh ICAAC 2002)

- **Nebenwirkungen**

Fieber, Schüttelfrost, Bauchschmerzen, Übelkeit, Erbrechen, Thrombophlebitis an der Einstichstelle, Hautausschlag Juckreiz, Schwitzen, Anämie, Kopfschmerz, reversibler Transaminasenanstieg (besonders bei simultaner Ciclosporinmedikation), histaminvermittelte Symptome.

- **Wechselwirkungen**

Weder Induktion noch Inhibition des CYP3A4-Metabolimus! Bei gleichzeitiger Gabe von Ciclosporin erhöhte sich allerdings die Konzentration von Ciclosporin. Caspofungin blieb unverändert. Bei gleichzeitiger Verabreichung von Tacrolismus erniedrigte sich dessen minimale Plasmakonzentration.

Bei einigen Patienten erniedrigt sich die Konzentration von Caspofungin bei gleichzeitiger Gabe von

- Efavirenz
- Nevirapin
- Rifampicin
- Dexamethason
- Phenytoin
- Carbamazepin

Anidulafungin (Ecalta)

Halbsynthetisches Lipopeptid aus der Gruppe der (Echino)candine.
- **Wirkspektrum:**
  - fungizide Wirkung gegen klinisch relevante Candida-Arten, wie C. albicans, C. glabrata oder C. krusei. (auch Stämme mit Resistenz gegenüber Fluconazol)
  - fungistatische Wirkung gegenüber Aspergillus-Arten
- **Wirklücke:** Cryptococcus neoformans, Blastomyces, Fusarium spp., Mucor, Zygomyzeten, Trichosporon

- **Anmerkung:** es liegen z. Zt. keine ausreichenden therapeutischen Erfahrungen bei Aspergillusinfektionen vor!
- **Wirkmechanismus:** spezifische Beeinflussung der Pilzzellwandbiosynthese durch nichtkompetitive Inhibition der (1-3)-β-D-Glukansynthetase

Dosierung

- Initial 200 mg am ersten Behandlungstag über 3 h und anschließend 100 mg/Tag über 1,5 h i.v. als Eimalgabe (bei Candidaösophagitis 150 mg/Tag i.v.)
- Zur Candidaprophylaxe bei Knochenmarkstransplantierten: 50 mg/Tag i.v.

! **Keine Zulassung von Anidulafungin in Europa zur Prophylaxe der Candidaösophagitis!**

- **Therapiedauer**

Mindestens bis zu 14 Tage nach der ersten negativen Blutkultur/bzw. nach dem letzten Pilznachweis! Ab dem 10. Behandlungstag kann im Rahmen einer Sequentialtherapie auf orales Fluconazol umgestellt werden!

- **Indikationen**

Systemische Pilzinfektionen bei erwachsenen, nichtneutropenischen Patienten mit Candida spp.

- **Nebenwirkungen**

Hautrötungen bzw. Hitzewallungen (2,3 %), selten ZNS-Reaktionen (Konvulsionen, Kopfschmerzen) und gastrointestinale Symptome wie z. B. Durchfall, Erbrechen, Übelkeit (1–2 %) oder Pruritus, Hautausschlag, Urtikaria und Erhöhungen der Leberenzyme und Hypokaliämie.

- **Kontraindikationen**

Kinder und schwangere Patientinnen.

Micafungin

- Mycamine in den USA, Funguard in Japan halbsynthetisches Lipopeptide aus der Gruppe der (Echino)candine, das durch chemische Modifikation eines von Coleophoma empetri F-11899 produzierten Ferment abstammt

- **Wirkspektrum:** alle Canida-Arten (C. albicans, C. glabrata, C. guilliermondii, C. krusei, C. parapsilosis und C. tropicalis)
- **Wirklücke:** Cryptococcus neofomans, Fusarium spp. und Zygomyzeten
- **Wirkmechanismus:** spezifische Beeinflussung der Pilzzellwandbiosynthese durch nichtkompetitive Inhibition der (1-3)-β-D-Glukansynthetase (wie die anderen Echocandine auch)

- **Indikationen**
- systemische Pilzinfektionen bei erwachsenen, nicht-neutropenischen Patienten mit Candidämie, akuter disseminierter Candidose, Candidaperitonitis und Abszess oder Patienten mit ösophagialer Candidiasis
- Prophylaxe von Candidainfektion bei Patienten mit hämatologischer Stammzelltransplantation
- **wenn kein anderes Antimykotikum angewendet werden kann**
- **Anmerkung:** Nicht untersucht bzw. zugelassen bei Patienten mit Candidaendokarditis, Candidaosteomyelitis und Candidameningitis oder bei Patienten mit anderen Pilzinfektionen!

Dosierung

- Konzentration: 50 mg/100 mg Micafungin-Ampullen
- Bei Candidämie, akuter disseminierter Candidose, Candidaperitonitis und Abszess: 1-mal 100 mg/Tag
- Bei Candidaösophagitis: 1-mal 150 mg/Tag i.v.
- Zur Candidaprophylaxe bei Knochenmarkstransplantierten: 1-mal 50 mg/Tag i.v. (jeweils aufgelöst in 100 ml 0,9 %ige NaCl- oder 5 %ige Glukoselösung; Infusionsdauer: >1 h)
- Keine Dosisanpassung bei schwerer Niereninsuffizienz oder moderater Leberinsuffizienz!
- Keine Dosisanpassung von Micafungin bei simultaner Gabe von Cyclosporin, Tacrolismus. Prednisolon, Sirolismus, Fluconazol, Voriconazol, Itraconazol, Amphotericin B, Rifampicin, Ritonavir

◻ Tab. 11.23 Pharmakokinetik der Antimykotika aus der Gruppe der Echinocandine

Substanz	Handelsname	Metabolisierung		Eiweißbin-dung/Dialyse	Nebenwirkung/Bemerkungen
		Renal	Hepatisch		
Caspofungin	Cancidas	–	++++ N-Acetylierung in der Leber	Hoch (97 %), nicht dialysierbar	Nicht-oxidative Metabolisierung: >90 % Degradation via Peptidhydrolyse Fieber (**7,0 %**), Schüttelfrost (5,3 %), Phlebitis (3,5 %), Erbrechen (3,5 %)
Anidula-fungin	Ecalta	–	–	Hoch (>99 %), nicht dialysierbar	Nicht-enzymatische Degradation Diarrhö (3,4 %)
Micafungin	Mycamine	–	++++	Hoch (>99 %)	>90 % Degradation via hepatischer Arylsulfatase, COMT und CYP450 Fieber (**8,0 %**), Übelkeit (4,5 %), Erbrechen (3,4 %)

■ **Nebenwirkungen**

Leberenzymanstiege, Vasodilatation, Flush, Juckreiz durch Histaminfreisetzung, Thrombophlebitis.

◻ Tab. 11.23 gibt einen pharmakokinetischen Überblick der Antimykotika aus der Gruppe der Echinocandine.

◻ Tab. 11.24 zeigt die empfohlene Dosierung und Besonderheiten der einzelnen Antimykotika auf.

◻ Tab. 11.25 zeigt die verschiedenen Wirkspektrum der einzelnen Antimykotika gegenüber Candida spp., Aspergillus spp. sowie selteneren Fadenpilzen (nach Klamareck 2005).

11.4 Selektive Darm- bzw. oropharyngeale Dekontamination

- SDD = selektive Darmdekontamination
- SOD = selektive oropharyngeale Dekontamination
- 1984: erste Anwendung der SDD durch Stoutenbeek
- Ziel: **Elimination aerober gramnegativer Bakterien und Pilze** bei Erhaltung der Anaerobier mit ihrer Platzhalterfunktion

11.4.1 Ursprüngliche medikamentöse Zusammensetzung (klassisch)

Nasoorale und **gastrale** Gabe eines Gemisches aus
- einem Polymyxin E (50 mg in 8 ml NaCl 0,9 % aufgelöst)
- einem Aminoglykosid, z. B. 2 ml Tobramycin (= 80 mg) (Gernebcin) und
- Amphotericin B (Suspension von 3 ml)

sowie nach dem Groningen-Regime die systemische Gabe von Cefotaxim (Claforan) 3-mal 2 g bzw. 4-mal 1 g i.v. für **4 Tage**.

11.4.2 Modifizierte Medikation

Für SDD und SOD sind die in ◻ Tab. 11.26 aufgelisteten Applikationsformen zu beachten.

Anmerkung: Paste aus
- Amphomoronal 10,4 g
- Colistinsulfat 0,2 g (= Polymyxin E)
- Tobramycin 0,16 g und Gelgrundlage 9,24 g plus evtl. Geschmacksstoffe

Seit Juni 2012 ist es den Apothekern nicht möglich, die einzelnen Komponenten der SOD-Lösung/Paste zusammen zu mixen, da hierdurch ein nicht mehr

◪ Tab. 11.24 Antimykotika im Überblick

Substanz/Präparat	Dosierung	Bemerkungen
Polyenantimykotika		
Amphotericin B in liposomaler Formulierung (AmBisome)	Dosis: 3–5 mg/kg KG)	Gabe bei: Aspergillose, Blastomykose, Kryptokokkose, Histoplasmose und systemischer Candidiasis (Nachweis im Blut und evtl. Urin) Nebenwirkungen: Fieber (80 %), Nephrotoxizität (jedoch keine Dosisreduktion bei Niereninsuffizienz notwendig! → Abbau im Gewebe, Ausscheidung über Niere), Leuko-, Thrombozytopenie, Transaminasen ↑, gastrointestinale Störungen (50 %) nicht dialysierbar, keine Kombination mit Azolderivaten!
Polyenderivate		
Amphotericin B (Amphomoronal)	3- bis 4-mal tgl.	Bei lokaler Infektion (oral, inguinal)
Nystatin (Candio-Hermal)	3- bis 4-mal 1 Pipette p.o.	Wirkt nur lokal, keine Resorption
Flucytosin (Ancotil)	4-mal 37,5 mg/kg als Kurzinfusion i.v. 100–200 mg/kg p.o.	Mit Amphotericin B kombinieren (Kombination bei Kryptokokkose von Vorteil) Nebenwirkungen: Leuko-, Thrombopenie, Transaminasen Renale Elimination: >90 % → Zusatzdosis nach Dialyse Nephrotoxizität bei Serumkonzentration >100 mg/l
Triazolderivate		
Voriconazol (VFend)	1. Tag: 6 mg/kg, 2 Tag: 4 mg/kg jeweils in 2 ED i.v. oder p.o.	Reversible, kurz andauernde Sehstörungen (in 30 %) Hautreaktionen (in 10 %) Ab dem 2. Lebensjahr zugelassen Orale Bioverfügbarkeit: 96 %, 8 Metabolite, t_{max}<1 h, $t_{1/2}$: ca. 6 h Erhältlich als intravenöse Lösung, Kapseln oder Pulver (40 mg ml Pulver) Kapseln enthalten Lösungsmittel, das bei Niereninsuffizienz akkumuliert!
Fluconazol (Diflucan)	1- bis 2-mal 200–400 mg i.v. Bei CVVH: 4-mal 200 mg i.v. Schleimhaut: 1-mal 50–100 mg/Tag p.o.	Wirkt nicht bei C. glabrata und C. tropicalis Hohe Liquorgängigkeit! Bei Niereninsuffizienz: – GFR 21–40 ml: alle 48 h 1-mal GFR 10–20 ml alle 72 h (renale Elimination >80 %) Bioverfügbarkeit: >90 %, hohe Liquorgängigkeit, niedrige Eiweißbindung, überwiegend unverändert renale Elimination Nebenwirkungen: gastrointestinale Störungen → zunehmende Resistenzentwicklung
Itraconazol (Sempera)	1- bis 2-mal 200 (–400) mg p.o. 3-mal 200 mg an Tag 1–4 i.v. Anschließend 2-mal 200 mg i.v. Kinder 1–12 Jahre: 5–12 mg/kg	Wirkt auch gegen Aspergillen Bioverfügbarkeit: nur 55 % Kontraindikation: Kreatinin-Clearance <30 ml/min Wirklücke: C. krusei, Fusarium spp., Zygomyzeten, Cryptococcus neoformans

◘ Tab. 11.24 (Fortsetzung)

Substanz/Präparat	Dosierung	Bemerkungen
Posaconazol (Noxafil)	2-mal 400 mg p.o. mit einer Mahlzeit oder 4-mal 200 mg p.o. nüchtern z.B. bei Mukositis	Zugelassen für invasive Mykosen beim Erwachsenen (>18. Lebensjahr) mit Candida spp, resistente invasive Aspergillen, resistente Fusaria spp., Chromoblastosen, resistente Kokzidioidomykose sowie Zygomyzeten Hepatische Metabolisierung, allerdings nicht durch Cytochrom-P_{450}-Isoenzyme, trotzdem Inhibitor der CYP3A4! In naher Zukunft soll eine intravenöse Applikationsform auf den Markt kommen!
Miconazol (Daktar)	4- bis 6-mal 1 Tbl. (= 250 mg)	Cremophorlösungsvermittler!
Ketoconazol (Nizoral)	1-mal 200 mg p.o.	Nebenwirkungen: med.-toxische Hepatitis **Cave:** bei GOT-/GPT-Anstieg → Absetzen der Medikation!
Echinocandine		
Caspofungin (Caspofungin MSD)	1. Tag 70 mg über 1 h, ab Tag 2 dann 50 mg/d über 1 h	Wirkspektrum: Sprosspilze, Schimmelpilze, Histoplasmose und auch Pneumocystis carinii Wirklücke: Cryptococcus neoformans, Blastomyces, Fusarium Dosisreduktion nur bei schwerer Leberinsuffizienz
Anidulafungin (Ecalta)	1. Tag: 200 mg/Tag über 3 h und anschließend 100 mg/Tag über 1,5 h i.v. Bei Candidaösophagitis: 150 mg/Tag i.v. Zur Candidaprohylaxe bei Knochenmarkstransplantierten: 50 mg/Tag i.v.	Nur für invasive Candidosen zugelassen (erfasst auch Stämme mit Resistenz gegenüber Fluconazol) Keine hepatische Metabolisierung und keine Cytochrom-P_{450}-Interaktion bzw. Arzneimittelinteraktion Keine Dosisanpassung bei Leber- und Niereninsuffizienz notwendig!
Micafungin (Mycamine)	Invasive Candidose: 100 mg/Tag Candidaösophagitis: 150 mg/Tag i.v. Candidaprophylaxe bei Knochenmarkstransplantierten: 50 mg/Tag i.v. Jeweils über 1 h	Soll nur angewendet werden, wenn andere Antimykotika nicht effektiv sind oder eingesetzt werden können! Nicht zugelassen bei Patienten mit Candidaendokarditis, Candidaosteomyelitis und Candidameningitis oder bei Patienten mit anderen Pilzinfektionen! Kein Cytochrom-P_{450}-Metabolismus, keine Dosisanpassung bei schwerer Niereninsuffizienz oder moderater Leberinsuffizienz!

zugelassener Medikamenten-Cocktail entsteht! Die einzelnen intensivmedizinischen Fachgruppen widmen sich aktuell diesem Problem!

■ **Indikationen**

Intubierte Intensivpatienten mit einer erwarteten Beatmungsdauer >48 h (A-Empfehlung). Weitere Indikation könnte sein:

- **chirurgische** Patienten mit einen **APACHE-II-Score von >20 Punkten**, Alter >60 Jahre **Anmerkung:** nach einer Untersuchung von Krüger (2002) bzw. De Jonge (2003) führt die SDD-Prophylaxe zu einer signifikanten Re-

duktion der 28-Tage-Letalität auf der Intensivstation bzw. trendmäßig auch noch nach einem Jahr. Die Behandlung erfolgte dabei mit Ciprofloxacin 2-mal 400 mg i.v. und topisch appliziertem Polymyxin B und Gentamicin

- **polytraumatisierte** Patienten (jedoch dann frühzeitiger Einsatz)
- **thorakale Ösophaguschirurgie** mit intraoperativer erster Gabe
- **internistischer** Patienten mit nachgewiesener nekrotisierender Pankreatitis → signifikante Reduktion der Letalität in einer randomisierten, prospektiven Studie von Luiten et al. (1995)

◘ Tab. 11.25 Wirkspektrum der Antimykotika

Spezies	Fluco-nazol	Itraco-nazol	Vorico-nazol	Posaco-nazol	Ampho-tericin B	Anidula-fungin	Mica-fungin	Caspo-fungin
Candida								
– albicans	+	+	+	+	+	+	+	+
– tropicalis	(+)	+	+	+	+	+	+	+
– glabrata	(+)	O	+	(+)	+	+	+	+
– krusei	O	O	+	(+)	+	+	+	+
– dubliensis	O	+	+	+	+	?	?	+
– lusitaniae	+	+	+	+	O	?	?	+
– guillermondi	O	+	+	+	+	O	O	O
– parapsilosis	+	(+)	+	+	+	(+)	(+)	(+)
Crytococcus neoformans	+	O	+	?	+	O	O	O
Aspergillus								
– fumigatus	(+)	+	+	+	+	?	?	+
– flavus	O	+	+	+	O	?	?	+
– niger	O	O	+	+	+	?	?	+
– granulosus	O		+	+	+	?	?	+
– terreus	O	+	+	+	O	?	?	+
– nidulans	O		+	+		?	?	+
Weitere Schimmelpilzarten								
Fusarium	O	O	+	+	O	O	O	O
Scedosporium	O	+	+	+	+	O	O	O
Mucor	O	(+)	O	+	+	O	O	O
Histoplasma capsulatum	+	+	+	+	+	(+)	(+)	(+)
Zygomyzeten	O	O	O	+	+	O	O	O

+: meist sensibel
(+): nur nach Testung, meist nur intermediär sensibel
O: meist resistent

◘ Tab. 11.26 Applikationsform von SDD und SOD

Applikationsform	SDD	SOD
Oral (alle 6 h)	2 % Paste aus Polymyxin E, Tobramycin und Amphotericin B im Mund verteilt	2 % Paste aus Polymyxin E, Tobramycin und Amphotericin B im Mund verteilt
Gastral	10 ml Suspension mit 100 mg Polymyxin E, 80 mg Tobramycin und 500 mg Amphotericin B	Entfällt!
Intravenös (für 4 Tage)	4-mal 1 g Cefotaxim oder bei Allergie 2-mal 400 mg Ciprofloxacin Ausnahme: bereits durchgeführte Antibiotikatherapie mit Carbapenem, Fluorchinolon, Ceftazidim oder Piperacillin/Tazobactam	Entfällt!

- **Ergebnisse**
- Reduzierung der Pneumonierate
- Reduktion der Bakteriämie und Candidämie
- Reduktion der Letalität schwer kranker Intensivpatienten (Nachweis in 4 prospektiven, randomisierten Einzelstudien von Krüger (2002), De Jonge (2003), De la Cal et al. (2005) und De Smet et al. (2009, 2011)

Anmerkung: SDD reduziert nach De Smet et al. (2009) die Mortalität relativ um 11–13 %! Die alleinige orale Gabe der nichtresorbierbaren Antibiotika (»selektive orale Dekontamination – SOD«) kann ebenfalls die Inzidenz der beatmungsassoziierten Pneumonie und die Letalität (Smet et al. 2009) reduzieren!

❶ Theoretische Gefahr der Selektion von tobramycinresistenten Enterobakterien, Staphylokokken (vor allem MRSA) und Pseudomonaden sowie erhöhte Rate an grampositiven Bakteriämien!

Die Entwicklung von Multiresistenzen konnte in einer aktuellen großangelegten Studie von De Smet et al. aus dem Jahr 2009 auf 13 holländischen Intensivstationen nicht bestätigt werden. Zwei weitere, ältere Langzeitstudien zeigten ebenfalls, dass SDD auch über mehrere Jahre routinemäßig ohne gravierende Resistenzprobleme angewendet werden kann (Leone et al. 2003 und Heininger et al. 2006).

Ausgewählte Literatur

Publikationen

Bodmann KF, Vogel F (2002) Sichere parenterale Antibiotikatherapie mit geringen (Folge)Kosten. Klinikarzt 31: 3–11

Braveny I, Maschmeyer G (2002) Infektionskrankheiten, 1. Aufl. medco, München

Brodt HR (2006) Tigecyclin (Tygacil). Antibiotika- Glycylcycline. Neue Arzneistoffe 1:58–63

Classen et al. (1992) The timing of prophylactic administration of antibiotics and the risk of surgical-wound infection. New Engl J Med 326: 281–286

Cleary JD et al. (2012) Itraconazol induces changes in cardiac function. ICAAC M-991

Cornely OA, Maertens J, Winston DJ et al (2007) Posaconazole vs. fluconazole or itraconazole prophylaxis in patients with neutropenia. N Engl J Med 356:348–359

Courtney R et al. (2003) Pharmacokinetics, safety, and tolerability of oral posaconazole administered in single and multiple diseases in healthy adults. Agents Chemother 47: 2788–2795

Daschner F (2004) Antibiotika am Krankenbett, 12. Aufl. Springer, Berlin Heidelberg New York Tokio

De Jonge E (2003) Effect of selective decontamination of digestive tract on mortality and acquisition of resistant bacteria in intensive care: a randomised controlled trial. Lancet 362:1011–1016

De La Cal MA, Cerdá E, García-Hierro P et al. (2005) Survival benefit in critically ill burned patients receiving selective decontamination of the digestive tract: a randomized, placebo-controlled, double-blind trial. Ann Surg 241:424–30

de Smet AM, et al. (2011) Selective digestive tract decontamination and selective oropharyngeal decontamination and antibiotic resistance in patients in intensive-care units: an open-label, clustered group-randomised, crossover study. Lancet Infect Dis [Epub ahead of print]

De Smet AMGA, Kluytmans JAJW, Cooper BS, et al. (2009) Decontamination of the digestive tract and oropharynx in ICU patients. N Engl J Med;360:20–31

Ebner et al. (2000) Evidenzbasierte Empfehlungen zur perioperativen Antibiotikaprophylaxe. Chirurg 71:912–917

Empfehlungen der Expertengruppe »Parenterale Antibiotika« der PEG (1999) Parenterale Antibiotika bei Erwachsenen. Chemother J 8:2–49

Empfehlungen einer Expertenkommission der Paul-Ehrlich-Gesellschaft für Chemotherapie e.V. (2002) Rationaler Einsatz oraler Antibiotika in der Praxis. Chemother J 11:47–58

Fachinfo NOXAFIL, Essex Pharma 10/2005

Fridkin SK et al. (2005) Methicillin-resistant Staphylococcus aureus disease in three communities. NEJM: 352: 1436–44

Glöckner A (2011) Innovative Antimykotika zur Therapie invasiver Pilzinfektionen. Internist 52:1118–1126

Hao B Cheng S, Clancy C. (2012) Caspofungin induces apoptosis of candioda albicans at < minimum inhibitory concentration. ICAAC M-978

Heininger A, Meyer E, Schwab F, Marschall M, Unertl K, Krüger WA (2006) Effects of long-term routine use of selective digestive decontamination of antimicrobial resistance. Intensive Care Medicine 31: 1569–76

Heinzman WR et al. (2003/2004) Vademecum Infektiologie, 1. Aufl. Wyeth Pharma, Münster

Hoc S. (2005) Antibiotika-Therapie. Multiresistente Erreger im klinischen Alltag. Dtsch Ärztebl 26: A 1905

Ibrahim et al. (2000) The influence of inadequate antimicrobial treatment of bloodstream infections on patient outcomes in the ICU setting. Chest 118: 146–155

Keating GM. (2005) Posaconazole. Drug 65: 1553–1567

King ST et al. (2012) Disruption of candida albicans mitochondrial function by caspofungin. ICAAC M-968

Kollef MH et al. (1999) Inadequate antimicrobial treatment of infections: A risk factor for hospital mortality among critically ill patients. Chest 115: 462–474

Krüger W et al. (2002) Influence of combined intravenous and topical antibiotic prophylaxis on the incidence of infections, organ dysfunctions and mortality in critically ill surgical patients: A prospective, stratified, randomized, double blind, placebo-controlled clinical trial. Am J Respir Crit Care Med 166:1029–1037

Leone M et al. (2003) Long-term (6-year) effect of selective digestive decontamination on antimicrobial resistance in intensive care, multiple-trauma patients. Crit Care Med; 31:2239–40

Luiten EJ et al. (1995) Controlled clinical trial of selective decontamination for the treatment of severe acute pancreatitis. Ann Surg. 222:57–65

Luna A et al. (1997) Impact of BAL data on the therapy and outcome of ventilator-associated pneumonia. Chest 111: 676–685

Muralidharan G et al. (2005) Pharmacokinetics of tigecycline after single and multiple doses in healthy subjects. Antimicrob Agents Chemother 49: 220–229

Naber KG, Vogel F, Scholz H und die Expertengruppe der PEG (1998) Rationaler Einsatz oraler Antibiotika in der Praxis. Chemother J 7:16–26

Nathens AB, Marshall JC (1999) Selective decontamination of the digestive tract in surgical patients. Arch Surg 134:170–176

PEG-Empfehlung (1999) Einteilung der oralen Cephalosporine. Chemother J 6:227–229

Quintel M (Hrsg) (2003) Infektionskrankheiten in der Intensivmedizin, 1. Aufl. Uni-Med, Bremen

Reboli AC, Rotstein C, Pappas PG et al (2007) Anidulafungin versus fluconazole for invasive candidiasis. N Engl J Med 356:2472–2482

Rello J et al. (1997) The value of routine microbial investigation in ventilator-associated Pneumonia. Am J Respir Crit Care Med 156: 196–200

Roilides E, Walsh TJ. (2010) Invasive fungal infections in paediatric patients. Clin Microbiol Infect. 2010 Sep;16(9):1319–20

Sandiumenge A et al. (2003) Therapy of ventilator-associated pneumonia. Int Care Med 29: 876–83

Scholz et al. (1999) Einteilung der Oralcephalosporine. PEG Heft 6

Silvestri L, van Saene HK, Milanese M, Gregori D, Gullo A (2007) Selective decontamination of the digestive tract reduces bacterial bloodstream infection and mortality in critically ill patients. Systematic review of randomized, controlled trials. J Hosp Infect 65: 187–203

Stille W, Brodt HR, Groll Ah, Just-Nübling G (2005) Antibiotikatherapie. Klinik und Praxis der antiinfektiösen Behandlung, 11. Aufl. Schattauer, Stuttgart

Thalhammer F, Grabein B (2003) Kompendium der antimikrobiellen Therapie, 1. Aufl. Arcis, München

Tsiodras S et al. (2001) Linezolid resistance in a clinical isolate of Staphylococcus aureus. Lancet 358: 207–208

Ullmann AJ, Lipton JH, Vesole DH et al (2007) Posaconazole or fluconazole for prophylaxis in severe graft-versus-host disease. N Engl J Med 356:335–347

van Nieuwenhoven CA, Buskens E, van Tiel FH, Bonten MJM (2001) Relationship between methodological trial quality and the effects of selective digestive decontamination on pneumonia and mortality in critically ill patients. JAMA 286:335–40

Vogel F, Bodmann K-F und die Expertenkommission der Paul-Ehrlich-Gesellschaft (2004) Empfehlungen zur kalkulierten parenteralen Initialtherapie bakterieller Erkrankungen bei Erwachsenen. Chemother J 4:46–105

Zhanel GG et al. (2004) The Glycylcyclines. A comparative review with the tetracyclines. Drugs 64:63–88

Internetadressen

CDG: http://www.cdc.gov/ncidod/hip
Robert-Koch-Institut: http://www.rki.de
NRZ: http://www.nrz-hygiene.de
http://www.sari-antibiotika.de
BZH: http://www.bzh-freiburg.de
Resistenzkarte: http://www.ecdc.europa.eu
Dosierung: http://www.dosing.de

Infektiöse Endokarditis und Endokarditisprophylaxe

W. Zink

M. Fresenius et al., *Repetitorium Intensivmedizin*,
DOI 10.1007/978-3-642-44933-8_12, © Springer-Verlag Berlin Heidelberg 2014

12.1   Infektiöse Endokarditis (IE)

- schwere Form der Herzklappenerkrankung, die trotz erheblicher diagnostischer und therapeutischer Fortschritte nach wie vor mit einer hohen Letalität und Morbidität einhergeht
- substanzielle Veränderung des epidemiologischen Profils über die letzten Jahre: früher besonders jüngere Patienten mit meist rheumatischer Klappenerkrankung → heute vermehrt ältere Patienten
- neue prädisponierende Faktoren: Klappenprothesen, degenerative Klappenerkrankungen, intravenöser Drogenabusus, Zunahme der invasiven Prozeduren
- steigenden Anteil der Staphylokokken-infektionen und Rückgang der Streptokokken-infektionen

> ❗ Für ein optimales Management der infektiösen Endokarditis ist ein interdisziplinäres Vorgehen von Kardiologie, Infektiologie, Herzchirurgie und anderer Disziplinen (z. B. Radiologie, Neurologie, Pathologie) erforderlich.

- **Definition**

Mikrobiell verursachte Endokarditiden sind endovaskuläre, vorzugsweise durch Bakterien verursachte Infektionen kardiovaskulärer Strukturen, insbesondere der nativen Herzklappen (◘ Tab. 12.1).

- **Epidemiologie**
- Inzidenz ca. 3 Fälle/100.000 Einwohner/Jahr
- unbehandelt: immer letal
- behandelt: abhängig vom Erreger, zurzeit in Deutschland durchschnittlich ca. **18–26 %** (akut) bzw. bis zu **40 %** (innerhalb eines Jahres)!
- Mitralklappenendokarditis mit signifikant höherer Mortaliät als Aortenklappenendokarditis
- mittlere stationäre Verweildauer: 42±29 Tage
- diagnostische Latenz 29±35 Tage

- **Pathogenese**
- Schädigung **kardialer Strukturen** (Herzklappen!) mit konsekutiver Formation **thrombotischer Auflagerungen**

- **transitorische Bakteriämien** nach medizinischen Eingriffen, aber auch nach Alltagstätigkeiten (z. B. Zähneputzen)
- **Adhäsion** von Mikroorganismen an thrombotischen Auflagerungen und Kolonisation
- weiteres »Wachsen« der Auflagerungen durch Fibrin und Thrombozyten → **Vegetationen**

- **Risikofaktoren**
- Eingriffe im Oropharynxbereich (z. B. HNO-bzw. zahnärztlich)
- kardiochirurgische Eingriffe
- angeborene Herzfehler mit Klappenanomalien
- Klappenprothesen
- anamnestisch rheumatisches Fieber bzw. infektiöse Endokarditis
- i.v. Drogenkonsum
- Alkoholabusus
- Immunsuppression (angeboren oder erworben)

- **Erregerspektrum**
- **Streptokokken** (40–60 %)
  - Viridans-Gruppe: S. mutans, S. mitis, S. sanguinis, S. anginosus, S. oralis und S. salivarius
  - Letalität der Viridans-Endokarditis <10 %
  - S. bovis (Assoziation mit Kolonkarzinom → Kolo-/Gastroskopie im stationären Verlauf!)
  - S. pneumoniae (v. a. bei Alkoholabusus, Begleitpneumonie bzw. Meningitis)
- **Staphylokokken** (20–40 %)
  - S. aureus (85 % MSSA, 15 % MRSA): akuter Verlauf!
  - koagulasenegative Staphylokokken: Prothesenfrühendokarditis/nosokomiale Endokarditiden
- **Enterokokken** (10 %)
  - E. faecalis (90 %), E. faecium und E. durans
- **Pilze** (1–10 %)
  - Candida (C. albicans, C. glabrata, C. krusei, C. parapsilosis)
  - Aspergillus spp.
  - Risikofaktoren: Immunsuppression, Zustand nach kardiochirurgischen Eingriffen, antibiotischer Langzeittherapie, Drogenabusus
  - hohe Letalität!

◘ Tab. 12.1 Klassifikation der infektiösen Endokarditis

Klassifikationskriterium	Erläuterungen
Lokalisation und intra-kardiales Material	Linksseitige Nativklappen-IE
	Linksseitige Klappenprothesenendokarditis
	Früh: <1 Jahr nach Klappenoperation
	Spät: >1 Jahr nach Klappenoperation
	Rechtsseitige Endokarditis
	Fremdmaterialassoziierte Endokarditis
Modus der Akquisition	IE assoziiert mit Krankenversorgung
	Nosokomial: Auftreten von Symptomen einer IE >48 h nach Klinikaufnahme
	Nicht-nosokomial: Auftreten von Symptomen einer IE <48 h nach Aufnahme bei Patienten, die eines der folgenden Kriterien erfüllen: – häusliche Pflege oder ambulante intravenöse Gabe von Infusionen oder Chemotherapie, Hämodialyse <30 Tage vor dem Auftreten einer IE – stationärer Aufenthalt weniger als 90 Tage vor dem Auftreten einer IE – Bewohner eines Pflegeheims oder einer sonstigen Langzeitpflegeeinrichtung
	Ambulant erworbene IE: Klinische Symptome einer IE weniger als 48 h nach stationärer Aufnahme bei einem Patienten, der nicht die oben angeführten Kriterien erfüllt
	IE assoziiert mit i.v. Drogenabusus: IE bei einem aktiven i.v. Drogenkonsumenten ohne alternative Quelle einer Infektion
Aktive infektiöse Endokarditis	IE mit persistierendem Fieber und positiven Blutkulturen **oder**
	Fortbestehende Therapie mit Antibiotika **oder**
	Nachweis einer aktiven Entzündung im Operationssitus **oder**
	Histopathologischer Nachweis einer aktiven Infektion
Rezidiv einer infektiösen Endokarditis	Relaps: Wiederholte Episoden einer IE, verursacht durch den gleichen Erreger <6 Monate nach der initialen Episode
	Reinfektion: Infektion mit einem anderen Erreger
	Wiederholte Episode einer IE verursacht durch den gleichen Erreger >6 Monate nach der initialen Episode

- **gramnegative Erreger** (3–5 %)
    - meist bei negativen Blutkulturen, da schwer anzüchtbar
    - HACEK-Gruppe (Haemophilus aphrophilus/paraphrophilus, Acinetobacter actinomycetemcomitans, Cardiobacterium hominis, Eikenella corrodens, Kingella kingae)
    - meist niedrige Virulenz, besiedeln bevorzugt vorgeschädigte Klappen oder Klappenprothesen

- **Klinik**
    - unklares z. T. **hohes Fieber** (häufigstes klinisches Zeichen einer Endokarditis)
    - neu aufgetretenes **Herzgeräusch** oder Aggravierung eines bekannten Herzgeräusches (bedingt durch Regurgitation)
    - erhöhte **Entzündungsparameter** (Leukozytose mit Linksverschiebung, CRP ↑, BSG ↑, evtl. Infektanämie, Procalcitonin ↑)
    - progrediente **Belastungsdyspnoe**/Orthopnoe bei ausgeprägter Klappendestruktion

- klinische Zeichen einer zentralen **Embolisierung** von Vegetationen (unspezifische Bewusstseinsstörungen/fokal neurologische Ausfälle)
- unspezifische klinische Zeichen (z. B. Kopfschmerzen, allgemeine Abgeschlagenheit, Gewichtsverlust, Appetitlosigkeit, Nachtschweiß, Myalgien und Arthralgien)
- (selten) Zeichen einer peripheren Mikro- oder Makroembolie und immunologische Phänomene: u. a. Roth-Flecken, Janeway-Läsionen, Osler-Knötchen und Splinter-Hämorrhagien sowie Symptome einer pulmonalen Embolisierung, glomeruläre Löhlein-Herdnephritis mit Hämato- und Proteinurie
- bei älteren und immunkompromittierten Patienten häufig untypisches Erscheinungsbild der IE

> **Das klinische Erscheinungsbild höchst variabel und abhängig vom ursächlichen Mikroorganismus und dem Vorhandensein einer vorbestehenden Herzerkrankung.**

- **Diagnostik**
- Echokardiographie und Mikrobiologie sind die wichtigsten Pfeiler der Endokarditisdiagnostik!
- positive Anamnese (durchgemachte Endokarditis, vorbestehende Vitien, Klappenprothesen, Zustand nach rheumatischem Fieber, i.v. Drogenabusus oder nach invasiven Eingriffen mit potenzieller sekundärer Bakteriämie)!

- ■ ■ **Echokardiographie**
- Echokardiographie schnellstmöglich bei Verdacht auf Endokarditis (zunächst transthorakal; bei fortbestehendem Verdacht bzw. zur definitiven Diagnosestellung transösophageal)
- echokardiographische **Hauptkriterien:**
  - Vegetationen
  - Abszesse
  - neue Dehiszenz einer Klappenprothese
- Echokardiographie auch hilfreich für die Einschätzung der Schwere der Erkrankung, die Vorhersage der Kurz- und Langzeitprognose und die Verlaufsbeobachtung unter Antibiotikatherapie
- bei initial negativem TEE, aber fortbestehendem Verdacht auf IE Wiederholung der TEE nach 7–10 Tagen

- ■ ■ **Mikrobiologie**
- Blutkulturen sind bei etwa 85 % aller IE-Patienten positiv
- negative Blutkulturen meist durch eine vorangegangene Antibiotikagabe (→ Absetzen der Therapie vor erneuten Blutkulturentnahmen!) bzw. durch schwer anzüchtbare oder intrazelluläre Mikroorganismen verursacht
- ❏ Abb. 12.1 gibt die mikrobiologische Diagnostik wieder

> **Dem Mikrobiologen sollte der Endokarditisverdacht mitgeteilt werden → längere Bebrütung der Blutkulturflaschen und damit größere Inzidenz eines Erregernachweises (Bebrütung >10 Tage)!**

- drei Paare unabhängige aerobe und anaerobe Blutkulturen in 3 h (grundsätzlich vor der kalkulierten antibiotischen Therapie und unabhängig vom Verlauf der Körpertemperatur, bei akut septischem Verlauf innerhalb von 1–2 h)
- evtl. Kultur von reseziertem Herzklappengewebe oder von Biopsiematerialien
- serologischer Nachweis von Coxiella burnetii, Bartonella spp., Legionella pneumophila, Chlamydia psittaci und Brucella spp.

- ■ ■ **Weiterführende Diagnostik**
- Labor (BSG, CRP, Procalcitonin, Blutbild)
- Urinstatus (Hämaturie, Proteinurie)
- 12-Kanal-EKG (evtl. Überleitungsstörungen bei paravalvulärem Abszess)
- Sonographie des Abdomens (Organinfarkte/-abszesse? Splenomegalie?)

- ■ ■ **Duke-Kriterien zur Diagnose der IE**
- Duke-Kriterien beruhen auf klinischen, echokardiographischen und mikrobiologischen Befunden
- hohe Sensitivität und Spezifität (ca. 80 %)
- Wertigkeit bei bestimmten Formen der Erkrankung eingeschränkt (Klappenprothesen, Schrittmacher, ICD, CRT, negative Blutkulturen)
- kein Ersatz für die klinische Beurteilung!
- **Hauptkriterien**
  - **Blutkulturen positiv für IE**
    - Nachweis endokarditistypischer Erreger in zwei unabhängigen Blutkulturen

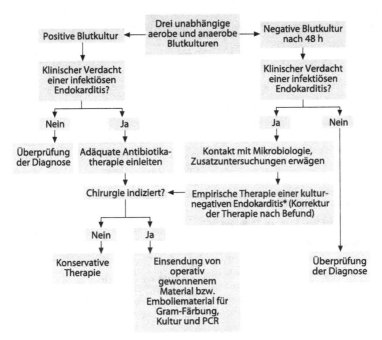

◻ Abb. 12.1 Mikrobiologische Diagnose bei Patienten mit kulturpositiver und kulturnegativer Endokarditis. (Aus ESC Pocket Guidelines 2010) * Bei stabilen Patienten mit nicht identifiziertem Erreger sollte ein Absetzen der Therapie erwogen werden, um eine erneute Blutkulturdiagnostik zu ermöglichen

(Viridans-Streptokokken, Streptococcus bovis, HACEK-Gruppe, Staphylococcus aureus oder ambulant erworbene Enterokokken ohne Nachweis eines primären Fokus)
oder
– Mikroorganismen vereinbar mit einer IE in persistierend positiven Blutkulturen: ≥2 positive Blutkulturen aus Blutentnahmen mit mindestens 12 h Abstand; oder jede von 3 oder eine Mehrzahl von ≥4 separaten Blutkulturen (erste und letzte Probe in mindestens einer Stunde Abstand entnommen)
oder
– eine einzelne positive Blutkultur mit Coxiella burnetii oder Phase-I-IgG-Antikörper-Titer >1:800

 Nachweis einer endokardialen Beteiligung
  – positive Echokardiographie für eine IE (Vegetation, Abszess, neue Dehiszenz einer Klappenprothese)
  – neu aufgetretene Klappeninsuffizienz

 Nebenkriterien
  – Prädisposition (Herzerkrankung, intravenöser Drogenabusus)
  – Fieber >38°C
  – vaskuläre Phänomene (schwere arterielle Embolien, septische Lungeninfarkte, mykotisches Aneurysma, intrakranielle Blutungen, konjunktivale Einblutungen, Janeway-Läsionen)
  – immunologische Phänomene (Glomerulonephritis, Osler-Knoten, Roth-Spots, Rheumafaktoren)
  – mikrobiologischer Nachweis (positive Blutkulturen, die nicht einem Hauptkriterium entsprechen, oder serologischer Nachweis einer aktiven Infektion mit einem mit IE zu vereinbarenden Organismus)

❯ **Definitive IE bei 2 Hauptkriterien oder 1 Haupt- und 3 Nebenkriterien oder 5 Nebenkriterien. Mögliche IE bei 1 Haupt- und 1 Nebenkriterium oder 3 Nebenkriterien.**

◘ Tab. 12.2 Kalkulierte antimikrobielle Therapie bei unbekanntem Erreger

Antibiotikum	Dosis	Dauer
Nativklappen		
Ampicillin-Sulbactam	12 g/d in 4 Dosen	4–6 Wochen
oder Amoxicillin-Clavulansäure	12 g/d in 4 Dosen	4–6 Wochen
mit Gentamicin	3 mg/kg/d in 2–3 Dosen	4–6 Wochen
Vancomycin	30 mg/kg/d in 2 Dosen	4–6 Wochen
mit Gentamicin	3 mg/kg/d in 2–3 Dosen	4–6 Wochen
und Ciprofloxacin	800 mg/d in 2 Dosen	4–6 Wochen
Klappenprothesen (spät, ≥12 Monate postoperativ)		
Antibiotikatherapie wie bei Nativklappen-Endokarditis		
Klappenprothese (früh, <12 Monate postoperativ)		
Vancomycin	30 mg/kg/d in 2 Dosen	6 Wochen
mit Gentamicin	3 mg/kg/d in 2–3 Dosen	2 Wochen
und Rifampicin	1200 mg/d in 2 Dosen	6 Wochen

Prädiktoren für eine schlechte Prognose bei Aufnahme

- Alter >60 Jahre
- Klappenprothesen-Endokarditis
- Komorbiditäten (z. B. IDDM, vorausgegangene kardiovaskuläre, renale oder pulmonale Erkrankung)
- vorhandene Komplikation einer IE (Herzinsuffizienz, Nierenversagen, Schlaganfall, septischer Schock)
- spezielle Erreger (S. aureus, Pilze, gramnegative Bakterien)
- perianuläre Komplikationen, schwere linksseitige Klappeninsuffizienzen, LVF ↓, pulmonale Hypertonie, große Vegetationen, schwere Klappenprothesendysfunktion etc.

◾ **Therapie**

◾◾ **Konservative/medikamentöse Therapie**

- **Grundprinzip:** prolongierte Kombinationstherapie mit bakteriziden Antibiotika (◘ Tab. 12.2 – Tab. 12.8)
- längere Behandlung von Klappenprotheseninfektionen (ca. 6 Wochen) als von Nativklappeninfektionen (ca. 2–6 Wochen)

- nach chirurgischer Sanierung nur dann erneute Antibiotikatherapie in voller Dauer, wenn Mikrobiologie der exzidierten Herzklappe positiv (Wahl des Antibiotikums entsprechend des Resistenzprofils des zuletzt identifizierten Mikroorganismus!)
- bei mangelndem Ansprechen der **Nativklappenendokarditis** mit unbekanntem Erreger ist eine Kombinationstherapie unter Einschluss eines Carbapenems bzw. einer Kombinationstherapie aus Vancomycin und Gentamicin zu erwägen
- bei foudroyantem Verlauf und bei i.v. Drogenabhängigen ist statt Ampicillin die gezielte Gabe eines Isoxazolyl-Penicillins zu erwägen
- bei gutem klinischem Ansprechen kann die Behandlungsdauer von Gentamicin auf 2 Wochen limitiert werden
- alternativ zu Vancomycin kann Teicoplanin mit einer Initialdosis von 800–1000 mg/d über 4–5 Tage und einer Erhaltungsdosis von 400 mg/d gegeben werden
- Kurzinfusion der **β-Laktamantibiotika** über ca. 60 min, der Aminoglykoside über 30–60 min, Vancomycin über mindestens 60 min (**Cave:** »Red-man-Syndrom«)

◘ Tab. 12.3 Antimikrobielle Therapie bei Streptococcus spp.

Antibiotikum	Dosis	Dauer
Penicillinempfindliche Stämme (MHK <0,125 mgl): Standardtherapie		
Penicillin G	12–18 Mio. U/d in 6 Einzeldosen	4 Wochen
oder Amoxicillin	100–200 mg/kg/d in 4-6 Dosen	4 Wochen
oder Ceftriaxon	2 g/d in 1 Dosis	4 Wochen
Penicillinempfindliche Stämme (MHK <0,125 mgl): zweiwöchige Behandlung		
Penicillin G	12–18 Mio. U/d in 6 Dosen	2 Wochen
oder Amoxicillin	100–200 mg/kg/d in 4–6 Dosen	2 Wochen
oder Ceftriaxon	2 g/d in 1 Dosis	2 Wochen
mit Gentamicin	3 mg/kg/d in 1 Dosis	2 Wochen
oder Netilmicin	4–5 mg/kg/d i.v. in 1 Dosis	2 Wochen
β-Laktamallergie		
Vamcomycin	30 mg/kg/d in 2 Dosen	4 Wochen
Relative Penicillinresistenz (MHK 0,125–2 mg/l): Standardtherapie		
Penicillin G	24 Mio. U/d in 6 Dosen	4 Wochen
oder Amoxicillin	200 mg/kg/d in 4–6 Dosen	4 Wochen
mit Gentamicin	3 mg/kg/d in 1 Dosis	2 Wochen
Relative Penicillinresistenz (MHK 0,125–2 mg/l): bei β-Laktamallergie		
Vancomycin	30 mg/kg/d in 2 Dosen	4 Wochen
mit Gentamicin	3 mg/kg/d in 1 Dosis	2 Wochen

- Serumspiegel: Vancomycin-Talspiegel <10 µg/ml, Gentamicin-Talspiegel <2 µg/ml
- Dosisanpassung der Antibiotika bei Niereninsuffizienz!
- bei übergewichtigen Patienten sind Aminoglykoside und Vancomycin auf Idealgewicht zu beziehen
- bei Penicillinunverträglichkeit vom verzögerten Typ ist die Gabe von Cefazolin 6 g/d in 3 Dosen oder analoges Erstgenerations-Cefalosporin möglich
- Attenuierung der Nephrotoxizität von Amphotericin B unter hoher Volumen- und Kochsalzzufuhr
- im Einzelfall Entscheidung über Gabe von liposomalem Amphotericin B (3–7 mg/kg/d)
- bei Aspergillus ggf. nach Testung zusätzliche Gabe von 5-Flucytosin und/oder Rifampicin
- ggf. Einsatz moderner Antimykotika mit Aspergillusaktivität (Rücksprache mit Infektiologie)

▪▪ Operative/kardiochirurgische Therapie
- chirurgische Therapie in ca. 50 % der Fälle notwendig
- **Hauptindikationen** für frühzeitigen herzchirurgischen Eingriff (noch während initialer Antibiotikatherapie, ◘ Tab. 12.9, ◘ Tab. 12.10):
  - Herzinsuffizienz
  - unkontrollierte Infektion (perivalvuläre Abszessbildung etc.)
  - endokarditisbedingte embolische Ereignisse
- Operation nach ischämischem, emboliebedingtem Schlaganfall grundsätzlich nicht kontraindiziert, solange neurologische Prognose per se nicht zu schlecht

Tab. 12.4 Antimikrobielle Therapie bei Staphylococcus spp.

Antibiotikum	Dosis	Dauer
Nativklappen: Methicillin-empfindliche Staphylokokken (MSSA)		
Flucloxacillin **oder** Oxacillin	12 g/d in 46 Dosen	4-6 Wochen
mit Gentamicin	3 mg/kg/d in 2–3 Dosen	3–5 Tage
Nativklappen: β-Laktamallergie oder Methicillin-resistente Staphylokokken (MRSA)		
Vancomycin	30 mg/kg/d in 2 Dosen	4-6 Wochen
mit Gentamicin	3 mg/kg/d in 23 Dosen	3–5 Tage
Klappenprothesen: Methicillin-empfindliche Staphylokokken (MSSA)		
Flucloxacillin **oder** Oxacillin	12 g/d in 4–6 Dosen	≥6 Wochen
mit Rifampicin	1200 mg/d in 2 Dosen	≥6 Wochen
und Gentamicin	3 mg/kg/d in 2–3 Dosen	2 Wochen
Klappenprothesen: β-Laktamallergie oder methicillinresistente Staphylokokken (MRSA)		
Vancomycin	30 mg/kg/d in 2 Dosen	≥6 Wochen
mit Rifampicin	1200 mg/d in 2 Dosen	≥6 Wochen
und Gentamicin	3 mg/kg/d in 2–3 Dosen	2 Wochen

Tab. 12.5 Antimikrobielle Therapie bei Enterococcus spp.

Antibiotikum	Dosis	Dauer
Amoxicillin	200 mg/kg/d in 4–6 Dosen	4–6 Wochen
mit Gentamicin	3 mg/kg/d in 2–3 Dosen	4–6 Wochen
oder Ampicillin	200 mg/kg/d in 4–6 Dosen	46 Wochen
mit Gentamicin	3 mg/kg/d in 2–3 Dosen	46 Wochen
β-Laktamallergie		
Vancomycin	30 mg/kg/d in 2 Dosen	6 Wochen
mit Gentamicin	3 mg/kg/d in 2–3 Dosen	6 Wochen

- optimales Intervall zwischen ischämischem Schlaganfall und herzchirurgischem Eingriff unbekannt
- neurologische Prognose bei Patienten mit hämorrhagischem Schlaganfall schlecht → verschieben der Operation um wenigstens einen Monat
- bei rechtsseitiger Nativklappenendokarditis sollte eine chirurgische Therapie in folgenden Situationen in Betracht gezogen werden (**Tab. 12.10**):
  - schwer zu eradizierende Mikroorganismen (z. B. persistierende Pilze) oder Bakteriämie über >7 Tage (z. B. S. aureus, P. aeruginosa) trotz adäquater Antibiotikatherapie
  - persistierende Vegetationen >20 mm an der Trikuspidalklappe nach rezidivierenden

◼ **Tab. 12.6** Antimikrobielle Therapie bei gramnegativen Erregern

Erreger	Antibiotikum/Dosis	Dauer
HACEK	Ceftriaxon 2 g/d in 1 Dosis	4 Wochen
Pseudomonas aeruginosa	Piperacillin + β-Laktamase-Inhibitor 20 g/d in 3–4 Dosen **oder** Ceftazidim 6–8 g/d in 3–4 Dosen **mit** Tobramycin 3–5 mg/kg/d in 3 Dosen	≥6 Wochen
Enterobacteriaceae	Ceftriaxon 2 g/d in 1 Dosis **oder** Cefotaxim 6–8 g/d in 3–4 Dosen **mit** Gentamicin 3 mg/kg/d in 3 Dosen	≥4 Wochen

◼ **Tab. 12.7** Antimikrobielle Therapie bei Pilzinfektionen

Erreger	Antibiotikum/Dosis	Dauer
Candida	Amphotericin B 0,8–1,0 mg/kg/d in 1 Dosis **mit** 5-Flucytosin 150 mg/kg in 3 Dosen	≥6 Wochen
Aspergillus	Amphotericin B 1–1,2 mg/kg/d (maximale Gesamtdosis 2–5 g)	≥6 Wochen

◼ **Tab. 12.8** Antimikrobielle Therapie bei Coxiella burnetii, Brucellen, Bartonellen

Erreger	Antibiotikum/Dosis	Dauer
Coxiella burnetii	Doxycyclin 200 mg/d **mit** Chinolon (Ofloxazin 400 mg/d) p.o.	≥18 Monate
Brucella spp.	Doxycyclin 200 mg/d **mit** Cotrimoxazol 1920 mg/d in 2 Dosen **und** Rifampicin 300–600 mg/d in 1–2 Dosen p.o. (evtl. zusätzlich Streptomycin 150 mg/kg/d in 2 Dosen für 14 d)	≥12 Wochen
Bartonella spp.	Ceftriaxon 2 g/d oder Ampicillin 12 g/d i.v. **oder** Doxycyclin 200 mg/d p.o. **mit** Gentamicin 3 mg/kg/d	6 Wochen 6 Wochen 3 Wochen

◙ Tab. 12.9 Operationsindikationen bei linksseitiger Nativklappenendokarditis

Operationsindikationen	Operationszeitpunkt
Akute Herzinsuffizienz	
Aorten- oder Mitralklappenendokarditis mit schwerer Insuffizienz oder Klappenobstruktion mit refraktärem Lungenödem oder kardiogenem Schock	Notfall (innerhalb 24 h)
Aorten- oder Mitralklappenendokarditis mit Fistel in Ventrikel bzw. Perikard mit refraktärem Lungenödem oder kardiogenem Schock	Notfall (innerhalb 24 h)
Aorten- oder Mitralklappenendokarditis mit schwerer Insuffizienz oder Klappenobstruktion mit persistierendem Herzversagen oder beginnenden Dekompensation	Dringend (innerhalb weniger Tage)
Aorten- oder Mitralklappen-IE mit schwerer Insuffizienz ohne Zeichen der Herzinsuffizienz	Elektiv (nach ≥1–2 Wochen Antibiotikatherapie)
Unkontrollierte Infektion	
Lokal unkontrollierte Infektion (Abszess, Aneurysma spurium, Fistel, progrediente Vegetation)	Dringend
Persistierendes Fieber und positive Blutkulturen >7–10 Tage	Dringend
Infektion durch Pilze oder multiresistente Organismen	Dringend/elektiv
Prävention einer Embolisierung	
Aorten- oder Mitralklappenendokarditis mit großen Vegetationen (>10 mm) mit embolischen Ereignissen trotz adäquater Antibiotikatherapie	Dringend
Aorten- oder Mitralklappenendokarditis mit großen Vegetationen (>10 mm) und anderen Prädiktoren eines komplizierten Verlaufs (Herzinsuffizienz, persistierende Infektion, Abszess)	Dringend
Isolierte sehr große Vegetationen (>15 mm)	Dringend

Lungenembolien mit oder ohne begleitender Rechtsherzinsuffizienz
- sekundäre Rechtsherzinsuffizienz bei schwerer Trikuspidalklappenendokarditis mit schlechtem Ansprechen auf eine diuretische Therapie
- **Infektionen kardialer Implantate** (z. B. Schrittmacher oder Defibrillatorsonden) schwer zu diagnostizieren und mit schlechter Prognose
- oftmals verlängerte Antibiotikatherapie und chirurgische Entfernung des Implantats notwendig (zumeist ohne Thorakotomie möglich)
- bei gegebener Indikation Verzögerung der Reimplantation zugunsten der Antibiotikatherapie für einige Tage oder Wochen

12.2 Endokarditisprophylaxe

- aktuelle Leitlinien: deutliche Reduktion der Indikationen für eine Endokarditisprophylaxe mit Antibiotika im Vergleich zu früheren Empfehlungen
- prophylaktische Antibiotikagabe nur noch bei Höchstrisikopatienten im Rahmen (zahnärztlicher) Höchstrisikoeingriffe
- gute Mundhygiene und regelmäßige zahnärztliche Kontrollen für Prävention der IE bedeutsamer als Antibiotikaprophylaxe

❯ Beachtung von Sterilität und Desinfektion bei Manipulation an intravenösen Kathetern und medizinischen Eingriffen zwingend erforderlich!

◻ Tab. 12.10 Operationsindikationen bei Klappenprothesenendokarditis

Operationsindikationen	Operationszeitpunkt
Akute Herzinsuffizienz	
Schwerer Prothesendysfunktion (Dehiszenz oder Obstruktion) mit refraktärem Lungenödem oder kardiogenem Schock	Notfall
Fistel in Ventrikel oder Perikard mit refraktärem Lungenödem oder kardiogenen Schock	Notfall
Schwere Prothesendysfunktion und persistierende Herzinsuffizienz	Dringend
Schwere Prothesendehiszenz ohne Herzinsuffizienz	Elektiv (nach ≥1–2 Wochen Antibiotikatherapie)
Unkontrollierte Infektion	
Lokal unkontrollierte Infektion (Abszess, falsches Aneurysma, Fistel, progrediente Vegetation)	Dringend
Pilze oder multiresistente Organismen bzw. Staphylokokken oder gramnegative Bakterien als Erreger	Dringend/elektiv
Persistierendes Fieber und positive Blutkulturen >7–10 Tage	Dringend
Prävention einer Embolisierung	
Rezidivierende Embolien trotz adäquater Antibiotikatherapie	Dringend
Vegetationen >10 mm und andere Prädiktoren eines komplizierten Verlaufs (Herzinsuffizienz, persistierende Infektion, Abszess)	Dringend
Isolierte, sehr große Vegetationen (>15 mm)	Dringend

- **Indikationen**
- **vorbestehende kardiale Erkrankungen: Antibiotikaprophylaxe** nur bei:
  - Patienten mit **Klappenprothesen** oder mit rekonstruierten Klappen unter Verwendung alloprothetischen Materials
  - Patienten mit **überstandener Endokarditis**
  - Patienten mit bestimmten **angeborenen Vitien**
    - unkorrigierte zyanotische Vitien oder residuelle Defekte, palliative Shunts/Conduits
    - weniger als 6 Monate nach operativer oder interventioneller Korrektur unter Verwendung von prothetischem Material
    - persistierende residuelle Defekte von chirurgisch oder interventionell eingebrachtem prothetischen Material
- **keine Antibiotikaprophylaxe** bei anderen Klappenerkrankungen oder angeborenen Vitien!
- **Risikoprozeduren:**
- **Antibiotikaprophylaxe** bei
  - zahnärztlichen Eingriffen mit Manipulation an Gingiva oder periapikale Zahnregion bzw. Perforation der oralen Mukosa
- **keine Antibiotikaprophylaxe** bei
  - Injektion von Lokalanästhetika (in nichtinfiziertes Gewebe)
  - intraoraler Nahtentfernung
  - Röntgenaufnahmen der Zähne
  - Platzierung oder Einstellung von prothetischen oder kieferorthopädischen Verankerungselementen/Klammern
  - Lippentrauma
  - Trauma der oralen Mukosa
  - physiologischem Milchzahnverlust

◻ Tab. 12.11 Antibiotika zur Endokarditisprophylaxe

Antibiotikum	Erwachsene	Kinder
Standardprophylaxe		
Amoxicillin[a] oder Ampicillin[a,b]	2 g p.o. oder i.v. als Einzeldosis 30–60 min vor Eingriff	50 mg/kg p.o. oder i.v. als Einzeldosis 30–60 min vor Eingriff
β-Laktamallergie		
Clindamycin[c,d]	600 mg p.o. oder i.v. als Einzeldosis 30–60 min vor Eingriff	20 mg/kg p.o. oder i.v. als Einzeldosis 30–60 min vor Eingriff

[a] Alternativ: Penicillin G oder V.
[b] Alternativ Cefazolin, Ceftriaxon 1 g i.v. für Erwachsene bzw. 50 mg/kg i.v. bei Kindern.
[c] Alternativ Cefalexin: 2 g p.o. für Erwachsene bzw. 50 mg/kg p.o. bei Kindern oder Clarithromycin 500 mg p.o. für Erwachsene bzw. 15 mg/kg p.o. bei Kindern.
[d] Cave: Kein Einsatz von Cephalosporine bei Patienten mit früherer Anaphylaxie, Angioödem oder Urtikaria nach Einnahme von Penicillin oder Ampicillin

– Eingriffen am Respirationstrakt (einschließlich Bronchoskopie, Laryngoskopie und Intubation)
– Eingriffe am Gastrointestinal- und Urogenitaltrakt (einschließlich Gastroskopie, Koloskopie, Zystoskopie oder transösophageale Echokardiographie)
– Haut- und Weichteileingriffen (außer bei infiziertem Gewebe!)

Anmerkung: Die Empfehlungen beziehen sich nur auf Eingriffe an nichtinfiziertem Gewebe! Bei Eingriffen an infiziertem Gewebe bei Risikopatienten wird empfohlen, in Abhängigkeit vom Infektionsort auch organtypische potenzielle Endokarditiserreger mitzubehandeln (z. B. bei Infektionen der oberen Atemwege und bei Haut- und Weichteilinfektionen Streptokokken- und Staphylokokkenspezies, bei gastrointestinalen oder urogenitalen Prozeduren Enterokokken).

■ **Durchführung**
Die rationale Antibiotikatherapie im Rahmen der Endokarditisprophylaxe wird in ◻ Tab. 12.11 wiedergegeben.

Ausgewählte Literatur

Al-Nawas B, Block M, Ertl G et al. (2009) Kommentierte Zusammenfassung der Leitlinien der European Society of Cardiology zur Infektiösen Endokarditis (Neuauflage 2009). Kardiologe 4: 285–294

Deutsche Gesellschaft für Kardiologie (2009) ESC Pocket Guidelines »Infektiöse Endokarditis«

ESC Pocket Guidelines »Infektiöse Endokarditis« 2010

Habib G, et al. (2009) Guidelines on the prevention, diagnosis, and treatment of infective endocarditis (new version 2009). Eur Heart J 30: 2369–2413

Horstkotte D, Follath F, Gutschik E et al (2004) Guidelines on prevention, diagnosis and treatment of infective endocarditis executive summary; the task force on infective endocarditis of the European Society of Cardiology. Eur Heart J 25:267–276

Kini V, Logani S, Ky B et al. (2010) Transthoracic and transesophageal echocardiography for the indication of suspected infective endocarditis: vegetations, blood cultures and imaging. J Am Soc Echocardiogr (Epub ahead of print)

Li JS, Sexton DJ, Mick N, Nettles R, Fowler VG, Jr., Ryan T, Bashore T, Corey GR (2000) Proposed modifications to the Duke criteria for the diagnosis of infective endocarditis. Clin Infect Dis 30: 633–638

Murdoch DR, Corey GR, Hoen B et al (2009) International Collaboration on Endocarditis-Prospective Cohort Study (ICE-PCS) investigators. Clinical presentation, etiology, and outcome of infective endocarditis in the 21st century: the International Collaboration on Endocarditis-Prospective Cohort Study. Arch Intern Med 169: 463–473

Ausgewählte Literatur

Naber CK, Al-Nawas B, Baumgartner H et al. (2007) Prophylaxe der infektiösen Endokarditis. Kardiologe 1:243–250

Shah PM (2010) Infektiöse Endokarditis – Risikofaktoren, Erreger, antibakterielle Therapie. Arzneimitteltherapie 28: 231–240

Talarmin JP, Boutoille D, Tattevin P et al. (2008) Candida endo-carditis: role of new antifungal agents. Mycoses 52: 60–66

Pneumonie

M. Fresenius

M. Fresenius et al., *Repetitorium Intensivmedizin*,
DOI 10.1007/978-3-642-44933-8_13, © Springer-Verlag Berlin Heidelberg 2014

13.1 Bakterielle Pneumonien

- **Einteilung**
- nach dem ursächlichem **Agens** (bakteriell, atypisch, viral, oder mykotisch)
- nach **klinischem Verlauf** (akut, chronisch)
- nach dem Ort, an dem die Infektion erworben wurde:
  - **ambulant, außerhalb des Krankenhauses erworbene Pneumonie** (»community acquired pneumonia«; CAP)
  - **nosokomial erworbene Pneumonie** (»hospital acquired pneumonia«; **HAP**); tritt frühestens 48 h nach der Krankenhausaufnahme auf. Hierzu zählen die
    - **beatmungsassoziierte Pneumonie** (»ventilator associated pneumonia«; **VAP**) und die
    - HCAP (»health care acquired pneumonia«), also eine Pneumonie bei Patienten, welche aus dem **Alten- oder Pflegeheim** stammen, ist in den neusten Leitlinien als eigene Entität nicht mehr berücksichtigt!
- nach dem **Immunzustand** des Patienten: Pneumonien bei immunsupprimierten Patienten nach Transplantation, Chemotherapie, systemischen Erkrankungen mit medikamentöser Immunsuppression
- in **primäre** und **sekundäre Pneumonien** (als Folge bestimmter Grunderkrankungen, Bronchiektasien, Aspiration, Inhalationsintoxikation, Lungeninfarkt etc.)

Die American Thoracic Society (ATS) empfiehlt folgende Einteilung:
- ambulant erworbene Pneumonien oder im Krankenhaus erworbene Pneumonien ≤5 Tage ohne antibiotische Vorbehandlung im Krankenhaus (»**early onset pneumonia**«)
- im Krankenhaus erworben Pneumonie ab dem **6. Tag** mit vorheriger antibiotischer Vorbehandlung im Krankenhaus (»**late onset pneumonia**«)
  - Patient nicht am Respirator
  - Patient am Respirator → beatmungsassoziierte Pneumonie bzw. »ventilator-associated pneumonia« (**VAP**)
- **Aspirationspneumonie**

Die maximale Inzidenz von ventilatorassoziierter Pneumonie (VAP) liegt nach Ibrahim et al. (2001) zwischen dem **6. und dem 10. Tag** (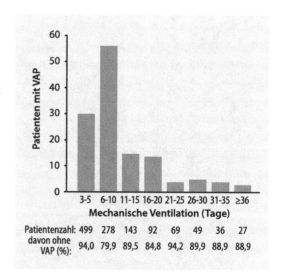 Abb. 13.1). Hierdurch kommt es zu einer zusätzlichen Verweilzeit auf den Intensivstationen von 4–6 Tagen.

- **Inzidenz**
- **VAP/HAP** anhand von KISS-Daten: 5,4 pro 1000 invasive Beatmungstage, bei Patienten mit nichtinvasiver Beatmung 1,6 pro 1000 nichtinvasive Beatmungstage und bei Patienten ohne Beatmung 0,6 pro 1000 Patiententage
- **CAP**: ca. 500.000 Menschen in Deutschland erkranken jährlich an einer ambulant erworbenen Pneumonie

- **Mortalität**
- **ambulant erworbene Pneumonie:** Altersabhängigkeit der Mortalität nach Marston (1997):
  - Alter <45 Jahre: ca. 3 %
  - Alter 45–64 Jahre: ca. 5 %
  - Alter >65 Jahre: ca. 12 %
- **nosokomiale Pneumonie:** Letalität von insgesamt 16 % (10–47 %) (Abb. 13.2)
- **MRSA-Pneumonie:** >50 % bzw. **MSSA:** ca. 12 % (nach Rello et al. 2001)

Patientenzahl:	499	278	143	92	69	49	36	27
davon ohne VAP (%):	94,0	79,9	89,5	84,8	94,2	89,9	88,9	88,9

Abb. 13.1 Abhängigkeit der VAP von den Beatmungstagen

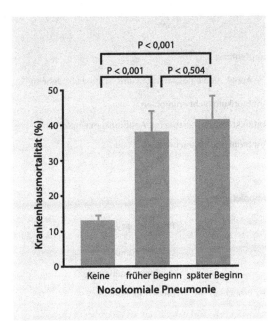

◧ Abb. 13.2 Mortalität der Früh- und Spätpneumonie

Die Mortalität von Pneumonien auf der Intensivstation ist sowohl bei Früh- als auch Spätpneumonie gleich hoch (Ibrahim 2000).

13.1.1 Risikofaktoren für eine nosokomiale Pneumonie

- Alter <1 Jahr oder >65 Jahre
- vorbestehende schwere Grunderkrankungen, die zu einer Reduktion der Immunabwehr und/oder des Bewusstseins führen
- Vorerkrankungen des Respirationstrakts
- thorakale oder abdominelle operative Eingriffe
- Notwendigkeit einer maschinellen Beatmung

13.1.2 Infektionsweg

- aerob durch kontaminierte Stäube, Aerosole
- durch Keimaszension der bakteriellen Flora des Oropharynx, Mikroaspiration bei beatmeten Patienten
- hämatogen

- durch Aspiration von Mageninhalt, Blut und Fremdmaterial

13.1.3 Pneumoniekriterien

- neu aufgetretene oder progressive Lungeninfiltrate im Thoraxröntgenbild (positives Bronchoaerogramm oder retikuläre Zeichnung bei Pilzpneumonien) in Kombination mit zwei von drei weiteren Kriterien:
  - purulentes Tracheobronchialsekret, evtl. Husten und Auswurf
  - Leukozytose (>10.000/ml) oder Leukopenie (<4000/ ml)
  - Fieber (≥38,3°C)

❶ Das Lungeninfiltrat plus 2 der 3 oben genannten Kriterien hat nur eine Sensitivität von ca. 70 % und eine Spezifität von 75 %! → 30 % der Pneumonie werden nicht erkannt!

- weitere klinische Zeichen:
  - Tachypnoe, Dyspnoe
  - typischer Auskultationsbefund: Bronchialatmen, klingende ohrnahe Rasselgeräusche sowie gedämpfter Klopfschall und verstärkter Stimmfremitus »99«
  - Anstieg der benötigten inspiratorischen Sauerstoffkonzentration
  - hämodynamische Instabiltät und Zeichen eines SIRS (SVR↓, ITBI↓, EVLWI↑)

- **Differenzialdiagnose**
- Atelektasen (Sekretverlegung)
- Herzinsuffizienz/Überwässerung (BNP↑)
- alveoläre Hämorrhagie
- interstitielle Lungenerkrankungen wie kryptogen organisierende Pneumonie (COP)
- ARDS
- Lungenarterienembolien

- **Diagnostik**
- Erhöhung von **C-reaktivem Protein (CRP)** und **Procalcitonin** (PCT) sowie BSG (◧ Tab. 13.1) **Anmerkung**: Durch die Bestimmung von PCT und der daraus resultierenden Entscheidung, eine Antibiotikatherapie zu beginnen oder zu beenden, können die Antibiotika-

◘ Tab. 13.1 Procalcitonin-Cut-offs

PCT (ng/ml)	Bakterielle Infektion	Empfehlung
<0,1	Keine	Die Applikation eines Antibiotikums ist strikt abzulehnen
≥0,1 bis <0,25	Unwahrscheinlich	Antibiotikum nicht empfohlen
≥0,25 bis <0,5	Wahrscheinlich	Antimikrobielle Therapie mit Antibiotikum empfohlen
≥0,5	Klarer Hinweis	Antibiotikum vorgeschrieben

◘ Tab. 13.2 Morphologische Befunde bei bestimmtem Pneumonietypen

Morphologie	Pneumonietyp
Lobär oder segmental begrenzte Infiltrate	Lobärpneumonie
Milchglasartige diffuse Infiltrate	Atypische Pneumonie
Unregelmäßig begrenzte Infiltrate mit Ausbreitung entlang der Bronchien (positives Bronchoaerogramm)	Bronchopneumonie
Wandernde kleinfleckige diffuse Infiltrate	Viruspneumonie
Keilförmige pleuraständige Infiltrate	Infarktpneumonie
Rechtsseitig basalbetonte Infiltrate	Aspirationspneumonie
Infiltrate in Begleitung mit Stauungszeichen (Curley-Linien, prominente Hili, Gefäßzeichnung in den apikalen Lungenbezirken)	Stauungspneumonie
Stationäres lobäres Infiltrat (ohne Bronchopneumogramm)	Poststenotische Pneumonie

kosten signifikant reduziert werden (Christ-Crain 2004)! Außerdem ist ein Abfall der Inflammationsparameter PCT an Tag 4 ein unabhängiger Prädiktor für das Überleben (Hillas 2010)!

- **Thoraxröntgen** in zwei Ebenen in Standardtechnik mit evtl. typischen Veränderungen (◘ Tab. 13.2); bei immobilen Patienten Röntgenuntersuchung im Liegen. Sensitivität der Thoraxröntgenuntersuchung in prämortalen und postmortalen Studien: lediglich 50–70 %, Spezifität: 30–50 %
- evtl. bei therapierefraktären Infiltraten, schwieriger Differenzialdiagnostik und bei Intensivpatienten **Thorax-CT** (hohe Aussage, Darstellung von Infiltraten, Pleuraergüssen und Atelektasen)
- **Blutkultur** bei Verdacht auf hämatogene Streuung oder Quelle

- Nachweis von potenziell pathogenen Erregern im **Tracheobronchialsekret** (Keimzahl >10^6/ml), mittels Gramfärbung und mikroskopische Leukozytenzählung → Ausschluss von Kontaminationen aus der Mundhöhle (>25 Plattenepithelzellen/Gesichtsfeld bei 100-facher Vergrößerung) sowie Nachweis von Sekret aus dem unteren Respirationstrakt (>25 neutrophile Granulozyten/Gesichtsfeld und Nachweis mehrerer Makrophagen) sprechen für eine Pneumonie und gegen Sputumverunreinigung.
- **Kultur** des abgesaugten **Trachealsekrets** nach vorangegangenem mikroskopischem Screening (Gramfärbung)
    - positives Ergebnis bei >10^5–10^6 Kolonien/ml unverdünnten Sekrets
    - hohe Sensitivität (90–95 %), jedoch geringe Spezifität (ca. 30 %)

◘ Tab. 13.3 Sensitivität und Spezifität der verschiedenen Asservierungsmethoden des mikrobiologischen Materials

	Sensitivität (%)	Spezifität (%)	Cut-off	Autor
Trachealsekret	38–82 MW: 76±9	72–85 MW: 75±28	106 cfu/ml	Cook 2000
BAL	42–93 MW: 73±18	45–100 MW: 82±19	104–105 cfu/ml	Torres 2000
PSB	33–100 MW: 66±19	50–100 MW: 90±15	103 cfu/ml und mehr	Marquette 1993
Blinde Gewinnung von Tracheobronchialsekret				
1. Blindes bronchiales Absaugen	74–97	74–100		Campbell 2000
2. Blinde Mini-BAL	63–100	66–96		
3. Blinde PSB	58–86	71–100		

MW: Mittelwert; cfu: »colony forming unit«

- Nachweis von Elastinfasern bei nekrotisierender Pneumonie mittels 40 %iger Kaliumhydroxidlösung
- **bronchoalveoläre Lavage (BAL)**
  - positives Ergebnis bei >10^4 Kolonien/ml
  - ein großes Lungenareal von ca. 1 % wird mikrobiologisch »gescreent« → erhöhte Rate an falsch-positiven Befunden (ca. 80 %), bei einer Sensitivität von teilweise nur 70 %!
  - eher zurückhaltend bei schwerer respiratorischer Störung (Gefahr der Hypoxie während und insbesondere nach der Bronchoskopie mit der BAL)
- **geschützte Bürste (PSB)**
  - positives Ergebnis bei >10^3 Kolonien/ml Verdünnungslösung
  - erhöhte Inzidenz falsch-negativer Befunde **unter antibiotischer Therapie!** Sensitivität allgemein bei nur 70 % bei guter Spezifität von 80–90 %
  - hohe Materialkosten!
- **Punktion und Kultur von Pleuraergüssen/-empyem**
  Anmerkung: Durch Anwendung von sog. **E-Tests** (Bouza 2007) konnten aus den ausgestrichenen Kulturplatten erste Ergebnisse bezüglich Antibiotikaresistenzen ohne vorausgegangener Speziesdifferenzierung bereits nach 24 h dem behandelnden Arzt übermittelt werden.

Dieses Vorgehen verminderte im Vergleich zur konventionellen Diagnostik die Beatmungsdauer, die Anzahl der Fälle von C.-difficile-Kolitis sowie den Antibiotikaverbrauch. Sensitivität und Spezifität der einzelnen mikrobiologischen Untersuchungsmethoden sind in ◘ Tab. 13.3 aufgelistet.

- offene **Lungenbiopsie** bei schweren Verläufen (insbesondere bei Verdacht auf Pilzpneumonie)
- selten:
  - serologische Untersuchung auf **Viren** und **Pilze** (Galaktomannan, β-D-Glukan) insbesondere bei Patienten mit Prädisposition wie einer strukturellen Lungenerkrankung, einer rheumatologischen Grunderkrankung oder einer Leberzirrhose und/oder hinweisende Infiltrate im CT-Thorax, die mit einer invasiven Aspergillose assoziiert sein könnten
  - Nachweis von **Elastinfasern**
  - Bestimmung von Interleukin-6 und Procalcitonin in der BAL-Flüssigkeit
  - Nachweis eines löslichen **TREMI-Rezeptors** (»triggering receptor expressed on myeloid cells«), der zur Immunglobulin-Superfamilie gehört und von Phagozyten nach bakterieller Stimulation exprimiert wird; Sensitivität: 98 % und Spezifität 90 % (Gibot et al. 2004)

> Ist eine Pneumonie anhand der oben ge-
> nannten Faktoren wahrscheinlich, sollte
> unverzüglich nach Gewinnung von mikrobio-
> logischem Material mit einer kalkulierten
> Antibiotikatherapie begonnen werden!

Ein negatives Trachealaspirat (keine Bakterien und
keine Leukozyten nachweisbar) innerhalb eines an-
tibiotikafreien Intervalls von 72 h oder nach Antibiotikawechsel hat einen hohen negativen Vorher-
sagewert (94 %)!

- **Pathophysiologie**
- Veränderung der physiologischen Mundflora
  (grampositive hämolysierende Streptokokken
  und anaerobe Bakterien) aufgrund veränderter
  Bakterienadhärenz an den Endothelzellen der
  Mundschleimhaut (Fibronectinschutzfilm↓),
  Zunahme von gramnegativen Keimen wie
  Enterobacteriaceae bei Schwerkranken bereits
  nach wenigen Krankenhaustagen!
- Vor allem bei der VAP geht eine Mikroaspiration (am Tubus vorbei) von aeroben gramnegativen Keimen nach vorangegangenem
  Verlust der Magenazidität durch Ulkusprophylaxe mit Protonenpumpenblocker
  voraus
- Durch die pulmonal eingedrungenen Erreger
  kommt es zur lokalen oder generalisierten Ent-
  zündungsreaktion mit Migration von diversen
  Entzündungszellen ins interstitielle und alveoläre Lungengewebe.
- Infiltrations- und exsudationsbedingte Abnahme der Lungenkapazität und Lungencompliance → Atemarbeit ↑, respiratorische
  Partialinsuffizienz, Perfusions/Ventilations-
  störungen durch Freisetzung vasoaktiver
  Mediatoren aus den inflammatorischen
  Lungenbezirken, Shunt-Zunahme → arterielle
  Hypoxämie und evtl. Hyperkapnie

13.1.4 Erhebung spezieller Pneumonie-Scores

- **CURBS-Kriterien** (Woodhead 2005) (◘ Tab.
  13.4): Anhand der vergebenen Punkte kann die
  voraussichtliche durchschnittliche **Letalität**

◘ **Tab. 13.4** CURBS-Kriterien. (Adaptiert nach Wood-head 2005)

Score-Parameter	Wert	Punkte
Alter	Alter ≥65 Jahre	1
Mentaler Zustand	Mentaler Test-Score <8	1
Harnstoff	>7 mmol/l	1
Atemfrequenz	>30/min	1
Blutdruck	Systolischer ≤90 mmHg oder diastolischer ≤60 mmHg	1

◘ **Tab. 13.5** Bewertung des CURB-Scores. Pneumo-nie-Score nach Singh (2000)

Punkte	Letalität (%)	Ort der Therapie
0–1	1–2	Ambulant
2	9–10	Kurzzeitig stationär, dann ambulant überwacht
3 oder mehr	ca. 22	Stationär; bei Score-Werten 4 oder 5 evtl. intensivmedizi-nisch

und die **Behandlungsintensität** ermittelt wer-
den (◘ Tab. 13.5).
- Der Schweregrad und die daraus resultierende
  Risikoklassifizierung einer Pneumonie kann
  anhand verschiedener Scores ermittelt werden.
  - Für die **ambulant erworbene Pneumonie**
    wird der **Pneumonia Severity Scores (PSI)
    nach Fine** (1997) angewendet (◘ Tab. 13.6).
    Der Score dient auch zur Abschätzung der
    Notwendigkeit einer stationären Behandlung
    (Ausschluss einer Fehlbelegung) (◘ Tab.
    13.7). In Deutschland meist stationäre Be-
    handlung von Patienten der Klasse III (71–90
    Punkte), Klasse V benötigt eine intensivme-
    dizinische Betreuung (Mortalität >30 %).
  - Neuerdings wurde der Fine-Score verein-
    facht: Vier Komponenten beschreiben das
    Risiko der Patienten besser als der Fine-

◻ **Tab. 13.6** Pneumonia Severity Scores (PSI). (Nach Fine 1997)

Anamnese und Komorbiditätsfaktoren	Punkte
Alter	Alter (Jahre) ♀: Alter −10
Pflegeheim	+10
Tumorleiden	+30
Lebererkrankung	+20
Herzinsuffizienz	+10
Atherosklerose	+10
Nierenerkrankungen	+10
Vigilanzstörung	+20
Atemfrequenz >30/min	+20
RR$_{syst}$ <90 mmHg	+20
Temperatur <35,0/>40,0 °C	+15
Puls >125/min	+10
Arterieller pH <7,35	+30
Harnstoff >30 mmol/l	+20
Glukose >14 mmol/l bzw. >250 mg/dl	+10
Hkt <30 %	+10
Pleuraerguss	+10
p$_a$O$_2$ <60 mmHg	+10

◻ **Tab. 13.7** Auswertung des PSI

Risikoklasse	Punkte	Mortalität (%)
I	<50	0,1
II	<71	0,6
III	71–90	2,8
IV	91–130	8,2
V	>130	29,2

Score oder die Fine-Klassifikation (Chung et al. 2003, 43. ICAAC 2003):
- Harnstoff-Stickstoff (BUN) >30 mg/dl
- vorbestehende Tumorerkrankung
- vorbestehende zerebrovaskuläre Erkrankung
- pO$_2$ bei Aufnahme <60 mmHg

- Für **beatmungsassoziierte Pneumonien (VAP)** wird der **CPIS nach Pugin** angewendet (◻ Tab. 13.8).

❯ **Die Anwendung von Scores führen zu keiner Verbesserung der Pneumoniediagnostik bzw. Therapie!**

13.1.5 Pneumonieprophylaxe

- Vermeidung jeglicher Intubation/Reintubation sowie mechanischer Ventilation. Wenn möglich, Bevorzugung der nichtinvasiven Beatmung (NIV) → Reduktion von VAP (jeweils IA-Empfehlung)
- **frühzeitiges Weaning**, um die Beatmungszeit möglichst kurz zuhalten → Einsatz von standardisierten oder automatischen/elektronischen Weaning-Protokollen, intermittierende Unterbrechung der Analgosedierung, geringe Sedierungstiefe und 8-stündliche Messung des Sedierungsgrades mittels Richmond-Agitation-Sedierungs-Score (RASS)
- hygienische **Händedesinfektion** mit Alkohol vor und nach jedem Kontakt mit Trachealtubus, Tracheostoma oder Beatmungszubehör (IA-Empfehlung)
- konsequente **Oberkörperhochlagerung (30–45°)** des beatmeten Patienten zur Reduktion der Inzidenz von Mikroaspirationen (IB-Empfehlung) → vor Flachlagerung Absaugen der Magensonde.
- Wechsel der **Beatmungsschläuche** frühestens alle **7** Tage und der **Beatmungsfilter** alle **24–48 h** (Ib-Empfehlung)
- regelmäßige **Entfernung von Kondenswasser** in den Beatmungsschläuchen (auf das Tragen von Einmalhandschuhen und strikte Händehygiene ist zu achten; IB-Empfehlung).
- regelmäßige Überprüfung des eingestellten **Cuff-Drucks** (>20 und ≤30 cmH$_2$O; evtl.

◻ Tab. 13.8 CPIS. (Adaptiert nach Pugin 1991)

Parameter	Punkte		
	0	**1**	**2**
Temperatur (°C)	≥36,0 bis ≤38,3	≥38,4° bis ≤38,9°	<36,0 oder ≥39,0
Leukozyten (/mm³)	≥4000 bis ≤11.000	<4000 oder >11.000	50 % stabkernige Granulozyten
Trachealsekret	Keines	Nicht eitrig	Eitrig
Oxygenierungsindex	>240 oder ARDS		≤240 und kein ARDS
Thoraxröntgenbild	Kein Infiltrat	Diffuses Infiltrat	Lokalisiertes Infiltrat
Progression pulmonaler Infiltrate	Nein		Ja (kein ARDS oder Lungenödem)
Kultur des Trachealsekrets	Geringe Keimzahl	Moderate bis hohe Keimzahl	Derselbe Keim in Kultur und Gramfärbung

Auswertung: >6 Punkte = Pneumonie höchstwahrscheinlich.
Der Score hat allerdings nur eine Sensitivität von 77 % und eine Spezifität von 42 %.

Anwendung eines Cuff-Druck-Kontrollers
- restriktives tracheales Absaugen von intubierten Patienten (nur wenn nötig!) und Verwendung von geschlossenen Absaugsystemen
- evtl. Einsatz von Tuben mit supracuffealer Absaugung bzw. Spülmöglichkeit (»Reinigung der subglottischen Jammerecke«)
- Einhaltung einer guten Zahnhygiene und perioperative Spülung des Mund-Rachen-Raumes mit **0,12 %igen Chlorhexidinlösung** → erbrachte bei kardiochirurgischen Patienten eine deutliche Reduktion der Pneumonierate
- Einsatz von **H$_2$-Blockern** (z. B. Ranitidin) anstatt Protonenpumpenblockern bei ulkusgefährdeten Patienten, sonst genereller Verzicht auf Anhebung des Magen-pHs bei Patienten ohne Risikofaktoren (Ib-Empfehlung); **keine Sucralfatgabe!**
- Bevorzugung der frühzeitigen **enteralen Ernährung** via Magensonde und Einsatz von Prokinetika bei hohem Reflux (>250 ml/h); Bevorzugung der **orogastralen Sonde** und nicht der nasogastralen Sonde
- intensive **physiotherapeutische Betreuung/ Atemtherapie**
- Vermeidung von Muskelrelaxanzien
- frühzeitige Tracheotomie bei prolongiertem Weaning und Langzeitbeatmung
- zurückhaltende Transfusion von leukozytendepletierten Erythrozytenkonzentraten (Triggerschwelle: 7,0 g/dl bei fehlenden kardialen Risikofaktoren)
- evtl. antibiotische Abdeckung von Hochrisikopatienten (Polytrauma mit Lungenkontusion, myeloische Insuffizienz, Immunsuppression)

13.1.6 Therapie der bakteriellen Pneumonie

Therapeutische Allgemeinmaßnahmen

- Bettruhe und Thromboseprophylaxe
- ausreichende Flüssigkeitszufuhr (hohe Flüssigkeitsverluste durch Fieber)
- evtl. Analgetika bei Pleuritis (Piritramid, Pethidin oder Metamizol) (cave: Morphinderivate: Atemdepression, Bronchokonstriktion
- Sekretolytika: Acetylcystein, Ambroxol
- Physiotherapie, Inhalationstherapie
- ggf. Bronchoskopie bei Sekretverhalt mit Atelektasenbildung
- bei Hypoxämie: O$_2$-Gabe über Nasensonde oder Gesichtsmaske mit Reservoir, ggf. augmentierende oder kontrollierte Beatmung mit

PEEP (5–15 mmHg) bei respiratorischer Erschöpfung oder fortbestehender Hypoxämie (p_aO_2 <60 mmHg) trotz O_2-Zufuhr (10 l/min über O_2-Maske)
- bei begleitender Herzinsuffizienz mit Stauungspneumonie: differenzierte Katecholamintherapie und Schleifendiuretika

Erregerspektrum bei ambulant erworbenen Pneumonien

- das Keimspektrum der ambulant erworbenen Pneumonien umfasst meist **grampositive Keime** und **atypische Erreger**
- an erster Stelle stehen **Streptococus pneumoniae** (Pneumokokken); v. a. bei Patienten >65 Jahre, Patienten mit Alkoholabusus, Zustand nach Splenektomie oder Patienten mit chronischen Atemwegserkrankungen
- weitere Keime:
  - **Haemophilus influenzae** (v. a. bei Patienten mit COPD), Mycoplasma pneumonia (v. a. jüngere Patienten) und Moraxella catarrhalis sowie seltener
  - »respiratorische« Viren oder
  - **Staphylococcus aureus** (auch methicillin-resistente Staphylokokken) mit der Gefahr der Pleuraempyembildung (bei Patienten mit Diabetes mellitus, Niereninsuffizienz), **Legionella** spp., **Enterobacteriacae** oder andere gramnegative Bakterien (<5 %) vorwiegend bei älteren Patienten

> Da eine ätiologische Diagnostik bei ambulanten Pneumonien in nur maximal der Hälfte aller Fälle gelingt, sollte auf diese bei unkompliziertem Verlauf und immunkompetenten Patienten verzichtet werden!

Therapie der ambulant erworbenen Pneumonie

Die Therapiestrategie der ambulant erworbenen Pneumonie richtet sich nach folgendem Einteilungsschema der Patienten:
- ambulant erworbene Pneumonie bei Patienten **<60 Jahre ohne Begleiterkrankung**
- ambulant erworbene Pneumonie bei Patienten **mit relevanten Begleiterkrankungen** und/oder einem **Alter >60 Jahre**

- ambulant erworbene Pneumonie mit voraussichtlich leichter bis mittelschwerer Ausprägung mit **stationärer Behandlungsbedürftigkeit**, unabhängig vom Patientenalter
- ambulant erworbene schwere Pneumonie mit **intensivmedizinischer Behandlungsbedürftigkeit**

Definition »schwere Pneumonie«
- Atemfrequenz >30/min
- Schwere Partialinsuffizienz mit der Notwendigkeit der kontrollierten Beatmung
- Bilaterale pneumonische Infiltrate
- Befundverschlechterung um 50 % innerhalb von 48 h oder Schocksymptomatik für länger als 4 h und Oligurie bzw. akutes Nierenversagen

---

Spezielle Therapie der ambulant erworbenen, nicht nosokomialen Pneumonien

- **Patienten der Gruppe 1**
  - Amoxicillin p.o. oder Ampicillin und Clavulansäure (Augmentan) oder
  - Makrolidantibiotikum p.o., z. B. Roxithromycin oder Clarithromycin je 2×1 Tbl. p.o. **Anmerkung:** In Deutschland weisen zurzeit ca. 10–20 % der Pneumokokken eine Makrolidresistenz auf (Frankreich bis 25 %, in Spanien sogar bis 50 % und in Ungarn bis 40 %)
- **Patienten der Gruppe 2**
  - Cephalosporine der 2. Generation oder
  - β-Laktamantibiotikum und β-Laktamaseinhibitor
  - bei Verdacht auf Legionellen: Fluorchinolone oder Kombination mit Makroliden und ggf. bei schwerer Pneumonie Substitution mit Rifampicin; alternativ Azithromycin (Zithromax) 1×500 mg/Tag
- **Patienten der Gruppe 3**
  - β-Laktamantibiotikum und β-Laktamase-Inhibitor i.v. oder
  - Cephalosporine der 2. oder 3. Generation i.v.
- **Patienten der Gruppe 4**
  - Kombination aus Makroliden und Cephalosporinen der 3. Generation i.v. mit Wirk-

samkeit gegen Pseudomonaden oder moderne Chinolone i.v.
- bei Verdacht auf gramnegative Keime: Kombination mit einem Aminoglykosid
- ggf. Reserveoption: Carbapeneme

> Als Maxime der effektiven Antibiotikatherapie gilt: »Mit Antibiotika sparen, nicht an Antibiotika sparen«; d. h. kalkulierte Antibiotikatherapie einleiten und als Sequenzialtherapie fortführen sowie von i.v. auf p.o. Therapie umstellen, wenn der Patient auf die Therapie anspricht und eine orale Resorption zuverlässig ist.

Erregerspektrum bei nosokomiale Pneumonien

Das Erregerspektrum bei nosokomialen Pneumonien ist maßgeblich von **Risikofaktoren** abhängig, die das Auftreten von multiresistenten (Infektions-) Erregern (**MRE**) bedingen!

Risikofaktoren von MRE
- antimikrobielle (Vor-)Therapie → Selektion von polyresistenten Erregern
- Hospitalisierung >4 Tage (late-onset)
- invasive Beatmung >4–6 Tage
- vorausgegangener Aufenthalt auf einer Intensivstation
- Malnutrition
- strukturelle Lungenvorerkrankung
- Leberzirrhose
- bekannte Kolonisation durch MRE
- Aufnahme aus Langzeitpflegebereichen, von Patienten mit chronischer Tracheostoma-Anlage und/oder offenen Hautwunden

---

- Bei Patienten **ohne Risikofaktoren** für das Vorhandensein von multiresistenten Erregern (MRE) finden sich:
  - Enterobacteriaceae wie z. B. Escherichia coli
  - Klebsiella spp.
  - Enterobacter spp.
  - Haemophilus influenzae
  - Staphylococcus aureus (MSSA)
  - Streptococcus pneumoniae

- Bei Patienten **mit Risikofaktoren** für das Vorhandensein von multiresistenten Erregern (MRE) finden sich zusätzlich:
  - methicillinresistente Staphylococcus aureus (MRSA)
  - ESBL-bildende Enterobacteriaceae
  - Pseudomonas aeruginosa
  - Acinetobacter baumannii
  - Stenotrophomonas maltophilia
- Bei Patienten mit **Vorerkrankungen:**
  - Bei komatösen Patienten und Patienten mit Diabetes mellitus oder Alkoholabusus sowie nach Steroidtherapie vor Antibiotikagabe treten gehäuft Staphylokokken auf (Nachweis von Elastin im Trachealsekret!).
  - bei Patienten mit langjähriger Lungenvorerkrankung (Bronchiektasie, Mukoviszidose) und tracheotomierten Patienten findet man gehäuft Pseudomonaden.
  - bei Patienten mit äthyltoxischer Leberzirrhose vorwiegend Klebsiella spp.
  - bei abwehrgeschwächten Patienten sowie Patienten mit chronischem Nierenversagen oder längerer Kortikoidtherapie auch Legionellen.
  - bei Patienten mit Immunschwäche bzw. Immunsuppression
    - grundsätzlich jeder Erreger möglich
    - bei AIDS meist auch Pneumocystis-jirovecii- oder Pilzinfektion
- **Keine** Bedeutung im Hinblick auf nosokomiale Pneumonie-Erreger haben folgende Erreger:
  - vergrünende Streptokokken
  - Neisseria spp.
  - Corynebacterium spp.
  - Enterococcus faecalis und E. faecium
  - koagulasenegative Staphylokokken und Candida spp.
- **Anmerkung**: ESBL-bildende Enterobakterien spielen trotz rascher Zunahme bei abdominellen, urogenitalen und primär bakteriämischen Infektionen als Pneumonie-Erreger in Deutschland bislang eine untergeordnete Rolle!

Therapie der nosokomialen Pneumonie
- **Therapiedauer**

Therapiedauer soll im Regelfall **8 Tage** betragen. In einer Untersuchung von Chastre et al. (2007) ist eine 15- bis 16-tägige Behandlung nicht besser als eine 8-tägige antibiotische Therapie. Ausnahmen hiervon – wobei mindestens 2 Wochen Therapiedauer diskutiert werden – sind:

- **Legionellosen**, bei denen eine prolongierte Therapie empfohlen wird, ohne dass hierzu vergleichende Studien vorliegen
- **bakteriämische S.-aureus-Infektionen** evtl. bei komplizierter S. aureus-Bakteriämie (plus Pneumonie) **4-wöchige** Therapiedauer
- invasive pulmonale Aspergillosen, bei denen eine Therapiedauer von **6–12** Wochen empfohlen wird (immundefizientes Patientenkollektiv

Eine Re-Evaluation der antimikrobiellen Therapie soll **48–72 h** nach Beginn der Antibiotikatherapie erfolgen. Hierzu gehört die Beurteilung des klinischen Verlaufs, der Ergebnisse der initialen mikrobiologischen Diagnostik, der Röntgenverlaufsuntersuchung und von Biomarkern (starke Empfehlung, Evidenz B)

- **Antibiotikatherapie**

Die Auswahl des richtigen Antibiotikums ist nach Ibrahim (2000) bezüglich der Mortalitätsraten von größter Wichtigkeit: 19,9 % vs. 11,9 % Mortalitätsrate bei richtiger Antibiotikawahl. Ein nachträglicher Wechsel ist nach Kollef et al. (2006) meist unwirksam!

- - **Pneumonie des Erwachsenen ohne Risikofaktoren für vorhandene MRE**

Bei Patienten ohne erhöhtes Risiko für MRE gehören Cephalosporine der Gruppe 3a, Aminopenicilline/Betalaktamaseinhibitor, das Carbapenem Ertapenem oder Pneumokokken-wirksame Fluorchinolone zu den empfohlenen Therapieoptionen. Die Substanzauswahl soll vor dem Hintergrund des lokalen Erregerspektrums und Resistenzprofils getroffen werden (starke Empfehlung, Evidenz C). Die Antibiotika im Detail:

- **Aminopenicilline/β-Laktamaseinhibitor:**
  - Ampicillin/Sulbactam (Unacid) 3×3 g i.v. bzw.
  - Amoxicillin/Clavulansäure (Augmentan) 3×2,2 g i.v.
- oder **Cephalosporin 3a:**
  - Ceftriaxon (Rocephin) 1×2 g i.v. bzw.
  - Cefotaxim (Claforan) 3×2 g i.v.

- oder **Carbapenem:**
  - Ertapenem (Invanz) 1×1 g i.v.
- oder **Pneumokokken-wirksame Fluorchinolon:**
  - Levofloxacin (Tavanic) 2×500 mg i.v.
  - Moxafloxacin (Avalox) 1×400 mg i.v.

- - **Pneumonie des Erwachsenen mit Risikofaktoren für vorhandene MRE**

Bei Patienten mit erhöhtem Risiko für MRE gehören Piperacillin/Tazobactam oder pseudomonaswirksame Carbapeneme bzw. Cephalosporine, initial in Kombination mit einem Aminoglykosid oder einem pseudomonaswirksamen Fluorchinolon zu den empfohlenen Therapieoptionen. Ceftazidim (Fortum) soll nur in Kombination eingesetzt werden. Die Substanzauswahl soll vor dem Hintergrund des lokalen Erregerspektrums und Resistenzprofils getroffen werden (starke Empfehlung, Evidenz B). Die initiale Kombinationstherapie im Detail:

- **Pseudomonas-wirksames Antibiotikum:**
  - Piperacillin/Tazobactam (Tazobac) 3×4,5 g i.v. bzw.
  - Cefexim (Maxipime) 3×2 g i.v. bzw.
  - Ceftazidim (Fortum) 3×2 g i.v. oder Impienem/Cilastatin (Zienam) 3×1 g i.v. bzw.
  - Meropenem (Meronem) 3×1 g i.v. bzw.
  - Doripenem (Doribax) 3×(0,5–)1 g i.v.
- **in Kombination mit einem Pseudomonaswirksamen Fluorchinolon:**
  - Ciprofloxacin (Ciprobay) 3×400 mg i.v. bzw.
  - Levofloxacin (Tavanic) 2×500 mg i.v.
- oder einem **Aminoglykosid:**
  - Gentamicin (Refobacin) 1× 6 mg/kg KG i.v. (Talspiegel <1 μg/ml)
  - Tobramycin (Gernebcin) 1×6 mg/kg KG i.v. (Talspiegel <1 μg/ml) oder evtl. Tobramycin-Vernebelung in einer Dosis von 2×200 mg/d in 10 ml 0,9 % NaCl
  - Amikacin (Amikacin Fresenius) 1×15–20 mg/kg KG i.v. (Talspiegel <4 μg/ml)

Anmerkung: Eine initiale Kombinationstherapie soll ausschließlich bei Patienten mit erhöhtem Risiko für das Vorliegen multiresistenter gramnegativer Erreger sowie bei septischem Schock eingesetzt werden. Nach drei Tagen soll die Erfordernis der Kombinationstherapie überprüft und bei Nachweis eines empfindlichen Erregers bzw. Stabilisierung des Patienten auf eine Monotherapie deeskaliert werden. Die Substanzauswahl soll vor dem Hintergrund des lokalen Erregerspektrums und Resistenzprofils getroffen werden (starke Empfehlung, Evidenz B).

> Vor Therapiebeginn Gewinnung eines Tracheobronchialsekretes (TBS) zum Erregernachweis und der Möglichkeit einer späteren zielgerichteten Antibiotika-Umstellung nach Kultur- und Resistenzbestimmung!

Antibiotikatherapie bei bekanntem Erreger (Therapieempfehlungen)
Pneumokokkenpneumonie

- Kombinationstherapie mit β-Lactam-AB und einem Makrolid-Antibiotikum z. B. Amoxicillin und Clarithromycin

Anmerkung: Die Kombination mit einem Makrolid hat nach Welte bestimmte Vorteile:
- Makrolide hemmen die IL-8-Produktion → hierdurch geringere Makrophageneinwanderung ins Lungengewebe.
- Makrolide hemmen die TNF-α-Produktion.
- Makrolide haben einen immummodulierenden Effekt → geringere Resistenzentwicklung z. B. der Pseudomonaden-Stämme.
- Makrolide hemmen die proinflammatorische Reaktion.

Pneumonie mit A- oder B-Streptokokken

- Kombinationstherapie mit Penicillin G und Clindamycin

Staphylococcus-aureus-Pneumonie

- bei sensiblen Staph. aureus: Oxacillin oder 1. Generations-Cephalosporin z. B. Cephazolin
- bei methicillinresistenten Staph. aureus: Vancomycin oder Linezolid, evtl. Kombination mit Rifamoicin

Pseudomonas-Pneumonie

- Ceftazidim (Fortum, 3×2 g/Tag i.v.) oder Cefepim (Maxipime, 3×2 g i.v.),
- Piperacillin/Tazobactam (Tazobac, 3×4,5 g/Tag i.v.) oder ein

- Carbapenem (Doripenem, Imipenem und Meropenem) evtl. in Kombination mit Ciprofloxacin bzw. Levofloxacin oder einem Aminoglykosid (Tobramycin, Gentamicin, Amikacin) → Dosierung s. oben! Eine Überlegenheit gegenüber der Monotherapie ist aber nicht sicher belegt. Bei Resistenz gegenüber allen Standardsubstanzen ist eine Therapie mit Colistin indiziert; eine Kombinationstherapie ist hierbei anzustreben, möglichst in Rücksprache mit einem Infektiologen/Mikrobiologen.

MRSA-Pneumonie

- Monotherapie mit Linezolid (Zyvoxid 2× 600 mg/Tag i.v./p.o.), Vancomycin (2×15 mg/kgKG bzw. 2×1 g/Tag i.v.; Talspiegel sollte auf jeden Fall 15–20 µg/ml) oder Teicoplanin (Targocid, 1×800 mg initial, anschließend 400 mg/Tag).
- bei schwerer Erkrankung stellt eine Kombination von Vancomycin mit Rifampicin eine weitere Option dar!

> **!** Keine Daptomycin-Therapie! (Inaktivierung der Substanz durch Surfactant!)

Stenotrophomonas-maltophilia-Pneumonie

- meist Kombinationstherapie, möglichst nach Austestung!
- bei In-vitro-Empfindlichkeit ist **Cotrimoxazol** (Bactrim 90–120 mg/kg KG/Tag i.v.) indiziert!
- alternativ:
  - Ceftazidim (Fortum, 3×2 g/Tag i.v.) plus ggf. Aminoglykosid (Tobramycin, 1×3–7 mg/kg i.v.)
  - Moxifloxacin (Avalox) 1×400 mg/Tag i.v. als Monotherapie
  - Levofloxacin (Tavanic) 2×500 mg/Tag i.v.

> Zur Vermeidung von Resistenzen alle Antibiotika bei Infektion mit Stenotrophomonas in Höchstdosis geben (nach den Tarragona-Prinzip: »hit hard«)!

Acinetobacter-baumannii-Pneumonie

- Therapie nach Austestung!
- Carbapeneme (Imipenem oder Meropenem 3×1 g/Tag i.v., Ertapenem 1×1,0 g i.v.) am häufigsten wirksam!

- evtl. Ceftazidim (3×2 g/Tag i.v.)
- bei Panresistenz Gabe von Colistin i.v. in Kombination mit einen sensiblen Antibiotikum (möglichst in Rücksprache mit einem erfahrenen Infektiologen/Mikrobiologen) **Anmerkung:** Tigecyclin ist zur Therapie der Pneumonie nicht zugelassen!

Legionellen-Pneumonie

- nach Welte et al. Kombinationstherapie aus β-Lactamantibiotikum plus Makrolid z. B. Piperacillin/Tacobactam 3×4,5 g i.v. plus Clarithromycin (Klacid, 2×500 mg/Tag i.v.) oder Roxithromycin (Rulid, 2×150 mg p.o.)
- Therapiedauer:
  - bei immunkompetenten Patienten 14 Tage
  - bei immunsupprimierten Patienten 21 Tage!

Pneumonie mit atypischen Erregern

- **Klinik:** langsamer Beginn, geringe klinische Symptomatik (geringes Fieber, wenig Husten und Sputumproduktion, auskultatorischer Negativbefund, geringe Leukozytose
- **Erreger:** Chlamydien, Mykoplasmen, Legionellen; Rickettsien
- **Therapieempfehlung:**
  - Roxithromycin (Rulid, 1×300 mg/Tag oder 2×150 mg i.v.)
  - Azithromycin (Zithromax 1×500 mg i.v./p.o.) oder
  - Moxifloxacin (Avalox) 1×400 mg/Tag i.v.

Lungentuberkulose

4er-Kombination mit:
- Isoniazid 5 mg/kg i.v. als tägliche Einmalinfusion
- Rifampicin 10 mg/kg i.v. als tägliche Einmalinfusion
- Streptomycin (15 mg/kg als tägliche Einmalinfusion) oder Ethambutol (20–25 mg/kg/Tag i.v./p.o.initial)
- Pyrazinamid 1×35 mg/kg/Tag oral

> Wenn möglich gezielte Antibiotikatherapie nach Antibiogramm.

Antibiotikatherapie bei **unbekanntem Erreger** und **hohem Infektionsrisiko** nach dem Prinzip der De-

eskalationstherapie oder **Interventionstherapie,** d. h. Einsatz einer Kombination von Antibiotika mit möglichst breitem Wirkspektrum und Umsetzen der Therapie nach Erhalt des Antibiogramms auf kostengünstigere, zielgerichtete Präparate.

Pneumonien bei Immundefizit

Als Erkrankungen mit immunsupprimierter Komponente zählen: Zustand nach Organ- oder Knochenmarktransplantation; Chemotherapie solider oder hämatologischer Neoplasien mit oder ohne Neutropenie; HIV-Infektion im Stadium AIDS; Immunsuppressive oder immunmodulierende Therapie bei Autoimmunopathien; Glukokortikoidtherapie über einen Zeitraum von mindestens vier Wochen mit einer Erhaltungsdosis $\geq$10 mg/d.

Pneumocystis-jirovecii (früher carinii)-Pneumonie

- Trimethoprim (TMP)/Sulfamethoxazol (SMX) (Bactrim) 4-mal TMP/SMX 160/800 mg i.v. oder p.o.
- oder alternativ das Antimykotikum 70/50 mg Caspofungin i.v.
- bei schwerem Verlauf evtl. ergänzend Prednisolon (1.–5. Tag 2×40 mg/Tag; 5.–11. Tag 1×40 mg/Tag; anschließend bis 21 Tage 1×20 mg/Tag)

Pilzpneumonie

Bei Sprosspilznachweis im Trachealsekret besteht meist nur Kolonisation und keine Infektion (Klinik?) → daher erst einmal Intensivierung der Pilzdiagnostik (▶ Kap. 15).

> ⓘ Pilztherapie nur bei immunsupprimierten Patienten oder Intensivpatienten nach längerer Antibiotikatherapie und multilokulärem Nachweis von Pilzen! Aspergillenpneumonie insgesamt sehr selten (meist Verunreinigungen, z. B. während Umbaumaßnahmen)!

Therapieversager

> Eine fehlende Verbesserung von paO$_2$/F$_I$O$_2$ an Tag 3 ist ein unabhängiger Prädiktor für ein Therapieversagen!

- **Ursachen**

Ursachen für ein Therapieversagen bei **korrekter Diagnose** können sein:
- Infektion mit primär resistentem bakteriellen oder nichtbakteriellen Erreger
- Resistenzentwicklung unter Therapie
- Unterdosierung der antimikrobiellen Therapie
- Superinfektion mit »neuem« Erreger
- Einschmelzende/organüberschreitende Infektion (z. B. Lungenabszess, Pleuraempyem)

Ursachen für ein Therapieversagen bei **Fehldiagnose »HAP«** können sein:
- interstitielle Lungenerkrankung (z. B. kryptogen organisierende Pneumonie (COP)
- medikamenteninduzierte Pneumonitis
- kongestive Herzinsuffizienz
- Lungenembolie/Lungeninfarkt
- Alveoläre Hämorrhagie
- Aspirationssyndrom
- Atelektase

- **Maßnahmen**
- erneute mikrobiologische Diagnostik aus respiratorischen Materialien. Eine Therapiepause (»diagnostisches Fenster«) ist nicht indiziert. Die Diagnostik soll vor Gabe neuer Antibiotika erfolgen.
- zur Klärung der dem Therapieversagen zugrunde liegenden Ursache kann eine erweiterte Bildgebung mit Thorax-CT, Echokardiographie oder Thoraxsonographie indiziert sein.

13.2 Virale Pneumonien

Die Inzidenz viraler Pneumonien ist bei immunkompetenten und immuninkompetenten Patienten gleich hoch; allerdings liegen bei 30 % der immuninkompetenten Patienten schwere Verläufe vor, insbesondere mit CMV und Herpes-simplex-Viren.

Rund 70 % aller viral bedingten HAP, VAP und HCAP werden durch Influenza A und B, Pararinfluenza, Adenoviren und dem »respiratory syncytial virus« (RSV) verursacht.

10 % der in den USA diagnostizierten Pneumonien sind virusbedingt, allein 30.000 Todesfälle/Jahr durch Influenzainfektionen.

- **Risikogruppen**
- kleine Kinder
- ältere Patienten
- Patienten mit COPD, Herzfehlern oder nach Organtransplantation

- **Einteilung**
- exanthematöse Viren
  - Masern
  - Varizellen
- ARDS-induzierende Viren
  - Adenoviren
  - Hantaviren
  - Koronaviren (SARS-Viren; PCR-Nachweis aus dem Bronchialsekret, 1–10 Tage positiv)

- **Klinik**
- Respiratorische Hypoxie
- Infiltrate im Thoraxröntgenbild
- keine Besserung unter antibiotischer Therapie

- **Diagnostik**
- Labor: Antigennachweis in der BAL, Stuhl, Blut oder Virusisolation nach Anzüchtung, RT-Labor, Differenzialblutbild, CK **Anmerkung**: Hohe CK-Werte (>500 UI/l, insbesondere bei Aufnahme) im Rahmen von H1N1-Influenza-Infektion korrelieren mit vermehrten pulmonalen und renalen Komplikationen, sowie mit einer Verlängerung des Intensiv- und Krankenhausaufenthaltes!
- Veränderungen im Thoraxröntgenbild

- **Therapie**
- hochdosiertes **Methyprednisolon** 1 mg/kg KG alle 8 h für 3 Tage, dann 50 mg Prednisolon → die Therapie mit Kortikosteroiden bei H1N1-Influenza führt zu vermehrten **Aspergillus-fungi-Infektionen**!
- Oseltamivir (Tamiflu) 2×75 mg p.o. für 5 Tage (Neuraminidaseinhibitor)
- Zanamivir (Relenza) 2×10 mg per inhalationem über spezielles orales Inhalationsstück für 5 Tage (Neuraminidaseinhibitor)
- Rabavirin (Virazole) 3×400 mg i.v. für 3 Tage, dann 2×600 mg p.o.

- Amantadin (Infectoflu) nur bei Influenza A: 1–2×0,2 g p.o. für >10 Tage (bis zum 65. Lebensjahr) oder Rimantadin (in Deutschland nicht erhältlich)
- zusätzlich Therapie von bakteriellen Superinfektionen bei Influenza-A- und -B-Viren

> **Eine inhalative Antibiotikatherapie kann derzeit nicht generell empfohlen werden. In ausgewählten Fällen, wie bei Vorliegen multiresistenter Erreger, kann die Gabe von aerosoliertem Colistin oder Tobramycin zusätzlich zu einer systemischen Antibiotikatherapie erwogen werden.**

Ausgewählte Literatur

Aarts MA, Hancock JN, Heyland D, et al. (2008) Empiric antibiotic therapy for suspected ventilator-associated pneumonia: a systematic review and meta-analysis of randomized trials. Crit Care Med 36: 108–17

Afessa B et al. (2006) Bronchoscopy in Ventilator-associated Pneumonia: Agreement of Calibrated Loop and Serial Dilution. Am J Respir Crit Care Med 173: 1229–1232

American Thoracic Society (ATS) (2001) Guidelines for the management of adults with community-acquired Pneumonia. Am J Crit Care Med 163:1730–1754

American Thoracic Society; Infectious Diseases Society of America. (2005) Guidelines for the management of adults with hospital-acquired, ventilator-associated, and health-care-associated pneumonia. Am J Respir Crit Care Med 171: 388–416

Baughman RP (2000) Protected-specimen brush technique in the diagnosis of ventilator-associated pneumonia. Chest 117 (Suppl):203–206

Bouza E, Torres MV, Radice C et al. (2007) Direct E-test (AB Biodisk) of respiratory samples improves antimicrobial use in ventilator-associated pneumonia. Clin Infect Dis(B) 44: 382–387

Brodman KF et al. (2003) Nosokomiale Pneumonie: Prävention, Diagnostik und Therapie. Chemother J 12:33–44

Brun-Buisson C (2007) Preventing ventilator associated pneumonia. BMJ 334: 861–862

Campbell GD (2000) Blinded invasive diagnostic procedures in ventilator-associated pneumonia. Chest 117: 207–211

Chastre J et al. and the Canadian Critical Care Trials Group (2007) Diagnosis of Ventilator-Associated Pneumonia. N Engl J Med 356: 1469–1471

Chastre J, Wolff M, Fagon JY, et al. (2003) Comparison of 8 vs 15 days of antibiotic therapy for ventilator-associated pneumonia in adults: a randomized trial. JAMA 290: 2588–98

Confalonerie M et al. (2005) Hydrocortisone infusion for severe community-acquired pneumonia: a preliminary randomized study. Am J Respir Crit Care Med 171:242–248

Crist-Crain M et al. (2004) Effect of procalcitonin-guided treatment on antibiotic use and outcome in lower respiratory tract infections: cluster-randomised, single-blinded intervention trial. Lancet 363:600–607

Cook DJ et al. for the Canadian Critical Care Trials Group (1998) Incidence of and risk factors for ventilator-associated pneumonia in critically ill patients. Ann Intern Med 129:433–440

Cook D, Mandell L (2000) Endotracheal aspiration in the diagnosis of ventilator-associated pneumonia. Chest 117: 195–197

Dalhoff, K et al. (2012) Epidemiologie, Diagnostik und Therapie erwachsener Patienten mit nosokomialer Pneumonie. S-3 Leitlinie der Deutschen Gesellschaft für Anästhesiologie und Intensivmedizin e.V., der Deutschen Gesellschaft für Infektiologie e.V., der Deutschen Gesellschaft für Hygiene und Mikrobiologie e.V., der Deutschen Gesellschaft für Pneumologie und Beatmungsmedizin e.V. und der Paul-Ehrlich Gesellschaft für Chemotherapie e.V. Pneumologie; 66:707–765) oder www.awmf.de

Dalhoff, K, Ewig S für die Leitliniengruppe (2013) Erwachsene Patienten mit Pneumonie. Epidemiologie, Diagnostik und Therapie. Dtsch Aeztebl Int 110(38): 634--40

Dalhoff K, Marxsen J, Steinhoff J (2007) Pneumonien bei Immunsuppression. Internist 48: 507–18

De Roux A, Marcos MA, Garcia E, Mensa J, Ewig S, Lode H, Torres A (2004) Viral community-acquired pneumonia in nonimmunocompromised adults. Chest 125:1343–1351

Ewig S, Welte T, Chastre J, et al. (2010) Rethinking the concepts of community-acquired and health-care-associated pneumonia. Lancet Infect Dis 10: 279–87

Ewig S et al. (2004) Validation of predictive rules and indices of severity for community acquired pneumonia. Thorax 59: 421–427

Fabregas N et al. (1999) Clinical diagnosis of ventilator associated pneumonia revisited: comparative validation using immediate post-mortem lung biopsies. Thorax 54: 867–873

Fagon JY et al. (2000) Invasive and non-invasive strategies for management of suspected ventilator-associated pneumonia. Ann Intern Med 132: 621–630

Fine MJ et al. (1997) A prediction rule to identify low-risk patients with community-acquired pneumonia. NEJM 336:243–250

Francioli P, Chastre J, Langer M, Santos JI, Shah PM, Torres A (1997) Ventilator-associated pneumonia – understanding epidemiology and pathogenesis to guide prevention and empiric therapy. Clin Microb Infect 3 (Suppl):61–73

Gibot S et al. (2004) Soluble triggering receptor expressed on myeloid cells and the diagnosis of pneumonia. N Engl J Med 350: 451–458

Heyland DK, Cook DJ, Griffith L et al. for the Canadian Critical Care Trial Group (1999) The attributable morbidity and mortality of ventilator-associated pneumonia in the critically ill patient. Am J Respir Crit Care Med 159:1249–1256

Hillas G, Vassilakopoulos T, Plantza P et al. (2010) C-reactive protein and procalcitonin as predictors of survival and septic shock in ventilator-associated pneumonia. Eur Respir J 35: 805–811

Ibrahim EH, Tracy L, Hill C, Fraser VJ, Kollef MH (2001) The occurrence of ventilator-associated pneumonia in a community hospital: risk factors and clinical outcomes. Chest 120:555–561

Ibrahim EH, Ward S, Sherman G, Kollef MH (2000) A comparative analysis of patients with early-onset vs late-onset nosocomial pneumonia in the ICU setting. Chest 117:1434–1442

Ibrahim et al. (2001) Experience with a clinical guideline for the treatment of ventilator associated pneumonia. Crit Care Med 29:1109–1115

Keeley D et al. (2002) Guidelines for managing community acquired pneumonia in adults. BMJ 324:436–437

Kollef MH (2006) Diagnosis of Ventilator-Associated Pneumonia. N Engl J Med 355: 2691–2693

Kommission für Krankenhaushygiene und Infektionsprävention am Robert Koch-Institut: Prävention der nosokomialen Pneumonie. Bundesgesundheitsbl 2000; 43: 302–9.

Muscedere J, Dodek P, Keenan S et al. for the VAP Guidelines Committee and the Canadian Critical Care Trials Group (2008) Comprehensive evidence-based clinical practice guidelines for ventilator-associated pneumonia: diagnosis and treatment. J Crit Care 23: 138–147

Pletz MW, Ewig S, Lange C, Welte T, Höffken G (2012) Update Pneumonie 2012. DMW 44: 2265–2284

Prävention der nosokomialen Pneumonie (2000) Mitteilung der Kommission für Krankenhaushygiene und Infektionsprävention am Robert Koch-Institut. Bundesgesundheitsbl Gesundheitsforsch Gesundheitsschutz 43:302–309

Rello J et al. (2001) International conference for the development of ventilator-associated pneumonia. Chest 120:955–970

Seligman R, Meisner M, Lisboa TC et al. (2006) Decreases in procalcitonin and C-reactive protein are strong predictors of survival in ventilator-associated pneumonia. Crit Care 10: R125

Shorr AF et al. (2005) Invasive approaches to the diagnosis of ventilator-associated pneumonia: A meta-analysis. Critical Care Med 33: 46–53

Singh N et al. (2000) Short-course empiric antibiotic therapy for patients with pulmonary infiltrates in the intensive care unit. A proposed solution for discriminate antibiotic prescription. Am J Respir Crit Care Med 162:505–511

Silber SH et al. (2003) Early administration of antibiotics does not shorten time to clinical stability in patients with moderate-to-severe community-acquired pneumonia. Chest 124:1798–1804

The Canadian Critical Care Trials Group (2006. A randomized trial of diagnostic techniques for ventilator-associated pneumonia. N Engl J Med 355: 2619–30

Torres A, El-Ebiary M (2000) Bronchoscopic BAL in the diagnosis of ventilator associated pneumonia. Chest 117 (Suppl): 198–202

Torres A et al. (2001) Ventilator-associated pneumonia. European Task force on ventilator-associated pneumonia. Eur Respir J 17:1034–1045

Torres A, Ewig S, Lode H et al. for The European HAP working group (2009) Defining, treating and preventing hospital acquired pneumonia: European perspective. Intensive Care Med 351: 9–29

Woodhead M et al. (2005) Guidelines for the management of adult lower respiratory tract infections. Eur Respir J 26: 1138–1180

Wu CL, Yang Die, Wang NY, et al. (2002) Quantitative culture of endotracheal aspirates in the diagnosis of ventilator-associated pneumonia in patients with treatment failure. Chest 122: 662–8

Nosokomiale Infektionen

M. Fresenius

M. Fresenius et al., *Repetitorium Intensivmedizin*,
DOI 10.1007/978-3-642-44933-8_14, © Springer-Verlag Berlin Heidelberg 2014

14.1   Grundlagen

- **Definition**

Nosokomiale Infektionen (NI) sind systemische oder lokale Infektionen, die bei der Krankenhausaufnahme weder vorhanden noch in der Inkubationsphase waren.

- **Begünstigende Faktoren**
- reduzierte Infektabwehr des Patienten (z. B. Diabetes mellitus)
- Immunsuppression
- Kachexie
- Durchführung von vielen infektionsbegünstigenden, invasiven, diagnostischen und therapeutischen Maßnahmen (z. B. Beatmung, Gefäßkatheter etc.)
- hohe Exposition
  - durch intensiven Kontakt zwischen Patient und Personal z. B. bei notwendigem hohen Pflegeaufwand oder auch Personalmangel (eine Schwester betreut mehr als 2 Intensivpatienten) → 15 % der nosokomialen Infektionen beruhen auf Transmission!
  - kolonisiertes Personal oder Equipment
- Aufenthalt auf der Intensivstation
- Selektion von stations- bzw. krankenhausspezifischen Krankheitserregern durch antibakterielle Medikamente

> **Relevanz nosokomialer Infektionen**
> - Erhöhung der Morbidität und Mortalität
> - Verlängerung des Krankenhausaufenthaltes
> - Höherer Diagnostik- und Behandlungsaufwand
> - Mehrkosten der stationären Behandlung unter DRG-Bedingungen

- **Prävalenz**
- Prävalenz von Patienten mit während des aktuellen Krankenhausaufenthaltes aufgetreten NI beträgt nach neusten Zahlen aus dem Jahr 2011 **3,8** % bzw. bezüglich **aller NI** (einschließlich bereits bei Aufnahme vorhandene NI) **5,1** %. Im Intensivbereich finden sich bei **18,6** % der Patienten nosokomiale Infektionen!

- Anhand von Hochrechnungen des Krankenhaus-Infektions-Surveillance-Systems erleiden >600.000 Patienten eine nosokomiale Infektionen pro Jahr in Deutschland, bis zu 15 000 Patienten sterben daran (11/2012)!

- **Risikogruppen**
- Patienten mit Systemerkrankungen
- Patienten mit COPD und Kortikoidtherapie
- Patienten mit Immunsuppression
- Verbrennungspatienten
- Polytrauma-Patienten
- Patienten mit kardiopulmonalen Vorerkrankungen

- **Häufigste nosokomiale Infektionen**
- postoperative Wundinfektionen (24,3 %)
- Harnwegsinfektionen (23,2 %)
  - Diagnostik anhand von Urinstatus mit Nachweis von Nitrit im Urin (**cave:** Enterokokken oder Pseudomonaden können z. T. kein Nitrat zu Nitrit reduzieren → Test fällt trotz Bakteriurie negativ aus) oder mit Nachweis von Bakterien mit Leukozyten und mikrobiologischem Erregernachweis
- Infektion der unteren Atemwege, z. B. eitrige Tracheobronchitis (21,7 %)
- Clostridium-difficile-Infektionen (6,4 %)
- primäre Sepsis, einschließlich katheterassoziierte Infektionen (5,7 %)
- andere Infektionen des Gastrointestinaltraktes (4,6 %) mit Ausnahme der CDI
- Haut- und Weichteilinfektionen (2,4 %)
- Infektionen des HNO-Traktes bzw. Augen (1,2 %)
- Infektionen des kardiovaskulären Systems (0,7 %)
- Infektionen des Respirations- und Urogenitaltraktes machen ca. die Hälfte aller nosokomialen Infektionen aus!

> **In Deutschland werden u. a. die NI durch die seit 1997 laufende KISS-Studie (Krankenhaus-Infektions-Surveillance-System) erfasst. Nosokomiale Infektionen mit resistenten Keimen müssen nach § 23 des Infektionsschutzgesetz (IfSG) registriert und auf Verlangen des Gesundheitsamtes vorgelegt werden.**

- **Einteilung**
- **endogene** nosokomiale Infektionen (körpereigene Erreger führen durch Translokation in normalerweise sterile Bereiche zu Infektionen, z. B. Pneumonie durch aszendierende gastrointestinale Flora während der Beatmung oder wenn durch Massenvermehrung einzelner Erreger, z. B. von C.-difficile-Erreger nach Breitspektrumantibiotikagabe die infektionsauslösende Dosis überschritten wird)
- **exogene** nosokomiale Infektionen (körperfremde Infektionserreger, z. B. Übertragung von anderen Patienten – Hände des Personals oder von Gegenständen in der Umgebung)
- **endemische** oder **epidemische** nosokomiale Infektionen

- **Erregerspektrum**

Die wichtigsten Erreger nosokomialer Infektionen (Stand 2011) gehören zur Gruppe der fakultativ pathogenen Erreger:
- E. coli (18 %)
- Enterokokken (13,2 %), d. h. E. faecalis und E. faecium
- S. aureus (13,1 %)
- Clostridium difficile (8,1 %)

14.2 Prävention

- **Allgemeine Präventionsmaßnahmen**
- an erster Stelle **Händedesinfektion** nach Patientenkontakt oder auch Unterlagen
- Tragen von **Handschuhen** bei Kontakt mit Blut, Körperflüssigkeiten oder Tragen von **Schutzkleidung** bei Behandlung von Patienten mit multiresistenten Erregern und intensivem Kontakt
- Überziehschuhe für Personal und Besucher sind obsolet.

> Eine jährliche Hygieneschulungen und die Teilnahme an bestimmten Aktionen z. B. Aktion »Saubere Hände« führen zu einer Reduktion der Infektionsrate!

- **Spezielle Präventionsmaßnahmen**
- **Vermeidung von beatmungsassoziierten Pneumonien**
- Anheben des Kopfende des Bettes von beatmeten Patienten bis zu einem Winkel von 30–**45**°, sofern keine Kontraindikation dafür gegeben ist.
- Entfernung aller »devices« wie Intubationstuben, Tracheostoma, sobald die klinische Indikation bei den Patienten nicht mehr gegeben ist.
- Bevorzugung der nicht-invasiven Beatmung bei adäquater Neurologie
- Verwendung von Spezialtuben, die ein subglottisches Absaugen von Rachensekret erlauben → Reduktion von Mikroaspirationen bzw. beatmungsassoziierten Pneumonien um 45 %! Vor der Entblockung des Tubus muss gesichert sein, dass die Sekrete oberhalb des Cuffs entfernt worden sind!
- kontinuierliche Messung des Cuffdruckes bzw. Anwendung von automatischen Cuffdruckregulatoren
- Schmerztherapie mit systemischen Analgetika, wenn die Schmerzen Husten und tiefes Einatmen in der postoperativen Periode behindern.
- Verwendung von Heat Moisture Exchange Filter (HME) statt eines aktiven Befeuchtersystems (hier gibt es inzwischen eine gute randomisierte kontrollierte Studie, die signifikant niedrigere Pneumonieraten in der HME-Gruppe gezeigt hat).
- kein routinemäßiger Beatmungsschlauchwechsel, wenn das System an ein HME gekoppelt ist, solange es bei einem Patienten benutzt wird
  - periodisches Entleeren des Kondenswassers im Beatmungsschlauchsystem (Tragen von Handschuhen) (**cave:** Rückfluss von Kondenswasser zum Patienten!)
  - Beatmungsschlauchsysteme nicht häufiger als alle 7 Tage wechseln
  - ggf. Verwendung von geschlossenen Mehrfachabsaugsystemen vs. offenen Einmalabsaugsystemen
- ggf. selektive Darmdekontamination (SDD) bei schwerkranken Patienten mit einen APACHE-Score von 20–29 Punkten (nach W. Krüger).

- Pneumokokkenimpfung bei entsprechenden Hochrisikopatienten (z. B. vor großen, planbaren Operationen, Patienten >60 Jahre)

▪▪ Vermeidung von ZVK-assoziierten Septikämien

- Katheters unter sterilen Bedingungen legen, d. h. sterile Kittel und prä- oder postoperative Anlage und nicht während der Operation
- tägliche Überprüfung der Notwendigkeit eines ZVK und frühzeitige Entfernung des Gefäßzugangs bei fehlender Indikation
- Bevorzugung des infraklavikulären Zuganges zur Vena subclavia
- bei längerer Liegezeit des Katheters Benutzung von silberbeschichteten Kathetern oder Anlage eines subkutan getunnelten Katheters oder implantierbare Gefäßzugänge bei Patienten ab 4 Jahren (z. B. Hickman)
- kein routinemäßiger Wechsel von Gefäßkathetern
- kein Katheterwechsel über einen Führungsdraht, wenn eine katheterbedingte Infektion belegt ist
- Verwendung von steriler Gaze oder transparenten (semipermeablen) Verbänden zum Abdecken der Kathetereintrittsstelle (Infektionsprophylaktisch kann kein Unterschied zwischen beiden Verbandsmaterialien nachgewiesen werden), keine routinemäßige Applikation von antimikrobiellen Salben auf die Insertionsstelle
- tägliche Palpation der Kathetereintrittsstelle durch den Verband
- Wechsel des Verbandes des ZVK bei Durchfeuchtung, Verschmutzung, Lockerung, notwendiger Inspektion der Eintrittsstelle
- Wechsel der i.v. Schläuche einschließlich der Drei-Wege-Hähne nicht häufiger als im 72-h-Intervall

▪▪ Vermeidung von katheterassoziierten Harnwegsinfektionen

- Harnwegskatheter sollten nur gelegt werden, wenn sie erforderlich sind, und sobald wie möglich wieder entfernt werden
- Verwendung suprapubischer Katheter als sinnvolle Alternativen zu transurethralen Harnwegskathetern

- Legen des Katheters unter sterilen Bedingungen (sterile Handschuhe, steriles Abdecktuch, sterile Tupfer, antiseptische Lösung für die periurethrale Reinigung und einzeln verpacktes Gleitmittel)
- Verwendung steriler, dauerhaft geschlossener Urinableitsysteme mit Antirefluxventil
- Katheter und Drainageschlauch sollten nicht diskonnektiert werden, außer wenn unbedingt eine Spülung notwendig ist, die allerdings grundsätzlich vermieden werden sollte (Ausnahmen: z. B. Blutungen im Zusammenhang mit Prostata- oder Blasenoperationen)
- ein freier Urinabfluss sollte gewährleistet sein (d. h. kein »Blasentraining«)

▪▪ Vermeidung von multiresistenten Erregern

- Keine ungezielte Antibiotikatherapie, Therapie nach Antibiogramm, hohe und adäquate Antibiotikadosen,
- kein Einsatz eines Standardantibiotikums für alle Patienten zur selben Zeit; ein Antibiotikamix ist von Vorteil!
- restriktive prophylaktische Antibiotikagabe (Einmalgabe oder Anwendungszeit <1 Tag)

 Allgemein restriktive Anwendung von Antibiotika und möglichst kurze Therapiedauer zur Vermeidung von Resistenzen! Anwendung des Tarragona-Konzeptes (⊡ Kap. 13).

14.3 Therapie

Einsatz von bakteriziden Antibiotika aus der Gruppe der

- Zweitgenerations-Cephalosporine (15,1 %)
- Fluorchinolone (13,8 %)
- Penicilline plus β-Laktaminhibitoren (12,5 %)
- Drittgenerations-Cephalosporine (10,4)
- Carbapeneme (5,9 %)

Die Behandlung von einigen speziellen nosokomialen Infektionen ist im ▶ Kap. 15 detailliert dargestellt.

Ausgewählte Literatur

Publikationen

Anonym (2007) Prävention postoperativer Infektionen im Operationsgebiet; Empfehlungen der Kommission für Krankenhaushygiene und Infektionsprävention beim Robert Koch-Institut. Bundesgesundhbl

Anonym (2013) Prävalenzerhebung in Deutschland: www.nrz-hygiene.de/nrz/praevalenzerhebung/.cessed on 22 March 2013

Behnke M. et al. (2013) Nosocomial infection and antibiotic use – a second national prevalence study in Germany. Dtsch Arztebl Int 110(38): 627–33

Eggimann P, Pittet D (2001) Infection control in the ICU. Chest 120:2059–2093

Geffers C, Gastmeier P (2011) Nosocomial infections and multidrugresistant organisms in Germany: epidemiological data from KISS (the Hospital Infection Surveillance System). Dtsch Ärztebl Int 108: 87–93

Kampf G, Gastmeier P, Wischnewski N, et al. (1997) Analysis of risk factors for nosocomial infections – results from the first national prevalence survey in Germany (NIDEP study, part 1). J Hosp Infect 37: 103–12

Kaye K, Schmit K, Pieper C, et al. (2005) The effect of increasing age on the risk of surgical site infection. Clin Infect Dis 191: 1056–62

Krüger W et al. (2002) Influence of combined intravenous and topical antibiotic prophylaxis on the incidence of infections, organ dysfunctions and mortality in critically ill surgical patients: A prospective, stratified, randomized, double blind, placebo-controlled clinical trial. Am J Respir Crit Care Med 166: 1029–1037

Krüger W (2005) Prävention der Beatmungs-assoziierten Pneumonie – Was ist sinnvoll, was ist bewiesen? Abstract-Band, St. Anton

Lorente L et al. (2006) Tracheal suction by closed system without daily change versus open system. Int Care Med 32: 538–544

Quintel M (Hrsg) (2003) Infektionskrankheiten in der Intensivmedizin, 1. Aufl. Uni-Med, Bremen

Richter-Kuhlmann E (2012) Krankenhausinfektionen - Ein Drittel ist vermeidbar. Dtsch Ärztebl 109(48): A2396

Rüden H, Gastmeier P (2003) Aktuelle Daten des Krankenhaus-Infektions-Surveillance-System (KISS) – Stand Juni 2002. Epidemiologisches Bulletin 9: 63–65

Vonberg RB (2006) Impact of the suctioning system (open vs. closed) on the incidence of ventilation-associated pneumonia: meta-analysis of randomized controlled trials. Int Care Med 32: 1329–1335

Welte T (2013) Im Krankenhaus erworbene Infektionen – eine Herausforderung auch in Zukunft. Dtsch Ärztebl Int 110(38): 625–6

Internetadressen

Paul-Ehrlich-Gesellschaft: http://www.PEI.de

Robert-Koch-Institut: http://www.vki.de

Spezielle Infektionen

M. Fresenius

M. Fresenius et al., *Repetitorium Intensivmedizin*,
DOI 10.1007/978-3-642-44933-8_15, © Springer-Verlag Berlin Heidelberg 2014

15.1   Vermeidung von Infektionen/Prävention

◘ Tab. 15.1.

◘ **Tab. 15.1** Empfohlene Maßnahmen zur Vermeidung von Infektionen bei Intensivpatienten

Bereich	Maßnahmen	Empfehlung	Evidenzgrad
Vermeidung von VAP, ZVK-assoziierte Infektionen, Bakteriämie, Harnwegsinfektionen	Gerichtete Schulungsprogramme des (Intensiv-)Personals	B	IIC
	Hygienische Händedesinfektion vor Maßnahmen am Patienten	A	Ia
	Erreger- bzw. Resistenzerfassung	B	IIC
Vermeidung von VAP	Körperposition bzw. >(30)–45° Oberkörper-Hochlagerung	B	IIb
	Ulkusprophylaxe mit H_2-Blocker anstatt PPI	B	IIb
	Mundpflege mit oralen Antiseptika (z. B. 0,12- bis 0,2 %-iges Chlorhexidin)	A	Ia
Vermeidung von VAP, Bakteriämie und Fungämie Umgang mit »Devices«	Selektive Darmdekontamination (SDD) bzw. selektive orale Dekontamination (SOD)	A	Ia
	Aseptische Technik bei Anlage von Kathetern	A	IIb
	Frühzeitige Entfernung von nicht mehr indizierten Kathetern	A	IC
	Kein routinemäßiger Wechsel von intravasalen und Harnwegskathetern	B	IIb
	Einsatz von endotrachealen Tuben mit subglottischer Absaugung	C	IIb
	Einsatz von antibakteriellen ZVK-Kathetern bei hohen Infektionsraten der Intensivstation	E	V
Ernährung	Frühzeitige enterale bzw. orale Ernährung (Beginn <24h) bei chirurgischen Patienten nach Operation am GI-Trakt	B	Ia
	Immunnutrition bei elektiven chirurgischen Patienten mit gastrointestinalen Tumoren sowie bei Polytraumapatienten, die enteral ernährt werden können	A	Ia

VAP ventilatorassozierte Pneumonien; *PPI* Protonenpumpenhemmer

15.2   Katheterassoziierte Infektionen

- **Inzidenz**
- Kolonisationshäufigkeit: 5–25 %
- katheterassoziierte Infektionen: 1–10 %
- Sepsisrate: 1 % mit 50 % Letalität

- **Einteilung**
- ▪ **Kontamination**
- sekundäre Besiedelung des Katheters (keine klinische Relevanz)

- ▪ **Kolonisation**
- durch **biofilmbildende** Bakterien (<15 Keime in der Ausrollkultur des Kathetersegments)

- **extraluminäre** Kolonisation (vorwiegend bei traumatologisch-postoperativen Patienten von der Kathetereintrittsstelle ausgehend → lokale Infektionszeichen; jedoch nur 50 % der Katheterinfektionen gehen mit lokalen Infektionszeichen einher)
- **intraluminäre** Kolonisation (vom Katheteransatzstück ausgehend; vorwiegend bei langzeitkatheterisierten Patienten und hämatologisch-onkologischen Patienten)
- **hämatogene Streuung** (Kolonisation nach vorangegangener Bakteriämie)

- **▪ ▪ Infektion**
- extra- oder intraluminale Besiedlung des Katheters mit anschließender Induktion eines SIRS
- >15 Kolonien in der Ausrollkultur des Kathetersegments (Definition nach Maki 1977) oder Bestimmung der Keimzahl nach intraluminärem Ausspülen und ultraschallgetriggerter Keimablösung → 90 % Spezifität und Sensitivität

- **▪ Häufigstes Keimspektrum**
- koagulasenegative Staphylokokken (Staphylococcus epidermidis)
- Staphylococcus aureus

- **▪ Risikofaktoren**
- verminderte Abwehrlage des Patienten
- Zugangsweg (Keimbesiedelung des V.-subclavia-Katheters < V. jugularis < V. femoralis)
- Nichtbenutzung von Bakterienfilter (<0,2 μm) und Katheterschleusen (z. B. Pulmonaliskatheter-Introducer) → signifikante Reduktion der Rate an katheterassoziierten Infektionen durch Anwendung dieser Maßnahmen
- Kathetermaterialien (hydrophile Materialien aus Polyurethan sind zu bevorzugen)
- Verbandstechnik (Mullbinden und Pflaster sind günstiger als Okklusionsverbände, feuchte Kammern!)
- Verwendung von geschlossenen Spülsystemen → Reduktion der Infektionsrate

- **▪ Diagnostik**
- klinische Kriterien (Fieber, Leukozytose, CRP-Anstieg, lokale Infektionszeichen etc.)

- mikrobiologische Kriterien
  - Kultur des Kathetersegments in Nährbouillon und später Bestimmung der Kolonieanzahl
  - zwei peripher entnommene Blutkulturen und die aus dem Katheter entnommene Blutkultur zeigen identisches Keimspektrum

- **▪ Therapie**
- Katheterentfernung bzw. anschließende Neuanlage (Kein Wechsel über Seldinger-Draht!)
- Antibiotikatherapie bei schweren Infektionen; möglichst nach **Antibiogramm:** bei
  - koagulasenegativem Staphylokokkus: penicillinasefestes Penicillin oder Cephalosporin der 1. Generation, z. B. Cephazolin
  - S. aureus: Oxacillin oder Cephalosporin 1./2. Generation, z. B. Cephazolin/Cefuroxim
  - Enterokokken:
    - E. faecalis: Ampicillin plus ggf. Aminoglykosid
    - E. faecium: Vancomycin oder Linezolid oder Daptomycin
  - gramnegative Bakterien: Cephalosporin der 3. Generation, Piperacillin/Tazobactam
  - Pseudomonas spp.: Piperacillin/Tazobactam oder Ceftazidim (jeweils ca. 5–10 % resistent in Deutschland 2008), Ciprofloxacin oder Carbapenem 1 (jeweils ca. 10–25 % resistent in Deutschland 2008). Tobramycin (ca. 5–10 % resistent in Deutschland 2008)

15.3 Im Krankenhaus erworbene Infektionen

Durch den »unkontrollierten«, breiten Einsatz von Antibiotika im Krankenhaus, der daraus resultierenden Induktion von Resistenten sowie durch die Transmission von z. T. multiresistenten Keimen aufgrund vernachlässigter Hygienemaßnahmen kam es in den letzten Jahren zu einer Zunahme von Krankenhausinfektionen.

Die Top 10 der Mikroorganismen bei krankenhauserworbenen Infektionen (»hospital acquired

◘ **Tab. 15.2** Die 6 Problemkeime bei den krankenhauserworbenen Infektionen (»ESKAPE«)

Abkürzung	Keim	Häufigkeit (%)	Therapie
E	Enterococcus spp. *	12	Ampicillin
S	Staphylocuccus aureus	15	Cefuroxim, Oxacillin
K	Klebsiella spp.** + E.coli	18	
A	Acinetobacter baumanii	3	Imipenem, Ampicillin/Sulbactam
P	Pseudomonas aerug.	8	Tazobac, Ciprofloxacin, Imipenem, Ceftazidim, Cefepim
E	Enterobacter spp.	5	Imipenem, Ciprofloxacin

* bis zu 15 % der Enterokokken-Isolaten sind aktuell vancomycinresistent (sog. VRE)
** Carbapenem-resistente Klebsiella pneumoniae (KPC) breiten sich an der Ostküste der USA, Israel und China schnell aus!

infection«, **HAI**), verantwortlich für **84 %** aller HAI, sind nachfolgend aufgeführt (nach Hidron 2008):
1. koagulasenegative Staphylokokken (**15 %**)
2. Staphylococcus aureus (**15 %**)
3. Enterococcus species (**12 %**)
4. Candida species (**11 %**)
5. Escherichia coli (**10 %**)
6. Pseudomonas aeruginosa (**8 %**)
7. Klebsiella pneumoniae (**6 %**)
8. Enterobacter species (**5 %**)
9. Acinetobacter baumannii (**3 %**)
10. Klebsiella oxytoca (**2 %**)

Von den oben genannten Keimen erweisen sich die untenstehenden **6 Keime** als klinische Problemkeime (»**ESKAPE**«). Dies sind wiederum für ca. **2/3 aller im Krankenhaus erworbenen Infektionen** verantwortlich (◘ Tab. 15.2).

Viele der oben genannten Keime weisen aufgrund der Bildung veränderter penicillinbindenden Proteinen bzw. durch Sekretion von antibiotikaspaltenden Enzymen (Penicillinasen, Metalloproteinasen, Carbapenemasen, …) Multiresistenzen bzw. selten auch Panresistenzen auf!

Auf Empfehlung des Robert-Koch-Institutes werden die **resistenten, gramnegativen Erreger** seit dem Jahr 2012 in 3MRGN- und 4MRGN+-Gruppen eingeteilt (gegenüber 3 oder 4 verschiedene Antibiotika multiresistente, gramnegative Keime; ◘ Tab. 15.3).

15.4   Infektion mit methicillinresistentem Staphylococcus aureus (MRSA)

▬ Methicillinresistente Staphylococcus aureus (MRSA) sind grampositive Haufenkokken, die **koagulasepositiv** sind und eine goldgelbe Pigmentierung in der Kultur zeigen. Sie besitzen die Fähigkeit, an Haut und Flächen zu haften und wochenlang zu überleben.
▬ Methicillin ist ein 1956 in England eingeführtes Antibiotikum, das wegen Knochenmark- und Nephrotoxizität nicht mehr im Handel ist und später von Oxacillin in Europa abgelöst wurde.
▬ MRSA wurde erstmals 1961 von Jevons beschrieben.
▬ Staphylococcus aureus ist normaler Bestandteil der menschlichen Mikroflora (Nachweis bei 30 % gesunder Erwachsener, vorwiegend in Nasenhöhlen und Rachen).

■ **Inzidenz**
▬ In Deutschland wird die Häufigkeit von MRSA derzeit mit **22,6 %** (PEG-Studie 2007) angegeben; deutliches Nord-Süd-Gefälle bei den MRSA-Infektionen in Europa. In Südeuropa und einigen westeuropäischen Ländern wird über Häufigkeiten von über **30 %**, gelegentlich sogar zwischen 40 und 50 % berichtet (Spanien). In Skandinavien und mittlerweile

◻ Tab. 15.3 Einteilung der resistenten gramnegativen Erreger in 3MRGN- und 4MRGN+-Gruppen

Antibiotikagruppe	Leitsubstanz	Enterobacteriaceae		Pseudomonas aeruginosa		Acinetobacter spp.	
		3MRGN	4MRGN	3MRGN	4MRGN	3MRGN	4MRGN
Acylureidopenicilline	Piperacillin/ Tazobactam	R	R	Nur eine der vier Antibio-tikagruppen wirksam (sensibel)	R	R	R
Cephalosporine der 3./4. Generation	Cefotaxim und/oder Ceftazidim	R	R		R	R	R
Carbapeneme	Imipenem und/oder Meropenem	S	R		R	S	R
Fluorchinolone	Ciprofloxacin	R	R		R	R	R

3MRGN = multiresistente, gramnegative Stäbchenbakterien mit Resistenz gegen 3 der 4 Antibiotikagruppen
4MRGN = multiresistente, gramnegative Stäbchenbakterien mit Resistenz gegen 4 der 4 Antibiotikagruppen

auch wieder in den Niederlanden liegt die Häufigkeit unter 5 %.

- Weltweit zunehmende Resistenz von Staphylococcus aureus auch gegen Vancomycin (**VRSA**)! So waren z. B. in Japan zwischen 9 und 20 % der isolierten MRSA auch gegen Vancomycin resistent!
- Aufgrund einer MRSA-Infektion kommt es zu einem Anstieg der Behandlungskosten um ca. 6–10 % gegenüber einer MSSA-Infektion. Außerdem steigt die Letalität um das ca. 2,5-fache an! Die seltene MRSA-Pneumonie hat eine Mortalität von >50 %.
- Bei hoher MRSA-Inzidenz führt das MRSA-Screening nach Wernitz (2005) zu einer Reduktion der Behandlungskosten. Dabei entscheidet die Höhe der MRSA-Inzidenz, ob es ökonomisch sinnvoll ist, alle Patienten oder nur 20 % der stationären Patienten oder nur bestimmte Risikopatienten (ca. 10 % aller Patienten) auf MRSA zu untersuchen. Es gibt zuverlässige Schnelltest, mit deren Hilfe nach 1,5–4 h ein Screeningergebnis vorliegt (z. B. GeneExpert MRSA Screening)

- **Ursachen der Resistenz**
- Bildung von **β-Laktamasen**, die den β-Laktamring spalten oder

- **Veränderung der Zielstruktur** des Antibiotikums (penicillinbindendes Protein = PBP2A)
- häufig ist MRSA auch gegen weitere Antibiotika wie Chinolone, Aminoglykoside resistent → Bezeichnung »multiresistenter Staphylococcus aureus«

- **Nachweis**
- Screening-Platte mit 6 mg/l Oxacillin (Ergebnis nach 24–48 h)
- Nachweis des penicillinbindenden Proteins (Antigennachweis von PBP2A; Ergebnis nach 24 h)
- Nachweis des Resistenzgens (mecA) mittels PCR (Ergebnis nach 24 plus 2 h)

- **Risikofaktoren nach RKI 2004**
- ■ **Für eine MRSA-Besiedelung**
- Patienten mit bekannter MRSA-Anamnese
- Verlegung aus Einrichtungen mit bekannter hoher MRSA-Prävalenz (Alten-/Pflegeheime, …)
- Patienten die Kontakt zu MRSA-Trägern hatten (z. B. Unterbringung im selben Zimmer)
- Patienten, die mindestens 3 der nachfolgenden Risikofaktoren aufweisen:
  - chronische Pflegebedürftigkeit im Pflegeheim oder auf neurologische/neurochirurgische Einrichtungen

◻ Tab. 15.4 Einteilung der MRSA-Infektionen

Begriff	Bezeichnung
H-MRSA	Im Krankenhaus (»hospital«) erworbener MRSA-Stamm
HCA-MRSA	In Zusammenhang mit einem Krankenhaus, Pflegeheim oder einer anderen medizinischen Einrichtung erworbener MRSA-Stamm (»health care-associated«)
C(A)-MRSA	Außerhalb des Krankenhaus erworbener (»community acquired«) MRSA-Stamm
NORSA	Non-multiresistenter Oxacillin-resistenter Staphylococcus-aureus-Stamm

— liegende Katheter (PEG, DK etc.)
— Dialysepflichtigkeit
— Hautulzera, Gangrän, chronische Wunden, tiefe Weichteilinfektionen, …
— Brandverletzungen
— Alter >60 Jahre und männliches Geschlecht
— vorausgegangene Antibiotikatherapie in den letzten 3 Monaten (insbesondere mit Cephalosporinen der 3. Generation, Fluorchinolonen und Makroliden)

▪▪ Für eine MRSA-Infektion
— Kolonisation durch MRSA ≥2 Tage nach Hospitalisation
— Hospitalisation innerhalb des letzten Jahres
— chirurgischer Eingriff innerhalb des letzten Jahres
— Dialysepatient
— Aufenthalt in einer Pflegeeinrichtung
— Vorhandensein eines invasiven Katheters

▪ Einteilung der MRSA-Infektionen
◻ Tab. 15.4 zeigt die Einteilung der MRSA-Infektionen. Der **ambulant erworbene C(A)-MRSA-Keim** (»community-acquired MRSA«) ist aufgrund einer hohen Pathogenität und der zunehmenden Resistenz gegenüber β-Laktamantibiotika und Substanzen wie Cotrimoxazol, Clindamycin, Moxifloxacin und Tigecyclin von besonderer Bedeutung)! Die hohe Pathogenität beruht auf einem **Virulenz-**

gen **PVL** (= Panton – Valentine – Leukozidin), das zu ausgeprägten Weichteilinfektionen/-nekrosen und nekrotisierender Pneumonie führen kann. Er befällt auch jüngere Patienten und verursacht Endokarditiden, Weichteilinfektionen, nekrotisierenden Pneumonien.

▪ Therapie
▪▪ Allgemeine Maßnahmen
Hygienemaßnahmen sind nach Krueger und Unertl vom Ort der Kolonisation/Infektion abhängig (◻ Tab. 15.5).

❗ **MRSA-Träger müssen immer isoliert werden (Einzel- oder Kohortenisolation). Aufhebung der Isolation erst, wenn 3 Abstriche im Abstand von 48 h negativ sind!**

▪▪ Maßnahmen zur Dekolonisation
— zur Sanierung der Schleimhäute zusätzlich Mupirocin (Turixin Nasensalbe) 3- bis 4-mal täglich für maximal 5 Tage, dann mikrobiologische Kontrolle der Schleimhäute!
  Anmerkung: Turixin Nasensalbe (2 % Mupirocin) ist ein von Pseudomonas fluorescens gebildetes bakteriostatisches Antibiotikum, das die bakterielle Proteinsynthese durch Hemmung der Isoleucin-tRNA-Synthetase verhindert (<1 % der Substanz wird resorbiert).
— bei extranasaler, dermatologischer Besiedlung Duchführung von Bädern mit **Hexachlorophen** oder Dekontamination mit **Polyhexamethylen-Biguanid-Hydrochlorid** (PHMB; Sanalind und Lavasept) bzw. bei multilokulärem Nachweis und/oder immunsupprimierten Patienten Ganzkörperwaschung mit **Octenidin** (Octenisept) über einen Zeitraum von 5 Tagen mit täglich je 3 Einzelapplikationen morgens und abends jeweils im Abstand von 1 h
— täglicher Wäschewechsel
— Wechsel von Utensilien zur Körperpflege (Kämme. Schwamm, …)

▪▪ Therapie einer MRSA-Infektion
— systemische Gabe von **Vancomycin** 2×1 g/Tag i.v.
  Anmerkung: die Mortalität ist abhängig von der minimalen Hemmkonzentration (MIC) des Erregers: ab 2 mg/dl deutlicher Anstieg der

☐ Tab. 15.5 Hygienemaßnahmen

Ort	Isolierungs-maßnahmen*	Handschuhe	Schutzkittel	Mundschutz
Nasale/rektale Kolonisation	Ja	Ja	Nein	Nein
Wunde, Tracheostoma, Harnwege	Ja	Ja	Bei direktem Kontakt	Wenn Aerosolisierung oder Verspritzen von Sekret wahrscheinlich
Verbrennungen, Infektionen des unteren Respirationstraktes	Ja	Ja	Ja	Ja

* Einzel- oder Kohortenisolation

Mortalität! Die gemessenen Vancomycin-Talspiegel korreliert nicht mit der Effektivität der Antibiotikatherapie, d. h. höhere Vancomycin-Talspiegel führen zu keinen weiteren Reduktion der Mortalität (»mehr hilft nicht mehr!«)

– bei **MRSA-Pneumonie**
  – Gabe von **Linezolid** 2×600 mg i.v. (signifikant bessere klinische Heilungsrate bei pulmonaler Anreicherung → 450 % höherer Gewebsspiegel als Plasmaspiegel!) oder
  – Gabe von Daptomycin (Cubicin) 1× (4)–6 mg/kg KG i.v. (nicht bei Pneumonie, da Inaktivierung durch Surfactant!)
  – Gabe von Ceftarolin (Zinforo) 2×600 mg als Kurzinfusion >1 h i.v.
  – Gabe von Tigecyclin (Tygacil) initial 100 mg, anschließend 2×50 mg/Tag über 30–60 min
– alternativ Gabe von Vancomycin **in Kombination** mit
– Rifampicin 10 mg/kg KG/Tag i.v. (bei alleiniger Gabe hohe Resistenzentwicklung!)
  – Trimethoprim/Sulfamethoxazol (Bactrim) 2×80/400 mg i.v.) oder
  – Fosfomycin (Infectofos) 3×3–5 g i.v. bei septischem Krankheitsbild

❯ **Bei nachgewiesener Pneumonie mit MSSA sollte nicht mit Vancomycin, sondern mit Cloxacillin therapiert werden, da sonst nach Gonzalez et al. (1999) die Letalität deutlich erhöht ist (47 % vs. 10 %).**

Seit 1998 sind in Deutschland auch Staphylococcus-aureus-Stämme mit geringerer Empfindlichkeit gegenüber Vancomycin (VISA) bzw. Glykopeptiden (GISA = Glykopeptid-intermediär-sensible Staphylococcus aureus) beschrieben.

Ein routinemäßiges Screening von Pflege- und ärztlichen Personal ist weder medizinisch noch ökonomisch indiziert. Nur bei Pandemie gezielte Umgebungsuntersuchung empfohlen!

❯ **Eine dauerhafte Sanierung des Patienten vom MRSA ist selten möglich; meist nach einigen Wochen Rekolonisation! MRSA-Screening bei stationärer Wiederaufnahme des Patienten! Bei Risikopatienten mit Staphylococcus-aureus-Nachweis im Nasenabstrich präoperative Gabe von Mupirocin-Nasensalbe erforderlich!**

15.5 ESBL-Bildner

– Ca. 35 % der pathogenen, klinisch relevanten Bakterien produzieren **β-Laktamasen** und viele von ihnen solche mit einem breiten Spektrum (= »**e**xtended **s**pectrum **b**eta-lactamases«; **ESBL**) → **Inaktivierung einer Vielzahl von Antibiotika** wie z.B. Penicillin, Ampicillin, Piperacillin, Mezlocillin, Cefazolin, Cefuroxim, Ceftriaxon, Cefotazidim, Cefepim
– die seit 1983 bekannte ESBL-Resistenz ist plasmidkodiert, z.B. CTX-M-Gruppe → schnelle Verbreitung zwischen verschieden Erregergruppen
– **ESBL-produzierende Keime** sind: Klebsiella pneumoniae und oxytoca, Escherichia coli,

Citrobacter spp., Enterobacter spp., Morganella morganii, Proteus spp., Providentia spp., Salmonella spp. und Serratia spp.

Anmerkung: die ESBL-Resistenz ist ein Beispiel für eine extrahospitale Resistenzentwicklung: 18 % der Möwen an der Ostseeküste (2010) und 19,3 % der Möwen in Portugal (2008) haben ESBL-Keime in den Exkrementen! ESBL-Keime sind 3MRGN-Keime!

- **Risikofaktoren**
  - vorausgehende längere Klinikaufenthalte
  - Patient ist Pflegeheimbewohner
  - schwere Grunderkrankung
  - Diabetes mellitus
  - maschinelle Beatmung
  - diverse Gefäßkatheter, Magen- und Duodenalsonden
  - Hämodialyse und -filtration
  - Notfalleingriffe im Abdomen
  - lang andauernde Antibiotikatherapie und/oder Unterdosierung z. B. mit Cephalosporinen der 3a- und 3b-Generation, Aztreonam, Fluorchinolonen oder TMP/SMZ

- **Therapie**
  - Antibiotikum der 1. Wahl: **Carbapeneme** wie z. B. Ertapenem, Meropenem, Doripenem, Imipenem
  - evtl. Tigecyclin, Cefoxitin, Fosfomycin

> **Es wird empfohlen beim Einsatz von Carbapenemen im Rahmen der ESBL-Therapie Ertapenem (Invanz) zu bevorzugen, da hierdurch kein Selektionsdruck auf Pseudomonaden ausgeübt wird!**

- Die Resistenzentwicklung wird national und international durch verschiedene Projekte überwacht:
  - SARI-Programm (Resistenzlage auf deutschen Intensivstationen)
  - GENARS-Programm der Paul-Ehrlich-Gesellschaft (Resistenzlage auf deutschen Intensivstationen)
  - SMART-Studie (mit Fokus auf intraabdominellen Infektionen)
  - MYSTIC-Studie

- SENTRY-Programm (Resistenzsituation in USA, Südamerika und Asien/Pazifik)

15.6 Vancomycinresistente Enterokokken (VRE)

- **Inzidenz**

Etwa 5–10 % aller Enterokokkenisolate waren im Jahr 2009 in Deutschland vancomycinresistente Enterococcus-faecium-Stämme, in Luxemburg, Griechenland und in Irland liegt der Anteil gegenwärtig bei über 25 %.

> **Aufgrund der Virulenz und der epidemischen Potenz sowie der spezifischen Antibiotikaresistenz wird unter krankenhaushygienischen Gesichtspunkten vom Robert Koch-Institut beim Auftreten von VRE-Infektionen ein Vorgehen analog zur MRSA-Infektion empfohlen!**

- **Typen**
  - Enterokokken sind fakultativ anaerob, nicht sehr virulent, besitzen jedoch die Eigenschaft, an Herzklappen und Nierenepithelzellen zu haften sowie extrachromosomale Antibiotikaresistenz zu erwerben.
  - Enterococcus spp.:
    - E. faecalis (80–90 %)
    - E. faecium (5–15 %)
    - E. avium, gallinarum oder casseliflavus
  - Bei vorliegender Endokarditis ist Enterococcus faecalis der dritthäufigste Keim nach den Streptokokken der Viridansgruppe und den Staphylokokken.
  - Hauptreservoir: menschlicher Gastrointestinaltrakt, wo Enterococcus spp. zur normalen Flora gehören.

- **Ursachen**
  - Durch die unkontrollierte Anwendung von Glykopeptidantibiotika oder Cephalosporinen, z. B. Ceftriaxon, in der Klinik kommt es zur Induktion der Resistenzentwicklung!
  - normal sensible Enterokokken werden üblicherweise mit einer Kombination von Ampicillin mit einem Aminoglykosid nach Austestung der Antibiotikasensibilität behandelt

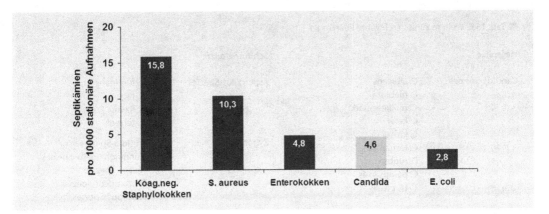

□ Abb. 15.1 Häufigkeit verschiedener Erreger bei Septikämien in Prozent. (Adaptiert nach Wisplinghoff et al. 2004)

═ Zugabe von Antibiotika zum Futtermittel in der Tierzucht, z. B. wurde Avoparcin, ein Glykopeptidantibiotikum, bis 1995 in Deutschland verfüttert

▪ **Risikogruppen**
═ transplantierte Patienten
═ onkologische Patienten
═ Dialyse- und Intensivpatienten

▪ **Therapie**
Gegen VRE können folgende Medikamente eingesetzt werden:
═ Oxazolidinon **Linezolid** (Zyvoxid) 2×600 mg i.v.
═ Glycylcyclinantibiotikum **Tigecyclin** (Tygacil) initial 100 mg, anschließend 2×50 mg/Tag über 30–60 min

15.7 Pilzinfektionen

15.7.1 Allgemeines

═ Pilzinfektionen nehmen im operativen Bereich in den letzten Jahren deutlich zu. Gründe hierfür sind die Zunahme von immungeschwächten Patienten bzw. multimorbiden Patienten die einem operativen Eingriff unterzogen werden, die Zunahme der Invasivität und Dauer der Intensivbehandlung.
═ Pilze sind in Europa in bis zu **24 %** der im Intensivbereich erworbenen **Sepsisfälle** beteiligt (□ Abb. 15.1, □ Tab. 15.6).

═ Pilzinfektionen des Intensivpatienten sind zu 90 % Infektionen mit **Candida** spp. (ca. 60 % mit Candida albicans, >30 % Non-albicans-Candida-Arten wie z. B. C. glabrata, tropicalis, parapsilosis und krusei, guilliermondii sowie C. lusitaniae und dubliniensis)
Anmerkung: Candida spp. gehört zur normalen Flora des Gastrointestinaltraktes und findet sich auch bei vielen Patienten auf der Haut!

❯ **Die Candida-non-albicans-Stämme nehmen kontinuierlich zu und sind für die effektive antimykotische Therapie von Bedeutung. Meist sind sie fluconazolresistent!**

═ Infektionen mit Fadenpilzen wie Aspergillus spp. sind sehr selten (2–5 %) und immer exogen bedingt.
═ Sehr selten sind andere Pilzinfektionen – meist in Form von Kleinepidemien – mit Malasezzia spp. bei Neugeborenen, Fusarium spp. und Trichosporon spp. bei Tumorpatienten und Acremonium spp. bei Augenpatienten.
═ die meisten Pilzinfektion sind opportunistische Infektionen im Rahmen einer erworbenen Immuninkompetenz (Ausnahme: Blastomykosen)
═ weitere seltene Pilze in Europa sind: Cryptococcus spp. (C. gattii, C. neoformans) und Pneumocystis spp. (P. jirovecii)
═ **außereuropäisch** vorkommende Pilzinfektionen sind: Blastomykosen (Ohio- und Mississippi-Becken), Kokzidioidmykosen/Parakokzidioidmykosen (Lateinamerika), Histoplamose

◘ Tab. 15.6 Weitere klinisch relevante Pilzerreger

Hefepilze		Schimmelpilze	
Candida-Spezies	C. albicans C. glabrata C. guilliermondii C. kefyr C. krusei C. lusitaniae C. rugosa C. parapsilosis C. tropicalis	Aspergillus-Spezies	A. fumigatis A. niger A. flavus A. terreus
		Zygomycetes	Absidia-Spezies Cunninghamella-Spezies Mucor-Spezies Rhizomucor-Spezies Rhizopus-Spezies
Andere Hefepilze	Blastoschizomyces-Spezies Cryptococcus neoformans Malassezia-Spezies Rhodotorula-Spezies Saccharomyces-Spezies Trichosporum-Spezies	Andere hyaline Schimmelpilze	Acremonium-Spezies Fusarium-Spezies Paecilomyces-Spezies Scedosporium-Spezies
		Dermatiazeen	Trichoderma-Spezies Alternaria-Spezies Cladophialophora-Spezies Cladosporium-Spezies Curvularia-Spezies Exophiala-Spezies Phialophora-Spezies Scopulariopsis-Spezies

(USA, Zentral- und Südamerika), Zygomyzeten (Mucor, Rhizomucor, Rhizopodus, Scedosporium spp. etc.)

— nach Menzin et al. verlängert eine invasive Pilzinfektion den durchschnittlichen Krankenhausaufenthalt (7 vs. 19 Tage) der Patienten im Vergleich zu Patienten ohne invasive Mykose und die Kosten werden verdreifacht (44.800 $ vs. 15.400 $)

15.7.2 Infektionsweg

Als Ausgangspunkt der Infektion gilt bei Candidainfektionen meist eine Invasion über den besiedelten Darmtrakt bei vorliegender Barrierefunktionsstörung oder über die Haut entlang eines (zentral-) venösen Zugangs, direkt in die Blutbahn. Die Infektion ist meist endogen bedingt.

15.7.3 Candidämie

- **Inzidenz**
Variiert in Europa von Land zu Land: zwischen 4,9 Fälle/100.000 in 2002/2003 in Spanien bis 11 Fälle/100.000 in 2003/2004 in Dänemark. Mit 0,31–0,44 Candidämien/10.000 Patiententagen liegt die Inzidenz in Europa deutlich niedriger als in den USA (1,5/10.000 Patiententage).

- **Formen**
Nach Brody (1994) werden 4. verschiedene Formen von Candida-Infektion unterschieden (◘ Abb. 15.2).

- **Erregerspektrum**
— bei C. albicans handelt es sich um die in **Europa** am häufigsten isolierte Spezies
— 95 % aller Candidämien (Nachweis von Candida spp. in der Blutkultur) werden verursacht durch C. albicans, C. glabrata, C. parapsilosis und C. tropicalis

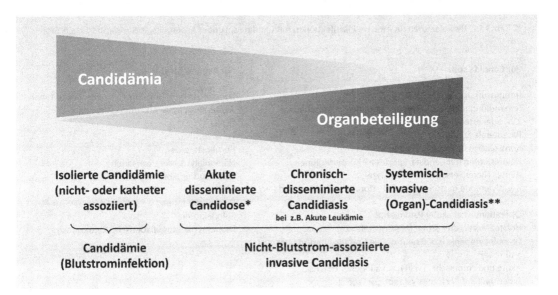

Abb. 15.2 Einteilung der Candida-Infektionen. * mit oder ohne Fungämie und metastatischen Absiedelungen; meist hepatolienale Candidosen mit Leberdruckschmerz und Anstieg der alkalischen Phosphatase. ** auf ein einzelnes Organ beschränkt (Peritonitis, Endokarditis, Meningoenzephalitis)

- weitere Candia-Spezies sind: C. krusei, C. guilliermondii, C. dubliniensis, C. lusitaniae, C. rugosa, C. famata, C. norgegensis, C. kefyr und C. stellatoidea
- besonders in Nordamerika und verzögert auch in Europa kommt es zu einer Zunahme von Infektion mit Non-albicans-Stämmen!
- **C. parapsilosis** findet sich vermehrt im **pädiatrischen Bereich** und neigt zur Ausbildung von Biofilmen in bzw. an Kathetern; in diesem Zusammenhang deutlich reduziertes Ansprechen auf Antimykotika (erhöhte MHK-Werte gegenüber Echinocandinen; diese sind allerdings auch im Biofilm aktiv!). Weitere Untergruppen sind orthopsilosis (bildet keine Biofilme) bzw. C. metapsilosis
- **C. tropicalis** wird vorwiegend bei Patienten mit **(hämato-)onkologischer** Erkrankungen sowie Neutropenie, nachgewiesen; geringe Sensibilität auf Fluconazol)
- **C. krusei** vorwiegend bei älteren Intensivpatienten
- Abb. 15.3 gibt die Häufigkeit der verschiedenen, in Deutschland nachgewiesenen Candida-Arten wieder

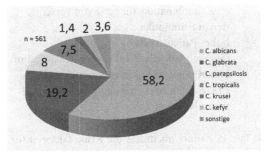

Abb. 15.3 Häufigkeit der verschiedenen Candida-Arten in Deutschland. (Adaptiert nach Borg-von Zepelin et al. 2007)

- **Risikofaktoren**
- vorherige systemische antimykotische Therapie
- vorherige gastrointestinale Operationen
- erhöhtes Patientenalter und die i.v. Gabe von Medikamenten
- unabhängige Risikofaktoren für eine **Candidämie durch Non-albicans-Spezies:**
  - Gabe von Glukokortikosteroiden
  - Vorhandensein eines zentralen Venenkatheters
  - eine vorher existierende Candidurie
  - eine vorausgegangene Fluconazoltherapie

◨ **Tab. 15.7** Risikofaktoren für invasive Pilzinfektionen mit Candida spp. oder Aspergillus spp. (Adaptiert nach Groll 2011)

Für Candida spp.	Für Aspergillus spp.
Immunsuppressive Therapie	Lungen-, Leber-, Herz- und Nierentransplantation
Behandlung mit Breitspektrum-Antibiotika ≥2 Wochen	Akute, chronische Abstoßungsreaktion
ZVK oder arterieller Zugang	COPD
Parenterale Ernährung	Leberzirrhose
Kontrollierte Beatmung ≥10 Tage	Kortikosteroide
Kolonisierung mit Candida-Spezies ≥2 Körperregionen	Hämodialyse, Nierenversagen
Akutes Nierenversagen, Hämodialyse	Calcineurininhibitoren, OKT3
Rezidivierende gastrointestinale Perforationen mit sekundärer/ tertiärer Peritonitis	CMV
Operationen bei akuter Pankreatitis	Retransplantation
Hoher »Mortidibity Score" (APACHE II/III >20)	Splenektomie
Granulozytopenie (≤500 neutrophile Granulozyten/µl über >10 Tage)	Diabetes mellitus, diabetische Ketoazidose
Akute und chronische GVHR nach allogener HSCT	
Aufenthalt auf der Intensivstation ≥9 Tage	

CMV Zytomegalievirus, *COPD* »chronic obstructive pulmonary disease«, *GVHR* Graft-versus-Host-Reaktion, *HSCT* hämatologische Stammzelltransplantation

---

- eine Kombinationstherapie von verschiedenen Antibiotika
- hohes Patientenalter
- längerer Aufenthalt auf einer Intensivstation
- Neutropenie, eine hämatoonkologische Erkrankung oder eine allogene Stammzelltransplantation

◨ Tab. 15.7 führt nochmals die Risikofaktoren für invasive Pilzinfektionen mit Candida spp. oder Aspergillus spp. auf.

■ **Letalität**

🛈 **Die Candida-Sepsis weist eine Letalitätsrate von bis zu 90 % auf!**

Die Letalitätsrate ist abhängig von der Candida-Spezies (◨ Abb. 15.4): bei C. albicans und C. parapsilosis ist sie niedriger als bei C. glabrata oder C. krusei.

Das Überleben korreliert negativ mit dem Auftreten eines Nierenversagens, einem hohen APACHE-Score (>20), einer vorherigen Kortikosteroidmedikation, einem Patientenalter >70 Jahre und dem Verbleiben einliegender i.v. Katheter. Die Mortalität ist bei nichtoperativen Patienten mit Candidämie größer als bei operierten Patienten.

■ **Klinik**
- evtl. sehr unterschiedliches klinisches Bild, vom milden Krankheitsverlauf mit kontinuierlich subfebrilen Temperaturen bis zu schwerer Sepsis reichend
- meist allgemeine Sepsiszeichen (Hypotonie, MOV, DIC) mit Fieber, moderater PCT- und CRP-Erhöhung
- »Antibiotikaresistenz« mit Persistenz der klinischen Symptomatik
- Pilznachweis an mehreren Körperlokalisationen
- Augenhintergrund (in bis zu 16 % der Fälle Chorioretinitis und Glaskörperbefall!)
- anamnestische Vorbehandlung mit Fluconazol bzw. einem anderen Antimykotikum
- die meisten Candida-Infektionen treten bei nicht-neutropenischen, stationären Patienten zwischen dem 21. und 28. Tag auf

■ **Diagnostik**
- **Blutkulturen** aus peripheren Venen und zentralvenösen Gefäßzugängen mittels speziellen Pilzflaschen z. B. BD BACTEC Mycosis **Anmerkung**: Nur 60 % aller Candidämien sind in der einzelnen Blutkultur nachweisbar! Die

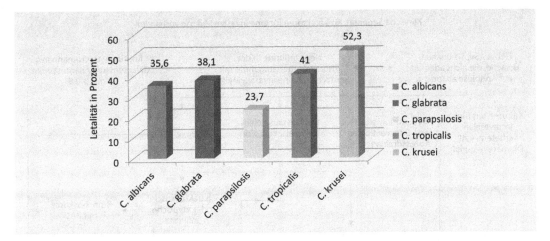

Abb. 15.4 Letalitätsrate in Abhängigkeit von der Candida-Spezies. (Adaptiert nach Horn et al. 2004)

BACT/Alert-Blutkulturflaschen können mehr Candidämien aufdecken als BACTEC-Blutkulturflaschen (23,6 vs. 17,9%)
- Bebrütung der Blutkulturflaschen ≥7 Tage, da einige Pilzspezies langsames Wachstum zeigen (insbesondere C. glabrata). Blutabnahme am besten aus der Vene, da arterielle Blutkulturen eine längere Nachweiszeit von Pilzen benötigen!
- **Abstrichmaterial** von Haut, Wunden sowie intraoperative Abstriche (als positiv zu werten bei Nachweis aus sonst sterilen Körpergebieten)
- Bebrütung von
  - Trachealsekret und BAL (meist nur Kolonisation)
  - Urinproben (Hefen werden über die Glomerula in den Urin ausgeschieden; eine lokale Harnblaseninfektion/-kolonisation kann eine Candidurie vortäuschen!)
  - Gefäßkathetern und Drainagen
- **histo-/zytopathologische Untersuchung** durch Gewebeprobe oder Feinnadelpunktion → Nachweis von invasiven Hyphen
- **radiologische Verfahren** wie z. B. Computertomographie (miliares Verteilungsmuster im Röntgen-Thorax); zum Ausschluss von Organbeteiligungen:
  - TEE
  - Spiegelung des Augenhintergrundes → Nachweis von Cotton-wool-Herden bei

okularem Befall → Entfernung des Glaskörpers des befallenen Auges notwendig
- Sonographie von Leber, Nieren, Milz
- evtl. CCT oder MRT zum Ausschluss zerebraler Beteiligungen

■■ Nachweismethoden
◻ Tab. 15.8 gibt einen Überblick über die verschiedenen Pilznachweismethoden.

Der indirekte serologische Erregernachweis mittels **Candida-Antigen**-Nachweis (>1:16) oder **Candida-Antikörper** wird **nicht** mehr empfohlen!

Derzeit gibt es keine schnellen Parameter zur Indikationsstellung einer antimykotischen Therapie. Meist wird die Diagnose einer Candida-Infektion anhand der Zusammenschau von Patientenrisikofaktoren, der Klinik und vorhandenen Befunden gestellt!

Hilfreich kann evtl. eine **Risikostratifizierung** anhand verschiedener Scores sein:
- **Kolonisationsindex** nach Pittet von 0,4–0,5–(0,6):Kolonisationsindex ist das Verhältnis der Anzahl der positiven Körperabstriche zur Anzahl der durchgeführten Abstriche.
- Sog. **Candida-Score** (CS): Punktesystem mit jeweiliger Punktevergabe (◻ Tab. 15.11)

Hieraus ergibt sich bei CS ≥3 eine diagnostische Sensitivität von 77,6%, eine Spezifität von 66,2%,

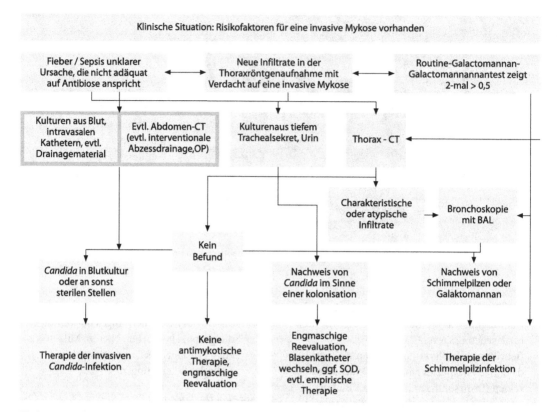

⬛ Abb. 15.5 Diagnostischer Algorithmus für Pilzinfektionen. (Adaptiert nach Maertens et al. 2005). *BAL* brochoalveoläre Lavage, *CT* Computertomographie *SOD* selektive oropharyngeale Dekontamination, *OP* Operation

⬛ **Tab. 15.8** Verschiedene Pilznachweismethoden	
Verfahren	**Methode**
Konventionelle mikro-biologische Methoden	Direkte Mikroskopie mittels Methylenblaufärbung, Lactophenolblau, Calcofluor und klassische Gramfärbung
	Anzüchtung (in Verbindung mit Resistenztestung)
Histopathologische Methoden	Konventionelle Mikroskopie mit Nachweis einer Myzelbildung (Goldstandard)
	Direkte Immunfluoreszenzmikroskopie mit Blankophor zum Nachweis der Pilzhyphenbildung
	In-situ-Hybridisierung
Immunologische und biochemische Methoden	Galactomannantest zum Aspergillennachweis (⬛ Tab. 15.9) (1,3)-β-D-Glukannachweis von invasiven Pilzinfektionen durch z. B. Candidia-, Aspergillus- und Fusariumspezies (⬛ Tab. 15.10) Kein Nachweis von Cryptococcusspezies und Zygomyzeten (besitzen nur sehr geringe Mengen von (1,3)-β-D-Glukan in ihrer Zellwand)
Molekulare Methoden	»Direct detection«/»identification« (18S-Sequiring, Real-time-qPCR): – Kommerzielle »Polymerase-chain-reaction«-(PCR-)Verfahren zur Detektion von Candida- und Aspergillusspezies aus Vollblut, Serum, Proben des Respirationstrakts und Geweben – Nukleinsäure (FISH mit PNA-Sonde)

◻ Tab. 15.9 Tests für den Nachweis von Mannan. (Adaptiert nach Rüchel u. Debusmann 2008)

Testverfahren	Sensitivität (%)	Spezifität (%)	Patientengut	Besonderheiten
Platelia Candida Fa. Biorad, München	62,6	75	Hämato-onkologisch	Monoklonale Anti-Mannan-Antikörper vom Kaninchen; diagnostische Lücke bei C. krusei und C. parapsilosis
	79,3	99,5	Chirurgisch	
Serion Elisa Antigen Candida, Fa. Virion, Würzburg	77,5	94,7	Hämato-onkologisch	Polyklonale Anti-Mannan-Antikörper
	94,5	97,2	Chirurgisch	

◻ Tab. 15.10 Test für den quantitativen Nachweis von 1,3-D-Glukan. (Adaptiert nach Ostrosky-Zeichner et al. 2005)

Testverfahren	Sensitivität (%)	Spezifität (%)	Patientengut	Besonderheiten
Fungitec-G (Japan), Glucatell und Fungitell (USA)	69,9	87,1		Bei Kolonisation und oraler Candidose negativer Test. Diagostische Lücke bei Kryptokokken und Zygomyceten

Testergebnis: <60 pg/ml negativ, 60–79 pg/ml intermediär und >0 pg/ml positiv

◻ Tab. 15.11 Candida-Score

Faktor	Punkte	Cut-off	Inzidenz (95 % CI)
Stattgehabte Operation	1	<3	2,3
Multifokale Kolonisierung	1	3	8,5
Parenterale Ernährung	1	4	16,8
Schwere Sepsis	2	5	23,6

ein positiver prädiktiver Wert von 13,8 % und ein negativer prädiktiver Wert von 97,7 %!

◻ Abb. 15.5 zeigt den deutschen diagnostischen Algorithmus für Pilzinfektionen.

■ **Therapie**

⊕ Bei Verdacht auf eine (invasive) Pilzinfektion sollte unverzüglich (<12 h) eine antimykotische Therapie eingeleitet werden, da hiervon die Überlebenswahrscheinlichkeit des Patienten abhängig ist: Je später die Therapie eingeleitet wird, desto höher ist die Letalität (◻ Abb. 15.6)

Die **Wahl des Antimykotikums** richtet sich nach
- der nachgewiesenen Erregerspezies,
- dem Schweregrad der Erkrankung,
- dem Ausmaß der Organdysfunktion, einschl. der Hämodynamik,
- der antimykotischen Vortherapie in den letzten 3 Monaten (z. B. Azol-Prophylaxe),
- dem lokalen Resistenzmuster auf der Station.

Bei der Therapie von Pilzinfektionen werden **4 Formen** unterschieden:
- **prophylaktische Therapie** = Therapie zur Vermeidung einer Pilzinfektion

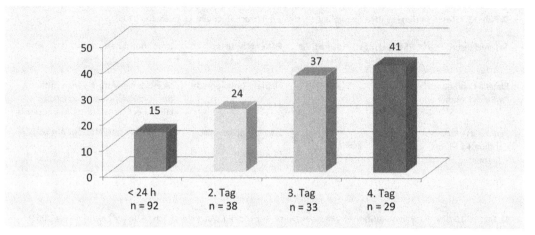

■ **Abb. 15.6** Abhängigkeit der Pilzmortalität vom Zeitpunkt des Therapiebeginns nach Diagnosestellung. (Adaptiert nach Garey et al. 2006)

- **empirische Therapie** = Therapie einer angenommenen Pilzinfektion bei unbekanntem Pilzerreger
- **gezielte Therapie** = Therapie einer nachgewiesenen Pilzinfektion bei bekanntem Erreger
- **Salvage-Therapie** = Therapie einer nachgewiesenen, aber therapierefraktären Pilzinfektion

■ ■ **Allgemeine Maßnahmen**
- Wechsel aller peripheren und/oder zentralvenösen Gefäßkatheter sowie Urinkatheter. Bei nachgewiesener Candidämie auch Wechsel aller intravasaler/implantierter Advices wie z. B. Herzschrittmacher!
- symptomatische Therapie (Infusions- und aktuelle Sepsistherapie, evtl. Fiebersenkung, ...)

■ ■ **Medikamentöse Therapie**
■ Abb. 15.7 zeigt einen möglichen Algorithmus für die Therapie der Candida-Infektionen wieder.
- **klinisch stabiler Patient** ohne Neutropenie, ohne Fluconazolvorbehandlung und
  - **bekannte Spezies** wie z. B. C. albicans, C. parapsilosis oder C. lusitaniae → Gabe von **Fluconazol** (Diflucan) (1. Tag 12 mg/kg KG/ Tag i.v.; 2. Tag (6–)12 mg/kg KG/Tag i.v. **Therapiedauer**: nicht neutropenische Patienten sollten mindestens für 14 Tage

nach der letzten positiven Blutkultur therapiert werden
- **bekannte Spezies** wie z. B. Non-albicans-Stamm von C. glabrata, krusei → Gabe von einem **Echinocandin** wie z. B.
  - **Caspofungin** (CANCIDAS): 1. Tag 70 mg/Tag; 2. Tag 50 mg/Tag (bei KG <80 kg, sonst 70 mg/Tag oder
  - **Anidulafungin** (Ecalta) 1. Tag 200 mg/ Tag, ab 2. Tag 100 mg/Tag, wenn nicht enteral aufgebaut und/oder Organdysfunktion vorliegt!
- bei **klinisch instabilen Patienten** oder Patient mit **unbekannter Candida-Spezies**:
  - primär **immer** ein **Echinocandin** (Caspofungin, Anidulafungin) verabreichen! Evtl. nach Erregerachweis Sequenzialtherapie mit einem Azolpräparat
- Therapiealternative bei **Versagen der Therapie: liposomales Amphotericin B** (AmBisome): 3–5 mg/kg KG/Tag i.v.

Anmerkung: Im Jahr 2012 wurde der Einsatz von Fluconazol für nicht neutropenische Erwachsene bei sensiblen Erreger nach den Empfehlungen der European Society of Clinical Microbiology and infectious Disease (ESCMID) weiter eingeschränkt! ■ Tab. 15.12 gibt einen Überblick über die Antimykotikadosierungen und Empfehlungsgrade bei Candidämie und invasiver Candidiasis.

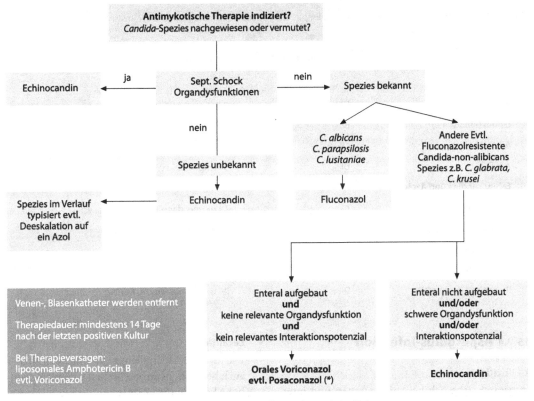

□ Abb. 15.7 Möglicher Algorithmus zur Therapie von Candida-Infektionen. (Adaptiert nach Guery et al. 2009)

Pilzinfektionsprophylaxe
(gemäß der Leitlinie der ArbeitsGemeinschaft der Infektiologen und Hämato-Onkologen [AGIHO, Grad AI-Empfehlung])
— bei Patienten mit **akuter myeloischer Leukämie** (AML) und bei Patienten mit **myelodysplastischem Syndrom** (MDS) unter Induktionschemotherapie und zu erwartender persistierender Neutropenie
— bei Patienten nach **Herz-Lungen-Transplantation** in den ersten 6 Monaten

▼

— bei Patienten mit **hämatopoetischer Stammzelltransplantation** mit Graft-versus-Host-Erkrankung unter Hochdosis-Immunsuppressionstherapie
— evtl. bei **immun-inkompetenten Intensivpatienten** nach Darmoperation mit rezidivierenden Insuffizienzen und Perforationen (Eggimann et al. 1999)
— Anmerkung: Zur Prophylaxe kommt meist die Substanz **Posaconazol** (Noxafil) p.o. zum Einsatz!

◘ Tab. 15.12 Antimykotikadosierungen und Empfehlungsgrade bei Candidämie und der invasiven Candidiasis. (Nach ESCMID-Empfehlung)

Monotherapie	Empfehlungsgrad	Dosierung pro Tag
Polyene		
AmB (deoxycholat)	DI	0,7–1 mg/kg KG i.v.
L-AmB (AmBisome)	BI	3 mg/kg KG i.v.
ABLC (Abelcet)	CII	5 mg/kg KG i.v.
ABCD	DI	3–4 mg/kg KG i.v.
Echinocandine und Azole		
Anidulafungin (Ecalta)	AI	1×200 mg, dann 1×100 mg/Tag i.v.
Caspofungin (Cancidas)	AI	1×70/50 mg/Tag i.v.
Micafungin (Mycamine)	AI	1×100 mg/Tag i.v.
Posaconazol (Noxafil)	DIII	2×400 mg/4×200 mg/Tag p.o.
Itraconazol (Sempera)	DII	2/(1)×200 mg/Tag p.o. Tag 1–2

15.7.4 Aspergillus-Infektion

- **Inzidenz**

Insgesamt sicherlich bei chirurgischen und internistischen Intensivpatienten eine sehr seltene Erkrankung. Bis zu 60 % der Pilzinfektionen bei transplantierten Patienten sind durch Aspergillus species verursacht.

- **Risikofaktoren**
- mit Infektionsrisiko >10 %
  - allogene Knochenmarkstransplantation
  - Akute myeloische Leukämie
  - Lebertransplantation
  - chronisch granulomatöse Erkrankung
- mit Infektionsrisiko 1–10 %
  - AIDS
  - Herz- und Pankreas-Transplantation
  - Verbrennung >30 %
  - Lymphom
  - Immunmangelsyndrom

- **Einteilung**
- invasive pulmonale Aspergillose (+ NNH)
  - disseminierte Aspergillose (ZNS, Leber, Niere Herz, …)

- **Letalität**
- Die invasive Aspergillenpneumonie (IPA) hat auch bei nicht neutropenischen Patienten eine hohe Letalität (50–75 %)
- Die zerebrale Aspergillose hat eine Letalität von 95 %!

- **Klinik**

Sehr unterschiedliches klinisches Erscheinungsbild wie bei Candida-Infektionen, zusätzlich bei der invasiven Aspergillose durch Penetration in die Lungengefäße können die Symptome wie bei einer Lungenarterienembolie auftreten! Im Thoraxröntgen ggf. makronodulare (>1 cm) Verschattungen und sog. »halo-sign« im hochauflösenden CT.

Inzidenz der Symptome bei Aspergillose
- Pleuraschmerz 100 %
- Husten 90 %
- Fieber 70 %
- Hämoptoe 20 %
- Giemen 10 %
- Pleurareiben 5 %

▣ Tab. 15.13 Therapie der Aspergillose bei hämatologisch-onkologischen Patienten nach der Leitlinie der AGIHO

Primärtherapie	Dosierung	Empfehlungsgrad
Voriconazol (VFend)	1. Tag 2×6 mg/kg KG/Tag i.v./p.o. Ab 2. Tag 2×4 mg/kg KG/Tag i.v./p.o.	AI
Liposomales Amphotericin B (AmBisome)	3–5 mg/kg KG/Tag	AII (AI)
Bei Therapieversagen: Umsetzen auf alternatives Präparat z. B. Caspofungin oder Kombinationstherapie z. B. Voriconazol plus Caspofungin oder plus Amphotericin; evtl. Posaconazol		
Zweitlinien-/Salvagetherapie		
Caspofungin (CANCIDAS)	1. Tag 70 mg/Tag i.v. 2. Tag 50 mg/Tag i.v. (bei KG <80 kg, sonst 70 mg/Tag Erhaltungsdosis)	AII
Posaconazol (Noxafil)	2×400 mg oder 4×200 mg p.o.	AII
Micafungin (Mycamine)	1×100 mg i.v.	CIII
Itraconazol (Sempera)	2×200 mg p.o.	BIII

- **Diagnostik**
- **Galaktomannan-Nachweis aus dem Serum** (▣ Tab. 15.9; Aspergillus Platelia ELISA mit einer Sensitivität und Spezifität >90 %) oder der BAL. Der Test wird erst sehr spät im Krankheitsverlauf positiv! Für den Galaktomannantest sind allerdings falsch-positive Ergebnisse bei zum Zeitpunkt der Probenentnahme bestehender Antibiotikatherapie, insbesondere mit Piperacillin/Tazobactam, beschrieben, Dieses Problem tritt auch unter Therapie mit anderen β-Laktamantibiotika wie z. B. Amoxicillin/Clavulansäuresowie unter enteraler Ernährungstherapie auf.
- **(1,3)-β-D-Glukannachweis** aus dem Serum (▣ Tab. 15.10)
- **PCR** von Pilz-DNA aus Blut oder BAL-Spüllösung (Sensitivität 100 % und Spezifität ca. 70 %)
- positive Blutkulturen (bei Organmykosen meist negativ!)
- Nachweis im CT mittels High-resolution-Technik
- invasive, bronchoskopische oder transthorakale Lungenbiopsie

- **Therapie**

Die Therapie bei hämatologisch-onkologischen Patienten ist in ▣ Tab. 15.13 aufgeführt.

❗ **Frühzeitiger Therapiebeginn bei dringendem Verdacht auf invasive Mykose, da die Mortalität bei verspäteter Behandlung signifikant ansteigt!**

15.7.5 Spezielle Pilzinfektionen

Kryptokokkus-Infektion (Cryptococcus neoformans, laurentii oder albidus)

- vorwiegend bei immunsupprimierten oder HIV-infizierten Patienten
- **Therapie der primären pulmonalen Kryptokokkose**: Fluconazol (400 mg/Tag Diflucan) für 6–12 Monate
- **Therapie bei disseminierter Kryptokokkose** mit zerebralen Absiedlungen: liposomales Amphotericin B (3–4 mg/kg KG AmBisome) in Kombination mit Flucytosin (100 mg/kg KG Ancotil) für 14 Tage gefolgt von Fluconazol (400 mg/Tag Diflucan) für 6–12 Monate

◘ **Tab. 15.14** Erreger bei Meningitis nach Lebensalter und Begleiterkrankung

Patientengruppe/ -alter	Wahrscheinlicher Erreger	Kalkulierte antibakterielle Chemotherapie (2003)
<3 Monate	Streptococcus agalacticae Streptococcus pneumoniae Echerichia coli Listeria monocytogenes	Ampicillin (100 mg/kg KG alle **8 h** i.v.) plus Cephalosporin 3a (Ceftriaxon, 50–100 mg/kg KG alle **12 h** i.v.)
3 Monate bis 18 Jahre	Neisseria meningitides Streptococcus pneumoniae Haemophilus influenzae	Cephalosporin 3a (Ceftriaxon 50–100 mg/kg KG alle **12 h** i.v. bzw. Cefotaxim 50 mg/kg KG alle **6 h** i.v.)
18 Jahre bis 50 Jahre	Streptococcus pneumoniae Neisseria meningitidis	Cephalosporin 3a (Ceftriaxon 2 g alle **12 h** i.v. bzw. Cefotaxim 2 g alle **6 h** i. v.)
>50 Jahre	Streptococcus pneumoniae Listeria monocytogenes Gramnegative Stäbchenbakterien	Ampicillin (2 g alle **4 h** i.v.) plus Cephalosporin 3a (Ceftriaxon 2 g alle 12 h i.v., Cefotaxim 2 g alle 6 h i.v.)
Patienten mit gestörter zellulärer Abwehr, Alkoholabusus	Listeria monocytogenes Gramnegative Stäbchenbakterien Mycobacterium tuberculosis	Ampicillin plus Cephalosporin 3a (Ceftriaxon, Cefotaxim) Isoniazid + Rifampicin + Pyrazinamid
Neurochirurgie, Kopftrauma oder vorhandene Shunt-Anlage	Staphylokokken spp. Staphylococcus aureus Gramnegative Stäbchenbakterien Streptococcus pneumoniae	Cephalosporin 3b (Ceftriaxon, Cefotaxim, Cefepime) Plus Vancomycin (plus Metronidazol)

Zygomyzeten-Infektion

- ▬ ubiquitär vorkommende Fadenpilze: Rhizopus, Mucor, Rhizomucor, spp., Fusarium spp. Scedosporium spp. Alternaria spp., Absidia spp.
- ▬ Eintrittspforten: Nasennebenhöhlen und Lungenschleimhaut, selten erfolgt die Infektion über die Haut (Zustand nach Verbrennung)
- ▬ **Therapie:** liposomales Amphotericin B (≥5 mg/kg KG AmBisome), evtl. mit Posaconazol (2×400 mg bzw. 4×200 mg Noxafil)

Fusarien-Infektion

- ▬ Schimmelpilze, die auf Pflanzen vorkommen. Als Eintrittspforte kommt in Betracht: die Nasennebenhöhlen, die Lunge, die Haut- und Schleimhaut
- ▬ **Therapie:** Voriconazol (2×6 mg/kg KG bzw. 2×4 mg/kg KG, Vfend) oder Posaconazol (2×400 mg bzw. 4×200 mg, Noxafil)
- ▬ **Cave:** liposomales Amphotericin B (3–4 mg/ kg KG AmBisome) nur schwach wirksam!

Pneumocystis-jirovecii-Infektion

- ▬ **Therapie:** TMP/SMX 20/100 mg/kg KG i.v. in 3–4 Einzeldosen; alternativ Primaquin 1×30 mg p.o. plus Clindamycin 600 mg i.v., Pentamadin 1×4 mg/kg i.v. (max. 300 mg) über 5 Tage, dann 2 mg/kg KG über 21 Tage oder 1×600 mg als Aerosol, Atovaquon 3×750 mg p.o.
- ▬ Das Wirkspektrum der verschiedenen Antimykotika kann aus der ◘ Tab. 11.24 im ► Kap. 11 entnommen werden.

15.8   Meningitis und Enzephalitis

15.8.1 Bakterielle und mykotische Meningitis

- ▪ **Inzidenz**
- ▬ 5 Fälle/100.000 Einwohner in Deutschland (2000), davon 20 % durch Meningokokken

◘ Tab. 15.15 Typischer Liquorbefund

	Bakterielle Infektion	Mykobakterielle Infektion	Virale Infektion
Zellzahlen	>1000 evtl. bis 20-mal $10^3/mm^3$	Bis 500/mm	Meist bis zu 500/mm^3
Zellarten	Granulozyten	Lympho-/Monozyten	Lymphozyten, initial Granulozyten
Glukose (60–70 % des Blut-zuckerwerts)	↓	↓ (<40 mgdl)	Normal (>40 mgdl)
Liquor-Serum-Glukose-Ratio Normwert: >0,4	<0,3	<0,3	>0,4
Laktat (mmol/l) Normwert: bis 2,2	>3,5	>3,5	<3,5
Eiweiß (mg/l) Normwert: bis 15–35	>100	>100	Normal bis <100

- **Letalität**
  - unbehandelt: 60–80 %
  - behandelt: 1–25(!) %

- **Erregerspektrum**
  - ◘ Tab. 15.14

- **Infektionsweg**
  - hämatogener Infektionsweg: bei Neisserien, Haemophilus influenzae und Pneumokokken nach Eintritt über Lunge oder Schleimhäute des Oropharynx
  - per continuitatem: Fortleitung bei Otitis media oder Mastoiditis (meist Pneumokokken)
  - durch offene Verbindung, z. B. nach Schädelbasisfraktur mit Liquorfistel oder offener Ventrikeldrainage
  - durch »aufsteigende« Infektion, z. B. nach neurochirurgischer ventrikulo-peritonealer Shunt-Anlage

- **Klinik**
  - Kopfschmerzen, Fieber, Vigilanzstörungen (somnolent bis komatös)
  - Meningismus (Kernig- und Brudzinski-Zeichen sind nur bei 50 % der Patienten mit Meningitis klinisch nachweisbar)
  - Übelkeit, Erbrechen, Bradykardie und arterieller Hypertonus als Zeichen des Hirndrucks
  - selten zerebrale Krampfanfälle und fokal-neurologische Defizite
  - Hautausschlag, insbesondere bei Meningokokken (bis 75 % der Fälle)

- **Diagnostik**
  - Blutbild plus CRP (bakteriell meist 115±60 mg/dl, viral meist <20–40 mg/l), Procalcitonin
  - Liquorpunktion mit Zellzahl (◘ Tab. 15.15), Laktat, Glukose, Eiweiß, Erregernachweis (Kultur, PCR)
  - Blutkultur
  - CCT
  - NMR

- **Therapie**
  - Antibiotikaauswahl primär nach Kalkulation und sekundär nach Antibiogramm/Resistogramm (◘ Tab. 15.16)
  - **Antimykotikadosierung bei Candidameningitis** (Medikamentendosierung und Empfehlungsgrad nach den aktuellen ESCMID-Empfehlungen (2012) (◘ Tab. 15.17)

◘ **Tab. 15.16** Therapievorschlage bei bekanntem Erreger

Erreger	Primäre antibiotische Therapie	Antibiotische Therapie bei Penicillin-Allergie
Streptococcus pneumoniae	Penicillin G	Rifampicin, Vancomycin
Haemophilus influenzae	Cephalosporin 3a	Chloramphenicol
Listeria monoctogenes	Ampicillin und Gentamicin	Trimethoprim-Sulfamethoxazol
Streptococcus agalactica	Penicillin G (Erwachsene) oder Ampicillin + Gentamicin (Neonaten)	Rifampicin, Vancomycin
Neisseria meningitidis	Penicillin G	Chloramphenicol
Pseudomonas aeruginosa	Ceftazidim plus Aminoglykosid	Ciprofloxacin[a], evtl. Meronem[a]

[a] Nach Resistenztestung

◘ **Tab. 15.17** Therapie der Candidameningitis

Maßnahmen	Empfehlungsgrad
Liposomales Amphotericin B 3 mg/kg KG/Tag für 4 Wochen plus Fluconazol 6 mg/kg KG/Tag für 4 Wochen	BIII
Liposomales Amphotericin B 3 mg/kg KG/Tag für 10 Wochen plus Flucytosin 150 mg/kg KG/Tag für 10 Wochen, anschließend Fluconazol 3 mg/kg KG/Tag für 5 Wochen	BIII
Voriconacol 12/6 mg/kg KG/Tag*	CIII
Fluconazol 800 mg/Tag	CIII
Caspofungin 70/50 mg/Tag für 4 Wochen, gefolgt von 400 mg/Tag für 2 Wochen	DIII
Konventionelles Amphotericin B 0,5–1,0 mg/kg KG/Tag für >2 Wochen mit/ohne Flucytosin 30–120 mg/kg KG/Tag für <2 Wochen	DII

* Therapeutisches Drug-Monitoring empfohlen!

Dosierung

— **Trimethoprim-Sulfamethoxazol:**
  2×160 mg TMP + 800 mg Sulfamethoxazol
— **Chloramphenicol:** 4×25 mg/kg KG
— **Rifampicin:** 2×600 mg
— **Penicillin G:** 4×10 Mio. E

◘ **Tab. 15.18** Dauer der Therapie bei bekanntem Erreger

Erreger	Dauer (Tage)
Streptococcus pneumoniae	10–14
Neisseria menigitidis	7
Haemophilus influenzae	7
Listeria monoctogenes, Streptokokken der Gruppe B	14–21
Andere gramnegative Bakterien	21

◘ Tab. 15.19 Antibiotikaprophylaxe* von Kontaktpersonen bei Erkrankungen/Verdacht auf Meningokokken-meningitis

Alter	Substanz	Dosis	Dauer
3 Monate bis 1 Jahr	Rifampicin	10 mg/kg KG p.o., aufgeteilt in 2 Gaben/Tag	2 Tage
1 Jahr bis 12 Jahre	Rifampicin	20 mg/kg KG p.o., aufgeteilt in 2 Gaben/Tag	2 Tage
>12 Jahre	Rifampicin	2×600 mg/Tag p.o.	2 Tage
>18 Jahre	Ciprobay	1×500 mg p.o.	(Einmalig)
Alternativen			
<12 Jahre	Ceftriaxon	1×125 mg i.v. oder i.m.	(Einmalig)
>12 Jahre	Ceftriaxon	1×250 mg i.v. oder i.m.	(Einmalig)

Rifampicin-Tbl. à 75,150, 300, 450 und 600 mg verfügbar, Saft/Sirup nicht mehr erhältlich
Rifampicin verfärbt Urin, Nasensekret und Tränen orange/rot!
* Nach Empfehlungen von Fr. Prof. Schweitzer-Kranz (Evangelisches Krankenhaus Düsseldorf)

▪▪ Therapiedauer

In der Regel noch 5 Tage nach Abklingen der klinischen Symptomatik bzw. entsprechend dem speziellen Erreger. Bei bekanntem Erreger ◘ Tab. 15.18.

Kurz vor der ersten Antibiotikagabe (15–20 min): Beginn einer Glukokortikoidtherapie mit **Dexamethason** 4×0,15 mg/kg/Tag (ca. **10 mg alle 6 h**) für weitere **4** Tage, Beginn vor der ersten Antibiotikagabe! → Reduktion von Langzeitkomplikationen wie z. B. Gehörverlust und Reduktion der Letalität (nachgewiesen insbesondere für die **Pneumokokkenmeningitis!**).

Kontaktpersonen von Patienten mit Erkrankung oder Verdacht sollten innerhalb von 10 Tagen nach Erstkontakt eine Antibiotikaprophylaxe erhalten (◘ Tab. 15.19).

🛑 Kein Glukokortikoid bei Vancomycingabe (Dexamethason verändert die Antibiotikakonzentration im Liquor), beim Vorliegen eines septischen Schocks, bei eingeleiteter antibiotischer Therapie. Bei Meningokokkensepsis: sofortige Antibiotikagabe, Substitution mit FFP (zur Therapie der DIC).

15.8.2 Enzephalitis

▪ **Formen**
- Mitreaktion im Rahmen einer bakteriellen Meningitis im Sinne einer Meningoenzephalitis
- als virale eigenständige Enzephalitis

▪ **Erregerspektrum**
- Herpes simplex Typ 1 (HSV-1) oder Typ 2 (HSV-2)
- Enteroviren (Coxsackie-, Echo-, Polioviren)

▪ **Therapie**
Die Therapie erfolgt entsprechend dem Erreger:
- Arboviren (FSME)
- Varizella-zoster-Virus
- Zytomegalieviren und Epstein-Barr-Virus
- HIV-Infektion

▪ **Klinik**
- allgemeines Krankheitsgefühl
- Fieber
- Kopfschmerz
- Hirndrucksymptomatik
- Bewusstseinsstörung
- Aphasie
- Krampfanfall

◻ Tab. 15.20 Therapie der Enzephalitis bei bekanntem Erreger

Erreger	Substanz	Dosierung	Dauer (Tage)
HSV- und VZV-Enzephalitis	Aciclovir	3×10–15 mg/kg KG i.v. Kinder <12 Jahren: 500 mg/m^2	14–21
CMV-Enzephalitis	Ganciclovir	2×5 mg/kg KG i.v.	14–21

◻ Tab. 15.21 Kalkulierte Antibiotikatherapie bei Hirnabszess

Angenommener Infektionsherd	Wahrscheinlicher Erreger	Kalkulierte antibakterielle Chemotherapie (2003)
Otitis media oder Mastoiditis	Streptokokken, Anaerobier, gramnegative Stäbchen	Penicillin G + Metronidazol + Cephalosporin 3a (Ceftriaxon, Cefotaxim)
Dentogener Fokus	Streptokokken, Anaerobier	Penicillin G + Metronidazol
Sinusitis	Streptokokken, S. aureus, Anaerobier, gramnegative Stäbchen, Haemophilus influenzae	Vancomycin + Metronidazol + Cephalosporin 3a (Ceftriaxon, Cefotaxim)
Trauma oder nach neurochirurgischer Intervention	Streptokokken, S. aureus, Anaerobier, gramnegative Stäbchen, Clostridien	Vancomycin + Cephalosporin 3a (Ceftriaxon, Cefotaxim)
Kongenitale Herzerkrankung	Streptokokken, Haemophilus influenzae	Penicillin + Cephalosporin 3a (Ceftriaxon, Cefotaxim)
Lungenabszess, Empyem	Anaerobier einschließlich Acinetomyces, Nocardia, Streptokokkus	Penicillin + Metronidazol + Cotrimoxazol
Bronchiektasien	Wie oben + Pseudomonas aeruginosa	Cephalosporin 3b (Ceftazidim) + Metronidazol + Cotrimoxazol
Endokarditis	Streptokokken, S. aureus	Vancomycin + Gentamicin oder Oxacillin + Ampicillin + Gentamicin

- **Labor**
- nur mäßige Zellerhöhung im Liquor (initial Neutrophile, später Lymphozyten)
- Liquor-Blutzucker normal
- Gramfärbung negativ
- Procalcitonin normal

- **Therapie**
◻ Tab. 15.20.

15.9   Hirnabszess

Da die Hirnhäute bei den meisten Patienten mit Hirnabszess nicht entzündlich verändert sind, ist die Penetration von antimikrobiellen Chemotherapeutika in das ZNS relativ gering (d.h. maximale Dosierung der Medikamente ist notwendig).

- **Klinik**
- Kopfschmerz
- Übelkeit, Erbrechen
- Veränderung der mentalen Funktionen
- generalisierte Krampfanfälle
- fokal-neurologische Reiz- und Ausfallerscheinungen

◘ Tab. 15.22 Antibiotikatherapievorschläge bei Hirnabszess und bekanntem Erreger

Erreger	Primäre antibiotische Therapie	Antibiotische Therapie bei Penicillinallergie
S. aureus, MSSA, MRSA	Oxacillin + Rifampicin Vancomycin + Rifampicin	Dalfopristin/Quinopristin (Synercid), Linezolid (Zyvoxid)
Haemophilus influenzae	Cephalosporin 3a (Ceftriaxon, Cefotaxim)	Ciprofloxacin*
Streptococcus spp.	Penicillin G	Rifampicin, Vancomycin
Pseudomonas aeruginosa	Ceftazidim	Ciprofloxacin
gramnegatives Stäbchen	Cephalosporin 3a (Ceftriaxon, Cefotaxim)	Ciprofloxacin
Listeria monocytogenes	Ampicillin und Gentamicin	Chloramphenicol
Bacteroides spp.	Metronidazol	Clindamycin, Moxifloxacin
Actinomyces spp.	Penicillin G	Clindamycin
Fusobacterium spp.	Metronidazol	Clindamycin
Nocardia asteroides	Cotrimoxazol	Imipenem, Minocyclin

* Nach Resistenztestung

- **Therapie**
- ◘ Tab. 15.21 und ◘ Tab. 15.22
- kalkulierte, liquorgängige Antibiotikatherapie, bis mikrobiologisches Ergebnis vorhanden ist!

15.10 Peritonitis

- **Einteilung**
- **primäre Peritonitis** oder spontane Peritonitis, z. B. bei Leberzirrhose, bei implantiertem CAPD-Katheter, bei ventrikuloperitonealem Shunt
- **sekundäre Peritonitis** nach Perforation eines Hohlorgans mit Übertritt von ortsständigen Bakterien in die Bauchhöhle
- **tertiäre Peritonitis** bei intraabdominellem Infektionssyndrom aufgrund einer mangelnden immunologischen Abwehrfunktion, z. B. nach primär optimaler operativer Peritonitistherapie, bei klinischem Vorliegen einer Sepsis, bei fehlendem endotoxinproduzierendem Fokus, bei Nachweis von geringer oder fehlender Pathogenität der isolierten Keime

- **postoperative Peritonitis** bei Anastomosenleckage oder Stumpfinsuffizienz
- **posttraumatische Peritonitis** nach stumpfem oder penetrierendem Abdominaltrauma

Nach **Schweregrad:**
I. ohne Organausfall mit günstiger Prognose
II. Funktionseinschränkung zweier Organsysteme bzw. manifeste Insuffizienz eines Organsystems
III. zwei oder mehrere manifeste Organinsuffizienzen

- **Prognose und Beurteilung**
- anhand des Mannheimer Peritonitis-Index (MPI), mit einer Spezifität von 79 % und Sensitivität von 84 % (◘ Tab. 15.23); anhand der bestimmten Punkte kann der Schweregrad und die anzunehmende Letalitätsrate ermittelt werden (◘ Tab. 15.24)
- anhand des APACHE-II-Score und der Letalität

◘ Tab. 15.23 Beurteilung der Peritonitis nach dem Mannheimer Peritonitis-Index (MPI)

Risikofaktoren	Mögliche Punktzahl	Vorhanden	
		Ja	Nein
Alter >50 Jahre	5		
Geschlecht weiblich	5		
Organversagen	7		
Malignom	4		
Präoperative Dauer >24 h	4		
Peritonitische Ursache: nicht Dickdarm	4		
Ausbreitung diffus	6		
Exsudat (nur eine der folgenden 3 Möglichkeiten) – klar – trüb-eitrig – kotig-jauchig	0 6 12		
Erreichte Punkte	Summe der Ja-Antworten		

◘ Tab. 15.24 Auswertung des Mannheimer Peritonitis-Indexes

Schweregrad	MPI-Bereich	Letalitätsrisiko (%)
I	0–20	0–10
II	21–29	10–30
III	>20	30–80

- **Diagnostik**
- Sonographie
- CT-Abdomen und evtl. CT-gesteuerte Punktion von auffälligen Strukturen
- evtl. Aszitespunktion

- **Klinik**
- Zeichen des akuten Abdomens (abdomineller Schmerz mit Abwehrspannung, Druck- und Klopfschmerzhaftigkeit)
- Appetitlosigkeit und Übelkeit
- Hypo- oder Hyperthermie
- Darmdistension und Darmparalyse mit Reflux

- Anstieg der Infektparameter (Leukozyten, CRP, Procalcitonin, IL-6 und LBP, evtl. Thrombozytenabfall, Hypophosphatämie)
- klinische Zeichen von SIRS und Sepsis mit HZV↑, SVR↓, warme Extremitäten, aber auch marmorierte Haut

- **Therapie**
- **◘** Tab. 15.25
- **chirurgische Fokussanierung** und **peritoneale Spülbehandlung** (kontinuierlich über Spüldrainagen oder Etappenlavage alle 48 h (mit Taurolin 05–2 %, Chloramin 0,1 % oder Lavasep 0,1–0,2 %), evtl. bei Anastomoseninsuffizienz → Anlage eines protektiven Stomas
- **antibiotische Therapie** nach Kalkulation in Abhängigkeit von der anatomischen Lokalisation des Ausgangspunktes bzw. sekundär nach Antibiogramm i.v., z. B. Piperacillin/Tazobactam plus Aminoglykosid (Gentamicin, Netilmicin) oder Ceftriaxon plus Metronidazol (Cave: Enterokokkenlücke) oder Ciprofloxacin plus Metronidazol oder Clindamycin
- moderne **Sepsistherapie** (▶ Kap. 24) und intensivmedizinische Begleitbehandlung

◘ Tab. 15.25 Therapie der Peritonitis. (Adaptiert nach Heinzmann et al. 2004)

Lokalisation	Erreger aerob	Erreger anaerob	Kalkulierte Therapie (intravenös)
Magen/Duodenum	Streptokokken (Flora des oberen Respirationstrakts) Gramnegative Bakterien (E. coli, Enterokokken, candida spp.)	Insgesamt selten Prevotella spp. aus dem Oropharynx	Cefuroxim 3×1,5 g Cefotiam (Spizef) 3×2 gAmpicillin/Sulbactam (Unacid) 3×3 g
Jejunum/Ileum	Gramnegative Stäbchenbakterien, Enterokokken, Streptokokken, Candida spp.	Bacteroides spp. Clostridium spp.	Acylureidopenicillin/BLI ohne Metronidazol oder Cefuroxim(Cefotiam in Kombination mit Metronidazol 3×0,5 g (**Cave:** Enterokokkenlücke der Cephalosporine!)
Appendix/Kolon	Enterokokken, Streptokokken, gramnegative Stäbchenbakterien, Pseudomonas aeruginosa (!)	Bacteroides spp. Clostridium spp. Peptostreptokokken, Bilophila wadsworthia	Acylureidopenicillin/BLI ohne Metronidazol oder Ceftazidim 3×2 g in Kombination mit Metronidazol 3×0,5 g (Cave: Enterokokkenlücke der Cephalosporine!) oder Ciprofloxacin 3×400 mg plus 3×600 mg Clindamycin
Peritonitis bei chronisch, ambulanter Peritonealdialyse (CAPD)	Staphylococcus epidermitis (koagulasenegativ), Staphylococcus aureus, Enterokokken, Corynebakterien gramnegative Stäbchen, Pseudomonas aer. **Cave:** bei Mischkeimbesiedelung immer an Hohlorganperforation denken!		Gabe von Vancomycin 1,5 g + 1000 I.E. Heparin im ersten Dialysebeutel; evtl. 500 mg Levofloxacin p.o. oder i.v. 12-stündlich Später 1,0 g Vancomycin i.p. alle 5–7 Tage und Levofloxacin 2×250 mg p.o.

15.11 Osteomyelitis

■ **Definition**

Osteomyelitis ist ein inflammatorischer Prozess des Knochens, der mit Destruktion kombiniert und durch Infektionserreger verursacht ist.

■ **Inzidenz**

Bei großen rekonstruktiven Eingriffen in der Orthopädie beträgt die Inzidenz >0,5 %.

■ **Einteilung**
= **akute** Osteomyelitis
= **chronische** Osteomyelitis (mäßig ausgeprägte Entzündung bei persistierenden Erregern mit Sequester- und Fistelbildung)
= Formen der Osteomyelitis:
  = **sekundäre** Osteomyelitis: lokale Ausbreitung von einem angrenzenden infektiösen Ausgangsherd z. B. nach Gelenkersatz oder Knochenoperation
  = **vaskulär bedingte** Osteomyelitis, vorwiegend bei Diabetikerpatienten mit Weichteilinfektion der Füße
  = **hämatogene** Osteomyelitis, vorwiegend bei Kindern oder sehr alten Patienten, die sich in der Regel aus einer Bakteriämie entwickelt

■ **Klinik**
= lokaler Ruhe- und Belastungsschmerz
= Hautveränderungen (z. B. Rötung)
= allgemeines Krankheitsgefühl und Fieber
= erhöhte Entzündungsparameter

■ **Diagnostik**
= konventionelles Röntgen
= Computertomographie
= selten MNR
= Knochenszintigraphie
= Labor: Leukozytose, BSG, CRP, Procalcitonin

◻ Tab. 15.26 Kalkulierte Antibiotikatherapie bei Osteomyelitis. (Adaptiert nach Lode 2004)

Bakterien	Therapie und Dosisempfehlung	Alternative antibakterielle Chemotherapie
Penicillinsensitiver Staphylococcus aureus	Benzylpenicillin 12–20 Mio. E/Tag	Cephazolin (4×1 g/Tag) oder Clindamycin (4×600 mg/Tag) oder Vancomycin (2×1 g/Tag)
Penicillinresistenter Staphylococcus aureus	Flucloxacillin (3×1 g/Tag) oder Cephazolin (3×2 g/Tag)	Cephalosporine der Gruppe II (z. B. Cefuroxim) oder Clindamycin (4×600 mg/Tag) oder Vancomycin (2×1 g/Tag) oder Ciprofloxacin (2×750 mg/Tag p.o.) oder Levofloxacin (2×500 mg/Tag) plus Rifampicin (1×600 mg/Tag)
Methicillinresistenter Staphylococcus aureus	Linezolid (2×0,6 g/Tag)	Vancomycin (2×1,0 g/Tag)
Verschiedene Streptokokken (Gruppe A und B, Pneumokokken)	Benzylpenicillin 12–20 Mio. E/Tag	Clindamycin (4×600 mg/Tag) oder Erythromycin (4×500 mg/Tag) oder Vancomycin (2×1 g/Tag)
Gramnegative Enterobakterien	Fluorochinolone (Ciprofloxacin 2×400 mg i.v. bis 2×750 mg/Tag p.o.)	Cephalosporine der Gruppe III, z. B. Ceftriaxon (1×2 g/Tag) oder Cefepim (2×2 g/Tag)
Serratia spp., Pseudomonas aeruginosa	Piperacillin/Tacobactam (6–mal 4,5 g/Tag) plus Aminoglykosid	Cefepim (2×2 g/Tag) oder Fluorchinolon plus Aminoglykosid
Anaerobier	Clindamycin (4×600 mg/Tag)	Ampicillin/Sulbactam (3×2 g/Tag), evtl. Metronidazol (3×500 mg/Tag)
Aerobe und anaerobe Mischinfektionen	Ampicillin/Sulbactam (3- bis 4×2–3 g/Tag)	Imipenem (4×0,5 g/Tag)

- **Therapie**
- ◻ Tab. 15.26
- **hämatoge** Osteomyelitis: primär gezielte antibiotische Therapie (nach 1. Woche deutlicher Rückgang oder Erreichen der Normalwerte der Entzündungsparameter)
- **sekundäre** Formen: Kombination aus antibiotischer und chirurgischer Therapie
- meist **Monotherapie** ausreichend (Ausnahme: Infektionen mit prothetischem Material und bei chronischer Osteomyelitis → meist Kombination mit Rifampicin)
- **Therapiedauer**: meist parenteral für 4–6 Wochen, bei chronischer Osteomyelitis evtl. Dauertherapie

15.12 Clostridium-difficile-Infektion (CDI) bzw. Clostridium-difficile-assoziierte Diarrhö (CDAD)

- **Inzidenz**
- 0,74 Fälle pro 1000 Patiententage oder in absoluten Zahlen 50–60.000 Fälle pro Jahr in Deutschland. Wahrscheinlich hohe Dunkelziffer von nicht diagnostizierten CDI-Fällen (ca. 50 %!)
- Rezidivrate innerhalb von 4 Wochen: bis 25 % nach Behandlung mit Vancomycin oder Metronidazol; nach der ersten Rezidivinfektion liegt die Rezidivrate nochmals höher (45-65 %!)

- **Letalität**
- in 7 % der Fälle mitverantwortlich, bei Rezidiven: 22 % (Bauer et al. 2009)
- **Anmerkung**: CDI verlängern den Krankenhausaufenthalt um 7–14 Tage!

327 **15**

15.12 · Clostridium-difficile-Infektion (CDI) bzw. Clostridium-difficile-assoziierte Diarrhö (CDAD)

- **Klinik**
- wässrige Diarrhö
- Magenkrämpfe
- Fieber
- Brechreiz und Übelkeit
- evtl. ausgedehnte Kolitis bzw. pseudomembranöse Kolitis mit blutigen Diarrhöen

- **Ursachen**
- Proliferation von Toxin-A- und -B-bildenden grampositiven Stäbchenbakterien (Clostridium difficile), Sporenbildner, meist nach Anwendung von Drittgeneration-Cephalosporinen

⊘ Sporen sind resistent gegenüber alkoholbasierten Desinfektionsmitteln! Nur **Händewaschen** mit Seifen vernichten die Sporen!

- **Komplikationen**
- massive Störungen des Wasser- und Elektrolythaushaltes
- Ileus, Darmperforation, Peritonitis, Sepsis

- **Diagnostik**
- **Endoskopie:** Nachweis diffuser Schleimhautrötung bis zu schweren pseudomembranös-ulzerierenden Schleimhautläsionen
- Nachweis von **Clostridium-difficile-Toxin A/B** im Stuhl (möglichst PCR) oder in einer positiven Kultur von C. difficile aus einer Biopsie
- Nachweis eines positiven **Glutamatdehydrogenase-Tests**

Anmerkung: Der Immunstatus des Patienten korreliert gut mit dem klinischen Erscheinungsbild. So wurden bei asymptomatischen Trägern höhere Antikörperspiegel von IgA und IgM gegen das Toxin A gefunden als bei Patienten, die deutliche klinische Symptome aufwiesen!

⊙ Die Sensitivität des Tests für den Toxinnachweis liegt nur bei 80 % (!). Bei negativem Testergebnis und klinischem Verdacht auf CDI → Nachweis des Toxins mittels PCR-Test veranlassen!

- **Pathogenese**
- Proliferation von Clostridium difficile aufgrund einer Suppression der normalen Darmflora und die ein Endotoxin A/B produzieren.
- neuer hochinfektiöser und kontagiöser Costridium-difficile-Stamm **NAP1/UK027** mit einer Mortalität von 1–2,5 %. Die infizierten Patienten scheiden den Erreger in hohen Konzentrationen aus, der ein spezielles Toxin Typ III bzw. Ribotype 027 produziert. Der Stamm ist erstmalig 2000 in Pennsylvania (USA) aufgetaucht; im Juli 2005 erster Nachweis in den Niederlanden. Erste Fälle mittlerweile auch in Deutschland vorhanden.

- **Therapie**
- **Metronidazol** (wird bei schwerkranken Intensivpatienten nicht mehr empfohlen) 6×400 mg p.o., notfalls 3×500 mg i.v. für 10 Tage bei leichten Infektionen (Cave: schlechte Wirksamkeit bei NAP-1- und Re-Infektionen; bis zu 9 % Resistenzen, z. B. in Spanien) oder
- **Vancomycin** 4×125 mg p.o. für 10 Tage oder
- alternativ: **Fidaxomicin** (Dificlir) 2×200 mg p. o. für 10 Tage insbesondere bei Rezidivinfektionen
- oder alternativ: **Rifaximin** (Xifaxan/in Österreich Colidimin) 3×200 mg bzw. 2×400 mg p.o. (nicht-resorbierbares Antibiotikum, Hemmung der Proteinbiosynthese, in Deutschland zurzeit für diese Indikation (noch) nicht zugelassen!)

Anmerkung: das neue bakterizide Antibiotikum **Fidaxomicin (Dificlir)** gehört zur Gruppe der Makrozykline und wirkt nur schwach gegenüber grampositiven Keimen und nicht gegenüber obligaten, gramnegativem Anaerobier.
- **Wirkmechanismus:** Hemmung der Proteinbiosynthese in einem frühen Stadium (DNA-abhängigen RNA-Polymerase)
- **Vorteil:** Erhaltung der normalen, physiologischen Darmflora, Abtötung der vegetativen Form des Clostridium-difficile-Bakteriums und effiziente Unterdrückung der **Sporenbildung** → hierdurch geringere Rezidivrate! Reduktion der Rezidivrate um ca. 50 %!
- **Nachteil:** aktuell noch sehr teuer (ca. 200 €/ Tagtherapiekosten)

15.13 Haut- und Weichteilinfektionen

Zu den komplizierten Haut- und Weichteilinfektionen zählen: Furunkel, Karbunkel, Wundinfektionen, postoperative Infektionen, nekrotisierende Fasziitis Typ I (Mischinfektion mit Aerobiern und Anaerobiern) und Typ II (β-hämolysierende Streptokokken der Gruppe A = GAS = Gruppe der A-Streptokokken = Streptococcus pyogenes mit ca. 30 % Letalität).

- **Erregerspektrum**

An erster Stelle des Keimspektrums stehen:
- Staphylococcus aureus (sowohl MSSA als MRSA mit 46 %) gefolgt von
- Pseudomonas aeruginosa (mit 11 %)
- Enterokokken
- Escherichia coli
- β-hämolysierende Streptokokken
- Staphylococcus epidermidis

Meist sind Mischinfektionen nachweisbar (Staphylokokken, Enterokokken, gramnegative Keime und Anaerobier (Bacteroides-Arten, Clostridien und Peptostreptokokken).

🛈 Risikofaktoren für Mischinfektionen sind Patienten mit Gefäßinsuffizienz, diabetischem Fuß und Druckulzera.

- **Therapie**
- **chirurgische Wundversorgung** mit Débridement, bei nekrotisierender Fasziitis Typ I evtl. hyperbare Oxygenation, intensivmedizinische Therapie
- **antibiotische Therapie** (außer bei diabetischem Fuß und nekrotisierender Fasziitis Typ I und II)
  - bei **schweren Infektionen**:
    - Ciprofloxacin (Ciprobay) 2–3×400 mg i.v. plus Clindamycin 3×600 mg i.v. oder
    - Moxifloxacin 1×400 mg i.v. (evtl. initial 1×800 mg i.v.) oder
    - Piperacillin/Tazobactam (Tazobac) 3×4,5 g i.v.
  - bei **leichteren Infektionen**:
    - Amoxicillin/Clavulansäure (Augmentan) 3×2,2 g i.v. oder 3×625 mg p.o. oder

- Ampicillin/Sulbactam (Unacid) 3×3 g i.v. bzw. 3×750 mg p.o. oder
- Cefuroxim (Zinacef) 3×1,5 g i.v. oder
- Moxifloxacin 1×400 mg p.o.
- bei **nekrotisierender Fasziitis Typ I**:
  - Amoxicillin/Clavulansäure (Augmentan) 3×2,2 g i.v. oder
  - Ampicillin/Sulbactam (Unacid) 3×3 g i.v. oder
  - Piperacillin/Tazobactam (Tazobac) 3×4,5 g i.v. oder
  - Ciprofloxacin (Ciprobay) 2–3×400 mg i.v. oder
  - Ceftriaxon 2×2 g i.v.
  - jeweils in Kombination mit Clindamycin 4×600 mg i.v.
- bei **nekrotisierender Fasziitis Typ II**:
  - Penicillin G 30 Mega i.v. in 4–6 Einzeldosen für ≥10 Tage, evtl. in Kombination mit Clindamycin 4×600 mg i.v.
  - evtl. zusätzlich bei schweren Infektionen Immunglobuline IgG i.v. für 3 Tage (Tag 1: 1 g/kg KG; Tag 2 und 3: jeweils 0,5 g/kg KG)

15.14 Wundinfektionen

- **Inzidenz**

Ungefähr 2–5 % aller operierten Patienten bzw. ca. 20 % aller intraabdominal operierten Patienten sind betroffen.

- **Risikofaktoren für postoperative Wundinfektionen**
- Adipositas
- Diabetes mellitus
- Niereninsuffizienz
- pAVK
- Mangelernährung
- Hypalbuminämie
- Immunsuppression
- Alter >70 Jahre
- Leberzirrhose
- Notfalloperation

- **Einflussfaktoren**
- Dauer der präoperativen Hospitalisierung
- Rasur am Vorabend

- aseptisches Vorgehen
- Operationsdauer
- Zeitpunkt der Antibiotikagabe

> **Gabe des Antibiotikums 30–60 min vor dem Schnitt!**

- **Prophylaxe**
- zeitgerechte Gabe einer adäquaten Antibiotika-prophylaxe
- Berücksichtigung einer laufenden Antibiotika-therapie
- adäquate Oxygenierung
- Vermeidung von Hypothermie und Hyper-glykämie
- Ausschluss von Kontraindikationen (Oxyge-nierungsstörungen, Blutzuckerkontrolle, evtl. Gabe von Insulin)

- **Therapie**
- Cephalosporine der 1. oder 2. Generation (Cephazolin, Cefuroxim)
- Aminopenicilline plus β-Laktamaseinhibitor (BLI)
- Isooxazolyl-Penicillin
- Metronidazol
- Clindamycin bei Penicillin-Allergie oder
- Vancomycin bei Oxacillin-Resistenz

15.15 Tetanus

- **Erreger**
- **Clostridium tetani:** grampositives, anaerobes und sporenbildendes Bakterium
- Bildung von
  - **Tetanospasmin,** ein Neurotoxin, welches retrograd zu den Axonen der Vorderhörner wandert und dort die Freisetzung von inhi-bitorischen Neurotransmittern verhindert
  - **Tetanolysin,** ein Toxin mit hämolytischer und kardiotoxischer Wirkung

- **Inzidenz**
- weltweit jährlich 300.000–1.000.000 Tetanus-krankheitsfälle
- in Deutschland in den letzten 15 Jahren durch-schnittlich 17 Krankheitsfälle pro Jahr

- **Letalität**
- ca. 45%

- **Klinik**
- Schluckstörungen
- Trismus
- Risus sardonicus
- Opisthotonus
- generalisierte Muskeltonuserhöhung
- generalisierte Krampfanfälle
- vegetative Dystonie mit sympathischer Über-stimulation (labile Hypertension, kardiale Rhythmusstörungen, Hyperpyrexie, erhöhter peripher-vaskulärer Widerstand und plötz-licher Herzstillstand)
- Kieferöffnungsreflex zeigt eine fehlende »silent period«
- dauernde, vom Patienten nicht unterdrückbare Aktivität motorischer Einheiten bei der Nadel-myographie des M. masseter
- normale motorische und sensible Nervenleit-geschwindigkeiten

- **Therapie**
- adäquate Atemhilfe (assistierte oder kontrol-lierte Ventilationshilfe)
- chirurgische Wundversorgung
- Tetanusimmunglobulin (Tetagam N) i.m. (1. Tag 10.000 IE, 2. Tag 3.000 IE)
- **Penicillin G** hochdosiert (3-mal 10 Mega i.v.)
- Sedierung mit Benzodiazepinen (Midazolam) und ggf. neuromuskulärer Blockade (Cis-Atra-curium, Atracurium)
- bei vegetativer Dystonie Magnesium (50 ml Magnesiumsulfat 10 %, anschließend kontinu-ierliche intravenöse Gabe von 10% Magne-siumsulfatlösung mit 15–20 ml/h) → Magne-siumserumspiegel: 2–4 mmol/l
- ggf. β-Blocker, Vasodilatatoren, Sedativa, Clo-nidin und die epidurale Sympathikusblockade
- ggf. intrathekale Gabe von **Baclofen** (GABA-Agonist) → Testdosis 25–50 μg intrathekal, an-schließend nach einer 4stündigen Überwa-chung kontinuierliche intrathekale Applikation von 0,3–0,8 mg/Tag
- ggf. Dantamacrin (Dantrolen)
- Krankheitsverlauf bis zu 3–6 Wochen!

15.16 Meldepflicht von speziellen Infektionen im Krankenhaus

Um die Ausbreitung bestimmter Erkrankungen in der Bevölkerung zu vermeiden, müssen niedergelassene Ärzte, Krankenhausärzte bzw. Laborleiter die untenstehenden Erkrankungen/Patienten an die Gesundheitsbehörden melden!

- **Erregerbezogene Erkrankungen**, die der **Arzt** bei **Verdacht, Erkrankung oder Tod namentlich** an das Gesundheitsamt zu melden hat (§ 6 IfSG):
    - Botulismus
    - Cholera
    - Creutzfeldt-Jakob-Krankheit
    - Diphtherie
    - Hämorrhagisches Fieber, virusbedingt
    - **Hepatitis, akute virale**
    - HUS (hämolytisch-urämisches Syndrom), enteropathisch
    - **Masern**
    - **Meningokokken-Meningitis/-Sepsis**
    - Milzbrand
    - Paratyphus
    - Poliomyelitis
    - Pest
    - Typhus abdominalis
    - Tollwut
    - **Tuberkulose** (nur Erkrankung **und** Tod)
- **Nicht erregerbezogene Erkrankungen** oder Zustände, die der **Arzt namentlich** an das Gesundheitsamt zu melden hat (§ 6 IfSG):
    - Verdacht und Erkrankung an einer mikrobiell bedingten **Lebensmittelvergiftung** oder akuten infektiösen Gastroenteritis, bei Personen, die gemäß § 42 IfSG im Lebensmittelbereich tätig sind, oder bei Erkrankungshäufungen mit epidemischem Zusammenhang
    - Auftreten einer bedrohlichen anderen Krankheit oder mehrerer gleichartiger Erkrankungen mit **epidemischen Zusammenhang**, wenn dies auf eine schwerwiegende Gefahr für die Allgemeinheit hinweist
    - Verdacht auf gesundheitliche Schädigung nach **Impfung**

- **Erregernachweise**, die das **Labor namentlich** an das Gesundheitsamt zu melden hat (§ 6 Abs. 1 IfSG):
    - Adenoviren (nur im Konjunktivalabstrich)
    - Bacillus anthracis
    - Borrelia recurrentis
    - Brucella spp.
    - Campylobacter spp., darmpathogen
    - Chlamydia psittaci
    - Clostridium botulinum oder Toxinnachweis
    - Corynebacterium diphtheriae, Toxin bildend
    - Coxiella burnetii
    - Cryptosporidium parvum
    - Escherichia coli, darmpathogen
    - Francisella tularensis
    - FSME-Virus
    - Giardia lamblia
    - Haemophilus influenzae
    - Hantaviren
    - Hepatitis-A-Virus
    - Hepatitis-B-Virus
    - Hepatitis-C-Virus
    - Hepatitis-D-Virus
    - Hepatitis-E-Virus
    - Influenzaviren
    - Legionella spp.
    - Leptospira interrogans
    - Listeria monocytogenes
    - Masernvirus
    - Mycobacterium leprae
    - Mycobacterium tuberculosis
    - Neisseria meningitidis
    - Norovirus
    - Poliovirus
    - Rabiesvirus
    - Rickettsia prowazekii
    - Rotavirus
    - Salmonella
    - Shigella spp.
    - Trichinella spiralis
    - Vibrio cholerae O 1 und O 139
    - Yersinia enterocolitica, darmpathogen
    - Yersinia pestis
    - Erreger hämorrhagischer Fieber

- **Erregernachweise,** die das **Labor nicht-namentlich** direkt an das Robert-Koch-Institut zu melden hat (§ 7 Abs. 3 IfSG):
  - Treponema pallidum
  - HIV
  - Echinococcus spp.
  - Plasmodium spp.
  - Rubellavirus (nur konnatale Infektionen)
  - Toxoplasma gondii (nur konnatale Infektionen)

Ausgewählte Literatur

Publikationen

Annual report of the European Antimicrobial Resistance Surveillance Network (EARS-Net) 2009 im Internet

Arendrup MC (2010) Epidemiology of invasive candidiasis. Curr Opin Crit Care 16: 445–452

Attygalle D, Rodrigo N (2004) New trends in the management of tetanus. Expert Rev Anti Infect Ther 2:73–84

Barker J, Travers S (2002) Case report: an 11-year-old girl with tetany. Curr Opin Pediatr 14:338–342

Barth R (2010) Hohe Erfolgsrate bei schwer kranken Patienten mit Candidämie. Kongressbericht von der 44. Wissenschaftliche Tagung der Deutschsprachigen Mykologischen Gesellschaft e.V. Tagung. Klinikarzt 10

Bartlett JG, Perl TM (2005) The new clostridium diffice – what does it mean? N Engl J Med 353: 2503–2505

Battegay M, Flückiger U (2003) Therapie schwerer Pilzinfektionen. Internist 44: 1549–1556

Beekmann SE (1999) Unfinished business: Assessing the efficacy of extraluminal silver ions on the prevention of microbial colonization and catheter-associated infection. Critical Care Medicine 27:456–458

Begg et al. (1999) Consensus statement on diagnosis, investigation, treatment and prevention of acute bacterial meningitis in immunocompetent adults. J Infect 39:1–15

Böhme A, Ruhnke M, Bushheidt D, Cornely OA et al. (2008) Treatmenz of invasive fungal infections in cancer patients – recommendations of the infectious diseases working party (AGIHO) of the German Society of Hematology and oncology (DGHO) Ann Hematol 88: 97–110

Borg-von Zepelin M et al. (2007) Epidemiology and antifungal susceptibiliies of Candida spp. to six antifungal agents: results from a surveillance study on fungaemia in Germany from July 2004 to August 2005. JAC 60: 424–428

Rüchel R, Debusmann F (2008) Serologie in der Diagnostik von Mykosen. Chemotherapie Journal 17: 264–266

Cook TM, Protheroe RT, Handel JM (2001) Tetanus: a review of the literature. Br J Anaesth 87:477–487

Cornely OA, Maertens J, Winston DJ et al. (2007) Posaconazole vs. fluconazole or itraconazole prophylaxis in patients with neutropenia. N Engl J Med 356:348–359

Daum RS et al. (2001) Evolving antimicrobial chemotherapy for Staphylococcus aureus infections: Our backs to the wall. Critical Care Medicine 29 (Suppl):92–96

Debusmann F et al. (2008) Serologische Candida-Diagnostik: Vergleich von drei Antigentests. Mikrobiologie 18: 261–262

De Gans J, van de Beek D (2002) The European Dexamethasone in adulthood bacterial meningitis study investigation. New Engl J Med 347:1549

Drew RH, Arthur RR, Perfect JR (2005) Is it time to abandon the use of Amphotericin B bladder irrigation? Clin Infect Dis 40: 1465–1470

Eckmanns T (2004) Hygienische Maßnahmen bei MRSA. J Anästhesie Intensivbehandlung 2:26

Eggimann P et al. (1999) Fluconazole prophylaxis prevents intra-abdominal candidiasis in high-risk surgical patients. Crit Care Med 27:1066–1072

Engel C et al. (2007) Intensive Care Med 33: 606–18

Engrand N, Van De Perre P, Vilain G et al. (2001) Intrathecal baclofen for severe tetanus in a pregnant woman. Eur J Anaesthesiol 18:261–263

Epidemiologieches Bulletin vom Robert-Kock-Institut (RKI) 2004; Nr. 46

Empfehlungen zur Prävention und Kontrolle von methicillin-resistenten Staphylococcus aureus (MRSA)-Stämmen in Krankenhäusern und anderen medizinischen Einrichtungen (1999) Bundesgesundheitsblatt 42:954–958

European Society of Clinical Microbiology and Infectious Diseases (ESCMID) - Guidelines for diagnosis and management of Candida Diseases 2012 (online-Publikation); www.escmid.org

Fridkin SK et al. (2005) Methicillin-resistant Staphylococcus aureus disease in three communities. NEJM 352: 1436-44

Füssle R (2012) Invasive Pilzinfektionen bei kritisch kranken Patienten. Anästh Intensivmed 53:523–537

Garey KW et al. (2006) Time of initiating of fluconazol therapy impacts mortality in patients with candidemia: a multi. institutional study. Clin Infec Dis 43:25–31

Gartner R (2003) Tetanus. Internist 44:1237–1242

Geffers C et al. (2004) Microbiological isolates associated with nosocomial infections in intensive care units: data of 274 intensive care units participating in the German Nosocomial Infections

Surveillance System (KISS). Anasthesiol Intensivmed Notfallmed Schmerzther 39: 15–19

Geldner G et al. (1999) Therapie und Prophylaxe bei MRSA-Infektion auf Intensivstationen. Intensivmedizin 36:612–618

Gemeinsame Empfehlungen der deutschsprachigen mykologischen Gesellschaft (DMYKG) und der Paul-Ehrlich-Gesellschaft für Chemotherapie (PEG) (2011) Diagnose und Therapie von Candida-Infektionen. Chemother J 20: 67–93

Glöckner A (2011) Innovative Antimykotika zur Therapie invasiver Pilzinfektionen. Internist 52: 1118–1126

Guery BP, Arendrup MC, Auzinger G et al. (2009) Management of invasive candidiasis and candidemia in adult non-neutropenic intensive care unit patients: Part I. Epidemiology and diagnosis. Intensive Care Med 35:55–62

Guery BP, Arendrup MC, Auzinger G et al. (2009) Management of invasive candidiasis and candidemia in adult non-neutropenic intensive care unit patients: Part II. Treatment. Intensive Care Med 35:206–214

Gonzalez P et al. (1999) Reduction of catheter-associated central line sepsis in a burn unit: A new methode of catheter care. Crit Care Med 27 (Suppl): 140A

Groll HA et al. (2011) Diagnose und Therapie der Candida-Infektionen Gemeinsame Empfehlung der deutschsprachigen Mykologischen Gesellschaft (DMYKG) und der Paul-Ehrlich-Gesellschaft für Chemotherapie (PEG). Chemother J 20: 67–93

Heizmann WR et al. (2004) Vademecum Infektiologie 2003/2004. Wyeth GmbH, Münster

Herbrecht et al. for the Invasive Fungal Infections Group of the European Organisation for Research and Treatment of Cancer and the Global Aspergillus Study Group (2002) Voriconazole versus amphotericin b for primary therapy of invasive aspergillosis. New Engl J Med 347:408–415

Herbrecht R, Denning DW, Patterson TF et al. (2002) Voriconazole versus amphotericin B for primary therapy of invasive aspergillosis. N Engl J Med 347:408–415

Hidron AI, Edwards JR, et al. (2008) Antimicrobial-Resistant Pathogens Associated With Healthcare-Associated Infections. Infect Control Hosp Epidemiol 29:996–1011

Klamareck K, Rosenthal E (2005) Therapie häufiger Infektionen in der täglichen Praxis. Eine Anleitung. Klinikarzt 34: 6

Kluge S (2009). Pilzinfektionen auf der Intensivstation. Lunch-Symposium. 41. Jahrestagung der Deutschen Gesellschaft für internistische Intensivmedizin und Notfallmedizin. Hamburg 10.-13. Juni 2009

Koch S et al. (2005) Diagnostik und Therapie invasiver Pilzinfektionen auf der Intensivstation. Anaesthesist 54: 1047–1066

Kohler A, Schaller P (2001) Tetanus–differential diagnosis of cerebrovascular stroke. Schweiz Rundsch Med Prax 90:643–646

Leon C, Ruiz-Santana S, Saavedra P et al. (2009) Usefulness of the »Candida score« for discriminating between Candida colonization and invasive candidiasis in non-neutropenic critically ill patients: a prospective multicenter study. Crit Care Med 37:1624–1633

Lichtenstein C et al. (2010) Update: Invasive Pilzinfektion. Diagnose und Therapie in der operativen Intensivmedizin. Der Anästhesist 59:30–52

Linder MW et al. (1987) Der Mannheimer Peritonitis-Index. Ein Instrument zur intraoperativen Prognose der Peritonitis. Chirurg 58:84–92

Lode M, Reiner CR (2004) Therapie der Osteomyelitis Zeitschrift für Chemotherapie 25: 33–36

Loo VG et al. (2005) A predominantly clonal multi-institutional outbreak of clostridium difficile-associated diarrhea with high morbidity and mortality. New Engl J Med 353: 2442–2449

Lottermoser K et al. (2001) Fifty-three year old patient with tetany. Internist 42:1413–1417

Maertens J, Theunissen K, Verhoef G et al. (2005) Galactomannan and computed tomography-based preemptive antifungal therapy in neutropenic patients at high risk for invasive fungal infection: a prospective feasibility study. Clin Infect Dis 41:1242–1250

Maki DG, Weise CE, Sarafin HW (1977) A semiquantitave culture method of identifying intravenous-catheter-related infection. N Engl J Med 296: 1305–1309

Maschmeyer G, Ruhnke M (2002) Arzneimitteltherapie invasiver Candida- und Aspergillusinfektionen. Internist 43: 1464–1476

McDonald LC et al. (2005) An epidemic, toxin gene-variant strain of clostridium difficile.New Engl J Med 353: 2433–2441

McGee DC et al. (2003) Preventing complications of central venous catheterization. New Engl J Med 348:1123–1133

Meersseman W, Lagrou K, Maertens J et al. (2008) Galactomannan in bronchoalveolar lavage fluid: a tool for diagnosing aspergillosis in intensive care unit patients. Am J Respir Crit Care Med 177:27–34

Menzin J. Meyer JL Friedman M, et al. (2009) Mortality, length of hospitalization and costs associated with invasive fungal infections in high-risk patients. Am J Health Syst Pharm 66:1711–7

Moller K et al. (2000) Guidelines for managing acute bacterial meningitis. BMJ 320:1290

Mora-Duarte J for the Caspofungin Invasive Candidiasis Study Group (2002) Comparison of caspofungin and amphotericin b for invasive candidiasis. New Engl J Med 347:2020–2029

Morrell M., Fraser V.J., Kollef M.H. (2005) Delaying the empiric treatment of candida bloodstream infection until positive blood culture results are obtained: a potential risk factor for hospital mortality. Antimicrob Agents Chemother.;49 :3640-45.

Pappas PG et al. (2009) Clinical Practice Guidelines for the Management of Candidiasis: 2009 Update by the infectious diseases Society of America. Clinical Infect Dis 2009; 48: 503-535

Pappas PG, Rotstein CM, Betts RF et al. (2007) Micafungin versus caspofungin for treatment of candidemia and other forms of invasive candidiasis. Clin Infect Dis 45:883–893

Parkins MD, Sabuda DM, Elsayed S, Laupland KB (2007) Adequacy of emperial antifungal therapy and effect on outcome among patients with invasive Candida species infections. J Antimicrob Chemother 60: 613–8

Pascual A, Calandra T, Bolay S et al. (2008) Voriconazole therapeutic drug monitoring in patients with invasive mycoses improves efficacy and safety outcomes. Clin Infect Dis 46:201–211

Pittet D, Monod M, Suter PM et al. (1994) Candida colonization and subsequent infections in critically ill surgical patients. Ann Surg 220:751–758

Quagliarello V et al. (1997) Treatment of bacterial meningitis. N Engl J Med 336:708–716

Quintel M et al. (2003) Infektionskrankheiten in der Intensivmedizin, 1. Aufl. Uni-Med-Verlag, Bremen

Reboli AC, Rotstein C, Pappas PG et al. (2007) Anidulafungin versus fluconazole for invasive candidiasis. N Engl J Med 356:2472–2482

Rimek D (2005) Wertigkeit des Aspergillus-Galaktomannan-Antigen-Nachweises zur Diagnostik invasiver Aspergillosen. Mikrobiologe 2: 72

Robert-Koch-Institut. www.rki.de. Empfehlungen der Kommission für Krankenhaushygiene und Infektionsprävention

Romitti M, Romitti F, Banchini E (2000) Tetanus. Physiopathology and intensive care treatment. Minerva Anestesiol 66:445–460

Siegmund-Schultze N (2011) Therapie der Clostridium-difficile-Infektion: Weniger Rückfälle durch Schmalspektrum-Makrolid. Dtsch Ärztebl 108: A-456/B-367/C-367

Senn L, Robinson JO, Schmidt S et al. (2008) 1,3-Beta-D-glucan antigenemia for early diagnosis of invasive fungal infections in neutropenic patients with acute leukemia. Clin Infect Dis 46:878–885

Trampitsch E, Krumpholz R, Likar R et al. (2000) Continuous intrathecal administration of baclofen in severe tetanus. Anasthesiol Intensivmed Notfallmed Schmerzther 35:532–533

Trunkel AR, Scheid WM (2002) Editorial: Corticoid for everyone with meningitis? New Engl J Med 347:1613

Ullmann AJ, Lipton JH, Vesole DH et al. (2007) Posaconazole or fluconazole for prophylaxis in severe graft-versus-host disease. N Engl J Med 356:335–347

Wacha H et al. (2000) Antibiotikatherapie bei Peritonitis. J Anästhesie Intensivmed 1:223–226

Walsh TJ (2002) Echinocandins – An advance in the primary treatment of invasive candidiasis. New Engl J Med 347:2070–2072

Walsh TJ for the National Institute of Allergy and Infectious Diseases Mycoses Study Group (2002) Voriconazole compared with liposomal Amphotericin B for empirical antifungal therapy in patients with neutropenia and persistent fever. New Engl J Med 346:225–234

Walsh TJ, Anaissie EJ, Denning DW et al. (2008) Treatment of aspergillosis: clinical practice guidelines of the Infectious Diseases Society of America. Clin Infect Dis 46:327–360

Wisplinghoff H et al. (2004) Nosocomial bloodstream infections in US hospitals: analysis of 24,179 cases from a prospective nationwide surveillance study. Clin Infect Dis; 39: 309–317

Wernitz MH (2005) Effectiveness of a hospital-wide selective screening programme for methicillin-resistant Staphylococcus aureus (MRSA) carriers at hospital admission to prevent hospital-acquired MRSA infections. Clinical Microbiol Infect 11:457–465

Wernitz MH (2005) Effectiveness of a hospital-wide selective screening programme for methicillin-resistant Staphylococcus aureus (MRSA) carriers in the context of diagnosis related groups (DRG) payment. Clinical Microbiol Infect 11: 466–471

Wernitz MH (2006) Screening bei stationärer Aufnahme von Risikopatienten für die Kolonisation oder Infektion mit Methicillin-resistentem Staphylococcus aureus (MRSA). Eine Kohortenstudie über den Einfluss des Screenings auf die Häufigkeit nosokominaler MRSA-Infektionen mit einer Kostenanalyse vor dem Hintergrund des deutschen DRG-Fallpauschalen-Vergütungssystems. www.diss. fu-berlin.de/2006/607

Internetadressen

http://www. P-e-g.org/ag-resistenz

http://www.dgho-infektionen.de

http://www.dmykg.de

http://www.ecdc.europa.eu/en/activities/surveillance/EARS-Net/Pages/index.aspx

http://www.mrsa-net.org

http://www.mykosen-online.de

http://www.seqnet.org

Spezielle
Krankheitsbilder

Nierenerkrankungen und Nierenersatzverfahren

W. Zink

M. Fresenius et al., *Repetitorium Intensivmedizin*,
DOI 10.1007/978-3-642-44933-8_16, © Springer-Verlag Berlin Heidelberg 2014

16.1   Akutes Nierenversagen

- **Definition**
- plötzliche, anhaltende, jedoch prinzipiell reversible Abnahme der Nierenfunktion mit Oligoanurie (in 50 %), Anstieg der Retentionswerte, Störungen des Säure-Basen-, Elektrolyt- und Wasserhaushaltes sowie Akkumulation von Stoffwechselendprodukten
- bislang keine allgemeingültige Definition des ANV (derzeit ca. 35 unterschiedliche Definitionen beschrieben!)

- **RIFLE-Kriterien (2004)**
- RIFLE-Kriterien = Konsens zur Definition und Klassifikation des akuten Nierenversagen (ANV)
- 2004 vorgestellt von Acute Dialysis Quality Initiative (ADQI)
- sehr sensitiv zur Detektion von kleinsten renalen Funktionseinschränkungen
- in Abhängigkeit von Serumkreatinin, berechneter glomerulärer Filtrationsrate und Urinausscheidung Unterscheidung von zunächst **3 Stadien der Nierenfunktionseinschränkungen** (❏ Tab. 16.1):
    - Risiko (»**R**isk«)
    - Schädigung (»**I**njury«)
    - Nierenfunktionsverlust (»**F**ailure«)
- 2 weitere Stadien zur Erfassung des renalen Outcomes:
    - Verlust der Nierenfunktion >4 Wochen (»**L**oss«)

- terminales dialysepflichtiges Nierenversagen (»**E**nd-stage renal disease«)

> ❯❯ **Ausgangskreatininwert notwendig, auf den sich nachfolgende Veränderungen beziehen!**

- **AKIN-Kriterien (2007)**
- AKIN = Acute Kindey Injury Network
- Einteilung des ANV in Stadien 1–3 (in Anlehnung an die RIFLE-Kategorien »risk«, »injury« und »failure«) (❏ Tab. 16.2)
- errechnete glomeruläre Filtrationsrate wird nicht in die AKIN-Kriterien aufgenommen (nicht evaluiert!)
- Kreatininanstiege innerhalb eines 48-h-Fensters werden auf den niedrigsten Wert bezogen → kein Referenzwert notwendig!
- derzeit gängigste Definition und Einteilung des ANV

- **Epidemiologie**
- postoperatives ANV: 2–4 % nach kardiochirurgischen Patienten, 1 % bei allgemeinchirurgischen Patienten, 15–25 % nach notfallmäßigen Operationen eines Aortenaneurysmas (Elektiveingriff 2–5 %)
- 5–10 % aller stationären Patienten erleiden ein ANV
- 20–30 % aller Intensivpatienten erleiden ein ANV
- 40–50 % aller Patienten mit Sepsis/MODS erleiden ein ANV

❏ **Tab. 16.1** RIFLE-Kriterien (Aus Lameire 2009)

	GFR	Urinausscheidung
Risk	Kreatininanstieg ($\times$1,5) GFR-Abfall (–25 %)	<0,5 ml/kg/h $\times$ 6 h
Injury	Kreatininanstieg ($\times$2) GFR-Abfall (–50 %)	<0,5 ml/kg/h $\times$ 12 h
Failure	Kreatininanstieg ($\times$3) GFR-Abfall (–75 %) S-Kreatinin >4 mg/dl	<0,3 ml/kg/h $\times$ 24 h oder Anurie für 12 h
Loss	Persistierendes ANV (>4 Wochen Verlust der Nierenfunktion)	
End stage renal disease	Terminale Niereninsuffizienz (>3 Monate Verlust der Nierenfunktion)	

Stadium	S-Kreatinin	Urinausscheidung
▣ Tab. 16.2 AKIN-Kriterien. (Nach Lameire 2009)		
1	Kreatininanstieg >0,3 mg/dl oder (× 1,5–2 vom Ausgangswert)	<0,5 ml/kg/h × 6 h
2	Kreatininanstieg (× 2–3)	<0,5 ml/kg/h × 12 h
3	Kreatininanstieg (>3 ×) S-Kreatinin >4 mg/dl mit einem akuten Kreatininanstieg von >0,5 mg/dl	<0,3 ml/kg/h × 24 h oder Anurie für 12 h

- extrakorporales Nierenersatzverfahren (RRT) bei 40–70 % der Patients mit ANV notwendig → Anstieg der Mortalität auf bis zu 60 % (Nierenersatztherapie per se **nicht** für die hohe Mortalität des ANV verantwortlich!)
- ANV unabhängiger prädiktiver Faktor für erhöhte Sterblichkeit
- Mortalität bei ANV 5- bis 10-fach erhöht
- ANV bei Sepsis: Mortalität bis zu 76 %
- persistierende Dialysepflicht bei 5–30 %

- **Phasen**
- Induktionsphase (Nierendurchblutung ↓ beim prärenalen Nierenversagen, GFR ↓, Beginn eines Tubulusschadens)
- Erhaltungsphase (Oligurie oder primäre Polyurie)
- Erholungsphase (bei 95 % der überlebenden Intensivpatienten ist eine Restitutio ad integrum zu erwarten!)

- **Ursachen**
- **▪ Prärenale Ursachen**
- ursächlich in 40–60 %
- absolute Abnahme des effektiven Blutvolumens
  - Volumenmangel (z. B. im Rahmen der beabsichtigten Dehydratation bei pulmonaler Insuffizienz)
  - Blutung
- relative Abnahme des Blutvolumens
  - Herzinsuffizienz
  - »cardiac low output« (renaler Perfusionsdruck und renaler Blutfluss ↓)
  - dekompensierte Leberzirrhose
  - septischer Schock/SIRS (maximale systemische Vasodilatation → MAP ↓ → reflektorische renale Vasokonstriktion)

- hämodynamische Form (Beeinträchtigung der Nierendurchblutung)
  - NSAID
  - Blockade des Renin-Angiotensin-Aldosteron-Systems

- **▪▪ Intrarenale Ursachen**
- ursächlich in 30–40 %
- vaskuläre Ursachen
  - Vaskulitis
  - maligne Hypertonie
- akute Glomerulonephritis
- akute interstitielle Nephritis
- akute Tubulusnekrose
  - exogen (Medikamente)
  - endogen (Pigmente, Proteine, Kristalle)

- **▪▪ Postrenale Ursachen**
- ursächlich in 5 %
- mechanische Obstruktion der ableitenden Harnwege

- **Risikofaktoren**
- **unveränderliche Basisrisiken**
  - Alter
  - Diabetes mellitus
  - vorbestehende chronische Niereninsuffizienz
  - vorbestehende Herzinsuffizienz
  - vorbestehende Leberfunktionsstörungen
  - männliches Geschlecht
  - genetische Einflüsse
  - Hypalbuminämie
  - Arteriosklerose
- **zusätzliche Risiken bzw. Akutereignisse**
  - Sepsis
  - Hypotonie/Schock

- Volumenmangel (absolut/relativ)
- Rhabdomyolyse
- Herz- und Gefäßeingriffe
- Organtransplantation
- abdominelles Kompartmentsyndrom
- Beatmung (eigenständiger Risikofaktor; Erhöhung des PEEP führt zu Abnahme des renalen Blutflusses durch Anstieg des intrarenalen venösen Drucks!)
- **nephrotoxische Substanzen**
  - hochosmolare, ionische Kontrastmittel
  - antimikrobielle Substanzen(z. B. Glykopeptidantibiotika, Aminoglykoside, Amphotericin B)
  - Chemotherapeutika und Immunsuppressiva (z. B. Ciclosporin, Cisplatin)
  - NSAID und COX-2-Hemmer (PGE_2-Synthese ↓ → Nierendurchblutung ↓ → Gabe von NSAID bei Kreatininserumwerten >2 mg/dl kontraindiziert!)

 Beim Intensivpatienten ist das ANV meist Folge einer Summation verschiedener Risikofaktoren, die im Verlauf mehrerer Tage zum manifesten Organversagen führen! Beispiel: septischer Patient + Beatmung + nephrotoxische Medikamente.

- **Pathophysiologie**
- gegenwärtig nicht eindeutig geklärt!
- primäre Abnahme der Nierendurchblutung → reflektorische Sympathikusaktivierung → renale Vasokonstriktion mit resultierender Minderperfusion → Anstieg des präglomerulären Widerstands → Aktivierung des Renin-Angiotensin-Aldosteron-Systems (Erhöhung des renalen O_2-Bedarfs durch tubuläre Rückresorption) → Aktivierung der ADH-Sekretion → klinische Oligurie
- gestörte renale Perfusion → veränderte glomeruläre Permeabilität (↓)→ tubuläre Obstruktion infolge des erhöhten Anteils an rückresorbierten Ultrafiltraten
- ischämiebedingter Nierenschaden:
  - Abfall der GFR
  - Störung der Reabsorption von Natrium
  - Störung der Exkretion von Kalium
  - Dilatation der Tubuli

- Verlust des Bürstensaums der proximalen Tubuluszellen
- tubuläre Obstruktion durch hypoxische Zellschwellung und Eiweißpräzipitation in den Sammelrohren
- Aufhebung der renalen Autoregulation beim ANV (Nierenperfusion ist vom Systemdruck/ HZV abhängig)!

- **Diagnostik**

Durch eine **konventionelle Harnuntersuchung** kann meist zwischen prä- oder postrenalen bzw. renalen Nierenversagen unterschieden werden (◘ Tab. 16.3).

- ■ **Kreatinin-Clearance**
- Normalwert: 90–130 ml/min (altersabhängig)
- **berechnet** aus dem 24-h-Sammelurin:

$$\frac{\text{Kreatinin-Clearance}}{(\text{ml/min})} = \frac{\text{Urin-Kreatinin} \times \text{Urinvolumen}}{\text{Serum-Kreatinin} \times \text{Zeit}\,(\text{min})}$$

- geschätzt nach der **Cockcroft-Gault-Formel** (1976):

$$\frac{\text{Kreatinin-Clearance}}{(\text{ml/min})} = \frac{(140 - \text{Alter}) \times \text{kgKG}}{72 \times \text{Serum-Kreatinin}} = \times F$$

- F = 1,0 für Männer bzw. 0,85 für Frauen

- ■ **Serologische Untersuchung**
- Elektrolyte (Kalium, Natrium, Kalzium)
- Kreatinin
- Harnstoff

- ■ **Neue diagnostische Marker**
- schnellerer Nachweis einer Nierenschädigung im Vergleich zu Kreatinin!
- **S-Cystatin C**
  - Proteaseninhibitor
  - konstante Syntheserate in allen kernhaltigen Zellen
  - kleines Molekül, vollständig glomerulär filtriert, tubulär reabsorbiert und metabolisiert; keine tubuläre Sekretion → Plasmaspiegel ausschließlich von GFR abhängig
  - bereits geringe Änderungen der GFR können über den Cystatin-C-Plasmaspiegel erkannt werden (1–2 Tage vor Veränderung des Kreatinin-Plasmaspiegels!)

◘ Tab. 16.3 Harnuntersuchung				
	Normbereich	Prärenales NV	Renales NV	Postrenales NV
Harnosmolarität (mosmol/kg)	500–900	>500	<350	<450
Urinkreatinin/Serumkreatinin	≈10	>20	<20	<20
Urin-Na$^+$ (mmol/l)	40–80	<20	>30	>40
Fraktionierte Na-Elimination (%)*	1–3	<1	>3	>3

* Fraktionierte Na-Elimination (FE$_{Na}$) = Urin-Na × Serum-Kreatinin × 100 Serum-Na × Urin-Kreatinin

- Abschätzung der GFR anhand des Cystatin-C-Plasmaspiegels
- **NGAL (»neurophil gelatinase-associated lipocalin«)**
  - zur Familie der Lipocaline gehörendes niedermolekulares Protein
  - Vorkommen in neutrophilen Granulozyten, Epithelien (u. a. proximaler Tubulus)
  - im Tierexperiment Urinspiegel innerhalb weniger Stunden nach ischämischer Nierenschädigung erhöht (schnelle Hochregulation der Genexpression)
  - NGAL-Spiegel in Urin und Plasma bereits frühzeitig nach Nierenschädigung und mit hohem prädiktiven und prognostischen Wert
  - **cave**: NGAL im Urin auch durch chronische Nierenerkrankung bzw. extrarenale Ursache
  - derzeit noch keine abschließenden Beurteilbarkeit des klinischen Nutzens möglich
- **KIM-1 (»kidney injury molecule-1«)**
  - Transmembranprotein
  - Synthese im proximalen Tubulus ausschließlich bei ischämisch oder nephrotoxisch bedingtem ANV
  - Nachweis im Urin bereits nach 2 h
  - KIM-1 bei kardiochirurgischen Patienten anderen Biomarkern bezüglich der Vorhersage eines ANV überlegen
  - derzeit noch keine abschließenden Beurteilbarkeit des klinischen Nutzens möglich
- **IL-18 (Interleukin-18)**
  - proinflammatorisches Zytokin
  - Synthese im Bereich des proximalen Tubulus

- Nachweis im Urin
- bei ARDS-Patienten erhöhte Spiegel im Urin nachweisbar 24–48 h vor Entwicklung eines akuten Nierenversagens → erhöhte Mortalität!
- erhöhte IL-18-Spiegel auch bei Patienten, die nach Nierentransplantationen bzw. kardiochirurgischen Eingriffen ein akutes Nierenversagen entwickelten
- derzeit noch keine abschließenden Beurteilbarkeit des klinischen Nutzens möglich

- ■ ■ **Harnsediment**
- Nachweis von **Erythrozyten**:
  - dysmorphe Erythrozyten: Hinweis auf glomeruläre Schädigung
  - eumorphe Erythrozyten: Hinweis auf Blutung aus den ableitenden Harnwegen
  - Eryhrozytenzylinder: beweisend für glomeruläre Schädigung
- **Leukozytenzylinder**
  - Hinweis auf Infektion bei interstitieller Nephritis (in 30 % der Fälle Nachweis von eosinophilen Leukozyten im Urin)
  - **Proteingehalt**: Mikro- oder Makroproteinurie
- Nachweis einer **Glukosurie**
- Nachweis von **tubulären Enzymen** im Harn
  - im Bürstensaum befindliche Alaninaminopeptidasen
  - in der Membran verankerte Glutamyltranspeptidasen
  - α-Glutathion-S-Transferase → Hinweis für proximalen Tubulusschaden (selektiv er-

höhte Werte im Rahmen der Ciclosporin-
nephrotoxizität)
— π-Glutathion-S-Transferase → Hinweis für
distalen Tubulusschaden und selektiv erhöhte Werte im Rahmen der Nierentrans-
plantatabstoßung
— in den tubulären Lysosomen befindliche
N-Acetyl-β-D-Glukosaminidasen

- ■ **Harnkultur**
— Nachweis einer Infektion bei einer Keimzahl
>10^6/ml

- ■ **Virusserologie**
— Nachweis von CMV oder Hantaviren

- ● **Konservative Therapie**
- ■ **Durchführung eines »Renal-rescue«-
Programms**
— Identifikation und Beseitigung der zugrundeliegenden Ursache (z. B. Korrektur prä- bzw.
postrenaler Ursachen)
— Bilanzierung von Ein- und Ausfuhr
— **Normovolämie** durch Volumengabe (balancierte Vollelektrolytlösungen!) und evtl. simultane, niedrig dosierte Nitroglycerinapplikation
(bis 2 mg/h) → Auffüllen des venösen Pools
— **Zielkriterien** sind nicht nur das strikte Einhal-
ten des Normbereiches hämodynamischer
Größen, sondern auch klinische Aspekte: ausreichend Urinproduktion (>2 ml/kg/h) und
-farbe (konzentriert, hämolytisch etc.), gute
periphere Durchblutung, Herzfrequenz, Verlauf der arteriellen Druckkurve (Vermeiden
des »cardiac cyclings«)
— Anstreben eines **suffizienten Perfusionsdrucks** (MAP >65 mmHg) → Verbesserung
der renalen Perfusion
— Optimierung der Herzleistung
— Vermeidung/Absetzen von nephrotoxischen
Substanzen
— Vermeidung einer hyperkalorischen Ernährung in der Akutphase des ANV (Erhöhung
des O_2-Bedarfs der Niere) → ▶ Kap. 6

> ❯ Bei Niereninsuffizienz werden Medikamente,
> die renal eliminiert werden, primär als »loa-
> ding dosis« wie gehabt dosiert und anschlie-
> ßend entweder nach Wirkspiegel (»drug mo-
> nitoring«, z. B. bei Glykopeptidantibiotika
> und Aminoglykosiden) oder dosisreduziert
> nach Vorgabe (z. B. sog. »Wiener Liste«,
> ▶ Kap. 40) appliziert.

- ■ **Schleifendiuretika**
— Furosemid, Etacrynsäure
— Anstieg der Urinproduktion, Abfall der Urin-
osmolarität, Abnahme des O_2-Verbrauchs des
Nierenmarkbereiches und Verminderung der
tubulären Obstruktion
— **Furosemid** (z. B. Lasix)
  — Wirkbeginn: 2–5 min
  — Wirkmaximum: 60–90 min
  — Wirkdauer: 4–6 h (»...lasts **six** hours« =
  Lasix)
  — HWZ: 60 min
  — 50 % des Furosemids werden unverändert
  über die Niere ausgeschieden; 10 % unver-
  ändert über Fäzes und ca. 40 % werden glu-
  kuronidiert
  — maximale Dosis: 1,5 g/24 h

> ❗ Primäre Nephro- und Ototoxizität, Verstär-
> kung der Nebenwirkung anderer nierenschä-
> digender Substanzen! Vermeide unkontrol-
> lierten und hochdosierten Einsatz von
> (Schleifen-)Diuretika → erhöhte Mortalität!

- ■ **Osmodiuretika**
— Reduktion der tubulären Zellschwellung nach
renaler Ischämie
— Vermeidung von Tubulusokklusionen durch
Anstieg des tubulären Flusses
— Anstieg der PGE_2-Konzentration
— vermehrte ANP-Ausschüttung

- ■ **Mannitol (Osmofundin 15–20 %)**
— Zuckeralkohol, der kaum metabolisiert wird
— HWZ: 120 min; bei urämischen Patienten
11,5 h

> ❗ Nicht anwenden bei anurischem Nieren-
> versagen!

- ■ **Kalziumantagonisten**
- ═ Diltiazem-Typ
- ═ Vasodilatation der afferenten Arteriolen durch Inhibierung des Kalziumeinstroms
- ═ Anstieg des renalen Blutflusses und GFR
- ═ positiver Effekt bezüglich der Vermeidung des ANV **nach Nierentransplantation** (Antagonisierung der durch Ciclosporin induzierten arteriolären Vasokonstriktion mit Hypertonie) und evtl. **Nephrotoxin-induziertem ANV** (Kontrastmittel und Aminoglykoside)

- ■ **Natriumbikarbonat 8,4 %**
- ═ protektiver Effekt der Harnalkalisierung bei ANV bedingt durch Hämolyse/Myolyse, Paraproteinämie und aminoglykosidinduziertem Nierenversagen

- ■ **Theophyllin**
- ═ unspezifische Phosphodiesterasehemmung
- ═ soll in einer Dosierung von 0,5–1 mg/kg/h über eine adenosinantagonistische Wirkung verhindern, dass Adenosin bei ischämischem Nierenschaden die Angiotensin-II-Wirkung verstärkt und damit die präglomeruläre Vasokonstriktion erhöht

16.2   Nierenersatzverfahren

Historie der Nierenersatzverfahren (»renal replacement therapy«, RRT)

1977	Erster Einsatz einer arterio-venösen Hämofiltration (CAVHF) durch Kramer in Göttingen
1981	Einführung der CVVHF durch Bischoff
1985	Einführung der CAVHD durch Geronemus
1987	Einführung der CVVHD durch Uldall

- ● **Ziele**
- ═ **Elimination von überschüssigem Gesamtkörperwasser und harnpflichtigen Substanzen** (Urämietoxine wie z. B. Kreatinin, Harnstoff)
- ═ **Korrektur von Störungen im Elektrolyt- und Säure-Basen-Haushalt** (Kalium, Natrium, Kalzium, Phosphat, pH-Wert, Bikarbonat)
- ═ evtl. **Elimination von Mediatoren** bei septischen Patienten
- ═ evtl. **Elimination von toxischen Substanzen** (► Kap. 21)

- ● **Indikationen**
- ═ **diuretikaresistente Hyperhydratation** mit kardialer Dekompensation und Lungenödem mit respiratorischen Störungen
- ═ konservativ nicht beherrschbare **Hyperkaliämie** mit Herzrhythmusstörungen
- ═ **urämisches Syndrom** (urämische Perikarditis, Übelkeit, Erbrechen, gastrointestinale Blutungen, Vigilanzminderung)
- ═ **Intoxikation** mit dialysierbaren Stoffen
- ═ **Entfernung von Medikamenten**, z. B. perioperative Elimination von Hirudin (Refludan) mit geeigneter Filterkartusche
- ═ **schwere metabolische Azidose** (insbesondere bei vergrößerter Anionenlücke)
- ═ akute **Oligo-Anurie** mit Anstieg der harnpflichtigen Substanzen (Kreatinin 600–800 µmol/l [= 7–9 mg/dl, Umrechnungsfaktor: 88,4])
- ═ **Harnstoff 30–35 mmol/l** (= 200 mg/dl, Umrechnungsfaktor: 0,17) **unter adäquater Behandlung** mit Schleifendiuretika, differenzierter Volumen- und Katecholamintherapie
- ═ **»Dialyseschwelle«** wird nicht einheitlich bewertet (fehlende Studien auf dem Boden von »evidence-based medicine«)

- ■ **Erweiterte Indikationen**
- ═ SIRS bzw. septischer Schock, Pankreatitis → Elimination von Toxinen (z. B. Streptokokkenenterotoxin), proinflammatorischen Zytokinen, »myocard-depressant factor«
- ═ Steigerung der immunologischen Abwehr infolge der Entfernung eines granulozyteninhibierenden Proteins (GIP)
- ═ **Anmerkung:** Eine Beeinflussung der Letalität durch den Einsatz von Nierenersatzverfahren bei Intensivpatienten mit MOV konnte bis heute nicht nachgewiesen werden!

Die Indikation für ein intermittierendes oder kontinuierliches Nierenersatzverfahren ist aus ◘ Tab. 16.4 zu entnehmen.

- ● **Kontraindikationen**
- ═ **absolut:** anderweitig therapierbares prärenales oder postrenales ANV
- ═ **relativ:** Von-Willebrand-Jürgens-Syndrom und andere Gerinnungsstörungen, frische in-

❏ **Tab. 16.4** Überblick über die Indikationen der beiden Nierenersatzverfahren

Indikation	iRRT	cRRT
Isoliertes ANV	+	–
ANV im MOV	–	+
Kreislaufinstabilität	–	+
Flüssigkeitsentzug	–	+
ANV in Rehabilitation	+	–
ANV und Hirndruck	–	+
ANV und Lebererkrankung	–	+
Elektrolytkorrektur	+	–
Intoxikationen	+	–

RRT: Nierenersatzverfahren, MOV: Multiorganversagen, ANV: Akutes Nierenversagen

trakranielle Blutungen, allgemeine Blutungsneigungen

- **Beginn**
  - tendenzielle Reduktion der Mortalität bei frühzeitigem Beginn des Nierenersatzverfahrens
  - »prophylaktische Dialyse« vor Eintritt eines manifesten Nierenversagens (z. B. nach Kontrastmittelgabe oder bei Crush-Niere) ohne beweisbaren protektiven Effekt

❗ **Blutdruckabfälle mit konsekutiver Reduktion der intestinalen Perfusion → ANV-Risiko erhöht!**

- **Komplikationen**
  - Hypotonie, Herzrhythmusstörungen, Hämolyse, Muskelkrämpfe, Luftembolie
  - **Dysäquilibriumsyndrom** (tritt nicht auf bei kontinuierlichen Eliminationsverfahren)
  - **Hartwassersyndrom** (Hyperkalziämie durch unzureichend enthärtetes Wasser oder sekundärer Hyperparathyreoidismus → heutzutage extrem selten)
  - Blutungen, Thrombozytopenien, Bilanzierungsfehler, teils erwünschte Hypothermie (Energieverluste bis zu 750 kcal/Tag)

- **Katheterkomplikationen:**
  - Thrombosen (bis zu 17 % bei A.- und V.-femoralis-Anlage)
  - Embolie (2 %)
  - Fistelbildung
  - Kathetersepsis (2–20 %)
  - Peritonitis bei Peritonealdialyse
- **Dialyseflüssigkeitskomplikationen:** Verunreinigungen mit Moraxella, Pseudomonas spp., Corynebakterien und Mikrokokken

16.2.1 Einteilung der Dialyseverfahren

- **intrakorporale** Dialyseverfahren, bei denen das Peritoneum als Austauschdialysemembran dient (Peritonealdialyse); bei Intensivpatienten eher von untergeordneter Bedeutung
- **extrakorporale** Dialyseverfahren mit einem Blutfluss durch einen Dialysator und Dialysatfluss im Gegenstromprinzip (❏ Tab. 16.5)

16.2.2 Grundprinzipien der intrakorporalen Eliminationsverfahren (Peritonealdialyse)

- Instillation von ca. 1–2 l Dialysatlösung in die Bauchhöhle über speziellen Katheter für die Dauer von ca. 2–6 h (unter absolut sterilen Bedingungen)
- der Flüssigkeitsentzug wird über die Osmolarität der Lösung (350–511 mosmol/l), welche durch die Glukosezugabe bedingt ist, gesteuert
- neuerdings wird anstelle der Glukose das noch teure **Icodextrin** verwendet
- **Hauptkomplikationen:**
  - Peritonitis
  - lokale Katheterinfektion
  - nach jahrelanger Anwendung Nachlassen der Ultrafiltration infolge sklerosierender Peritonitis aufgrund der Dickenzunahme des Peritoneums
  - ungenügende Harnstoffelimination bei katabolen Zuständen
- **Peritonealdialysearten:**
  - CAPD (chronisch ambulante Peritonealdialyse)

◻ **Tab. 16.5** Extrakorporale Dialyseverfahren

Kontinuierliche Verfahren	Zwischenstellung	Intermittierende Verfahren
Kontinuierliche veno-venöse Hämofiltration (CVVHF) Kontinuierliche veno-venöse Hämidiafiltration (CVVHDF) Kontinuierliche arterio-venöse Hämofiltration (CAVH) Reine Ultrafiltration (SCUF)	SLEDD (»slow extented daily dialysis«) mit niedrigem Heparinbedarf, hoher Harnstoff-Clearance, guter Kreislaufstabilität; Anwendung des Genius-Systems (Fa. Fresenius) mit reiner Bikarbonatdialyse und ultrareinem Dialysat	Intermittierende Hämodialyse (IHD)

- CCPD (chronisch zyklische Peritonealdialyse) → nachts übernimmt ein spezielles Gerät (Cycler) nach vorgegebenen Angaben den Wechsel der Spüllösung, tagsüber dann normaler Beutelwechsel wie bei CAPD
- IPD (intermittierende Peritonealdialyse in einem Dialysezentrum)

16.2.3 Grundprinzipien der extrakorporalen Eliminationsverfahren

- **Gefäßkanülierung:**
  - Shaldon-Katheter 8–11,5 F bei Erwachsenen und 6,5–7 F für Kinder, bevorzugt in die V. jugularis interna (rechts) bzw. die V. femoralis
  - die V. subclavia sollte aufgrund der Gefahr der Thrombosierung mit späterer Beeinflussung eines operativ angelegten Dialyseshunts nicht bevorzugt werden!
  - Tenckhoff-Katheter für Peritonealdialyse (PD) bei Kindern
- **Hämodialyse (HD):**
  - Clearance erfolgt durch Diffusion von Stoffen mit einer Molekulargröße <1000–1500
  - angestrebt wird der Konzentrationsausgleich von Stoffen beidseits der semipermeablen Membran → beim Dialyseprinzip werden zwei Lösungen mit unterschiedlichen Konzentrationen im Gegenstromprinzip aneinander vorbei geleitet
- **Hämofiltration (HF):**
  - Clearance erfolgt durch Konvektion von Stoffen mit einer Molekulargröße <30.000

- gelöste Substanzen werden durch einen Filtrationsprozess mit Hilfe eines Druckgefälles gemeinsam mit einem Lösungsmittel als Carrier durch die Membran geschleust → Entfernung von Kalzium, Magnesium und Bikarbonat, das ersetzt werden sollte
- **Hämodiafiltration (HDF):**
  - Kombination aus Diffusion und Konvektion über eine hochpermeable Membran

16.2.4 Membranmaterialien

- **Zellulosemembranen** (Cuprophan, Hemopha)
  - biologisch nicht inert → Freisetzung von Mediatoren, Komplementaktivierung, klinisch teilweise ausgeprägte Leukozytose, resultierende kardiopulmonale Instabilität
  - werden auch als sog. Low-flux-Membranen bezeichnet:
    - Wandstärke: 5–15 µm, symmetrische Struktur und uniforme Porengröße
    - Prinzip: Ultrafiltration, keine Rückresorption
    - Vorteil: kostengünstig, gute Effizienz im kleinmolekularen Bereich
- **Polysulfon-, Polyacrynitril- und Polyamidmembranen**
- biologisch inerte Membran, welche eine höhere Überlebensrate der Patienten und eine schnellere renale Erholung ermöglicht
  - Polyacrylfilter mit längerer Laufzeit und geringerem Thrombozytenaktivierungspotenzial als Polyamidfilter
  - werden auch als High-flux-Membran bezeichnet (→ höhere Wasserpermeabilität als

Low-flux-Membranen, d. h. bei vorgegebenen Druckgradienten wird pro Zeiteinheit mehr Plasmawasser filtriert):
- Wandstärke: 40–100 µm; dünne innere Trennmembran und schwammartige äußere Stützschicht, große Membranporen und hoher Siebkoeffizient
- Prinzip: proximal überwiegt die Filtration und distal die Rückresorption
- Elimination von Stoffen auch im mittleren und großmolekularen Bereich (evtl. Elimination von Mediatoren)

16.2.5 Dialyselösungen

- **Bikarbonatlösungen**: bessere hämodynamische Stabilität, muss jedoch kurz vor dem Einsatz hergestellt werden
- **Azetatlösungen**: sollten nicht mehr verwendet werden → Nachteil: Vasodilatation mit Hypotonie, Einschränkung der myokardialen Kontraktilität, Ausbildung einer Hypokapnie aufgrund eines pCO_2-Verlustes über die Dialysemembran → alveoläre Hypoventilation mit konsekutiver Hypoxämie
- **Laktatlösungen**: Zufuhr von großen Laktatmengen (bis 2000 mmol/24 h) mit folgenden Nebenwirkungen: Einschränkung der myokardialen Kontraktilität, Hemmung der endogenen Laktatverwertung, Verstärkung der Glukoseintoleranz, fragliche Steigerung des Proteinkatabolismus → Kontraindikation: erhöhte endogene Laktatproduktion (Schock, Sepsis) und Leberinsuffizienz

16.2.6 Eliminationsverfahren

Intermittierende Verfahren (iRRT)
Hämodialyse
- Blutflussrate von ca. 200–300 ml/min
- Dialysatfluss von 500 ml/min bzw. 30 l/h
- Filtrationsvolumen von jeweils 30–40 l pro 3- bis 6-stündiger »Sitzung«
- **Indikation**: akute Intoxikation von bestimmten dialysablen, kleinmolekularen Substanzen, bei akuter Elektrolytentgleisung (lebensbedroh-

liche Hyperkaliämie) und hoher Blutungsgefahr (dann Dialyse »ohne« Heparin!)

❶ **Hyperphosphatämie und Dysäquilibriumsyndrom durch stärkere intra-/extrazelluläre Harnstoffschwankungen!**

- **Effektivität der Dialyse** wird mittels der Harnstoff-Clearance ermittelt:

$$\text{Effektivität der Dialyse} = \frac{K \times t}{V}$$

- K: Harnstoff-Clearance
- t: Behandlunszeit (in h)
- V: Harnstoffverteilungsvolumen (ca. 58 % des Körpergewichts)

- z. B. bei üblicher Hämodialyse:
K = ca. 200 ml/min = 12 l/h; t = 4 h, V = 48 l

$$\text{Effektivität der Hämodialyse} = \frac{12\,l/h \times 4}{48\,l} = 1{,}0$$

- Der Quotient sollte nach neueren Erkenntnissen bei chronischer Dialyse um **1,3** liegen (intensivierte Dialyse) → Reduktion des jährlichen Todesrisikos um ca. **7–9 %** bei jeder Steigerung des oben genannten Quotienten um **0,1**!

Kontinuierliche Verfahren (cRRT)
CAVHF (kontinuierliche arterio-venöse Hämofiltration bzw. Spontanfiltration)
- MAP sollte >80 mmHg betragen → Blutdruck = effektiver Filtrationsdruck
- Filter sollte <15 cm Länge aufweisen, um Hämokonzentration entlang des Filters zu vermeiden
- Hämatokrit sollte maximal bis 40 % betragen, PTT >50 s
- durchschnittliche tägliche Ultrafiltratmenge: 12–15 l
- **Nachteile**:
  - Filtrationsrate ist vom Blutfluss (40–200 ml/min) bzw. Blutdruck abhängig
  - keine Überwachung von Luft und Thromben im System
  - Gefahr des unbemerkten Blutverlustes bei Diskonnektion
  - Notwendigkeit einer arteriellen **und** venösen Punktion

= höhere Antikoagulation in Vergleich zu anderen Verfahren notwendig
= ständig schwankende Filtrationsrate, welche die Bilanzierung erschwert (→ Filtrationsmenge abhängig vom arteriellen Blutdruck)

CVVHF (kontinuierliche veno-venöse Hämofiltration)

= Blutflussrate von ca. 100–200 ml/min wird über eine Rollerpumpe sichergestellt
= Filtrationsvolumen bis zu 60–70 l/Tag
= Gewährleistung einer besseren hämodynamischen Stabilität
= Sonderform der CVVHF: hochvolumige Hämofiltration (HVHF) mit Filtratvolumina von 6–34 l/h (!). Fragliche positive Effekte bei Patienten mit septischem Schock und MOV (Reduktion der zur Kreislaufstabilisierung benötigten Noradrenalinmenge, schnellere Kreislaufstabilisierung, Anstieg des Herzindex und der gemischtvenösen Sättigung sowie Reduktion der Mortalität bei Respondern) Voraussetzung für dieses Verfahren: Filteroberfläche >1,0 m², Blutfluss >150 ml/h, Therapie der Hypothermie
= **Nachteile:**
    = gerätetechnischer Aufwand und Notwendigkeit von ausgebildetem Personal
    = Möglichkeit von exzessiven Flüssigkeitsschwankungen durch Bilanzierungsfehler → genaue Flüssigkeitsbilanzierung (Zwischenbilanzen!) notwendig
    = benötigt zusätzlich eine Luftfalle
    = nur langsame Harnstoff- und Kaliumelimination

CVVHDF (kontinuierliche veno-venöse Hämodiafiltration)

= Kombination von Filtration und Dialyseverfahren
= Dialysatfluss von 1–2 l/h

CAVHD (kontinuierliche arterio-venöse Hämodialyse)

= bessere Clearance im kleinmolekularen Bereich

---

❶ **Cave:**
- **Glukoseverlust unter kontinuierlichen Eliminationsverfahren: 40–80 g/Tag**
- **AS-Verluste unter kontinuierlichen Eliminationsverfahren ca. 6–15 g/Tag**
- **kein Verlust von Fetten**

❯ Im intensivmedizinischen Bereich haben sich die kontinuierlichen Nierenersatzverfahren (CVVHF und CVVHDF) gegenüber der intermittierenden Hämodialyse (IHD) durchgesetzt.

Vorteile der kontinuierlichen Nierenersatzverfahren:
= erhöhte hämodynamische Stabilität
= verbesserte Flüssigkeitskontrolle
= effektivere Blutreinigung
= stabilerer Metabolismus (pH-Wert, Serumosmolarität)
= besserer pulmonaler Gasaustausch
= geringerer Katecholaminbedarf bei kreislaufinstabilen Patienten!

Allerdings findet sich kein signifikanter Unterschied zwischen beiden Verfahren hinsichtlich Mortalität oder renaler Rekompensation. Dennoch zeigt es sich, dass bei kreislaufinstabilen und/oder septischen Patienten die kurzzeitige intermittierende Hämodialyse häufig nicht ausreicht, um z. B. eine adäquate Volumenbilanzierung zu erreichen.

Hybridverfahren (Genius, Fa. Fresenius)

= Hybridsystems aus Hämodialyse und CVVH (SLEDD = slow extended daily dialysis)
= Kombination der Vorteile von Hämodialyse und CVVH
= »Tankniere« in Hybridtechnik
= »Single-pass-batch«-System
= Therapiezeit bis zu 18 h
= individuelles Anpassen das Dialysats möglich
= geringerer Dialysatfluss als IHD
= mit cRRT vergleichbare Harnstoff-Clearance
= langsamer Flüssigkeitsentzug → größere hämodynamische Stabilität als IHD
= kostengünstiger als cRRT?
= Studienlage SLEDD vs. cRRT:
    = keine signifikanten Unterschiede bezüglich der hämodynamischen Stabilität

- ähnlich große Effektivität bzgl. Harnstoff-Clearance und Azidoseausgleich
- benötigte Heparinmenge zur Antikoagulation deutlich niedriger
- geringerer Personalaufwand, geringere Kosten (?)
- kürzere Behandlungsdauer mit höherer Mobilität/besserer Mobilisierung der Patienten
- Unterschiede bzgl. Mortalität und Letalität nach wie vor unklar

Dosierung

- **Initial** 20–50 IE/kg in den zuführenden Schenkel
- **Anschließend** 5(-10)–30 IE/kg/h (bei Blutungsgefahr 5–15 IE/kg/h) nach PTT [PTT 50–60 s oder ACT (180)–200–240 s] bzw. im Rahmen der sog. regionalen Heparinisierung mit Heparin-Gabe vor dem Filter und Antagonisierung mit Protamin nach dem Filter

16.2.7 Dialysedosis

- Einfluss von verabreichter Dialysedosis auf Mortalität von Intensivpatienten mit ANV nach wie vor kontrovers diskutiert und derzeit nicht abschließend beurteilbar
- Ronco et al. 2000: positiver Dosiseffekt der CVVH auf Mortalität (15 Tage) bei Anwendung von 35 ml/kg KG/h Substituat
- Saudan et al. 2006: CVVH (1–2,5 l/h Substituat) vs. (1–2,5 l/h Substituat + 1–1,5 l/h Dialysat) → 28-Tage-Mortalität unter niedrigerer Dosis signifikant höher (61 % vs. 41 %)
- Schiffl et al. 2008: positiver Effekt einer erhöhten Dialysedosis auf Mortalität unter tägliche IHD)
- Palevsky et al. 2008: IHD vs. CVVHD → Therapiedosis ohne Einfluss auf die 60-Tage-Mortalität und die renale Rekompensation
- Vesconi et al. 2009: kein Dosiseffekt auf das Patientenüberleben, allerdings kürzere Beatmungsdauer und Intensivaufenthalt im Hochdosisregime
- nach aktueller Studienlage kein Mortalitätsvorteil bei:
  - HD, SLEDD: 6/Woche versus 3/Woche
  - CVVHDF: 20 ml/kg/h versus 35 ml/kg/h

16.2.8 Gerinnungshemmung während extrakorporalen Eliminationsverfahren

Unfraktioniertes Heparin (UFH)

Durchspülen und Benetzen der Filter mit 2500–5000 IE Heparin.

Argatroban (Argatra)

Dosierung

- 0,5–2 µg/kg KG/min bei **kontinuierlichem Nierenersatzverfahren**
- Bei **intermittierender Hämodialyse:** Bolus von 10 mg (0,1 mg/kg KG)
- Anschließend: 1–2 mg/h
- Nach 2–3 h: erste Kontrolle von aPTT (Ziel: 1- bis 3-fache Verlängerung oder ACT 100–200 s oder ECT 80–120 s oder direkte Spiegelmessung)
- Bei **Leberinsuffizienz:** Dosisreduktion!

Trinatriumcitrat

- im Rahmen der regionalen/lokalen Antikoagulation mit 4 % Natriumcitrat ($Na_3C_6H_5O_7$, 136 mmol/l), einem Chelatbildner mit Kalzium
- bei 0,25 mmol/l ionisierter Kalziumkonzentration ist keine Gerinnungsneigung mehr vorhanden!
- Komplex wird zu 90 % bei Highflux-Membranen (Siebkoeffizient: 0,9) eliminiert
- kontinuierliche Infusion von 3–8 % des Filterblutflusses (ca. 200 ml ±20 ml/h), nach ACT 200–250 s bzw. Kalziumserumkonzentration im Postfilterbereich (0,6–0,7 mmol/l Gesamtkalzium bzw. iCa^{2+} von 0,25–0,35 mmol/l)

- Nebenwirkungen
- Hypernatriämie mit Kardiodepression (Verwendung natriumarmer Dialysate)

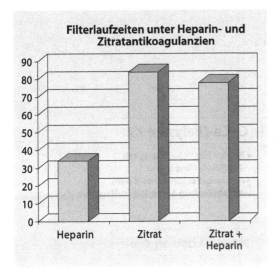

Filterlaufzeiten unter Heparin- und Zitratantikoagulanzien

- metabolische Alkalose aufgrund der Bikarbonatproduktion bei der Citratverstoffwechselung (aus 1 Citratmolekül entstehen 3 Bikarbonatmoleküle → Verwendung von pufferreduzierten Dialysatlösungen)
- Azidose
- Hypo- und Hyperkalziämien bei Fehldosierungen (Kontrolle des ionisierten Kalziums)

- **Vorteile der Citratantikoagulation**
- verlängerte Filterlaufzeit (☐ Abb. 16.1)
- geringere Aktivierung von Granulozyten und Thrombozyten
- geringe Kosten
- geringeres postoperatives Blutungsrisiko
- Die regionale Citratantikoagulation gewinnt aufgrund geringer Nebenwirkungen und Kosten sowie einer zunehmenden HIT-Inzidenz zunehmend an Bedeutung (CiCa-Modul der Fa. Fresenius)!
- Es muss eine spezielle kalziumfreie, natrium- und bikarbonatreduzierte Dialysatflüssigkeit (Ci-Ca-Dialysate K2) verwendet werden. ☐ Tab. 16.6 zeigt deren Zusammensetzung.

☐ Abb. 16.2 gibt die Startkonfiguration der »Citratantikoagulation« während der extrakorporalen Hämodiafiltration wieder.

☐ **Tab. 16.6** Zusammensetzung der natrium- und bikarbonatreduzierten Dialysatflüssigkeit

Substanz	Menge	(Einheit)
Na^+	133	mmol/l
K^+	2	mmol/l
Mg^{2+}	0,75	mmol/l
Ca^{2+}	0	mmol/l
HCO_3^-	20	mmol/l
Cl^-	116	mmol/l
Glukose	1	g/l

☐ **Tab. 16.7** Änderung des Citratflusses

Ionisiertes Kalzium (mmol/l) nach dem Filter	Änderung der Citratdosis (Citrat/Blut)
>0,45	Erhöhung um 0,3 mmol/l und Arzt informieren
0,41–0,45	Erhöhung um 0,2 mm/l
0,35–0,40	Erhöhung um 0,1 mm/l
0,25–0,34	Keine Änderung
0,20–0,24	Reduktion um 0,1 mm/l
0,15–0,19	Reduktion um 0,2 mm/l
<0,15	Reduktion um 0,3 mm/l und Arzt informieren

Nach 15–20 min werden die Zielgrößen bestimmt und evtl. Veränderungen vorgenommen (☐ Tab. 16.7):

- Änderungen des Citratflusses, wenn die ionisierte Kalziumkonzentration im extrakorporalen Kreislauf nach dem Filter nicht im Zielbereich von 0,25–0,35 mmol/l liegt (☐ Tab. 16.7)
- Änderungen der Kalziumdosis, wenn die ionisierte, systemische Kalziumkonzentration im extrakorporalen Kreislauf nach dem Filter nicht im Zielbereich von 1,12–1,20 mmol/l liegt (☐ Tab. 16.8).
- Anhand des Blutflusses und/oder des Dialysatflusses kann auf die zu erwartende Bikarbonatkonzentration geschlossen werden (☐ Abb. 16.3).

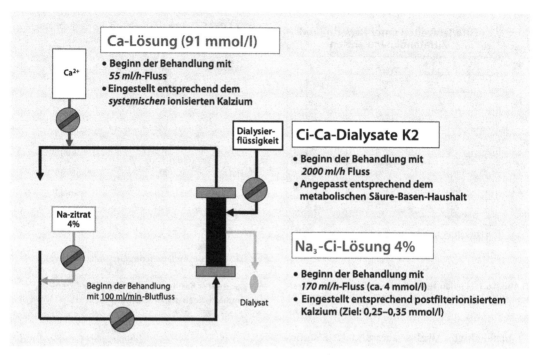

◘ **Abb. 16.2** Startkonfiguration Citratdialyse

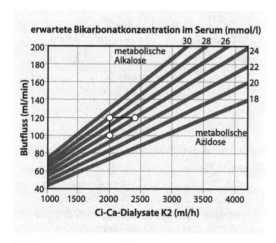

◘ **Abb. 16.3** Erwartete Bikarbonatkonzentration im Serum

◘ **Tab. 16.8** Änderung des Kalziumflusses

Systemisches ionisiertes Kalzium (mmol/l)	Änderung der Kalziumdosis (Kalzium/Filtrat)
>1,45	Reduktion um 0,6 mm/l und Arzt informieren
1,31–1,45	Reduktion um 0,4 mm/l
1,21–1,30	Reduktion um 0,2 mm/l
1,12–1,20	Keine Änderung
1,05–1,11	Erhöhung um 0,2 mm/l
0,95–1,04	Erhöhung um 0,4 mm/l
<0,95	Erhöhung um 0,6 mm/l und Arzt informieren

◻ Tab. 16.9 Beispiele für medikamentenspezifische Siebkoeffizienten während CVVH

Substanz	Siebkoeffizient	Freier Anteil
Ampicillin	0,7	0,8
Cefotaxim	0,6	0,6
Cefoxitin	0,6	0,5
Ceftazidim	0,9	0,9
Ceftriaxon	0,7	0,1
Cilastatin	0,8	0,6
Ciprofloxacin	0,8	0,7
Diazepam	0,02	0,02
Imipenem	1,0	0,9
Lidocain	0,2	0,4
Mezlozillin	0,7	0,7
Oxacillin	0,02	0,05
Phenytoin	0,4	0,2
Theophyllin	0,9	0,85
Tobramycin/ Gentamicin	0,8	0,9
Vancomycin	0,8	0,9

Lepirudin (Refludan)

Dosierung

- Insbesondere bei (Verdacht auf) heparininduzierte Thrombozytopathie (HIT Typ II) **intermittierende Bolusgaben** von 0,05 mg/kg KG i.v. (geringere Blutungskomplikationen als bei kontinuierlicher Infusion) bzw.
- nach Bolus von 0,05 mg/kg KG **kontinuierliche Infusion** von 5–10(–25) µg/kg KG/h (0,005–0,025 mg/kg KG/h) mit aPTT um ca. 60 s oder Ecarinzeit zwischen 80 und 100 s

Danaparoid-Natrium (Orgaran)

Dosierung

- **Bolus** mit 2000–2500 IE
- Anschließend **1. bis 4. Stunde** 400–60 IE/h
- **Ab 5. Stunde:** 100–600 IE/h
- **Ziel-Anti-Xa-Spiegel:** 0,4 U/ml

Prostaglandine

- keine Prostacyclinmonotherapie!
- systemische Nebenwirkung mit Blutdruckabfall und Herzfrequenzanstieg
- Medikamente sind teuer!
- **Indikation:** bei rezidivierender transfusionspflichtiger Thrombozytopenie oder ständigem Filterverschluss unter Heparin (nach Ausschluss einer HIT Typ II)

Dosierung

- z. B. Prostazyklin (Flolan, Ilomedin): 5–10 ng/kg KG/min in Kombination mit niedrigdosierter Heparintherapie (2–6 IE/kg KG/h)

16.2.9 Medikamentendosierung unter Nierenersatzverfahren

Beurteilung anhand des Siebkoeffizienten (◻ Tab. 16.9):

$$Sc = \frac{C_{Filtrat}}{C_{Plasma}}$$

Sc = 1,0 bedeutet freie, ungehinderte Filtration bzw. vollständige Elimination der Substanz unter RRT

Die Medikamentenelimination ist von 3 Faktoren abhängig:

- Siebkoeffizient der Substanz
- Qualität des Nierenersatzverfahrens bzw. Clearancegröße:

  $CL = Q_F \times Sc$

  - Cl: Clearancerate
  - Q_F: Blutfluss durch den Filter
  - Sc: Siebkoeffizient
- Filtermaterial bzw. Cut-off-Wert (in Dalton)

> Ceftazidim bzw. Imipenem werden sehr gut eliminiert, während Oxacillin, Phenytoin bzw. Diazepam nur zu einem geringen Anteil durch die kontinuierliche RRT eliminiert werden können.

16.3   Nephrotisches Syndrom

- **Definition**
- ausgeprägte Proteinurie >3,5 g/24 h/1,73 m² Körperoberfläche.

- **Klinik**
- primäre Natriumretention mit Ödembildung (Beginn noch vor der Proteinurie und Hypoalbuminämie)
- hypalbuminämische Ödeme (Serumalbumin <2,5 g/dl)
- Hyperlipoproteinämie (Triglyzeride und Cholesterin ↑)
- erhöhtes Thromboserisiko infolge AT-III-Mangel durch renalen Verlust
- Hämokonzentration aufgrund intravasaler Hypovolämie
- Infektneigung aufgrund des IgG-Verlustes

- **Ursachen**
- primäre Glomerulonephritiden (GN) in 80 % der Fälle:
  - Minimal-change-GN, vorwiegend bei Kindern
  - membranöse bzw. membranoproliferative GN
  - fokal-segmentale GN
  - diabetische Nephropathie
- seltener:
  - paraneoplastisch mit Kombination der oben genannten GN
  - Nierenamyloidose
  - Leichtkettenerkrankung
  - fibrilläre Glomerulopathie
  - Cholesterinembolie
  - Systemerkrankungen (Lupus erythematodes)
  - immunologisch (z. B. Goldpräparate)
  - Erbkrankheiten (M. Alport)

- **Pathophysiologie**
- primär gesteigerte Natriumrückresorption (vornehmlich im distalen Tubulus) unklarer Ursache
- Albumin ↓ →KOD ↓ → Flüssigkeitsverschiebung ins Interstitium → Verminderung des Plasmavolumens → Aktivierung des Renin-Angiotensin-Aldosteron-Systems
- ADH ↓ → ANP ↓ → Wasser und Salzretention → Ödeme

- **Diagnostik**
Sicherung der Diagnose durch:
- Nierenbiopsie
- Sonographie
- Laborkonstellation bzw. Elektrophorese: Albumin ↓ und γ-Globuline ↓, α_2- und β-Globuline

- **Therapie**
- Natriumrestriktion (50 mmol/Tag ca. 3 g NaCl/Tag)
- Schleifendiuretika zur Erreichung einer negativen Natriumbilanz (**cave**: vorsichtige Dosierung aufgrund der Gefahr der Hypovolämie und Hämokonzentration)
- Gabe von ACE-Hemmern auch ohne Hypertonie → Reduktion der Proteinurie
- proteinbeschränkte Kost (0,6–0,8 g Protein/kg/Tag); Diät mit Sojabohnenprotein (0,7 kg/kg/Tag)
- **idiopathisches nephrotisches Syndrom:**
  - Minimal-change-GN oder fokal-segmentale GN: Steroidtherapie mit Methylprednisolon 1 mg/kg/Tag für mindestens 8 Wochen; bei Ineffektivität der Steroidtherapie → ggf. Gabe von Cyclophosphamid 1–2 mg/kg/Tag für 8 Wochen, bei fokal-segmentaler GN ggf. Ciclosporin A
  - bei membranöser GN: Ponticelli-Schema (3 alternierende Zyklen von je 4 Wochen Dauer mit Methylprednisolon bzw. Chlorambucil)
- Antithrombosestrümpfe und Thrombozytenaggregationshemmer, ggf. bei hohem Risiko Antikoagulation mit Marcumar
- ggf. Therapie mit Lipidsenkern bei Hyperlipidämie → Reduktion des kardiovaskulären Risikos

Tab. 16.10 KM-induzierte Nephropathie		
	KM-Toxizität	**Athero-(Cholesterin-)Embolie**
Pathogenese	Medulläre Vasokonstriktion und direkte Tubulustoxizität	Mikroembolien, Fremdkörperreaktionen, Intimaproliferation
Auftreten	1–3 Tage nach KM-Gabe	1–4 Wochen nach KM-Gabe
Begleitsymptome	Allergie	Digitale Nekrose, zerebrale Symptome (Verwirrtheit bis Koma), Levido reticularis
Labor		Eosinophilie, Komplement
Verlauf	Gut reversibel	Nur 25 % reversibel

- Ultima ratio bei exzessiver und therapierefraktärer Proteinurie: bilaterale Nephrektomie
- bei Hepatitis-B-assoziiertem nephrotischen Syndrom: α-Interferon

16.4 Röntgenkontrastmittel (KM)-induzierte Nephropathie

- **Definition**

Akute renale Funktionsverschlechterung 48–72 h nach Kontrastmittelexposition mit:
- Anstieg des Serumkreatinins um 25 % bzw. um 0,5 mg/dl
- Abnahme der Kreatininclearance um 25 % des Ausgangswertes

❶ Die KM-induzierte Nephropathie muss differenzialdiagnostisch von der atheroembolisch ausgelösten akuten Niereninsuffizienz nach radiologischer Untersuchung unterschieden werden (**Tab. 16.10**)!

- **Ursachen**
- renale Ausscheidung intravasal applizierter KM
- konsekutive Vasokonstriktion der Nierengefäße mit Perfusionsminderung (Endothelin und Angiotensin-II-vermittelt)
- KM mit zytotoxischen und proapoptotischen Effekten
- Induktion der Bildung freier Radikale und hierüber Schädigung des Nierengewebes

- **Risikofaktoren**
- **primäre Risikofaktoren:**
  - vorbestehende Niereninsuffizienz (Kreatinin >1,4 mg/dl)
  - Diabetes mellitus mit eingeschränkter Nierenfunktion
- **sekundäre Risikofaktoren:**
  - erniedrigtes intravasales Volumen (Dehydratation, Leberzirrhose)
  - Art und Menge des verwendeten KM (**cave:** hyperosmolare KM und Volumina >300 ml Gesamtmenge sowie wiederholte Gabe innerhalb von 7 Tagen!)
  - Herzinsuffizienz und Paraproteinämie (multiples Myelom, nephrotisches Syndrom)
  - begleitende Therapie mit nephrotoxischen Substanzen (Aminoglykoside, NSAID, Cephalosporine etc.)
  - Alter >70 Jahre

- **Prognose**

Die KM-induzierte Nephropathie ist grundsätzlich reversibel und hat insgesamt eine relativ gute Prognose.

- **Prophylaxe/Therapie**

Die Prophylaxe richtet sich nach den Risikofaktoren (RF), eingeteilt in 3 Bereiche (**Tab. 16.11**, **Tab. 16.12**).
- ausreichende Trinkmenge bzw. Infusionsmenge vor und nach KM-Gabe. Eine adäquate Hydratation hat den höchsten wissenschaftlichen Evidenzgrad (Kategorie A)! Hierbei

Tab. 16.11 Risikofaktoren für KM-induzierte Nephropathie

	Normales Risiko (1)	Mittleres Risiko (2)	Hohes Risiko (3)
Definition	Keine RF	Patient mit RF, die nicht der Gruppe 3 zugehören	Diabetes mellitus mit Kreatinin >2,0 mg/dl oder Kreatinin >3,0 mg/dl
Maßnahmen	Dehydratation vermeiden, Vermeidung zusätzlicher nephrotoxischer Faktoren	Hydratation, Reduktion des KM-Volumens, Vermeidung zusätzlicher nephrotoxischer Faktoren	Wie Gruppe 2, niedrig osmolares KM*, Erwägung einer prophylaktischen Hämodialyse nach KM

* Nur von Vorteil für leichte Formen ohne Nierenersatzverfahren

Tab. 16.12 Übersicht über Empfehlungen zur Prophylaxe des KM-induzierten ANV

Gesicherte Maßnahmen	Patientenkollektiv
Vermeidung der Dehydratation [C]	Alle Patienten
Hydratation [A] 8–12 h vor Exposition	Risikopatienten
Niedrig osmolares KM [B]	Hochrisikopatienten
Reduktion des Kontrastmittelvolumens [B]	Risikopatienten
Zusätzliche ACC-Gabe [B]	Hochrisikopatienten
Vermeidung nephrotoxischer Faktoren [C]	Alle Patienten
Postexpositionelle Hämodialyse [C]	Hochrisikopatienten

Nicht empfohlen:
– Kalziumantagonisten
– Theophyllin als Adenosinantagonist (Nebenwirkungen Tachykardie, Arrhythmie!)
– Diuretika (Nebenwirkungen Dehydratation und Nephrotoxizität)
– Atrial-natriuretisches Peptid (ANP)
– Endothelin-A-Rezeptorantagonisten
Derzeit nicht beurteilbar:
– Fenoldopam (Dopamin-Rezeptor-Agonist)
– In Klammern ist das Evidenzniveau angegeben!

scheint die Vollelektrolytinfusion der Halbelektrolyttherapie überlegen zu sein. Dosis: 1 ml/kg KG/h 12 h vor KM-Gabe, während der KM- und 24 h nach KM-Gabe! Keine Gabe von Diuretika (**cave:** Dehydratation!)
– Verwendung von nichtionisiertem, niedrig osmolarem KM (Osmolarität noch immer ca. 600 mosm/kg) → Verwendung alternativer KM (Gadolinium) oder neuerer KM (z. B. Iodixanol = isoosmolares, dimeres Kontrastmittel)
– Beschränkung der KM-Menge auf <300 ml

– Anwendung von N-Acetylcystein 2-mal 600 mg p.o. (jeweils 1 Tag vor und am Tag der KM-Gabe) → Nutzen fraglich!
– Vermeidung von nephrotoxischen Substanzen (Aminoglykosiden, Glykopeptiden etc.)
– evtl. Entfernung des applizierten Kontrastmittels durch Hämodialyse (keine Peritonealdialyse!) bei deutlich eingeschränkter Nierenfunktion (fraglicher positiver Effekt, da die Dialyse erst 1–2 h nach der KM-Gabe durchgeführt wird und das KM schon den renalen Schaden induziert hat)

Ausgewählte Literatur

Bagshaw SM, Mortis G, Godinez-Luna T et al. (2006) Renal recovery after severe acute renal failure. Int J Artif Organs 29:1023–1030

Bellomo R, Ronco C (1999) Continuous renal replacement therapy in the intensive care unit. Intensive Care Med 25:781–789

Bellomo R, Ronco C, Kellum JA et al. (2004) Acute renal failure – definition, outcome measures, animal models, fluid therapy and information technology needs: the Second International Consensus Conference of the Acute Dialysis Quality Initiative (ADQI) Group. Crit Care 8: R204–212

Benad HM (2011) Akutes Nierenversagen in der Intensivmedizin. Anaesth Intensivmed 52:757–770

Bingold TM, B. Scheller B, Zwissler B, Wissing H (2007) Nierenersatzverfahren auf der Intensivstation. Anaesthesist 56:1105–1114

Bläser D, Weiler N (2013) Akutes Nierenversagen – Prävention, Risikostratifizierung und Biomarker. Anästhesiol Intensivmed Notfallmed Schmerzther 48:122–127

Cole L et al. (2003) The impact of lactate-buffered high-volume hemofiltration on acid-base balance. Intensive Care Med 29:1113-1120

Drinka PJ, Langer E (1989) The Crockroft-Gault formula J Am Geriatr Soc 37:820

Furkert J, Zeier M, Schwenger V (2009) CAPD: developments during changing times. Perit Dial Int. 29: 115–116

Gettings LG, Reynolds HN, Scalea T (1999) Outcome in post-traumatic acute renal failure when continuous renal replacement therapy is applied early vs. late. Intensive Care Med 25:805–813

Haller M, Schelling G (2000) Akutes Nierenversagen. Pathophysiologie, klinische Diagnose, Therapie. Anaesthesist 49:349–352

Jörres A (2013) Akutes Nierenversagen – Evidenzbasierte Therapie mit Nierenersatzverfahren – intermittierend vs. CRRT. Anästhesiol Intensivmed Notfallmed Schmerzther 48:108–113

Kellum A et al. (2002) Continuous versus intermittent renal replacement therapy: a meta-analysis. Intensive Care Med 28:29–37

Kindgen Milles D (2004) Nierenersatzverfahren. Refresher-Band Nr. 30. Diomed, Ebelsbach

Krämer BK, Krüger B (2011) Akutes Nierenversagen (ANV), extrakorporale Eliminationsverfahren und Plasmaseparation. In: Burchardi H et al. (Hrsg.) Die Intensivmedizin. Springer, Berlin Heidelberg New York

Lameire N (2009) Inzidenz der akuten Nierenschädigung. Nephrologe 4: 101–106

Lameire N, Van Biesen W, Vanholder R (2005) Acute renal failure. Lancet 365:417–430

Leblanc M, Kellum JA, Gibney RT et al. (2005) Risk factors for acute renal failure: inherent and modifiable risks. Curr Opin Crit Care 11:533–536

Mehta RI, Pascual MT, Soroko S, Chertow GM (2002) Diuretics, mortality and nonrecovery of renal function in acute renal failure. JAMA 288:2547–2553

Meier-Kriesche HU et al. (2001) Increased total to ionized calcium ratio during continuous venovenous hemodialysis with regional citrate anticoagulation. Crit Care Med 29:748–752

Möckel M et al. (2002) Empfehlungen zur Prophylaxe der durch Röntgen-Kontrastmittel (RKM) induzierten Nephropathie. Z Kardiol 91:719–726

Morgera S et al. (2004) Renal replacement therapy with high-cutoff hemofilters. Impact of convection and diffusion on cytokine clearance and protein status. Am J Kidney Dis 43(3):444–53

Oppert M, John S (2009) Akutes Nierenversagen bei Sepsis. Intensivmedizin 46:549–556

Palevsky PM, Zhang JH, O'Connor TZ et al.(2008) Intensity of renal support in critically ill patients with acute kidney injury. N Engl J Med 359:7–20

Rabindranath K, Adams J, Macleod A, Muirhead N (2007) Intermittent versus continuous renal replacement therapy for acute renal failure in adults. Cochrane Database Syst Rev: CD003773

RENAL Replacement Therapy Study Investigators (2009) Intensity of continuous renal-replacement therapy in critically ill patients. N Engl J Med. 2009 Oct 22;361(17):1627–38

Ronco C et al. (2000) Effects of different doses in continuous veno-venous haemofiltration on outcomes of acute renal failure: a prospective randomised trial. Lancet 356:26–30

Saudan P, Niederberger M, de Seigneux S et al. (2006) Adding a dialysis dose to continuous hemofiltration increases survival in patients with acute renal failure. Kidney Int 70:1312–1317

Schiffl H, Lang S, Fischer R (2002) Daily hemodialysis and the outcome of acute renal failure. N Engl J Med 346:305–310

Schwenger V (2009) Nierenersatztherapie auf der Intensivstation. Nephrologe 4:128–134

Schwenger V, Morath C (2010) Nierenersatzverfahren bei akutem Nierenversagen auf der Intensivstation. Intensivmedizin up2date 5:277–283

Tepel M et al. (2000) Prevention of radiographic-contrast-agent-induced reductions in renal function by acetylcysteine. N Engl J Med 343:180–184

Thalhammer F, Gabein B (2003) Kompendium der antimikrobiellen Therapie, 1. Aufl. Arcis, München

Vargas Hein O, Birnbaum J, Spies C (2008) Das akute Nierenversagen – Antikoagulation bei der kontinuierlichen ... Anästhesiol Intensivmed Notfallmed Schmerzther 4:294–301

Vesconi S, Cruz DN, Fumagalli R et al. (2009) Delivered dose of renal replacement therapy and mortality in critically ill patients with acute kidney injury. Crit Care 13: R57

Zierhut S, Kammerl M (2009) Nierenersatztherapie mittels SLEDD. Intensivmed 46:490–495

Lebererkrankungen

W. Zink

M. Fresenius et al., *Repetitorium Intensivmedizin*,
DOI 10.1007/978-3-642-44933-8_17, © Springer-Verlag Berlin Heidelberg 2014

17.1 Pathophysiologie von Leberfunktionsstörungen

17.1.1 Physiologische Aufgaben der Leber

- **hepatische Synthese**
  - Plasmaproteine (Albumin, Gerinnungsfaktoren, AT III, Cholinesterase, Komplementfaktoren, Akut-Phase-Proteine, Lipoproteine)
  - Glykogensynthese und -speicherung
  - Glukoneogenese
  - Harnstoffsynthese und Gallenproduktion
- **hepatischer Stoffwechsel**
  - Protein- und Lipoproteinstoffwechsel
  - Fettsäuremetabolismus und Ketogenese
  - Abbau von Häm
  - Bilirubinkonjugation
  - Vitaminstoffwechsel
  - Biotransformation von Pharmaka (Demethylierung und Glukuronidierung)
- **hepatische Exkretion**
  - Bilirubin
  - Steroide (Hormone, Gallensäuren)
  - Pharmaka wie z. B. Rocuronium, Vecuronium, Ceftriaxon
- **hepatische Klärfunktion für Substanzen**
  - Endotoxine
  - Fibrinogenspaltprodukt (FSP)
  - Plasminogenaktivatoren

17.1.2 Leberhistologie

Leberläppchen bzw. Leberazinus → zonale Gliederung des Leberazinus
- periportal: O_2- und nährstoffreiches sinusoidales Blut, viele Mitochondrien in den Hepatozyten (oxidativer Metabolismus, Glukoneogenese)
- intermediär: Ausdehnung dieser Zone vom O_2-Angebot abhängig
- perizentral: Biotransformation von Pharmaka (Schädigung dieser Zellen durch toxische Zwischenprodukte)

17.1.3 Hepatische Perfusion

- Perfusion: ca. 25 % des HZV, davon 70–80 % durch die V. portae, 20–30 % durch die A. hepatica
- die hepatische O_2-Versorgung erfolgt lediglich zu ca. 50 % durch die V. portae, da die O_2-Sättigung nur 70 % beträgt (desoxygeniertes Blut)
- Sättigung in den Lebervenen ($S_{hv}O_2$) nur ca. 35 % → mögliche zukünftige Überwachung der gastrointestinalen Perfusion und des hepatischen O_2-Verbrauchs mit Hilfe eines fiberoptischen Katheters in der Lebervene → $S_{hv}O_2$ <45 % unter Therapie scheint mit schlechtem Outcome verbunden zu sein

Regulation der Leberperfusion
- **intrinsische Regulationsmechanismen**
  - **Druck-Fluss-Autoregulation**: In Narkose aufgehoben, da die Autoregulation der A. hepatica vom Grad der Nahrungsaufnahme abhängig ist und im Nüchternzustand außer Kraft tritt → Blutdruckabfall führt zur Abnahme der arteriellen Leberdurchblutung
  - **Hepatic-arterial-buffer-response-Mechanismen**: semireziproke Beziehung zwischen V. portae und A. hepatica: Abfall oder Anstieg der Pfortaderperfusion führt zu einer gegensätzlichen Reaktion in der Leberarterie, jedoch kann der Abfall der Leberarteriendurchblutung nicht von der V. portae kompensiert werden → Steuerung der Leberarteriendurchblutung wahrscheinlich durch die Adenosinkonzentration!
  - **metabolische Kontrollmechanismen**: Regelung der Leberperfusion durch:
    - pH-Wert (metabolische Azidose führt zu Vasokonstriktion im präportalen und leberarteriellen Gebiet, Alkalose hat keine Auswirkung hinsichtlich der Leberperfusion)
    - p_aO_2
    - p_aCO_2: Hypokapnie → hepatischer Blutfluss↓, Hyperkapnie → hepatischer Blutfluss ↑)
    - Temperaturabfall: Rückgang der O_2-Aufnahme
    - Hb

- extrinsische Regulationsmechanismen
  - humorale Steuermechanismen
    - Katecholaminspiegel (Konstriktion in V. portae; primäre Konstriktion und sekundäre Dilatation der A. hepatica über α- und β-Rezeptoren)
    - Glukagon (Dilatation der Leberarterie)
    - vasoaktives intestinales Peptid (VIP)
    - Angiotensin II (Vasokonstriktion in V. portae und A. hepatica)
  - Steuerung über vegetatives Nervensystem (Parasympathikus)

Einflussfaktoren auf die Leberperfusion

Beeinflussung des hepatischen O_2-Angebots durch Anästhetika:

- **volatile Anästhetika**: Halothan, Enfluran und Isofluran erniedrigen den Blutfluss in der Pfortader, während unter Isofluran ein kompensatorischer Blutflussanstieg in der A. hepatica auftritt → nicht unter Desfluran und Sevofluran!
- **Lachgas isoliert** zeigt nur geringen Effekt auf Leberdurchblutung
- **Injektionsanästhetika**: Thiopental, Etomidat, Propofol reduzieren die Gesamtdurchblutung der Leber, bei Midazolam erst initialer Anstieg der Pfortaderdurchblutung mit sekundärem Abfall. Unter Ketamin bleibt die Leberperfusion nahezu unverändert oder steigt ggf. leicht an
- **Opioide**: Reduktion des Blutflusses in der Leberarterie durch Alfentanil, keine Beeinflussung durch Fentanyl
- **weitere Beeinflussung** der Leberperfusion (Reduktion des Blutflusses) durch
  - PEEP-Beatmung
  - Art des chirurgischen Eingriffs (Oberbaucheingriffe reduzieren die Leberperfusion am stärksten)
- **keine Beeinflussung** der Leberdurchblutung durch
  - Muskelrelaxanzien wie z. B. Pancuronium und Vecuronium
  - Vasodilatanzien (Nitroglycerin, Nitroprussidnatrium)
- Steigerung der Leberperfusion durch Adenosingaben (experimentell)

Veränderungen des hepatischen O_2-Angebotes

- **Reduktion** des hepatischen O_2-Angebotes durch
  - anämische Hypoxie ($Hb \downarrow$)
  - hypoxische Hypoxie ($sO_2 \downarrow$, $pO_2 \downarrow$)
  - ischämische Hypoxie (Perfusion $\downarrow$)
- **Steigerung** des hepatischen O_2-Angebotes durch:
  - Dopamin und Dobutamin
  - evtl. Dopexamin (experimentell; klinischer Nutzen fraglich!)

❗ **Keine Beeinflussung des O_2-Angebotes durch hämodilutive Verfahren (Hämatokrit-Senkung bis maximal 30 % vom Ausgangswert) durch kompensatorische Erhöhung der Lebergesamtdurchblutung und erhöhte O_2-Ausschöpfung**

Klinik

- Ikterus
- Palmarerythem, Spider-Nävi, Gynäkomastie, Caput medusae
- Splenomegalie, Aszites
- allgemeine Ödemneigung bei verminderter Eiweißsynthese (onkotischer Druck $\downarrow$)
- klinische und subklinische Zeichen der Enzephalopathie (→ Asterixis, reduzierte Leistung im Number-Connection-Test, veränderte Handschrift)
- Koagulopathie mit Hämatomen
- Kachexie
- Juckreiz (vorwiegend bei der primär biliären Zirrhose)
- Übelkeit und Erbrechen
- erhöhtes HZV (z. B. 8–10 l/min) infolge multipler arteriovenöser Shunts und Oxygenierungsstörungen bei intrapulmonalen Shunts im Rahmen der Leberinsuffizienz

Diagnostik

- **Statische Tests bzw. Laborwerte**
- Albumin $\downarrow$ (HWZ: 14–21 Tage), Präalbumin $\downarrow$ (HWZ: 1,5 Tage)
- Quick-Wert $\downarrow$ (HWZ: VII 1,5–6 h, Faktor II: 2–3 Tage)
- Faktor III $\uparrow$

- Cholinesterase (CHE) ↓ (HWZ: ≈12 Tage)
  - Glykoprotein, das von der Leber syntheti-
    siert wird, effektivstes Enzym im mensch-
    lichen Körper, dessen physiologische
    Funktion unbekannt ist
  - Reduktion der klinischen Aktivität der CHE
    durch Cyclophosphamid, Thiotepa, Bambu-
    terol (Asthmamittel) sowie bei Urämie,
    Verbrennung, Bronchialkarzinom und
    Finalstadium eines Leberschadens
- AT III ↓
- GOT-, GPT-Veränderungen (gute Korrelation
  mit der Schwere des akuten Leberzellschadens)
- Hepatitisserologie (HBsAg, HB_C-IgM+IgG,
  HBC-Antikörper)
- γ-GT-, LDH- sowie meist MCV-Erhöhung bei
  Alkoholabusus
- Erhöhung von Bilirubin und alkalischer Phos-
  phatase (AP) als Hinweis auf Cholestase

- **Dynamische Tests**
- Beurteilung der Leberfunktion anhand von
  Funktionstests
  - **MEGX-Test**: Mono-Ethyl-Glycin-Xylidid ist
    der primäre Metabolit von Lidocain; ent-
    steht durch Deethylierung aus Lidocain, hat
    fast dieselbe pharmakodynamische Potenz
    wie Lidocain; MEGX-Bildung ist abhängig
    von mikrosomaler Cytochrom-P450 3A-
    Aktivität und Leberdurchblutung. Durch-
    führung des Tests:
    – Blutentnahme: arterielle Entnahme von
      5 ml Blut in Serumröhrchen (0-Wert)
    – Testsubstanz: Gabe von 1 mg/kg Lidocain
      (Xylocain) in ZVK über 2 min
    – Blutentnahme 15 min nach Lidocaingabe:
      arterielle Entnahme von 5 ml in Serum-
      röhrchen (Zeitpunkt 1)
    – Blutentnahme 30 min nach Lidocaingabe:
      arterielle Entnahme von 5 ml in Serum-
      röhrchen (Zeitpunkt 2)
  - **Exhalations-[14C-]-Aminopyrin-Test:**
  - Galaktose-Eliminationstest
  - ICG-(Indocyaningrün-)Test
  - Blutbildveränderungen bei Hypersplenismus
    sowie direkte toxische Wirkung auf das Kno-
    chenmark bei hepatischer Insuffizienz: Anä-
    mie und Thrombozytopenie → ggf. Durch-

führung eines Thrombelastogramm (TEG)
zur Beurteilung einer Thrombopathie

 **Zur Abschätzung der Syntheseleistung sind
die Faktor-VII-, die Protein-C- und die Anti-
thrombinbestimmung am empfindlichsten.**

17.1.4 Auswirkungen einer gestörten Leberfunktion

- bedingt durch **eingeschränkte Syntheseleistung** kommt es zu
  - Hypo- und Dysproteinämien → erhöhte
    freie, pharmakologisch wirksame Pharma-
    kakonzentrationen von z. B. Thiopental
    oder Midazolam infolge geringer Plasma-
    eiweißbindung
  - einem Mangel an Plasmacholinesterase →
    evtl. Wirkverlängerung von Succinylcholin,
    Mivacurium, Lokalanästhetika vom Estertyp
  - verminderte Synthese von Gerinnungs-
    faktoren → Blutungsgefahr
- bedingt durch die **eingeschränkte metabolische und exkretorische Funktion** kommt es zu
  - Störungen des Glukosestoffwechsel infolge
    einer peripheren Insulinresistenz mit
    Hyperglykämien, selten Hypoglykämien bei
    eingeschränkter Gluconeogenese (erst bei
    massivem Leberparenchymverlust)
  - einer Akkumulation bestimmter Substanzen
    – neurotoxische Substanzen wie z. B.
      Ammoniak, Phenole
    – Laktat aufgrund einer verminderten
      Laktataufnahme und -verwertung
      (Hyperlaktatämie meist ohne metaboli-
      sche Azidose)
    – Plasminogenaktivatoren und aktivierte
      Gerinnungsfaktoren → FSP ↑ → intrava-
      sale Gerinnung ↑ infolge einer geringeren
      Elimination
    – Endotoxine aufgrund einer eingeschränk-
      ten RES-Clearancefunktion
- **Störung der Arzneimittelbiotransfomation**
  → Phase-I-Reaktion ↓ (Hydroxylierungsvor-
  gänge), Phase-II- bzw. Glukuronidierungsvor-
  gänge in der Regel weniger betroffen

17.2 Akutes Leberversagen

- **Definition**
- plötzlich einsetzende, potenziell reversible Störung der Leberfunktion (ohne vorbestehende Lebererkrankung)
- eher Symptom als eigenständige Erkrankung
- Prognose abhängig von Ursache
- **2 klinische Hauptmanifestationen**: Koagulopathie (INR >1,5) und hepatische Enzephalopathie

- **Einteilung**
- **3 Formen** gemäß der Acute Liver Failure Study Group:
  - hyperakutes ALV: Manifestation in <7 Tagen
  - akutes ALV: Manifestation in 7–21 Tagen
  - subakutes ALV: Manifestation in >21 Tagen, aber weniger als 26 Wochen
- **Sonderformen**:
  - »Acute-on-chronic«-Leberversagen bei akuter Verschlechterung einer chronischen Lebererkrankung
  - terminales chronisches Leberversagen bei chronischer Leberzirrhose

- **Pathophysiologie und Klinik**
- **hepatische Enzephalopathie:**
  - Einteilung in 4 Stadien (◘ Tab. 17.1)
  - Entwicklung eines Hirnödems durch Schwellung der Astroglia → Gefahr der Einklemmung des Hirnstamms
  - Ursache: Umwandlung von Glutamat in osmotisch wirksames Glutamin → Wassereinlagerung
  - Hirnödem bei 75-80 % aller Patienten mit hepatischer Enzephalopathie Grad IV
- **Gerinnungsstörungen:**
  - reduzierte Synthese von Gerinnungsfaktoren bei gesteigertem Verbrauch
  - Thrombozytopenie und Thrombozytenfunktionsstörung
  - Faktor V erniedrigt; Faktor VIII normal
- **akutes Nierenversagen:**
  - in bis zu 50 % der Fälle
  - prognostisch bedeutend
  - Ursachen: Hypovolämie, hepatorenales Syndrom (s. u.), Tubulusnekrose, Intoxikationen

◘ **Tab. 17.1** Klinische Einteilung der hepatischen Enzephalopathie nach den West-Haven-Kriterien

Grad	Klinische Merkmale
I	Depression, Euphorie, leichte Verwirrung, verwaschene Sprache, Konzentrationsschwierigkeiten, Änderung des Schlaf-Wach-Rhythmus, gesteigerter Muskeltonus, Stereotypien
II	Persönlichkeitsstörung, mittelmäßige Verwirrung, Lethargie, Apathie, Schläfrigkeit, Flapping Tremor (Asterixis), Desorientiertheit, Verwirrtheit, Enthemmung und Distanzlosigkeit
III	Soporös aber erweckbar, Ortsverlust, Amnesie, verwaschene Sprache, Hyper- und/oder Hyporeflexie
IV	Koma, Mydriasis, Nackensteife, Streckkrämpfe

- **Infektionen:**
  - septischer Verlauf nicht selten
  - v. a. Lunge und Harnwege
  - v. a. grampositive Erreger (Staph. aureus, Streptokokken); Pilzinfektionen in bis zu 30 %

- **Ursachen**
- **medikamentös-toxische Ursachen:**
  - intrinsische Schädigung durch Toxine mit Dosis-Wirkungskurve → dosisabhängige Leberschädigung (Paracetamol, Knollenblätterpilz)
  - idiosynkrastische Schädigung durch Hypersensibilisierung bzw. genetische Disposition → dosisunabhängige Leberschädigung innerhalb von 6 Monaten nach Exposition (Phenprocoumon, Exstasy, Tetrazyklin, Halothan, Anabolika, Phytopharmaka, Lisinopril, ...)
- **metabolische Ursachen:**
  - Erstmanifestation eines M. Wilson (zumeist vor 35. Lebensjahr; bei Frauen früher als bei Männern)
  - alkalische Phosphatase niedrig; (indirektes) Bilirubin stark erhöht
  - ggf. Coombs-negative, hämolytische Anämie

- **immunologische Ursachen:**
  - Autoimmunhepatitis
- **vaskuläre Ursachen:**
  - Budd-Chiari-Syndrom
  - sinusoidales Obstruktionssyndrom (»veno-occlusive disease«) infolge einer Ganz-körperbestrahlung/Chemotherapie
- **virale Ursachen:**
  - hepatotrope Viren:
    - akute Hepatitis B-Infektion → hierzulan-de rückläufig (HBV-Impfung seit 1996 als Standard für Kinder und Jugendliche)
    - akute Hepatitis C als Ursache eines ALV sehr selten
    - akute Hepatitis E häufige Ursache eines ALV im asiatischen Raum (Schwangere!)
  - nicht-hepatotrope Viren (selten):
    - humanes Herpesvirus Typ 6
    - Epstein-Barr-Virus
    - Dengue-Virus
    - Zytomegalie-Virus (Immunsuppression)
    - Parvovirus B19 (Kinder)
- **schwangerschaftsassoziierte Ursachen:**
  - HELLP-Syndrom im letzten Trimenon
  - akute Schwangerschaftsfettleber

- **Diagnostik**
- ausführliche **(Fremd-)Anamnese**: Vorerkran-kungen, zeitlicher Verlauf der Symptomatik, familiäre Vorbelastung, stattgehabtes zere-brales Ereignis, Alkohol- und Drogenkon-sum, Medikamenteneinnahme, Verzehr von Pilzgerichten, vorbestehende Blutungsnei-gung, ...
- **Labordiagnostik**: Blutgerinnung, Serum-chemie, Blutbild, Blutgasanalyse, Ammonika-spiegel, Virusserologie, ggf. toxikologisches Screening, ggf. Autoimmundiagnostik
- **Sonographie:**
  - Beurteilung von Lebergröße, Leberform und -konsistenz sowie Lebergefäßen (Doppler!)
  - Aszites? Gestaute Gallenwege? Auffällige Lymphknoten? Raumforderungen?
- **Leberbiopsie:**
  - v. a. bei unklarer Ätiologie
  - zurückhaltende Indikationsstellung bei manifesten Gerinnungsstörungen

- **kraniale Bildgebung** (CT/MRT):
  - bei somnolenten Patienten ab hepatischer Enzephalopathie Grad III
  - Ischämie? Blutung? Einklemmung?

- **Therapie**
- frühzeitige Kontaktaufnahme mit Transplanta-tionszentrum empfohlen → Lebertransplanta-tion oftmals als Ultima ratio!
- **hepatische Enzephalopathie:**
  - Lactulose 3×20 ml/d → abführende Wir-kung; Senkung des pH-Wertes im Darm mit Resorptionshemmung des intestinalen, intraluminalen Ammoniaks
  - L-Ornithin-L-Aspartat ohne Vorteil bzgl. einer Verbesserung des Outcomes bzw. einer Reduktion des Ammonikakspiegels
- **Hirnödem:**
  - Anhebung des Na^+-Spiegels auf 145–155 mmol/l → vermindertes Risiko einer intrakraniellen Druckerhöhung
  - Oberkörperhochlagerung (30°)
  - großzügige Indikation zur Intubation bei Verdacht auf gesteigerten Hirndruck, ggf. moderate Hyperventilation
  - Volumen- und Vasopressortherapie → mittlerer arterieller Druck >70 mmHg
  - ggf. Gabe von Mannitol 20 % 0,3 g/kg KG über 15 min (Serumosmolarität <320 mosmol/l)
  - ggf. milde Hypothermie
- **Ernährungstherapie:**
  - ausreichende Kalorienzufuhr (30 kcal/kg KG/d)
  - ausreichende Fettzufuhr als Energieträger (mit reduziertem Anteil von Omega-6-Fett-säuren)
  - tägliche Proteinaufnahme 1,2–1,5 g/kg KG
  - bevorzugt verzweigtkettige Aminosäuren (Leucin, Isoleucin, Valin)
  - Proteinrestriktion bessert hepatische Enzephalopathie nicht!
  - engmaschige Kontrolle des Blutglukose-spiegels
- **Gerinnungsstörungen:**
  - Vitamin K i.v.
  - großzügige Indikation zur Substitution von Gerinnungsfaktoren, v. a. vor anstehenden invasiven Prozeduren

- FFP-Gabe umstritten, da evtl. negativen Einfluss auf Hirnödem
- **akutes Nierenversagen:**
  - Ausgleich eines potenziellen intravasalen Volumenmangels
  - ggf. »volume challenge«
  - frühzeitiger Beginn eines (kontinuierlichen) Nierenersatzverfahrens
  - **Cave:** reduzierte Citratmetabolisierung bei Leberfunktionsstörungen!
  - Leberersatzverfahren (s. u.)
- **Paracetamolintoxikation:**
  - sofortige Applikation von N-Acetyl-Cystein 150 mg/kg KG in Glucose 5 % über 15–30 min; danach 12,5 mg/kg KG über 4 h; danach 6,25 mg/kg KG über 16 h
  - zusätzlich ggf. Aktivkohle 1g/kg KG oral bzw. per Magensonde
- **Knollenblätterpilzintoxikation:** Sibillin 20 mg/kg KG i.v. pro Tag, verteilt auf 4 Einzeldosen
- **Hepatitis B:** Lamivudin 100 mg/d, wenn PTT verlängert bzw. Quick <50 %
- **Autoimmunhepatitis:** Prednisolon 40-60 mg/d i.v.
- **HELLP-Syndrom:** ggf. frühzeitige Entbindung nach Lungenreifung

❗ Bei akutem Leberversagen und schwerer hepatischer Enzephalopathie (Grad 3–4) sollte aufgrund eines zerebralen Ödems eine frühzeitige kontrollierte Beatmung und zur Vermeidung von psychomotorischen Agitationen (→ ICP-Anstieg!) eine adäquate Analgosedierung erfolgen → ggf. Hirndruckmonitoring und Gabe von Mannitol bei akutem Hirndruck!

17.3 Hepatorenales Syndrom

- (Erst-)Beschreibung des hepatorenalen Syndroms (HRS) durch Frerichs im Jahr 1861 sowie durch Austin Flint im Jahr 1863

- **Definition**
- funktionelles Nierenversagen bei akuter oder chronischer, meist fortgeschrittener Lebererkrankung (nach Ausschluss anderer Ursachen), meist in Begleitung mit Aszites und Enzephalopathie

- **Klinik**
- progredienter Abfall der glomerulären Filtrationsrate (Serumkreatinin ↑), sehr niedrige Natrium-Ausscheidung im Urin, unauffälliges Urin-Sediment, Oligurie
- HRS ist grundsätzlich reversibel (z. B. nach Lebertransplantation)

- **Inzidenz**
- bei Patienten mit Leberzirrhose und Aszites in bis zu 18 % der Fälle nach 1 Jahr bzw. in bis zu 39 % der Fälle nach 5 Jahren
- HRS v. a. Patienten mit schwerer Lebererkrankung und erhöhter Aktivität des Renin-Angiotensin-Aldosteron-Systems

- **Diagnosekriterien des International Ascites Club**
- Leberzirrhose mit Aszites
- Serumkreatinin über 1,5 mg/dl (133 μmol/l)
- HRS Typ 1: Verdopplung des initialen Serumkreatinins auf über 2,5 mg/dl (221 μmol/l) in weniger als 2 Wochen
- keine Verbesserung des Serumkreatinins (<1,5 mg/dl bzw. 133 μmol/l) unter Diuretika-Pause sowie Volumenexpansion mit Albumin (1 g/kg KG/d, maximal 100 g/d) innerhalb von 48 h
- kein (septischer) Schock (eine bakterielle Infektion darf aber vorliegen, z. B. eine spontane bakterielle Peritonitis)
- keine gegenwärtige oder vorhergehende Behandlung mit nephrotoxischen Substanzen
- keine parenchymatöse Nierenerkrankung: Proteinurie unter 500 mg/d, weniger als 50 Erythrozyten in der 400-fachen Vergrößerung des Mikroskops und unauffällige Nierensonografie

- **Verlaufsformen und Prognose**
- **Typ I:** akute Form des HRS mit spontan auftretender Niereninsuffizienz und rapid-progredienter Verschlechterung der Nierenfunktion (Verdopplung des Serumkreatinins auf >2,5 mg/dl in <2 Wochen)
  - oftmals Auslösefaktoren: spontane bakterielle Peritonitis, Infektionen, gastrointestinale Blutungen, operative Eingriffe, akutes

Leberversagen, akute Dekompensation einer chronischen Leberzirrhose, alkoholtoxische Fettleberhepatitis
- sehr schlechte Prognose! Mediane Überlebenszeit zwischen 2 Wochen (unbehandelt) und 6 Wochen (behandelt), <10 % überleben das HRS
- **Typ II:** langsame Progredienz der Nierenfunktionsverschlechterung über Wochen mit letztlich auf niedrigem Niveau stabiler, eingeschränkter Nierenfunktion (genuines Nierenversagen im Rahmen einer Leberzirrhose)
  - charakteristisch: refraktärer Aszites ohne Ansprechen auf eine adäquate Diruetikatherapie (Salz- und Wasserretention!)
  - bessere Prognose als HRS Typ I: medianes Überleben ca. 6 Monate (unbehandelt)

- **Pathogenese**
- **hyperdyname Kreislaufsituation:** periphere arterielle Vasodilatation im Bereich der Extremitäten und des Splanchnikusgebietes (MAP ↓) mit Umverteilung des Blutvolumens → v. a. bedingt durch eine durch verschiedene Mediatoren und die portale Hypertension (vaskuläre Scherkräfte!) ausgelöste endotheliale NO-Freisetzung
- **arterielle Hypotonie:** Aktivierung des Renin-Angiotensin-Aldosteron-Systems → renale Vasokonstriktion sowie Wasser- und Natriumretention
- **renale Hypoperfusion:** renale Vasokonstriktion und Umverteilung des renalen Blutstroms von kortikal nach medullär als Folge einer Aktivierung von neurohumoralen Mechanismen
- **Aktivierung des sympathischen Nervensystems** mit α-Rezeptor-vermittelter GFR-Verminderung
- **Steigerung der Vasopressinausschüttung** (nicht über osmotische Stimulation) → Vasokonstriktion über V_1-Rezeptorstimulation
- **Vasodilatation** durch erhöhte Glukagon-Spiegel (Desensibilisierung der mesenterialen Strombahn durch Katecholamine und Angiotensin II und intrazelluläre cAMP-Erhöhung)
- **reduzierte kardiale Auswurfleistung** im Verlauf

- **Diagnostik**
- reduzierte GFR (Serumkreatinin >1,5 mg/dl) (**cave:** Muskelmasse ↓ bei Leberzirrhose, demnach Kreatininfreisetzung ↓ → oftmals normales bzw. nur leicht erhöhtes Serumkreatinin
- Ausschluss anderer Ursachen für ein akutes Nierenversagen bei Leberzirrhose (s. unten)
- Oligurie
- Nachweis eines prärenalen Nierenversagens (unauffälliges Sediment, Urin-Na$^+$ <10 mmol/l, keine Proteinurie) ohne Reaktion auf Volumengabe
- arterielle Hypotonie
- Dilutionshyponatriämie
- Labor: Elektrolyte, Nierenwerte, Leberwerte, Infektparameter, Blutbild, Ausschluss Proteinurie und Hämaturie (renoparenchymatösen Nierenerkrankung!)
- Sonographie: bei HRS Nieren morphologisch unauffällig, keine Parenchymveränderungen
- ggf. diagnostische Aszitespunktion zum Ausschluss einer spontanen bakteriellen Peritonitis

- **Differenzialdiagnosen des akuten Nierenversagen bei Leberfunktionsstörung**
- massive Hämolyse (z. B. nach Transfusionsreaktion, hämolytisch-urämischem Syndrom oder Malaria) mit ausgeprägtem Ikterus bei normaler Leberfunktion
- akute Tubulusnekrose bei septischem Schock
- Glomerulonephritis, renale Vaskulitis
- Hypovolämie, z. B. während Aszitesausschwemmung mit prärenaler Azotämie oder oberer gastrointestinaler Blutung
- Einfluss von nephrotoxischen Medikamenten
- IgA-Nephropathie (bei nutritiv-toxischer Leberzirrhose)
- Intoxikation mit Tetrachlorkohlenstoffen

- **Therapie**
- ■ **Allgemeine Maßnahmen**
- **invasives Monitoring** (Arterie, HZV-Monitoring mit z. B. PiCCO-System und ZVK) und strenge Bilanzierung mittels Blasenkatheter → moderate Negativbilanzierung des Patienten (ca. 300–500 ml/Tag)
- **Aszitespunktion** und Entlastung: bei ausgeprägtem Aszites mit Ausbildung eines abdomi-

nellen Kompartmentsyndroms kann eine Entlastung des Aszites zu einer Verbesserung der Nierenfunktion beitragen → IAP ↓ → Nierenvenendruck ↓ → verbesserte renale Hämodynamik

– **Vermeidung von nephrotoxischen Substanzen** (z.B. Aminoglykoside) oder Medikamenten, die die renale Perfusion beeinflussen (nichtsteroidale Antiphlogistika Analgetika → renale Prostaglandinsynthese) und zurückhaltender Einsatz von Diuretika

– bei spontaner **bakterieller Peritonitis** frühzeitige Antibiotikagabe → Senkung der 3-Monats-Letalität und der Inzidenz von Nierendysfunktionen/Multiorganversagen (MOV) in Kombination mit Albumin (?)

– Ultima ratio: orthotope **Lebertransplantation** (allerdings postoperativ erhöhte Mortalitätsraten bei Empfängern mit vorbestehendem hepatorenalem Syndrom)

– Nutzen einer kombinierten Leber-Nieren-Transplantation nach wie vor unklar

■ ■ **Hepatorenales Syndrom Typ I**

– »First line«-Therapie: Kombination aus Vasokonstriktoren und Albumin

– **Terlipressin** derzeit Vasopressor der 1. Wahl
  – alternativ: Noradrenalin (vorsichtiger Einsatz, da potenziell Verschlechterung der Nierenfunktion möglich)
  – erneutes Auftreten eines HRS nach Terlipressin/Albumin-Therapie in ca. 20 % der Fälle → Wiederholung oftmals erfolgreich
  – initiale Dosierung von Terlipressin 0,5–1 mg alle 4–6 h
  – Verdopplung der Terlipressindosis bis max. 12 mg/d bei Ausbleiben eines frühen Effekts (Serumkreatinin ↓ um weniger als 25 % nach 2 Tagen)
  – Therapieabbruch, wenn kein Effekt nach 3 Tagen bzw. nach 7 Tagen Maximaldosis kein Absinken des Serumkreatinins um mindestens 50 %

– **Albumin:**
  – Initialdosis 1 g/kg KG (max. 100 g), dann jeweils 20–40 g/d Albumin → Inzidenz der spontanen bakteriellen Peritonitis ↓

  – Therapiepause bei Serumalbuminkonzentration >45 g/l, Hypervolämie bzw. Lungenödem

– **transjugulärer intrahepatischer portosystemischer Shunt** (TIPS) → portale Hypertonie ↓, Aszites ↓, Nierenfunktion ↑
  – Verschwinden des HRS nach TIPS-Anlage → Überlebenswahrscheinlichkeit ↑
  – Kontraindikationen für TIPS-Anlage: Serumbilirubin > 5 mg/dl, ausgeprägte Enzephalopathie, schwere bakterielle Infektionen, ausgeprägte kardiale oder pulmonale Dysfunktionen, Child-Pugh-Score > 11

■ ■ **Hepatorenales Syndrom Typ II**

– bisher keine verlässlichen Daten zum Nutzen von Vasopressoren

– bisher keine verlässlichen Daten zum Nutzen eines TIPS bezüglich der Überlebensrate, jedoch fallweise Reduktion des Aszites

– bei Hypervolämie, Urämie bzw. Hyperkaliämie: Nierenersatzverfahren (CVVHD) als unterstützende Maßnahme bis zur Lebertransplantation bzw. bei zu erwartender Verbesserung der Leberfunktion → keine laktathaltigen Substitutionslösungen aufgrund eingeschränkter hepatischer Metabolisierung

– bisher keine verlässlichen Daten zum Nutzen extrakorporaler Leberersatzverfahren

■ **Prävention**

– Volumendepletion vermeiden: kein Gewichtsverlust von >1 kg/d auch bei forcierter diuretischer Therapie

– Vermeiden nephrotoxischer Medikamente

– Volumensubstitution primär mit Albumin (z.B. 8 g Albumin/l Aszites), da großvolumige Parazentesen >5–6 l durch Verschlechterung der Hämodynamik ebenfalls ein HRS induzieren können

– Albumingabe (1,5 g/kg KG i.v. bei Diagnosestellung und 1 g/kg KG i.v. 48 h später) bei Patienten mit Zirrhose und spontaner bakterieller Peritonitis zusätzlich zur antibiotischen Therapie steigert die arterielle Vasokonstriktion und senkt sowohl die Inzidenz des HRS Typ I als auch die Mortalität

– Norfloxacin zur Primärprophylaxe einer spontanen bakteriellen Peritonitis →geringere Inzidenz und bessere 3-Monats-Überlebenswahrscheinlichkeit

17.4   Leberersatzverfahren

Die **Detoxifikation** mit bioartifiziellen Systemen oder maschinellen Systemen scheint in den letzten Jahren zunehmend, insbesondere als »bridging« bis zur Lebertransplantation, an Bedeutung zu gewinnen.

- **Einteilung**
- biologische Systeme
- künstliche Systeme:
    - SPAD (Single-Pass-Albumin-Dialyse)
    - MARS-System (Molecular-absorbent-recirculating-System, Fa. Gambro)
    - Prometheus-System (Fa. Fresenius)

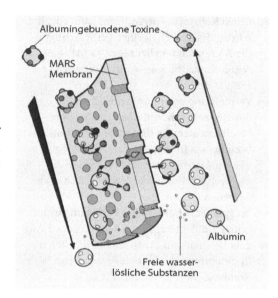

◻ Abb. 17.1 Ausschnitt aus der semipermeablen MARS-Membran. Nur wasserlösliche und albumingebundene Toxine können die Membran passieren

17.4.1 MARS-System (»molecular absorbent recirculating system«)

Historie des MARS-System

1993   Erster Patient mit Albumindialyse
1999   Erste Behandlung mit dem MARS-System
2000   Mehr als 400 behandelte Patienten

⟩ **Behandlungsziel: Der Zustand des Patienten soll stabilisiert werden, um eine Regeneration der Leber oder eine Transplantation zu ermöglichen.**

Funktionsweise (Albumindialyse)

Selektive Entfernung von an Albumin gebundenen Giftstoffen aus der Blutbahn von Patienten mit Leberinsuffizienz über eine semipermeable Spezialmembran (◻ Abb. 17.1), die für Albumin nicht durchlässig ist. Anschließend Regeneration des extrakorporalen (Dialyse-)Albumins nach Durchfluss durch:
- einen Adsorber (Aktivkohlefilter) und
- einen Ionenaustauscher (◻ Abb. 17.2).

Effekte

- Reduktion der Stickstoffmonoxidproduktion durch MARS-Therapie im Rahmen des hepatorenalen Syndroms (HRS) → Entfernung von NO (Nitrosothiol) und hierdurch Verbesserung des mittleren arteriellen Druckes (MAP) vor allem bei »Acute on chronic liver failure«-Patienten
- Verbesserung der Urinproduktion mit MARS bei HRS
- Besserung des therapieresistenten Pruritus (vor allem bei primär biliärer Zirrhose)
- Besserung des intrakraniellen Druckes und verbesserte Synthesefunktion der Leber (nach Mitzner et al. 2000)

- **Indikationen**
- **Hauptindikationen (◻ Abb. 17.3)**
- dekompensierte chronische Lebererkrankungen
    - »acute-on-chronic liver failure« (AoCLF)
    - dekompensierte (end-stage) Zirrhose
- akutes Leberversagen/Leberdysfunktion
    - akutes Leberversagen
    - akute intrahepatische Cholestase

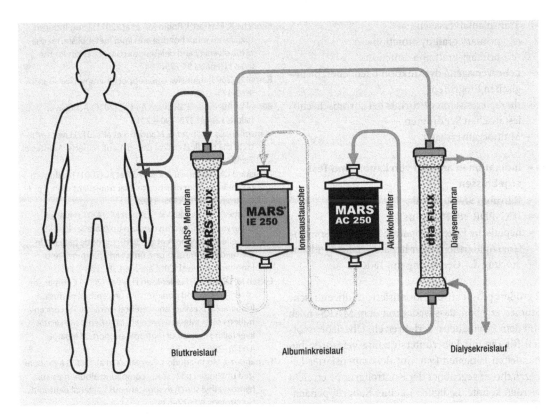

■ **Abb. 17.2** Schematische Darstellung des Blutflusses beim Leberersatzverfahren

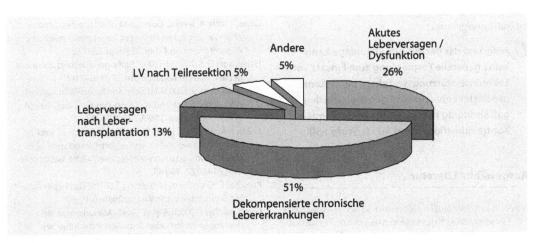

■ **Abb. 17.3** Indikationen zum Leberersatzverfahren

▬ Transplantatversagen
 ▬ »primary graft dysfunction«
 ▬ »primary graft non-function«
▬ Leberversagen/-dysfunktion nach leberchirurgischen Eingriffen
▬ therapieresistenter Pruritus bei chronisch-cholestatischen Syndromen
▬ Multiorganversagen

■ ■ **Indikationen anhand von Labor- und Testergebnissen**
▬ Bilirubin >8–10 mg/dl
▬ ICG-PDR <8–10 % **plus**
▬ hepatische Enzephalopathie > Grad 2 (Somnolenz/Agitiertheit) oder hepatorenales Syndrom
▬ Störung der Gerinnung mit INR >2

2 größere prospektive randomisierte multizentrische Studien ergaben, dass weder mit dem MARS- noch mit dem Prometheus-Verfahren ein Überlebensvorteil für die mit Leberunterstützungsverfahren behandelten Patienten (v. a. mit dekompensierter Leberzirrhose) gegenüber der Kontrollgruppe erreicht werden konnte. Lediglich in einer Subgruppenanalyse für Patienten mit einem MELD-Score >30 ergab sich ein signifikanter Vorteil in Bezug auf das Überleben. Beide Verfahren waren allerdings sicher in der klinischen Anwendung und zeigten effektive Detoxifikationsergebnisse.

❯ **Aufgrund der derzeitigen Datenlage kann keine generelle Empfehlung zum Einsatz von Leberunterstützungsverfahren bei dekompensierter Leberzirrhose gegeben werden → ggf. »bridging to transplant« bei fehlenden Kontraindikationen und MELD-Score >30!**

Ausgewählte Literatur

Alessandria C, Ottobrelli A, Debernardi-Venon W et al. (2007) Noradrenalin vs terlipressin in patients with hepatorenal syndrome: a prospective, randomized, unblinded, pilot study. J Hepatol 47:499–505

Arroyo V, Fernandez J, Gines P (2008) Pathogenesis and treatment of hepatorenal syndrome. Semin Liver Dis 28:81–95

Banares R, Nevens F, Larsen FS et al. (2013) Extracorporeal albumin dialysis with the molecular adsorbent recirculating system in acute-on-chronic liver failure: the RELIEF trial. Hepatology 57:1153–1162

Begriche K, Massart J, Robin MA et al. (2011) Drug-induced toxicity on mitochondria and lipid metabolism: mechanistic diversity and deleterious consequences for the liver. J Hepatol 54:773–794

Bernal W (2003) Intensive care support therapy. Liver Transpl 9:15–17

Bernal W, Auzinger G, Dhawan A et al. (2010) Acute liver failure. Lancet 376: 190 – 201

Biancofiore G, Auzinger G, Mandell S et al. (2012) Liver cirrhosis in the medical critical care patient. Minerva Anestesiol 78:693–703

Broussard CN, Aggarwal A, Lacey SR et al. (2001) Mushroom poisoning – from diarrhea to liver transplantation. Am J Gastroenterol 96:3195–3198

Brunnenberg T, Cicinnati VR, Schmidt HHJ (2013) Akutes Leberversagen. Intensivmedizin up2date 8:145–155

Das V, Boelle PY, Galbois A et al. (2010) Cirrhotic patients in the medical intensive care unit: early prognosis and long-term survival. Crit Care Med 38:2108–2116

Eefsen M, Dethloff T, Frederiksen HJ et al. (2007) Comparison of terlipressin and noradrenalin on cerebral perfusion, intracranial pressure and cerebral extracellular concentrations of lactate and pyruvate in patients with acute liver failure in need of inotropic support. J Hepatol 47:381–386

Fernandez J, Monteagudo J, Bargallo X et al. (2005) A randomized unblinded pilot study comparing albumin versus hydroxyethyl starch in spontaneous bacterial peritonitis. Hepatology 42:627–634

Fernandez J, Navasa M, Planas R et al. (2007) Primary prophylaxis of spontaneous bacterial peritonitis delays hepatorenal syndrome and improves survival in cirrhosis. Gastroenterology 133:818–824

Gines P, Torre A, Terra C, Guevara M (2004) Review article: pharmacological treatment of hepatorenal syndrome. Aliment Pharmacol Ther 20 Suppl 3:57–62

Haussinger D, Schliess F (2008) Pathogenetic mechanisms of hepatic encephalopathy. Gut 57:1156–1165

Kjaergard LL et al. (2003) Artificial and bioartificial support systems for acute and acute-on-chronic liver failure: A systematic Review. JAMA 289:217–222

Kribben A, Gerken G, Haag S et al. (2012) Effects of fractionated plasma separation and adsorption on survival in patients with acute-on-chronic liver failure. Gastroenterology 142:782–789 e3

Kurschat C, Grundmann F Benzing T (2010) Das hepatorenals Syndrom. Intensivmedizin up2date 6:41–50

Lerschmacher O, Koch A et al. (2013) Management der dekompensierten Leberzirrhose auf der Intensivstation. Med Klin Intensivmed Notfallmed. Epub ahead of print

Mitzner SR et al. (2002) Extracorporeal support of the failing liver. Curr Opin Crit Care 8:171–177

Mitzner SR, Stange J, Klammt S et al. (2000) Improvement of hepatorenal syndrome with extracorporeal albumin dialysis MARS: results of a prospective, randomized, controlled clinical trial. Liver Transpl 6:277–286

Ostapowicz G, Fontana RJ, Schiodt FV et al. (2002) Results of a prospective study of acute liver failure at 17 tertiary care centers in the United States. Ann Intern Med 137: 947–954

Rademacher S, Oppert M, Jörres A (2011) Artificial extracorporeal liver support therapy in patients with severe liver failure. Expert Rev Gastroenterol Hepatol 5:591–599

Ruiz-del-Arbol L, Monescillo A, Arocena C et al. (2005) Circulatory function and hepatorenal syndrome in cirrhosis. Hepatology 42:439–447

Sagi SV, Mittal S, Kasturi KS et al. (2010) Terlipressin therapy for reversal of type 1 hepatorenal syndrome: a meta-analysis of randomized controlled trials. J Gastroenterol Hepatol 25:880–885

Schmidt LE et al.(2003) Systemic hemodynamic effects of treatment with molecular adsorbents recirculating system in patients with hyperacute liver failure: A prospective controlled trial. Liver Transpl 3:290–297

Sen S et al. (2002) Review article: the molecular adsorbents recirculating system (MARS) in liver failure. Aliment Pharmacol Ther 16 (Suppl 5): 32–38

Sort P, Navasa M, Arroyo V et al. (1999) Effect of intravenous albumin on renal impairment and mortality in patients with cirrhosis and spontaneous bacterial peritonitis. N Engl J Med 341:403–409

Stange J (2011) Extracorporeal liver support. Organogenesis 7:64–73

Wauters J, Wilmer A (2011) Albumin dialysis: current practice and future options. Liver Int 31:039–12

Pankreatitis

W. Zink

18.1   Akute Pankreatitis   – 372

Ausgewählte Literatur   – 380

M. Fresenius et al., *Repetitorium Intensivmedizin*,
DOI 10.1007/978-3-642-44933-8_18, © Springer-Verlag Berlin Heidelberg 2014

- **Einteilung**
- **akute** interstitiell-ödematöse oder hämorrhagisch-nekrotisierende Pankreatitis (reversibel)
- **chronische** Pankreatitis (irreversibel, strukturelle Veränderungen wie dilatierter und im Kaliber unregelmäßiger Ductus pancreaticus, kontinuierliche Entzündungszeichen, eingeschränkte endo- und exokrine Funktion)

18.1   Akute Pankreatitis

- **Atlanta-Klassifikation**
Die akute Pankreatitis wird nach der Atlanta-Klassifikation aus dem Jahr 1992 eingeteilt in:
- **leichte akute Pankreatitis** (mit interstitiellem Pankreasödem und nur minimaler Organdysfunktion ohne Komplikationen)
- **schwere akute Pankreatitis** (mit Organversagen und/oder lokalen Komplikationen wie intra- und peripankreatische Flüssigkeitsansammlungen, Nekrosen, Abszess oder Pseudozyste) bzw. in 7 verschiedene Stadien (◘ Tab. 18.1).

- **Inzidenz und Letalität**
- Deutschland: 10–46 Neuerkrankungen auf 100.000 Einwohner/Jahr; 50.673 Neuerkrankungen im Jahr 2008
- ca. 75–85 % der Pankreatiden als ödematöse Verlaufsform (Letalität: <1 %)
- ca. 15–25 % der Pankreatiden als schwere akute Pankreatitis mit Teil- oder Totalnekrose: (Letalität ohne Infektion 12 % und mit Infektion ca. 17 %, wobei eine frühe Infektion innerhalb von 4 Wochen nach Beginn der Pankreatitis eine hohe Letalität von 10–40 % aufweist und eine Infektion nach >4 Wochen durch eine geringere Letalität von 0–8 % gekennzeichnet ist)

- **Ursachen**
- **biliär** (Gallensteine; 40–50 %)
- **äthyltoxisch** (30–40 %) → jedoch nur 5–10 % der »schweren Trinker« entwickeln eine Pankreatitis → Ätiologie letztendlich unklar: postuliert wird die Stimulation der exokrinen Sekretion durch Alkohol, die Sezernierung von unlöslichem Pankreaseiweiß, das im Gang-

system als kalzifizierende Verbindung ausfällt, und der erhöhte Sphincter-Oddi-Tonus, der durch Rückstau von Pankreassekret zu einer intrazellulären Enzymaktivierung führt
- **idiopathisch** (10–20 %) → 2/3 der Patienten besitzen jedoch in der ERCP nachweisbare Mikrogallensteine oder Gallen-Sludge. Therapie: endoskopische Papillotomie oder Cholezystektomie
- **hereditär** → meist spontane Punktmutation innerhalb des Trypsinogen-Gens auf Chromosom 7, die zu einer Störung der intrazellulären Trypsin-Inaktivierung führt (Patienten meist <20 Jahre, hohe Penetranz (>80 %) des autosomal-dominant vererbten Gendefektes)
- **infektiös** (Mumps- oder Coxsackie-B-Viren, HIV)
- **traumatisch**
- **medikamentös**
  - gesicherter Zusammenhang für **Azathioprin**, 6-Mercaptopurine, Asparaginase, Pentamidine, Didanosine
  - wahrscheinlicher Zusammenhang für **Furosemid, Hydrochlorothiazide**, Valproinsäure, Tetracycline, Sulfonamide, Sulphazalazine, Paracetamol- und Ergotaminüberdosierungen und **Propofol**
- primärer Hyperparathyreoidismus bzw. Hyperkalziämie (auch exogen bedingt)
- Hyperlipidämie (Typ I, IV,V)

◘ **Tab. 18.1** 7 Stadien der schweren akuten Pankreatitis

Stadium	Klinik
I	Akute Pankreatitis
II	Milde akute Pankreatitis
III	Akute schwere Pankreatitis
IV	Akute Flüssigkeitskollektion/Fettgewebsnekrose
V	Pankreasnekrose
VI	Pseudozyste
VII	Pankreasabszess

■ Selten:
  – Duodenaldivertikel, penetrierendes Ulcus
    duodeni, duodenaler Parasitenbefall (Aska-
    riden), Zustand nach kardiopulmonalem
    Bypass, Pancreas divisum (zweigeteilte
    Anlage mit Ductus santorini und Ductus
    Wirsungianus)
  – atherosklerotisch bedingt
  – Sphincter-Oddi-Dyskinesie (erhöhter
    basaler Sphinktertonus >40 mmHg)

❯❯ **80 % aller akuten Pankreatitiden sind biliärer
oder alkoholtoxischer Genese, 80 % aller
chronischen Pankreatitiden sind alkohol-
toxisch bedingt.**

■ **Pathophysiologie**
■ vorzeitige, intrazelluläre **Aktivierung von
Pankreasenzymen** in den zytoplasmatischen
Vakuolen und konsekutiver Übertritt der akti-
vierten Serinproteasen ins umgebende Gewebe
mit Autolyse:
  – Lipase → Fettgewebsnekrosen
  – Trypsin + Chymotrypsin → Ödem und
    Nekrose, Aktivierung weiterer Enzyme
  – Elastase → Blutungen
  – Kallikrein → Bildung von Kininen → Vaso-
    dilatation und Schmerzentstehung, Kapil-
    larpermeabilitätserhöhung mit Flüssigkeits-
    verschiebung in den 3. Raum
  – Aktivierung von Phospholipase A_2 → Lyso-
    lezithinbildung mit zytotoxischem Effekt
■ Freisetzung verschiedener **vasoaktiver Zyto-
kine** und **toxischer Substanzen**, u. a. als domi-
nantes Zytokin der Plättchen aktivierende Faktor (PAF), daneben Interleukin 1 ↑, TNF-α ↑
(HWZ: 14–18 min!) und Interleukin 6 ↑, während Interleukin 2 ↓, Interleukin 10 ↓ (die
Zytokinspiegel sind im Pankreasgewebe um
ein Vielfaches höher als im Serum)
■ Konzentration des physiologischen, **löslichen
TNF-Rezeptors** (sTNFR) innerhalb der ersten
24 h der Intensivbehandlung einer akuten
Pankreatitis ist ein prognostischer Marker hinsichtlich der Entwicklung eines Multiorganversagens! Die Höhe der Serumspiegel korreliert mit dem Schweregrad (milde Verlaufsform < schwere Pankreatitis mit lokalen Kom-

plikationen < schwere Pankreatitis mit
Organversagen).
■ Aktivierung der Komplement-, Kinin-, Gerin-
nungs- und fibrinolytischen Kaskade → Aktivierung von polymorphnukleären Granulozyten und Endothelzellen

■ **Schweregradeinteilung**
■ nach klinischen und laborchemischen Kriterien bei Aufnahme und nach 48 h anhand des
Ranson-Scores

◻ **Tab. 18.2** Ranson-Score

Bei Aufnahme	Risikofaktor
Alter >55 Jahre	1
Leukozytose >16.000/mm³	1
Glukose >200 mg/dl (>11 mmol/l)	1
LDH >400 U/l	1
GOT >250 U/l	1
**Innerhalb von 48 h nach Kranken-
hausaufnahme**	
Hkt-Abnahme >10 %	1
Anstieg des Serumharnstoffs
>11 mg/dl (>1,8 mmol/l)	1
Serumkalzium <2 mmol/l	1
p_aO_2 <60 mmHg (<8,0 kPa)	1
Basendefizit >4 mmol/l	1
Flüssigkeitsdefizit >6 l	1

**Vergabe von jeweils einem Punkt bei zutreffendem
Kriterium:**

Risikofaktor	Mortalitätsrate [%]
0–2	<1–2
3–4	≈15
5–6	≈40
>6	≈100

Der Ranson-Score ohne die LDH-, BE- und Flüssigkeits-
defizit-Bestimmung (8 Kriterien!) wird als Glasgow-
bzw. Imrie-Score bezeichnet.

◘ Tab. 18.3 CT-orientierte Schweregradeinteilung. (Adaptiert nach Ranson et al. 1985)

	Radiologischer Befund	Punkte
A	Normal	0
B	Fokale und diffuse Vergrößerung des Pankreas, inhomogenes Parenchym, kleine intrapankreatische Flüssigkeitsansammlung	1
C	Veränderungen wie bei A und B, zusätzlich peripankreatisch entzündliche Veränderungen Pankreasnekrosen <30 %	2
D	Veränderungen wie bei A, B und C, zusätzlich einzelne peripankreatische Flüssigkeitsansammlungen Pankreasnekrosen 30–50 %	3
E	Veränderungen wie bei A, B, C und D, zusätzlich ausgedehnte, peripankreatische Flüssigkeitsansammlungen Pankreasnekrose >50 %	4

0–4 Punkte je nach Kriterium A–E plus 2, 4 oder 6 Punkte für das Nekroseausmaß

Gesamtpunkte	Letalität
0–13	13 %
4–16	16 %
7–10	20 %

- nach radiologischen Kriterien (CT-orientierte Einteilung) anhand von Ranson und Balthazar
- nach dem APACHE-II-Score (12 physiologisch-biochemische Faktoren, ► Kap. 39)

▪▪ Ranson-Score

Der Ranson-Score wurde 1974 anhand von 100 Patienten mit alkoholinduzierter Pankreatitis evaluiert → Verwendung von 11 klinischen Parametern mit prognostischer Bedeutung (◘ Tab. 18.2).

Aktuelle Untersuchungen konnten das Alter, das Vorliegen einer respiratorischen und/oder renalen Insuffizienz sowie einer Schocksymptomatik als bessere prädiktive Marker für die Mortalität der Pankreatitis identifizieren!

▪▪ CT-orientierte Schweregradeinteilung

- »golden standard« für die Diagnose »nekrotisierende Pankreatitis« (◘ Abb. 18.1, ◘ Abb. 18.2)
- hohe Sensitivität bei einem Pankreasnekroseanteil >30 %
- **Indikationen**: eine CT-Untersuchung sollte grundsätzlich durchgeführt werden bei:

- Patienten mit zweifelhafter Diagnose »Pankreatitis«
- Patienten mit Hyperamylasämie und schwerer klinischer Pankreatitis, starkem Meteorismus, hohem Fieber oder Leukozytose
- Patienten mit einem Ranson-Score >3 oder APACHE-Score >8 Punkten (◘ Tab. 18.3)
- Patienten mit fehlender klinischer Besserung nach 72-stündiger konservativer Therapie
- akuter Verschlechterung des klinischen Zustands nach anfänglicher Besserung

---

Definition »schwere Pankreatitis« (nach klinischen Kriterien)

- Ranson-Score >3 **oder**
- APACHE-Score >8 Punkte **oder**
- Fehlende klinische Besserung unter konservativer Therapie bzw. rapide Verschlechterung des klinischen Zustands
- Vorhandensein eines der folgenden Kriterien: Schock, renale oder pulmonale Insuffizienz

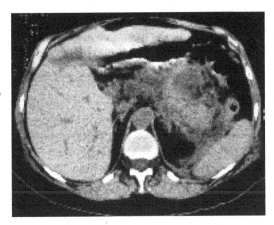

Abb. 18.1 CT-Bild einer schweren akuten nekrotisie-renden Pankreatitis mit Nekrosebildung, besonders im Kopf-bereich. Ausgedehnte exsudative Komponente mit sog. »Nekrosestraße« in Richtung auf den unteren Milzpol. (Aus Sulkowski et al. 1998)

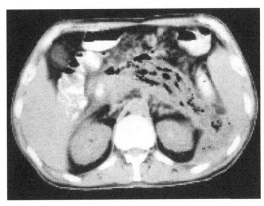

Abb. 18.2 Akute nekrotisierende Pankreatitis mit Luftein-schlüssen in der Pankreasloge als Zeichen der bakteriellen Nekrosenbesiedlung. (Aus Sulkowski et al. 1998)

- **Prädiktive Faktoren für einen komplizierten Verlauf**
- 3 oder mehr Hinweise auf Organkomplikatio-nen im Ranson-Score, bestimmt bei Aufnahme und nach 48 h
- extrapankreatische Komplikation (z. B. respira-torische oder Niereninsuffizienz)
- Nachweis von Pankreasnekrosen im kontrast-mittelverstärkten CT
- bis auf 130 mg/dl erhöhter CRP-Wert in den ersten 48 h nach Schmerzbeginn ohne Anhalt für einen anderen Infektionsherd

- Hämatokrit bei Aufnahme erhöht auf über 44 % oder kein Abfallen des Hämatokrits in den ersten 24 h der Therapie
- Procalcitonin über 3,8 ng/ml ab dem 3. Tag nach Beschwerdebeginn
- Angiopoetin 2 erhöht

- **Klinik**
- plötzlich einsetzende, starke, innerhalb von 60 min zunehmende, gürtelförmige Schmerzen im Oberbauch mit Ausstrahlung in den Rücken (50 % der Fälle) → meist postprandial!
- Übelkeit und Erbrechen
- evtl. Fieber, erhöhte Entzündungsparameter (CRP, Leukozytose, Procalcitonin, IL-6)
- Hypovolämie mit gelegentlicher Schocksymp-tomatik → starkes retroperitoneales Ödem
- starker Meteorismus
- spärliche oder fehlende Darmgeräusche bis paralytischer Ileus (»Totenstille«)
- respiratorische Insuffizienz infolge meist links-seitigen Pleuraergusses, Atelektasen oder schmerzbedingter Hypoventilation, selten ARDS-Entwicklung
- Zeichen der Pankreasinsuffizienz (Blutzucker-entgleisungen)
- bei 90 %iger Organinsuffizienz: Zeichen der Maldigestion (Flatulenz, Meteorismus, übel-riechende, fettreiche Stühle)
- bei nekrotisierender Pankreatitis:
  - Cullen-Zeichen: bläuliche Verfärbung um den Nabel
  - Grey-Turner-Zeichen: bläuliche oder grün-braune Verfärbung der Flanken als Zeichen von intrapankreatischen und retroperito-nealen Einblutungen

- **Komplikationen**
- partielle bzw. multifokale Nekrosen, selten totale Pankreasnekrose
- Infektion von nekrotischen Arealen (bei 40–70 % aller nekrotisierenden Pankreatitiden kommt es zur bakteriellen Besiedelung von pankreatischem und peripankreatischem sowie retroperitonealem Gewebe innerhalb von 3 Wochen) → Gefahr der Abszessbildung ab der 4. Woche nach Beginn der Pankreatitis (Abb. 18.3)!

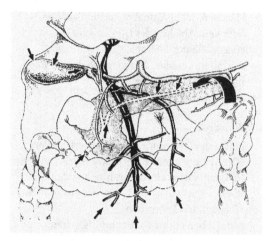

□ Abb. 18.3 Darstellung von möglichen Infektionswegen der infizierten nekrotisierenden Pankreatitis. (Adaptiert nach Uhl et al. 1998)

- Infektion des nekrotischen Pankreasgewebes erfolgt
  - aufgrund einer transkolischen Migration von Bakterien auf lymphatischem Wege
  - hämatogen
  - durch aufsteigende Infektion vom Duodenum via Ductus pancreaticus
  - über das Gallengangssystem
  - von der Portalvene aus
- Pseudozystenbildung mit ggf. Kompressionssymptomatik
- Fistelbildung (hohe Amylasewerte in der Drainagenflüssigkeit)
- SIRS/Sepsis und hypovolämischer Schock infolge massiver Flüssigkeitsverschiebung ins Interstitium
- akutes Nierenversagen infolge Volumenmangel und toxischer Tubulusschädigung (schlechte Prognose bezüglich des Outcomes)
- respiratorische Insuffizienz (ALI, ARDS)
- »remote organ failure«, ggf. Multiorganversagen (MOV)
- Choledochusstenosen mit Cholestase (Ikterus und Stauungsschmerz)
- Duodenalstenosen
- Verbrauchskoagulopathie
- Milzvenenthrombose mit portaler Hypertension

- **Diagnostik**
- **Serumenzyme**
  - Lipase im Serum ↑ über das 3-fache der Norm (>350–1000 U/l)
  - Amylase im Serum (>350 U/l) und Urin ↑ über das 3-fache der Norm

> **Die simultane Bestimmung dieser Enzyme besitzt eine Sensitivität und Spezifität von 90–95 %. Beide Enzyme können jedoch bei Niereninsuffizienz (renale Elimination) um das 3-fache erhöht sein! Die Höhe der Pankreasenzyme korreliert nicht mit dem Schweregrad der Pankreatitis!**

- bei **biliärer Pankreatitis**
  - erhöhte Bilirubin- und GOT-Werte (>80 U/l)
  - Cholestase-Enzyme ↑ (γ-GT, AP, LAP, ggf. Bilirubin)
- bei **nekrotisierender Pankreatitis:**
  - CRP ↑ um den 3.–4. Tag nach Erkrankungsbeginn (>12 mg/dl)
  - LDH ↑ (>270 U/l)
  - $α_1$-Antitrypsin ↑ (>3,5 g/l) und $α_2$-Makroglobulin ↓ (<1,3 g/l)
  - Procalcitonin ↑ (PTC)-Anstieg bei Infizierung der Pankreasnekrosen!
- weitere fakultative Laborveränderungen:
  - Hyperglykämie mit Glukosurie
  - Hypokalzämie (prognostisch ungünstig)
  - Leukozytose
  - Anstieg von Kreatinin und Harnstoff bei progredienter Nierenfunktionsverschlechterung
- weitere laborchemische Untersuchungen bei **chronischer Pankreatitis:**
  - Chymotrypsin im Stuhl ↓ (<5 U/g Stuhl)
  - Nachweis von Steatorrhö (>7 g/24 h) unter definierter Diät (100 g Fett/Tag)
  - Stuhlgewicht >300 g/Tag

- **Funktionstests**
- **Sekretin-Pankreozymin-Stimulationstest:** »golden standard« → Bestimmung der Bikarbonatexkretion im Duodenalsekret über 2–3 h nach Sekretin-i.v. Gabe (pathologisch: <80–90 mval/l ab 60 %igem Organfunktionsverlust)
- **Bentiromide-Test:** enzymatische Spaltung dieses Stoffes nach oraler Gabe unter Para-Ami-

nobenzoesäurebildung, die nach Absorption vollständig renal eliminiert wird!
- **Pankreolauryltest**
- **oraler Glukosetoleranztest** (im Spätstadium pathologisch)

- ■ **Zusatzuntersuchungen**
- **Sonographie des Abdomens**: meist eingeschränkte Beurteilbarkeit bei ausgeprägtem Meteorismus (geschwollenes Pankreas nur in ca. der Hälfte der Fälle nachweisbar)
- **kontrastmittelverstärkte CT-Untersuchung**: Nachweis von ödematösen und nekrotischen Pankreasbezirken sowie peripankreatischem Gewebe und deren Ausmaße durch kontrastmittelunterstützte computertomographische Untersuchungen bei Hyperamylasämie, ausgeprägtem klinischem Befund und Fieber >39°C
- ggf. **CT-gesteuerte Feinnadelpunktion** von suspekten Pankreasgebieten zum Nachweis von infiziertem nekrotischem Gewebe (geringe Komplikationsrate, Sensitivität >90 %)
- **Thoraxröntgenaufnahme**: ggf. linksseitiger Erguss, Plattenatelektase, Pneumonie, freie Luft unter dem Zwerchfell bei Ulkusperforation mit Pankreasbeteiligung
- **Abdomenübersicht**:
  - Luft- und Flüssigkeitsspiegel bei Ileussymptomatik
  - Nachweis von schattengebenden Gallensteinen oder Kalkinseln im Pankreasbereich bei chronisch-kalzifizierender Pankreatitis
  - Pankreasabszess mit gasbildenden Bakterien (Flüssigkeitsansammlung mit überschichteter Gasanreicherung)

- **Differenzialdiagnose**

Erhöhte Enzyme bei:
- perforiertem Ulkus
- Cholezystitis
- Mesenterialinfarkt
- Ileus
- Aortenaneurysma
- Parotitis
- Extrauteringravidität
- Niereninsuffizienz

- selten Makroamylasämie (z. B. nach HAES-Gabe)

- **Therapie**
- ■ **Basistherapie**
- Bettruhe und ggf. intensivmedizinische Überwachung
- frühe **hämodynamische Stabilisierung** zur Verbesserung der Makro- und Mikrozirkulation mit erhöhtem O_2-Angebot durch Ausgleich des intravasalen Flüssigkeits- und Elektrolytverlustes → Rehydratation mittels 5–10 ml/kg KG/h bzw. 3–5 l/24 h balancierter kristalliner Lösung
- Überwachung der Gewichtsentwicklung, welche ab dem 12. Tag wieder abnehmen sollte
- **frühzeitige enterale Ernährung** über eine Magen bzw. Jejunalsonde → geringere Inzidenz an katheterassoziierten septischen Komplikationen, hyperglykämischen Phasen und geringere Kosten im Vergleich zur totalen parenteralen Therapie sowie Reduktion der Mortalität in der späten Phase einer akuten Pankreatitis → Substitution der parenteralen und enteralen Therapie mit Glutamin → Stabilisierung der Mukosabarriere und Reduktion der bakteriellen Translokation mit septischen Komplikationen
- frühzeitiger oraler Kostaufbau bei schmerzfreien Patienten
- ggf. gastrale Sekretabsaugung zur Vermeidung der Pankreasstimulation durch die Magensäure (von einigen Autoren wird das Legen einer Magensonde bei Fehlen von Übelkeit, Erbrechen, Meteorismus und Ileussymptomatik aufgrund einer fehlenden nachgewiesenen Effektivität abgelehnt)
- Antikoagulation: Low-dose-Heparinisierung 2-mal 5000–7500 I.E. s.c.
- ineffektiv: spezifische medikamentöse Therapie (Antiproteasen, Protease-Inhibitoren, Antioxidanzien oder Antiphlogistika)
- obsolet: »Ruhigstellung« des Pankreas durch antisekretorische Substanzen

▪▪ Adäquate Schmerztherapie
- **PCA** mit intravenösen Opioiden → Einfluss auf die Sphincter-Oddi-Funktion nach aktuellem Wissensstand nur gering!
- Periduralanästhesie (kontinuierliche Infusion von 0,2 % Ropivacain (ca. 3–6 ml/h) über thorakalen Periduralkatheter → Abwägung gegenüber dem Risiko der sekundären Infektion des Periduralkatheters
- ggf. zusätzlich NSAID: Metamizol (4 g/24 h), Paracetamol (4 g/24 h), Naproxen (2×500 mg)
- kontinuierliche 1 %ige Procaingabe ohne Vorteil in kontrollierten Studien der vergangenen Jahre gegenüber Plazebo → daher nicht mehr empfohlen!

▪▪ Antibiotische Therapie
- nur bei sekundärer Infektion von Pankreasnekrosen (bereits bei Verdacht!)
- keine prophylaktische Antibiotikagabe
- erwartetes Keimspektrum bei infizierten Pankreasnekrosen: Enterobakterien, Enterokokken, Staphylokokken, Anaerobier und Sprosspilze
- Substanzen:
  - Carbapeneme: Meropenem/Imipenem 3×1,0 g/d: Reduktion der Inzidenz an Pankreasinfektionen, jedoch ohne signifikante Beeinflussung der Mortalität bei gleichzeitiger deutlicher Reduktion von septischen Komplikationen
  - **oder**: Chinolone ± Metronidazol: z. B. Ciprofloxacin 2–3×400 mg/d + Metronidazol 3×500 mg/d
  - **oder**: Cefotaxim 3×2,0 g + Metronidazol 3×500 mg/d
  - **oder**: Piperazillin-Tazobactam 3-4×4,5 g/d
  - **oder**: Tigecyclin 1×100 mg Loading-Dosis, dann 2×50 mg/d

> ❶ Bei den Antibiotika wird insbesondere Moxifloxacin im Pankreasgewebe angereichert (◘ Tab. 18.4).

- ggf. selektive Darmdekontamination (SDD) → konnte in einigen Studien die Letalität reduzieren
- ggf. zusätzlich antimykotische Therapie

◘ **Tab. 18.4** Anreicherung von Antibiotika im Pankreasgewebe

Antibiotikum	Verhältnis von Gewebs- zu Serumspiegel
Moxifloxacin	1,82
Imipenem	0,98
Ciprofloxacin	0,86
Cefotaxim	0,78
Piperacillin	0,72
Mezlocillin	0,71
Tobramycin	0,22
Netilmicin	0,21

> ⏩ **In neueren Studien wurde überzeugend gezeigt, dass eine generelle Antibiotikaprophylaxe keine Vorteile bietet und nur zur Selektion resistenter Erreger beiträgt.**

- bei nachgewiesener **Pankreasinfektion**: kalkulierte antibiotische Therapie anhand des Antibiogramms nach CT-gesteuerter Feinnadelpunktion
- häufigstes Keimspektrum: gramnegative Darmbakterien (Escherichia coli, Klebsiellen-, Pseudomonas- und Proteus-Spezies, Enterokokken), Anaerobier und Staphylokokken (aureus) sowie Candida

▪▪ Weitere Therapiekonzepte
- ggf. endoskopisch-retrograde Cholangiographie mit Papillotomie (ERC) bei Verdacht auf obstruktive, biliäre Ursache und gleichzeitiger schwerer Pankreatitis → Entlastung eines erhöhten intraduktalen Drucks bei Obstruktion durch Papillotomie, ggf. Drainageneinlage (**cave**: Verschlimmerung der Pankreatitis durch hohe Drücke beim Anspritzen des Pankreasganges)
- interventionelle Drainage der Nekrosen
- Drainageneinlage bei Pseudozysten mit Schmerzsymptomatik, gastraler Obstruktion oder Durchmesser >5–6 cm
- ggf. CVVHF oder CVVHD ab dem 10. Tag zur Mobilisierung der Flüssigkeit im retroperitonealen Raum

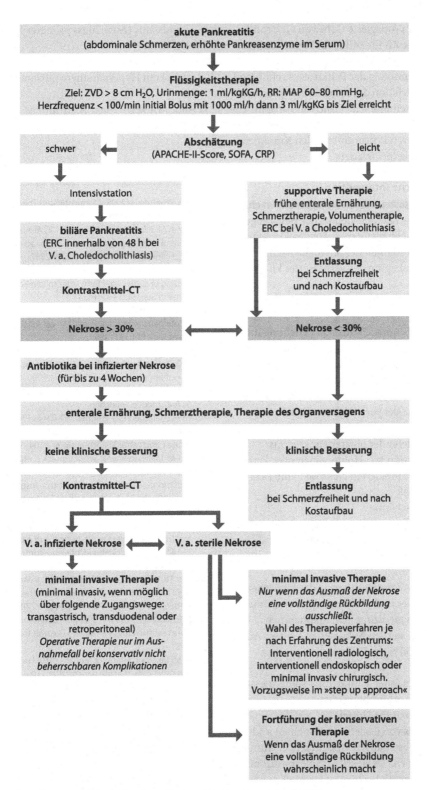

Abb. 18.4 Algorithmus zur Therapie der akuten Pankreatitis. (Aus Mayerle et al. 2012)

- die früher propagierte Gabe von Octreotid (100 µg alle 8 h für 14 Tage subkutan) scheint nicht bzw. allenfalls von geringem Vorteil zu sein →Hemmung der Pankreassekretion und Vasokonstriktion des Splanchnikusgebietes
- die früher empfohlene Gabe von Atropin, Calcitonin, Glukagon und Fluorouracil beeinflusst nach neueren Erkenntnissen den Krankheitsverlauf in keiner Weise!

■ ■ Chirurgische Intervention

- im Gegensatz zur früheren aggressiven chirurgischen Therapie heute eher Bevorzugung einer zurückhaltenden, späten Nekrosektomie (frühestens ab der 3. Woche nach Krankheitsbeginn) → verbessertes klinisches Outcome
- **Indikation** für chirurgische Intervention nur noch bei
  - durch Feinnadelpunktion gesicherte Infektion der Pankreasnekrosen (Einlage von retroperitonealen Drainagen nach Pankreasmobilisation und intraoperative Spülung mit Kochsalzlösung, ggf. entlastendes Enterostoma bei paralytischem Ileus)
  - Pankreasabszess
  - persistierender biliärer Pankreatitis
  - Perforation von Hohlorganen oder Perforation der infizierten Nekrose in die Peritonealhöhle
  - Darmischämie
  - zur Differenzialdiagnose ggf. Einlage einer T-Drainage in den Pankreasgang und einer jejunalen Ernährungssonde zur enteralen Ernährung
  - ggf. bei Verschlechterung des klinischen Befundes und Multiorganversagen unter intensivmedizinischen Maßnahmen
  - ggf. bei sterilen Nekrosen mit einem Ausmaß >50 % des Pankreas

Nach überstandener Pankreatitis sollte die auslösende Ursache erforscht werden:
- nutritiv-toxische Ursache
- Ausschluss von Gallenkonkrementen und anderen obstruktiven Ursachen (z. B. Tumor, Askariden etc. → elektive Cholezystektomie im freiem Intervall bei biliärer Genese)

- Lipidstatus (Ausschluss primärer Hyperlipidämie)
- Parathormon im Serum (Ausschluss eines primären Hyperparathyreoidismus)

◘ Abb. 18.4 zeigt einen Algorithmus zur Therapie der akuten Pankreatitis.

Ausgewählte Literatur

Adler G, Woehrle H (2005) Diagnostik und Therapie der akuten Pankreatitis. Internist 46:131–144

Al-Omran M, Albalawi ZH, Tashkandi MF, Al-Ansary LA (2010) Enteral versus parenteral nutrition for acute pancreatitis. Cochrane Database Syst Rev CD002837

Bakker OJ, van Santvoort HC, Hagenaars JC et al. (2011) Timing of cholecystectomy after mild biliary pancreatitis. British J Surg 98:1446–1454

Balthazar EJ, Robinson DL, Megibow AJ, Ranson JH (1990) Acute pancreatitis: value of CT in establishing prognosis. Radiology 174:331–336

Besselink MG, van Santvoort HC, Witteman BJ, Gooszen HG (2007) Management of severe acute pancreatitis: it's all about timing. Curr Opin Crit Care 13:200–206

Braveny I, Maschmeyer G (2002) Infektionskrankheiten, 1. Aufl. medco, München

Brown A, Baillargeon JD, Hughes MD, Banks PA (2002) Can fluid resuscitation prevent pancreatic necrosis in severe acute pancreatitis? Pancreatology 2:104–107

Buchler M, Malfertheiner P, Schoetensack C et al. (1986) Value of biochemical and imaging procedures for the diagnosis and prognosis of acute pancreatitis – results of a prospective clinical study. Zeitschrift fur Gastroenterologie 24:100–109

Dellinger EP, Tellado JM, Soto NE et al. (2007) Early antibiotic treatment for severe acute necrotizing pancreatitis: a randomized, double-blind, placebo-controlled study. Ann Surg 245:674–683

Gardner TB, Vege SS, Chari ST et al. (2009) Faster rate of initial fluid resuscitation in severe acute pancreatitis diminishes in-hospital mortality. Pancreatology 9:770–776

Golub R, Siddiqi F, Pohl D (1998) Role of antibiotics in acute pancreatitis: A meta-analysis. J Gastrointest Surg 2:496–503

Hirota M, Takada T, Kitamura N et al. (2010) Fundamental and intensive care of acute pancreatitis. J Hepatobiliary Pancreat Sci 17:45–52

Jakobs R, Adamek MU, von Bubnoff AC, Riemann JF (2000). Buprenorphine or procaine for pain relief in acute pancreatitis. A prospective randomized study. Scand J Gastroenterol 35:1319–1323

Kahl S, Zimmermann S, Pross M et al. (2004) Procaine hydrochloride fails to relieve pain in patients with acute pancreatitis. Digestion 69:59

Kujath P, Rodloff AC (2003) Chirurgische Infektionen. Aktuelle Aspekte zur Diagnostik und Therapie. Unimed, Bremen

Kumar A, Singh N, Prakash S et al. (2006) Early enteral nutrition in severe acute pancreatitis: a prospective randomized controlled trial comparing nasojejunal and nasogastric routes. J Clin Gastroenterol 40:431–434

Lerch MM (2004) No more intravenous procaine for pancreatitis pain? Digestion 69:2–4

Mahlke R, Lübbers H, Lankisch PG (2005) Diagnostik und Therapie der chronischen Pankreatitis. Internist 46:145–156

Mao EQ, Tang YQ, Fei J et al. (2009) Fluid therapy for severe acute pancreatitis in acute response stage. Chin Med J 122:169–173

Mayerle J, Simon P, Lerch MM (2012) Therapie der akuten Pankreatitis. Intensivmedizin up2date 8:49–60

Naeije R, Salingret E, Clumeck N, de Troyer A, Devis G (1978) Is nasogastric suction necessary in acute pancreatitis? BMJ 2:659–660

Nealon WH, Bawduniak J, Walser EM (2004) Appropriate timing of cholecystectomy in patients who present with moderate to severe gallstone-associated acute pancreatitis with peripancreatic fluid collections. Ann Surg 239: 741–749

Niesel HC, Klimpel L, Kaiser H et al. (1991) Epidural blockade for analgesia and treatment of acute pancreatitis. Regionalanaesth 14:97–100

Ranson JH, Balthazar E, Caccavale R, Cooper M (1985) Computed tomography and the prediction of pancreatic abscess in acute pancreatitis. Ann Surg 201:656

Ranson JH (1997) Diagnostic standards for acute pancreatitis. World J Surg 21:13–42

Singh N, Sharma B, Sharma M et al. (2012) Evaluation of Early Enteral Feeding Through Nasogastric and Nasojejunal Tube in Severe Acute Pancreatitis: A Noninferiority Randomized Controlled Trial. Pancreas 41:153–159

Sulkowski U et al. (1998) Die akute Pankreatitis. Klassifikation – Diagnostik – Therapie. Der Anästhesist 47:765–777

Thompson DR (2001) Narcotic analgesic effects on the sphincter of Oddi: a review of the data and therapeutic implications intreating pancreatitis. Am J Gastroenterol 96:1266–1272

Uhl W (1998) Infections complicating pancreatitis: diagnosis, treating, preventing. New Horizons 6: 73

Weitz G (2013) Akute Pankreatitis. Med Klin Intensivmed Notfmed 108:491–496

Werner J, Feuerbach S, Uhl W, Buchler MW (2005) Management of acute pancreatitis: from surgery to interventional intensive care. Gut 54:426–436

Wu BU, Conwell DL, Singh VK et al. (2009) Early hemoconcentration is associated with pancreatic necrosis only among transferred patients. Pancreas 39:572–576

Wu BU, Johannes RS, Sun X et al. (2009) Early changes in blood urea nitrogen predict mortality in acute pancreatitis. Gastroenterology 137:129–135

Gastrointestinale Probleme

W. Zink

M. Fresenius et al., *Repetitorium Intensivmedizin*,
DOI 10.1007/978-3-642-44933-8_19, © Springer-Verlag Berlin Heidelberg 2014

- Komplikationen dieses Organsystems mit erheblichen Einfluss auf die Mortalität
- Inzidenz abdomineller Komplikationen (z. B. nach herzchirurgischen Eingriffen): 0,3–2,9 %
- hohe Mortalität beim Auftreten abdomineller Komplikationen: 11–59 % bei Komplikationen vs. 4 % ohne Komplikationen
- bei Mesenterialischämie: Mortalität von 60–85 %

19.1   Motilitätsstörungen

Die einzelnen Magen-Darmabschnitte weisen unterschiedliche Entleerungs- und postoperative Normalisierungszeiten auf (◘ Tab. 19.1)

- Die **Frequenz des Stuhlgangs** variiert von 3-mal pro Tag bis 1- (bis 2-)mal pro Woche.
- Die Angaben über die **Normalisierung der Darmfunktion nach operativen Eingriffen** sind sehr unterschiedlich. Dies ist umso verständlicher, da bei Gesunden die Entleerungszeiten erheblich variieren können.
- Spätestens am **3.–4. postoperativen Tag** müssen jedoch **Darmgeräusche** nachweisbar sein, wenn ein unkomplizierter Verlauf vorliegt; danach sollte die **Atonie** dringlich diagnostisch abgeklärt werden, denn der Übergang von der Atonie zum paralytischen Ileus ist fließend.
- Unter **Obstipation** versteht man ein Intervall von >3 Tagen zwischen 2 Stuhlentleerungen.

> ◗ Die Störung der Magen-Darm-Motilität ist eines der zentralen Probleme, da sie bei Intensivpatienten sehr häufig anzutreffen ist.

19.1.1 Physiologie der Peristaltik von Magen, Dünndarm und Dickdarm

Steuerung der gastrointestinalen Motilität

- digestive und interdigestive Peristaltik
- die gastrointestinale (GI) Motilität ist ein komplexes Geschehen, an dem das extrinsische und intrinsische Nervensystem sowie gastrointestinale Hormone beteiligt sind

- **intrinsisches Nervensystem**
    - zentrales Regulationssystem der GI-Motilität
    - Plexus myentericus (Auerbach) zwischen Längs- und Ringmuskulatur
    - Plexus submucosus (Meissner) in der Submukosa
    - Verarbeitung von Signalen aus den übergeordneten Steuersystemen sowie aus den lokalen Rezeptoren
    - Funktionsfähigkeit beider Plexus ist eine Voraussetzung für die Transport- und Mischvorgänge
- **extrinsisches Nervensystem**
    - übergeordnete nervale Strukturen des extrinsischen Nervensystems
        - Parasympathikus (N. vagus, Nn. sacrales)
        - Sympathikus (thorakolumbaler Grenzstrang, Nn. splanchnici)
    - greifen nur modulierend ein; deren Innervation ist jedoch für die Funktionsfähigkeit der Erregung nicht erforderlich
- **GI-Hormone**
    - freigesetzt durch Erregung von Mechano- und Chemorezeptoren in der Magen- und Darmwand (◘ Tab. 19.2)
    - wirken stimulierend oder hemmend auf verschiedene Segmente des GI-Trakts

Motilität des Magens

- **Autonome Muskelzellen** im Korpusbereich des Magens, die – ähnlich wie am Herzen – rhythmische elektrische Potenziale aussenden

◘ **Tab. 19.1** Normale Entleerungszeiten und postoperative Normalisierung

	Normale Entleerungszeiten ab Nahrungsaufnahme	Postoperative Normalisierung der Funktion
Magen	20 min–3 h	6–48 h
Dünndarm	7–9 h	6 h bis 3 Tage
Dickdarm	24–30 h	3–5 Tage oder länger
Rektum	30 h bis 5 Tage	3–5 Tage oder länger

◻ Tab. 19.2 Neuroendokrine Steuerung der gastrointestinalen Motilität

Stimulation (Tonus/Motilität)

Acetylcholin (Parasympathikotonus)	Gastrale Säuresekretion ↑
Gastrin	Gastrointestinale Motilität ↑
Motilin	Pepsinogensekretion ↑
Cholezystokinin (Dünndarm, Dickdarm)	Regulation des Mukosawachstums
PP (»pancreatic polypeptide")	Gastrale Motilität ↑
Thyroxin, Trijodthyronin	Tonus des Ösophagussphinkters ↓
	Dünndarm-, Dickdarmmotilität ↑
	Gallenblasenkontraktion ↑
	Pankreassekretion ↑
	Relaxation des Sphincter Oddi
	Pankreassekretion ↓
	Gallengangsmotilität ↓
	Gastrale Motilität ↑

Hemmung (Tonus/Motilität)

Adrenalin, Noradrenalin (Sympathikotonus)	Gastrale Säuresekretion ↓
Sekretin (Magen)	Gastrale Motilität ↓
	Pankreassekretion ↑
	Hepatische Gallensekretion ↑
	Regulation des Pankreaswachstums

Glukagon

Cholezystokinin (Magen) Feedback	Gastrale Säuresekretion ↓
GIP (»gastric inhibitory peptide") Feedback	Gastrale Motilität ↓
Somatostatin	Insulinsekretion bei Hyperglykämie ↑
	Dünndarmsekretion ↑
	Gastrale Säuresekretion ↓
	Gastrale Säuresekretion ↓
	Gastrointestinale Motilität ↓
	Gastrinsekretion des Magens ↓
	Pankreassekretion ↓
	Gallenblasenkontraktion ↓

→ **spontane Depolarisationen** (ECA = »electrical control activity«) mit einer Frequenz von 2–3/min. Bei Erreichen eines Schwellenwertes → Aktionspotenzial mit Kontraktionen (ERA = »electrical response activity«). Ob und wie oft dieser Erregungswelle Kontraktionen folgen, hängt von der Summe der neuronalen und humoralen Einflüsse ab. Gastrin und Cholezystokinin erhöhen die Antworthäufigkeit und Schrittmacherfrequenz, andere Peptidhormone wie z. B. GIP (»gastro inhibitory peptide«) hemmen diese Motilität.

— Die resultierenden **peristaltischen Wellen** laufen mit zunehmender Geschwindigkeit auf Antrum und Pylorus zu → Aufbau eines ab-oralen Druckgradienten, peristaltische Wellen von Kardia zu Pylorus (0,5–4 cm/s).

— Die meisten peristaltischen Wellen führen zur **Durchmischung** des Speisebreis und kommen im Antrum zum Stillstand.

— Intensive Peristaltik im Antrum führt zu einer **portionsweisen Entleerung** des Mageninhalts in das Duodenum. Übertritt von Nahrungsbestandteilen (<1 mm) ins Duodenum (Siebfunktion des Pylorus).

— Die interdigestive Peristaltik vom Magen über das Duodenum bis zum Ileum wird als »**interdigestiver Motorkomplex**« (MMC = »migrating motility complex«) bezeichnet.

- Im Dünndarm nimmt die Frequenz der langsamen Potenzialschwankungen der glatten Muskulatur analwärts ab. Dadurch laufen die peristaltischen Wellen nur von oral nach anal.
- Passagedauer vom Magen bis Ileum 90–120 min.

Motilität des Dünndarms

- neben den peristaltischen Wellen noch weitere **rhythmische Spontandepolarisationen**
- Kontraktionen bewirken einerseits eine **rhythmische Segmentation** und andererseits **Pendelbewegungen**, die der Durchmischung des Chymus dienen
- rhythmische Spontandepolarisationen: ca. 3/min im mittleren Drittel des Magenkorpus, 11–12/min im Jejunum und 8–9/min im Ileum
- Passagezeit: 90–300 min

Motilität des Dickdarms

- autonome Erregungen, jedoch nicht durchgehend und synchronisiert.
- 2- bis 3-mal/d sog. **Massenbewegungen** von Darmabschnitten in Richtung Rektum, häufig nach Nahrungsaufnahme → **gastrokolischer Reflex**
- Wird das obere Rektum zunehmend mit Darminhalt gefüllt, werden dort Druckrezeptoren erregt. Bei Erreichen eines kritischen Füllungsdrucks kommt es zum zentral ausgelösten Stuhlgang.
- Passagezeit: 12–72 h
- normale Stuhlfrequenz: 3-mal pro Tag bis 3-mal pro Woche

19.1.2 Allgemeine Überwachung/ Diagnostik

- **Anamnese**
- bekanntes Ulcus ventriculi, Gallensteine, Angina visceralis, Zustand nach Mesenterialarterieninfarkt bei absoluter Arrhythmie
- vorausgegangenes Abdominaltrauma (Verdacht auf typische Spätkomplikationen wie gedeckte Perforation oder zweizeitige Milzruptur) etc.

- **Physikalische Untersuchung**
- ❗ Besonders im Verlauf wichtig; sollte möglichst vom selben Untersucher mehrfach täglich erfolgen, um Veränderungen zu erfassen.
- **abdominelle Schmerzen**
  - Art, Lokalisation, Ausstrahlung und Dauer von abdominellen Schmerzen können beim Intensivpatienten nur in Ausnahmefällen zufriedenstellend beantwortet werden und einen Hinweis auf die Ursache geben
  - Charakter: konstant (peritonitisch); rhythmisch (Kolik)
  - Beginn: perakut: (Perforation, akuter Gefäßverschluss)
  - Ausstrahlung: gürtelförmig (Pankreatitis), ins äußere Genitale (Ureterstein)
- **Darmgeräusche**
  - Auskultation des Abdomens über mindestens 2–5 min, um Darmgeräusche nachzuweisen; z. T. extrem erschwert (z. B. bei intraaortaler Ballonpumpe)
  - »Totenstille« → paralytischer Ileus
  - »klingende Geräusche« → mechanischer Ileus
- **Palpation**
  - Abwehrspannung → bretthart bei generalisierter Peritonitis, bei Pankreatitis eher elastischer Widerstand (»Gummibauch«)
  - Meteorismus (Ileus) → tympanitischer Klopfschall
- **Inspektion**
  - Flankenhämatome? (Hinweis auf retroperitoneale Blutung, können auch spontan unter Antikoagulation auftreten) → Gefahr eines paralytischen Ileus

- **Zusatzinformationen**
- über **Darmfunktion** (Verdauung/Passagestörung)
  - **Reflux/Erbrechen:** Verlust aus Magen-, Duodenalsonde und Drainagen (Menge und Aussehen). Ein Verlust von 1000 ml Sekret/24 h aus der Magensonde ist bei Oberbauchatonie durchaus normal. Fördert die Magensonde weniger, so wird ein Teil des Magensekrets über den Dünndarm weitergefördert. Ist das Magensekret grün-

lich gefärbt, so zeigt der Gehalt an Gallen-
flüssigkeit die weiter bestehende Ober-
bauchatonie an. Bei zunehmender Motilität
im Bereich von Magen und Dünndarm wird
das Sekret hellbräunlich
 - **Stuhlgang?** (Zeitpunkt, Aussehen)
- **Körpertemperatur** (→ Infektion?)
- **Mikrobiologie** (→ Infektion?)
- Parameter der **Perfusion** und **Oxygenierung**
  - Hämodynamik (arterieller Blutdruck, Urin-
  ausscheidung, HZV)
  - Gewebeoxygenierung (O_2-Angebot und
  -verbrauch)
  - metabolische Parameter (arterieller pH-
  Wert, BE, Laktat)
- **Laboruntersuchungen:** sind in der Regel nicht
spezifisch, jedoch wichtige Bausteine in der
Diagnostik
  - Elektrolytverschiebungen (→ Atonie)
  - Gesamteiweiß (→ Darmwandödeme)
  - Leukozytose (→ Infektion?)
  - Laktat(-azidose) (→ Gewebeoxygenie-
  rung?)
  - metabolische Azidose (→ Gewebeoxy-
  genierung?)
  - Amylase, Lipase, Transaminasen
  (→ Pankreatitis, Hepatitis, Cholestase?)
  - CK/CKMB (→ Differenzialdiagnose: Myo-
  kardinfarkt bei abdominellen Schmerzen)

- **Bildgebende Verfahren**
- ■■ **Röntgennativaufnahme des Abdomens**
- wenn möglich, in Linksseitenlage
  - Luft im Abdomen
  - Gas-, Luft-, Flüssigkeitsspiegel
- Bei dringendem Perforationsverdacht und
fehlendem Nachweis von freier Luft kann auch
über die Magensonde oder bei einer Endosko-
pie Luft insuffliert werden (ca. 200 ml), und die
Aufnahme kann dann wiederholt werden.

- ■■ **Abdomensonographie**
- ❯ **Die Sonographie wird grundsätzlich bei ausgeprägtem Meteorismus, extrem adipösen
Patienten oder durch liegende Drainagen erschwert oder eingeschränkt. Die Aussagekraft hängt aber auch stark von der Erfahrung des Untersuchers ab!**

- **direkte Darstellung des erkrankten Organs:**
  - intraparenchymatöse Veränderungen von
  Leber, Milz, Gallenblase und mit Einschränkung auch des Pankreas
  - Fettleber, Cholestase (intra-, extrahepatisch,
  Gallensteine), Stauungsleber, Pforta-
  derthrombose, Cholezystitis, Sludge
  - Pankreatitis
  - zweizeitige Milzruptur
- **indirekte Hinweise für intraabdominelle
Prozesse:**
  - freie Flüssigkeit ab ca. 200 ml nachweisbar
  - Nachweis von Darmbewegungen
  - flüssigkeitsgefüllte atonische Darmschlingen mit Wandverdickung (Ileus)
  - retroperitoneales Hämatom (Bauchwand-
  hämatom)

- ■■ **Duplexsonographie der Mesenterialgefäße**
- Die Duplexsonographie erlaubt nur die Darstellung des **Truncus coeliacus** und der **A. mesenterica superior.**
- Periphere Durchblutungsstörungen und Stenosen im Bereich der A. mesenterica inferior
können nicht erkannt werden.

- ■ **CT des Abdomens**
- bessere räumliche Auflösung als Sonographie
unabhängig von überlagernden Strukturen
- durch Dichtemessung Unterscheidung zwischen Hämatom, Serum und Abszess möglich
- **Nachteil:** Transport notwendig (instabile
Patienten)

- ■ **Angiographie**
- Zum einen bei Verdacht auf intestinale Ischämie (A. mesenterica superior und inferior)
indiziert, um embolische oder thrombotische
Gefäßverschlüsse von einer »non-occlusive
disease« zu unterscheiden. Bei der »non-occlusive disease« sollte der Katheter zur lokalen va-
sodilatorischen Therapie mit Prostaglandinen
belassen werden.
- Zum anderen bei endoskopisch ungeklärten
Gastrointestinal- oder Retroperitonealblutun-
gen und ggf. Embolisierung.
- **Nachteil:** Transport notwendig (instabile
Patienten) und Dauer der Untersuchung

- **Weitere Untersuchungen**
- ■■ **Leukozyten-Scan**
- Der nuklearmedizinische Nachweis eines entzündlichen intraabdominellen Prozesses durch mit Indium markierte Leukozyten ist eine Methode mit hoher diagnostischer Effizienz.
- Wiederholte Transporte in die Diagnoseeinheit sowie das lange Zeitintervall bis zur Diagnosestellung führen dazu, dass dieses Verfahren für den Intensivpatienten in der Regel keine Bedeutung hat.

- ■■ **Endoskopie**
- **Gastroskopie**
  - besonders zur Differenzialdiagnostik oberer GI-Blutungen
  - auch therapeutisch zur Sklerosierung bei Ulcus ventriculi, aber auch
  - gezielte Platzierung von Sonden (Duodenalsonde, PEG) sowie zum Sekretabsaugen
- **Rekto-, Sigmoidoskopie**
  - bis ca. 60 cm ab ano
  - nicht ausreichend zu Darmischämiediagnostik, da mit Ischämien insbesondere im Versorgungsgebiet der A. mesenterica superior gerechnet werden muss
- **Koloskopie**
  - eine Koloskopie mit Einschluss des terminalen Ileums könnte die diagnostische Treffsicherheit erhöhen, ist jedoch nur zum Ausschluss einer ischämischen Kolitis geeignet, nicht jedoch bei Dünndarmbeteiligung
  - Diagnose einer unteren GI-Blutung (z. B. Divertikelblutung)
  - endoskopische Luftabsaugung und Darmausräumung des Kolons
  - Diagnose einer pseudomembranösen Kolitis

- ■■ **Explorative Laparatomie/Laparoskopie**

Sie stellt nach wie vor den sichersten Weg jeder intraabdominellen Diagnostik dar und sollte daher großzügig und umso eher durchgeführt werden, je kritischer der Zustand des Patienten ist → intraoperativ evtl. Darmdekompression und Anlage eines protektiven/entlastenden Stomas.

19.1.3 Zusätzliche Überwachung/ Diagnostik

Laktat

- **Laktatstoffwechsel**
- Laktat stammt aus dem Stoffwechsel von Pyruvat, das aus der Verstoffwechselung von Glukose und Aminosäuren (besonders Alanin) entsteht.
- Normalerweise werden pro Tag ca. 115 g produziert.
- Die Verwertungskapazität der Leber (durch Glukoneogenese) liegt mit bis zu 240 g deutlich höher als die normale Tagesproduktion, zudem werden geringe Mengen in den Nieren zu $HCO_3^- + CO_2 + H_2O$ umgewandelt
- Bestimmung des Serumlaktatspiegels (normal: 6–20 mg/dl; 0,5–2,2 mmol/l)

- **Pathophysiologie**
- **Erhöhte Laktatspiegel** können durch **erhöhte Produktion** und/oder **verminderte Verwertung** bedingt sein. Dies erschwert zusätzlich die Interpretation erhöhter Laktatwerte besonders im Schockgeschehen und schränkt die Wertigkeit des Serumlaktats als Zielgröße der Therapie ein.
- Zum Anstieg des Serumlaktatspiegels kann es kommen bei
  - **Laktatazidose Typ A**: unter anaeroben Bedingungen wird in der Peripherie (z. B. Darm, Muskulatur etc.) vermehrt Laktat gebildet
  - sog. **Laktatazidose Typ B1**: eine schwere Leberfunktionsstörung kann bei Patienten ohne Gewebehypoxie zur Laktatämie oder Laktatazidose führen. Darüber hinaus kann sie eine bestehende hypoxische Laktatazidose verstärken
  - **Laktatazidose Typ B2**: außerdem kann die Leber im Rahmen schwerer Mikrozirkulationsstörungen durch vermehrte eigene Energiegewinnung vom laktatverwertenden zum laktatproduzierenden Organ werden

- **Ursachen einer Laktatazidose**
- allgemeine Hypoxämie (z. B. kardiogener Schock, distributiver Schock etc.)

- Kältezittern, generalisierte Krämpfe, körperliche Aktivität
- Leberversagen
- schwere Hypoxie
- Kohlenmonoxidvergiftung
- Darmerkrankungen mit bakterieller Überwucherung (D-Laktat)

- **Vorteile der Laktatbestimmung**
- Marker für anaeroben Stoffwechsel
- gute Korrelation zwischen Laktatkonzentration und Outcome
- einfache laborchemische Bestimmung

- **Konstellation bei Laktazidose**
- Laktatkonzentration >5 mmol/l
- Blut-pH <7,30
- Anionenlücke >20 mmol/l ($Na^+ - [Cl^- + HCO_3^-)]$ Norm: 5–12 mval/l
- negativer Base Excess (BE)

- **Aussagekraft/Fehlermöglichkeiten eines erhöhten Laktatspiegels**
- kein Beweis für eine Darmischämie (s. oben)
- keine Berurteilungsmöglichkeit der regionalen Durchblutung, kann aus anderen ischämischen Regionen stammen (z. B. A.-femoralis-Verschluss)
- kann primär trotz Ischämie gering sein
- kann erst sekundär bei Reperfusion in die Blutbahn eingeschwemmt werden
- erhöhte Werte unter extrakorporalen Nierenersatzverfahren (z. B. CVVH) mit Ringer-Laktatpufferung
- erhöhte Werte bei eingeschränkter hepatischer Verstoffwechselung

⊘ Laktatverlaufskontrollen sind ein wichtiger Baustein in der Summe der Darmischämiediagnostik (◻ Abb. 19.1)!

Gastrale Tonometrie und pH$_i$-Messung
(◻ Abb. 19.2)

- Einführung der Tonometrie durch Fiddian-Green im Jahre 1982 als Instrumentarium des gastrointestinalen Monitoring zur Erkennung von Perfusionsstörungen bzw. intestinalen Hypoxämien unter Einsatz einer Spezial-

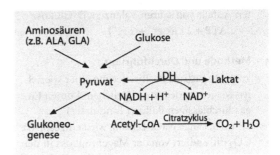

◻ **Abb. 19.1** Laktatstoffwechsel

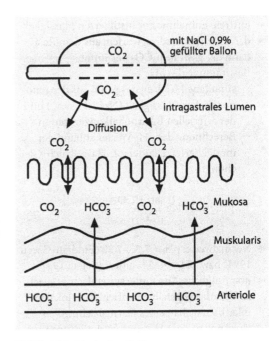

◻ **Abb. 19.2** Prinzip der pH$_i$-Messung

magensonde mit CO_2-durchlässigem Ballon an der Spitze
- Messung des intramukosalen pH-Wertes im Magen oder Sigma (pHi) heutzutage obsolet → Messung des gastralen p_gCO_2 (gastrale Tonometrie)
- Verfahren wenigen Sonderindikationen vorbehalten

- **Grundlage**
- CO_2-Akkumulation bei verminderter Gewebsperfusion (verminderte Auswaschung des produzierten CO_2 sowie erhöhte CO_2-Produktion unter anaeroben Konditionen infolge vermehr-

ten Anfalls von sauren Valenzen; D-Glukose → 2 ATP + 2 Laktat$^-$ + 2 H$^+$)

- **Methode und Durchführung**
- korrekte gastrale Positionierung einer speziellen Magensonde mit zusätzlichem Lumen für gasdurchlässigen Ballon (Tonometer)
- 2,5 ml 0,9 %ige NaCl-Lösung wird eingespritzt
- CO_2 diffundiert von der Magenmukosa in den mit 0,9 %iger NaCl-Lösung gefüllten Ballon
- Äquilibrationszeit mindestens 30 min (30–90 min)
- luftfreie Entnahme der instillierten Flüssigkeit
- der erste 1 ml wird verworfen, aus dem Rest dann der gastrale p_gCO_2 bestimmt
- Bestimmung des pH_i:
  - simultane Messung des pCO_2 aus der tonometrischen Flüssigkeit (NaCl-Lösung) und der arteriellen Bikarbonatkonzentration
  - Berechnung des pH_i-Wertes anhand der modifizierten Henderson-Hasselbalch-Gleichung:

$$pH_i = 6{,}1 + \log \frac{\text{art.HCO}_3^-}{pCO_{2\text{Tonom.}}}$$

- Normalwerte: pH_i = 7,35–7,32 (Fiddian-Green 1994) bzw. pH_i >7,35 (Gutierrez et al. 1992)
- ursprüngliche Annahme: systemisch-arterieller Bikarbonatgehalt entspricht dem lokalen Bikarbonatgehalt eines Darmabschnitts → Berechnung des pH_i durch Verknüpfung von lokal gemessenem pCO_2 und systemisch-arteriellem Bikarbonatgehalt
- Annahme nach aktuellem Wissensstand falsch, da lokaler Bikarbonatgehalt bei Ischämie unterschiedlich zu systemisch-arteriellem Bikarbonatgehalt → Konzept der pH_i-Messung heutzutage verlassen zugunsten der **p_gCO_2-Messung**

- **Aussagekraft**
- p_gCO_2 bzw. pH_i: Marker für Hypoxie der Magenmukosa (nur geringe Sensitivität und Spezifität!)
- arteriell-intramukosaler CO_2-Gradient (p_gCO_2–$paCO_2$; Normalwert <8 mmHg bzw. 1,2 kPa) gilt als zuverlässigster Parameter zur Beurteilung einer Schleimhautischämie des Magen-Darm-Kanals bei Intensivpatienten

- niedriger pH_i korreliert gut mit der Letalität bei großen operativen Eingriffen, Sepsis und Multiorganversagen
  - erhöhte Mortalität bei Patienten mit pH_i <7,32
  - In einigen Studien konnte gezeigt werden, dass ein niedriger pH_i besser mit Multiorganversagen und Letalität einer Sepsis korreliert als gängige Parameter wie Laktat, zentralvenöse O_2-Sättigung, APACHE-II-Score oder O_2-Angebot bzw. -verbrauch.
  - Ausgangswert sowie Verlauf des pH_i-Wertes (bei Aufnahme und nach 24-stündiger Therapie) sind gute prognostische Parameter bezüglich des Outcome (Sensitivität von 88 %) und spiegelt die Gewebsoxygenierung sehr gut wieder
  - Höhere Überlebensraten bei Patienten mit normalem Ausgangswert, der über 12–24 h konstant blieb, oder bei Patienten mit erniedrigtem Ausgangswert, der jedoch in den folgenden Stunden unter Therapie signifikant anstieg

> **Trotz methodologischer Unzulänglichkeiten (s. o.) erwies sich der pH_i in älteren Untersuchungen als sinnvoller Verlaufs- und Prognoseparameter (◖ Abb. 19.3). Dennoch: Eindeutige Rückschlüsse auf die Darmmukosa und das gesamten Splanchnikusgebiet können aus der lokalen Messung des pH_i nicht gezogen werden!**

- **Fehlermöglichkeiten**
- Luftaspiration bei der Entnahme der Tonometerflüssigkeit (pCO_2 ↓ → pH_i ↑)
- Abhängigkeit des pH_i vom respiratorischen Patientenstatus (arterieller pCO_2 ↑ bei Hyperkapnie → pH_iCO_2 ↓)
- zu kurze Äquilibrierungszeit (<30 min)
- nicht zuverlässige Rückschlüsse auf die Versorgung des gesamten Splanchnikusgebietes anhand des pH_i des Magens
- Messung der arteriellen, systemischen Bikarbonatkonzentration und Gleichsetzung zur lokalen, intramukosalen Bikarbonatkonzentration

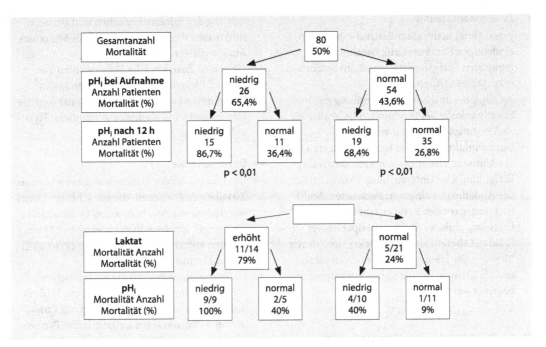

D Abb. 19.3 Mortalität in Abhängigkeit vom gastralen pH_i. (Adaptiert nach Doglio et al. 1991)

- Bikarbonatpuffer bei Hämofiltration
- bikarbonathaltiger Reflux in den Magen puffert Salzsäure und treibt den pCO_2 im Magensaft über den mukosalen p_iCO_2
- Interferenz mit enteraler Ernährung?
- H_2-Rezeptorenblocker (?), angeblich keine Beeinflussung der pH_i-Messung durch H_2-Blocker! Zu vermeiden sind jedoch Kalzium- und Magnesiumkarbonatverbindungen!
- nur diskontinuierliches, indirektes Messverfahren (Annahme: intraluminales pCO_2 = intramukosales pCO_2)

⊕ **Unterschiedliche pCO_2-Werte in NaCl 0,9 % bei verschiedenen Blutgasanalysatoren (bei Verlaufsmessungen muss immer dasselbe Analysegerät genommen werden)!**

- **Indikationen**
Verlaufsmessungen bei Erkrankungen, bei denen die O_2-Versorgung des Splanchnikusgebietes gefährdet ist, wie z. B.
  - Schock
  - Sepsis, Multiorganversagen
- Low-output-Syndrom
- schwere Traumata

- **Kontinuierliche Verfahren**
- **indirektes Messverfahren**
  - »capnometric recirculating gas tonometry« (CRGT), bei dem kontinuierlich eine Gasprobe zur Bestimmung des p_gCO_2 aus einer konventionellen nasogastralen Tonometersonde entnommen und durch Infrarotmessung bestimmt wird
  - »balloonless air tonometry«, bei dem eine aus dem Gastrointestinaltrakt via Magensonde entnommene Gasprobe analysiert wird
- **direktes Messverfahren**
  - Bestimmung des p_iCO_2 mit Hilfe eines fiberoptischen CO_2-Sensors (optochemischer Sensor, der grünes Licht durch ein phenolrotgefärbtes Acylamidgel mit umgebender Bikarbonatpufferlösung emittiert und dessen Absorptionsveränderung misst)

- **Zusammenfassung**
- gegenwärtig keine abschließend evaluierten, eindeutigen Parameter zur Detektion von regionalen Perfusionsstörungen im Splanchnikusgebiet verfügbar
- p_gCO_2, pH_i- und Laktatbestimmung nur mit Einschränkung bei bestimmten Indikationen als Verlaufsparameter zu verwertbar
- Darmfunktion muss bei Intensivpatienten in der klinischen Routine weiterhin durch sorgfältige klinische Untersuchung (Auskultation des Abdomens, Palpation, Perkussion, Stuhlfrequenz, gastraler Reflux), laborchemische Erfassung globaler Stoffwechselparameter (Laktat, Leberenzyme, Blutzucker) und durch Messung der Hämodynamik im Systemkreislauf als Surrogat für die Splanchnikusperfusion beurteilt werden.

19.2 Postoperative Darmatonie

Das Risiko der postoperativen Darmatonie ist bedingt durch Übelkeit, Erbrechen und Darmdistension mit Atelektasenbildung und erhöhter Aspirationsgefahr mit möglicher sekundärer Pneumonie.

- **Pathogenese**
- Hyperaktivität des sympathischen Nervensystems infolge operativer Stressreaktion
- Infiltration der Darmwand mit entzündungsassoziierten Zellen, die die Darmmuskulatur direkt beeinträchtigen
- direkte Beeinflussung der Darmmuskulatur durch exogene Opioide oder Katecholamine
- Elektrolytstörungen und Störung der Autoregulation (Hypokäliämie, Hypomagnesiämie)
- autonome Polyneuropathie

- **Komplikationen** (🖸 Abb. 19.4)
- **Distension der Darmwand**
- Die Darmatonie bewirkt über eine intraluminale Flüssigkeitszunahme und eine Veränderung der mikrobiellen Flora mit verstärkter Gasbildung eine intraluminale Druckerhöhung und eine Distension der Darmwand → Abnahme der Darmperfusion → Darmwandödem →

Störung der immunologischen und Barrierefunktionen des Darms → Darm als Motor des Multiorganversagens
- Über eine Zunahme der Sequestration von Wasser, Elektrolyten und Proteinen in das Darmlumen (vorwiegend des Kolons) und die Darmwand kann auch eine systemische Hypovolämie verstärkt werden

- **Darmischämie**
- Die Distension der Darmwand führt zu lokalen Zirkulationsstörungen, die zunächst ein Darmwandödem verursachen, wobei es im weiteren Verlauf zur ischämischen Hypoxie von Darmanteilen kommen kann und so die Permeabilität der Darmmukosa erhöht wird.
- Im Zusammenhang mit einem septischen Schock, einem ausgeprägten Trauma, Verbrennungen oder einem Herzversagen mit Lowoutput-Syndrom konnte eine erhöhte Permeabilität der Darmschleimhaut nachgewiesen werden. Vor allem, wenn zur Kreislaufstabilisierung α-adrenerge Katecholamine eingesetzt werden, kann sich die Hypoxie des Darmes noch verstärken.
- Während einer Ischämie durchwandern Mikroorganismen in großer Anzahl die Darmwand (Translokation).
- Bereits kleine Endotoxinmengen vergrößern die Permeabilität der Darmwand und steigern so die Translokation. Daher kann Endotoxin einen Teufelskreis starten, beginnend mit einer erhöhten Darmpermeabilität, Endotoxinabsorption, einem weiteren Anstieg der Darmpermeabilität bis zum nachfolgenden Multiorganversagen.
- Der Übertritt von Toxinen (Absorption) und Bakterien (Translokation) aus dem Darm kann somit ein toxisches oder septisches Krankheitsbild verursachen oder weiter unterhalten.
- Das Vollbild des paralytischen Ileus kann durch ein akutes Abdomen mit Peritonitis, durch Sepsis und Volumenmangel gekennzeichnet sein.

- **Prophylaxe**
Die postoperative Darmatonie kann durch einige Maßnahmen abgeschwächt bzw. verhindert werden (🖸 Tab. 19.3).

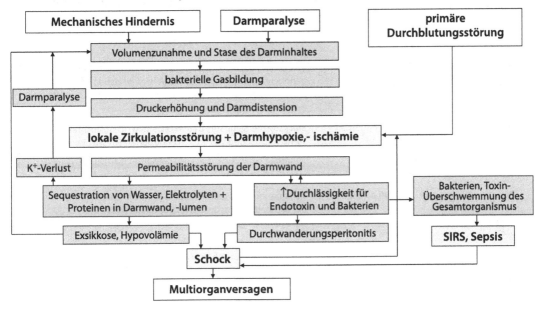

Abb. 19.4 Komplikationen der Darmatonie

■ **Therapie**
Die Darmatonie kann durch die in ■ Tab. 19.4 aufgeführten **Medikamente** therapiert werden.

▶▶ Nach Haug et al. (2004) ist bei postoperativer Darmatonie die Gabe von Metoclopramid, Erythromycin, Neostigmin und Dexpanthenol unwirksam. Nach Studienlage sind nur Laxanzien und das nicht mehr erhältliche Cisaprid wirksam!

Bei therapierefraktärer, medikamentöser Therapie kann evtl. eine **Sympathikolyse** im Rahmen eines Regionalverfahrens (z. B. thorakale PDA!) von Vorteil sein (■ Tab. 19.5).

■■ **Bei vorhandener Peristaltik**
Durchaus sind mehrere Versuche mit verschiedenen Substanzen notwendig, bis sich der gewünschte Erfolg einstellt.

■■ **Osmotisch wirksame Laxanzien/Antiabsorptiva**
— ■ Tab. 19.6 –19.8
— schwer resorbierbare Substanzen, die die Resorption von Natrium und Wasser aus dem

Darm hemmen, zusätzlichen zu einem Einstrom von Wasser, Natrium und Kalium in das Darmlumen führen und so die Dehnungsrezeptoren erregen
— Nebenwirkungen: abdominelle Schmerzen, Meteorismus, Flatulenz, bei längerer Anwendung Elektrolytverluste, besonders Kalium

19.3 Prophylaxe und Therapie der Darmischämie

19.3.1 Perfusionsverbesserung

— Zielwert-gesteuerte Optimierung des Volumenstatus
— **Verbesserung des O$_2$-Angebots** → Erhöhung von Hb, HZV und Perfusionsdruck
— **kritischer Einsatz von α-adrenergen Substanzen** (besonders Noradrenalin) und Vasopressin (-Analoga)

◻ **Tab. 19.3** Maßnahmen zur Vermeidung der postoperativen Darmatonie und damit von postoperativen Komplikationen

Basismaßnahmen	Bemerkungen
Minimal-invasive Chirurgie	Verkürzung der Phase postoperativer Darmatonie aufgrund des geringeren Darmwandtraumas (Zytokinfreisetzung ↓), der fehlenden Austrocknung des Darmes, der geringeren Manipulation am Peritoneum
Thorakale PDA (für 48 h mit Lokalisation kranial von Th9)	Blockade des Sympathikus und Dilatation der Splanchnikusgefäße sowie Vermeidung von schmerzinduzierten Stressreaktionen
Kurzfristige Anlage einer Magensonde	Ableitung von Sekret, Verhinderung einer Überdehnung und pulmonaler Aspiration
Postoperativer enteraler Kostaufbau über – Magensonde – Duodenalsonde – PEG	Vorbeugung einer Zottenatrophie und Aufrechterhaltung der Barrierefunktion der Darmschleimhaut Anregung der Peristaltik

Eine enterale Ernährung sollte nach Operationen im GI-Trakt möglichst früh erfolgen und ist auch dann sinnvoll, wenn der Reflux über die Magensonde noch relativ hoch ist, da immer ein gewisser Überlauf vom Magen in das Duodenum stattfindet. Die Ernährung über eine Duodenalsonde oder eine PEG (perkutane endoskopische Gastrostomie) ist dann sicherlich die elegantere Methode.

Restriktion der Infusionsmenge auf maximal 2 l Kristalloide mit Natriumwerten von maximal 77 mmol Natrium/l	Vermeidung eines Darmwandödems
Medikamente: – Tegaserod (Zelmac) – Alvimopan, Methylnaltrexone oder Naloxon	– Serotoninrezeptoragonist – spezifischer μ-Rezeptorantagonist
Ausgleich von Elektrolytstörungen und Vermeidung von Hyperglykämien	Vermeidung von Hypokaliämie, Hypomagnesiämie etc. Blutzuckerwerte >250 mg/dl führen zu gastralen myoelektrischen Aktivitätsstörungen (Dysrhythmien)
Vermeidung von motilitätshemmenden Substanzen (wie z. B. Opioiden)	Analgosedierung bevorzugt mit Propopfol, Benzodiazepinen, Ketamin oder Ketamin S
Vermeidung von Perfusionsproblemen aufgrund von Hypovolämie/Anämie	Optimierung des Sauerstoffangebots
Normalisierung des Eiweißstatus	Vermeidung eines Darmwandödems mit konsekutiver Motilitätsstörung Zielwert: Serumalbumin >2,5 g/dl, kolloidosmotischer Druck (KOD) >18 mmHg
Therapie von motilitätsbeeinflussenden Erkrankungen	– Hypothyreose (Thyroxin, Trijodthyronin wirken stimulierend auf die Darmmotilität) – Diabetes mellitus (autonome Polyneuropathie) – Herzinsuffizienz/Myokardinfarkt – Hirn- und Rückenmarkläsionen

◻ Tab. 19.4 Einsatz von peristaltikfördernden Medikamenten bei nicht vorhandener Peristaltik

Substanz	Wirkung	Dosis	Bemerkungen
Dexpanthenol (Bepanthen)	Gesteigerte Synthese von Acetylcholin	Prophylaxe mit 2 Amp. i.v. während oder unmittelbar nach Operation 3–6 Amp. (1,5–3 g) i.v.	
Neostigmin (Prostigmin)	Cholinesterasehemmer (Erhöhung der Acetylcholin-Konzentration, parasympathikomimetisch)	1,5–3 mg (0,03–0,06 mg/kg Als Kurzinfusion i.v. Wirkeintritt: 30–90 min	Bradykardie, AV-Block-Hypotonie, ↑ Speichel- und Bronchialsekretion, Bronchospasmus
Pyridostigmin (Mestinon)	► Neostigmin	10–20 mg (0,1–0,2 mg/kg Maximal 0,3 mg/kg) als Kurzinfusion i.v.	► Neostigmin
Metoclopramid (Paspertin)	Zentral und peripher: Blockierung von Dopaminrezeptoren; in höheren Dosen: serotoninagonistisch (→ antiemetisch) Freisetzung von Acetylcholin am Plexus myentericus → Kardiatonus↑ (Reflux ↓), Antrummotilität ↑, Fundusrelaxation ↓	1- bis 3-mal 1 Amp. à 10 mg	Extrapyramidale Störungen, besonders in höheren Dosen und bei Kindern
Domperidon (Motilium)	Peripher dopaminantagonistisch, Kardiatonus ↑, Fundusrelaxation ↓ und Antrummotilität ↑	3 mal 10–20 mg p.o. (1–2 ml, 1–2 Tbl.)	Passiert kaum Blut-Hirn-Schranke, kaum NW
Ceruletid (Takus)	Cholezystokininanalogon, direkte Wirkung auf glatte Muskulatur und erhöhte Acetylcholinfreisetzung am Plexus myentericus	2 ng/kg/min i.v. bzw. 1 Amp. auf 50 ml NaCl 0,9 % → 10–20 ml/h	Stimuliert exokrine Pankreasfunktion Kontraindikationen: Pankreatitis, Hypotonie, Übelkeit, schmerzhafte Tenesmen
Erythromycin (Erythrocin)	Agonistische Wirkung am Motilinrezeptor am Magen und Dünndarm und führt so zu Kontraktionen am Antrum und einer verbesserten Koordination antroduodenaler Motilität	2-mal 0,5 g bis 4-mal 0,25 g i.v./p.o.	Bakteriostatisches Antibiotikum; Indikationen: Gastroparese; in Entwicklung: Erythromycin-Analoga ohne antibiotische Wirkung
Tegaserod (Zelmac)	Serotoninrezeptoragonist		Neu, noch nicht beurteilbar
Cisaprid (Propulsin)	Das Bundesinstitut für Arzneimittel und Medizinprodukte hat im Juni 2000 aufgrund lebensbedrohlicher Herzrhythmusstörungen das Ruhen der Zulassung angeordnet!		

□ Tab. 19.5 Sympathikolyse

Therapeutische PDA	Carbostesin 0,125 % oder Naropin 0,2 %	Initial Bolus von 10 ml, dann Perfusor mit 4–10 ml/h
α- oder β-Blocker	DHB (Xomolix) Urapidil (Ebrantil)	Kommen aufgrund meist sehr eingeschränkter Kreislaufverhältnisse nur selten in Betracht, evtl. im Sedierungsregime

□ Tab. 19.6 Osmotisch wirksame Laxanzien/Antiabsorptiva

Substanz	Dosis	Nebenwirkungen/Bemerkungen
Laktulose (Bifiteral)	1-mal 1–1½ Btl. à 6 g bis 3-mal 5 Btl. (30 g)	
Gastrografin	1-mal 60–100 ml p.o.	Überempfindlichkeitsreaktion und vereinzelt urtikarielle Hautreaktionen, selten Übelkeit, Erbrechen bei Aspiration, Möglichkeit eines Lungenödems
Rizinusöl	100 ml warme Milch und 30 ml Rizinusöl (3–6 Kps. à 2 g)	
Sennafrüchte (X-Prep), Abführtee	1–2 Tassen Tee; mindestens 75 ml viel nachtrinken (insgesamt 2–3 l)	Sennablätter enthalten Glykoside, aus denen Anthrachinone gespalten werden, die die Resorption von Wasser und Natrium hemmen und so die Darmperistaltik stimulieren, Darmentleerung erfolgt nach 5–8 h
Bisacodyl (Dulcolax)	2 Dragees (Wirkeintritt nach 5–10 h)	

□ Tab. 19.7 Rektale Einläufe

Maßnahme	Dosis	Bemerkungen
Hebe-Schwenkeinlauf		Cave: Läsionen von Rektum oder Sigmoid
Glycerol (Babylax, Glycilax Miniklistier)	Säuglinge ½–1 Rektiole, Kleinkinder 1 Rektiole, Schulkinder 1–2 Rektiole	
1-mal Klysma salinisch, 1-mal Klysma Sorbit	1–2 Klysmen	
Bisacodyl (Dulcolax)	Supp. (führt kurzfristig zu einer Entleerung in 15–30 min)	Supp.: Wirkstoff quillt im Rektum und führt so zur Erregung der Dehnungsrezeptoren
CO_2-Laxans (Lecicarbon)	1–2 Supp.	Setzt CO_2 frei und führt so zur Erregung der Dehnungsrezeptoren, sehr schonend!

Tab. 19.8 Begleitende Maßnahmen

Maßnahme/Substanz	Dosis	Bemerkung
Gabe von Quell- und Gleitmitteln, Leinsamen, Hemizellulose (Nutrivital)	Wirkeintritt nach 10 h 3-mal 1–2 Kps.	Quellen mit ausreichender Flüssigkeitszufuhr → verstärkte Peristaltik Ileusgefahr durch Verkleisterung, wenn zu wenig Flüssigkeit
Sphinkterdehnung, endoskopische Darmdekompression		
Kolonmassage, warme Rolle		Kann sehr effektiv sein
Antiblähmittel Simethicon (Sab simplex)	3- bis 6-mal 5–30 ml Kleinkinder:4- bis 6-mal 15 Trp.	Bringt die bei Blähungen entstehenden Schaumbläschen zum Zerfallen, sodass die Darmgase resorbiert werden oder natürlich abgehen können
Akupunktur		z. B. Nadelung des Punktes Le 3

❗ Die bei Intensivpatienten zur Stabilisierung des Kreislaufs oft notwendige hoch dosierte Katecholamintherapie kann dazu führen, dass im Splanchnikusgebiet unter Stimulation der α-Rezeptoren eine Verschlechterung der Perfusion eintritt. Therapeutische Möglichkeiten hierbei eingeschränkt.

- **Dopamin**: in niedriger Dosierung (2–4 µg/kg/min) soll über eine bevorzugte Stimulation der Dopaminrezeptoren der Nieren- und Splanchnikusgefäße vasodilatierend wirken → Therapieansatz mittlerweile obsolet, da u. a. Gefahr einer Verschlechterung der Leberperfusion unter Dopamin!
- **Dopexamin**: nach aktuellen Metaanalysen nicht klinisch effektiv zur Verbesserung der intestinalen Perfusion
- **Phosphodiesterase-III-Hemmer**: ob durch deren Einsatz die mesenteriale Vasokonstriktion unter Vasopressortherapie abgeschwächt und eine relevante Senkung des intestinalen Gefäßwiderstandes erreicht werden kann, bleibt derzeit fraglich
- **Vasodilatanzien** (Ca-Antagonisten, Papaverin [0,5–1 mg/kg/h]) erscheinen besonders lokal appliziert über einen belassenen Angiographiekatheter bei »non-occlusive disease« sinnvoll

19.3.2 Erhaltung der gastrointestinalen Integrität

- frühe enterale Ernährung
  - Hierdurch wird nicht nur die Peristaltik angeregt, sondern auch die Barrierefunktion der Darmschleimhaut am besten aufrechterhalten.
- Glutamin
  - erforderlich zur Nukleosidsynthese und damit auch zur Proliferation und der Funktion von Immunzellen
  - Synthese und Freisetzung v. a. durch die Muskulatur → massive Freisetzung bei Intensivpatienten aus dem Muskel (Katabolie); dennoch häufig erniedrigte Spiegel
  - Gabe von Glutamin assoziiert mit einer verminderten Zottenatrophie des Darmes und somit einer verminderten Infektionsrate
  - Proliferationseffekt von Glutamin nur möglich, wenn auch ausreichend weitere Substrate oder Koenzyme vorhanden sind (z. B. Folsäure)
  - Substitution von Glutamin beeinflusst ebenfalls Arginin-Stoffwechsel und verbessert Glutathion-Synthese, (das bei optimalen Aktivität der Glutathionperoxidase durch Zufuhr von Selen auch vermehrt egeneriert wird) → Glutamin indirekt antiinflammatorisch wirksam

- bei parenteraler Ernährung: 0,2–0,4 g/kg KG/d Glutamin (entsprechend 0,3–0,6 g/kg KG/d Glutamindipeptid)
- klinische Wirksamkeit der Substitution durch aktuelle Studienlage nicht eindeutig gesichert → Trend zu reduzierter Mortalität → derzeit keine absolut sichere Schlussfolgerung möglich

- **Immunnutrition**
  - **ω-3-Fettsäuren** (Docosahexaensäure, Eikosapentaensäure): antiinflammatorisch (verringerte Synthese von IL-1 und TNF), Synthese von Leukotrienen der 5er-Reihe ↓ und Prostaglandinen der 3er-Reihe ↓ bei gleichzeitiger Hemmung der Eikosanoidsynthese (Leukotriene der 4er-Reihe, Prostaglandine der 2er-Reihe) → Einsatz v. a. zu Beginn der Erkrankung sinnvoll
  - Perfusionsverbesserung im Leber- und Splanchnikusgebiet, da vermehrt vasodilatierende Metabolite wie PGI_3 gebildet werden
  - **α-Linolensäure**: Präkursor der ω-3-Fettsäuren
  - **Linolsäure**: Vorstufe für Prostaglandin- und Prostazyklinstoffwechsel: Arachidonsäure, aus der die Leukotriene der 4er-Reihe (Chemotaxis und endotheliale Permeabilitätserhöhung!) und die Prostaglandine der 2er-Reihe metabolisiert werden
  - evtl. Verkürzung der Liegezeit durch mit Fischöl angereicherte Emulsionen und Modulation der Entzündungsantwort mit Zytokinspiegel durch ω-3-Fettsäuren, klarer klinischer Beleg für die Effektivität hinsichtlich einer Mortalitätsreduktion steht bislang aus

- **Spurenelemente** (Selen)
  - Se-Cystein in mindestens 25 verschiedenen Proteinen mit zum Teil bisher unbekannter Funktion im katalytischen Zentrum aktiv
  - antioxidative Wirkung (Glutathionperoxidasen, Thioredoxinreduktase)
  - Serumkonzentration von Selen spiegelt v. a. Selenoprotein P (SelP) wieder, das hepatisch synthetisiert wird und die Oberfläche des Endothels auskleidet
  - Selenkonzentration im Blut ↓ bereits zu Beginn einer schweren Erkrankung (Sepsis, Polytrauma, herzchirurgische Eingriffe,

Pankreatitis, Verbrennungen) → wahrscheinlich Umverteilungsphänomen
- Substitution mit Selen normalisiert SelP
- In wieweit eine Normalisierung des Selenspiegels zu einem Rückgang von Morbidität und Mortalität beiträgt, ist derzeit noch nicht abschließend geklärt: Nach aktuellem Wissensstand gilt:
  - Je kränker der Patient ist, desto eher profitiert er von einer pharmakologischen Substitution von Selen (500–1000 µg/d) → aber: Wirksamkeit von Selen in pharmakologischen Dosierungen umstritten1
  - Therapiedauer mit Natriumselenit auf <4 Tage begrenzen
  - Für eine optimale Aktivität von Glutathionperoxidasen sind 50–75 µg/d ausreichend, für eine optimale Versorgung mit Selenoprotein P etwa 100–125 µg/d

> ❗ **Bei Gabe von Selen und Vitamin C zeitlicher Abstand von >2 h → Gefahr der Interaktion!**

- **Operation:** Bei (Verdacht auf) embolischem/thrombotischem Mesenterialarterienverschluss explorative Laparotomie und Dünn- bzw. Dickdarmteilresektion

19.4   Ileus

- • **Einteilung**
- **mechanischer Ileus**
  - Okklusionsileus
  - Strangulationsileus
- **funktioneller Ileus**
  - spastischer Ileus
- **Dickdarm-** (20–25 %) oder **Dünndarmileus** (75–80 % aller Passagestörungen)

- • **Definition**
- **mechanischer Ileus:** Verlegung des Darmlumens und Blockade der Darmpassage mit Aufstau des Speisebreis und der Verdauungssäfte oral des Hindernisses
- **funktioneller Ileus:** Behinderung der Darmpassage, ohne dass ein mechanisches Hindernis vorhanden ist

- **Ursachen**
- **Mechanischer Ileus**
- meist **Okklusionsileus** aufgrund von entzündlichen oder tumorösen Stenosen, Gallensteinen, Kotballen, Würmern, die die Lumenlichte
  einengen oder Kompressionen von außen
  durch Briden oder extramurale Tumoren
- seltener **Strangulationsileus**, bei dem es zu
  Durchblutungsstörungen der Mesenterialgefäße kommt, z. B. durch Inkarzeration, Inva-
  gination oder Volvulus

- **Funktioneller Ileus**
- meist **paralytischer Ileus** bei intraabdominellen Entzündungen wie z. B. bei Pankreatitis,
  Cholezystitis, Appendizitis oder Peritonitis
- bei **metabolischen** (z. B. diabetischer Azidose,
  Urämie, Hypokaliämie) oder **hormonellen**
  (z. B. Schwangerschaft) Veränderungen
- **reflektorisch** im Rahmen anderer Erkrankungen (z. B. Nieren- oder Gallenkoliken, stärkere
  Blutverluste, Blasenüberdehnungen, Wirbel-
  körperfrakturen)
- bei **vaskulär** bedingten Veränderungen (Verschluss von Mesenterialgefäßen, z. B. Claudica-
  tio abdominalis)
- **medikamentös** bedingt (z. B. durch Opioide,
  Antidepressiva, Parkinson-Medikamente).
- selten aufgrund einer spastischen Parese der
  Darmmuskulatur → Verlust der geregelten
  Propulsivmotorik, z. B. durch Bleiintoxikatio-
  nen, Porphyrie oder eine Askariasis

- **Pathophysiologie**

Hier unterscheiden sich der Dünndarm, und der
Dickdarmileus voneinander.

- **Mechanischer Dünndarmileus**
- Beim **mechanischen Dünndarmileus** kommt
  es zu einer starken Vermehrung fäkulenter
  Keime, besonders von E. coli → Zunahme der
  Bakterienzahl mit konsekutiver Hypersekretion der Schleimhaut und gleichzeitiger vermehrter Durchblutung der Dünndarmwand.
- Beim **hohen Dünndarmileus** (jejunale Passagestörung) dominieren klinisch nicht so sehr
  die geblähten Darmschlingen, sondern vielmehr der entgleiste und vital bedrohliche Flüs-

sigkeits- und Elektrolythaushalt aufgrund des
hohen Refluxes von Magen- und Darmsekre-
ten und dem ständigen Erbrechen.
- Beim **tiefen Dünndarmileus** kommt es zu einer qualitativ und quantitativ veränderten bakteriellen Besiedlung → starker Anstieg von
  bakteriellen Zerfalls- und Stoffwechselproduk-
  ten, mit direkter Wirkung auf die Mukosazel-
  len und verstärkter Mediatorfreisetzung → Alteration der Mukosabarriere mit Translokation
  von Lipopolysacchariden und für Bakterien →
  Gefahr des **septischen Multiorganversagens**.

- **Dickdarmileus**
- Durch eine zunehmende Darmdistension bei
  Passagestörung kommt es aufgrund einer
  intraluminären Druckerhöhung zu einer
  Mikrozirkulationsstörung der Darmwand mit
  konsekutivem hypoxischem Gewebeschaden
  → Hypovolämie und Schock aufgrund einer
  passiven Flüssigkeitssequestration ins intra-
  murale Gewebe und in das Darmlumen.
- »Bakterielle Dysbalancen« scheinen eher eine
  sekundäre Rolle zu spielen.

- **Symptome**
- klinische Symptome:
  - Schmerzen (bis 93 % der Patienten)
  - Erbrechen (bis 71 %)
  - Meteorismus (bis 54 %)
  - Stuhlverhalt (ca. 29 %)
  - Miserere (ca. 4 %)
- Auskultation: spärliche Darmgeräusche, nur
  gering hochgestellte oder typisch metallisch
  klingende Darmgeräusche (mechanischer
  Ileus) bzw. auskultatorische »Totenstille«
  (paralytischer Ileus oder mechanischer Ileus
  im Stadium der Paralyse)

- **Diagnostik**
- Anamneseerhebung (Voroperationen → post-
  operative Adhäsionen stellen die häufigste
  Ursache dar)
- radiologische Untersuchung:
  - Röntgenleeraufnahme des Abdomens (Dif-
    ferenzierung zwischen Dick- und Dünn-
    darmileus, Nachweis eines Gallensteinileus,
    Volvulus oder Nachweis von freier intra-

abdomineller Luft als Zeichen einer Perforation)

— Kontrastmittelpassage (Differenzierung
zwischen mechanischem und paralytischem
Ileus und evtl. Indikationsstellung zur Operation)

— Kolonkontrasteinlauf oder -doppelkontrast-
darstellung

— Sonographie (Nachweis von Gallensteinen,
einer Cholezystitis, Pankreatitis oder tumorö-
ser Veränderungen im kleinen Becken)

— Computertomographie, ggf. mit Kontrastmit-
telfüllung des Darms bzw. i.v. (bei Dickdarmileus und tiefem Dünndarmileus zum Ausschluss von obstruierenden Tumoren, besonders im Ileozäkalbereich)

— Koloskopie

- **Therapie**
- ■ **Konservativ (beim rein paralytischen Ileus)**

— Dekompressionsbehandlung des gestauten
Gastrointestinaltrakts mittels Magensonde,
gastrointestinaler Dekompressionssonde oder
koloskopisches Absaugen von Darmsekret und
Gasen

— bilanzierte Flüssigkeits- und Volumensubstitution

— Absetzen/Umsetzen motilitätshemmender
Medikamente (z. B. Antidepressiva)

— evtl. Antibiotikagabe

— Behandlung der Grund- oder Begleiterkrankungen (z. B. M. Crohn, Colitis ulcerosa,
holezystitis, Divertikulitis)

— medikamentöse Induktion von Peristaltik →
Wirksamkeit nicht in klinischen Studien
bewiesen!

— Bethanechol (Cholinergikum)

— Metoclopramid, Domperidon (Dopamin-
agonisten)

— Erythromycin (Motilinagonist)

— Neostigmin (indirektes Parasympathomi-
metika), evtl. in Kombination mit Dexpanthenol

- ■ **Operativ (vorwiegend beim Okklusionsileus)**
- Adhäsiolyse der Briden
- Stenose beseitigende Operationen

19.5 Diarrhö

- **Definition**
- >3 Stuhlentleerungen am Tag mit einem
Gewicht >250 g Fäzes und
- verminderte Stuhlkonsistenz (Wassergehalt
>75 %)

> **Elektrolytgehalt des normalen Stuhls**
> - K+: ca. 90 mmol/l
> - Na+: ca. 40 mmol/l
> - HCO3–:ca. 30 mmol/l
> - Cl–: ca. 15 mmol/l
> - **Osmolalität** des normalen Stuhls:
>   ca. 290 mosm/kg

- **Ursachen**

Eine Diarrhö kann sowohl durch einen osmotisch
wirksamen Darminhalt als auch durch eine Imbalance zwischen Motilität, Sekretion und Resorption
ausgelöst werden:

- **osmotische Ursachen:**
  - hyperosmolare Sondenkost, Laktose bei
    Laktoseintoleranz, sekretorische Diarrhö
    mit Nettowasser- und Elekrolytsekretion bei
    bakteriellen Toxinen, Gallensäuren, ent-
    zündlichen Prozessen wie M. Crohn, Tbc
    sowie Proteinsekretion (großes Adenom)
- **funktionelle Ursachen:**
  - Imbalance zwischen Motilität, Sekretions-
    und Resorptionsleistung
- **mikrobiologische/infektiologische Ursachen:**
  - kontaminierte Nahrungsbestandteile, bak-
    terielle Infektionen (Salmonellen, Shigellen,
    Staphylokokken, Campylobacter jejuni, Vi-
    brio choleri und am häufigsten enterotoxin-
    bildende E. coli [ETEC]), Clostridium-dif-
    ficile-Toxin → pseudomembranöse Kolitis
  - Viren: Norwalkvirus, Rotavirus u. a.
  - selten Protozoen wie z. B. Entamoeba histo-
    lytica, Giardia lamblia u. a.
- **Maldigestion/Malabsorption**
  - mangelhafte Enzym- und/oder Gallen-
    sekretion
  - Störung der Hydrolyse von Kohlenhydraten,
    Eiweiß und Fett in niedermolekulare Spalt-
    produkte bzw. der Emulgierung der Fette

- Hauptursachen: gastrisch (z. B. nach Magenresektion), hepatobiliär (z. B. Cholestase), Gallensäureverlustsyndrom (z. B. Ileumerkrankungen), pankreatisch (z. B. chronische Pankreatitis)
  - Mukosaatrophie (nach längerer enteraler Nahrungskarenz)
- **alimentäre Ursachen:**
  - Sondenkost (zu hohe Osmolarität, zu rasch große Mengen)
  - Laktoseintoleranz
- **intestinale Infektionen:**
  - Shigellen, Campylobacter, enteritische Salmonellen, E. coli, Clostridium difficile, Viren, Pilze oder Parasiten

❗ **Eine kontaminierte Sondenkost ist auszuschließen!**

- **endokrine Ursachen:**
  - Hyperthyreose
  - häufig schwerer insulinpflichtiger Diabetes mellitus (diabetische Neuropathie des autonomen Nervensystems), gelegentlich im Wechsel mit Obstipation
  - Nebenniereninsuffizienz (M. Addison), sehr selten
- **medikamentöse Ursachen:**
  - Mg-haltige Antazida
  - Antibiotika
- **pseudomembranöse Kolitis**
  - Häufigkeit: 5–21 % der Intensivpatienten
  - Die Hälfte aller Diarrhöen bei Intensivpatienten unter Antibiotikatherapie (besonders Clindamycin) soll durch Clostridium difficile-Endotoxin ausgelöst sein (bedingt durch Endotoxin A+B von Clostridium difficile, das bei Suppression der normalen Darmflora proliferiert).
  - Klinik: variiert von unkomplizierter Diarrhö bis zur schweren Kolitis mit blutigen Durchfällen
  - Immunstatus des Patienten korreliert gut mit dem klinischen Erscheinungsbild: bei asymptomatischen Trägern höhere Antikörperspiegel von IgA und IgM gegen das Toxin A gefunden als bei symptomatischen Patienten.

- Endoskopisch variiert das Bild entsprechend von diffuser Schleimhautrötung bis zu schweren pseudomembranös-ulzerierenden Läsionen.
- Diagnose: Nachweis von Clostridium-difficile-Toxin im Stuhl oder die Kultur von C. difficile aus einer Biopsie.

- **Differenzialdiagnose**
C.-difficile-Enterokolitis vs. osmotische Diarrhö → mittels Berechnung der osmotischen Lücke des Stuhls:
- gemessene Osmolalität des Stuhls – 2 × (Stuhl $[Na^+]$–Stuhl $[K^+]$)
- → Werte >160 mosm/kg H_2O sprechen für eine osmotische Diarrhö

- **Therapie**
- Behandlung der zugrunde liegenden Erkrankung, z. B. bei pseudomembranöse Kolitis (Metronidazol 4-mal 250 mg/d p.o. (bzw. Metronidazol i.v., falls p.o. vom Patienten nicht toleriert) oder Vancomycin 4-mal 125 mg/d p.o. (die zur intravenösen Applikation zugelassene Infusion kann auch oral gegeben werden)
- Änderung der Sondenkostauswahl
  - niedrigere Osmolarität (<200 mosmol/l), kein erhöhter Fettgehalt
  - langsame Steigerung des Kostaufbaus
- symptomatisch
  - Stabilisierung der Homöostase
  - Wasser- und Elektrolythaushalt ausgleichen
  - Antidiarrhoika (Loperamid 2- bis 4-mal 2 mg/d)

- **Antidiarrhoika**
- **Indikationen:** zurückhaltend, da bei einer zu starken Motilitätshemmung mit nachfolgender Atonie und Obstipation zu rechnen ist.

Dosierung

- **Loperamid**
  - 1 Kps. = 2 mg, 1 ml Lsg. = 0,2 mg,
    1 Tbl. = 2 mg
  - 2- bis 4-mal 1 Kps. oder 2-mal 20 ml
- **Akute Diarrhö**
  - Erwachsene: Anfangsdosis: 2 Kps., da-
    nach 1 Kps. nach jedem ungeformten
    Stuhl. Tageshöchstdosis: 12 mg
  - Kinder ab 8 Jahren: 1 Kps., danach 1 Kps.
    nach jedem ungeformten Stuhl. Tages-
    höchstdosis: 8 mg
  - Kinder von 2–8 Jahren: 0,2 ml Lsg./kg
    nach jedem ungeformten Stuhl. Tages-
    höchstdosis: maximal 4-mal

- **Wirkmechanismus**: wirkt über Opiatrezeptoren motilitätshemmend
- **Kontraindikationen:**
  - Subileus
  - Obstipation
  - blutige Diarrhö
  - akute Colitis ulcerosa
  - pseudomembranöse Kolitis

■ ■ **Begleitende Medikamente**

Zur Normalisierung der Darmflora stehen folgende
Präparate zur Verfügung:
- **Omniflora**
  - 1 Kps. enthält je 25 mg Kulturlyophilisat
    von Lactobacillus gasseri und Bifidobacte-
    rium longum (je 8-mal 108 bis 8-mal 109
    Keime)
  - **Indikationen:** Diarrhö nach Antibiotika-
    und Strahlentherapie, nach schweren
    Darminfektionen, Gärungs- und Fäulnis-
    dyspepsie
  - **Dosierung:** 3-mal 1–2 Kps.
- **Bactisubtil**
  - 1 Kps. enthält 35 mg keimfähige Sporen des
    Bacillus subtilis (= 10^9 Keime)
  - **Indikationen:** Diarrhöen, Gärungs- und
    Fäulnisdyspepsien, Enteritis, Enterokolitis
  - **Dosierung:** 3-mal 2 Kps.

- **Perenterol**
  - 50 mg Kps. oder forte 250 bzw. Pulver
  - 1 Kps. enthält Saccharomyces boulardii
    50 mg/250 mg
  - **Indikationen:**
    - symptomatische Behandlung akuter
      Diarrhöen
    - Vorbeugung und symptomatische
      Behandlung von Reisediarrhöen
    - Diarrhöen unter Sondenernährung.
  - **Dosierung:** 3-mal 2–4 Kps. (50 mg) oder 1-
    bis 2-mal 1 Kps. (250 mg)

Ausgewählte Literatur

Angstwurm MW, Gaertner R (2006) Practicalities of selenium
    supplementation in critically ill patients. Curr Opin Clin
    Nutr Metab Care 93:233–238
Angstwurm MW, Engelmann L, Zimmermann T et al. (2007)
    Selenium in Intensive Care (SIC): results of a prospective
    randomized, placebo-controlled, multiple-center study
    in patients with severe systemic inflammatory response
    syndrome, sepsis, and septic shock. Crit Care Med
    35:118–126
Booth C, Heyland D, Paterson W (2002) Gastrointestinal pro-
    motility drugs in the critical care setting: a systematic
    review of evidence. Crit Care Med 30:1429–1435
Brüwer M, Wessling J (2012) Bildgebende Verfahren zur ab-
    dominellen Diagnostik in der Intensivmedizin. Intensiv-
    medizin up2date 8:233–251
Bungard TJ, Kale-Pradhan PB (1999) Prokinetic agents for the
    treatment of postoperative ileus in adults: a review of the
    literature. Pharmacotherapy 19:416
Davies A, Bellomo R (2004) Establishment of enteral nutrition:
    prokinetic agents and small bowel feeding tubes. Current
    Opin Crit Care 10:156–161
Decurtins M, Goti F (1998) Postoperativer Ileus – Früh, spät
    oder gar nicht operieren? Zentralbl Chir 123:1355
Doglio GR et al. (1991) Gastric mucosal pH as aprognostic
    index of mortality in critically ill patients. Crit Care Med
    19:1037–40
Dupertuis YM, Meguid, Pichard C (2009) Advancing from
    immunonutrition to a pharmaconutrition: a gigantic
    challenge. Curr OpinClinical Nutr Metab Care 12: 398–403
Fiddian-Green RG.(1999). Monitoring of tissue pH the critical
    measurement. Chest 116:1839–41
Haug K, Brügger L, von Flüe M (2004) Neue Aspekte in der
    Behandlung der postoperativen Darmatonie. Schweiz
    Med Forum 4:108–114
Henne-Bruns D, Löhnert M (2000) Aktueller Stand zur Diag-
    nostik und nichtoperativen Therapie des Dünndarmileus.
    Chirurg 71:503–509

Herbert MK (2001) Die Magen-Darm-Atonie beim Intensivpatienten. Mechanismen, Ursachen Therapie. Anaesthesiol
Intensivmed Notfallmed Schmerzther 36:337–359

Herold G (2005) Innere Medizin – eine vorlesungsorientierte
Darstellung. Eigenverlag

Kirchberg J, Reißfelder C, Mieth M, Büchler MW (2012) Darm-
passagestörungen in der Intensivtherapie. Intensivmedizin up2date 8:181–192

Kreis ME et al. (1999) What dose of neostigmine is effective for
the treatment of postoperative colonic ileus? Lessons
from colonic motility studies. In: Herbert MK, Holzer P,
Roewer N (eds) Problems of the gastrointestinal tract in
anesthesia, the perioperative period, and intensive care.
Springer, Berlin Heidelberg New York Tokyo, pp 12

Melis GC, ter Wengel N, Boelens PG, van Leeuwen PA (2004)
Glutamine: recent developments in research on the
clinical significance of glutamine. Curr Opin Clin Nutr
Metab Care 7: 59–70

Rümelin A, Mayer K (2013) Ernährung des Intensivpatienten.
Springer, Berlin Heidelberg New York

Singer P, Berger M, et al. (2009) ESPEN Guidelines on Parenteral Nutrition: Intensive Care. Clin Nutrition 28 387–400

Storr M, Allescher HD (2000) Motilitätsmodifizierende Pharmaka Internist 41:1318–1330

Welsch T, Büchler MW (2011) Anastomoseninsuffizienz im
Gastrointestinaltrakt. Intensivmedizin up2date 7:221–231

Wernerman J, Kirketeig T, Andersson B et al. (2011) Scandinavian Critical Care Trials Group. Scandinavian glutamine
trial: a pragmatic multi-centre randomised clinical trial of
intensive care unit patients. Acta Anaesthesiol Scand
55:812–818

Wilhelm W (2013) Praxis der Intensivmedizin, 2. Auflage.
Springer, Berlin Heidelberg New York

Stressulkus

W. Zink

M. Fresenius et al., *Repetitorium Intensivmedizin*,
DOI 10.1007/978-3-642-44933-8_20, © Springer-Verlag Berlin Heidelberg 2014

20.1 Grundlagen

- **Physiologische Grundlagen**
- verschiedene Zelltypen in der Magenmukosa
  - Nebenzellen: hauptsächlich im Fundus und Korpus; Schleimproduktion
  - Hauptzellen: Produktion von Pepsinogen
  - Belegzellen (= Parietalzellen): Produktion von Salzsäure (HCl)
  - G-Zellen: hauptsächlich im Antrum; Produktion von Gastrin → HCl ↑, Pepsinogen ↑
- Schleimproduktion kontinuierlich und unabhängig von Nahrungsaufnahme
- Bildung und Freisetzung von HCl bei Nahrungsaufnahme → Aktivierung von »Protonenpumpen«
- Pepsinogene: Umwandlung durch HCl in Pepsine mit Wirkmaximum bei pH 2–3,5
- Stimulation der Säureproduktion über
  - Histaminrezeptoren (H_2-Rezeptoren an Belegzellen)
  - muskarinerge Cholinrezeptoren Subtyps M1 → vagale Aktivierung
  - Gastrinrezeptoren

- **Pathogenese**
- Imbalance zwischen
  - aggressiven Faktoren (Salzsäure, Pepsin, Gallensäure) und
  - protektiven Faktoren (Mukosa, Bikarbonat, mukosaler Blutfluss, Gefäßschäden, Prostaglandin, Epithelzellenregeneration, Neuropeptide)
- Eine Verminderung der schützenden Faktoren spielt bei der Entstehung des Stressulkus eine größere Rolle als eine Zunahme der aggressiven Faktoren (vermehrte Säureproduktion).
- Vermehrte Säureproduktion ist jedoch beim Schädel-Hirn-Trauma oder bei der Sepsis als Ursache eines Stressulkus vorrangig.

- **Inzidenz**
- **Gastritis, Erosionen, Ulcus ventriculi/duodeni**: Bei 52–100 % aller Patienten lassen sich nach 18–24 h Intensivaufenthalt endoskopisch Mukosaschäden (oberflächliche Erosionen bis tiefe Ulzerationen) nachweisen.

- **Ulkusblutung:**
  - Inzidenz einer Stressulkusblutung in der Intensivmedizin variiert zwischen 0–39 %
  - die Inzidenz ist abhängig von der zugrunde liegenden Definition (positiver Hämoccult-Test, geringe Mengen Blut aus Magensonde bis hin zur Kreislaufinstabilität mit Transfusionsbedarf)
  - Stressulkus und Dieulafoy-Läsion (dilatiertes submukosales, arterielles Gefäß) sind die Hauptursachen einer signifikanten Blutung des oberen Gastrointestinaltrakts bei Intensivpatienten
  - Zunahme gastrointestinaler, akuter Blutungen um das 4-Fache in den 1960-er Jahren unter intensivmedizinischen Bedingungen

> ◯ **Trotz der Einführung der Ulkusprophylaxe mit H_2-Blockern (potente antisekretorische Medikamente) bleibt das Stressulkus in der Intensivmedizin ein ernsthaftes Problem.**

- **Ursachen von Blutungen im oberen Gastrointestinaltrakt**
- Ulkuskrankheit (10–15 % der Bevölkerung), meist Duodenalulzera (singulär)

- **Differenzialdiagnose**
- Stressblutung
- Magenkarzinom
- Läsion durch Magensonde
- Zustand nach Magenresektion → Anastomosenblutung
- medikamentös bedingte Läsionen (NSAID, Glukokortikoide, Zytostatika)

- **Risikofaktoren**
- Beatmung über >48 h
- Gerinnungsstörung (Koagulopathie und/oder Thrombozytopenie)
- Hypotension
- Neurochirurgische Patienten und Schädel-Hirn-Verletzte (Cushing-Ulzera): Stimulierung zentraler Vaguskerne
- akute Querschnittsverletzte → Inzidenz: 20–30 % unter Prophylaxe → Vagusstimulation, psychischer Stress, respiratorische Insuffizienz,

Immobilisation, Störung der autoregulatorischen Mechanismen
- akute Niereninsuffizienz oder Zustand nach Nierentransplantation: erhöhte Mukosapermeabilität und H^+-Ionenrückdiffusion
- Brandverletzte (>35 % KOF): Volumenverschiebungen und Mediatorenfreisetzung führt zu Perfusionsproblemen
- leberzirrhotische Patienten → portale hypertensive Gastropathie
- Patienten mit verminderter gastrointestinaler Perfusion (kardiochirurgische Patienten, Patienten im Schock) → eingeschränkte Mukosadurchblutung führt zu **Gewebeazidose und -hypoxie** mit konsekutivem ATP-Abfall: ATP → AMP → Adenosin → Hypoxanthin → Xanthin (durch Xanthinoxidase) mit Bildung von O_2- und Hydroxylradikalen → Zerstörung der Mukosa
- septische Patienten: Störung der Mikrozirkulation durch Freisetzung verschiedener Mediatoren
- großer operativer Eingriff
- Kortikoidtherapie

> **Sämtliche Risikofaktoren sind gleichzeitig Indikationen für eine Stressblutungsprophylaxe!**

- **Klinik**
- Blut über Magensonde
- Hämatemesis und Meläna beim spontan atmenden Patienten
- Teerstuhl
- unklarer Hb-Abfall und Hypotension
- Hb-Abfall >2 g/dl und Persistenz der Blutungszeichen >12 h → therapeutische Gastroskopie mit Urease-Test zum Nachweis eines Helicobacter pylori

- **Diagnostik**
- »golden standard«: Endoskopie.

20.2 Ulkusprophylaxe

20.2.1 Basismaßnahmen

- adäquate Sedierung und Analgesie (Ausschaltung von Stress und Schmerz)
- frühzeitige enterale Ernährung als Prophylaxe für stressinduzierte gastrale Läsionen/Blutungen → Stärkung der mukosale Integrität? (unklare Datenlage!)
- frühzeitige Verbesserung und Wiederherstellung einer adäquaten intestinalen Perfusion (Volumensubstitution, Optimierung von Oyxgenierung und Kreislauffunktion, Sedierung)
- medikamentöse Ulkusprophylaxe bei Risikopatienten
- ◘ Tab. 20.1 gibt einen Überblick über gastrale Veränderungen unter Stress und verschiedenen Medikamenten

20.2.2 Medikamentöse Ulkusprophylaxe

Zur medikamentösen Ulkusprophylaxe werden derzeit im Wesentliche folgende Substanzklassen eingesetzt:
- Sucralfat
- Histaminrezeptor-2-Antagonisten
- Protonenpumpeninhibitoren (PPI)

Antazida, Anticholinergika und Prostaglandine haben in den letzten Jahren erheblich an Bedeutung verloren.

Sucralfat (Ulcogant)
- wasserunlösliches, basisches Aluminiumsucrosesalz
- 1 Tbl., 5 ml (≙1 Btl./1 Messb.) ≙ 1 g

- **Wirkmechanismus**
- bedeckt die Magenmukosa und besonders den Ulkusboden
- Erhöhung der Durchblutung durch Prostaglandin- und wahrscheinlich durch NO-Freisetzung
- Bindung von Pepsin und Gallensäuren, prostaglandinunabhängige Bikarbonat- und Mukussekretion

□ Tab. 20.1 Auswirkungen von Stress und verschiedenen Medikamenten zur Ulkusprophylaxe

	Stress	Piren-zepin	Antazida	Histamin-antagonisten	Sucral-fat	Omeprazol	Prostag-landine
Intragastraler pH-Wert	↔–↑	↔–↑	↑↑	↔–↑↑	↔	↑–↑↑↑↑	↔–↑
Pepsin	↔–↓	↔–↓	↓	↔–↓	↓	↓–↓↓↓	↔–↓
Gallensäuren	↑	↔	↓	↔	↓	↔	↔
Prostaglandinproduktion	↓	↔	↑	↔	↑	↔	↑
Mukus	↓	↑	↑	↓	↑.	↔	↑
Bikarbonatproduktion	↓	↑	↑	↔	↑	↔	↑
Zellerneuerung	↓	↔	↑	↔	↑	↔	↔
Mukosaperfusion	↓	↓	↑	↔–↓	↑	↔	↑

▬ wirkt außerdem bakterizid durch Al^{2+}-Freisetzung, scheint die Mortalität im Vergleich zu Antazida oder Histaminblockern zu senken

▬ **Oral:** 4- bis 6-mal 1 Btl.

• **Kontraindikationen**
▬ bei Niereninsuffizienz mit Erhöhung des Plasmaaluminiumspiegels

• **Nebenwirkungen**
▬ gelegentlich Obstipation, erhöhte Aluminiumspiegel

• **Wechselwirkungen**
▬ verminderte Resorption verschiedener Medikamente vermeidbar durch um 1–2 h versetzte Einnahme

❱ Sucralfat hebt den pH-Wert des Magens nicht entscheidend an und führt somit auch nicht zur bakteriellen Kolonisation im Magen mit erhöhtem Pneumonierisiko. Außerdem weist es die geringsten Kosten auf.

Antihistaminika (H₂-Rezeptorantagonisten)

• **Wirkmechanismus**
▬ kompetitiver Antagonismus an H_2-Rezeptoren
▬ Säuresuppression und intragastrale pH-Anhebung (pH >4)
▬ kein Einfluss auf die Magenentleerungszeit, den unteren Ösophagussphinkter oder die Pankreassekretion

• **Nebenwirkungen**
▬ negativ chronotrop und inotrop wirksam bei schneller Gabe
▬ koronare Vasokonstriktion
▬ Enzyminduktion (Cytochrom P_{450}), vorwiegend bei Cimetidin
▬ Verwirrtheit und Halluzinationen, da die Blut-Hirn-Schranke überwunden wird
▬ teilweise lebertoxisch (Hepatitis)
▬ Exanthem
▬ Leuko-, Thrombopenie
▬ Gynäkomastie
▬ bakterielle Magenbesiedelung bei pH >3,5 mit Pneumonierisiko ↑ (durch »stille Aspirationen«)

• **Wechselwirkungen**
▬ mögliche Verringerung der Resorption durch Antazida oder Sucralfat.

— bei eingeschränkter Nierenfunktion (Kreatinin-Clearance <30 ml/min) sollte die Dosis der H_2-Blocker um 50 % reduziert werden!

Ranitidin (Zantic, Sostril)

— 1 Tbl. = 150/300 mg
— 1 Amp. à 5 ml ≙ 50 mg

- **Pharmakologie**
— 5- bis 8-mal stärker wirksam als Cimetidin
— Proteinbindung: 15–20 %
— Plasma-HWZ: 2–3 h
— Wirkdauer 8–12 h
— 70 % unverändert renal eliminiert

Dosierung

— **Intravenös**: 2-mal 50 mg, maximal 4-mal 5 mg; bei Niereninsuffizienz Dosisreduktion um 50 %
— **Oral**:
  – Ranitidin 1-mal 300 mg abends oder
  – Ranitidin 2-mal 150 mg

Cimetidin (Tagamet)

— 1 Tbl. ≙ 200/400/800 mg
— 1 Amp. à 2 (4) ml ≙ 200 (400) mg

Dosierung

— **Ulkusrezidivprophylaxe**: 2-mal 200–400 mg i.v./p.o.
— **Akutbehandlung**: 800 mgTag i.v.

Famotidin (Pepdul)

Dosierung

— **Intravenös**: 1-mal 20 mg i.v.
— **Oral**: 1- bis 4-mal 20 mg p.o.

Roxatidin (Roxit)

- **Pharmakologie**
— Gabe als Prodrug Roxatidinacetat
— nahezu vollständige renale Elimination

Dosierung

— **Oral**: 2-mal 75 mg

Nizatidin (Gastrax, Nizax Lilly)

- **Pharmakologie**
— 5- bis 8-mal stärker wirksam als Cimetidin
— Proteinbindung: 35 %
— Plasma-HWZ: 4 h
— 95 % unverändert renal eliminiert

Dosierung

— **Oral**: 1-mal 1–2 Kps. (150–300 mg) p.o.

Protonenpumpen-Inhibitoren: Omeprazol (Antra)

— 1 Amp. à 10 ml ≙ 40 mg
— 1 Tbl. ≙ 20 (40) mg

- **Wirkmechanismus**
— Hemmung der histamin- und vagusinduzierten Säuresekretion (irreversible Protonenpumpenhemmung: H^+/K^+-ATP-ase)
— sehr potente Säurehemmung.

- **Pharmakologie**
— Gabe als Prodrug, welche in den Belegzellen durch säurekatalysierte Zyklisierung in die aktive Form umgewandelt wird und die Zelle nicht wieder verlassen kann (»cell-trapping«) → Wirkdauer > HWZ von 40 min
— hepatische Elimination
— geringgradige Beeinflussung von Cytochrom P_{450}

- **Indikationen**
— therapierefraktäre Ulzera
— obere GI-Blutung

Dosierung

— **Intravenös:** initial 1–2 Amp à 40 mg, dann
½–1 Amp. tgl.
— **Oral:** 2-mal 1 Tbl. à 20/40 mg am 1. Tag,
dann 1-mal 1 Tbl.

🛑 **Nur als Kurzinfusion über mindestens 30 min;
keine i.v. Bolusgabe wegen möglicher Sehstörungen (durch kurzfristig hohe Blutspie-
gel)! Bei Niereninsuffizienz: Reduktion auf ¼
der täglichen Dosis, nicht länger als 8 Wochen.**

- **Nebenwirkungen**
- selten Kopfschmerzen, endogene Depressio-
  nen, Blutbildveränderungen
- irreversible Sehstörungen und Gesichtsfeldaus-
  fälle → Erblindung (Papillenveränderungen
  und Cotton-Wool-Herde)
- Hörstörungen bis Hörverlust

Anticholinergika: Pirenzepin (Gastrozepin)

- 1 Tbl. = 25 mg/50 mg
- 1 Amp. à 2 ml = 10 mg

- **Wirkmechanismus**
- wirkt auf Muskarin-1-Rezeptoren: Reduzierung der Gesamtproduktion des Magensaftes,
  jedoch nicht der Magensaftazidität
- tierexperimentell nachgewiesene Erhöhung
  der Mukosadurchblutung, der Bikarbonat-,
  Prostaglandin- und Mukussekretion
- besonders geeignet bei SHT und neurochirurgischen Patienten!

Dosierung

— **Intravenös:** 3-mal 10 mg
— **Oral:** 2-mal 25 mg oder 1- bis 2-mal 50 mg
(maximal 150 mg)

- **Nebenwirkungen**
- gelegentlich Tachykardie
- anticholinerge Nebenwirkungen (Mund-
  trockenheit, Akkommodationsstörungen)

🛑 **Bei Tachyarrhythmie oder Niereninsuffizienz
Dosisreduktion (z. B. 3-mal ½ Amp.)!**

Antazida

- **Wirkmechanismus**
- Neutralisierung der intraluminalen Säure und
  direkte Bindung von Pepsin und Gallensäuren
- Stimulation der Epithelerneuerungsrate (Alu-
  miniumhydroxid)??

Magaldrat (Riopan)

- 1 Btl. ≙ 10 ml ≙ 800 mg, 1 Tbl. ≙ 400/800 mg

Dosierung

— **Oral:** 4- bis 6-mal 1 Btl. (10 ml)

- **Kontraindikationen**
- Fruktose-Sorbitol-Intoleranz
- bei Niereninsuffizienz hochdosierte Dauer-
  anwendung vermeiden

- **Nebenwirkungen**
- breiige Stühle und erhöhte Stuhlfrequenz bei
  hoher Dosierung

- **Wechselwirkungen**
- Resorption von gleichzeitig verabreichtem Eisen, Tetracyclinen, Natriumfluorid, Cheno-
  deoxycholsäure, Digoxin, Benzodiazepinen,
  Dicumarol, Indometacin und Cimetidin kann
  beeinflusst werden → Einnahme dieser Arzneimittel im Abstand von >1 h!

Aluminiumhydroxid (Aludrox)

- 1 Tbl. ≙ 320 mg

Dosierung

— **Oral:** 4- bis 6-mal 1–2 Tbl.

- **Kontraindikationen**
- Ileus

- **Nebenwirkungen**
- Obstipation
- Aluminiumeinlagerungen, v. a. in Nerven- und Knochengewebe
- Phosphatverarmung

Aluminiumhydroxid, Magnesiumhydroxid (Maalox 70)

- 10 ml (1 Btl.) ≙ 9 g Aluminiumhydroxid-Gel
- 600 mg Magnesiumhydroxid)

Dosierung

- **Erwachsene** 4-mal 10 ml:
  - Initial 20 ml per Magensonde; weitere Dosierung vom Erreichen des pH-Grenzwertes (nicht <pH 3,5), der möglichst stündlich im Magenaspirat mittels pH-Papier gemessen werden sollte, abhängig
  - In der Regel 10–20 ml in 2- bis 4-stündlichen Intervallen

- **Kontraindikationen**
- Hypophosphatämie
- bei Niereninsuffizienz Kumulationsgefahr von Magnesium.

- **Nebenwirkungen**
- beatmete Patienten in der Intensivmedizin: u.U. Pneumonie
- Obstipation
- Hypermagnesiämie besonders bei Niereninsuffizienz und hoher Dosierung
- Aluminiumeinlagerungen, v. a. in Nerven- und Knochengewebe
- Phosphatverarmung

Prostaglandine
Misoprostol (Cytotec)

- 1 Tbl. ≙ 200 µg

- **Wirkmechanismus**
- Verbesserung der Perfusion sowie der Bikarbonat- und Schleimbildung
- Säuresekretionshemmung in hoher Dosierung

Dosierung

- **Oral:** 2- bis 4-mal 1 Tbl. p.o.

- **Kontraindikationen**
- Überempfindlichkeit gegen Prostaglandine
- entzündliche Darmerkrankungen
- Schwangerschaft

- **Nebenwirkungen**
- Durchfall, Übelkeit, Bauchschmerzen
- Schwindel, Benommenheit und Kopfschmerzen
- Veränderungen des Menstruationszyklus oder Zwischenblutungen

Ulkusprophylaxe und Pneumonierisiko

- unter medikamentöser Ulkusprophylaxe ggf. bakterielle Überwucherung des Magens mit nachfolgender Mikroaspiration von infiziertem Magensekret und potentiellem Risiko für sekundäre Pneumonie
- nach derzeitiger Studienlage führen Protonenpumpeninhibitoren und H_2-Rezeptorantagonisten nicht zu einer höheren Rate nosokomialer Pneumonien im Vergleich zu Sucralfat!

20.3   Ulkustherapie

20.3.1 Ulkusblutung

- Kreislaufstabilisierung und ggf. Transfusion
- Endoskopie (diagnostisch und therapeutisch → z. B. Sklerosierung: Unterspritzung mit Aethoxysklerol) und medikamentöse Säuresekretionshemmung
- Operation, ggf. im symptomfreien Intervall (geringere Mortalität)

20.3.2 Hämorrhagische Ösophagitis

▬ Entfernung der Magensonde (auch bei beatmeten Patienten)
▬ Instillation von 15 ml Sucralfatsuspension ins obere Ösophagusdrittel und medikamentöse Säuresekretionshemmung

20.3.3 Hämorrhagische Gastritis

▬ Legen von 2 Magensonden kardianah und distal
▬ Spülung mit eiskalter Lösung (10–20 l) für 1–2 h über proximale Magensonde
▬ Entfernung der freigespülten Koagel über distale Magensonde
▬ Gabe von Pantoprazol oder Omeprazol 40 mg als Kurzinfusion i.v.
▬ 60 ml Sucralfat proximal applizieren und für 2 h abklemmen
    ▬ 1. Tag: Repetition im 2-stündlichen Abstand
    ▬ 2./3. Tag: nur noch 20 ml/2 h
    ▬ 4./5. Tag: 20 ml alle 6 h
▬ ggf. angiographische Embolisation
▬ bei Versagen: operative Therapie → Umstechung der Blutung (Forrest Ib), selektive Vagotomie, magenreserzierende Verfahren

Bei infektiöser Genese (Helicobacter-pylori-positiv)

▬ Erstbeschreibung des Cambylobacter bzw. Helicobacter pylori durch Robin Warren und Barry Marshall 1984
▬ Inzidenz: 95 % der Duodenalulzera und 70 % der Magenulzera

- **Diagnostik**
▬ **Urease-Schnelltest**: bioptisches Material aus dem Antrum bzw. bei Vorbehandlung mindestens zwei weitere Biopsien aus dem proximalen Magenabschnitt
▬ **^{13}C-Harnstoff-Atemtest**: radioaktiv markierter Harnstoff wird oral appliziert, anschließend gastral durch Helicobacter-Urease in CO_2 gespalten, das in der Exspirationsluft gemessen wird
▬ **Helicobacter-pylori-Antigennachweis** im Stuhl

- **Therapie**
- ■ **1-wöchige Tripletherapie**

Dosierung	

— Omeprazol 2-mal 20 mg p.o.
— + Clarithromycin 2-mal 250–500 mg p.o.
— + Metronidazol 2-mal 400 mg p.o.
— → Eradikationsrate: 90–95 %

oder
— Omeprazol 2-mal 20 mg p.o.
— + Clarithromycin 2-mal 250–500 mg p.o.
— + Amoxicillin 2-mal 1000 mg p.o.
— → Eradikationsrate: 84–96 %

- ■ **Bei Keimpersistenz nach Tripletherapie**

Dosierung	

— Schema A
  – Tage 1–10
    – Omeprazol 2-mal 40 mg p.o.
  – Tage 4–10
    – Wismutsalz 4-mal täglich
    – + Tetrazyklin 4-mal 500 mg p.o.
    – + Metronidazol 3-mal 400 mg p.o.

oder
— Schema B
  – Tage 1–14
    – Omeprazol 3-mal 40 mg p.o.
    – + Amoxicillin 3-mal 750 mg p.o.

Ausgewählte Literatur

Elke G, Schädler D, Zick G et al. (2008) Stressulkusprophylaxe bei septischen Intensivpatienten. Ein evidenzbasierter Überblick. Anästhesiol Intensivmed Notfallmed Schmerzther 5:336–343

Fischbach P, Malfertheimer P, Hoffmann J et al. (2009) S3-Leitlinie »Helicobacter pylori und gastroduodenale Ulkuskrankheit« der Deutschen Gesellschaft für Verdauungs- und Stoffwechselkrankheiten (DGVS) Z Gastroenterol 47:68–102

Herold G (2010) Innere Medizin 2010. Eine vorlesungsorientierte Darstellung. Eigenverlag, Köln

Lin PC, Chang CH, Hsu PI, Tseng PL, Huang YB (2010) The efficacy and safety of proton pump inhibitors vs histamine-2-receptor antagonists for stress ulcer bleeding prophylaxis among critical care patients: A meta-analysis. Crit Care Med 38: 1197–1205

Marik PE, Vasu T, Hirani A et al. (2010) Stress ulcer prophylaxis in the new millennium: A systematic review and meta-analysis. Crit Care Med 38: 2222–2228

Pilkington KB, Wagstaff MJ, Greenwood JE (2012) Prevention of gastrointestinal bleeding due to stress ulceration: a review of current literature. Anesth Int Care 40: 253–259

Quenot JP, Thiery N, Barbar S et al. (2009) When should stress ulcer prophylaxis be used in the ICU? Curr Opin Crit Care 15: 139–143

Wilhelm W (2013) Praxis der Intensivtherapie. 2. Auflage. Springer, Berlin Heidelberg New York

Intoxikationen

M. Fresenius

M. Fresenius et al., *Repetitorium Intensivmedizin*,
DOI 10.1007/978-3-642-44933-8_21, © Springer-Verlag Berlin Heidelberg 2014

- **Einteilung**
- exogene Intoxikationen: zu 80 % orale Intoxikation, meist mit Medikamenten und Ethanol bei den akuten Vergiftungen und Suiziden. Ursachen für tödlich verlaufende Vergiftungen sind Rauchgas und Drogen
- endogene Intoxikationen

- **Inzidenz**

Etwa 10 % aller Krankenhauseinweisungen bzw. ca. 20 % aller Aufnahmen auf die Intensivstation sind durch unerwünschte Arzneimittelwirkungen und Intoxikationen bedingt. Im Jahr 2011 wurden ca. 205.000 Behandlungen aufgrund akuter Vergiftungen durchgeführt!

21.1 Allgemeine Therapiemaßnahmen

- sorgfältige Eigen- und Fremdanamnese sowie die Asservierung von Medikamenten (-verpackungen), Lebensmittelresten, Erbrochenem sowie Produkten, die für die Vergiftung höchstwahrscheinlich verantwortlich sind
- Sicherung der Vitalfunktionen
- primäre und sekundäre Giftelimination: Verhinderung der weiteren Resorption (Gabe von medizinischer Kohle, Magenspülung, Erbrechen) und Entfernung der Substanz aus dem Körper → wird aktuell nur noch selten gestellt!
- symptombezogene Intensivtherapie, Gabe von Antidota

21.1.1 Primäre Giftelimination

Medizinischer Kohle (Carbo medicinalis)

Gabe von ca. **0,5–1,0 g/kg KG** medizinischer Kohle (Carbo medicinalis in Puderform mit hoher Absorptionsoberfläche) in **ausreichender** Flüssigkeit zum Vermeiden eines Ileus (200 ml), anschließend **20–25 g** alle **4–6 h**

- **Indikationen**
- Intoxikationen mit Carbamazepin, Phenytoin, Theophyllin, Dapson, Phenobarbital, Chinin, Vitamin-K-Antagonisten (Marcumar), Phenobarbital

- **Kontraindikationen**
- ätzende Substanzen (zum Beispiel anorganische Säuren), Tensiden oder flüssigen Kohlenwasserstoffen, nicht intubierter Patient

❯❯ **Die Applikation von Kohle wird in den letzten Jahren gegenüber der Magenspülung zunehmend im klinischen Alltag bevorzugt.**

Magenspülung

- **Indikationen**

Nur bei Aufnahme lebensbedrohlicher Substanzmengen und innerhalb von 60 min nach Ingestion, z. B. bei Benzodiazepinen, Paracetamol, Theophyllin, β-Blockern, Amphetaminen etc. durch einen erfahrenen Untersucher

- **Kontraindikationen**
- Bewusstseinsgetrübter, nicht intubierter Patient
- nach Ingestion mit Säuren und Laugen
- nach Aufnahme von Kohlenwasserstoffen (z. B. Benzin) mit hohem Aspirationsrisiko
- bei bekannten Magen- oder Ösophagusläsionen
- alle Patienten mit Verlust der Schutzreflexe

- **Vorgehen**

Spülung mit Wasser oder bei Kindern mit 37°C warmer physiologischer Kochsalzlösung; Einzelmenge ca. 3 ml/kg KG bzw. eine Gesamtmenge von 10–20 l bis Spüllösung klar oder tablettenrestefrei ist.

- **Komplikationen**
- bis zu 3 % Aspirationen/Pneumonien

Induziertes Erbrechen

- ausgelöst durch 30 ml Ipecacuanha-Sirup bei Erwachsenen oder Kindern >5 Jahren
- ggf. Induktion einer Diarrhö

- **Kontraindikationen**
- Intoxikation mit Schaumbildnern
- organische Lösungsmittel
- Säuren und Laugen
- bewusstseinsgetrübter Patient
- Patient mit Krampfneigung
- kardiozirkulatorische Störungen

⚠ Induziertes Erbrechen verursacht z. T. gravierende Elektrolytimbalancen und sollte daher nicht routinemäßig angewandt werden!

21.1.2 Sekundäre Giftelimination

- Hämodialyse bei schwerer Vergiftung mit kurzkettigen Alkoholen (z. B. Methanol, Ethylenglycol), Salicylate, Valproat, Lithium, Carbamazepin, Phenytoin, Metformin, Dabigatran etc.
- Hämoperfusion, z. B. bei Meprobamat-, Phenobarbital- und Theophyllinintoxikation
- Magen-Darm-Spülung bei Substanzen mit enterohepatischem Kreislauf oder schweren Vergiftungen mit Paraquat oder Arsen mittels Golytely-Lsg. 1–2 l/h
- forcierte Ventilation bei Ingestion von chlorierten Kohlenwasserstoffen (Dichlorethan, Tetrachlorkohlenstoff, Trichlorethan, Tetrachlorethylen etc.)
- forcierte Diurese, sinnvoll bei Barbituraten, Lithium, Knollenblätterpilz, Vergiftungen mit begleitender Rhabdomyolyse (CO-Vergiftung)

21.1.3 Analyse der Intoxikation

Anhand der vorliegenden Art des Komas kann im klinischen Alltag die zur Intoxikation führende Stoffgruppe eingegrenzt werden (◻ Tab. 21.1, ◻ Tab. 21.2, ◻ Tab. 21.3, ◻ Tab. 21.4). Der Schweregrad der Intoxikation kann klinisch in verschiedene Grade eingeteilt werden (◻ Tab. 21.5).

21.2 Spezielle Intoxikationen

In ◻ Tab. 21.6 sind die Intoxikation und ihre speziellen Antidota zusammengestellt.

21.2.1 Kokain

- **Aufnahme**
- inhalativ als hitzestabiles »Crack« (schwarzes Sputum, Thoraxschmerzen aufgrund von Tracheairritationen)

◻ **Tab. 21.1** Eingrenzung der Stoffgruppe anhand der Art des Komas

Komaform	Substanzklasse
Ruhiges Koma (»sleeplike«)	Schlafmittel oder Drogen
Agitiertes Koma	Psychopharmaka oder Drogen
Krampfendes Koma	Antiepileptika Antimalariamittel Antihistamika Antiasthmatika Insektizide u. a. m.

◻ **Tab. 21.2** Ruhiges Koma

Ruhiges Koma, charakterisiert durch	In Frage kommende Substanz
Abgeschwächte Reflexe Hypoventilation Hypotonie	Ethanol (schwer) Barbiturate Glutethimid Meprobamat Methaqualon Chloralhydrat
Stecknadelkopfgroße Pupillen Hypoventilation	Opioide Opiate
Erhaltene Reflexe (!) Geringe Beeinflussung der vitalen Funktionen	Benzodiazepine

- über die Nasenschleimhaut: Schnupfen (bei chronischer Anwendung Nasenseptumdefekte)
- intravenös, als wasserlösliches Kokainhydrochlorid
- oral: meist perorale, akzidentelle Intoxikation eines Drogenkuriers nach Läsion des intestinalen Transport-/Kondompäckchens

- **Klinik**
Typische Trias mit
- **weiten, ggf. »lichtstarren« Pupillen**
- **neurologischen Störungen** (Angstzustände, Agitiertheit, paranoide Psychosen, Epilepsien, fokale neurologische Symptome, Bewusstlosigkeit sowie Aggressivität)

◻ Tab. 21.3 Agitiertes Koma

Agitiertes Koma, charakterisiert durch	In Frage kommende Substanz
Mydriasis Hyperreflexie Trockene Haut und Schleimhaut Tachykardie Rhythmusstörungen QRS-Verbreiterung Krampfanfälle	Antihistamika Anticholinergika TCA*
Mydriasis Hyperreflexie Tachykardie Hypotonie Krampfanfälle	Neuroleptika
Mydriasis Hyperreflexie Tachykardie Hypertonie Krampfanfälle	Amphetamine Kokain

*TCA: trizyklische Antidepressiva

◻ Tab. 21.4 Krampfendes Koma

Krampfendes Koma, charakterisiert durch	In Frage kommende Substanz
Metabolische Entgleisung Kardiovaskulärer Störung Erbrechen	Theophylline
Kopfschmerz Photophobie Athetosen Arrhythmie	Chloroquin
Nystagmus Arrhythmie Opisthotonus	Phenytoin
Azidose Gerinnungsstörungen	Salizylate
Durchfall Hypersekretion Bradykardie Muskelfaszikulationen CHE-Erniedrigung Stecknadelkopfgroße Pupillen	Organophosphate Alkylphosphate

◻ Tab. 21.5 Schweregradeinteilung der Vergiftungen mit ZNS-Beteiligung

Grad	Klinisches Bild
0	Vergiftung ohne Bewusstseinsstörung
I	Vergiftung mit somnolenter Bewusstseinsstörung
II	Vergiftung mit stupuröser Bewusstseinsstörung
III	Vergiftung mit motorisch reaktivem Koma
IV	Vergiftung mit areaktivem Koma plus respiratorischer Insuffizienz
V	Vergiftung mit areaktivem Koma plus respiratorischer Insuffizienz plus instabilen Kreislaufverhältnissen

- **kardiovaskulären Störungen:**
  - Steigerung des Sympathikotonus (Hemmung des Re-uptakes von Noradrenalin, Serotonin, Dopamin) mit Tachykardie, Koronarspasmen, Arrhythmien (Re-entry-Arrhythmien, supraventrikuläre Arrhythmien, AV-Dissoziationen)
  - exzessive Hypertonie (Kopfschmerzen, intrazerebrale Einblutungen, Hirnödem)
  - Blockade der Natriumkanäle (wirkt wie Antiarrhythmikum der Klasse I): negative Inotropie (überwiegt die sympathomimetische Nebenwirkung), Blockbilder und ventrikuläre Rhythmusstörungen (VES, VT, KF)
- weiterhin Steigerung der Thrombozytenaggregation, Hyperthermie, generalisierte Vasokonstriktion mit Organminderperfusion (Darmischämien, Nierenversagen, Angina-pectoris-Symptomatik, Laktatazidose mit Hyperkaliämie)
- bei chronischem Abusus ST-Streckenveränderungen als Folge der linksventrikulären Hypertrophie und Wandbewegungsstörungen in der Echokardiographie sowie kokaininduzierte dilatative Kardiomyopathie (DCM) und bakterielle Endokarditiden infolge Verunreinigung der Droge (im Gegensatz zu Heroin findet vor der Kokaininjektion kein Erhitzen der Droge statt)

◻ Tab. 21.6 Spezielle Antidotbehandlung

Intoxikation durch	Antidot	Dosis	Bemerkung
Benzodiazepine	Flumazenil (Anexate)	0,2–0,5 mg fraktioniert i.v.	
β-Rezeptorenblocker	Glukagon (GlucaGen)	3 mg s.c., i.m. oder langsam i.v.	
Kalziumantagonisten	Kalziumglukonat 10 %	Bei Kindern: 0,2–0,3 ml/kg i.v. Bei Erwachsenen: 10–20 ml 10 %ige Lösung	
Opioide/Opiate	Naloxon (Narcanti)	1–2 µg/kg fraktioniert i.v.	Antagonismus am Opioidrezeptor
Phosphorsäureester (z. B. 605), Carbamate, Cholinergika	Atropin (1 Amp. à 10 ml = 100 mg)	Initial 2–5 mg i.v. (bis zu 100 mg!) Anschließend nach Klinik	Antagonismus am Rezeptor
Zyanid-, Schwefelwasserstoff und Nitril	4-DMAP (Dimethylaminophenol)	2–3 mg/kg i.v. Anschließend Natriumthiosulfat (50–100 mg/kg)	Nicht bei simultaner CO-Intoxikation
Methanol- oder Glykol	Ethanol	>100 ml	Blutalkoholkonzentration von 1–2 (mg/ml) anstreben
Thallium	Berlinerblau	3 g Eisen(III)-hexacyanoferrat per Magensonde auf einmal bei schwerer 3 g/d in 6 Einzeldosen p.o.	Verminderung der Toxinabsorption
Digitalis	Digoxinspezifische Antikörper-(Fab)-Fragmente Digitalisantidot Bindemittel Trockensubstanz in Injektionsflaschen	80 mg Antidigoxin-Fab binden 1 mg Digoxin oder Digoxinderivate bzw. Digitoxin	Bildung von atoxischen Antigen-Antikörper-Komplexen
Neuroleptika	Biperiden (Akineton)	0,04 mg/kg in 5 % Glukoselösung langsam i.v.	
Knollenblätterpilze	Silibinin (Legalon SIL)	5 mg/kg über 1 h Anschließend 20 mg/kg/24 h, verteilt auf 4 Infusionen von jeweils 2 h Dauer unter Beachtung der Flüssigkeitsbilanz	Verhinderung des intrazellulären Eindringens des Toxins
Paracetamol	N-Acetylcystein (Fluimucil, ACC)	Nach aufgenommener Menge	Förderung des Toxinmetabolismus durch Gabe von Präkursoren
Eisenverbindungen	Desferoxamin (Desferal)	15 mg/kg/h über 4–6 h (maximal 80 mg/kg/24 h)	Serum-Fe^{2+} > totale Eisenbindungskapazität
Schwermetalle wie Blei, Quecksilber, Zink, Chrom, Kupfer, Gold, Arsen, Kobalt, Nickel	DMPS (Dimercaptopropansulfonat)	1 Tag: 250 mg i.v. 3- bis 4-stündlich 2. Tag: 4- bis 6-stündlich 3. Tag: 6- bis 8-stündlich etc.	Insgesamt wenige NW

◘ Tab. 21.6 (Fortsetzung)

Intoxikation durch	Antidot	Dosis	Bemerkung
Methämoglobinbildner wie Nitrat-, Nitrit-, Anilin-, Nitrobenzol- und Phenol-verbindungen	Methylenblau (Methylen-blau Vitis i.v. 1 % Injekti-onslösung	1–2 mg/kg der 1 %igen Lsg.	
Methämoglobinbildner wie Nitrat-, Nitrit-, Anilin-, Nitrobenzol- und Phenol-verbindungen	Toloniumchlorid Toluidinblau Injektions-lösung	3–4 mg/kg (1 Amp. (10 ml) enthält: 300 mg)	Blaufärbung der Haut

- **Therapie**
- ▬ **Magenspülung** und Gabe von Aktivkohle bei Verdacht auf perorale Intoxikation (Verhinde-rung der weiteren Resorption)
- ▬ **Natriumbikarbonat** bei breiten Kammerkom-plexen und Rhythmusstörungen (Erhöhung der Proteinbindung von Kokain)
- ▬ **Verapamil** (Isoptin) bei supraventrikulären Arrhythmien und Tachykardien
- ▬ zur Senkung des Blutdrucks: Phentolamin; bei simultaner Myokardischämie: Kalziumantago-nisten und/oder Nitrate
- ▬ beim Lungenödem: Gabe von Schleifen-diuretika
- ▬ bei Hyperthermie: physikalische Kühlung
- ▬ bei Rhabdomyolyse (auch direkte Wirkung von Kokain): Alkalisierung des Urins und forcierte Diurese
- ▬ bei Agitation: Gabe von Benzodiazepinen, z. B. Diazepam (kein Haldol oder Chlorpromazin → Erniedrigung der Epilepsieschwelle, der ar-rhythmogenen Wirkung und der Gefahr der Induktion der neuroleptischen Hyperthermie)

Kokain
- ▬ HWZ der psychischen Wirkung: 1 h, HWZ der somatischen Nebenwirkungen: 5–6 h
- ▬ Nachweis der 2 Hauptmetaboliten des Ko-kains bis zu 48 h nach Konsum im Urin (Ben-zylecgonin, Methylecgoninester) oder nach langfristiger Einnahme durch Harnanalyse

21.2.2 Amphetamine

- **Aufnahme**
- ▬ oral, intravenös oder subkutan
- ▬ Metamphetamin und die freie Base des Amphetamins (»speed«) auch inhalativ

- **Wirkung**
Erhöhte Ausschüttung von Katecholaminen, Ver-minderung der neuronalen Wiederaufnahme und Hemmung der Monoaminooxidase (MAO).

- **Klinik**
- ▬ Amphetaminpsychose
- ▬ zerebrale Blutungen im Rahmen des arteriellen Hypertonus und toxischer zerebraler Vaskulitis
- ▬ Herzrhythmusstörungen, Hyperthermien
- ▬ Rhabdomyolyse mit DIC und Nierenversagen

- **Therapie**
- ▬ leichte Sedierung mit Benzodiazepinen
- ▬ Vitamin-C-Gabe (**cave**: nicht bei Myoglobinu-rie (Nierentubulusschädigung durch Präzipita-tion)

Amphetamine
- ▬ HWZ: 7–30 h (anhängig vom Urin-pH → Ansäuern des Blutes mit 1–5 g Vita-min C/24 h p.o. oder i.v. verkürzt die HWZ)
- ▬ Wirkung hält 5–6 h an
- ▬ Nachweis bis zu 4 Tagen im Urin

21.2.3 MDMA-Ecstasy

- **Aufnahme**
- orale Zufuhr in Tablettenform

- **Wirkung**
- exzessive neuronale Serotoninfreisetzung und Hemmung der Serotoninwiederaufnahme
- diskrete dopaminerge Wirkung
- zentrale Aktivierung des Sympathikus

- **Klinik**
- psychische Stimulation (gesteigerter Antrieb, erhöhte Kommunikationsbereitschaft, erhöhtes Selbstvertrauen)

- **Somatische Nebenwirkungen**
- Tachykardie, Trismus, Bruxismus (unmotivierte Kaubewegungen), milde Hyperthermie (meist nach repetitiven Einnahmen infolge erhöhter Umgebungstemperatur und mangelnder Flüssigkeitszufuhr während sog. Rave-Partys), ggf. begleitet von Epilepsie, DIC und Nierenversagen
- Synkopen infolge kardialer Überbelastung

> **MDMA-Ecstasy**
> — Wirkung nach 100 mg MDMA klingt nach 1–2 h wieder ab, Nebenwirkungen können noch 5 h anhalten
> — Nachweis bis zu 48 h im Urin

21.2.4 γ-Hydroxybuttersäure (GHB), γ-Butyrolacton (gebräuchliches Lösungsmittel) oder 1,4-Butandiol

- γ-Butyrolacton gebräuchliches Lösungsmittel
- als Liquid Ecstasy oder »k.o.-Tropfen« in den letzten Jahren bekannt geworden
- stimmungshebend, geschmacksneutral, Gefahr des plötzlichen Bewusstseinsverlustes mit Amnesie
- Einsatz als intravenöses Sedativum im Intensivbereich und zur symptomatischen Behandlung
- der Narkolepsie mit Kataplexie

- γ-Butyrolacton und das chemische Zwischenprodukt 1,4-Butandiol werden im Körper zu GHB metabolisiert
- Nachweises einer GHB-Einnahme in Blut oder Urin (Nachweis auf 6–12 h nach Einnahme begrenzt!)
- symptomatische Therapie

21.2.5 Heroin

- **Aufnahme**
- intravenös

- **Klinik**

Trias mit
- eingeschränktem Bewusstsein bis Bewusstlosigkeit
- stecknadelkopfgroßen Pupillen
- Hypoventilation bis Apnoe
- weiterhin Bradykardie und Hypotension, Rhabdomyolyse und Nervenschädigung infolge anhaltender Hypoxie sowie durch Lagerungsschäden

- **Therapie**
- mechanische Beatmung bei Zeichen der Hypoxämie
- ggf. Antagonisierung einer Teilwirkung des Opiats durch Naloxon (**cave**: HWZ von Naloxon ca. 70 min)

> **Heroin**
> — Metabolisierung des Heroins (Diacylmorphin mit HWZ 3–20 min) zu 6-Mono-Acetyl-morphin und Morphin (HWZ: 3–6 h)
> — Nachweis der Metaboliten bis zu 40 h nach Einnahme im Urin

21.2.6 Benzodiazepin

- **Aufnahme**
- meist oral

- **Klinik**
- Sprachstörungen
- tiefe Sedierung (Somnolenz bis Koma)
- Ataxie und Nystagmus
- muskuläre Hypotonie
- Kreislaufdepression mit Hypotonie und Tachykardie
- Atemdepression bei schweren Intoxikationen

- **Therapie**
- Gabe von Flumazenil (Anexate) 0,2–1,0 mg als Bolus; anschließend ggf. Perfusor mit 0,3–0,4 mg/h, da die Wirkung nur ca. 1 h anhält (10 Amp. Anexate à 0,5 mg auf 50 ml (= 0,1 mg/ml)

- **Nebenwirkungen von Flumazenil**
- Krampfanfälle bei Patienten unter antiepileptischer Therapie oder bei Mischintoxikation mit trizyklischen Antidepressiva, Entzugssyndrom bei chronischem Abusus

> ❗ **Häufigste und selten tödlich verlaufende Intoxikation.**

21.2.7 β-Rezeptorenblocker

- **Aufnahme**
- meist oral

- **Klinik**
- kardial: Bradykardie, arterielle Hypotonie (periphere Vasodilatation durch Reninblockade und HZV-Abfall durch β_1-Blockade, ggf. Blockbilder durch direkte AV-Überleitungsstörung (z. B. Propranolol)
- zerebral: Lethargie, Vigilanzstörungen, Krampfanfälle (vorwiegend bei den lipophilen β-Blockern aufgrund zerebraler Akkumulation)

- **Therapie**
- Atropin, Orciprenalin (Alupent)
- Glukagon (GlucaGen) bei kardialer Hauptsymptomatik: 3 mg initialer Bolus ($\triangleq$ 0,05 mg/kg KG); bei positivem Effekt kontinuierlich Gabe von 5 mg/h (0,07 mg/kg KG/h) **Nebenwirkungen**: Übelkeit und Erbrechen bei >5 mg/h

21.2.8 Kalziumantagonisten

- **Aufnahme**
- meist orale Aufnahme von Verapamil, Diltiazem oder Nifedipin

- **Klinik**
- bei Verapamil meist Hypotonie infolge Abnahme des HZV (negative Inotropie) und verlängerte AV-Zeit
- bei Nifedipin Hypotonie bedingt durch Vasodilatation und Reflextachykardie
- Lethargie, Bewusstseinsstörungen
- Unruhe, Somnolenz bis Koma, generalisierte Krampfanfälle
- Hyperglykämie (Blockade der kalziumabhängigen Insulinfreisetzung)
- Übelkeit, Erbrechen
- akutes Nierenversagen aufgrund einer Rhabdomyolyse

- **Therapie**
- Gabe von 10–20 ml Kalziumglukonat 10 %, anschließend kontinuierlich 3–20 ml/h
- Glukagon wie bei β-Blockern
- Katecholamine: Dopamin (ca. 5 µg/kg/min) oder Adrenalin hochdosiert (bis 1 µg/kg/min) bzw. PDE-III-Hemmer

21.2.9 Digitalis

- **Aufnahme**
- meist oral

- **Klinik**
- Müdigkeit, Schwäche, Kopfschmerz, Unruhe, Schlaflosigkeit
- Rhythmusstörungen wie z. B. Sinusbradykardie, Extrasystolen, Kammerflimmern,-flattern, AV-Blockierungen, AV-Knotentachykardien, atriale Tachykardien etc.
- Übelkeit, Erbrechen, Durchfälle, abdominelle Schmerzen
- Sehstörungen

- **Therapie**
- Gabe von Aktivkohle (1 g/kg alle 4 h)
- Gabe von spezifischen Digitalisantikörpern (Fab-Fragmente) bei lebensbedrohlicher Intoxikation (Hyperkaliämie bei schwerer Digitalisintoxikation, komplexen ventrikulären Arrhythmien, hochgradigem AV-Block)

Dosierung

- 160–240 mg als Infusion innerhalb von 20 min
- Anschließend 30 mg/h für 7–8 h (vorab Intrakutantest)
- → Meist 6 Päckchen (= 480 mg) zur Entgiftung notwendig → sehr teuer!

- 80 mg Digitalisantidotbindemittel binden ca. 1 mg Digitalis (Digoxin und Digitoxin)
- Gabe von Magnesium insbesondere bei Hypokaliämie (nicht bei digitalisbedingter Bradykardie und AV-Überleitungsstörungen)
- Gabe von Phenytoin (125–250 mg langsam i.v.) oder Lidocain bei ventrikulärer Arrhythmie
- ggf. Atropin bei Bradykardie
- ggf. passagere Schrittmacherstimulaiton bei therapierefraktärer Bradykardie
- ggf. Hämoperfusion

21.2.10 Trizyklische Antidepressiva

- **Aufnahme**
- meist oral

- **Klinik**
- durch anticholinerges Syndrom gekennzeichnet
- ZNS: Fieber, Agitiertheit, Mydriasis, später Delir, Koma, generalisierte Krampfanfälle
- kardial: Tachykardie, arterielle Hyper- oder Hypotonie, später auch Hypotonie und orthostatische Dysregulation, Reizleitungsstörungen mit Arrhythmien bis Kammerflimmern (QRS-Komplexverbreiterung als Diagnostikum)

- **Therapie**
- möglichst frühzeitige Magenspülung oder einmaligen Gabe von Aktivkohle innerhalb der ersten Stunde
- Natriumsubstitution (initial 100–160 mval i.v. bzw. bei Bedarf 1- bis 2-mal 0,5–2 mmol/kg)
- Alkalisierung des Blut-pH mit 8,4 % Natriumbikarbonat bei schweren Rhythmusstörungen (Ziel-pH: 7,5–7,55)
- ggf. Magnesiumsulfat
- ggf. bei therapierefraktärem Kammerflimmern Sotalol (Sotalex)

21.2.11 Neuroleptika

- **Aufnahme**
- meist oral

- **Klinik**
- extrapyramidale Nebenwirkungen
- Unruhe, Somnolenz bis Koma, zerebrale Krampfanfälle
- Hypotension, Tachykardie, QT-Verlängerung

- **Therapie**
- möglichst frühzeitige Magenspülung oder einmaligen Gabe von Aktivkohle innerhalb der ersten Stunde
- Alkalisierung des Blutes mit Natriumhydrogencarbonat bis pH 7,5 → Reduktion der freien Wirkstoffkonzentration bei gleichzeitiger Anhebung des Serum-Natrium-Spiegels → Reduktion von kardialen Arrhythmien
- Lidocain 2 % bei arrhythmogenen Störungen
- Biperiden (Akineton) bei extrapyramidalen Nebenwirkungen

21.2.12 Paracetamol

- **Aufnahme**
- meist oral oder rektal

- **Klinik**
- initial symptomlos, verzögerter Ikterus
- Übelkeit, Erbrechen, Bauchschmerzen
- Oligo- bis Anurie

- Hämaturie, Proteinurie
- Somnolenz bis Koma

- **Therapie**
- Gabe von Aktivkohle (1 g/kg) in den ersten 4 h nach Ingestion
- Gabe von N-Acetylcystein als Glutathionersatz bei hoher Paracetamolintoxikation und gleichzeitig präexistentem Leberschaden infolge eines chronischen Alkoholabusus sowie unter Medikation mit Substanzen, die den Zytochromstoffwechsel induzieren (Barbiturate, Phenytoin, Rifampicin)

Dosierung

- Initial 100–150 mg/kg in 200 ml Glucose 5 % über 15 min
- Anschließend 50 mg/kg über 4 h
- Danach 100 mg/kg in 1000 ml G 5 % über 16 h (gesamt 300 mg/kg über 20 h)

- ggf. innerhalb von 48 h nach Ingestion sekundäre Eliminationsverfahren wie Hämoperfusion oder High-flux-Hämodialysebehandlung über mindestens 5 Tage
- Auftreten einer **Hepatotoxizität** abhängig von
  - der aufgenommen Menge:
    - >250 mg/kg: Leberschädigung wahrscheinlich
    - >140 mg/kg: Leberschädigung möglich
    - >70 mg/kg: Leberschädigung möglich bei vorbestehendem Risikofaktor (Malnutrition, chronischer Alkoholabusus, HIV-Infektion, Enzyminduktion)
  - der Serumkonzentration:
    - Risikoeinschätzung anhand des Normogramms (◘ Abb. 21.1)
    - Errechnung des zu erwartenden Paracetamolspiegels nach dem Rumack-Matthews-Normogramm als Entscheidungshilfe zur Therapiedurchführung
- Akkumulation von lebertoxischen Substanzen, welche aufgrund der Paracetamolverstoffwechselung über das Cytochrom-P450 gebildet werden. Die toxischen Metaboliten werden normalerweise durch die Konjugation mit Glutha-

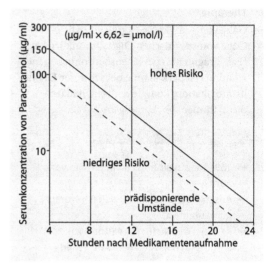

◘ **Abb. 21.1** Einschätzung des Leberschädigungsrisikos anhand der Serumkonzentration von Paracetamol

thion (intrazelluläres Antioxidans) und Bildung einer Zysteinverbindung neutralisiert.

❯ **In den USA die zweithäufigste Intoxikationsform bei Erwachsenen!**

21.2.13   Salicylate

- **Aufnahme**
- oral oder rektal

- **Klinik**
- Übelkeit, Erbrechen, Bauchschmerzen
- Herzrhythmusstörungen (ventrikuläre Tachykardie, Kammerflimmern, Asystolie)
- Unruhe, Agitation, Somnolenz bis Koma, zerebrale Krampfanfälle
- Tachypnoe, Lungenödem

- **Therapie**
- Alkalisierung des Urins mittels Natriumhydrogencarbonat i.v. auf einen pH >7,5
- ggf. Gabe von Glycin (30–70 g p.o.) → höhere Metabolisierungsrate der Salicylsäure
- Ultima ratio: Hämodialyse

21.2.14 Theophyllin

- **Aufnahme**
- meist oral

- **Klinik**
- Hypokaliämie
- Hyperglykämie
- Azidose
- Rhabdomyolyse
- Unruhe, Agitiertheit, Krampfanfälle
- tachykarde Herzrhythmusstörungen

- **Therapie**
- Magenspülung (auch noch lange nach Ingestion sinnvoll)
- orale Kohlegabe 20 g alle 2 h + 75 ml 70 %iges Sorbit bei jeder 2. Gabe
- ggf. kardioselektive β-Blocker Esmolol (Brevibloc)
- Hämoperfusion oder alternativ Hämodialyse bei schwerer Intoxikation (>100 mg/l Serumspiegel, ernste Arrhythmien, Krampfanfälle)

21.2.15 Methanol

- **Aufnahme**
- meist oral

- **Wirkung**
- Methanol selbst nicht toxisch, aber die Abbauprodukte Formaldehyd und Formiat

- **Klinik**

Nach einer Latenzzeit von 12–24 h Kopfschmerzen, Schwindel, Übelkeit, abdominelle Schmerzen, Agitiertheit, Sehstörungen, Krämpfe, weite und reaktionslose Pupillen, Kußmaul-Atmung, Zyanose, klinische Zeichen wie bei der Pankreatitis, Flanken- und Rückenschmerz, akutes Nierenversagen.

- **Therapie**
- ggf. Magenspülung in den ersten 6 h nach Ingestion
- Gabe von Ethanol wird nicht mehr empfohlen! Stattdessen frühzeitige Gabe von Fomepizol (Fomepizol OPi) in einer Dosierung von

15 mg/kg KG über 30–45 min alle 12 h und normaler Nierenfunktion
- Hämodialyse insbesondere bei Methanolvolumen >30 ml, ausgeprägter Azidose, Blutmethanolspiegel >1‰ und beginnender Sehstörung
- ggf. Lidocain bei ventrikulärer Arrhythmie
- Diazepam 10–20 mg bei zerebralen Krämpfen
- Gabe von Folsäure zur Steigerung des Ameisensäuremetabolismus (Koenzym bei der Oxidation von Formiat zu CO_2 und H_2O)
- Ausgleich der metabolischen Azidose mit 8,4 %igem Natriumbikarbonat und gleichzeitige verstärkte Ausscheidung von Formiat
- HWZ des Methanols ca. 12 h, Elimination des Methanols zu 20 % pulmonal/renal und zu 80 % durch langsame hepatische Metabolisierung

21.2.16 Ethylenglycol

- **Aufnahme**
- oral

- **Klinik**
- Benommenheit bis Koma und Krampfanfälle
- Niereninsuffizienz
- metabolische Azidosen

- **Therapie**
- Gabe von **Fomepizol** (Fomepizol OPi) bei akuter Ethylengkycolvergiftung mit Plasmakonzentrationen >0,2 g/l (3,2 mmol/l) oder bei positiver Anamnese bzw. bei Verdacht mit metabolischer Azidose und Anionenlücke (>16 mmol/l)
- Wirkung: Hemmung der Alkoholdehydrogenase

Dosierung

- Bei **normaler Nierenfunktion**: 15 mg/kg KG über 30–45 min alle 12 h, bis Plasmaspiegel <0,2 g/l
- Bei Patienten mit schwerer **vorbestehender Nierenstörung**: Bolus von 15 mg/kg KG über 30 min und parallel zur Hämodialyse 1 mg/kg KG/h kontinuierlich

⬛ Tab. 21.7 Serumkonzentrationen von Lithium und Klinik

Serumkonzentration (mmol/l)	Symptome
0,6–1,2	Durst, Polyurie, Übelkeit, Müdigkeit, feinschlägiger Tremor
>1,5	Durchfall, Erbrechen, Verwirrtheit, Vigilanzstörungen, Hyperreflexie, grobschlägiger Tremor, Muskelfaszikulationen
>2,0	Zerebelläre Symptome (Ataxie), extrapyramidale Störungen
>2,5	Myoklonien, Athetosen, Stupor
>3,0	Zusätzlich zerebrale Krampfanfälle
>3,5	Nierenversagen, Hypotension, Koma, Schock, Atemregulations- und Herzrhythmusstörungen

21.2.17   Lithium

- **Aufnahme**
- meist oral

- **Wirkung**
- Antagonismus der synaptischen Transmission bzw. Hemmung der Freisetzung oder eine verminderte Retention zentraler Neurotransmitter

- **Klinik**

Die klinischen Symptome korrelieren gut mit den Lithium-Serumkonzentrationen (⬛ Tab. 21.7).

- **Therapie**
- Magenspülung ohne anschließende Instillation von Aktivkohle (Lithium wird nicht adsorbiert und wirkt selbst laxierend)
- hochnormale Natriumserumspiegel durch Kochsalzinfusion (150–300 ml/h 0,9 %ige NaCl-Lösung)
- Gabe von Aminophyllin oder Azetazolamid → Steigerung der Lithiumausscheidung
- Hämodialyse bei Serumwerten >4 mmol/l

21.2.18   Laugen- und Säureintoxikation

- **Klinik**
- Verätzungsspuren im ororpharyngealen Bereich
- Dysphagie, Erbrechen Hämatemesis, Salivation, starke Schmerzen, akutes Abdomen
- Dysphonie, Heiserkeit, Husten, Stridor, Tachypnoe, Aspiration, Lungenödem
- Hypotension, Schock, Tachykardie, QT-Verlängerung, Kammerflimmern
- Tetanie, Krämpfe

- **Therapie**
- rasche Spülung der Schleimhaut, evtl. Verdünnung mit lauwarmem Wasser oder Fruchtsaft (bei Kindern) → Effektivität dieser Maßnahme wird heutzutage kontrovers diskutiert
- Gabe von Milch (nur in wenigen Fällen sinnvoll) oder Kalziumglukonat 10 % bei Fluorwasserstoffsäure-Intoxikation
- Gabe von Antazida (auch bei Laugenvergiftung)
- Methylprednisolon 40 mg 8-stündlich i.v. zur Vermeidung von Ösophagusstrikturen ist allenfalls nach Laugeningestion indiziert!

🛑 Kein blindes Legen einer Magensonde!

- Laugen induzieren eine Kolliquationsnekrose, führen im Vergleich zu Säuren 3-mal häufiger zu Läsionen im Ösophagus, sie dringen schnell in tiefe Gewebsschichten ein und verursachen ausgiebigere Läsionen!
- Säuren induzieren eine Koagulationsnekrose (oberflächliche Nekrosen)!

21.2.19   Kohlenmonoxidintoxikation

Akzidentelle Aufnahme (im Rahmen von Rauchvergiftungen) oder meist in suizidaler Absicht mit inhalierten CO-Konzentrationen >0,02 %.

- **Wirkung**
- hohe Affinität des CO zu Hämoglobin (ca. 200- bis 250-fach höher als O_2) und hierdurch Verdrängung des Sauerstoffs aus der Hämoglobinbindung mit Gefahr der Hypoxie und Organminderversorgung

- Störung der mitochondrialen Atmungskette (Blockade der Cytochromoxidase); Steigerung der Lipidoxidation durch freie Radikalenbildung bei Reperfusion der Organe
- Verschiebung der O_2-Bindungskurve nach links

- **Klinik**
- Kopfschmerz, Schwäche, Schwindel, Konzentrationsstörungen, Sehstörungen, Stupor, Koma, Krampfanfälle
- Hypotension (Vasodilatation) und kardiale Depression, Angina-pectoris-Symptomatik
- Dyspnoe, Lungenödem
- Übelkeit, Erbrechen, Ikterus hepatorenales Syndrom und hepatische Enzephalopathie
- akutes Nierenversagen infolge von Rhabdomyolyse

- **Therapie**
- O_2-Gabe
- bei Bewusstseinsstörung mechanische Ventilation
- bei mittelschweren und schweren Symptomen und bei einer verfügbaren Druckkammer Durchführung einer hyperbaren O_2-Therapie (HBO-Therapie) gemäß der Deutschen Gesellschaft für Arbeitsmedizin und Umweltmedizin e.V. (DGAUM) von 2011

21.2.20 Reizgase

Reizgaze vom Soforttyp

Hierzu gehören: HCl, NH_3, Cl_2, SO_2, HF, Acrolein

- **Symptome**

Hustenreiz, Dyspnoe, Bronchospastik, Lungenödem, retrosternaler Druck, Augenbrennen, Konjunktivitis, Tränenfluss.

- **Therapie**

Entfernen aus dem Gefahrenbereich, Sauerstoff, Inhalation von β_2-Sympathominemtika.

Reizgaze vom Latenztyp

Hierzu gehören: Nitrose Gase, Phosgen, Cadmiumoxid

- **Symptome**

Leichte Konjunktivitis, geringer Hustenreiz, toxisches Lungenödem nach 3–24 h

- **Therapie**

Entfernen aus dem Gefahrenbereich, Sauerstoff, Inhalation von Glukokortikoiden, β_2-Sympathomimetika, Antitussiva, strenge Bettruhe; bei Lungenödem Glukokortikoide i.v., Intubation und Beatmung.

21.2.21 Pflanzliche Intoxikationen oder Drogen

- über das Internet können legale pflanzliche Drogen, die häufig auch als »legal highs« angeboten werden, bezogen werden:
- **Aztekensalbei** (Salvia divinorum, Salvinorin A)
- **halluzinogene Pilze** (Ibutensäure, Muscimol)
- **Kratom** (Mitragyna speciosa, Mitragynin), ist eine Pflanzendroge mit Opiatrezeptor-agonistischer Wirkung
- **Hawaiian Baby Woodrose** (Argyreia nervosa, syn. Argyreia speciosa → Lysergsäureamid)
- ausschließlich symptomatische Behandlung der halluzinogenen Wirkung, sofern erforderlich

21.2.22 Knollenblätterpilzvergiftung

- **Aufnahme**
- oral

- **Wirkung**
- Aufnahme von zytotoxischen Amatoxinen (Amantidin), welche die Transkription bzw. die Bildung von mRNA in der Zelle vollständig blockieren (Hemmung der Eiweißsynthese, z. B. Albumin und Gerinnungsfaktoren etc.)

- **Klinik**

Nach einer durchschnittlichen Latenzzeit von 12½ h Auftreten von
- »cholera-like period« mit Übelkeit, Erbrechen, profusen, wässrigen, choleraartigen Durchfäl-

◘ Tab. 21.8 Antidote im Überblick (sortiert nach Giften)

Gifte	Antidot	Handelsname	Dosierung
Supportive Antidote – auf dem NAW			
Anticholinergika, Antihistaminika	Physostigmin	Anticholium	2–4 mg als Kurzinfusion i.v.
Benzodiazepine	Flumazenil	Anexate	0,5–1,0 mg i.v.
Neuroleptika	Biperiden	Akineton	5 mg i.v.
Organophosphate	Obidoxin	Toxogonin	250 mg i.v.
Opioide/Opiate	Naloxon	Narcanti	0,4 mg fraktioniert i.v.
Reizgase (Latenztyp)	BeclometasonPrednisolon	Ventolair-Spray Solu-Decortin H	1 Fl. inhalativ 500 mg i.v.
Zyanidgase	Natriumthiosulfat 10 %	S-Hydril	7 g i.v.
Supportive Antidote – in der Klinik			
β-Rezeptorenblocker	Glukagon	Glucagen	7 mg i.v.
Flusssäure	Kalziumglukonat	z. B. Calcium Braun 10 %	1–2 g i.v.
Heparin	Protamin	Protamin CN	10 mg i.v. für 1000 IE Heparin
Isoniazid	Pyridoxin	Pyridoxal	5 g i.v.
Knollenblätterpilz	Silibinin	Legalon-Sil	20 mg/kg KG/Tag i.v.
Kumarin	Phytomenadion	Konakion	25 mg/Tag oral
Thallium	Eisenhexacyanoferrat	Antidotum Thallii Heyl	3 g/Tag oral
Lebensrettende Antidote – auf dem NAW			
Chloroquin	Diazepam	Valium	1 mg/kg KG i.v.
Ethylenglykol	Ethanol 4-MP	Schnaps p.o.	0,6 g/kg KG
Methanol		Antizol	15 mg/kg KG
Insulin + SH	Glukose		25 g i.v.
CO	O$_2$		100 %
Methämoglobinbildner	Toloniumchlorid	Toluidinblau	2–4 mg i.v.
Organophosphat	Atropin	1 % Atropin	5–50 mg i.v.
TCA	Na-Bicarbonat		1–2 mval/kg KG i.v.
Zyanide	4-DMAP/Hydroxocobalamin		250 mg i.v.
Lebensrettende Antidote – in der Klinik			
Digitalis	Digitalis-Antitoxin	Digitalis Antidot	160 mg i.v.
Eisenverbindungen	Desferoxamin	Desferal	15 mg/kg KG/h
Paracetamol	N-Acetylcystein i.v.	Flumucil Antidot	150 mg/kg KG
Schwermetalle	DMPS	Dimaval	250 mg i.v. alle 3 h

len mit ggf. Blutbeimengungen, abdominelle Krämpfe
- hypovolämischer Schock
- Hyponatriämie, Hypokaliämie, metabolische Entgleisung, Leukozytose, Leukurie, Protein- und Glukosurie
- später Ikterus, Hepatomegalie, paralytischer Ileus, akutes Nierenversagen, Hypotension, Schock, Coma hepaticum, Enzephalopathie

- **Therapie**
- Versuch der primären Giftelimination mittels Magenspülung (rasche Resorption des Amantidins)
- 25 g Aktivkohle (alle 3 h) und 10–20 g Glaubersalz
- forcierte Diurese durch Infusiontherapie und Schleifendiuretika für 24–48 h
- 3-mal 15 g Laktulose nach Sistieren der Durchfälle
- Ausgleich der Elektrolyt- und Säure-Basen-Haushaltsstörungen
- Anlage einer Duodenalsonde mit Sekretabsaugung zur Unterbrechung des enterohepatischen Kreislaufs
- Silibinin-Infusion (Dosierung: 20 mg/kg KG/Tag, 4 Infusionen à 2 h) auch schon beim Verdacht!
- ggf. Hämoperfusion oder -filtration in der Frühphase der Intoxikation

◘ Tab. 21.8 listet die gängigsten Antidote auf.

21.3 Wichtige Kontaktdaten von Informationszentralen für Vergiftungsfälle

- **53113 Bonn**: Informationszentrale gegen Vergiftungen der Rhein. Friedr.-Wilhelm Universität, Zentrum für Kinderheilkunde, Adenaueralle 119; Tel.: 0228-19-240
- **81675 München**: Giftnotruf München, Tox. Abt. der II-Med. Klinik Rechts der Isar der TU München, Ismaningerstr. 22; Tel.: 089-19240
- **90419 Nürnberg**: Toxikol. Intensivstation der II. Med. Klinik im Städt. Klinikum, Flurstr. 1; Tel.: 0911-398-2451

- **37075 Göttingen**: Giftinformationszentrum-Nord der Länder Bremen, Hamburg, Niedersachsen und Schleswig-Holstein (GIZ-Nord), Zentrum Pharmakologie und Toxikologie der Universitätsmedizin Göttingen, Robert-Koch-Str. 40; Tel.: 0551-19240

Ausgewählte Literatur

Albrecht K (1997) Intensivtherapie akuter Vergiftungen. Ullstein Mosby, Berlin Wiesbaden (oder CD, Urban & Fischer, München 2002)

Desel H: Antidote – umfassende Liste unter www.giz-nord.de einsehbar!

Ludewig R, Köppel K, Poelchen W (1999) Akute Vergiftungen, 9. Aufl. Wissenschaftliche Verlagsgesellschaft, Stuttgart

Mühlendahl von KE, Oberdisse U, Bunjes R (2003) Vergiftungen im Kindesalter 2. Aufl. Thieme, Stuttgart

Müller D, Desel H (2013) Ursachen und Diagnostik und Therapie häufiger Vergiftungen Dtsch Ärztebl Int 110(41): 690–700

Persson HE, Sjöberg GK, Haines JA, Pronczuk de Garbino J (1998) Poisoning severity score. Grading of acute poisoning. J Toxicol Clin Toxicol 36: 205–13

Schaper A, Bandemer G, Callies, et al. (2012) Vorhaltung von Antidota im Notarztdienst. Der Notarzt 28: 114–8

Weilemann LS, Reinecke HJ (1996) Notfallmanual Vergiftungen. Thieme, Stuttgart

Zilker T (2006) Intoxikationen. Vortrag im Evangelischen Krankenhaus Düsseldorf 15. April 2006

Zilker T, Sefrin P, Scherer G, et al. (2010) Rauchgasinhalations-Intoxikation. Der Notarzt 26: 95–102

Akutes Koronarsyndrom (ACS)

W. Zink

M. Fresenius et al., *Repetitorium Intensivmedizin*,
DOI 10.1007/978-3-642-44933-8_22, © Springer-Verlag Berlin Heidelberg 2014

22.1 Grundlagen

- **Einteilung**
- **instabile Angina pectoris** (»unstable angina«, Präinfarktsyndrom, 20 %)
  - EKG: ST-Streckensenkungen (>0,1 mV) oder T-Negativierungen, evtl. Normalbefund
  - Labor: keine Troponinerhöhung
  - Klinik: jede Erstangina, zunehmende Schwere, Dauer, Häufigkeit der Schmerzanfälle, ggf. Ruheangina
  - Pathologie: temporäre Myokardischämie infolge relativer Koronarinsuffizienz
- **akutes Koronarsyndrom** (ACS) mit typischem Brustschmerz **ohne anhaltende ST-Streckenhebung** (**NSTEMI**, »non ST-segment elevation myocardial infarction«, 40 %) → Myokardinfarkt ohne anhaltende STStreckenhebung
  - EKG evtl. unauffällig
  - Labor: positives Troponin
  - Pathologie: inkompletter Gefäßverschluss,
  - spontane Reperfusion
- ACS mit typischem Brustschmerz und **mit anhaltender ST-Streckenhebung** über 10–20 min (**STEMI**, »ST-segment elevation myocardial infarction« oder Q-wave-Infarkt, 40 %) → klassischer transmuraler Myokardinfarkt
  - EKG: anhaltende ST-Streckenhebung ≥0,1 mV in ≥2 Extremitätenableitungen und/oder ≥0,2 mV in ≥2 Brustwandableitungen oder neu aufgetretenem Linksschenkelblock mit infarkttypischen Symptomen
  - Labor: positives Troponin
  - Pathologie: kompletter Gefäßverschluss mit absolut anhaltender Myokardischämie

- **Epidemiologie Myokardinfarkt**
- Inzidenz (Deutschland): ca. 280.000 Myokardinfarkte/Jahr
- Mortalität (präklinisch): 25 % nach 1–4 h, 30 % nach 24 h
- Mortalität (klinisch): 58 % 30-Tage-Mortalität
- Langzeitmortalität (STEMI): 15 % nach 7 Jahren bei idealer initialer Therapie, bis zu 30 % bei verzögert eingeleiteter Therapie
- erhöhte Mortalität insbesondere bei Frauen und Patienten ≥75 Jahren

- **Pathophysiologie**
- Ruptur eines atherosklerosebedingten Plaques bzw. Auftreten von Plaquefissuren → vollständiger oder partieller **thrombotischer Verschluss des Koronargefäßes** (häufigste Ursache)
- **nicht-atherosklerotische Ursachen:**
  - Mikroembolien
  - In-situ-Koronarthrombosen (z. B. bei Polycythaemia vera)
  - Koronarspasmen (z. B. Prinzmetal-Angina, Zustand nach Kokain-Konsum)
  - Vaskulitis (z. B. Panarteriitis nodosa, Kawasaki- oder Takayasu-Arteriitis)
  - Koronardissektionen (spontan, postpartal, Trauma, iatrogen, LAD häufig betroffen)
  - Koronaranomalien (z. B. Bland-White-Garland-Syndrom)

- **Komplikationen**
- **Frühkomplikationen (<48 h)**
- Reinfarkt
- maligne Rhythmusstörungen (meist Kammerflimmern)
- akute Linksherzinsuffizienz bzw. Linksherzdekompensation ± Lungenödem
- kardiogener Schock
- Ventrikelseptumruptur oder sog. Infarkt-VSD
- Papillarmuskel- oder Sehnenfadenabriss → akute Mitralinsuffizienz

- **Spätkomplikationen**
- Remyokardinfarkt
- Myokardruptur (hohe Letalität: 98 %)
- Herzwandaneurysma/intrakavitäre Thromben in akinetischen Regionen
- Frühperikarditis (Pericarditis epistenocardica)
- Postmyokardinfarktsyndrom (Dressler-Syndrom)
- chronisch ischämische Kardiomyopathie
- Arrhythmien

- **Klinik**
- retrosternale (60 %), präkardiale (20 %), epigastrische Schmerzen, ggf. Rückenschmerzen im BWS-Bereich, ggf. mit Ausstrahlung → linksseitige, ulnare Armschmerzen
- Unruhe und Todesangst
- Übelkeit, Erbrechen

◻ Tab. 22.1 Infarktlokalisation und EKG-Veränderungen. (Aus Michels u. Kochanek 2011)

Versorgungsregion	Koronararterienverschluss	EKG-Ableitung
Vorderwandinfarkt	LAD: proximal	I, aVL, V_{2-6}
Vorderwandspitzeninfarkt: apikal	LAD: mittlerer oder distaler Teil	I, aVL, V_{3-4}
Vorderer Septuminfarkt: supraapikal oder anteroseptal	LAD: mittlerer Teil/R. septalis der LAD	I, aVL, V_{1-4}
Vorderer Lateralinfarkt: anterolateral	LAD-Ast: R. diagonalis (RD)	I, aVL, V_{4-6}
Hinterer Lateralinfarkt: posterolateral	RCX-Ast: R. marginalis (PLA)	II, III, aVF, B_{5-7}
Hinterwandinfarkt: inferior oder diaphragmal	RCA oder RCX → falls die RCX den RIVP abgibt	II, III, aVF, ggf. V_{1-3}
Strikt posteriorer Infarkt: basal	RCX: distaler Teil	III, aVF, V_{7-8}
Rechtsventrikulärer Infarkt	RCA: proximal	V_{R3-R4}, Nehb-Ableitung

Bezeichnungen der Koronararterien *LAD* = R. interventricularis anterior (»left anterior descending«); *RCX* = R. circumflexus; *RCA* = rechte Koronararterie (»right coronary artery«); *RIVP* = R. interventricularis posterior

◻ Tab. 22.2 Laborparameter bei ACS. (Aus Michels u. Kochanek 2011)

Enzym	Normwerte	Beginn der Aktivitätsänderung (h)	Maximum (Tage)	Rückbildung (Tage)
CK	<170 U/l	4–8	1–2	2–4
CK-MB (%-Anteil)	<25 U/l (<6% der Gesamt-CK)	4–8	1–2	2–4
GOT (AST)	<35 U/l	4–8	2	3–6
LDH (α-HBDH)	<250 U/l (<180 U/l)	8–12	2–3	9–18
Myoglobin	<60 ng/ml	1–3	12 h	1–2
h-FABP	<19 ng/ml	0,5	10 h	1–2
Troponin T oder hs-Troponin	<0,1 µg/l	1–4	1	9–18

Die Cut-off-Werte der Troponine (T, I, hs [hochsensitiv]) sind test- und damit laborabhängig!

- Schwitzen
- Dyspnoe
- evtl. feuchte Rasselgeräusche (RG)
- evtl. Zyanose
- Trias des Rechtsherzinfarktes: Hypotension/Bradykardie, fehlendes Lungenödem und Halsvenenstauung
- Bild des akuten Abdomens mit Nausea/Emesis bei Hinterwandinfarkt
- ggf. atypische bzw. fehlende Symptomatik bei Diabetikern (stummer Myokardinfarkt!),

Herztransplantierten, älteren Patienten (>75 Jahre) und Patienten mit Niereninsuffizienz und/oder Demenz

- **Diagnostik (◻ Abb. 22.1)**
- **Anamnese**
    - kurz und prägnant → »time is muscle«
- **körperliche Untersuchung**
    - Zeichen der akuten kardialen Dekompensation?

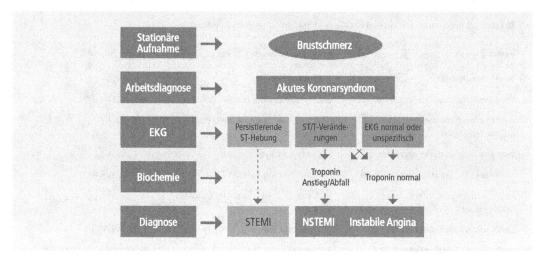

Abb. 22.1 Diagnostischer Ablauf bei ACS. (Adaptiert nach ESC Pocket Guidelines 2012)

- **EKG** (12-Kanal innerhalb der ersten 10 Minuten und im Verlauf; Tab. 22.1)
  - Beurteilung von Herzfrequenz, Rhythmus und evtl. Infarktlokalisation
- **Labordiagnostik**
  - Troponin T und I mit hoher Sensitivität und Spezifität zur Diagnostik bzw. zum Ausschluss eines Herzmuskelschadens (Tab. 22.2)
  - hsTroponin: negativer prädiktiver Wert 95 % bei Blutabnahme zum Aufnahmezeitpunkt; nahe 100 % bei Kontrolle nach 3 h
  - falls Troponintest negativ und weiterhin bestehendem Verdacht bzw. Klinik → Testwiederholung in 6–12 h
  - BNP/NTproBNP, D-Dimere, kleines Blutbild, Retentionswerte, Schilddrüsenhormone, Gerinnung
  - zukünftig evtl. h-FABP (»heart-type fatty acid binding protein«) in Kombination mit Troponin zur Frühdiagnostik des Myokardinfarkts (Abb. 22.2)
- **Echokardiographie**
  - Beurteilung der linksventrikulären Ejektionsfraktion (LVEF)
  - Detektion neu aufgetretener regionaler Wandbewegungsstörung (häufig falsch-positive Befunde, da oftmals keine Referenzaufnahmen vor Infarkt!); wenn nicht vorhanden → zu >90 % keine akute kardiale Ischämie!

  - ggf. Detektion von Infarktkomplikationen (VSD, Perikarderguss etc.)

- **Differenzialdiagosen**
- **akuter Thoraxschmerz** (nicht auf ACS beruhend):
  - kardial: hypertensive Krise/Entgleisung, Perimyokarditis, Tachykardien, Aortenvitien, Aortendissektion, akute Linksherzinsuffizienz, Kardiomyopathie, Mitralklappenprolaps, Koronaranomalien, Vaskulitis, Tako-Tsubo-Kardiomyopathie
  - pulmonal: Lungenembolie, Pneumothorax, Pleuritis, Pneumonie
  - gastrointestinal: Ösophagitis, Ösophagusruptur, akute Pankreatitis, Ulcera, Gallen-/Nierenkolik, Mesenterialvenenthrombose
  - vertebragen: Interkostalneuralgie, HWS/BWS-Syndrom, zervikale Diskopathie, Rippenfraktur/Prellungen, Herpes Zoster, Myopathien, thorakales Schmerzsyndrom/Chondropathie im Bereich der oberen sternokostalen Übergänge
  - endokrinologisch: Thyreotoxikose
  - psychosomatisch: funktionelles Syndrom (Da-Costa-Syndrom)
- **ST-Strecken-Elevation** (nicht auf ACS beruhend):
  - Perikarditis (ST-Hebung aus dem »S« heraus), ggf. Perimyokarditis

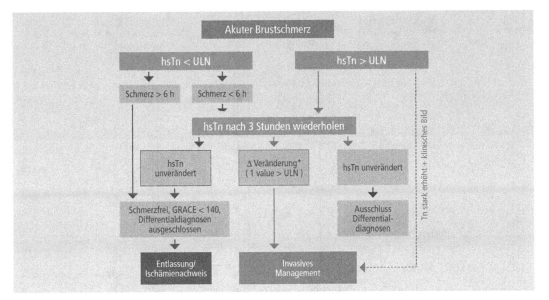

◘ Abb. 22.2 Risikostratifizierung mit Hilfe des hochsensitiven Troponintests. Tn = Troponin, hsTn = hochsensitives Troponin, ULN = oberer Normalwert; Δ* Veränderung abhängig von Testmethode. Der GRACE Risk Score erlaubt die genaueste Risikostratifizierung sowohl bei Aufnahme als auch bei Entlassung. (Adaptiert nach ESC Pocket Guidelines 2012)

- Koronarspasmus
- Ventrikelaneurysma
- Aortenaneurysma, Aortendissektion
- Schenkelblockierungen
- inksventrikuläre Hypertrophie
- benigne frühe Repolarisationen (»early repolarization syndrome«: Normvariante, erhöhter
- ST-Abgang, linkspräkordial in V_{2-4})
- Brugada-Syndrom (Ionenkanalerkrankung)
- Subarachnoidalblutung (SAB)
- Lungenembolie (ST-Streckenhebung in Ableitung III) → wichtigste DD des Rechtsherzinfarkts
- Osborn-(J-)-Welle: Anhebung des J-Punktes bei Hypothermie, Hyperkalzämie oder SAB wie ein
- Kamelhöcker
- Tako-Tsubo-Syndrom (»apical balloning syndrome«)
- **Tropinonerhöhungen** (nicht auf ACS-beruhend):
- Tachy-/Bradyarrhythmien
- Aortendissektion
- schwere Aortenklappenstenose
- hypertensives Notfallgeschehen

- akute oder chronische Herzinsuffizienz
- hypertrophe Kardiomyopathie
- Vaskulitis der Koronararterien (z. B. SLE, Kawasaki-Syndrom)
- endotheliale Dysfunktion der Koronararterien ohne signifikante Stenosen (z. B. Kokainabusus)
- Lungenembolie
- schwere pulmonale Hypertonie
- Lungenödem
- akutes respiratorisches Versagen
- Myokarditis, Perimyokarditis
- Contusio cordis
- Zustand nach kardiochirurgischem Eingriff
- Zustand nach Radiofrequenz- oder Kryoablationstherapie
- Zustand nach Kardioversion/Defibrillation
- Zustand nach Myokardbiopsie
- Zustand nach CPR
- toxische Myokardschädigung (z. B. Adriamycin, 5-FU, Herceptin)
- Tako-Tsubo-Kardiomyopathie
- peripartale Kardiomyopathie
- Sepsis, septische Kardiomyopathie
- Infiltrative Kardiomyopathien (z. B. Amyloidose, Sarkoidose)

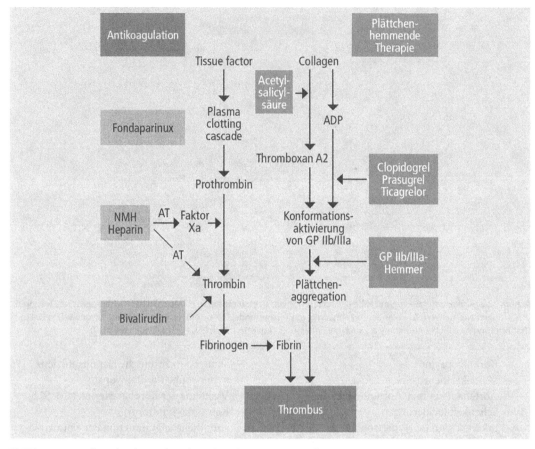

Abb. 22.3 Angriffspunkte der antithrombotischen Therapie. AT = Antithrombin; NMH = niedermolekulares Heparin. (Adaptiert nach ESC Pocket Guidelines 2012)

— schwere neurologische Erkrankungen: Schlaganfall, Subarachnoidalblutung, SHT
— extreme körperliche Anstrengung
— schwere Verbrennungen (>30 % verbrannte KÖF)
— Niereninsuffizienz (Kreatinin >2,5 mg/dl)
— Neoplasie

22.2 Therapie

22.2.1 Allgemeine Prinzipien

— **Oberkörperhochlagerung** bei Zeichen der Herzinsuffizienz, **strikte Bettruhe**
— **O_2-Applikation** über Nasensonde oder Maske (2–4 l/min) zur Verbesserung der Oxygenierung

— **Analgesie** mit Morphin initial 2–5 mg i.v. alle 5 min bis Schmerzfreiheit (**cave**: Übelkeit!) → Vor- und Nachlastsenkung durch Blockade der Sympathikusafferenzen im ZNS sowie Reduktion der zirkulierenden Katecholamine
— **Sedierung**, z. B. mit Midazolam 1–5 mg i.v.; nach Wirkung titrieren
— **nasales CPAP** oder **NIPPV** bei kardialem Lungenödem zur Reduktion der Atemarbeit (▶ Kap. 8) → Reduktion des O_2-Verbrauchs der Atemmuskulatur
— **Nitrate** bei RR_{syst} >100 mmHg
    — 1–2 Hübe Nitro-Spray à 0,4 mg, ggf. alle 5 min wiederholen
    — Glyceroltrinitrat über Perfusor 2–5 mg/h

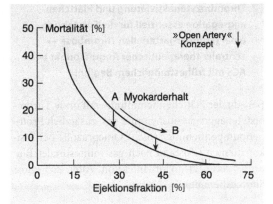

Abb. 22.4 Eine möglichst frühzeitige und vollständige Wiedereröffnung des Infarktgefäßes rettet Myokardgewebe und erhält die Pumpfunktion (Verschiebung von Punkt A nach B). Die hierdurch erzielte Senkung der Sterblichkeit erfährt eine weitere Verbesserung (senkrechte Pfeile) durch die »bindende« Kraft des pulsatilen Blutflusses in einem wieder eröffneten Infarktgefäß

- **Betablocker** bei ausgeprägter Tachykardie und/oder Hypertonie, nicht routinemäßig → Zielfrequenz ca. 50–60 Schläge/min (z. B. Metoprolol 2,5–5 mg i.v., nach HF titrieren); Beachte: Reduktion der HF um 15 Schläge/min → Verringerung der Infarktgröße um ca. 30 %!
- ggf. **Kalziumkanalblocker** (Verapamil-Typ) bei symptomatischen Patienten mit Kontraindikationen zur Betablockertherapie
- ggf. Therapie des kardiogenen Schocks (▶ Kap. 35)
- **Antikoagulation** und **Thrombozytenaggregationshemmung** (s. u., ▸ Abb. 22.3)
- **Reperfusionstherapie** durch Wiedereröffnung der Koronararterien (Akutherzkatheter (PCI) bzw. **Lysetherapie**; ▸ Abb. 22.4); Dinglichkeit nach Risikoprofil (s. u.)

> ⊘ Bei Rechtsherzinfarkt initial RV-Vorlaststeigerung (Ziel-ZVD >15–20 mmHg) durch Volumengabe, keine Vorlastsenkung! Wenn Beatmung erforderlich, dann PEEP ≤5 mbar (RV-Nachlastsenkung!)

22.2.2 Antikoagulanzien

- **unfraktioniertes Heparin** (UFH)
  - HWZ 6 h
  - indirekte Thrombininhibition
  - 60–100 U/kg KG i.v. Bolus, dann Perfusor (PTT 50–60 s)
- **Fondaparinux** (Arixtra)
  - HWZ 17–24 h
  - indirekte Faktor Xa-Inhibition
  - 1-mal 2,5 mg s.c. bis max. 8 Tage
  - zusatzliche Gabe von UFH erforderlich (!)
  - derzeit günstigstes Nutzen-Risiko-Profil
- **Enoxaparin** (Clexane)
  - HWZ 7–24 h
  - indirekte Thrombin- und Faktor-Xa-Inhibition
  - initial 30 mg i.v. Bolus, dann 2-mal 1 mg/kg KG s.c.
  - Dosisanpassung bei stark eingeschränkter Nierenfunktion (Kreatinin-Clearance <30 ml/min) → 1-mal 1 mg/kg KG s.c.
- **Bivalirudin** (Angiox)
  - HWZ 30 min
  - direkte Thrombininhibition
  - STEMI und »Very-high-risk«-NSTE: 0,75 mg/kg KG i.v. Bolus, dann 1,75 mg/kg KG/h
  - »High/intermediate-risk«-NSTEMI: 0,10 mg/kg KG i.v. Bolus, dann 0,25 mg/kg KG/h

> ⊙ Die Antikoagulation ist in Kombination mit der Thrombozytenaggregationshemmung erwiesenermaßen effektiv → kombinierte Applikation bei jedem ACS!

22.2.3 Thrombozytenaggegationshemmer

- **ASS**
  - Cyclooxygenase-Inhibitor
  - initial 500 mg i.v. (unabhängig von der Vormedikation), dann 1-mal 100 mg p.o.
  - lebenslang für alle Patienten
- **Clopidogrel** (Iscover)
  - Thienopyridin, P2Y12-Inhibitor (Prodrug)
  - Wirkbeginn 2–4 h

- Wirkdauer 3–10 Tage
- initial 600 mg p.o. mindestens 2 h vor PCI (ACS) bzw. 300 mg mindestens 6 h vor elektiver PCI, dann 1-mal 75 mg/d p.o.
- **Prasugrel** (Efient)
- Thienopyridin, P2Y12-Inhibitor (Prodrug)
- Wirkbeginn 30 min
- Wirkdauer 5–10 Tage
- initial 60 mg p.o., dann 1-mal 5–10 mg/d p.o.
- bei STEMI und Diabetes mellitus oder PCI am Hauptstamm
- Kontraindikationen: Zustand nach Schlaganfall oder TIA
- **Ticagrelor** (Brilique)
- Thienopyridin, P2Y12-Inhibitor (aktive Substanz)
- Wirkbeginn 30 min
- Wirkdauer 3–4 Tage
- initial 180 mg p.o., dann 2-mal 90 mg/d p.o.
- bei allen ACS-Patienten indiziert
- **Abciximab** (RheoPro)
- GPIIb/IIIa-Rezeptorantagonist
- Antikörper Fab-Fragment
- irreversible Rezeptorblockade
- Wirkdauer 24–48 h
- initial 0,25 mg/kg KG i.v. Bolus, dann 125 µg/kg KG/min über 12 h
- nicht dialysierbar
- **Tirofiban** (Aggrastat)
- GPIIb/IIIa-Rezeptorantagonist
- nicht-peptidisches Tyrosinderivat
- reversible Rezeptorblockade
- Wirkdauer 2–4 h
- initial 0,4 µg/kg KG/min über 30 min, dann 0,1 µg/kg KG/min über 48–72 h
- Dosisreduktion bei Niereninsuffizienz erforderlich
- dialysierbar
- **Eptifibatid** (Integrillin)
- GP IIb/IIIa-Rezeptorantagonist
- zyklisches Heptapeptid
- reversible Rezeptorblockade
- Wirkdauer 4 h
- initial 180 µg/kg KG i.v. Bolus, dann 2 µg/kg KG/min bis zu 72 h

> ❯ **Thrombozytenaktivierung und Plättchenaggregation essenziell für die Entstehung einer (koronar-)arteriellen Thrombose → zentraler therapeutischer Angriffspunkt beim ACS mit frühestmöglichem Beginn!**

Bei »dualer Plättchenhemmung« mit orale Thrombozytenaggregationshemmer ggf. zusätzlich Protonenpumpenhemmer (nicht Omeprazol!) bei Risikopatienten (Zustand nach gastrointestinaler Blutung, Ulkus, H.-pylori-Infektion, Alter ≥65 Jahre, Steroidtherapie)

22.2.4 GPIIb/IIIa-Rezeptorantagonisten

- NSTEMI: bei primärer PCI zusätzlich zu oralen Thrombozytenaggregationshemmern nur noch bei Hochrisikopatienten; keine Anwendung bei Patienten mit niedrigem Risiko
- STEMI: keine routinemäßige Applikation

22.2.5 Perkutane Koronarintervention (PCI)

- PCI mit höhere Offenheitsrate und besserem »Koronarfluss« als Lyse!
- Therapie der Wahl, wenn
  - Zeit bis zur Intervention (»contact to balloon«) <90–120 min
  - Zeit bis zur Intervention minus Zeit bis zur Lyse (»time to needle«) <60 min
- primäre PCI:
  - bevorzugte Therapie beim NSTEMI
  - Intervention primär des Infarktgefäßes, Versorgung weiterer Stenosen im Verlauf
  - direktes Stenting bzw. Vordilatation mit Stenting (PTCA + additives Stenting)
  - Verwendung von »bare metal stents« (BMS) oder ggf. »drug eluting stents« (DES) beim STEMI
- Objektivierung von Koronargefäßstenosierungen möglich
- ggf. intrakoronare Thrombektomie mittels manueller Thrombusaspiration

PCI bei NSTEMI

- **sehr hohes Risiko** → PCI dringlich-invasiv
  - instabile Hämodynamik, lebensbedrohliche Arrhythmien, therapierefraktäre Angina pectoris
  - schnellstmögliche Intervention (<2 h)
- **hohes/intermediäres Risiko** → PCI früh-invasiv
  - positives Troponin, EKG-Veränderungen, Diabetes mellitus, eingeschränkte Pumpfunktion, Niereninsuffizienz, Zustand nach Myokardinfarkt, Intervention oder Bypass-Operation
  - Interventionszeitraum <72 h
- **niedriges Risiko** → konservatives Vorgehen
  - keine neuerliche Angina, keine Zeichen der Herzinsuffizienz, keine EKG-Veränderungen, keine Troponinerhöhung
  - ggf. elektive Koronarangiographie

PCI bei STEMI

- dringliche Indikation (bereits bei typischer Klinik und charakteristischen EKG-Veränderungen)
- **Zeitlimits:**
  - »door to balloon time« (Zeitdifferenz zwischen Eintreffen im Krankenhaus und PCI) <90 min
  - »contact to balloon time« (Erstkontakt bis zur PCI) <120 min bzw. <90 min (Patienten <75 Jahre mit großem Vorderwandinfarkt und kurzer Symptomdauer)
  - »door to needle time« (Erstkontakt bis zum Lysebeginn) <30 min

> ❗ Beim STEMI sollte der maximale Zeitverlust zur Durchführung einer PCI im Vergleich zum Beginn der Lysetherapie 90 min nicht überschreiten!

22.2.6 Lysetherapie

- **Indikationen**
- voraussichtliches Überschreiten des Zeitfensters zur primären PCI von >120 min bzw. >90 min bei großem Vorderwandinfarkt

- Lysetherapie innerhalb der ersten 2 Stunden nach Symptombeginn am effektivsten (max. Zeitlimit ca. 12 h)
- wenn möglich prästationäre Einleitung der Fibrinolyse
- keine routinemäßige Lyse bei Patienten mit Herz-Kreislaufstillstand (Ausnahme: Lungenembolie)

- **Kontraindikationen**
- **Absolute Kontraindikationen**
- hämorrhagische Diathesen
- 4 Wochen nach GI-Blutung
- 3 Wochen nach Operationen, Traumata, Organbiopsien, ...
- 2 Monate nach Operationen und Traumata an Hirn und Rückenmark
- 6 Monate nach Schlaganfall
- Zustand nach intrakranieller Blutung
- Aortendissektion
- Ablehnung durch den Patienten

- **Relative Kontraindikationen**
- TIA in den letzten 6 Monaten
- orale Antikoagulanzientherapie
- Gravidität bis zur 10. Woche und ab der 40. Woche sowie 10 Tage post partum
- nicht komprimierbare Gefäßpunktionen
- fixierte, therapierefraktäre Hypertension >180–200 mmHg systolisch und 100–110 mmHg diastolisch
- aktives Ulkusleiden
- floride Endokarditis
- schwere Nieren- und Leberinsuffizienz
- Missbildungen und Aneurysmen intrakranieller Gefäße
- viszerale und intrakranielle Tumoren
- Lungenabszesse und Kavernen
- intrakardiale Thromben (Echokardiographie!)
- diabetische Retinopathie

- **Komplikationen**
- intrazerebrale Blutung in 0,5–1 % (höher bei Alteplase)
- extrakranielle Blutungen 5–15 % (unabhängig von lokaler oder systemischer Lyse)
- bei Streptokinaselyse: Fieber (20–40 %), allergische Reaktionen (5 %), Exanthem

> ❶ PCI nach erfolgreicher Lyse frühestens 3 h
> nach Beginn (»facilitated PCI«); bei nicht
> erfolgreicher Lyse umgehend Notfall-PCI
> (»rescue PCI«)!

Substanzen zur Lysetherapie

Fibrinolytika sind Substanzen, die eine Plasminämie induzieren → Plasminogen ↓, Antiplasmin ↓, Fibrin(ogen)-Spaltprodukte (FSP) ↑ → Verlängerung der Thrombinzeit, Spaltung von Fibrin und anderen Gerinnungsfaktoren (Faktor V und VIII).

Streptokinase (Streptase)

- von β-hämolysierenden Streptokokken der Gruppe A sezerniertes Protein
- Bildung eines stabilen Komplexes mit Plasminogen → indirekte Aktivierung von Plasminogen zu Plasmin (1 Mol Aktivator aktiviert 9 Mol Plasminogen zu Plasmin)
- 1,5 Mio. IE über 30–60 min i.v.
- HWZ 15–25 min
- fibrinolytischer Effekt bis zu 6 h nachweisbar
- renale Elimination
- Beginn einer i.v. Heparinisierung ca. 2–6 h nach Lyse, wenn sich die Thrombinzeit bei abfallendem FSP normalisiert
- Nebenwirkungen: anaphylaktische Reaktion (0,1 % der Fälle) nach vorausgegangenem Streptokokkeninfekt, Fieber, Flush bzw. Exanthem, Blutungen, intrakranielle Hämorrhagie (0,2–0,5 %)

Alteplase (rt-PA, Actilyse)

- natürlich vorkommende Substanz, die vom Endothel synthetisiert wird
- direkte Plasminogenaktivierung; enzymatische Aktivität wird durch Fibrin erhöht → relative Clot-Selektivität bzw. fibrinselektives Thrombolytikum
- initial 15 mg rt-PA über 2 min, dann 50 mg (0,75 mg/kg KG) über 30 min, dann 35 mg (0,5 mg/kg KG) über 60 min
- HWZ 4–7 min
- hepatische Elimination
- schneller Wirkbeginn (z. B. von Vorteil bei lebensbedrohlichem Vorderwandinfarkt und früher Lyse <2 h nach Symptomatikbeginn) → signifikantere Reduktion der Infarktmortalität

im Vergleich zur Streptokinaselyse bei Patienten, die jünger als 75 Jahre sind, ein geringes Blutungsrisiko sowie einen Vorderwandinfarkt haben und sehr früh zur Lysetherapie kommen!

- Nachteil: sehr teuer
- Nebenwirkungen: intrakranielle Hämorrhagie (0,7 %), Blutungen

Reteplase (r-PA, Rapilysin)

- gentechnisch von Escherichia coli produzierte r-PA mit 2 Aminoteilsequenzen der ursprünglichen t-PA → Clot-Selektivität und ca. 5-fach höherer Lysepotenz als Alteplase
- direkte Plasminogenaktivierung
- 10 IE als i.v. Doppelbolus im Abstand von 30 min
- HWZ von ca. 11–14 min

Tenecteplase (TNK-tPA, Metalyse)

- direkte Plasminogenaktivierung
- 1000 U/10 kg KG bzw. 5 mg/10 kg KG als i.v. Bolus über 5–15 s
- HWZ 17–20 min

> ❯❯ Fibrinolytika stets mit Thrombozytenaggregationshemmern (ASS plus Clopidogrel) und Thrombininhibitoren kombinieren!

Dosierung

- **ASS:** 500 mg i.v. oder alternativ 150–325 mg p.o.
- **Clopidogrel:** 300 mg p.o.
- **Zusätzlich bei Therapie mit Alteplase, Reteplase oder Tenecteplase:**
  - Enoxaparin: 30 mg i.v., dann erste Dosis s.c. (kein Bolus und Dosisreduktion bei >75 Jahren; ggf. UFH) **oder**
  - unfraktioniertes Heparin: initial 60 IE/kg KG, dann kontinuierlich → Ziel-PTT 50–70 s
- **Zusätzlich bei Therapie mit Streptokinase:**
  - Fondaparinux: initial 2,5 mg i.v., dann 1-mal 2,5 mg/d s.c. **oder**
  - Enoxaparin: 30 mg i.v., dann erste Dosis s.c. (kein Bolus und Dosisreduktion bei >75 Jahren; ggf. UFH) **oder**
  - unfraktioniertes Heparin: initial 60 IE/kg KG, dann kontinuierlich → Ziel-PTT 50–70 s

22.2.7 Operative Myokard- revaskularisation

- Auswahl des Verfahrens zur Myokardrevaskularisation (PCI vs. ACB-Operation) hängt von mehreren Faktoren wie dem klinischen Zustand des Patienten, dem Vorliegen von Risikofaktoren, Komorbiditäten und dem Ausmaß und Schweregrad koronarer Läsionen in der Koronarangiographie ab → ggf. individuelle Entscheidung zwischen PCI und ACB-Operation entsprechend lokal festgelegter Protokolle durch das »Herz-Team«.
- bei sehr komplexer Koronaranatomie oder zusätzlicher Mehrgefäßerkrankung → Bypass-Operation als Methode der Wahl
- Stenting und Bypass-Operation gleichwertig hinsichtlich Letalität und Infarktrate, jedoch erhöhte Re-Interventionsraten nach Stenting
- isolierte Hauptstammstenose → I-A-Empfehlung für ACB-Operation; II-A-B-Empfehlung für PCI
- Haupstammstenose plus zusätzliche Zwei- oder Dreigefäßerkrankung → I-A-Empfehlung für ACB-Operation; III-B-Nicht-Empfehlung für PCI

22.2.8 Postinterventionelle Therapie und Sekundärprophylaxe

- nach ACS intensive Behandlung von Risikofaktoren und Veränderungen des Lebensstils
- ASS → lebenslange Einnahme
- P2Y12-Inhibitor → Einnahme für 12 Monate, sofern kein erhöhtes Blutungsrisiko besteht
- Betablocker → bei reduzierter LVEF
- ACE-Hemmer/ARB → bei reduzierter LVEF, ggf. auch bei erhaltener LVEF
- Aldosteron-Antagonist → bei reduzierter LVEF (≤35 %) und entweder Diabetes mellitus oder klinischen Zeichen der Herzinsuffizienz ohne signifikante Niereninsuffizienz
- Statin → Ziel: LDL-Cholesterin <70 mg/dl
- Lebensstil → Beratung hinsichtlich Risikofaktoren, Anbindung an ein kardiales Rehabilitationsprogramm/Programm zur Sekundärprävention

Ausgewählte Literatur

Publikationen

Achenbach S, Szardien S, Zeymer U et al. (2012) Kommentar zu den Leitlinien der Europäischen Gesellschaft für Kardiologie (ESC) zur Diagnostik und Therapie des akuten Koronarsyndroms ohne persistierende ST-Streckenhebung. Kardiologe 6:283–301

Arntz HR, Schuster HP (1999) Die Notfalltherapie bei akutem Myokardinfarkt. Intensivmedizin und Notfallmedizin 36:640–641

Cicco A, Schmidt-Schweda S, Gabelmann M, Holubarsch C (2003) Kardiologische Intensivmedizin. Wissenschaftl. Verlagsgesellschaft, Stuttgart

DIVI (2005) Zur Diagnostik und Therapie der Schockformen. Empfehlung der Interdisziplinären Arbeitsgruppe Schock der DIVI – Teil III. Kardialer Schock. Anästh Intensivmed 46:161–176

ESC Guidelines (2011) for the Management of Acute Coronary Syndromes in Patients Presenting Without Persistent ST-segment Evaluation. Eur Heart J 32:2999–3054

ESC Pocket Guidelines (2010) Akutes Koronarsyndrom mit persistierender ST-Streckenhebung (STEMI). Deutsche Gesellschaft für Kardiologie – Herz- und Kreislaufforschung e.V.

ESC Pocket Guidelines (2012) Akutes Koronarsyndrom ohne ST-Hebung (NSTE-ACS). Deutsche Gesellschaft für Kardiologie – Herz- und Kreislaufforschung e.V.

Hamm CW, Möllmann H, Bassand JP et al. (2009) Acute coronary syndromes. In: Camm AJ, Lüscher TJ et al. (eds) The ESC Textbook of Cardiovascular Medicine; 2. Auflage. Oxford University Press

Michels G, Kochanek M (2011) Repetitorium Internistische Intensivmedizin. 2. Auflage, Springer, Berlin Heidelberg New York

Neumann FJ (2002) Medikamentöse Therapie der instabilen Angina pectoris. Internist 43:112–120

Nordt TK, Bode C (2001) Thrombolysetherapie des akuten Herzinfarktes. Internist 42:659–664

Rupprecht HJ, Meyer J (2002) Modernes Reperfusionsmanagement bei akutem Myokardinfarkt. Internist 43 (Suppl 1):S90–S95

Strauer BE, Motz W (1994) Akuter Myokardinfarkt. Pathophysiologie, Diagnostik, Therapie. Anaesthesist 43:469–483

Thygesen K, Mair J, Katus H et al. (2010) Recommendations for the use of cardiac troponin measurement in acute cardiac care. Eur Heart J 31:2197–2204

Van de Werf F, Bax J, Betriu A et al. (2008) Management of acute myocardial infarction in patients presenting with persistent ST-segment elevation: the Task Force on the Management of ST-Segment Elevation Acute Myocardial Infarction of the European Society of Cardiology. Eur Heart J 29:2909–2945

Walter S, Carlsson J, Tebbe U (1999) Troponin und Myoglobin. Stellenwert in der Diagnostik akuter koronarer Syndrome. Notfall Rettungsmed 2:263–266

Wijns W, Kolh P, Danchin N et al. (2010) Guidelines on myocar-
   dial revascularization: The Task Force on Myocardial
   Revascularization of the European Society of Cardiology
   (ESC) and the European Association for Cardio-Thoracic
   Surgery (EACTS) Eur Heart J 31:2501–2555

Internetadressen
http://leitlinien.dgk.org/
http://www.escardio.org/guidelines
http://www.crusadebleedingscore.org/
http://www.outcomes-umassmed.org/grace/

ARDS (»acute respiratory distress syndrome«)

M. Fresenius

M. Fresenius et al., *Repetitorium Intensivmedizin*,
DOI 10.1007/978-3-642-44933-8_23, © Springer-Verlag Berlin Heidelberg 2014

23.1 Grundlagen

- **Historie**

Das früher als »adult«, heute besser als »acute« bezeichnete »respiratory distress syndrome« (ARDS) wurde 1967 erstmals von Ashbaugh und Petty bei Patienten mit Dyspnoe, Tachypnoe und Zyanose im Lancet beschrieben.

Im Jahr 1992 wurde im Rahmen zweier amerikanisch-europäischer Consensus-Konferenzen (AECC) das ARDS erstmals anhand bestimmter Kriterien definiert (akutes Auftreten der Erkrankung, paO_2/FIO_2 (Horovitz)-Quotient <200 mmHg unabhängig vom verwendeten PEEP, bilaterale Infiltrate im a.p. Thoraxröntgenbild, pulmonalkapillärer Verschlussdruck (PCWP) <18 mmHg).

Im Jahr 2013 wurde des ARDS neu definiert (s. u.)

- **Klinik**
- Trotz hoher F_1O_2 ausgeprägte Hypoxie infolge eines intrapulmonalen Rechts-links-Shunts und Störung des Ventilations-/Perfusionsverhältnisses
- Erniedrigte pulmonale Compliance infolge der Entstehung einer »wet lung« durch Zunahme des extravaskulären Lungenwassers (normal: ≈5 ml/kg; ARDS: >15 ml/kg)
- erhöhter Atemwegsdruck
- im Röntgenbild des Thorax (◘ Abb. 23.1) sind die für dieses Krankheitsbild typischen bilateralen, diffusen Lungeninfiltrate infolge eines nichtkardialen Lungenödems zu sehen → Vollbild ist die »weiße Lunge« (Herzgröße unverändert, keine Pleuraergüsse!).

- **Definition**

Die neue ARDS-Definition (**Berlin-Definition**) aus dem Jahr 2013 nach Ranieri et al. unterscheidet u. a. 3 Schweregrade anhand des Ausmaßes der Hypoxämie bei einem PEEP ≥5 cmH$_2$O:

- **schweres** ARDS: PaO_2/FiO_2 ≤100 mmHg bei PEEP ≥5 cmH$_2$O
- **moderates** ARDS: PaO_2/FiO_2 = 101–200 mmHg bei PEEP ≥5 cmH$_2$O
- **mildes** ARDS: PaO_2/FiO_2 = 201–300 mmHg bei PEEP ≥5 cmH$_2$O

Sonstige Kriterien sind:

- **Zeitraum: innerhalb 1 Woche** nach einem auslösenden Krankheitsereignis oder nach dem ersten Auftreten neuer Atembeschwerden
- **Bildgebung: bilaterale Verschattung** in den Röntgenaufnahmen oder CT-Thorax, die sich nicht vollständig durch Pleuraergüsse, Atelektasen oder Lungenherde erklären lassen!
- **Ursache des Ödems: respiratorische Insuffizienz**, die sich nicht vollständig durch Herzinsuffizienz oder Hypervolämie erklären lässt; bei fehlenden direkten und indirekten Risikofaktoren für ein ARDS wird zum Ausschluss eines hydrostatischen Lungenödems eine **Echokardiographie** empfohlen!

Anmerkung: der Begriff »acute lung injury« (**ALI**) entfällt in Zukunft! Zum Ausschluss eines kardialen Lungenödems wird die Messung des Wedge-Druckes mittels Pulmonalarterienkatheter nicht mehr empfohlen! Stattdessen soll eine Echokardiographie durchgeführt werden!

- **Ursachen**
- **indirekte Lungenschädigungen**: die häufigsten Ursachen eines ARDS nach Hudson et al. sind:
    - **SIRS/Sepsis** (ca. 41 % der SIRS-Fälle) und die
    - **Massivtransfusion** (TRALI = »tranfusion-related acute lung injury«), definiert als >15 EK in 24 h (ca. 36 %) sowie seltener

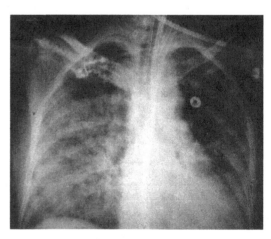

◘ **Abb. 23.1** Röntgenthoraxaufnahme eines Patienten mit ARDS

- **Polytraumata**
  - Pankreatitis
  - verschiedene Schockformen
  - ausgedehnte Verbrennungen
  - Verbrauchskoagulopathie
  - Operationen mit langer extrakorporale Zirkulation
  - Fruchtwasser- oder Fettembolie
  - Intoxikationen (organische Phosphate, Kokain, Heroin)
  - Medikamente (Paraquat, Cordarex, Bleomycin)
- **direkte Lungenschädigungen:**
  - diffuse **pulmonale Infektionen** (Bakterien, Viren, Pilze, Protozoen) → »parapneumonisches« ARDS
  - **Lungenkontusion** (ca. 22 %) und seltener:
  - Säure-, Salz- und Süßwasseraspiration
  - Beinahe-Ertrinken
  - toxisches Inhalationstrauma (NO_2, Ozon, Rauchgase)
  - Höhenödem und hypoxisches Lungenödem

- **Verlauf**

Die Erkrankung beginnt relativ rasch; die meisten Fälle entwickeln sich innerhalb von 24 h nach der initialen Schädigung. Das klinische Bild besteht aus Tachypnoe, angestrengtem Atmen, Zyanose und zunehmender Hypoxämie und Beatmungspflichtigkeit.

- **Inzidenz**
  - ARDS-Inzidenz in den USA nach Rubenfeld et al. 2005: 58,7 Fälle pro 100.000 Einwohner und Jahr
  - in Deutschland (Berlin): 1,5–3,0 Fälle pro 100.000 Einwohner

- **Letalität**
  - sehr unterschiedliche Zahlenangaben bezüglich der Letalität (22–80 %)
  - durchschnittliche Letalität nach Rubenfeld 2005: 41,1 %
  - bei schwerem Verlauf, höherem Lebensalter und Patienten mit Begleiterkrankungen liegt die Letalität über 80 %

> Die Letalität des ARDS ist von Faktoren wie Patientenalter, Grunderkrankung, Anzahl der Organdysfunktionen, sowie von einer begleitenden Sepsis abhängig; jüngere traumainduzierte ARDS-Patienten haben z. B. eine bessere Prognose als ältere Sepsispatienten mit ARDS!

- **Differenzialdiagnose**
  - kardiales Lungenödem
  - primär bakterielle oder virale Pneumonien
  - hypersensitive oder eosinophile Pneumonien
  - idiopathische fibrosierende Alveolitiden
  - medikamenteninduzierte Lungenveränderungen (Amiodaron-Lunge)
  - akute Lungenembolie (LE)

- **Pathophysiologie**
- **Mediatorenaktivierung**

Im Rahmen des ARDS kommt es zu einer unkontrollierten Aktivierung verschiedener Kaskadensysteme:
  - Mediatoren: IL-1, TNF, IL-6, IL-8
  - Aktivierung der Phospholipase A2 mit konsekutiver Freisetzung von Arachidonsäure, die durch die Cyclo- und Lipooxygenase vermehrt Thromboxan A_2, LTB_4 und PAF entstehen lässt → starke Aktivierung von neutrophilen Granulozyten mit konsekutiver Freisetzung von O_2-Radikalen und Proteasen sowie Substanzen mit vasokonstringierendem Effekt (TxA_2)
  - Kallikreinsystem
  - Komplementsystem: C3b,C5b
  - neutrophile Granulozyten → konsekutive Elastasefreisetzung
  - Erhöhte Zytokinkonzentrationen (IL-1, IL-6, TNF-α, γ-INF) und Kollagenasenaktivität (Mitursache für die Permeabilitätserhöhung der pulmonalen Gefäße) konnten in der BAL-Flüssigkeit nachgewiesen werden.

- **Pathophysiologische Charakteristika**
  - anfänglicher Epithelschaden mit **Erhöhung der pulmonalen Kapillarpermeabilität** → schweres, proteinhaltiges **alveoläres Ödem** mit entzündlichen Infiltraten (hauptsächlich neutrophile Granulozyten)

- Denaturierung des Surfactant durch Protein-
  verlust in die Alveolen → Ausbildung von
  Atelektasen, Reduktion der funktionellen Residualkapazität (FRC)
- im späteren ARDS-Verlauf pulmonale Fibro-
  blasteninfiltration und Kollagenproliferation
  → Entstehung einer fibrosierenden Alveolitis
  und Ausbildung einer mikrovaskulären
  Obstruktion → Lungencompliance ↓, pulmonalarterieller Druck ↑, intrapulmonaler
  Rechts-links-Shunt ↑, $AaDO_2$ ↑

- **Morphologie der ARDS-Lunge**

Der erstmalige Nachweis von bilateralen dorsobasal
gelegenen Atelektasen bei 22 ARDS-Patienten wurde durch Gattinoni aus Mailand mit Hilfe einer thorakalen computertomographischen Untersuchung
im Jahr 1988 erbracht → durch Anwendung eines
hohen PEEP-Niveaus von $15\,cmH_2O$ konnten diese
atelektatischen Lungenbezirke zum größten Teil
wieder eröffnet werden.

Die Lungen der ARDS-Patienten zeigen eine
morphologische Dreiteilung (◘ Abb. 23.2):
- dorsal gelegene atelektatische Bezirke, in denen
  aufgrund alveolärer und vaskulärer Okklusion
  kein pulmonaler Gasaustausch stattfindet und
  die somit die wesentlichen Komponenten des
  intrapulmonalen Shunts darstellen → als
  Zone D (»diseased«) bezeichnet
- im mittleren Bereich befindet sich eine Übergangszone mit potenziell für den pulmonalen
  Gasaustausch rekrutierbarem Lungengewebe
  → **Zone R** (»recruitable«)
- ventral gelegen befindet sich im Volumen
  stark reduziertes gesundes Lungengewebe mit
  normaler Compliance und nichtpathologi-
  schem Ventilations-Perfusions-Verhältnis →
  Zone H (»healthy«)

🛈 Das gesunde, am Gasaustausch teilneh-
mende Lungengewebe ist im Rahmen des
ARDS auf etwa 20–30 % seines Ausgangs-
volumens reduziert. Gattinoni prägte für
diese Lungenmorphologie den Begriff der
»baby lung«.

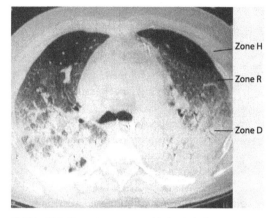

◘ **Abb. 23.2** Computertomographische Aufnahme einer
ARDS-Lunge

23.2   Therapie

- primär Therapie der auslösenden Ursache/
  Erkrankung!
- Bei zunehmender Oxygenierungsstörung frühzeitige CPAP-Therapie, nicht invasive Beatmung bzw. invasive Beatmung mit PEEP
  (>10 mmHg) und andere additive Maßnahmen.

23.2.1 Behandlungsziele beim ARDS

- **Aufrechterhaltung einer adäquaten Gewebsoxygenierung** z. B. durch invasive, lungenprotektive und **druckkontrollierte Beatmung** mit
  evtl. verlängerter Inspirationszeit (IRV), Best-
  PEEP-Beatmung, evtl. intermittierendes aveo-
  läres Recruitmentmanöver (»open the lung
  and keep the lung open« nach Lachmann)
- Vermeidung einer weiteren, iatrogen, **beatmungsassoziierten Lungenschädigung**
  (**VILI** = »ventilation induced lung injury« oder
  VALI = »ventilation associated lung injury«)
  durch:
  - **Reduktion des Atemzugvolumens (VT)**
    nach den Empfehlungen des American Col-
    lege of Chest Physicians (ACCP) aus dem
    Jahre 1993 bei ARDS auf **5–6 ml/kg** Ideal-
    bzw. Standardkörpergewicht → Beachtung
    des »Baby-lung-Konzept«. Neuerdings zeigt
    im Tiermodell die weitere Reduktion des

Atemzugsvolumens auf **3 ml/kg KG (ultraprotektive Beatmung)** im Vergleich zu 6 ml/kg KG eine zusätzliche Reduktion der Mortalität! Das Standardkörpergewicht kann anhand folgender Formel errechnet werden:
für Männer = 50 + 0,91 × Körpergröße [cm] – 152,4)
für Frauen = 45,5 + 0,91 × (Körpergröße [cm] – 152,4)

- Reduktion des Beatmungsplateaudrucks auf <30 cmH$_2$O
- Aufrechterhaltung einer partiellen Sauerstoffsättigung >90 % (geringstmögliche F$_i$O$_2$-Anwendung)
- **Tolerierung einer Hyperkapnie** (permissive Hyperkapnie (PHC) mit pCO$_2$-Werten >60 mmHg und einem pH-Wert >7,20 ohne Pufferung)

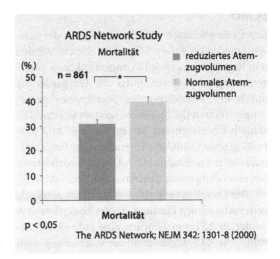

❏ **Abb. 23.3** Mortalitätsreduktion des ARDS

Die im Jahr 2000 veröffentlichten Ergebnisse der ARDS-Network-Studie konnten erstmals eine signifikante Reduktion der Letalität des ARDS bei Ventilation der Patienten mit reduziertem Zugvolumen aufzeigen (❏ Abb. 23.3)! Die mechanische Stressreaktion der Lunge während der Beatmung mit großen Volumenschwankungen (VT) und hohen Beatmungsdrücken (pAW) führt über die sog. Mechanotransduktion zur Produktion von O$_2$-Radikalen in der Lunge und initiiert die Freisetzung von proinflammatorischen Zytokinen → epitheliale Nekrosen, Permeabilitätssteigerung der alveolokapillären Membran zu interstitiellen Ödemen und pulmonalem Emphysem sowie zur Ausbildung von hyalinen Membranen.

23.2.2 Zusätzliche Maßnahmen

Reduktion des extravaskulären Lungenwassers

Eine Reduktion des extravaskulären Lungenwassers bzw. eine Dehydrierung des Patienten nach dem Motto »keep the lung dry and avoid hypovolaemia« (Diuretikatherapie wird erreicht durch kontinuierliche extrakorporale Nierenersatzverfahren (CVVHF oder Hämodialyse) bei simultaner Nierenfunktionsstörung.

Kinetische Therapie

Lagerungs- bzw. kinetische Therapie (Bauchlagerung, 130°-Lagerung) → eine der ersten Prone-Position-Studien (Gattinoni et al. 2001) zeigte eine Verbesserung der Oxygenierung, jedoch keine Reduktion der Gesamtmortalität. Eine Subgruppe profitierte allerdings von der Bauchlage: Patienten mit einem paO$_2$/F$_i$O$_2$ <88 mmHg und einem SAPS II >40 Punkte und einem V$_T$ >12 ml/kg KG! Sud et al. konnte 2010 anhand einer Metaanalyse aus 10 High-quality-Studien (n=1867) eine signifikante Mortalitätsreduktion bei den Patienten nachweisen, die nach der neuen Definition von 2013 ein schweres ARDS aufwiesen (PaO$_2$/FiO$_2$ <100 mmHg)! Im Jahr 2013 konnte die französische PROSEVA-Studie (n=466) erstmals eine signifikante Reduktion der 28-Tage-Mortalität (16 % vs. 32,8 %) bei Patienten mit schwerem ARDS (PaO$_2$/FiO$_2$ <150 mmHg bei einer FiO$_2$ ≥0,6) nachweisen. Dieser Effekt wird nach 90 Tagen noch deutlicher (23,6 % vs. 41 % in der Rückenlagegruppe). Dabei ist anzumerken, dass die Dauer der **Bauchlagerung ≥16 h** (!) betrug! Die Bauchlagerung wurde sehr rasch nach Studieneinschluss und Randomisierung (<1 h) durchgeführt.

❗ **Die Bauchlage eignet sich aber nicht für alle Patienten mit respiratorischer Störung und sollte nur von einem erfahrenen Team durchgeführt werden!**

ECMO

Kann keine adäquate **Oxygenierung** mit der konventionellen, invasiver Beatmung erreicht werden und liegt eine ausgeprägte Lungenfunktions-/Oxygenierungsstörung vor, muss die Oxygenierung durch ein extrakorporales Membranoxygenierungsverfahren (ECMO) sichergestellt werden! Die aktuelle Überlebensrate beträgt unter ECMO 63 % vs. 47 % ohne ECMO, die Überlebensrate bei H1N1-induzierter Pneumonie mit ARDS lag in den letzten Jahren in den großen Zentren sogar bei 71 %!

Die Oxygenierung des Patienten ist abhängig vom vorhandenen Blutfluss. An der High-flow-ILA erfolgt ab 2,5 l/min Blutfluss eine gute Oxygenierung. Die CO_2-Elimination ist unabhängig vom vorhandenen Blutfluss. Der eingestellte Gasfluss durch den Filter ist hierbei die entscheidende Größe. Nebenwirkungen der ECMO sind Gefäßverletzungen bei Kanülenanlage, venöse Thrombosen im kanülierten Gefäß, stärkere Blutungen und Thrombozytenabfall.

Reduktion des Atemzugvolumens

Um bei reduzierten Atemzugvolumen zur Stabilisierung einer respiratorischen Azidose den pH-Wert >7,20 zuhalten und das anfallende pCO_2 zu eliminieren, kann nach Müller et al. ein **arterio-venöse Lung Assist** (iLA bzw. ECLA, Fa. Novalung) installiert werden (► Kap. 7). Gegenwärtige **extra-korporale CO_2-Eliminatoren** sind:

- Novalung-Systeme als
  - arterio-venöse Systeme mit niedrigem, Blutdruck-anhängigen Blutfluss (<2,0 l/min) und isolierter CO_2-Elimination (ILA)
  - veno-venöses Zentrifugalpumpen-Systeme mit höherem Blutfluss (>2,5 l/min) mit Übernahme der (vollständigen) Oxygenierung und CO_2-Elimination (iLA active-Systeme, PAPL CARDIOHELP-Systeme). Die iLA kann nur eingesetzt werden, wenn keine lebensbedrohliche Hypoxämie besteht, d. h. paO_2/F_iO_2 >70 mmHg! Kontraindikationen: low cardiac output, MAP <70 mmHg, pAVK bzw. schwere Atherosklerose der Femoralarterien. Das Blut fließt bei der iLA aufgrund der arteriovenösen Druckdifferenz (ca. 1/min) pumpenlos durch den »Oxygenator«, über den ca.

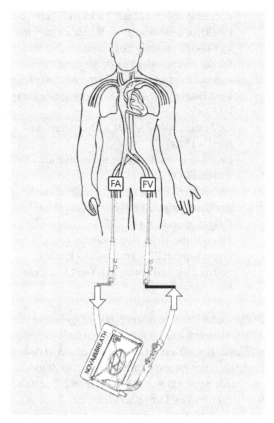

Abb. 23.4 Schematische Darstellung des Blutflusses durch das Novalung-System

12 l O_2/min insuffliert werden (Abb. 23.4). Der klinische Nutzen der iLA liegt in einer Verhinderung einer akuten Hypoxie und Hyperkapnie sowie in der Vermeidung einer weiteren Lungenschädigung (VALI)!. Durch den Einsatz von CO_2-Systeme ist eine Reduktion des VT <6 ml/kg KG möglich
- **DeCap-System** (kontinuierliche veno-venöse Hämofiltration mit in Serie geschalteten »Device« → nur CO_2-Elimination!
- **Hemolung-System** → Blutfluss <0,5 l/min und hierdurch reine CO_2-Elimination

Permissive Hyperkapnie (PHC)

→ Tolerierung erhöhter pCO_2-Werte (>60 mmHg)

1990 veröffentlichte Hickling aus Neuseeland die Ergebnisse einer retrospektiven Studie von 50 beatmungspflichtigen ARDS-Patienten, die mit geringen Atemzugvolumina und einem angestrebten Beatmungsspitzendruck von maximal 30 cmH$_2$O beatmet wurden. Die historische Studie konnte erstmals zeigen, dass durch dieses Beatmungskonzept die Mortalität mit 16 % signifikant geringer war als die über den APACHE-II-Score prognostizierte Mortalität von 39,6 %! Infolge der geringen Atemzugvolumina und der daraus resultierenden alveolären Hypoventilation kam es zu einem klinisch nicht nachteiligen Anstieg des p$_a$CO$_2$ auf durchschnittlich 62 mmHg, mit einzelnen Höchstwerten von 129 mmHg.

- **Auswirkungen**
- zentrale Sympathikusstimulation und erhöhte Katecholaminspiegel → HZV↑, SVR↑ und Neigung zu kardialen Arrhythmien
- Verschlechterung der Oxygenierung aufgrund einer Zunahme des intrapulmonalen Shunts durch alveoläres De-Recruitment infolge geringem V$_T$
- Abschwächung der pulmonalen Vasokonstriktion → Verschlechterung des Ventilations-Perfusions-Verhältnisses vorwiegend bei septischen ARDS-Patienten
- Abnahme der alveolären Ventilation → p$_a$O$_2$↓
- Abnahme der pulmonalen Perfusion und Anstieg des pulmonalen Drucks (MPAP↑)
- respiratorische Azidose

❶ **Hyperkaliämie, Rechtsverschiebung der O$_2$-Bindungskurve in der Lunge, reduzierte Katecholaminwirkung!**

- Zunahme des O$_2$-Angebotes (HZV) bei gleichbleibendem O$_2$-Verbrauch → p$_v$O$_2$↑ und Gewebeoxygenierung↑
- Zunahme der Splanchnikusdurchblutung
- Koronardilatation (fragliches Coronary-steal-Phänomen)

- **Indikationen**
- Beatmung von ARDS-Patienten mit reduzierter Lungencompliance und erhöhtem Beatmungsdruck >30 cmH$_2$O
- Patienten mit Status asthmaticus
- bei chronischen Lungenerkrankungen

- **Kontraindikationen**
- pulmonale Hypertonie (PVR und MPAP↑↑) (**cave**: Rechtsherzversagen unter PHC!)
- katecholaminpflichtige Herzinsuffizienz (systemische Vasodilatation und verminderte Myokardkontraktilität)
- Hirnödem mit erhöhtem intrakraniellem Druck
- zerebrales Krampfleiden → hyperkapnische Krampfanfälle bei hohen pCO$_2$-Werten (>150–200 mmHg), auch ohne Krampfanamnese!

⟫ **Während der Durchführung der PHC sollte der Patient tief analgosediert werden; erhöhte Körpertemperaturen sollten rasch physikalisch und/oder medikamentös therapiert werden, und die Ernährung sollte kohlenhydratarm sein (sonst CO$_2$-Produktion↑).**

Hochfrequenz-Oszillationsventilation (HFOV)

Indiziert bei Erwachsenen mit moderaten bis schwerem ARDS. Zwei große multizentrische, randomisierte HFOV-Studien (OSCAR-Studie, n=795 und OSCILLATE-Studie, n=548) konnten keinen Vorteil der HFOV hinsichtlich der Mortalitätsverbesserung im Vergleich zur lungenprotektiven Beatmung bei ARDS zeigen! Letztere Studie musste nach einer Interims-Analyse bei 548 von 1200 geplanten Patienten abgebrochen werden, da die Mortalität in der HFOV-Gruppe deutlich höher war (47 % vs. 35 %)!

Ultraprotektive Beatmung (V$_T$ = 3 ml/kg KG)

Eine große prospektive, randomisierte Multizenterstudie von T. Bein (XTRAVENT-Studie) aus dem Jahr 2013 konnte keinen klinischen Vorteil einer ultraprotektiven Beatmung mit extrakorporaler CO$_2$-Elimination gegenüber einer konventionellen lungenprotektiven Beatmung (V$_T$ = 6 ml/kg KG) bei Patienten mit »schwerem« ARDS (PaO$_2$/FiO$_2$ <150 mmHg) aufzeigen: Intensiv- und Krankenhausverweildauer war nicht signifikant different! Mortalität in beiden Kollektiven sehr niedrig und gleich (ca. 16,5 %)! Nur bei schwerer Hypoxämie war die Beatmungsdauer in der Patientengruppe, die mit der ILA-behandelt wurde, kürzer (40,9 vs. 28,2)!

PEEP-Beatmung

- Die eingeschränkte Oxygenierung kann zusätzlich durch PEEP verbessert werden → Erhöhung der FRC
- die Höhe des einzustellenden PEEP-Niveaus richtet sich nach dem Best-PEEP von Suter (◘ Abb. 23.5): PEEP-Niveau, bei dem die besten kardiopulmonalen Funktionen vorhanden sind:
  - maximaler O_2-Transport (HZV × caO_2)
  - kleinstmögliche Totraumfraktion
  - größtmögliche totale statische Compliance
- oder nach den Best-PEEP-Kriterien nach Gallagher:
  - PEEP, der den Shunt-Anteil auf 15 % reduziert oder einen Anstieg des paO_2/F_IO_2-Quotienten auf >300 mmHg bewirkt → PEEP sollte jedoch zur Vermeidung eines Barotraumas <15 mmHg betragen
- oder nach den Best-PEEP-Kriterien nach Murray:
  - PEEP, der zur maximalen Rekrutierung der Alveolarbezirke führt und somit den kleinsten p_aCO_2-$p_{et}CO_2$ Gradienten erzeugt → bei PEEP induzierter Hyperinflation steigt der oben genannte Gradient als Ausdruck einer zunehmenden Totraumventilation wieder an.

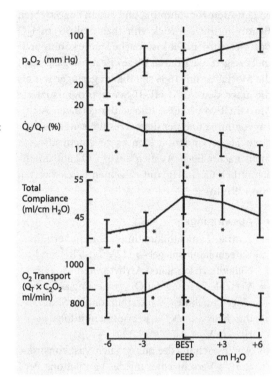

◘ **Abb. 23.5** Best-PEEP nach Suter (QS/QT = pulmonaler Shunt)

23.2.3 Additive und experimentelle Maßnahmen

Viele additive Maßnahmen wurden in den letzten 20 Jahren bei ARDS getestet:
- **Inhalation von NO oder Prostazyklinen** (► Kap. 7) → schnelle Therapie einer lebensbedrohlichen Hypoxämie → **keine** Reduktion der Mortalität!
- intrapulmonale **Surfactantapplikation**
- **partielle Flüssigkeitsbeatmung** (»liquid ventilation«) mit Perfluorocarbonen oder die Inhalation von Perfluorocarbon.
- **intratracheale Gasinsufflation** (TGI) → Verbesserung der CO_2-Elimination, z. B. auch während der PHC (► Kap. 7)
- Gabe **Ketoconazol** (Nizoral 200–400 mg p.o.) → Wirkung auf die Alveolarmakrophagen → Beeinflussung der 5-Lipooxygenase → Leuko-

trien B4 → (LTB4) und Reduktion der Thromboxan-B_2-Synthese (TxB_2) aufgrund einer Hemmung der Thromboxansynthetase → prokoagulatorische Aktivität↓ und Vasokonstriktion↓ → Verbesserung der pulmonalen Perfusion, Reduktion der Mikrothrombenbildung und Suppression der Zytokinproduktion

> **Die Ergebnisse des ARDS-Network (2000) zeigten keinen Vorteil in der pharmakologischen Therapie des manifesten ARDS mit Ketoconazol (n=234; Letalität 34–35 %).**

- Gabe von **Glukokortikoidtherapie** während der Spätphase des ARDS zur Vermeidung von Spätkomplikationen wie z. B. dem fibroproliferativen Umbau der Lunge
- Inhalation von **β-Sympathomimetika** → Aktivierung der alveolären Pneumozyten mit gesteigerter Surfactantbildung
- die **Blockade des Komplementsystems** mittels C1-Esterase-Inhibitor führte in einigen Kasuis-

tiken zur Reduktion der sepsisassoziierten ARDS-Mortalität

- Applikation von hochdosiertem **Ambroxol** (Mucosolvan) in einer Dosierung von 3–6 g/ Tag, kontinuierlich oder in 3–6 Boli, zur Steigerung der endogenen Surfactantproduktion
- Applikation von **Antioxidanzien** (N-Acetylcystein als Glutathionersatz oder Selen (100–300 µg/Tag)
- Gabe von **Phosphodiesterasehemmern** (Pentoxyfyllin oder Lisofyllin) als entzündungshemmende Substanzen: NIH-Studie (Abraham 2002) mit Lisofyllin musste nach 235 Patienten wegen erhöhter Letalität abgebrochen werden.

❶ Alle getesteten Substanzen/Konzepte zeigten keinen Erfolg bei der Therapie des ARDS!

Ausgewählte Literatur

Acute Respiratory Distress Syndrome Network (2000) Ketoconazole for early treatment of acute lung injury and acute respiratory distress syndrome: a randomized controlled trial. The ARDS Network. JAMA 283:1995–2002

Acute Respiratory Distress Syndrome Network (2000) Ventilation with lower tidal volumes as compared with traditional tidal volumes for acute lung injury and acute respiratory distress syndrome. N Engl J Med 342: 1301–13082

Amato MB et al. (1998) Effect of a protective-ventilation strategy on mortality in the acute respiratory distress syndrome. N Engl Med 338:347–354

Amato M et al. (2003) Metaanalysis of tidal volume in ARDS. Am J Respir Crit Care Med 168: 612–613

Artigas A et al. (1998) The American-European Consensus Conference on ARDS, part 2. Ventilatory, pharmacologic, support therapy, study design strategies ans issues related to recovery and remodelling. Intensive Care Med 24:378–398

Baumert JH, Rossaint R (1999) Combining partial liquid ventilation and prone position in experimental acute lung injury. Anesthesiology 91:796–803

Bein T et al. (2013) Lower tidal volume strategy (approximately 3 ml/kg KG) combined with extrakorporal CO2 removal versus «conventional» protective ventilation (6 ml/kg) in severe ARDS: the prospective randomized Xtravent-study. Intensive Care Med 39: 847–856

Bernard GR et al. (1997) A trial of antioxidants N-acetylcysteine and procysteine in ARDS. The Antioxidant in ARDS Study Group. Chest 112:164–172

Bernard GR, Artigas A, Brigham KL et al. (1994) The American-European consensus conference on ARDS. Am Rev Respir Crit Care Med 149:818–824

Brodie D (2011) Extracorporal membrane oxygenation for ARDS in adults. N. Engl J Med 365: 1905–1914

Brower RG et al. (2001) Treatment of ARDS. Chest 120:1347–1367

Bryan AC (2001) The oscillations of HFO. Am J Respir Crit Care Med 163:816–817

Courtney SE et al. (2002) High-frequency oscillatory ventilation versus conventional mechanical ventilation for very-low-birth-weight infants. N Engl J Med 347:643–652

Dellinger RP et al. (1998) Effects of inhaled nitric oxide in patients with acute respiratory distress syndrome: results of a randomized phase II trial. Inhaled Nitric Oxide in ARDS Study Group Crit Care Med 26:15–23

Derdak S (2003) High-frequency oscillatory ventilation for acute respiratory distress syndrome in adult patients. Crit Care Med 31:S317–S323

Derdak S et al. and the Multicenter Oscillatory Ventilation for Acute Respiratory Distress Syndrome Trial (MOAT) Study Investigators (2002) High-frequency oscillatory ventilation for acute respiratory distress syndrome in adults. Am J Respir Crit Care Med 166: 801–808

Engelmann L (2005) Management des akuten Lungenversagens. Internist 46:298–309

Esteban A et al. (2001) Clinicians approaches to mechanical ventilation in acute lung injury and ARDS. Chest 120:1622–1627

Ferguson ND et al. (2013) High-Frequency Oscillation in Early acute respiratory distress syndrome. NEJM

Ferguson ND et al. (2013) The Berlin definition of ARDS: an expanded rationale, justification and supplementary material. ICM 38: 1573–1582

Forster C (2013) Low-flow CO2 removal integrated into a renal-replacement circuit can reduce acidosis and decrease vasopressor requirements Crit Care Med 17: R 154

Gattinoni L, Tognoni G, Pesenti A et al. (2001) Effect of prone positioning on the survival of patients with acute respiratory failure. N Engl J Med 345:568–573

Gonzalez G, Blanco J (2000) Prospective randomized trial comparing pressure-controlled ventilation and volume-controlled ventilation in ARDS.For the Spanish Lung Failure Collaborative Group. Chest 117:1690–1696

Guerin C et al. (2013) Prone positioning in severe acute respiratory distress syndrome N Engl. J Med 1368: 2159–2168 (PROSEVA-Studie)

Hough CL et al. (2005) Intrinsic positive end-expiratory pressure in Acute Respiratory Distress Syndrome (ARDS) Network subjects. Crit Care Med 33:527–532

Kopp R, Kuhlen R, Max M, Rossaint R (2002) Evidence based medicine in the therapy of the acute respiratory distress syndrome. Intensive Care Med 28:244–255

Lundin S et al. (1999) Inhalation of nitric oxide in acute lung injury: results of a european multicentre study. Intensive Care Med 25:911–919

Max M, Kuhlen R et al. (1999) Combining partial liquid ventilation and prone position in experimental acute lung injury. Anesthesiology 91:796–803

Meduri GU et al. (1998) Effect of prolonged methylprednisolone therapy in unresolving acute respiratory distress syndrome: a randomized controlled trial. JAMA 280:159–165

Mehta S et al. (2001) Prospective trial of high-frequency oscillation in adults with acute respiratory distress syndrome. Crit Care Med 29:1360–1369

Mehta S et al. (2003) Acute oxygenation response to inhaled nitric oxide when combined with high-frequency oscillatory ventilation in adults with acute respiratory distress syndrome. Crit Care Med 31:383–389

Müller et al. (2004) Hochfrequenzoszillationsventilation beim akuten Lungenversagen des Erwachsenen. Dtsch Ärztebl 101:B772–777

Müller T, Bein T, Phillip A, Graf B, Schmid C, Riegger G (2013) Extrakorporale Lungenunterstützung bei schwerem Lungenversagen des Erwachsenen. Dtsch Ärztebl Int 2013 110: 159–166

Parsons, Polly E et al. and the NHLBI Acute Respiratory Distress Syndrome Clinical Trials Network (2005) Lower tidal volume ventilation and plasma cytokine markers of inflammation in patients with acute lung injury. Crit Care Med 33:1–6

Peek GJ et al. (2009) Efficiacy and economic assessmanet of conventional ventilator support versus extracorporal membrane oxygenation of severe adult respiratory failure (CESAR-Trial). Lancet 374: 1351–1363

Philipp A et al. (2003) Interventionelle extrakorporale Lungenunterstützung (ILA) mittels arteriovenösem Shunt und einem neu entwickelten Low Resistance Lung Assist Device (LAD). Kardiotechnik 1:7–13

Ranieri VM et al. (2012) Acute respiratory distress syndrome: the Berlin definition. JAMA 307:25266–25233

Reng M et al. (2000) Pumpless extracorporeal lung assist and adult respiratory distress syndrome. Lancet 356:219–220

Rubenfeld GD et al. (2005) Incidence and outcome of acute lung injury. N Engl J Med 353: 1685–1693

Slutsky AS (2001) The acute respiratory distress syndrome, mechanical ventilation, and the prone position. N Engl J Med 345:610–612

Staudinger T, Kofler J, Mullner M et al. (2002) Comparison of prone positioning and continuous rotation of patients with adult respiratory distress syndrome: results of a pilot study. Crit Care Med 29:51–56

Terragani PP et al. (2009) Tidal volume lower than 6 ml/kg enhances lung protection: role of extracorporal carbon dioxide removal. Anesthesiology 111: 826–835

Tobin MJ (2000) Culmination of an era in research on the acute respiratory distress syndrome. N Engl J Med 342:1360–1361

Ware LB, Matthay MA (2000) The acute respiratory distress syndrome. N Engl J Med 342:1334–1349

Weber-Carstens S et al. Extrakorporale Lungenersatztherapie bei akutem Lungenversagen durch H1N1-Infektionen Erfahrungen des deutschen ARDS –Netzwerkes. Dtsch Ärztebl 110:543–549

Young D et al. (2013) High-Frequency Oscillation in Early acute respiratory distress syndrome. NEJM 2013

SIRS, Sepsis und Multiorganversagen

M. Fresenius

M. Fresenius et al., *Repetitorium Intensivmedizin*,
DOI 10.1007/978-3-642-44933-8_24, © Springer-Verlag Berlin Heidelberg 2014

Historie

1909 Beschreibung einer E.-coli-Sepsis durch Jakob

1914 Erstbeschreibung durch Schottmüller: die Sepsis als ein Herd innerhalb des Körpers, von dem kontinuierlich oder periodisch pathogene Bakterien in den Blutkreislauf ausgeschüttet werden!

1992 Erstmalige Definition von SIRS, Sepsis und schwerer Sepsis durch eine internationale Konsensuskonferenz

2000 Schuster und Müller-Werden definieren Sepsis neu: Gesamtheit der lebensbedrohlichen, klinischen Krankheitserscheinungen und pathophysiologischen Veränderungen als Reaktion auf die Aktion pathogener Keime und ihrer Produkte, die aus einem Infektionsherd in den Blutstrom eindringen, die große biologische Kaskadensysteme und spezielle Zellsysteme aktivieren und die Bildung und Freisetzung humoraler und zellulärer Mediatoren auslösen

2001 Erstmaliger Nachweis einer Mortalitätsreduktion durch eine medikamentöse Sepsistherapie (Protein C) in einer großen internationalen Studie (PROWESS-Studie von Bernard et al. 1997)

2003 Levy et al. (2003) stellen das PIRO-Konzept vor (PIRO = Predisposition, Insult Infection, Response und Organ Dysfunction). Danach wird »Sepsis« anhand von vier Kriterien klassifiziert:
– nach Prädispositionsbedingungen
– Natur der Erkrankung
– Schwere der Wirtsreaktion
– Grad der gleichzeitigen Organdysfunktion

2004 erste Leitlinien-Veröffentlichung der »Surviving Sepsis Campaign Guidelines (SSC) for Management of Severe Sepsis and Septic Shock«. Update der Leitlinie in den Jahren 2007 und 2012

24.1 SIRS und Sepsis

24.1.1 Definitionen

SIRS

Nach der Konsensuskonferenz des American College of Chest Physicians/Society of Critical Care Medicine (ACCP/SCCM) im Jahr 1992 handelt es sich bei der SIRS um eine systemische inflammatorische Antwort auf verschiedene Schädigungen (Pankreatitis, schweres Trauma, Ischämie, große Weichteilverletzung etc.), die durch folgende Kriterien gekennzeichnet sind (mindestens **2 der nachfolgenden 4 Kriterien** müssen für SIRS-Definition erfüllt sein):

- Temperatur $\geq38°C$ oder $<36°C$
- Tachykardie ≥90 Schläge/min
- respiratorische Insuffizienz (eines der folgenden 4 Kriterien)
    - Tachypnoe mit Atemfrequenz ≥20/min
    - Hyperventilation $p_aCO_2 \leq33$ mmHg (bei Spontanatmung)
    - $p_aO_2 <75$ mmHg (bei Spontanatmung) oder
    - $p_aO_2/F_IO_2 \leq250$ (bei maschineller Beatmung und fehlender pulmonaler Vorerkrankung)
- Leukozyten ≥12.000/µl oder <4000/µl oder $>10\%$ unreife neutrophile Granulozyten

> **Neben der Veränderung der Leukozytenzahl findet man bei der Sepsis oft einen Abfall der Thrombozytenzahl (DD: HIT II) und der Antithrombin-Konzentration (AT III). Sobald eine septische Dysfunktion der Leber eintritt, kommt es zu einer Gerinnungssynthesestörung mit Abfall des Quick-Wertes!**

Anmerkung: Bei immunsupprimierten Patienten, z. B. nach Organtransplantation sind die Kriterien »Temperaturerhöhung« und »Leukozytose/Leukopenie« nicht verwertbar. Gleiches gilt für das Kriterium »Temperaturerhöhung« bei Hämofiltration. In besonderen Fällen wird die Diagnose »Sepsis« mittels invasiven Monitorings gestellt bzw. erhärtet (HZV↑ und SVR↓).

Sepsis

Unter Sepsis versteht man die **systemische inflammatorische Antwort** (SIRS) auf eine vermutete oder nachgewiesene **Infektionsquelle** bzw. eine überschießende Aktivierung von primär protektiven Defensivsystemen des septischen Patienten im Sinne einer »host defence failure disease«.

> **Die Begriffe Sepsis-Syndrom und Septikämie sind verlassen worden!**

Schwere Sepsis

»Schweren Sepsis« = Sepsiskriterien und Zeichen der **Organdysfunktion, Hypoperfusion** oder die septisch induzierte **Hypotension**. Verminderte Organperfusion → Laktatazidose (gestörte hepatische Laktat-Clearance), Oligurie, Störungen der Bewusstseinslage:

- **metabolische Azidose:** Laktat >20 mg/dl
- **Oligurie:** Urinausscheidung <30 ml/h oder $<0,5$ ml/kg/h länger als 2 h persistierend

- **Enzephalopathie**: akute Verwirrtheit und Bewusstseinsstörungen
- **Thrombozyten** <100.000/µl oder Thrombozytensturz (>30 % Abfall innerhalb 24 h), DD: HIT II, die jedoch auch bei septischen Patienten während einer längeren intensivmedizinischen Behandlung sekundär auftreten kann.

Septischer Schock

Beim septischen Schock bestehen Zeichen von Sepsis und arterieller Hypotension (systolischer Blutdruck <90 mmHg oder Blutdruckabfall >40 mmHg vom Ausgangswert und Dauer **>1 h**) trotz ausreichender Volumensubstitution, begleitet von verminderter Organperfusion oder Organdysfunktion.

24.1.2 Prävalenz

- Die Prävalenz der Sepsis beträgt nach Daten der SepNet-Vereinigung ca. 12,4 % bei allen Intensivpatienten (16 % an Unikliniken und 8 % in kleineren Häusern).
- Die Prävalenz der schweren Sepsis und des septischen Schocks gemeinsam betrug auf deutschen Intensivstationen 11 %.
- Etwa 6 % der Patienten mit SIRS erleiden einen septischen Schock mit sehr hoher Letalität (>80 %).
- Nach einer Erhebung des Kompetenzzentrums Sepsis muss in Deutschland pro Jahr mit 154.000 Fällen gerechnet werden. Ca. 60.000 Tode/Jahr in Deutschland durch Sepsis. Damit steht die Sepsis an 3. Stelle der häufigsten Todesursachen. Die direkten Behandlungskosten belaufen sich auf ca. 1,8 Mio. Euro.

24.1.3 Sepsisursachen

- intraabdominelle Infektionen z. B. nach Magenperforation, perforierte Sigmadivertikulitis, Cholezystitis, postoperativ, …
- Pneumonie (nosokomial, ventilatorassoziiert)
- katheter- oder »device«-assoziierte Infektion
- Urosepsis

◻ **Tab. 24.1** Mortalitätsraten von SIRS, Sepsis und septischen Schock

Diagnose	DRG-Kodierung	Mortalität (%)
SIRS	R65.0	9,8
Schwere Sepsis	R65.1	41,4
Septischer Schock	R57.2	60,4
Alle Diagnosen		27,7

- schwere Haut- und Weichteilinfektionen
- postoperative Wundinfektionen
- Sinusitis etc.

24.1.4 Mortalität

Die Mortalität der Sepsis ist variabel und hängt von der Ursache und dem Ausmaß der Entzündung ab (Levy et al. 2012). Dies findet im DRG-System Berücksichtigung. ◻ Tab. 24.1 zeigt die Mortalitätsraten in Abhängigkeit vom Entzündungsausmaß.

Anmerkung: Die Mortalität bei Kindern liegt bei 2–10 % (Krankenhaus-Mortalität bei schwerer Sepsis bei vorher gesunden Kindern bei 2 % und 8 % bei chronisch kranken Kindern)

24.1.5 Fulminante Verlaufsformen

- **Meningokokkensepsis**, ggf. mit bilateralen Nebennierenblutungen (Waterhouse-Friderichsen-Syndrom) und Verbrauchskoagulopathie (DIC)
- **Sepsis nach Splenektomie** »overwhelming postsplenectomy infection syndrome« = **OPSI-Syndrom**) aufgrund Störung der Phagozytose des RES (Störung der lienalen Synthese eines Tetrapeptids namens Tuftsin)
- **toxisches Schocksyndrom** (»toxic shock syndrome«, TSS):
  - toxisches Schocksyndromtoxin 1 (**TSST-1**) durch Invasion von **Staphylococcus aureus** aus dem vaginalen Bereich bei menstruierenden Frauen (Tampon) oder Wundinfektion → Bildung von Enterotoxin F; zurzeit

die einzige Indikation für die Gabe von Immunglobulinen bei Sepsis → Immunsuppression auf die Makrophagen und Downregulation der gesteigerten SIRS-Reaktion; kein direkter Effekt des Immunglobulins auf den verursachenden Erreger!
- **Streptokokken-assoziiertes toxisches Schocksyndrom** durch Enterotoxine von Bakterien der Gruppe-A-Streptokokken (GAS) bei nekrotisierender Fasziitis oder Myositis (in 60 % der Fälle)

24.1.6 Klinik

- **arterielle Hypotonie** bei intravasaler Hypovolämie mit ausgeprägten generalisierten Ödemen und eingeschränkter Urinproduktion → positive Flüssigkeitsbilanz (>20 ml/kg KG)
- **Tachykardie mit und ohne Fieber**, evtl. Hypothermie
- **periphere Durchblutungsstörungen** mit verlangsamter kapillarer Füllung und marmoriertem Hautstatus
- Zeichen der **Organdysfunktionen**:
  - veränderter mentaler Status
  - Oligurie bis Anurie und Azotämie
  - Hyperglykämie >140 mg/dl bei fehlendem Diabetes mellitus
  - Hyperbilirubinämie (Gesamtbilirubinämie >4 mg/dl)
  - Ileus mit fehlenden Darmgeräuschen
- **Laborveränderungen**:
  - Leukozytose/Leukopenie mit reaktiver Linksverschiebung
  - CRP- und Procalcitonin-Erhöhung (mehr als 2 Standardabweichungen vom Normalwert!)
  - Hyperlaktatämie und Hypophosphatämie
  - Thrombozytensturz
  - Antithrombinabfall, sekundärer Quick-Abfall

> ❯❯ **Die frühzeitige Diagnosestellung »Sepsis« und der sofortige Therapiebeginn sind bezüglich der Mortalitätsrate als günstig anzusehen!**

24.1.7 Pathophysiologie

Sepsis ist die Auswirkung einer komplexen Interaktion zwischen den die Infektion hervorrufenden Mikroorganismen auf der einen Seite und dem Immunsystem, der resultierenden Entzündungsreaktion sowie der Gerinnung des Patienten auf der anderen Seite.

Es kommt zu Beginn der Sepsis zu einer Aktivierung körpereigener plasmatischer (Mediatoren, Gerinnung) und zellulärer (Endothel, Makrophagen, Granulozyten, Thrombozyten) Systeme mit überschießender Reaktion. Initiiert wird die Reaktion durch Bindung von grampositiven (Proteoglykane) und gramnegativen (Lipopolysaccharide) Bakterienbestandteilen an sog. **Toll-like-Rezeptoren** (TLR-2 und -4). Daraus resultiert die Bildung von **proinflammatorischen Zytokinen** wie Tumornekrosefaktor (TNF-α) und Interleukin-1β sowie von antiinflammatorischen Zytokinen wie z. B. Interleukin-4 und -10.

Die Syntheserate des Mediators TNF-α ist von der genetischen Disposition des Patienten (TNF-Polymorphismus) abhängig → diese Tatsache könnte eine Erklärung für die unterschiedliche Ausprägung der Sepsis sein.

Die proinflammatorischen Zytokine aktivieren die neutrophilen Granulozyten und das Endothel → **Up-Regulation der Adhäsionsmoleküle** (leukozytäre Integrine CD 11/CD 18 und endotheliale Adhäsionsmoleküle wie z. B. E-, P-Selektine sowie ICAM-1 und -2 auf der Endothelzelle und L-Selektine auf Granulozyten sowie VCAM-1 auf Lymphozyten) → verstärkte **Interaktion von Endothel und aktivierten Leukozyten** mit Leukozytenadhäsion, Leukozytenrolling, Leukozytensticking und anschließender Penetration der Leukozyten ins Gewebe entlang der ansteigenden Interleukinkonzentration bzw. abfallenden pO$_2$-Gewebskonzentrationen → letztlich resultiert hieraus eine systemische **Vaskulitis/Endothelitis**.

Die Störung der endothelialen Integrität und Funktion führt zu einer vaskulären Permeabilitätsänderung mit kapillarem »Leak« → proteinreiches **interstitielles Ödem** und **intravasale Hypovolämie**.

Die überschießende **NO-Produktion** (Aktivierung der induzierbaren NO-Synthetase (iNOS)

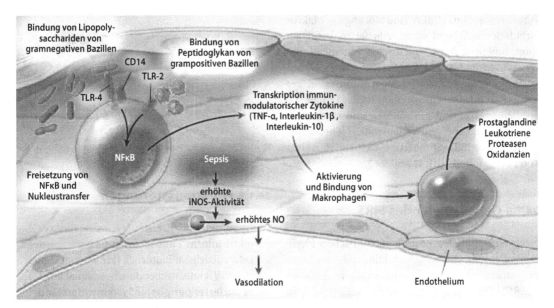

Abb. 24.1 Pathogenese der Sepsis: Beeinflussung des zellulären und humoralen Immunsystems

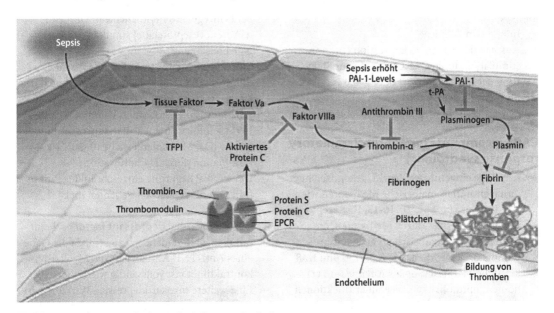

Abb. 24.2 Pathogenese der Sepsis: Beeinflussung der Gerinnung

durch IL-1 und -6, Endotoxin und TNF-α) führt zur **systemischen Vasodilatation** mit Abfall des Perfusionsdrucks und Gewebshypoperfusion.

■ Abb. 24.1 und ■ Abb. 24.2 zeigen die Pathogenese der Sepsis im Hinblick auf die Beeinflussung des zellulären und humoralen Immunsystems (■ Abb. 24.1) und auf die Gerinnung (■ Abb. 24.2).

Neben Veränderungen des Immunsystems kommt es zu einer Imbalance von prokoagulatorischen und antikoagulatorischen Faktoren. Durch Lipopolysaccharidstimulation bilden die Endothelzellen vermehrt »**tissue factor**«, wodurch die Gerinnung aktiviert wird → Störung der Mikrozirkulation durch Bildung von Mikrothromben mit Ge-

fahr der/des MODS/MOV und Störung der Makrozirkulation aufgrund einer reduzierten kardialen
Pumpfunktion, eines erniedrigten systemvaskulären Widerstandes und einer ausgeprägten Hypovolämie infolge »capillary leak syndrome«. In der
Sepsis kommt es zu einer Reduktion des Protein-C-
Spiegels → Störung der Fibrinolyse und Thrombenbildung aufgrund einer fehlenden Thrombin-
Thrombomodulin-Stimulation (fehlender Abbau
von Faktor V und VIII; ◨ Abb. 24.2).

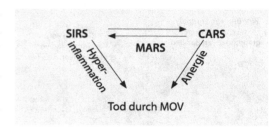

◨ **Abb. 24.3** Wechselnder Ablauf von SIRS und CARS = MARS

24.1.8 Gegenspieler des SIRS

Nach einer initialen proinflammatorischen Phase
kommt es zu in einer Gegenreaktion mit einer kom-
pensatorischen antiinflammatorischen Antwort
(**CARS**). Diese Antwort kann überschießend sein
und zur Immunsuppression bzw. Anergie führen.

Der Immunstatus kann anhand folgender Faktoren bestimmt werden:
- Interleukin-6-Spiegel
- Ausmaß der HLA-DR-Expression (Immun-
  stimulation durch GM-CSF-Gabe zur Steigerung der Immunantwort oder Gabe von APC
  im Rahmen der Hyperfibrinolyse)
- ex vivo TNF-Anstieg nach LPS-Gabe

CARS (»compensatory antiinflammatory response syndrome«)

- von Bone eingeführter Begriff, gekennzeichnet
  durch antiinflammatorische Mediatoren wie
  z. B. Interleukin-4, IL-10, IL-13, IL-Rezepto-
  rantagonisten oder durch Mediatoren, die sowohl proinflammatorisch als auch antiinflammatorisch wirken, wie z. B. IL-6 und IL-8
- klinische Manifestation als Anergie und erhöhte Empfindlichkeit gegenüber Infektionen.
  Die Immunparalyse ist laborchemisch gekennzeichnet durch:
    - monozytäre HLA-DR-Expression <30 %
    - reduzierte endotoxininduzierte TNF-α- und
      IL-6-Sekretion (ex vivo)

MARS (»mixed antagonistic response syndrome«)

Der wechselnde Ablauf von SIRS und CARS wird
als MARS bezeichnet (◨ Abb. 24.3).

24.1.9 Funktionsstörungen

- **hyperdynamer Kreislauf** (»cardiac index« CI
  >4,0 l/min/m²) mit Tachykardie bei normalem
  oder niedrigem Blutdruck (HZV steigt jedoch
  dem SVR entsprechend nicht adäquat an)
- **reduzierter peripherer Systemwiderstand**
  (SVR <800 dyn × s × cm−5) → periphere
  Mikrozirkulationsstörungen: Vasodilatation
  bei Fehlregulation und Dichteabnahme der
  α-Adrenorezeptoren bei simultan erhöhter
  NO-Freisetzung
- **Störungen der Kontraktilität** (septische Kardiomyopathie) mit links- und rechtsventrikulären Dyskinesien und erhöhten enddiastolischen und endsystolischen Volumina, LVEF↓,
  LWSI↓ infolge **myocardial depressant factor**« (MDF, Molekulargewicht 10–30 × 106 →
  Elimination durch Hämofiltration)
- Der PCWP liegt trotz eingeschränkter Pumpfunktion bei septischen Patienten meist
  <8 mmHg.
- Der »**myocardial depressant factor**« scheint
  mit dem TNF-α identisch zu sein, da die Gabe
  eines Anti-TNF-Antikörpers die Myokardkontraktilität fast vollständig wiederherstellt.
- Eine weitere myokarddepressive Wirkung wird
  durch Toxine (z. B. Endotoxin), Downregulation der β-Rezeptoren sowie einen fraglichen
  metabolischen Defekt der Myozyten angenommen.
- Störung der Gewebsoxygenierung bzw. der O₂-
  Extraktion → gemischtvenöse Sättigung↑ vermehrte Diffusionsstrecke durch interstitielle
  Flüssigkeitsvermehrung, zellulärem Defekt der
  Aufnahme und der mitochondrialen Verwertung des Sauerstoffs infolge Entkoppelung der

oxidativen Phosporylierung (»**zytopathische Hypoxie**«), Ausfall der Perfusionssteuerung nach metabolischen Erfordernissen → lineare Abhängigkeit der O_2-Aufnahme vom O_2-Angebot bei septischen Patienten mit deutlich reduziertem O_2-Angebot

- Störung der **Gefäßpermeabilität** → intravasale Hypovolämie und generalisierte Ödembildung
- Steigerung der **Darmpermeabilität mit bakterieller Translokation**
- **Nierenfunktionsstörung**: prärenales ANV, bedingt durch Hypovolämie oder tubuläre Nekrosen, Verminderung des renalen Blutflusses bzw. der glomerulären Filtration
- **Störungen der Hämostase**: Störung der plasmatischen Gerinnung und **Thrombozytopenie**, evtl. DIC (Thrombozyten ↓, Fibrinogen ↓) mit reaktiver Fibrinolyse (AT III ↓, TZ ↑, D-Dimere ↑)
- **Neurologische Störungen**:
  - **Septische Enzephalopathie** mit Wahrnehmungs- und Konzentrationsstörungen, Inzidenz: ca. 23 % der septischen Patienten, Ursache u. a. wahrscheinlich erhöhte Spiegel an Cholinsäure mit exzitatorischer Wirkung auf N-Methyl-D-Aspartat (NMDA)-Rezeptoren (von aktivierten Makrophagen im Rahmen des Tryptophanmetabolismus synthetisiert). Daneben spielen eine gestörte Blut-Hirn-Schranke, Aminosäurenimbalanzen, arterielle Hypotonie mit reduziertem CPP sowie direkte Effekte der inflammatorischen Mediatoren eine Rolle
  - »**critical illness polyneuropathy**« (axonale Degeneration) im Spätstadium der Sepsis

24.1.10   Monitoring

- arterielle Druckmessung über PiCCO- oder separates Arteriensystem
- **erweitertes Kreislaufmonitoring** (HZV, SVR, intrathorakales Blutvolumen [ITBV] und extravaskuläres Lungenwasser [EVLW]) mit **PiCCO-System** der Fa. Pulsion oder EV1.000-System von Fa. Edwards
- evtl. intramukosale pHi-Messung

- ggf. Messung der Leberperfusion mit LiMON-System zur frühzeitigen Erfassung einer hepatischen Dysfunktion
- **infektiologisches Monitoring**: Abstriche, Blutkulturen (3-mal 2 Blutkulturpaare)
- **laborchemisches Monitoring**:
  - Blutbild (Leukopenie oder Leukozytose und Linksverschiebung im Differenzialblutbild, toxische Granulationen der Neutrophilen)
  - frühzeitiger Abfall der Thrombozyten (DD: HIT II) und des Antithrombins
  - CRP- (HWZ: 24 h) und **Procalcitonin-Anstieg (PCT)** (Grad-2C-Empfehlung): HWZ von 24 h, Sensitivität: 89–96 % und Spezifität: 78–94 % (nach Brunkhorst 2004), unabhängig von therapeutischen Interventionen wie z. B. Hydrokortisontherapie (im Gegensatz zu Zytokinen). Durch die regelmäßige PTC-Bestimmung kann die eingeleitete Antibiotikatherapie frühzeitiger beendet werden (ca. 3,5 Tage früher; Nobre et al. 2008) → Reduktion der Antibiotikakosten und Vermeidung von Resistenzen. Die Bewertung der PCT-Konzentrationen kann aus ◻ Tab. 24.2 entnommen werden. **Cave:** PCT-Konzentrationen können auch ohne Infektion erhöht sein:
    - bei schwerem kardiogenem Schock
    - bei schweren Störungen der Organdurchblutung
    - bei Bronchialkarzinom oder C-Zell-Karzinom der Schilddrüse
    - nach schwerem Trauma oder großer Operation
    - nach schweren Verbrennungen
  - Bestimmung des **Serumlaktats**: Eine prognostisch relevante Hyperlaktatämie kann bedingt sein durch eine(n):
    - erniedrigte hepatische Laktat-Clearance
    - metabolischen zellulären Defekt (»cytopathic hypoxia«) und
    - allgemeine Gewebshypoxie durch Mikrozirkulationsstörungen
  - Serum-Phosphat →Hypophosphatämie
  - Blutzucker →Hyperglykämie
  - Bestimmung von **IL-6** und **Lipopolysaccharid-bindendem Protein (LBP)** mittels

◘ Tab. 24.2 Procalcitoninwerte und Sepsis	
PCT-Konzentration (ng/ml)	**Bewertung**
<0,5	Sepsis unwahrscheinlich (Normalbereich), Virusinfektion, Lokal- oder chronische Infektion jedoch möglich
0,5–2	Sepsis möglich, schwere Sepsis unwahrscheinlich
2–10	Bakterielle Sepsis wahrscheinlich
>10	Schwere bakterielle Infektion wahrscheinlich

◘ Tab. 24.3 Infektions- und Entzündungsparameter. (Adaptiert nach Brunkhorst 2005)			
Marker	**Sensitivität für Entzündung**	**Spezifität für Infektion**	**Anwendungshäufigkeit in Deutschland**
Temperatur	+++	+	100 % Routine
Leukozyten	+++	+	>90 % Routine
CRP	++	++	>90 % Routine
PCT	+	+++	ca. 20 % Routine ca. 25 % manchmal ca. 50 % nie
LBP	++	++	ca. 5 % Routine ca. 8 % manchmal ca. 85 % nie
IL-6	+++	+	ca. 5 % Routine/ca. 8 % manchmal ca. 75 % nie

Der klinische breite Einsatz der oben genannten Parameter nimmt von oben nach unten ab!

IMMULITE-System (beide in der Sepsis und auch bei Lokalinfektionen frühzeitig erhöht); HWZ: 30–60 min
- in Zukunft evtl. Bestimmung mittels PCR-Echtzeittechnik von 2 **Mikro-RNA-Moleküle (miR-150 und miR-4772-5p-iso)**, die im Zellkern bestimmen, welche Gene in Proteine umgesetzt werden sollen oder genauer gesagt welche nicht. Mit deren Hilfe kann eine Sepsis von einer SIRS unterschieden werden. Die Spezifität liegt bei 90,5 % und die Sensitivität bei 81,8 %!

◘ Tab. 24.3 gibt einen Überblick über aktuelle Entzündungsmarker und deren klinische Verbreitung.

24.1.11   Quantifizierung des Ausmaßes der Sepsis

Anhand von
- APACHE-II-Score
- Sepsis-Score nach Elebute und Stoner (Beurteilung von 4 Gruppen: Infektzeichen, Pyrexie, Organversagen und Laborparameter)
- SAPS II
- SOFA-Score (▶ Kap. 40)

> ❯ **Zur Verlaufsbeurteilung sollte täglich mindestens einmal eine Score-Erfassung durchgeführt werden.**

24.1.12　Therapie

In den neuesten Sepsis-Leitlinien 2012 der Sepsis Surviving Campaign wurden folgende Themen behandelt:

- initiale »Resuscitation«
- Screening auf Sepsis und Verbesserung der Therapiekonzepte im Krankenhaus
- Diagnostik
- antimikrobielle Therapie
- Beseitigung der Sepsisursache
- Infektionsprävention
- Flüssigkeitstherapie
- Vasopressoren
- Inotropika-Therapie
- Kortikosteroide
- Blutprodukte
- Immunglobuline
- Selen-Applikation
- Protein C-Applikation
- mechanische Beatmung bei sepsisinduziertem ARDS
- Sedierung, Analgesie und neuromuskuläre Blockade in Sepsis
- Blutzuckerkontrolle
- Nierenersatzverfahren
- Bikarbonat-Applikation
- Thromboseprophylaxe
- Stressulkusprophylaxe
- Ernährung
- Behandlungsziele formulieren!

In der neuen Leitlinie 2012 wurden 10 Empfehlungen im Evidenzgrad erhöht (upgrade), 13 wurden zurückgestuft (downgrade) und 27 Maßnahmen wurden neu bewertet.

»Initiale Resuscitation«

- frühzeitige Stabilisierung des Kreislaufs (1C-Empfehlung) innerhalb von 6 h (»time is tissue!«) nach Sepsisbeginn bei septischen Patienten mit Gewebshypoperfusion und Blutlaktatwerten ≥4 mmol/l (= 36 mg/dl) → signifikante Reduktion der Mortalität um 16 % (46,5 vs. 30,5 %!). Ziel einer modernen Sepsistherapie sollte eine parametergerichtete Therapie nach den Kriterien von Rivers et al. (2001) sein (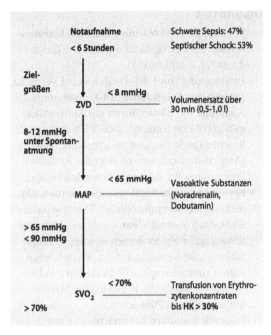 Abb. 24.4):

Abb. 24.4 »Goal directed therapy« nach Rivers

- ZVD ≥8–12 cmH$_2$O
- MAP ≥65 mmHg
- zentralvenöse S$_v$O$_2$ ≥70 %
- Laktatwerte <1,5 mmol/l bzw. Abfall des Laktats nach Therapiebeginn
- Urinvolumen ≥0,5 mg/kg KG/h
- **Anmerkung:** Immer noch Beurteilung des Volumenstatus mit Hilfe des ZVD-Wertes.
- keine Berücksichtigung von modernen Parametern des Füllungszustandes und der Vorlast z. B. PiCCO-Werte wie ITBV, SVV, … etc.
- frühzeitige Normalisierung eines erhöhten Blutlaktatspiegels (2C-Empfehlung) → die Laktat-Clearance ist ein guter Prädiktor für die Letalität der Sepsis (Nguyen 2011)

Screening auf Sepsis im Krankenhaus

- frühzeitige Identifizierung von septischen Patienten in der Ambulanz, Aufnahmestation und im stationären Bereich (1C-Empfehlung) mit dem Ziel des frühen Therapiebeginns → Mortalitätsreduktion

Diagnostik

- Bestimmung von **Mannan** und **Anti-Mannan-Antikörper** bei Verdacht auf invasive Candidiasis (2C-Empfehlung)
- Bestimmung von **1,3-β-D-Glukan** bei Verdacht auf **invasive Candidiasis** (2B-Empfehlung)
- Abnahme von **Blutkulturen vor Antibiotikagabe** (1C-Empfehlung); 2×2–3 Blutkulturflaschen (perkutan und via liegende Gefäßzugänge, insbesondere zentralvenöse Katheter). Hierdurch sollte der antibakterielle Therapiebeginn (<45 min) nicht verzögert werden. Unter laufender antimikrobieller Therapie sollten Blutkulturen unmittelbar vor der nächsten Antibiotikagabe abgenommen werden (E-Empfehlung). Bei Verdacht auf eine **Pilzinfektion** sollten zusätzlich spezielle Pilzkulturflaschen verwendet werden (z. B. BD Bactec Mycosis mit schnellerem Pilznachweis).
  Folgende **singuläre Keimnachweise** aus einer einzelnen **Blutkultur** sind Hinweise auf eine **Kontamination**:
    - koagulasenegative Staphylokokken z. B. Staph. epidermidis
    - Corynebakterien
    - Bacillus spp.
    - Streptokokken der Viridans-Gruppe
- Folgende **Keimnachweise aus einer** oder **mehreren Blutkulturen** sollten ernst genommen werden:
    - Staphylococcus aureus
    - Klebsiella spp.
    - Pseudomonas spp
    - Candida spp.
- **Anmerkung:** die sofortige Durchführung von bildgebenden Verfahren zum Nachweis einer Sepsisquelle wird aktuell nicht empfohlen! Sind die nachgewiesenen Keime am Katheter und in der ZVK- und peripheren Blutkultur identisch, ist von einer gesicherten »Kathetersepsis« auszugehen.

Antimikrobielle Therapie

- Begleitende hochdosierte und **intravenöse Antibiotikatherapie** innerhalb von 1 h nach Diagnosestellung einer **schweren Sepsis** oder **septischen Schocks** (1C/1B-Empfehlung) unter Berücksichtigung der Grunderkrankung des Patienten, des potenziellen Ausgangsherdes, der stationsspezifischen Erregerepidemiologie und Resistenzlage (kalkulierte Breitbandantibiotika mit β-Laktamantibiotikum nach Tarragona-Prinzip, ▶ Kap. 11).
  Bei Sepsis führt eine verzögerte Initiierung der antibiotischen Therapie zu einem Anstieg der Mortalität um ca. 8 % pro Stunde (»golden hour of septic shock«). Selbst innerhalb der ersten Stunde ist die Mortalität nach Kumar et al. (2010) geringer, wenn innerhalb von 30 min mit einer suffizienten Antibiotikatherapie begonnen wird (Überlebensrate 82,7 % vs.77,2 % innerhalb der ersten Stunde). Das Outcome des Patienten ist außerdem schlecht, wenn die verursachenden Erreger auf die primäre antibiotische Therapie nicht sensibel sind. Ein nachträglicher Antibiotikawechsel führt zu keiner Reduktion der Mortalität!
- Aktuelle **Antibiotika-Empfehlung** der **Paul-Ehrlich-Gesellschaft** (PEG) bei **Sepsis:**
    - Piperacillin/Tazobactam (Tazobac) oder
    - Cefepim (Maxipime) oder
    - ein Carbapenem wie z. B. Meropenem (Meronem), Doripenem (Doribax), Imipenem/Cilastatin (Zienam)
    - plus Ciprofloxacin bzw. Levofloxacin (Tavanic) oder Fosfomycin (Infectofos) bei schwerer Sepsis
- Bei katheterassoziierter Sepsis wird die Gabe von **Daptomycin** oder einem Glykopeptid-Antibiotikum plus **Piperacillin/BLI** oder Cefotaxim empfohlen!
- Bei Verdacht auf Sepsis mit **MRSA** oder Enterococcus faecium Gabe von **Linezolid** 2-mal 600 mg i.v./d.
- Bei Verdacht auf **MRSA-Sepsis** mit **Protheseninfektion: Daptomycin** (Cubicin) 8–10–(12) mg/kg KG/Tag plus **Rifampicin** 2×450 mg i.v./d.
- Bei Verdacht auf **MRSA-Sepsis** mit **Endokarditis:** Vancomycin im Kombination mit Gentamicin i.v.
- Bei Verdacht auf Sepsis mit **Streptococcus pneumoniae** Gabe eines β-Laktamantibiotikums in Kombination mit einem Makrolid wie z. B. Clarithromycin

(Klacid) 2×500 mg i.v. oder Roxithromycin (Rulid) 1×300 mg p.o.

- **Anmerkung:** keine Empfehlung für Aminoglykoside oder Ceftazidim (schlechte grampositive Wirksamkeit und schlechte Penetrationsfähigkeit in die Lunge) oder Vancomycin
- Die Kombination von einem Carbapenem plus Moxifloxazin (MaxSep-Studie) bringt keinen Mortalitätsvorteil!
- In den amerikanischen Leitlinien wird eine kombinierte empirische Antibiotikatherapie empfohlen bei
    - Patienten mit Neutropenie
    - schwer zu therapierende Patienten (?)
    - Verdacht auf Sepsis mit MDR-Erregern wie Acinetobacter spp. oder Pseudomonas spp. (2B-Empfehlung)
- Die **Dauer** der Antibiotikatherapie sollte typischerweise **7–10 Tage** betragen. Nach ca. 3–5 Tagen sollte nach Antibiogramm deeskaliert werden (2B-Empfehlung)!
- die Anwendung von **Low-level-Procalcitonin** oder ähnliche Biomarker zur Entscheidung der Beendigung der Antibiotikatherapie kann sinnvoll sein → Reduktion der Antibiotikakosten und Vermeidung von Resistenzen (2C-Empfehlung)!
- eine tägliche Reevaluierung der laufenden Antibiotikatherapie mit dem Ziel der Deeskalation sollte durchgeführt werden (1B-Empfehlung) → Antibiotika absetzen bei fehlender Infektion!
- bei Verdacht auf **viraler Ursache** der Sepsis Gabe von **Virostatika** wie z. B. **Oseltamivir** (Tamiflu 2×75 mg/d **p.o.**) oder **Zanamivir** (Relenza zur **Inhalation** 2× Inhalationen à 10 mg = 2 Blisterkammern) →wirkt bei H1N1-Virus, Influenza A und Influenza B. Bei **Cytomegalievirus**-Infektion (CMV) Gabe von **Aciclovir** 3×(5)–10 mg/kg KG
- bei Verdacht auf **Sprosspilzinfektion** Gabe eines **Echinocandins** z. B. Caspofungin oder Anidulafungin (Ecalta) (▶ Kap. 15)
- bei Verdacht auf **Schimmelpilzinfektion** Gabe von **Voriconazol** (VFend) (▶ Kap. 15)

Beseitigung der Sepsisursache

Nachweis des Sepsisherdes und dessen **Sanierung innerhalb von 12 h** (1C-Empfehlung), z. B. durch

- chirurgische oder radiologisch-interventionelle (meist CT-gesteuert) Abszessdrainage
- programmierte Lavage/Etappenlavage
- Behandlung von Peritonitis, Ileus, Anastomoseninsuffizienz durch Peritoneallavage, Drainage und Enterostomien
- sofortige Entfernung von infizierten intravaskulären Katheter und Fremdmaterialen (Gefäßprothesen, Osteosynthesematerial, Gelenkersatz, Schrittmacher und Defibrillatoren etc.)
- Nekrosektomien, Wunderöffnungen, Amputationen, Fasziotomien etc.)
- bei infizierten, peripankreatischen Nekrosen wird ein verzögertes Vorgehen empfohlen → Demarkierung von Gewebe abwarten (1B-Empfehlung)!

Infektionsprävention

- Durch die Anwendung der **selektiven, oralen Dekontamination** (SOD) bzw. durch die **selektive Darmdekontamination** (SDD, ▶ Kap. 11) kann die Infektionsrate an ventilatorassoziierten Pneumonien gesenkt werden!
- Auch die Anwendung von **Chlorhexidin-(gluconat)** führt zur Reduktion von Pneumonien (»B-Empfehlung)! Aktuell ist die Herstellung der SOD/SDD-Lösung bzw. Paste durch die Apotheke in Deutschland nicht mehr zulässig!

Flüssigkeitstherapie

- vor Einsatz von Katecholaminen soll der hämodynamisch instabile septische Patient ausreichend **Kristalloide (>30 ml/kg KG)** erhalten (»**fluid resuscitation**«; 1B-Empfehlung), Wird nach Gabe größerer Kristalloidmengen und Katecholaminen keine ausreichende hämodynamische Stabilität erreicht, kann **Humanalbumin** gegeben werden! (2C-Empfehlung)
- auf künstliche Kolloide in Form von **Hydroxyethylstärken** sollte verzichtet werden (1B-Empfehlung)! Allerdings muss an dieser Stelle kritisch angemerkt werden, dass viele der bewerteten Studien (VISEP-, CRYSTMAS-,

6S-Trial-, CHEST-Studie) den klinischen All-
tagsbedingungen nicht entsprechen und zum
Teil die Höchstmengen nicht berücksichtig
wurden.

▬ **restriktive Flüssigkeitstherapie** bei septischen
ARDS-Patienten und fehlender Gewebshypoperfusion (1C-Empfehlung)

Vasopressoren und Inotropika

▬ Bei instabilen Kreislaufverhältnissen trotz
Volumentherapie und bei Vorliegen eines reduzierten systemvaskulären Widerstands ist
das Katecholamin **Noradrenalin** das Mittel der
Wahl (1B-Empfehlung). Evtl. zur Aufrecher-
haltung eines adäquaten Blutdrucks zusätzliche
Applikation von Adrenalin.
▬ Ziel der Katecholamintherapie ist ein adäquater Perfusionsdrucks → MAP ≥65 mmHg (1C-
Empfehlung).
▬ Gabe von **Dobutamin** (<20 µg/kg KG/min) bei
myokardialer Dysfunktion mit **erhöhten Füllungsdrücken** und **Low-output-Syndrom** bzw.
Zeichen der **Minderfusion** trotz ausreichendem intravasalem Volumen und adäquatem mittlerem Blutdruck (1C-Empfehlung)
▬ Die Gabe von Dopamin zur hämodynamischen Therapie oder Nierenprotektion wird
nicht mehr empfohlen (2C/1AB-Empfehlung).
▬ Die Gabe von Levosimendan bei Sepsis wird
aktuell nicht empfohlen (Gefahr des weiteren
Blutdruckabfalls).
▬ Der **routinemäßige** Einsatz bzw. die **Monotherapie** von **Vasopressin** (0,03 IE/min) wird nicht
empfohlen, da es nach Vasopressingabe zwar zu
einem Anstieg des Blutdruckes kommt, das
HZV allerdings abnimmt und sich die intestinale und myokardiale Perfusion verschlechtert
bzw. Ischämien auftreten können! Die Gabe
von Vasopressin zeigte in einer klinischen Studie von Russell aus dem Jahr 2008 (VASST-Trial)
nur Vorteile bei Patienten mit nur leicht eingeschränkten Kreislaufverhältnissen (Noradrena-
lintherapie <15 mg/h). Als Ultima-ratio-Thera-
pie im Rahmen des therapierefraktären septischen Schock zeigt sie keine Vorteile!
▬ Die Anhebung des O_2-Angebots, z. B. mittels
hochdosierten Katecholaminen, ist nach Studien von Hayes (1993) und Gattinoni (2003)

umstritten (z. T. höhere Mortalitätsraten in der
Studiengruppe).

Kortikosteroide

▬ **Nur** bei aufbleibender hämodynamischer
Stabilisierung trotz Volumenapplikation und
Vasopressorentherapie sollte **Hydrokortison**
(100 mg Bolus (?), anschließend kontinuierlich
200 mg/d) eingesetzt werden (2C-Empfeh-
lung)! Keine aktuelle Empfehlung bzgl. der
Therapiedauer (bis hämodynamische Stabilisierung, max. 7 Tage?)
▬ Mögliche Effekte von Hydrokortison:
    ▬ Hemmung der induzierbaren NO-Syntheta-
    se sowie der Cyclooxygenase-2 → Sensibili-
    sierung der Gefäßmuskelzelle gegenüber
    Katecholaminen.
    ▬ Bildung von Lipocortinen, die die Phospho-
    lipase-A2-Aktivität hemmen. Phospholipa-
    se A2 führt zur Synthese von vasoaktiven
    Eikosanoiden (TXB2, 6-Keto-PGF-1α →
    Vasodilatation, Thrombozytenaggregation)
    sowie verminderte Expression von in-
    flammatorischen Prozessen, z. B. TNF-α,
    IL-6 und -8
▬ Auf einen **ACTH-Test** vor geplanter Hydrokor-
tisongabe kann verzichtet werden (2B-Emp-
fehlung)

❏ Tab. 24.4 gibt einen vergleichenden Überblick zweier wichtiger Studien bezüglich der Hydrokortisonga-
be bei Sepsis (CORTICUS- und »Annane«-Studie)

Blutprodukte, Immunglobuline, Selen, Protein C

▬ Erst bei **Hb-Werten <7,0 g/dl** (bei fehlender
Myokardischämie, akuter Blutung, schwerer
Hypoxämie, KHK etc.) und erhöter Sauer-
stoffausschöpfung (S_vO_2 <70 %, Rivers-Krite-
rien) sollten Bluttransfusionen durchgeführt
werden (1B-Empfehlung). Keine Bluttransfusion bei Hb-Wert von 7–9 g/dl und fehlender
Gewebshypoperfusion sowie bei KHK ohne
akute Blutung. Erythropoetin zur Behandlung
der Anämie bei septischen Patienten sollte
nicht angewendet werden. Bei der Gabe von
Erytrozytenkonzentraten wurde füher die
Transfusion von »frischen« Erythrozytenkon-

Tab. 24.4 Vergleich von CORTICUS- und »Annane«-Studie bei Sepsis

	CORTICUS-Studie (n=499)	Annane-Studie (n=299)
Patientenkollektiv	67 % chirurgische Patienten	40 % chirurgische Patienten
Dauer des Schockzustandes (<90 mmHg systolisch)	<1 h	>1 h
28-Tage-Letalität	31,5 %	53 %
Plazebogruppe	34,3 %	63 %
Effekte	Keine Reduktion der Letalität Keine erhöhte Rate an CIM/CIP	Verkürzung der Schockdauer und Verlängerung der Überlebenszeit
Einschlussfenster	<72 h	<8 h
Kortisondosis	200 mg Hydrokortison kontinuierlich über 5 Tage und anschließend 2-mal 50 mg über 3 Tage und dann 1-mal 50 mg über 3 Tage	200 mg (4×50 mg Hydrokortison plus Fludrokortison) für 7 Tage
Dauer	11 Tage	7 Tage
Dosisreduktion	Ja, ab dem 5. Tag	Nein

zentraten (<15 Tage) empfohlen → die Gabe von älteren Blutkonserven führte in einer Studie von Marik zu keinem Anstieg des O_2-Verbrauchs, jedoch zu einem Abfall des Magenwand-pH-Werts.

- Zur Korrektur von Gerinnungsanomalien bei fehlender Blutung oder vor geplanten Operationen sollte **kein FFP** gegeben werden (2D-Empfehlung).
- Gabe von **Thrombozytenkonzentraten** nur (2D-Empfehlung):
    - bei Thrombozyten <10.000/µl (ohne Blutung, prophylaktisch)
    - bei Thrombozyten <20.000/µl bei signifikanten Blutungsrisiko
    - bei Thrombozyten <50.000/µl und klinischer Blutung, Operation und invasiven Maßnahmen
- Die **Antithrombinsubstitution** bei schwerer Sepsis und septischen Schock (1B-Empfehlung) sowie die Gabe von **aktivierten Protein C** (rhAPC) werden nicht empfohlen bzw. ist nicht mehr möglich!
Anmerkung: Im Oktober 2011 hat der Hersteller aktiviertes Protein C (Xigris) vom Markt genommen! Die Ergebnisse der PROWESS-Schock-Studie zeigten in der Xigris-Gruppe

eine höhere 28-Tage-Mortalität (26,4 vs. 24,2 %). Zuvor hatte bereits die ADRESS-Studie (Abraham 2005), die zur Überprüfung der Effektivität von aktiviertem Protein C in der **frühen Sepsis** bei chirurgischen Patienten mit **singulärem Organversagen** und daraus resultierendem geringem Letalitätsrisiko durchgeführt worden war, eine Erhöhung der 28-Tage-Mortalität (20,7 % vs. 14,1 %; p=0,03) gezeigt.

- Die Gabe von **Immunglobulinen** z. B. IGM-angereicherte Immunglobuline (Pentaglobin) bei Sepsis wird aktuell nicht mehr empfohlen (2B-Empfehlung). Ausnahme: Toxic-shock-Syndrom!
- Auch die hochdosierte Gabe des antioxidativ wirkenden **Natriumselenits (Selen)** wird in den amerikanischen Leitlinien 2012 nicht mehr empfohlen (2C-Empfehlung)!
Anmerkung: Selen ist Bestandteil von 35 Selenoproteinen, die zu einem Großteil an antioxidativen Prozessen (Radikalenfänger) beteiligt sind, z. B. Gluthathionreduktase und Thioredoxinreduktase. In Europa wird das lösliche Natriumselenit bevorzugt. Im asiatischen Raum gibt man Ebselen, eine fettlösliche, Selen enthaltene organische Verbindung, die die Lipidperoxidation durch eine Gluthathionper-

oxidase ähnlichen Effekt verhindert. Die erste größere Studie von Gärtner et al. (SIC-Studie mit 238 Patienten, die 14 Tage lang 1000 µg Selen/d erhielten) erbrachte eine signifikante Reduktion der 28-Tage-Mortalität von 10,3 % (▶ Kap. 6). Zwei weitere multizentrische Studien aus dem Jahr 2007 zeigten unterschiedliche Ergebnisse:

- Studie von Angstwurm (2007) mit Reduktion der Mortalität durch 14-tägige Selengabe (1000 µg/Tag; initial ebenfalls 1000 µg über 30 min) von 56,7 % auf 42,4 % (p=0,109)
- Studie von Forceville (2007) ohne Beeinflussung der Mortalität durch Selengabe (4000 µg Natriumselenit am 1. Tag, anschließend 1000 µg/Tag für 10 Tage). (Anmerkung: n=60; Ausschluss von Trauma- und Verbrennungspatienten in dieser Studie)

Mechanische Beatmung bei sepsis-induziertem ARDS

- Die frühzeitige **lungenprotektive Beatmung** mit **reduziertem Tidalvolumen** (VT): 6 ml/kg KG vs. 12 ml/kg KG (1A-Empfehlung) und **reduziertem inspiratorischen Plateaudruck** ($\leq$30 cmH$_2$O; 1B-Empfehlung) und »hohen« **PEEP** zur Vermeidung eines endexspiratorischen Kollaps (2C-Empfehlung). Der empfohlene PEEP richtet sich nach der benötigten F$_i$O$_2$ (◘ Tab. 24.5).
- Durch die mechanische Ventilation können die Atemarbeit und der O$_2$-Verbrauch bei septischen Patienten um bis zu 25 % reduziert werden. Eine längerfristige Hyperoxie unter Beatmung sollte jedoch aufgrund der Gefahr der Radikalenbildung mit Aktivierung der alveolaren Makrophagen vermieden werden.
- Bei schwerer, therapierefraktärer Hypoxämie im Rahmen des ARDS Durchführung von **Recruitment-Manövern** (2C-Empfehlung) und **Bauchlagerung** bei Patienten mit einem **Horowitz-Quotient <100 mmHg** (2B-Empfehlung) durch ein erfahrenes Behandlungsteam
- 30°- bis 45°-**Oberkörperhochlagerung** (1B-Empfehlung)
- Anwendung eines **Weaning- und Sedierungsprotokoll** (1A-Empfehlung) mit täglichen

Spontanatemversuchen bei Erfüllung der Extubationskriterien (ansprechbar, hämodynamische Stabilität, geringe Invasivität der Beatmung [F$_i$O$_2$ ↓, PEEP ↓, ASB bzw. PV ↓, …])
- Verzicht auf **β$_2$-Agonisten** beim **septisch induzierten ARDS** mit Ausnahme von Patienten mit Bronchospasmus → die getesteten Wirkstoffe waren das aerolisierte Albuterol oder das intravenöses Salbutamol. Die »BALTI-2-Studie« zeigte jedoch geringere beatmungsfreie Tage und/oder eine Zunahme der Mortalität unter β$_2$-Agonisten.

Sedierung, Analgesie und neuro-muskuläre Blockade

- adäquate Sedierung und Analgesie anhand des RAAS. Vermeidung hoher Dosen von Sedativ (1B-Empfehlung)
- **Verzicht auf neuromuskuläre Blockaden** bei Patienten ohne ARDS (1C-Empfehlung), evtl. kurzfristige NMB (<48 h) bei septischen ARDS-Patienten mit einem Horowitz-Quotient <150 mmHg (2C-Empfehlung)

Blutzuckerkontrolle

- Sobald 2 aufeinanderfolgende **Blutzuckerwerte ≥180 mg/dl** sind, sollte ein Blutglukose-Management mit Insulin erfolgen; dabei sollte der BZ nicht unter **110 mg/dl** abfallen (1A-Emfehlung)!
- Am Anfang sollten alle 1–2 h BZ-Kontrollen erfolgen; sobald die BZ-Werte »stabil« sind, können die Intervalle auf 4 h verlängert werden (1C-Empfehlung).
- Die Blutglukose sollte im **Labor** aus **arteriellem Patientenblut** oder Plasma bestimmt werden!

Anmerkung: die anfänglich positiven Ergebnisse einer intensivierten Insulintherapie mit Zielglukosewerten von 80–110 mg/dl (van Berghe 2001) konnten in nachfolge Studien bezüglich der Reduktion der 30-/90-Tage-Mortalität nicht bestätigt werden! So zeigte die NICE-Sugar-Studie (Finfer 2009) in der Verum-Gruppe eine erhöhte Mortalität (27,5 % vs. 24,9 %) und höhere Raten an Hypoglykämien (6,8 % vs. 0,5 %). Die Blutzuckerspiegel sollten ca. **150 mg/dl** betragen!

◻ Tab. 24.5 Empfohlene und in multizentrischen, randomisiert-kontrollierten ARDS-Studien angewandte PEEP-Werte unter Berücksichtigung der eingestellten F_IO_2								
F_IO_2	0,3	0,4	0,5	0,6	0,7	0,8	0,9	1,0
ARDS-Network 2000	5	5–8	8–10	10	10–14	14	14–18	18–24
Brower et al. 2004 (Alveoli-Trial)	12–14	14–16	16–20	20	20	20–22	22	22–24
Meade et al. 2008	5–10	10–18	18–20	20	20	20–22	22	22–24

Nierenersatzverfahren

- Bei beginnender Niereninsuffizienz mit Urinausscheidung <30 ml/h länger als 3 h trotz maximaler Stimulation und/oder pulmonaler Überwässerung (radiologische Stauungs- und Lungenödemzeichen sowie F_IO_2 >0,6) sollte frühzeitig ein Nierenersatzverfahren durchgeführt werden. Dabei sind kontinuierliche und intermittierende Verfahren (CVVH, Zitratdialyse vs. intermittierende Dialyse) gleichwertig anzusehen (2B-Empfehlung). Bei septischen Patienten mit hämodynamischer Instabilität sollte ein kontinuierliches Verfahren bevorzugt werden!
- Die frühere Vorstellung der Mediatorenelimination infolge Ultrafiltration und Adsorption an der Filtermembran steht aktuell nicht mehr im Vordergrund der Behandlung.
- Keine Elimination von TNF (MG zwar 17×10^6, liegt jedoch als Trimer (MG 51.000) oder Pentamer vor und kann daher nicht eliminiert werden. Auch antiinflammatorische Interleukinen, z. B. IL-10 (MG 18.000) werden eliminiert → daher nur kurzzeitiger Einsatz bis zur Erholung der Nierenfunktion!

Thromboseprophylaxe

- **pharmakologische Thromboseprophylaxe** (1B-Empfehlung) mit NMH oder UFH (bei CrCL <30 ml/min Bevorzugung von Dalteparin [1A-Empfehlung] oder anderem NMH das weniger über die Niere ausgeschieden wird [2C-Empfehlung])

Stressulkusprophylaxe

- Stressulkusprophylaxe mit H_2-Blockern oder Protonenpumpenblockern bei Patienten mit schwerer Sepsis oder septischen Schock **und Blutungsrisiko** (1B-Empfehlung). Patienten **ohne Blutungsrisiko** sollten **keine** Ulkusprophylaxe erhalten (2B-Empfehlung)!

Ernährung

- Frühzeitige **orale oder enterale Ernährung** (2C-Empfehlung) innerhalb der ersten 48 h anstatt komplettem Fasten oder intravenöse Glukosezufuhr → Vermeidung einer Zottenatrophie und Steigerung der IGA-Sekretion (Reduktion der bakteriellen Translokation und Steigerung der Immunabwehr).
- **Vermeidung einer kalorischer Hyperalimentation** (2B-Empfehlung) in der ersten Therapiewoche (ca. 500 kcal/d, anschl. adaptierter enteraler Aufbau)
- **Kombination** von **enteraler Ernährung mit supplementierender parenteraler Ernährung** → Messung des Energiebedarfes ab dem 3. Intensivtag (indirekte Kalorimetrie) unter enteraler Therapie und notfalls Ergänzung des noch benötigten Energiebedarfes durch eine parenterale Ernährung. Eine total- parenterale Ernährungstherapie sollte möglichst vermieden werden (2C-Empfehlungen).
- Immunmodulierende Ernährungslösungen werden bei Patienten mit schwerer Sepsis aktuell **nicht** empfohlen (2C-Empfehlung)
- **Kalorienbedarf:** 25–30 kcal/kg KG
- Zusammensetzung: 50–60 % KH, AS 15–20 % und 15–30 % Fette

◻ Tab. 24.6 zeigt im Überblick die empfohlenen Therapiemaßnahmen mit den entsprechenden Empfehlungsgraden.

◨ **Tab. 24.6** Überblick der Therapiemaßnahmen bei Sepsis schwerer Sepsis und septischen Schock sowie deren Empfehlungsgrade gemäß den internationalen Empfehlungen der Sepsis Surviving Campaign. (Adaptiert nach Dellinger et al. 2013)

Maßnahme	Empfehlungsgrad	Kommentar/Besonderheit
Initiale »Resuscitation«		
Protokollierte, quantitative »resuscitation« bei septischen Patienten mit Gewebshypoperfusion und Blutlaktatwerten ≥4 mmol/l (= 36 mg/dl). Maßnahmen innerhalb der ersten 6 h: – ZVD >8–12 mmHg – MAP ≥65 mmHg – Urinproduktion ≥ 0,5 ml/kg KG – Zentralvenöse oder gemischtvenöse Sauerstoffsättigung >70 % bzw. 65 %	1C	Anwendung der sog. Rivers-Kriterien! Anmerkung: Immer noch Beurteilung des Volumenstatus mit Hilfe des ZVD Keine Berücksichtigung von PiCCO-Werten wie ITBV, SVV etc.
Normalisierung eines erhöhten Blutlaktatspiegels so schnell wie möglich!	2C	die Laktat-Clearance ist ein guter Prädiktor für die Letalität der Sepsis (Nguyen 2011)
Screening auf Sepsis und Verbesserung der Therapiekonzepte im Krankenhaus		
Routine-Screening auf septische Patienten in der Aufnahmestation sowie allen stationären Stationen	1C	Ziel ist der frühe Therapiebeginn mit Reduktion der Letalität!
Diagnostik		
Abnahme von Blutkulturen vor Antibiotikagabe 2×2 Blutkulturflaschen (perkutan und via liegende Gefäßzugänge, insbesondere zentralvenösen Katheter)	1C	Keine Verzögerung des antibakteriellen Therapiebeginns (<45 min)
Bestimmung von Mannan und Anti-Mannan-Antikörper bei Verdacht auf invasive Candidiasis	2 C	
Bestimmung von 1,3-β-D-Glukan bei Verdacht auf invasive Candidiasis	2B	
Sofortige Bildgebende Verfahren zum Nachweis einer Sepsisquelle	0	
Antimikrobielle Therapie		
Intravenöse Antibiotikagabe innerhalb von 1 h nach Diagnosestellung einer schweren Sepsis oder septischen Schocks	1C/1B	
Initiale Anwendung von Breitbandantibiotika (kalkulierte Antibiotikatherapie)	1B	β-Laktamantibiotika nach Tarragona-Konzept; evtl. Kombination mit einem Fluorochinolon
Kombinierte empirische Antibiotikatherapie bei – Patienten mit Neutropenie – schwer zu therapierende Patienten (?) – bei Verdacht auf Sepsis mit MDR-Erregern wie Acinetobacter spp. oder Pseudomonas spp.	2B	
Empirische Antibiotikatherapie für maximal 3–5 Tage, dann Deeskalation	2B	Ziel: gezielte Antibiotikatherapie ab dem 3 Tag!

◘ Tab. 24.6 (Fortsetzung)

Maßnahme	Empfeh-lungsgrad	Kommentar/Besonderheit
Dauer der Antibiotikatherapie typischerweise 7–10 Tage	2C	Längere Therapiedauer bei Patienten mit langsamer klinischer Besserung, undrainierten Focus, Bakteriämie mit Staphylococcus aureus, virale Infektionen, Pilzinfektionen, Neutropenie
Tägliche Reevaluierung der laufenden Antibiotikatherapie mit dem Ziel der Deeskalation	1B	Antibiotika absetzen bei fehlender Infektion!
Bei Verdacht auf virale Ursache der Sepsis Gabe von Virostatika	2C	z. B. Oseltamivir (Tamiflu) oder Zanamivir (Relenza)
Einsatz von Low-level-Procalcitonin oder ähnliche Biomarker zur Entscheidung der Unterbrechung der Antibiotikatherapie	2C	Schnellere Beendigung der Antibiotikatherapie bei fallendem PCT → Reduktion der Antibiotikakosten und Vermeidung von Resistenzen
Beseitigung der Sepsisursache		
Bei infizierter peripankreatischer Nekrosen wird ein verzögertes Vorgehen empfohlen! Demarkierung von Gewebe abwarten!	1B	
Infizierte intravaskuläre Katheter oder Fremdmaterialen sofort entfernen!	0	
Beseitigung der Sepsisquelle innerhalb von 12 h	1C	
Infektionsprävention		
SOD oder SDD zur Vermeidung der VAP	2B	
Chlorhexidin(gluconat)	2B	
Flüssigkeitstherapie		
»Fluid resuscitation« mit Kristalloiden (>30 ml/kg KG)	1B	
Gabe von Humanalbumin bei hämodynamischer Instabilität und hohem Flüssigkeitsbedarf mit Kristalloiden	2C	
Vermeidung von Hydroxyethylstärke-Lösungen	1B	Beschluss auf der Grundlage folgender Studien: VISEP, CRYSTMAS, 6S-Trial, CHEST
Vasopressoren		
Einsatz von Vasopressoren zum Erreichen eines adäquaten Perfusionsdrucks von MAP ≥65 mmHg	1C	
Applikation von Noradrenalin	1B	
zusätzlich Adrenalin zur Aufrechterhaltung eines adäquaten Blutdrucks	2B	

◻ Tab. 24.6 (Fortsetzung)

Maßnahme	Empfeh-lungsgrad	Kommentar/Besonderheit
Vasopressin (0,03 IE/min) zusätzlich zu Noradrenalin als Salvage-Therapie beim septischen Schock	0	Empfehlungsgrad nicht beurteilt! Keine Vaso-pressin-Monotherapie! VASST-Trial* zeigte keine Vorteile! Hohe Dosen von Vasopressin führen zur kardialen und Splanchnicus-Ischämie!
Vermeidung von Dopamin zur hämodynamischen Therapie	2C	Evtl. nur in speziellen Patientenkollektiven (?)
Verzicht auf Dopamin zur Nierenprotektion	1A	
Inotropika-Therapie		
Dobutamin (<20 µg/kg KG/min) bei myokardialer Dysfunktion mit erhöhten Füllungsdrücken und low output oder Zeichen der Minderfusion trotz ausrei-chendem intravasalem Volumen und adäquatem mittlerem Blutdruck	1C	
Keine hochnormalen Kreislaufparameter (CI) anstreben!	1 B	
Kortikosteroide		
Gabe von Hydrokortison nur bei aufbleibender hämo-dynamischer Stabilisierung durch Volumenapplikation und Vasopressoren	2C	Intravenöse, kontinuierliche Applikation von 200 mg/Tag Dauer: ? (bis hämodynamische Stabilisie-rung?)
Verzicht auf einen ACTH-Test vor geplanter Hydrokor-tisongabe	2B	
Blutprodukte		
Bluttransfusionen erst bei Hb-Werten <7,0 g/dl (bei fehlender Myokardischämie, akuter Blutung, schwerer Hypoxämie, KHK, etc.)	1B	
Verzicht auf Erythropoetin zur Behandlung der Anämie	1B	
Keine Bluttransfusion bei Hb-Wert von 7–9 g/dl und fehlender Gewebshypoperfusion sowie bei KHK ohne akute Blutung	2C	
Verzicht auf die Gabe von FFP zur Korrektur von Ge-rinnungsanomalien bei fehlender Blutung oder vor geplanten Operationen	2D	
Verzicht auf Antithrombinsubstitution bei schwerer Sepsis und septischen Schock	1B	
Gabe von Thrombozytenkonzentraten – bei Thrombozyten <10.000/µl (ohne Blutung, pro-phylaktisch) – bei Thrombozyten <20.000/µl bei signifikanten Blutungsrisiko – bei Thrombozyten <50.000/µl und klinischer Blu-tung, Operation und invasiven Maßnahmen	2D	

◻ Tab. 24.6 (Fortsetzung)

Maßnahme	Empfehlungsgrad	Kommentar/Besonderheit
Immunglobuline		
Verzicht auf IgG-Applikation	2B	Ausnahme: Toxic-Shock-Syndrom!
Selen-Applikation		
Verzicht auf intravenöse Selen-Gabe	2C	
Protein-C-Applikation		
Verzicht auf die Gabe von aktivierten Protein C (rhAPC)	0	Präparat ist nicht mehr verfügbar!
Mechanische Beatmung bei sepsisinduziertem ARDS		
Lungenprotektive Beatmung mit reduziertem Tidalvolumen (VT): 6 ml/kg KG	1A	vs. VT 12 ml/kg KG
Lungenprotektive Beatmung bei ARDS mit reduziertem inspiratorischen Plateaudruck (≤30 cmH$_2$O)	1B	
Anwendung von PEEP zur Vermeidung eines endexspiratorischen Kollaps	1B	Vermeidung eines »Atelektotraumas«
Anwendung eines »hohen PEEP« bei Patienten mit sepsisinduzierten, moderaten bis schwerem ARDS	2C	► Empfehlung von PEEP-Einstellungen
Recruitment-Manöver bei ARDS mit schwerer refraktärer Hypoxämie	2C	
Bauchlagerung bei septischen ARDS-Patienten mit Horowitz-Quotient <100 mmHg	2B	Verbesserung der Oxygenierung! Keine Verbesserung des Outcomes in den einzelnen Studien! Behandlungsteam sollte Erfahrung mit der kinetischen Therapie haben!
Oberkörperhochlagerung	1B	30- bis 45°-Oberkörperhochlagerung! Enterale Ernährung nur in dieser Position! Limitierung des Aspirationsrisikos und Vermeidung der VAP
Evtl. nicht invasive Beatmung (NIV) bei ausgewählten Sepsispatienten	2B	
Anwendung eines Weaning- und Sedierungsprotokoll; tägliche Spontanatemversuche bei Erfüllung der Extubationskriterien	1A	Extubationskriterien: ansprechbar, hämodynamische Stabilität, geringe Invasivität der Beatmung (F$_i$O$_2$ ↓, PEEP ↓, ASB bzw. PV ↓, …)
Keine routinemäßige Anwendung des Pulmonaliskatheter	1A	
Restriktive Flüssigkeitstherapie bei septischen ARDS-Patienten und fehlender Gewebshypoperfusion	1C	
Verzicht auf β$_2$-Agonisten beim septisch induzierten ARDS Ausnahme: Bronchospasmus	1B	Getestete Wirkstoffe: aerolisiertes Albuterol oder intravenöses Salbutamol (BALTI-2-Studie) → geringere beatmungsfreie Tage oder Zunahme der Mortalität unter β$_2$-Agonisten in den Studien

◘ Tab. 24.6 (Fortsetzung)

Maßnahme	Empfeh-lungsgrad	Kommentar/Besonderheit
Sedierung, Analgesie und neuromuskuläre Blockade		
Vermeidung hoher Dosen von Sedativa	1B	
Keine neuromuskuläre Blokade bei Patienten ohne ARDS	1C	
Notfalls bei septischen ARDS-Patienten (Frühstadium) kurzfristige NMB (<48 h) bei Horowitz-Quotient <150 mmHg	2C	
Blutzuckerkontrolle		
Blutglukose-Management mit Insulin (wenn 2 konsekutive BZ-Bestimmung ≥180 mg/dl sind)	1A	BZ-Spiegel ≤110 mg/dl vermeiden!
BZ-Messung alle 1–2 h bis BZ und Insulinraten stabil sind (anschließend alle 4 h)	1C	
BZ-Messung mit POC-Geräten aus kapillärem Blut nur eingeschränkt verwertbar!		Besser BZ-Messung im Labor aus arteriellem Blut oder Plasma
Nierenersatzverfahren		
Kontinuierliche Nierenersatzverfahren wie z. B. CVVH oder intermittierende Hämodialyse sind gleichwertig einzusetzen!	2B	
Bevorzugung von kontinuierlichen Ersatzverfahren bei septischen Patienten mit hämodynamischer Instabilität	2D	
Bikarbonat-Applikation		
Keine Bikarbonat-Applikation zum Zwecke der hämodynamischen Verbesserung oder Reduktion des Vasopressorenbedarfs in septischen Patienten mit Azidose-induzierter Hypoperfusion (pH ≥7,15)	2 B	
Thromboseprophylaxe		
Pharmakologische Thromboseprophylaxe	1B	1×/Tag niedermolekulares Heparin (NMH) s.c. vs. 2×/Tag unfraktioniertes Heparin (UFH) (1B); bei CrCL <30 ml/min Bevorzugung von Dalteparin (1A) oder anderem NMH das weniger über die Niere ausgeschieden wird
Mechanische Thromboseprophylaxe mittels pneumatische Kompression z. B. Venaflow	2C	In Kombination mit NMH oder UFH bei schwerer Sepsis bzw. als Monotherapie bei KI von Heparinen
Stressulkusprophylaxe		
Stressulkusprophylaxe mit H2-Blockern oder Protonenpumpenblockern bei Patienten mit schwerer Sepsis oder septischen Schock und Blutungsrisiko	1B	Patienten ohne Blutungsrisiko sollten keine Prophylaxe erhalten (2B)!

◘ Tab. 24.6 (Fortsetzung)

Maßnahme	Empfeh-lungsgrad	Kommentar/Besonderheit
Ernährung		
Bevorzugung einer frühzeitigen oralen bzw. enteralen Ernährung, wenn möglich	2C	anstatt komplettes Fasten oder intravenöse Glukosezufuhr innerhalb der ersten 48 h
Vermeidung von kalorischer Hyperalimentation in der ersten Woche	2 B	Ziel: ca. 500 kcal/Tag, anschließend adaptierter enteraler Aufbau wenn möglich
Kombination von enteraler Ernährung mit supplementierender parenteraler Ernährung, wenn nötig	2C	Am besten Messung des Ernergiebedarfs ab dem 3. Intensivtag (indirekte Kaloriemetrie); Vermeidung einer totalen parenteralen Ernährungstherapie
Ernährung mit Lösungen ohne immunmodulierende Zusatzkomponente bei Patienten mit schwerer Sepsis	2C	
Behandlungsziele formulieren!		
Erläuterung von Behandlungszielen und Prognose mit dem Patienten und/oder der Familie bzw. Betreuern	1B	
Frühzeitige Definition von Behandlungszielen (<72 h nach Aufnahme auf die Intensivstation)	2C	
Anwendung von palliativmedizinischen Aspekten bei präfinalen bzw. nicht zu stabilisierenden Patienten	1B	

* Russell et al. 2008

Experimentelle Sepsistherapie der vergangenen Jahre

Da der Sepsis eine überschießende Immunantwort zugrunde liegt, wurde in den letzten Jahren versucht, die Immunkaskade durch einzelne Faktoren wie z. B. monoklonale Antikörper gegen Endotoxin, PAF-Rezeptorantagonist, Interleukin-1-Rezeptorantagonist, Anti-TNF-Antikörper oder löslichen TNF-Rezeptor zu blockieren. Auch der Versuch die ausgeprägte Vasodilatation durch NO-Synthese-Inhibitoren (L-MMLA oder NAME) wieder zu normalisieren, führte zu keinem anhaltenden Erfolg.

Keine der bis heute durchgeführten, groß angelegten Studien (>100 Patienten) mit Ausnahme der PROWESS-Studie mit aktivierten Protein C konnte für ein spezielles Patientenkollektiv eine eindeutige Verbesserung des Outcomes erzielen.

24.2 Fieber

- Die gemessene Temperatur ist am höchsten bei rektaler Messung und Messung im Ohr (bis 37,6°C); am geringsten bei axillärer Messung (bis 37,0°C)
- Fieber ist definiert als eine **Temperaturerhöhung auf >38,5°C.**
- Der Fieberverlauf wird eingeteilt in
  - kontinuierliches Fieber (Tagesschwankungen bis 1,0°C)
  - remittierendes Fieber (Tagesschwankungen von 1–2°C)
  - intermittierendes Fieber (Tagesschwankungen >2°C)
  - septisches Fieber (intermittierende Fieberschübe mit/ohne Schüttelfrost)

▪ **Ursachen**

Fieber auf der Intensivstation kann infektiös oder auch nicht infektiös bedingt sein (Marik 2000):

▬ **infektiöse Gründe von Fieber:**

- Pneumonie (insbesondere VAP)
- Harnwegsinfektion
- SIRS und Sepsis (abdominelle oder pulmonale Sepsis, katheter-assoziierte Sepsis, …)
- Wundinfektion
- Sinusitis
- Clostridium-difficile-Infektionen (wässrige Durchfälle, pseudomembranöse Kolitis, …)

▬ **nicht-infektiöse Gründe von Fieber:**

▬ Myokardinfarkt
▬ Lungenembolie
▬ thyreotoxische Krise
▬ Non-Hodgkin-Tumoren und Tumoren des Magendarmtraktes
▬ Alkoholentzug
▬ Hirnblutung, Apoplex
▬ Postoperativ/postraumatisch
▬ drug fever (geht meist nach 24–36 h nach Absetzen des auslösenden Medikamentes zurück)
▬ Pankreatitis
▬ steinlose Cholezystitis

▪ **Fiebersenkung**

Eine »aggressive« Fiebersenkung sollte nur erfolgen bei Patienten mit

▬ Neurotrauma/ICB/Schlaganfall
▬ Zustand nach Reanimation (bei primären Kammerflimmern und fehlender Aufwachphase nach ROSC → milde Hypothermiebehandlung für 12–24 h)
▬ sehr hohem Fieber (>40°C) (?)
▬ schwerer Hypoxämie oder schwerer Herzinsuffizienz (?)

Anmerkung: Die Höhe des Fiebers korreliert mit der Überlebenswahrscheinlichkeit. Eine medikamentöse Fiebersenkung hat meist keinen positiven Effekte auf das Outcome des Patienten.

> ❶ Eine physikalische Fiebersenkung sollte
> i. d. R. aufgrund des Kältereflexes und der
> Gefahr der Myokardischämie unterlassen
> werden.

24.3   Multiorganversagen (MOV)

▪ **Definition**

▬ simultanes oder sequenzielles Versagen von zwei oder mehreren vitalen Organsystemen (meist mit Sepsis verbunden)
▬ Die Schwierigkeit der Definition hat in den letzten Jahren zu zahlreichen neuen Namen geführt, wie »multiple progressive or sequential system organ failure« oder »multiple system organ failure«.
▬ Der Begriff »**multiple organ dysfunction syndrome**« (MODS), der in letzter Zeit häufiger verwendet wird, soll zum Ausdruck bringen, dass es sich beim MOV nicht um ein statisches Syndrom, sondern um dynamische Veränderungen der einzelnen Organfunktionen handelt.
▬ MOV-Kriterien werden zum gegenwärtigen Zeitpunkt von der European Society of Intensive Care Medicine noch erarbeitet!

▪ **Einteilung**

▬ **Primäres MODS** entsteht unmittelbar als Folge einer direkten Organschädigung infolge Trauma und/oder Hypoxie, z. B. ARDS nach Lungenkontusion.
▬ **Sekundäres MODS** entwickelt sich nach einer zeitlichen Verzögerung von 4–14 Tagen nach dem primären Ereignis als Folge eines SIRS, z. B. nach schwerer Infektion, Sepsis, Polytrauma mit Schock oder schwerer Verbrennung.
▬ Neuere Einteilung ◘ Tab. 24.7

▪ **Mortalität**

Die Mortalität steigt mit der Anzahl der betroffenen Organsysteme, der Zeitdauer des Organversagens und dem Alter der Patienten deutlich an:

▬ In den ersten 24 h liegt die Mortalität bei 22 %, in den folgenden Tagen steigt sie bis zum 7. Tag auf 41 % an.
▬ Bei Versagen von einem Organsystem liegt die Mortalität zwischen 20 und 40 %, bei zwei Organsystemen steigt sie auf 60 % und bei drei und mehr Organsystemen auf 80–100 %.
▬ Bei Patienten über 65 Jahren steigt die Mortalität um weitere 20 % in jeder Gruppe.

◘ Tab. 24.7 Neuere Einteilung des MOV

Stadium	Proinflammatorisch	Antiresponse	Bemerkung
Local response	+	+	Haemostasis-restored
Systemic spillover	+	+	Haemostasis-restored
SIRS	++	+	Proinflammatory
CARS	+	++	Antiinflammatory
Immunulatory dissonance	++	++	Both types

▪ Pathophysiologie

▬ Die Aktivierung verschiedener Mediatorsysteme führt zu Perfusionsstörungen und einem »capillary leak« in verschiedenen Organsystemen infolge einer generalisierten Endothelzellschädigung → Permeabilitätszunahme mit Entwicklung eines perivaskulären und später eines interstitiellen Ödems.

▬ Dabei scheint dem Gastrointestinaltrakt eine entscheidende Rolle in der Entstehung oder Aufrechterhaltung des Multiorganversagens zuzukommen → intestinale Minderperfusion als auch die nachfolgende Reperfusion mit vermehrter Radikalenbildung führen zu einer Mukosaschädigung → erhöhte Permeabilität der Darmschleimhaut → Verlust der Barrierefunktion der Darmwand → Translokation von Bakterien und Endotoxinen → weitere Aktivierung verschiedener Mediatorsysteme → Ausbildung eines toxischen oder septischen Krankheitsbildes.

❶ Der Gastrointestinaltrakt wird als »undrainierter Abszess« oder als »Motor« des Multiorganversagens angesehen (Marshall u. Meakins 1986)!

▬ Um Störungen der O_2-Versorgung der Magen- bzw. Darmmukosa aufzudecken, hat sich in letzter Zeit zunehmend die Messung des pH-Wertes der Magenmukosa (pH_i) etabliert. In einigen Studien konnte gezeigt werden, dass ein pH_i <7,35 besser mit der Letalität bei großen operativen Eingriffen, Sepsis und Multiorganversagen korreliert als gängige Parameter wie Laktat, zentralvenöse O_2-Sättigung, APACHE-II-Score oder O_2-Angebot bzw. -verbrauch.

▪ Beurteilung der Schwere des MOV

Beurteilung des Schweregrades des Multiorganversagens nach folgenden Punktesystemen:

▬ allgemein mittels MOF-Score nach Goris (◘ Tab. 24.8)

▬ bei sepsisinduziertem Multiorganversagen mittels SOFA-Score (»Sepsis-Related Organ Failure Assessment Score«)

▬ MOD-Score (»Multiple Organ Dysfunction Score«) nach Marshall

▬ Logistic Organ Dysfunction System (LOD) nach der ICU Scoring Group

▪▪ MOD-Score nach Marschall

▬ anhand von 692 Patienten einer chirurgischen Intensivstation ermittelt (◘ Tab. 24.9)

▬ im Gegensatz zum APACHE-Score tägliche Bestimmung des Score-Wertes zur Verlaufskontrolle möglich!

▬ anhand ◘ Tab. 24.10 Bestimmung der Mortalitätsrate möglich

▪▪ SOFA

▬ 1996 durch eine Konsensuskonferenz erarbeiteter Score

▬ beurteilt die Organdysfunktion oder das Organversagen bei Patienten mit Sepsis (6 Organsysteme mit der Vergabe von 1–4 Punkten; Cut-off-Wert: 12 Punkte) (◘ Tab. 24.11)

▬ initialer Score korreliert sehr gut mit der Prognose des Patienten

▪ Klinik

▪▪ Pulmonale Dysfunktion

▬ Hypoxämie bzw. »acute lung injury« (ALI): p_aO_2/F_IO_2-Quotient <300 mmHg und PCWP

◘ Tab. 24.8 MOF-Score nach Goris

Punkte	0 Nicht nachweisbar	1 Mittelschwer	2 Schwer
Lungenversagen	Keine Beatmung	Beatmung mit PEEP = 10 cmH$_2$O und F$_1$O$_2$ = 0,4	Beatmung mit PEEP >10 cmH$_2$O und/oder F$_1$O$_2$ >0,4
Herz-Kreislauf-Versagen	Normaler Blutdruck ohne vasoaktive Substanzen	Therapie erforderlich, um systolischen RR >100 mmHg zu halten: Volumensubstitution oder Dopamin = 10 µg/kg/min oder Nitroglyzerin = 20 µg/kg/min	Phasen arterieller Hypotension mit Blutdruck unter 100 mmHg und/oder Dopamin >10 µg/kg/min und/oder Nitroglyzerin >20 µg/kg/min
Nierenversagen	Serumkreatinin <2 mg/dl	Serumkreatinin = 2 mg/dl	Hämodialyse/Hämofiltration
Leberversagen	SGOT <25 U/l Bilirubin <2 mg/dl	SGOT >25 U/l oder Bilirubin >2 mg/dl, <6 mg/dl	SGOT >50 U/l Bilirubin >6 mg/dl
Blutgerinnungs-störung	Thrombozyten normal Leukozyten normal	Thrombozyten <50.000 und/oder Leukozyten >3000 und <6000	Hämorrhagische Diathese oder Leukozyten <2000 oder >6000
ZNS-Versagen	Normale Funktion	Eindeutig eingeschränktes Reaktionsvermögen	Schwer gestörtes Reaktionsvermögen
Gastrointestinales Versagen	Normale Funktion	Cholezystitis und Stressulkus	Stressblutung und Transfusion mit >2 EK/24 h und/oder nekrotisierender Enterokolitis und/oder Pankreatitis, und/oder Gallenblasenperforation

Punkte 0–2 je nach Schwere der Organeinschränkung von 7 Organen (maximal 14 Punkte)

◘ Tab. 24.9 MOD-Score nach Marshall

Parameter	Punkte				
	0	1	2	3	4
paO$_2$/F$_1$O$_2$	>300	226–300	151–225	76–150	–75
Serumkreatinin (µmol/l)	–100	101–200	201–350	351–500	>500
Serumbilirubin (µmol/l)	–20	21–60	61–120	121–240	>240
Puls-Druck-Produkt*	–10	10,1–15	15,1–20	20,1–30	>30
Thrombozyten (1000/µl)	>120	81–120	51–80	21–50	<20
Glascow Coma Scale	15	13–14	10–12	7–9	<6

* Puls-Druck-Produkt = HF × (ZVD/MAP); HF Herzfrequenz, ZVD zentralvenöser Druck, MAP mittlerer arterieller Druck

Tab. 24.10 Mortalitätsrate anhand der Score-Punkte

MOD-Score	Mortalität (%)
0	0
1–4	1
5–8	3
9–12	25
13–16	50
17–20	75
>20	100

<18 mmHg; Inzidenz: 25–42 % aller septischen Patienten
- radiologischer Befund mit bilateralen pulmonalen Infiltraten und Lungenödemzeichen

■■ Renale Dysfunktion
- Anstieg des Plasmakreatinins >1,4 mg/dl oder erneuter Anstieg um 2,0 mg/dl bei vorbeste-

hender Niereninsuffizienz → Ausschluss prärenaler (Dehydratation, Blutung) und postrenaler (obstruktiver) Ursachen
- Zugrunde liegende Ursache scheint eine intrarenale Umverteilung des Blutflusses zuungunsten der äußeren Rindenanteile zu sein: letztlich RBF↓ und GFR↓. Beteiligte Mediatoren: TNF-α, Endothelin-1, Thromboxan A_2, Leukotriene, NO.

■■ Kardiale Dysfunktion
- Eingeschränkte Kontraktilität und Herzfrequenzvariabilität, die als Ausdruck einer Dysbalance der sympathischen und parasympathischen Aktivität interpretiert wird
- Ursache scheinen verschiedene von Leukozyten, Bakterien und Endothelzellen synthetisierte Mediatoren wie TNF-α, PAF, IL-1, -2 und -6 zu sein, wodurch unmittelbar eine negative Inotropie vermittelt wird.
- Sekundär sind die kardiale Proteinbiosynthese und der Energiestoffwechsel des Kardiomyozyten gestört.

Tab. 24.11 SOFA-Score

Organdysfunktion	Schweregrad			
	1	2	3	4
Respiratorische Insuffizienz p_aO_2/F_iO_2 (mmHg)	<400	<300	<200	<100
Störung der Hämostase Thrombozytenzahl (×10³/µl)	<150	<100	<50	<20
Leberfunktion Bilirubin (mg/dl)	1,2–1,9	2,0–5,9	6,0–11,9	≥12
Kreislaufinsuffizienz Hypotension (mmHg)	MAP <70	Dopamin ≤5 µg/kg/min oder Dobutamin jede Dosis	Dopamin >5 µg/kg/min oder Adrenalin ≤0,1 µg/kg/min oder Noradrenalin ≤0,1 mg/kg/min	Dopamin >15 µg/kg/min oder Adrenalin >0,1 µg/kg/min oder Noradrenalin >0,1 mg/kg/min
Störung des ZNS: Glasgow Coma Scale	13–14	10–12	6–9	<6
Niereninsuffizienz Serumkreatinin (mg/dl) Urinproduktion (ml/Tag)	1,2–1,9	2,0–3,4	3,5–4,9 <500	>5 <200

▪▪ Hepatische Dysfunktion

▬ Plasmabilirubin >2,0 mg/dl in Verbindung mit AP-, γ-GT-, GOT, GPT-Erhöhung über den doppelten Normwert bei Ausschluss einer zugrundeliegenden spezifischen hepatischen Ursache

▪▪ Hämostatische Dysfunktion

▬ disseminierte intravasale Koagulopathie (DIC) mit Verbrauch von antikoagulatorischen und antiinflammatorischen Faktoren wie Antithrombin (AT III) und Protein C und hieraus resultierender Thrombenbildung mit Störung der Makro- und Mikrozirkulation.

▬ Hinweise FDP >1:40 oder D-Dimere >2,0 µg dl in Verbindung mit Thrombozytopenie <50.000–80.000/µl oder Abfall der Thrombozyten um mehr als 30 % des Ausgangswertes. Zusätzlich entweder Quick <60 % oder PTT >45 s oder klinischer Nachweis einer abnormen Blutungsneigung. Ausschluss gleichzeitiger hepatischer Funktionstörungen, existenter großer Hämatome oder Antikoagulanzientherapie

▪▪ Zerebrale Dysfunktion

▬ Glasgow Coma Scale <15 Punkte bei Patienten mit normaler Ausgangsfunktion des ZNS oder zumindest Absenkung um einen Punkt bei Patienten mit primär eingeschränkter ZNS-Funktion

▪▪ Klinische Parameter

▬ respiratorische Insuffizienz (Partialinsuffizienz mit $p_aO_2\downarrow$ und $p_aCO_2\downarrow$)

▬ kardiale Instabilität mit erhöhtem Volumen- und Katecholaminbedarf

▬ Hinweis auf Mikrozirkulationsstörungen ($pH_i\downarrow$, Laktat$\uparrow$, $S_vO_2\downarrow$)

▬ Leukozytose bei 60–70 % der Patienten, in 10 % der Fälle Leukopenie, Akut-Phase-Proteine$\uparrow$

▬ Fieber in 60–80 % der Fälle, jeder 3. bis 4. Patient mit Schüttelfrost, in 10 % Hypothermie

▬ Hypermetabolismus: BZ$\uparrow$ bei peripherer Insulinresistenz, negative Stickstoffbilanz

▪▪ Laborchemische, noch experimentelle Parameter

▬ Anstieg der Leukozytenelastase (>500 ng/ml am 3. Tag)

▬ Neopterinfreisetzung ins Plasma der Makrophagen

▬ Exprimierung von LAF und LECAM auf Granulozyten und Gewebefaktoren auf Monozyten

▪ Therapie

▬ Die **Intensivtherapie** basiert primär auf der Behandlung der Symptome, die aus dem Ausfall der betroffenen Organsysteme resultieren: bei Nierenversagen CVVHF bzw. CVVDHF, bei Lungenversagen lungenprotektive, invasive Beatmung (PAW <30 cmH$_2$O, V$_T$ <6 ml/kg Idealgewicht), kinetische Therapie

▬ Verbesserung der Perfusion der betroffenen Organe und **Optimierung des O2-Angebots**

▬ Optimierung
  - ▬ der Oxygenierung (p_aO_2)
  - ▬ des Volumenstatus durch Gabe von Kristalloiden und Kolloiden wie z. B. Humanalbumin 20 % (ZVD >4 cmH$_2$O)
  - ▬ des O$_2$-Gehaltes des Blutes (O$_2$-Sättigung, Hämoglobingehalt) durch Gabe von Erythrozytenkonzentraten (Hb >10 g/dl)
  - ▬ des O$_2$-Angebots (HZV und regionale Perfusion) durch differenzierte Katecholamintherapie
    Cave: die bei Intensivpatienten zur Stabilisierung des Kreislaufs oft notwendige Katecholamintherapie kann jedoch auch dazu führen, dass im Splanchnikusgebiet unter der Stimulation der α-Rezeptoren eine Verschlechterung der Perfusion eintritt! Ob durch die Kombination von Vasopressoren mit dem Katecholamin Dopexamin oder mit Phosphodiesterase-III-Hemmern die vasopressorbedingte mesenteriale Vasokonstriktion abgeschwächt und eine relevante Senkung des intestinalen Gefäßwiderstandes erreicht werden kann, ist derzeit noch nicht sicher geklärt.

▬ **Reduktion des O₂-Verbrauchs** des betroffenen Organs, z. B. Furosemidgabe bei Niereninsuffizienz

- adjuvante Therapiemaßnahmen wie z. B. die frühe enterale Ernährung (auch nach vielen abdominellen chirurgischen Eingriffen) → Immunnutrition

24.4 Erworbene Muskelschwäche des Intensivpatienten im Rahmen von Sepsis/MOV

Bei einem hohen Prozentsatz der Patienten mit schwerer Sepsis und/oder Multiorganversagen ist eine erworbene Muskelschwäche zu beobachten. Bereits 1892 hat Osler von diesem Phänomen bei septischen Patienten berichtet, das er als »rapid loss of flesh« beschrieb. Heute spricht man eher von erworbener Muskelschwäche des Intensivpatienten (ICU-acquired weakness = ICUAW).

- **Einteilung**
- **Critical-illness-Polyneuropathie** (erstmals 1984 von Bolten berichtet → metabolische und ischämische Läsionen periphere Nerven angenommen)
- **Critical-illness-Myopathie (CIM)** → tritt häufiger und früher auf als die **CIP**
- **Mischform** im Sinne einer **Critical-illness-Neuromyopathie (CINM)**

- **Folgen**
- verlängerte Entwöhnung vom Respirator
- verzögerte Mobilisierung → erhöhte intrahospitale Komplikationen
- verlängerter Aufenthalt auf der Intensivstation und im Krankenhaus
- verzögerte Wiedereingliederung in den Alltag

- **Inzidenz**
- >25 % der länger als 7 Tage beatmeten Intensivpatienten weisen eine klinisch relevante Muskelschwäche auf!
- Leijten et al. konnten elektrophysiologisch eine CIP und/oder CIM bei ca. 58 % der Intensivpatienten nachweisen.

- **Mortalität**
- durchschnittlich 35 % (0–73 % in der gegenwärtigen Literatur)

- **Risikofaktoren**
- Sepsis und septischer Schock
- Störungen im Glukosestoffwechsel
- Immobilisierungen des Intensivpatienten
- Glukokortikoidgaben
- Gabe von Muskelrelaxanzien (insbesondere bei ständiger Repetition oder kontinuierlicher Applikation

- **Ursachen**

Die Ursache dieser Erkrankung ist gegenwärtig nicht vollständig aufgeklärt: Vermutet werden:
- Entzündungsphänomene (Interleukinbildung, insbesondere TNF-α und Bildung eines niedermolekularen, aktuell noch unbekannten neurotoxischen Faktors → direkte Nervenschädigung bei der CIP → schädigt in vitro Myelin und Oligodendrozyten, induziert Skelettmuskelproteolyse)
- Störungen der Mikrozirkulation z. B. des Endoneuriums bei der CIP
- energetische bzw. metabolische Veränderungen → Verdacht auf Störungen des Kohlenhydratstoffwechsels bei parenteraler und enteraler Hyperalimentation mit intrazellulärer Glukose- und Phosphatanreicherung (Akkumulation von phosphorylierten Zwischenprodukten der Glykolyse) → Hemmung der neuronalen Energiekaskade
- Abbau von Muskelproteinen insbesondere dicke Myosinfilamente bei der CIM
- Funktionsbeeinträchtigung der Natriumkanäle der Muskelmembran (bei der CIM)
- Störung der NO-Bildung und damit der Mikrozirkulation im Skelettmuskulatur durch Hemmung der Stickstoffmonoxid-(NO-)Synthase
- Störung der Exzitations-Kontraktionskopplung der Muskulatur bei der CIM → verminderte Kalziumfreisetzung aus dem sarkoplasmatischen Retikulum (SR).
- länger andauernde Phasen von intrazellulärer Hyperosmolarität, die über ein Zellödem eine neuronale Schädigung induzieren
- Störung der Acetylcholinrezeptorfunktion durch kontinuierliche oder intermittierende Gabe von nichtdepolarisierenden Muskelrelaxanzien

◘ Tab. 24.12 Differenzialdiagnose 4rworbene Muskelschwäche bei kritisch Kranken

M	Medikation	Steroide, Muskelrelaxanzien, Zidovudin (in Retrovir und Combivir)
U	Undiagnosed neuro-muscular disorders	Myasthenie, Lambert-Eaton-Syndrom, infektiöse bzw. inflammatorische Myopathien, mitochondriale Myopathien
S	Spinal cord disorders	Ischämie, Kompression, Trauma, Vaskulitis, Demyelinisierung
L	Loss of muscle mass	Kachektische Myopathie, Rhabdomyolyse (Daptomycin, Statine, …), sepsis-assoziierter Muskelschwund
E	Electrolyte disorders	Hypokaliämie, Hypophosphatämie, Hypomagnesiämie etc.
S	Systemic illness	Porphyrie, AIDS, Vaskulitis, Malignom, paraneoplastisches Syndrom, Vergiftungen

🛑 **Von der CIP müssen Myopathien nach Kortison- und längeren Muskelrelaxanziengaben (Steroidderivate) unterschieden werden!**

- **Klinik**
- Muskelatrophien (bei der CIM auch proximale Muskelgruppen betroffen)
- bei der CIP distal betonte, schlaffe Paresen und Paraplegien aller 4 Extremitäten bei erhaltener Sensibilität → fehlende Muskeleigenreflexe (MER) oder Hyporeflexie; selten Beteiligung der Hirnnerven (Fazialisparese oder inkomplette Ophthalmoplegie) → dann schlechte Prognose, meist Residuen
- Paresen der Thoraxmuskulatur und des Diaphragmas → respiratorische Insuffizienz und prolongierte Weaningphase
- Denervierungszeichen von motorischen und sensiblen Nervenfasern im distalen Bereich (Fibrillationen und scharfe positive Wellen im Nadel-Elektromyogramm) aufgrund axonaler Degenerationen bei der CIP → Nervenleitgeschwindigkeit ist intakt, die Amplituden der evozierten Muskelpotenziale und sensorischen Nervenaktionspotenziale sind häufig erniedrigt; ggf. Normalbefund zu Beginn der CIP

⏩ **Der beste Diagnosezeitpunkt für CIP ist 3 Wochen nach Beginn der Beatmungspflichtigkeit bzw. nach Beginn der Intensivbehandlung.**

- **Therapie**
- symptomatisch: invasive Beatmung, (Früh-) Tracheotomie, ggf. Vitamingabe der B-Reihe

- Vermeidung von BZ-Entgleisungen und Glukokortikoidgaben
- Frühzeitige Mobilisierung und Vermeidung vom Immobilisationen, intensive Physiotherapie
- evtl. elektrische Muskelstimulation
- Therapie anderer Erkrankungen → Differenzialdiagnose/Ausschluss von MUSCLES (◘ Tab. 24.12)
  - reine Myopathien, z. B. unter hoch dosierter Steroidtherapie (proximale Paresen, Atrophie der Muskelfasern vom Typ II)
  - Polymyositiden (selten respiratorische Insuffizienz, Entzündungsparameter ↑, CK ↑)
  - Myasthenia gravis (typisches Dekrement im EMG-Muster und positiver Tensilon-Test) oder Lambert-Eaton-Syndrom (typisches Inkrement im Stimulations-EMG)
  - Polyradikulitis Guillian-Barré (tritt vor der respiratorischen Insuffizienz auf, NLG → Nachweis von F-Wellen, typischer Liquorbefund, Nachweis von IgG-AK gegen GM$_1$-Gangliosid)
  - spinale Ursachen (Hämatom, Abszess)
  - zerebrale Ursachen (Intoxikation, zentrales anticholinerges Syndrom = ZAS, Insulte, Enzephalitiden etc.)
  - Störung des Elektrolyt- und Spurenelementhaushalts (Hypophosphatämie, Hyper- und Hypomagnesiämie, Hypokalzämie)
  - akute intermittierende Porphyrie (Kombination mit kolikartigen abdominellen Schmerzen)

Ausgewählte Literatur

Abraham et al. (2005) Drotrecogin alfa (activated) for adults with severe sepsis and low risk of death. N Engl J Med 353: 1332–41

Adams HA, Baumann G, Cascorbi I et al. (2005) Empfehlungen zur Diagnostik und Therapie der Schockformen der IAG Schock der DIVI. Teil 5: Septischer Schock. Intensivmed 41:531–543

Alb M, Hirner S, Luecke Thomas (2007) Critical illness Polyneuropathie und Criticall Illness Myopathie. Anästhesiol Intensivmed Notfallmed Schmerzmed 4: 250–258

Alberti C, Brun-Buisson C, Buchardi H, Martin J, Goodman S et al. (2002) Epidemiology of sepsis and infection in ICU patients from international multicentre cohort study. Intensive Care Med 28: 108–121

Alejandria MM et al. (2002) Intravenous immunoglobuline for treating sepsis and septic shock. (Cochrane Review). The Cochrane Library, Issue 1, Oxford

American College of Chest Physicians/Society of Critical Care Medicine (ACCP/SCCM) Concensus Conference (1992) Definition for sepsis and multiple organ failure, and guidelines for the use of innovative therapies in sepsis. Crit Care Med 20: 864–874

Angstwurm et al. (2007) Selenium in Intensive Care: results of a prospective randomized, placebo-controlled, multi-center study in patients with severe systemic inflammatory response syndrome, sepsis and septic shock. Crit Care Med 35: 118–126

Angus DC et al. (2003) The RIRO concept: P is for predisposition. Crit Care 7: 248–251

Annan D et al. (2002) Effect of treatment with low doses of hydrocortisone and fludrocortisone on mortality in patients with septic shock. JAMA 288: 862–871

Annane D, Briegel J, Keh D, Moreno R, Singer M, Sprung CL; The Corticus Study Coordinators (2003) Clinical equipoise remains for issues of adrenocorticotropic hormone administration, cortisol testing, and therapeutic use of hydrocortisone. Crit Care Med 8: 2250–2251

Ananne et al. (2002) Effect of treatment with low doses of hydrocortisone and fludrocortisones on mortality in patients with septic shock. JAMA 288: 862–871

ARDS-Network (2000) Ventilation with lower tidal volumes as compared with traditional tidal volumes for acute lung injury and the acute respiratory distress syndrome. NEJM 342: 1301–1308

Annane D, Vignon P, Renault A et al. (2007) Norepinephrine plus dobutamine versus epinephrine alone for management of septic shock: a randomised trial. Lancet 370:676–684

Bauer A, Bruegger D, Christ F. (2005) Mikrozirkulatorisches Monitoring in der Sepsis. Anaesthesist 54:1163–1175

Bernard GR et al. (2001) Efficacy and safety of recombinant human activated protein C for severe sepsis. N Engl J Med 344: 699–709

Bodmann KF et al. (2004) Antimikrobielle Therapie der Sepsis: Chemotherapie Journal 9: 3–23

Bodmann KF, Grabein B, und die Expertenkommission der Paul-Ehrlich-Gesellschaft für Chemotherapie e.V. (2010) Empfehlungen zur kalkulierten parenteralen Initialtherapie bakterieller Erkrankungen bei Erwachsenen. Update 2010. Chemother J 19:179–255

Bone RC et al. (1987) A controlled clinical trial of high-dose methylprednisolone in the treatment of severe sepsis and septic shock. N Engl J Med 317: 653–8

Briegel J et al. (1999) Stress doses of hydrocortisone reverse hyperdynamic septic shock: a prospective, randomized, double-blind, single-centre study. Crit Care Med 27: 723–732

Brower RG et al. (2004) Higher versus lower positive end-expiratory pressures in patients with acute respiratory distress syndrome. NEJM 2004 351:327–336 (ALVEOLI-Trial)

Brunkhorst FM, Karzai W, Reinhart K. (2002) Diagnostic approach to sepsis – state of the art. Zentralbl Chir.127:165–73

Brunkhorst FM (2004) Aktuelle Aspekte und Zukunft der Sepsisdiagnose. J Anästhesie Intensivbehandlung 2: 16–17

Brunkhorst FM, Engel C, Bloos F, et al. (2008) Intensive Insulin Therapy and Pentastarch Resuscitation in Severe Sepsis N Engl J Med 358:125–139 (VISEP-Studie)

Cohen J (2004) Diagnosis of sepsis: an evidence-based review. Crit Care Med 32: 466–494

DeBacker D, Verdant C, Chierego M, Koch M, Gullo A, Vincent J.L. (2006) Effects of drotrecogin alfa activated on microcirculation alterations in patients with severe sepsis. Crit Care Med 34:1918–1924

Dellinger RP et al. (2013) Surviving Sepsis Campaign: International Guidelines for Management of Severe Sepsis and Septic Shock, 2012. Crit Care Med 41:580–637 oder ICM 39: 165–228 oder Online unter www.sccm.org/documents/scc-guidelines.pdf)

Dellinger RP (2003) Cardiovascular management of septic shock. CCM 31: 946

Finfer S et al. (2009). Glucose Control in Critically Ill Patients. N Engl J Med 361:89–92 (NICE-SUGAR-Study)

Forceville et al. (2007) Effects of high dosis of selenium, as sodium selenit, in septic shock: a placebo-controlled, randomized, double-blind, phase II study. Crit Care 11:R 73

Garlund B. (2006) Aktivated protein C (Xigris) treatment in sepsis: d drug in trouble. Acta Anaesthesiol Scand 50: 525–9

Gattinoni L, et al. (2003) Sepsis: state of the art. Minerva Anesthesiol 69: 539–554

Guidet et al. Crit Care 16 R94 und Annane Djilllali. 2nd Paris International conference on Intensive Care (CRYSTMAS-Trial)

Hartog CS, Reinhart K (2012) CRYSTMAS study adds to concerns about renal safety and increased mortality in sepsis patients. Critical Care 16:454

Harbarth et al. (2001) Diagnostic value of procalcitonin, interleukin 6 and interleukin-8 in critically ill patients admitted with suspected sepsis Am J Respir Crit Care Med 164: 396–402

Hotchkiss RS. (2003) The pathophysiology and treatment of sepsis. N Engl J Med 348: 138–150

Judemann K et al. (2011) Erworbene Muskelschwäche beim Kritisch Kranken. Anaesthesist 60: 887–901

Keh D et al. (2003) Immunologic and hemodynamic effects of »low-dose« hydrocortisone in septic shock: a double-blind, randomized, placebo-controlled, crossover study. Am J Respir Crit Care Med 167: 512–520

Klinzing S (2003) High dose vasopressin is not superior to norepinephrine in septic shock. CCM 31: 2646

Kox W et al. (2000) Immunmodulatory therapies in sepsis. Int Care Med 26: 124–128

Kumar et al. Early antimicrobial therapy in severe sepsis and septic shock. Curr Infect Dis Rep 12: 336–344

Levy et al. (2003) 2001 SCCM/ESICM/ACCP/ATS/SIS International Sepsis Definitions Conference. CCM 31: 1250–1256

Lopez A et al. (2004) Multiple-center, randomized, placebo-controlled, double-blind study of the nitric oxide synthase inhibitor 546C88: effect on survival in patients with septic shock. Crit Care Med 32: 21–30

Martin GS et al. (2003) The Epidemiology of Sepsis in the United States from 1979 through 2000. New Engl J Med 348: 1546–1554

Matot I, Sprung CL (2001) Definition of sepsis. Intensive Care Med 27: 3–9

Meade MO et al. (2008) Ventilation strategy using low tidal volumes, recruitment maneuvers, and high positive end-expiratory pressure for acute lung injury and acute respiratory distress syndrome: a randomized controlled trial. JAMA 299: 637–645

Müller-Werdan U, Buerke M, Christoph A et al. (2006) Septische Kardiomyopathie. Intensivmed 43:486–497

Myburgh JA, Finfer S, Bellomo R, et al. (2012) Hydroxyethyl Starch or Saline for Fluid Resuscitation in Intensive Care. N Engl J Med 367:1901–1911 (CHEST-Trial)

Nasraway SA (2003) The Problems and Challenges of Immunotherapy in Sepsis. Chest 123: 451–459

Nguyen H (2011) Lactate in the critically ill patients: an outcome marker with the times. Critical Care 15:1016

O'Brien A, Clapp L, Singer M (2002) Terlipressin for norepinephrin-resistant septic shock. Lancet 359: 1209–1210

Patel BM, Chittock DR, Russell JA, Walley KR (2002) Beneficial effects of shortterm vasopressin infusion during severe septic shock. Anesthesiology 96: 576–82

Perel A. et al. (2007) Management of Sepsis. NEJM 356: 1178–1182

Perner A, Haase N, Guttormsen AB, et al. (2012) Hydroxyethyl Starch 130/0.42 versus Ringer's Acetate in Severe Sepsis. N Engl J Med 367:124–134 (6S-Trial)

Refresher Course (2008) Aktuelles Wissen für Anästhesisten 34: 139–159

Reinhart K, Bloos F, Engel C, for the German Competence Network. (2006) Hydroxyethylstarch and Ringer's lactate for fluid resuscitation in patients with severe sepsis – results from the VISEP-Study. Intensive Care Med 32(1): A818

Reinhart K, Brunkhorst F, Bone HG et al. (2006) Diagnose und Therapie der Sepsis. Anaesthesist 55(S1):43–56

Reinhart K, et al. Prävention Diagnose, Therapie und Nachsorge der Sepsis (2010) 1. Revision der S-2k-Leitlinien der Deutschen Sepsis-Gesellschaft e.V. (DSG) und der Deutschen interdisziplinären Vereinigung der Intensiv und Notfallmedizin (DIVI) Journal für Anästhesie und Intensivbehandlung II.2010: 22–59

Rivers E and the Early Goal-directed Therapy Collaborative Group (2001) Early goal-directed therapy in the treatment of severe sepsis and septic shock. New Engl J Med 354: 1368–1377

Russell JA (2006) Drug therapy: Management of sepsis. N Engl J Med 355: 1699–1713

Russell JA et al. (2008) Vasopressin versus norepinephrine infusion in patients with septic shock. NEJM 358: 877–887

Schortgen F et al. (2001) Effects of hydroxyethyl starch and gelatine on renal function in severe sepsis: a multicentre randomised study. Lancet 357: 911–916

Seifert et al. (2007) Blutkulturdiagnostik Sepsis, Endokarditis, Katheterinfektionen, Teil 1. Urban Fischer, München

Sessler CN, Perry JC, Varney KL (2004) Management of severe sepsis and septic shock. Curr Opin Crit Care 10: 354–363

SIC-Studie (selenase in intensive care) (2005) Deutscher Anästhesiecongress Pro &Contra-Sitzung: »Selensubstitution bei Sepsis?« München 16. April 2005

Sprung CL et al. (2008) Hydrocortisone therapy for patients with septic shock. N Engl J Med 358:111–24

The International Sepsis Forum (2001) Guidelines for the management of severe sepsis and septic shock. Intensive Care Med 27 (Suppl 1): S1–134

Van de Berghe G et al. (2001) Intensive insulin therapy in critically ill patients. New Engl J Med 345: 1359–1367

Van de Berghe G et al. (2003) Outcome benefit of intensive insulin therapy in the critically ill: Insulin dose versus glycaemic control. Crit Care Med 31 359–366

Warren BL et al. (2001) High-dose antithrombin III in severe sepsis. A randomized controlled trial. JAMA 286: 1869–1871

Weigand M, Bardenheuer H, Böttiger B (2003) Klinisches Management bei Patienten mit Sepsis. Anaesthesist 52: 3–22

Welte T (2004) Sepsis management – antibiotic therapy. Dtsch Med Wochenschr 129:2609–13

Lungenembolie

W. Zink

M. Fresenius et al., *Repetitorium Intensivmedizin*,
DOI 10.1007/978-3-642-44933-8_25, © Springer-Verlag Berlin Heidelberg 2014

25.1 Thromboembolie

- **Definition Lungenembolie**
- Eine Lungenembolie ist die partielle oder komplette Verlegung der pulmonalarteriellen Strombahn durch thrombotisches Material, Fett, Luft/Gas, Fremdkörper (Katheter) oder Fruchtwasser, die zu einer Störung des Gasaustauschs und der Hämodynamik führt.
- Die Lungenembolie ist einen kardiovaskulären Notfall mit hoher Morbidität und Letalität! Sie beruht meist auf eine venöse Thrombembolie.

- **Inzidenz**
- einer der häufigsten kardiovaskulären Notfälle
- jährliche Inzidenz diagnostizierter VTE ca. 150–200 Fälle/100.000 Einwohner
- hohe Dunkelziffer, da in nur ca. 30 % der autoptisch gesicherten Fälle zu Lebzeiten eine Lungenembolie diagnostiziert worden ist
- Deutschland: >350.000 Fälle jährlich.
- während der Schwangerschaft: 0,01–0,3 % bei einer Mortalität von 1 zu 100.000 Schwangerschaften

- **Letalität**
- Letalität abhängig vom Ausmaß der Embolie und der vor bestehenden kardiopulmonalen Erkrankung
- bei manifester rechtsventrikulärer Dilatation und Pumpschwäche: ca. 22 %
- bei kreislaufstabilen Patienten: 2,5–8 %
- Durchschnittswert liegt bei 11 % in den ersten 2 Wochen und 17,4 % innerhalb der ersten 3 Monate
- Deutschland: ca. 40.000 Todesfälle aufgrund LE/Jahr

> Die hohe Frühmortalität zwingt zum raschen Handeln (innerhalb von 1–2 h ereignen sich 50–90 % aller durch eine LE induzierten Todesfälle)! Die Mehrzahl der letalen Embolien verläuft in Schüben mit Schwindelanfällen, kurzfristigen Synkopen, unklarem Fieber und Tachykardie.

> Nicht die Therapie, sondern die rasche klinische Diagnose »Lungenembolie« ist die Schwierigkeit!

- **Risikofaktoren**
- zahlreiche patienten- oder situationsbezogene Faktoren können zur Entstehung einer VTE beitragen (◘ Tab. 25.1).
- Die Kenntnis der Risikofaktoren ist für die Durchführung einer patienten- und risikoadaptierter Prophylaxemaßnahmen essenziell. Allerdings sind in bis zu 20 % der Thrombemboliefälle keine Risikofaktoren zu eruieren!
- ◘ Tab. 25.1 führt die schwach, moderat und stark disponierenden Risikofaktoren im Einzelnen auf.

- **Ursachen**
- **Phlebothrombose der tiefen Bein- oder Beckenvenen** nach z. T. längerer Immobilisation mit Thrombembolie in die Pulmonalarterie bei erster Mobilisation oder Pressen (ca. 70 % der Fälle)
- **Risikofaktoren für eine Thrombose:**
  - Adipositas
  - Operation
  - Schwangerschaft (Gerinnungsfaktoren ↑ und venöser Blutfluss ↓)
  - orale Antikonzeption (besonders in Kombination mit Rauchen)
  - Dehydratation bei Diabetes mellitus oder unter Diuretikatherapie
  - maligne Tumoren (z. B. Pankreaskarzinom)
  - lange Flug- oder Busreisen
  - AT-III-Mangel
  - Protein-C- oder -S-Mangel
  - Antiphospholipidsyndrom
  - Thrombozytosen (z. B. nach Splenektomie oder bei essenzieller Thrombozytämie)
  - heparininduzierte Thrombozytopenie (HIT)
  - Faktor-V-Leiden

- **Pathophysiologie**
- **primär:** mechanischen Obstruktion der Lungenstrombahn.
- **sekundär** (wahrscheinlich bedeutsamer bezüglich der klinischen Symptomatik): reflekto-

◘ Tab. 25.1 Risikofaktoren für eine Thrombembolie

Stark prädisponierende Faktoren	Moderat prädisponierende Faktoren	Schwach prädisponierende Faktoren
Frakturen (Hüfte, untere Extremität)	Arthroskopische Knieoperationen	Bettlägrigkeit >3 Tage
Hüft- und Kniegelenksersatz	Chemotherapie	Immobilisation im Sitzen (z. B. lange
Große allgemeinchirurgische	Chronische Herzinsuffizienz, respiratorische Insuffizienz	Auto- oder Flugreise)
Eingriffe	Postmenopausale Hormonersatztherapie	Laparoskopische Chirurgie (z. B. Cholezytektomie)
Größeres Trauma	Zentralvenöse Zugänge	Hohes Alter
Rückenmarksverletzungen	Maligne Erkrankungen	Chronisch-venöse Insuffizienz,
	Orale Antikonzeptiva	Varikosis
	Immobilisation nach Schlaganfall	Adipositas
	Schwangerschaft (peripartal) und Stillzeit	Schwangerschaft (antepartum)
	Frühere venöse Thrombembolie	
	Thrombophilie	

rische und durch Mediatoren (Serotonin, TXA$_2$, Histamin und Zytokine) ausgelöste **pulmonale Vaso- und Bronchokonstriktion** mit akuter Rechtsherzbelastung → pulmonaler Gefäßwiderstand ↑ → akute rechtsventrikuläre Dysfunktion und Verschiebung des interventrikulären Septums nach links mit Abfall der linksventrikulären Vorlast → Koronarperfusion ↓ und HZV ↓ → kardiogener Schock und Myokardischämie (◘ Abb. 25.1)

- **Klinik**
- plötzlich auftretende Dyspnoe, Tachypnoe (≈85 %)
- Zyanose
- Husten (evtl. mit Hämoptoe)
- Thoraxschmerzen (≈85 %), besonders inspiratorisch mit infradiaphragmaler Schmerzprojektion
- Todesangst (≈60 %)
- Schwitzen (≈30 %), Fieber
- hämodynamische Instabilität mit Hypotension, gestauten Halsvenen (hoher ZVD)
- Rhythmusstörungen (z. B. Sinustachykardie, Vorhofflimmern, Extrasystolie)
- evtl. abgeschwächtes Atemgeräusch
- Pleurareiben bei Pleuritis oder abgeschwächtes Atemgeräusch bei Atelektasenbildung (infolge Surfactantverlust, nach 3–4 h beginnend) und Pleuraerguss
- Bewusstseinsstörung/Synkopen (10–15 %)

- auskultatorisch: ggf. permanent gespaltener 2. Herzton mit akzentuiertem Pulmonalis-Ton, ggf. 4. Herzton
- Hypoxämie in der BGA (paO$_2$ ↓ und meist paCO$_2$ ↑, pH ↓) (**cave:** anschließende Lyse nach arterieller Punktion!)
- meist nur flüchtige EKG-Veränderungen (engmaschige EKG-Kontrollen und Vergleich mit dem Vor-EKG!) im Sinne von Rechtsherzbelastungszeichen
  - Änderung des Lagetyps nach rechts oder S$_I$Q$_{III}$-Typ (Mc-Ginn-White-Syndrom)
  - ST ↑ in V$_1$-V$_2$, terminal negatives T in III, I
  - Rechtsschenkelblock: kompletter/inkompletter (oberer Umschlagspunkt [OUP] >0,03 s und QRS-Dauer >0,12 s)
  - evtl. spitzes P (P pulmonale): p >0,25 mV in II, III, oder aVF bzw. p >0,15 mV in V$_1$, V1$_2$)
  - Verschiebung der Übergangszone nach links (S überwiegt bis in V$_{5/6}$)
- im Thoraxröntgen nur in 40 % der Fälle für die Lungenembolie typisch positive Befunde → Vergleich mit Voraufnahmen (◘ Abb. 25.2)!
  - Zwerchfellhochstand auf der Embolieseite und verminderte Exkursion des Zwerchfells
  - basale Verschattung, kleine Pleuraergüsse
  - Zeichen des Lungeninfarkts bei simultaner Linksherzinsuffizienz (Inzidenz: ≤10 %) → segmentale Verschattungen, selten die oft beschriebene dreieckförmige Lungenverdichtung

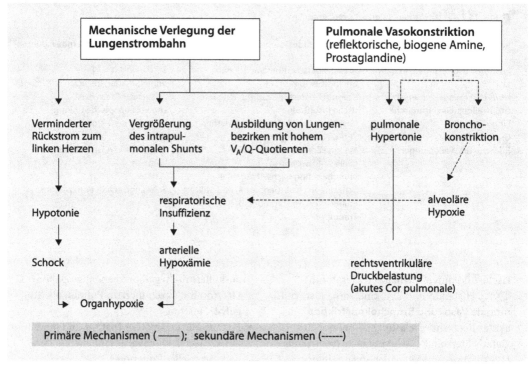

Abb. 25.1 Pathophysiologie der Lungenembolie. (Adaptiert nach Lorentz 1997)

— Kalibersprung der Gefäße oder »Hilus-
  amputation« in 30 % der Fälle, evtl. »Gefäß-
  lücken« oder periphere Aufhellung nach
  dem Gefäßverschluss (Westermark-Zeichen)
— Hyperämie der kontralateralen Seite
— Herzschattenverbreiterung (Dilatation des
  rechten Ventrikels)
— Dilatation der V. azygos und der V. cava
  superior

❗ Die klinische Symptomatik variiert sehr stark
(von völliger Beschwerdefreiheit bis zur
Schocksymptomatik)! Bei entsprechenden
Risikofaktoren und/oder Zeichen der Phlebothrombose immer an eine Lungenembolie
denken!

25.1.1 Initiale Risikostratifizierung und daraus resultierende diagnostische Strategie

Bereits bei klinischem Verdacht auf akute LE soll
initial Vorliegen eines (kardiogenen) Schocks oder
einer persistierenden arteriellen Hypotension bestätigt oder ausgeschlossen werden → Basis für eine
an die Dringlichkeit angepasste diagnostische Strategie!

Einteilung der Patienten in der Akutphase in
2 Risikogruppen:
— hämodynamisch **stabiler Patient**
— Patient mit **Schocksymptomatik** oder **persistierender Hypotension** (systolischen Blutdruck <90 mmHg oder systolischen Blutdruckabfall >40 mmHg vom Ausgangswert für
  jeweils >15 min)

Anmerkung:
— Einteilung orientiert sich am voraussichtlichen
  Risiko, dass der Patient während der Akut-

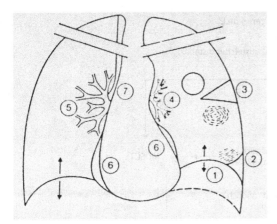

◘ Abb. 25.2 Radiologische Zeichen bei Lungenembolie. (Aus Lorentz 1997)

— abnorme Wandbewegung des rechten Ventrikels
— rechtsventrikuläre Dilatation
— paradoxe Septumbeweglichkeit
— Trikuspidalklappeninsuffizienz
— erhöhter pulmonalarterieller Druck
— Stauung der V. cava inferior
— dilatierte Pulmonalarterie
— evtl. direkter Nachweis von Thromben im rechten Herzen oder bei transösophagealer echokardiographie Darstellung von Thromben in den Pulmonalarterien

❯ **Bei negativem MDSCT- oder Echokardiographiebefund muss nach anderen Ursachen der hämodynamischen Instabilität gesucht werden!**

phase im Krankenhaus oder innerhalb von 30 Tagen an der LE verstirbt!
— Keine invasive, zeitraubende Diagnostik (primär)!
— Frühere Klassifizierungssysteme (z. B. Schweregradeinteilung I–IV nach Grosser) sollten keine Verwendung mehr finden!
— Die aktuellen ESC-Leitlinien schlagen ein risikoadaptiertes Management vor (Evidenzgrad C) und empfehlen daher zwei unterschiedliche diagnostische Algorithmen für Patienten mit vermuteter Hochrisiko- vs. Nicht-Hochrisiko-Lungenembolie.

25.1.2 Verdacht auf Hochrisiko-Lungenembolie

— Notfallsituation; Mortalität >15 %
— Zum Nachweis einer LE Durchführung einer **MDS-Computertomographie** (Multidetector-Spiral-Computertomographie) (◘ Abb. 25.3) mit einer Sensitivität von 83 % und einer Spezifität von 96 %!
— Bei erheblicher **hämodynamischer Instabilität** (Transport ins CT nicht möglich!) Durchführung einer bettseitigen, (transösophagealen) Notfallechokardiographie (evtl. auch transthorakal).
— **echokardiographische Parameter** bei Lungenembolie:

25.1.3 Verdacht auf Nicht-Hochrisiko-Lungenembolie

— diagnostische Sicherheit besitzt höchste Priorität!
— klinische Symptome und Routineuntersuchungen (EKG, Thorax-Röntgen, Laborchemie, arterielle Blutgasanalyse) mit niedrigem diagnostischen Wert → weder Bestätigung noch Ausschluss einer LE möglich!
— weitere Eingrenzung der Verdachtsdiagnose durch Bestimmung der klinischen Wahrscheinlichkeit für das Vorliegen einer LE mittels standardisierter Scores → Wells-Score bzw. Genfer Score (◘ Tab. 25.2)
— ab einen Wert von >4 Punkten ist von einer Lungenembolie auszugehen; bei Werten ≤4 ist eine Lungenembolie unwahrscheinlich (Wells-Score)!
— Einteilung der Patienten mit Verdacht auf LE in **2 Risikogruppen**:
  — niedrig/mittel
  — hoch
— → einheitlicher **diagnostischer Algorithmus** auf der Basis der hochsensiblen D-Dimerbestimmung mittels ELISA (»enzyme linked immunosorbent assay«) und der MDSCT (◘ Abb. 25.4)

Eine Lungenembolie ist sehr unwahrscheinlich, wenn der **D-Dimer-Antigen-Spiegel** unterhalb ei-

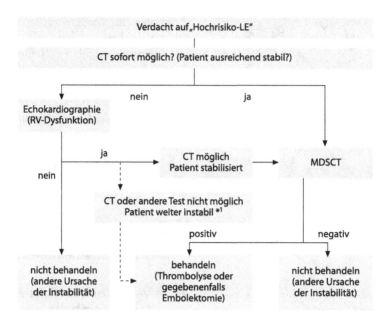

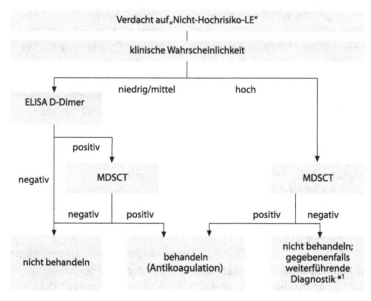

Abb. 25.3 Diagnostischer Algorithmus für Hochrisikopatienten. (Aus Walther et al. 2009). *MDSCT* Multidetector-Spiral-Computertomographie mit Darstellung der Pulmonalarterien, *RV* rechtsventrikuläre, *CT* Computertomographie. *1* Bei hochgradig instabilen Patienten ist die Entscheidung zur Therapie allein durch echokardiographische indirekte Zeichen einer LE (LV-Dilatation, RV-Hypokinesie, RV-Druckbelastung, paradoxe Septumbeweglichkeit, flottierende Thromben) möglich

Abb. 25.4 Diagnostischer Algorithmus für Nicht-Hochrisiko-Patienten. (Aus Walther et al. 2009)

◘ Tab. 25.2 Validierte Scores zur Ermittlung der klinischen Wahrscheinlichkeit einer LE

Revidierter Genfer Score		Wells-Core	
Variable	Punkte	Variable	Punkte
Prädisponierende Faktoren			
Alter >65 Jahre	+1		
Frühere TVT oder LE	+3	Frühere TVT oder LE	+1,5
Operation oder Knochenfraktur innerhalb des letzten Monats	+2	Frische Operation oder Immobilisation	+1,5
Aktive Krebserkrankung	+2	Krebserkrankung	+1
Symptome			
Einseitiger Beinschmerz	+3		
Hämoptyse		Hämoptyse	+1
Klinische Zeichen			
Herzfrequenz 75–94 Schläge/min	+3	Herzfrequenz >100 Schläge/min	+1,5
Herzfrequenz ≥95 Schläge/min	+5		
Schmerz bei Palpation entlang einer tiefen Beinvene, einseitiges Ödem	+4	Klinische Zeichen einer TVT	+3
		Klinische Einschätzung	
		Alternative Diagnose ist unwahrscheinlicher als LE	+3
Klinische Wahrscheinlichkeit			
Niedrig	0–3	Niedrig	0–1
Mittel	4–10	Mittel	2–6
Hoch	≥11	Hoch	≥7
		Klinische Wahrscheinlichkeit (dichotomisiert)	
		LE unwahrscheinlich	≤4
		LE wahrscheinlich	>4

nes testspezifischen Grenzwertes liegt. Moderne ELISA-Testkits haben eine Sensitivität von >95 % und eine Spezifität von ca. 40 %. Cut-off-Wert liegt bei 500 µg/l. Unter gerinnungshemmender Therapie ist eine D-Dimer-Bestimmung nach >24 h nicht mehr sinnvoll (meist schon wieder normale D-Dimer-Spiegel)!

Bei positiven Testergebnis sollte zum Ausschluss einer Lungenembolie eine **weiterführende, (bildgebende) Diagnostik** durchgeführt werden, da eine Vielzahl von Erkrankungen und Faktoren zu einer D-Dimer-Erhöhung führen (z. B. Alter, DIC, Infektionen, Sepsis, Karzinom, postoperativ in den ersten 4 Wochen, nach Trauma, Herzversagen, Nierenversagen, akutem Koronarsyndrom (nur leicht erhöht), Vorhofflimmern (nicht Vorhofflattern), Aortenaneurysma/-dissektion (deutlich erhöht), Apoplex sowie bei Schwangerschaft und Sichelzellkrise)

Die **MDS-CT-Untersuchung** hat die Ventilationsperfusionsszintigraphie (Sensitivität nur ca. 10 %) und die Pulmonalisangiographie als Goldstandard der Routinediagnostik abgelöst! Sie hat eine Sensitivität von 83 % und eine Spezifität von 96 %.

Zum Ausschluss einer Becken-Bein-Venenthrombose und zur Erhöhung der diagnostischen Sicherheit kann eine komplette **Kompressionssonographie** der unteren Extremitäten durchgeführt werden.

Weitere Risikostratifizierung bei **nachgewiesener Nicht-Hochrisiko-Lungenembolie** (Empfehlung mit Evidenzgrad B) anhand verschiedener **Serumparameter** und mit Hilfe der **transthorakalen Echokardiographie**. Hieraus resultiert anhand der Echokardiographie die Unterteilung in:

- Patienten mit rechtsventrikulärer (RV)-Dysfunktion und/oder Myokardschädigung (Frühletalitätsrate 3–15 %)
- Patienten ohne RV-Dysfunktion oder Myokardschädigung mit bester Prognose (Letalitätsrate <1 %)

Anhand bestimmter Laborparameter erfolgt die Unterteilung in:

- Patienten mit oder ohne Erhöhung der **Herztroponine** I oder T und des zytoplasmatischen Proteins **h-FABP** (»heart-type fatty acid binding protein«) → Zeichen der Myokardischämie
- Patienten mit oder ohne Erhöhung von natriuretischem Peptid **BNP** (»B-type natriuretic peptide«) und **NT-proBNP** (»N-terminal fragment of BNP«) mit einem Cutt-off-Wert von 300 pmol/l → Zeichen der rechtsventrikulären Dysfunktion

25.1.4 Therapie

- **Therapieziel**

❯❯ **Nur durch einen schnellen, unverzüglichen Therapiebeginn ist die Letalität zu reduzieren!**

- schnelle **hämodynamische Stabilisierung** und Beseitigung der Hypoxämie
- Verhinderung eines weiteren appositionellen Thrombuswachstums
- **Rekanalisierung** der pulmonalen Strombahn
- Verhinderung von Re-Embolien

- **Allgemeinmaßnahmen**
- **Hochlagerung des Oberkörpers**, Immobilisierung mit absoluter Bettruhe, intensivmedizinische Überwachung, vorsichtige Lagerung bei operativer Intervention
- **O$_2$-Sonde** (6–10 l/min) bei Spontanatmung, bei respiratorischer Insuffizienz maschinelle Beatmung mit 100 % O$_2$
- **Volumengabe** (bis 500 ml) zur Erhöhung der rechtsventrikulären Vorlast nur bei niedrigem ZVD und moderater Hypotension
- **Marcumarisierung**, sobald keine invasive Diagnostik mehr ansteht

- **Spezielle Therapiemaßnahmen bei Hochrisiko-Lungenembolie**
- sofortige **Heparinisierung** mit unfraktioniertem Heparin i.v.: initial 5.000–10.000 IE als Bolus, dann 800–1200 IE/h über Perfusor; PTT ≈1,5- bis 2-facher Normalwert → Senkung der Letalität um 25 % (**cave**: HIT Typ II!)
- **Rekanalisierungsmaßnahmen**: sofortige Thrombolyse bei kardiogenem Schock bzw. persistierender Hypotonie (Evidenzgrad A) mit den in ◘ Tab. 25.3 zusammengefassten Wirkstoffen
  Anmerkung: Gabe eines Thrombolytikums auch unter kardiopulmonaler Reanimation! Die Reanimation sollte dann – wenn keine Stabilisierung eintritt – für 60–90 min weitergeführt werden.
- **rt-PA-Lyse** ist aufgrund eines schnelleren Wirkbeginns und doppelter Lyserate bei der fulminanten LE gegenüber der Urokinase oder SK-Lyse von Vorteil.
- vor Lysetherapie Kreuzblut abnehmen und EK im Falle von Blutungskomplikationen bereitstellen; engmaschige Hb-Kontrolle
- bei absoluter Kontraindikation gegen die Thrombolyse oder Versagen der Lysetherapie können je nach Logistik und Expertise vor Ort operative oder interventionelle Rekanalisationsmaßnahmen angewendet werden (Evidenzgrad C):
  - **kathetergesteuerte Thrombusfragmentation** durch interventionellen Radiologen

◻ Tab. 25.3 Aktuell verwendete Thrombolytika

Substanz	Dosierung für Kurzlyse	Boluslyse unter Reanimation
Alteplase (rtPA) (Actilyse)	10 mg i.v. Bolus über 1–2 min, gefolgt von 90 mg über 2 h (bei Gewicht <65 kg maximal 1,5 mg/kg) i.v.	0,6 mg/kg KG in 2 min i.v. (75 kg: 45 mg Actilyse i.v.)
Urokinase Urokinase HS medac)	3 Mio. IE über 2 h i.v.	
Streptokinase (Streptase)	1,5 Mio. IE über 2 h i.v.	

- notfallmäßige **chirurgische Embolektomie** unter Einsatz der extrakorporalen Zirkulation (EKZ); die Embolektomie ohne EKZ (Trendelenburg-Operation) ist durch eine hohe Letalitätsrate gekennzeichnet!
- bei **arterieller Hypotension** Gabe von **Noradrenalin** als Katecholamin der ersten Wahl → Verbesserung der rechtsventrikulären Perfusion (= MAP-RVEDP)
- aggressive Volumentherapie nicht sinnvoll
- bei normotensiven Patienten mit niedrigem Herzzeitvolumen kann **Dobutamin**, bei hypotensiven Patienten im kardiogenen Schock **Adrenalin** verwendet werden!
- selektive Senkung des pulmonalarteriellen Druckes mittels **inhalativem Stickstoffmonoxid** oder **Prostazyklinaerosol** (Verbesserung des Ventilations-Perfusions-Verhältnisses mit Verbesserung der Oxygenierung, Abfall des pulmonalarteriellen Druckes und Anstieg des Herzzeitvolumens) im Sinne eines individuellen Heilversuchs

- **Spezielle Therapiemaßnahmen bei Nicht-Hochrisiko-Lungenembolie**
- sofortige Heparinisierung mit niedermolekularen Heparin 2-mal 1 mg/kg KG s.c. oder alternativ Fondaparinux 7,5 mg s.c. für 5 Tage, dann überlappendes Umsetzen auf Vitamin-K-Antagonisten
- bei den NMH sind Enoxaparin (2×1,0 mg/kg KG/d), Dalteparin (1×200 IE/kg KG/d) und Tinzaparin (1×175 IE/kg KG/d) zugelassen
- angestrebte Anti-Xa-Spiegel 4 h nach Gabe zwischen 0,6–1,0 IE/ml

- unfraktioniertes Heparin bei Patienten mit hohem Blutungsrisiko mit 1,5- bis 2,5-facher Verlängerung der PTT
- Kompressionsstrümpfe (keine ATS)

- **Zusätzliche therapeutische Maßnahmen**
- bei Patienten mit normalem arteriellem Blutdruck und **Nachweis einer RV-Dysfunktion und/oder myokardialer Schädigung** (mittleres Risiko):
  - stationäre Aufnahme und Intensivüberwachung aufgrund erhöhter Frühletalität
  - evtl. Thrombolyse bei Lungenemboliepatienten mit mittlerem Risiko
- bei hämodynamisch stabilen Patienten **ohne Hinweis auf RV-Dysfunktion oder Myokardschädigung** (niedriges Risiko):
  - effektive Antikoagulation
  - keine Indikation zur Thrombolyse oder mechanischer Rekanalisation (Evidenzgrad B)

25.1.5 Prävention der Lungenembolie bzw. der Thrombembolie

- subkutane Gabe von niedermolekularem Heparin, unfraktioniertem Heparin oder moderne oralen Antikoagulationen (Fondaparinux, Rivaroxaban etc.) bei Immobilisation
- frühzeitige postoperative Mobilisierung
- Kompressionsstrümpfe
- Normovolämie
- mechanische Maßnahmen der Blutflussförderung an der unteren Extremität mittels »Luftmanschetten« (z. B. Venaflow)

25.1.6 Rezidivprophylaxe und Langzeit-antikoagulation

— mögliches Rezidivrisiko für eine LE bis zu 30 % innerhalb von 8–10 Jahren
— ab dem ersten oder zweiten Tag Einnahme von **Vitamin-K-Antagonisten** bei hämodynamisch stabilen Patienten
— überlappende Heparin- oder Fondaparinux-therapie für mindestens 5 Tage (Evidenzgrad A) und Absetzen, wenn INR an zwei aufeinander folgenden Tagen im therapeutischen Bereich (2,0–3,0) liegt (Evidenzgrad C)
— bei sekundärer Lungenembolie aufgrund reversibler Risikofaktoren Einnahme von Vitamin-K-Antagonisten für 3 Monate (Evidenzgrad A)
— nach dem Erstereignis einer »idiopathischen« (unprovozierten) Lungenembolie Antikoagulation unter Berücksichtigung des dauerhaft erhöhten Rezidivrisikos für mindestens 3 Monaten (Evidenzgrad A). Bei stabiler Antikoagulation und niedrigem Blutungsrisiko unbefristete Weiterführung der Antikoagulation (Evidenzgrad B)
— Implantation eines **Cava-Schirms** nur ausnahmsweise bei absoluter Kontraindikation für eine therapeutische Antikoagulation oder Lungenembolierezidive trotz suffizienter Antikoagulation. Ansonsten wird die routinemäßige Verwendung von Cavafiltern zur Rezidivprophylaxe wird nicht empfohlen!

25.1.7 Spezifische Aspekte

— **Schwangerschaft**
  — stets diagnostische Abklärung bei Schwangeren mit Verdacht auf LE, da evtl. mehrmonatige Antikoagulation erforderlich
  — niedermolekulare Heparine zur Sekundärprophylaxe nach LE in der Schwangerschaft; Gabe für >3 Monate postpartal
  — Vitamin-K-Antagonisten sind kontraindiziert (vor allem im 1. und 3. Trimenon)
— **Krebserkrankung**
  — maligne Tumoren zählen zu den wichtigsten Risikofaktoren für TVT und/oder LE

  — aktuell dennoch kein routinemäßiges Tumorscreening bei Patienten mit unprovozierter LE empfohlen
  — Therapie mit niedermolekularen Heparinen für die ersten 3–6 Monaten (Evidenzgrad B); anschließend lebenslange Antikoagulation mit Vitamin-K-Antagonisten oder niedermolekularen Heparinen (beziehungsweise bis die Krebserkrankung »geheilt« ist) (Evidenzgrad C)
— **flottierende Thromben in den rechten Herzhöhlen**
  — seltener Befund (<4 %) bei normotensiven Patienten mit akuter LE, jedoch relativ häufig (7–18 %) bei instabilen Patienten
  — hohe frühe Letalität
  — bei offenem Foramen ovale Gefahr paradoxer Embolien
  — prognostischer Wert dieses Befundes umstritten
  — sofortige Thrombolyse bzw. chirurgische Embolektomie gleichermaßen effektiv
  — alleinige Heparinantikoagulation nicht ausreichend
— **chronisch-thromboembolische pulmonale Hypertonie (CTEPH)**
  — CTEPH als schwere Komplikation rezidivierender LE
  — Inzidenz nach Erstereignis 1–3,8 % im 2-Jahres-Follow-up
  — routinemäßiges Screening nach LE derzeit nicht in Leitlinien empfohlen
  — Therapie der Wahl: chirurgische Thrombendarterektomie
  — postoperative 3-Jahres-Überlebensrate bis zu 80 %

25.2   Luftembolie

- **Definition**
— meist perlschnurartiges Eindringen von Luftblasen ins venöse System nach Eröffnung von nichtkollabierten Venen (Vv. epiploicae, Vv. diploicae, Vv. emissariae und Sinus durae matris, Halsvenen und Strumagefäße) bei vorhandenem Druckgradienten zum rechten Herzen

die dabei aufgenommene Gas-/Luftmenge hängt ab von:

- Druckgradienten zwischen rechtem Herzen und Lufteintrittspforte bzw. Volumenstatus des Patienten
- Blutflussgeschwindigkeit und Luftblasengröße
- Gefäßquerschnitt
- Reibungskräften der Luftblasen an der Gefäßwand

- **Operationsarten**
- vorwiegend in der Neurochirurgie bei Operationen in sitzender Position, vereinzelt bei Hals- und Strumaoperationen, bei extrakorporaler Zirkulation und während der Gasinsufflation bei laparoskopischen Eingriffen.
- Grad der venösen Luftembolie wird in 5 Stufen angegeben (◘ Tab. 25.4)

- **Diagnostik**
- dopplersonographischer Nachweis von eingedrungener Luft im rechten Herzen durch Veränderung des Dopplertones (Platzierung der Dopplersonde im 2./3. ICR rechts) → neben der Echokardiographie sensitivste Methode zum Nachweis einer Luftembolie (ab 0,01 ml Luft/kg)
- transösophageale Echokardiographie mit Vierkammerblick (Nachweis auch von paradoxen Embolien; jedoch personal- und kostenintensives Monitoring)
- Stethoskopgeräusch (raues systolisches Geräusch bis zum Mühlradgeräusch bei größerer Luftembolie steigernd), Zunahme der Herzfrequenz und paukende Herztöne
- deutliche ZVD-Erhöhung bei kontinuierlicher Messung und ggf. Aspiration von Luft über den Katheter → sollte unter Alpha-Kard-Monitoring im Atrium oder an der Übergangszone Atrium/V. cava superior liegen!
- Abfall des endexspiratorischen CO_2 (>0,4 Vol.-%) und hahnenkammartige CO_2-Kurve in der Kapnometrie (unterschiedlicher CO_2-Anteil der aus den verschiedenen Lungenabschnitten stammenden Exspirationsluft).
- Blutgasanalyse (▶ Abschn. 25.1)

◘ **Tab. 25.4** Einteilung des Schweregrades einer venösen Luftembolie. (Adaptiert nach Matjasko 1985)

Grad	Veränderung
1	Nur Dopplergeräuschänderung
2	Dopplergeräuschveränderung + zentralvenöse Luftaspiration
3	Symptome wie bei Grad 2 + Abfall des endexspiratorischen CO_2-Anteils
4	Symptome wie bei Grad 3 + Hypotension und/oder Arrhythmien
5	Schocksymptomatik und Reanimationspflichtigkeit

- **Therapie**
- manuelle Beatmung mit 100 % Sauerstoff mit Valsalva-Manöver
- chirurgisches Abdecken oder Spülen (»(Fluten)« des Operationsgebietes mit 0,9 % NaCl → Vermeidung eines weiteren Eindringens von Luft
- ggf. Jugularvenenkompression durch Chirurgen/Anästhesisten
- Flachlagerung des Patienten bzw. Kopftief- und Linksseitenlagerung
- Luftaspiration bei liegendem zentralem Katheter
- ggf. hyperbare Sauerstofftherapie → Verkleinerung der Gasblasen und Verbesserung der Herzleistung infolge gesteigerter Oxygenierung (paO_2 >2000 mmHg)
- medikamentöse Rechtsherzunterstützung (▶ Abschn. 25.1; Abschn. 26)
- evtl. kardiopulmonale Reanimation

- **Prophylaxe**
- vorsichtige Lagerungsmaßnahmen des Patienten, bei denen sich das Operationsgebiet oberhalb des Herzniveaus befindet
- ggf. Beatmung mit hohem PEEP
- ausreichender Hydratationszustand → ZVD von 5–10 mmHg anstreben → Reduktion des Druckgradienten
- keine Druckinfusion bei Plastikflaschen

25.3   Fettembolie

- **Inzidenz**

Die Fettembolie ist sehr selten, vorwiegend bei Polytrauma oder bei jungen Patienten mit Frakturen der langen Röhrenknochen, nach chirurgischer Aushöhlung der Markhöhle, nach kardiopulmonaler Reanimation, hoher externer Fettzufuhr sowie selten bei operativer Absaugung von Fettgewebe.

- **Klinik**
- Symptome ► Abschn. 25.1
- akute Dyspnoe, die auch in ein ARDS münden kann
- neurologische Störungen (Einschränkung der Vigilanz bis Somnolenz)
- Pleurareiben
- nach 12–72 h petechiale Hämorrhagien in der Haut, im Bereich des Gaumens und subkonjunktival
- DIC-Symptomatik (Thrombozytensturz!)
- Fieber

- **Diagnostik**
- ► Abschn. 25.1
- BAL: Nachweis von Alveolarmakrophagen mit intrazellulärem Fett (Cut-off-Wert: >5 % der vorhandenen Leukozyten)
- erhöhte Blutfette
- Fettnachweis im Urin
- Augenhintergrundspiegelung (ggf. Nachweis von Cotton-wool-Herden)
- Schädel-CT meist unauffällig, während das NMR Schädigungsareale aufweist

- **Pathophysiologie**
- Eindringen von Fettpartikeln aus der Markhöhle in die Blutbahn nach Läsion der Blutgefäße
- Zurückhaltung von Fettpartikeln in den Lungengefäßen → Abbau durch pulmonale Lipasen zu freien Fettsäuren, welche die kleinen Gefäße und die alveolokapilläre Membran schädigen → Freisetzung vasoaktiver Amine und Prostaglandine
- veränderte Lipide im Serum → Zusammenfluss von Chylomikronen zu größeren Fetttröpfchen

- Prävention der Fettembolie: Frühosteosynthese, insbesondere bei Frakturen der langen Röhrenknochen!

- **Therapie**
- ► Allgemeinmaßnahmen bei Thrombembolie (► Abschn. 25.1)

Ausgewählte Literatur

American College of Emergency Physicians (2003) Clinical policy: Critical issues in the evaluation and management of adult patients presenting with suspected pulmonary embolism. Ann Emerg Med 41: 257–270

Anderson DR et al. (2003) Combined use of clinical assessment and d-dimer to improve the management of patients presenting to the emergency department with suspected deep vein thrombosis (the EDITED Study) J Thromb Haemost 1:645–651

AWMF online. Leitlinien-Register Nr. 065/002. Diagnostik und Therapie der Venenthrombose und der Lungenembolie. Überarbeitete Version von 06/2010

Braun et al. (2010) Die akute Lungenembolie. Dtsch Med Wochenschr 135:1803–1814

British Thoracic Society (2003) Guidelines for the management of suspected acute pulmonary embolism. Thorax 58:470–483

Brown MD, Lau J, Nelson RD, Kline JA (2003) Turbidimetric D-dimer test in the diagnosis of pulmonary embolism: a metaanalysis. Clin Chem 49:1846–1853

Büchner S, Pfeiffer B, Hachenberg T (2005) Lungenembolie. Anästh Intensivmed 46:9–22

Dempfle CE (2005) Bestimmung des D-Dimer-Antigens in der klinischen Routine. Dtsch Arztebl 102:A 428–432

Goldhaber SZ (2004) Pulmonary embolism. Lancet 363: 1295–305

Hach-Wunderle V (2002) Diagnostik und Therapie der Venenthrombose und LE. Leitlinie der Deutschen Gesellschaft für Angiologie- Gesellschaft für Gefäßmedizin. VASA 31 (Suppl):60

Interdisziplinäre S2-Leitlinie (2005) Lungenembolie (LE). Vasa 34:15–24

Kline JA, Wells PS (2003) Methodology for a rapid protocol to rule out pulmonary embolism in the emergency department. Ann Emerg Med 42:266–275

Konstantinides S, Janssens U, Mayer E, Hasenfuß G (2009) Kommentar zu den ESC-Leitlinien »Guidelines on Diagnosis and Management of Acute Pulmonary Embolism«. Kardiologe 3: 272–82

Konstantinides S, Janssens U, Mayer E, Hasenfuß G (2009) Kommentar zu den ESC-Leitlinien »Guidelines on Diagnosis and Management of Acute Pulmonary Embolism«. Kardiologie 3:271–82

Konstantinides S (2008) Clinical practice. Acute pulmonary embolism. N Engl J Med 359: 2804–13

Kruip MJ et al. (2003) Diagnostic strategies for excluding pulmonary embolism in clinical outcome studies. A systematic review. Ann Intern Med 138:941–951

Kucher N et al. (2003) Novel management strategy for patients with suspected pulmonary embolism. Eur Heart J 24:366–376

Lorentz A (1997) Volumenersatz mit kolloidalen Plasmaersatzmitteln. In: List WF, Osswald PM (Hrsg) Komplikationen und Gefahren in der Anästhesie. Springer, Berlin Heidelberg New York, S. 598

Matjasko J, Petrozza P, Cohen M, Steinberg P (1985) Anaesthesie in seated position: analysis of 554 cases. Neurosurgery 17):695–702

Moerchel C, Kroeger K (2007) Prophylaxe tiefer Bein- und Beckenvenenthrombose. Dtsch Arztebl 104: A 2886–93

Puls M, Dellas C, Lankeit M, et al. (2007) Heart-type fatty acid-binding protein permits early risk stratification of pulmonary embolism. Eur Heart J 28: 224–9

Schoepf UJ, Costello P (2004) CT angiography for diagnosis of pulmonary embolism: state of the art. Radiology 230:329–337

Stein PD, Fowler SE, Goodman LR, et al. (2006) Multidetector computed tomography for acute pulmonary embolism. N Engl J Med 354: 2317–27

Tapson VF (2008) Acute pulmonary embolism. N Engl J Med 358: 1037–52

Torbicki A, Perrier A, Konstantinides S, et al.(2008) Guidelines on the diagnosis and management of acute pulmonary embolism: the Task Force for the Diagnosis and Management of Acute Pulmonary Embolism of the European Society of Cardiology (ESC). Eur Heart J 29: 2276–315

Torbicki A et al. and the European Society of Cardiology (2000) Task Force Report. Guidelines on diagnosis and management of acute pulmonary embolism. Eur Heart J 21:1301–1336

Walther A, Schellhaaß A, Böttiger BW, Konstantinides S (2009) Diagnose, Therapie und Sekundärprophylaxe der akuten Lungenembolie. Anaesthesist 58: 1048–54

Walther A, Böttiger BW (2008) Lungenembolie. Wien Med Wochenschr. 158: 610–4

Wells PS et al. (2003) Evaluation of D-dimer in the diagnosis of suspected deep-vein thrombosis. N Engl J Med 349:1227–1235

Wells PS, Anderson DR, Rodger M, et al. (2000) Derivation of a simple clinical model to categorize patients probability of pulmonary embolism: increasing the models utility with the SimpliRED D-dimer. Thromb Haemost 83: 416–20

Pulmonale Hypertonie (PAH) und akute Rechtsherzdekompensation

W. Zink

M. Fresenius et al., *Repetitorium Intensivmedizin*,
DOI 10.1007/978-3-642-44933-8_26, © Springer-Verlag Berlin Heidelberg 2014

26.1   Pulmonale Hypertonie

- **Definition**
- mittlerer pulmonalerterieller Druck (mPAP) >25 mmHg in Ruhe bzw. >30 mmHg unter Belastung (Normalwert <20 mmHg)
- erste klinische Symptome bei mPAP >30–40 mmHg
- Folge: chronische Rechtsherzbelastung mit konsekutiver Rechtsherzhypertrophie bzw. Rechtsherzinsuffizienz

- **Pathophysiologie**

Der Druck in der A. pulmonalis bleibt normalerweise weitgehend konstant → Umverteilung eines vermehrten basalen Blutflusses in gering perfundierte apikale Lungenbezirke und aktive Gefäßerweiterung der pulmonalen Strombahn → Regulation wahrscheinlich über Stickstoffmonoxid (NO) und Prostazyklin (PGI_2), die vom Endothel produziert und sezerniert werden.

- **Klassifikation (Dana Point 2008)**
- **pulmonalarterielle Hypertonie (PAH)**
  - idiopathische pulmonalarterielle Hypertonie (IPAH)
  - familiäre pulmonalarterielle Hypertonie (FPAH)
    - BMPR2
    - ALK1, Endoglin (mit oder ohne hereditärer hämorrhagischer Teleangiektasie)
    - unbekannt
  - drogen- und toxininduziert
  - assoziierte Pulmonalarterielle Hypertonie (APAH); bei:
    - Kollagenosen
    - HIV-Infektion
    - portale Hypertension
    - angeborene systemisch-pulmonalen Shunts (u. a. Herzfehler)
    - Bilharziose
    - chronisch hämolytische Anämie
  - persistierende pulmonalarterielle Hypertonie des Neugeborenen (PPHN)
- **pulmonale venookklusive Erkrankung (PVOD) und/oder pulmonal kapilläre Hämangiomatose (PCH)**

- **pulmonale Hypertonie bei Erkrankungen des linken Herzens**
  - systolische Dysfunktion
  - diastolische Dysfunktion
  - Herzklappenerkrankungen (Mitral- oder Aortenklappenfehler)
- **pulmonale Hypertonie bei Lungenerkrankung und/oder Hypoxie**
  - chronisch obstruktive Lungenerkrankung
  - interstitielle Lungenerkrankung
  - andere restriktiv und obstruktiv gemischte pulmonale Erkrankungen
  - Schlafapnoesyndrom
  - alveolärer Hypoventilation
  - chronische Höhenkrankheit
  - anlagebedingte Fehlbildungen
- **pulmonale Hypertonie aufgrund chronischer Thrombembolien (CTEPH)**
- **pulmonale Hypertonie mit unklaren multifaktoriellen Mechanismen**
  - hämatologische Erkrankungen: Myeloproliferative Erkrankungen, Splenektomie
  - systemische Erkrankungen: Sarkoidose, pulmonare Langerhans-Zellenhistiozytose, Lymphangioleiomyomatose, Neurofibromatose, Vaskulitis
  - metabolische Erkrankungen: Glykogenspeicherkrankheit, Morbus Gaucher, Schilddrüsenerkrankungen
  - andere Erkrankungen: Obstruktion durch Tumore, fibrosierende Mediastinitis, chronischer Nierenausfall mit Dialyse

- **Pathophysiologie**
- heterogenes Geschehen, bislang nicht vollständig aufgeklärt
- initial Endothelschädigung (z. B. durch erhöhte Wandspannung und Scherkräfte bei pathologischem Blutfluss bzw. -druck)
- als Folge des Endothelschadens Dysfunktion des Lungengefäßbettes mit Imbalance zwischen den endothelialen Relaxationsfaktoren (PGI_2, NO) einerseits und den Kontraktionsfaktoren (TxA_2, Endothelin, Angiotensin II und ein endothelabhängiger Kontraktionsfaktor) andererseits

- Proliferation von glatter Muskulatur und Endothel sowie vermehrte Kollagenbildung im Bereich der Pulmonalgefäße → steigender Strömungswiderstand
- zusätzliche Faktoren (die sowohl die Umbauvorgänge forcieren als auch selbst zu Endothelschäden führen können):
  - Hypoxie
  - Hyperkapnie
  - Hypothermie
  - Azidose
  - Überdruckbeatmung mit PEEP
- im Endstadium sind massive, irreversible Umbauvorgänge der kleinen präkapillären Lungenarterien zu finden → fixierter pulmonaler Hypertonus

- **Diagnostik**
- ■ **Anamnese**
- Belastungsdyspnoe, belastungsabhängige Synkopen, Beinödeme? (Rechtsherzinsuffizienz!)
- Angina pectoris? (sekundär)
- nächtliche Dyspnoe? (diastolische Funktionsstörung des LV)
- Husten, Auswurf, Asthma? (Lungenerkrankung)
- Beinvenenthrombose, Pleuraschmerz mit Fieber? (Lungenembolie)
- Schlaf-Apnoe-Phasen?
- Einnahme von Appetitzüglern?
- angeborene Herzfehler? HIV-Infektion? Rheumatische Systemkrankheiten? Leberkrankheit mit Aszites?

- ■ **Körperlicher Befund**
- rasche Ermüdbarkeit, Belastungsdyspnoe
- Tachykardie
- Ejektionsklick, systolisches Strömungsgeräusch und enge Spaltung des 2. Herztones
- Zeichen der Rechtsherzinsuffizienz (Hepatomegalie, Stauungshepatitis, Ödeme etc.)
- evtl. epigastrische Pulsationen durch hypertrophierten rechten Ventrikel
- evtl. 2. ICR links systolische Pulsation der dilatierten A. pulmonalis

- ■ **Elektrokardiogramm**
- Steil- oder Rechtslagetyp
- Zeichen der Rechtshypertrophie
  - hohe spitze P-Zacken in II, aVF, III und V1 (P-dextroatriale)
  - SI/SII/SIII-Typ
  - positiver Sokolow-Index ($RV_1 + SV_5 \geq 1{,}05\,mV$)
  - Rechtsschenkelblock (QRS ≥0,11, oberer Umschlagspunkt >0,03 s in V_1–V_2)
  - konvexbogige ST-Streckensenkung
  - biphasisches bis präterminal negatives T (V_1–V_3)
- evtl. periphere Niedervoltage (bei Emphysem)

- ■ **Röntgenuntersuchung des Thorax**
- Erweiterung der Pulmonalarterie und der Hauptäste mit Kalibersprung zur Peripherie
- obstruktive Lungenkrankheit: Erweiterung des rechten deszendierenden Pulmonalarterienastes (>16 mm) → Hinweis auf PAH
- Einengung des Retrosternalraumes bei Dilatation des rechten Ventrikels

- ■ **Transthorakale/transösophageale Echokardiographie**
- rechtskardiale Dilatation
- Verdickung der rechtsventrikulären Vorderwand (>5 mm)
- vermehrte intraventrikuläre Trabekelzeichnung
- Linksverlagerung des interatrialen Spetums
- evtl. dilatationsbedingte Trikuspidalregurgitation
- evtl. paradoxe Septumbewegung
- evtl. hyperkinetischer rechter Ventrikel
- ggf. dopplersonographische Abschätzung der rechtskardialen Drücke bei relativer Trikuspidalinsuffizienz

- ■ **Lungenfunktionsprüfung**
- ggf. Nachweis obstruktiver und restriktiver Ventilationsstörungen
- ggf. Veränderungen der Blutgase

- ■ **Lungenszintigraphie**
- Perfusionsszintigramm zum Nachweis/Ausschluss rezidivierender Lungenembolien

■ ■ **Magnetresonanztomographie**
- Goldstandard zur Größenbestimmung des rechten Ventrikels und dessen Ejektionsfraktion

■ ■ **Spiral-CT**
- subtile Lungendiagnostik

■ ■ **Diagnostischer Pulmonaliskatheter**
- direkte Druckmessungen im kleinen Kreislauf
- Ausschluss einer Linksherzinsuffizienz
- Testung der Effektivität von Vasodilatoren
- Bestimmung des Herzminutenvolumens in Ruhe und unter Ergometerbelastung
- genaue Bestimmung des Schweregrads der pulmonalen Hypertonie
  - **Stadium I:** Ruhedrücke normal, Anstieg des PAP unter leichter Belastung ohne Erhöhung des PAOP (Druckgradient im kleinen Kreislauf steigt). Vorhofmitteldruck und enddiastolischer rechtsventrikulärer Druck normal. Adäquate Zunahme des HZV
  - **Stadium II:** Erhöhter PAP in Ruhe ohne wesentlichen Anstieg des rechtsventrikulären enddiastolischen und des mittleren Vorhofdrucks, starker Druckanstieg in der Pulmonalarterie und inadäquate Förderleistung unter Belastung
  - **Stadium III:** Erhöhter PAP in Ruhe, enddiastolischer Druck im rechten Ventrikel und mittlerer Vorhofdruck >8 mmHg. HZV an unterer Grenze der Norm und nicht mehr steigerungsfähig (dekompensierte Rechtsinsuffizienz)

■ **Therapie**
- Vermeidung von hypoxischen Bedingungen (Höhenlage, Flugreisen etc.) → hypoxische pulmonale Vasokonstriktion mit Gefahr der akuten Rechtsherzdekompensation
- körperliche Schonung
- Langzeitsauerstoffgabe (24 h) → Senkung der Letalität; Cave: Möglicher Anstieg des p_aCO_2 unter O_2-Gabe (Haldane-Effekt!!)
- Vermeidung von Substanzen, die zu einer pulmonalen Vasokonstriktion führen (z. B. Noradrenalin)
- Optimierung der Vorlast des rechten Ventrikels (Vermeidung von Hypovolämien)

- frühzeitige antibiotische Therapie bei pulmonalen Infektionen
- Gabe von **Vasodilatatoren**
  - **Prostazyklinanaloga:** Iloprost (stabiles Prostazyklinanalogon; 6-mal/d Vernebelung oder i.v. Gabe; v. a. bei IPAH mit NYHA III–IV und sklerodermieassoziierter PAH; max. 75–200 µg/d), Beraprost, Epoprostenol, Treprostinil (s.c.!)
  - **Phosphodiesterase-5-Hemmer:** Sildenafil, Vardenafil, Tadalafil (vasodilatatorische Wirkung durch Erhöhung der intrazellulären cGMP-Spiegel)
  - **Endothelinrezeptorantagonisten:** Bosentan (v. a. bei Rechtsherzinsuffizienz mit NYHA III-IV; Initialdosis 2-mal 62,5 mg/d, nach 4 Wochen möglichst verdoppeln (**cave:** Hepatotoxizität), Sitaxsentan, Ambrisentan)
  - **Kalziumantagonisten:** Amlodipin, Nifedipin (170 mg/d) bzw. Diltiazem (720 mg/d) bei einigen Patienten hilfreich (s. u.) (**cave:** hämodynamische Nebenwirkungen!
  - **Stickstoffmonoxid NO:** selektiver pulmonaler Vasodilatator; hilfreich bei akuter Dekompensation; Dosierung 5–40 ppm)
- **Diuretika** zur Verminderung der RV-Vorlast und zum Ausschwemmen von Ödemen
- **Digitalispräparate** zur Steigerung des HZV bei Rechtsherzinsuffizienz, v. a. bei Vorhofflimmern
- **Antikoagulation** zur Vermeidung von thromboembolischen Komplikationen (Vitamin K-Antagonisten p.o. oder präoperative i.v. Heparinisierung)
- ggf. zur Druckreduktion invasive Ballon-arterioseptostomie
- weitere therapeutische Optionen (z. T. experimentell):
  - Citrullingabe (NO-Vorläufer; 150 mg/kg Bolus, dann 9 mg/kg/h → experimentell!)
  - inhalative Applikation von Nitroglyzerin und Na-Nitroprussid inhalativ
  - inhalative/intravenöse Applikation von Milrinon (Phosphodiesterase-3-Hemmer)
  - Nesiritide (rekombinantes B-Typ natriuretisches Peptid; verstärkte Umwandlung von

GTP zu cGMP; 2 µg/kg Bolus, dann 0,01 µg/kg/min)

— nicht empfohlen werden:
 — Betablocker
 — ACE-Hemmer
 — Nitrate und Angiotensinantagonisten
 — generelle Behandlung mit Kalziumantagonisten (Langzeiteffekt fraglich, vorher unter Monitoring positiven Effekt nachweisen; z. T. fatale Wirkungen bei »Non-Respondern«)

❯ **Kombinationstherapie der PAH:** Basistherapie (Langzeitsauerstoff, Antikoagulation und Diuretika) kombiniert mit Prostazyklinanaloga und/oder Kalziumantagonisten, Endothelinrezeptorantagonisten sowie PDE 5-Hemmern!

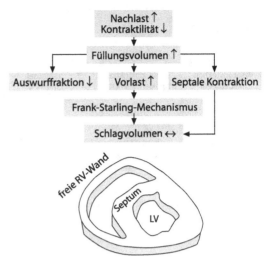

❑ **Abb. 26.1** Kompensationsmechanismen der akuten Rechtsherzbelastung durch Septumkontraktion

26.2 Akute Rechtsherzdekompensation

- **Definition**
 — **Rechtsherzdysfunktion:** Zunahme der enddiastolischen Füllung und Abnahme der Auswurffraktion bei unverändertem Schlagvolumen ($SV = EF \times EDV$)
 — **Rechtsherzinsuffizienz:** Zunahme der enddiastolischen Füllung und Abnahme der Auswurffraktion; zusätzlich Abfall des Schlagvolumens.
 — Die akute Kompensationsfähigkeit des nichtadaptierten rechten Ventrikels des Menschen endet bei einem pulmonalarteriellen Mitteldruck von 35–40 mmHg!

- **Zeitpunkt des Auftretens**
 — Auftreten einer Rechtsherzdekompensation zumeist postoperativen oder auf Intensivstation durch akute Rechtsherzbelastung (z. B. Lungenembolie) bzw. Myokardischämie/-infarkt.
 — Akutes Rechtsherzversagen kann nach Infarktgeschehen durch gute septale Kontraktion (teil-)kompensiert oder aber bei dessen Fehlen ausgelöst werden (❑ Abb. 26.1).
 — Initiierung eines Circulus vitiosus bei akuter Nachlasterhöhung mit konsekutiver Ischämie

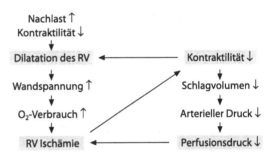

❑ **Abb. 26.2** Rechtsventrikuläre Ischämie aufgrund akuter Nachlasterhöhung

des rechten Ventrikels und Pumpversagen (❑ Abb. 26.2).
 — Eine intrapulmonale Widerstanderhöhung mit Anstieg der rechtskardialen Nachlast kann durch verschiedene Mechanismen ausgelöst sein (❑ Abb. 26.3).

- **Diagnostik**
- - **Körperliche Untersuchung**
 — Belastungsdyspnoe
 — Tachykardie
 — rasche Ermüdbarkeit
 — Ejektionsklick, systolisches Strömungsgeräusch und enge Spaltung des 2. Herztons
 — evtl. Hepatomegalie und Stauungshepatitis

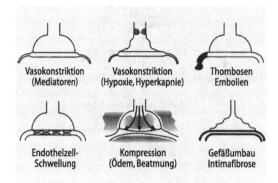

Abb. 26.3 Ursachen der Nachlasterhöhung des rechten Herzens

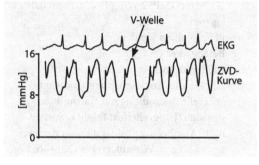

Abb. 26.4 ZVD-Kurve bei Rechtsherzdekompensation

= Ödeme
= evtl. epigastrische Pulsationen durch hypertrophierten rechten Ventrikel

▪▪ Elektrokardiogramm

= Nachweis eines rechtsventrikulären Infarkts bei ST-Hebung (>0,1 mV) mit R-Verlust in den Ableitungen V3R und V4R (Sensitivität 83 % und Spezifität 77 %)
= Steil- oder Rechtslagetyp
= Zeichen der Rechtshypertrophie
  = hohe spitze P-Zacken in II, aVF, III und V1 (P-dextroatriale)
  = SI/SII/SIII-Typ
  = positiver Sokolow-Index ($RV_1 + SV_5$ ≥1,05 mV)
  = Rechtsschenkelblock (QRS ≥0,11, oberer Umschlagspunkt >0,03 s in V_1–V_2)
  = konvexbogige ST-Streckensenkung
  = biphasisches bis präterminal negatives T (V_1–V_3)
= evtl. $S_I Q_{III}$-Typ bei Lungenembolie

▪▪ Echokardiographie

= rechtskardiale Dilatation
= großer, akinetischer rechter Ventrikel bei kleinem, gut kontrahierendem linken Ventrikel
= Septumdeviation nach links, evtl. paradoxe Septumbewegung
= Linksverlagerung des interatrialen Spetums
= evtl. dilatationsbedingte Trikuspidalregurgitation
= evtl. hyperkinetischer rechter Ventrikel

= ggf. dopplersonographische Abschätzung der rechtskardialen Drücke bei relativer Trikuspidalisinsuffizienz
= evtl. Verdickung der rechtsventrikulären Vorderwand (>5 mm) und vermehrte intraventrikuläre Trabekelzeichnung bei vorbestehender chronischer Rechtsbelastung

▪▪ Pulmonalarterielle Katheterisierung

= erhöhte pulmonalarterielle Drücke
= erhöhter pulmonalarterieller Strömungswiderstand
= erniedrigtes HZV
= ZVD-Kurven mit hoher v-Welle auf (bedingt durch funktionelle Trikuspidalinsuffizienz; ☑ Abb. 26.4)

▪▪ Labor/Enzyme

= Nachweis einer Ischämie bzw. eines rechtsventrikulären Infarkts (Troponin T und I, CK/CK-MB etc.)
= brain natriuretic peptide (BNP): sensibler Parameter für den Nachweis einer chronisch isolierten Rechtsherzinsuffizienz bzw. auch einer Linksherzinsuffizienz mit einem Cut-off-Wert von 90 pg/ml. Korreliert sehr gut mit dem enddiastolischen Durchmesser des rechten Ventrikels. Keine Korrelation mit der Mortalität und der Komplikationsrate

▪ Therapie
▪▪ Therapie der Grunderkrankung

= z. B. Reperfusionstherapie bei akutem Myokardinfarkt

- z. B. Lyse bzw. Operation bei akuter Lungenembolie etc.

■ ■ Optimierung der rechtsventrikulären Vorlast
- Nur Patienten mit niedrigem, nicht jedoch solche mit hohem rechtsventrikulärem Füllungsvolumen können auf Volumengabe ihr Schlagvolumen steigern!
- Vorsichtige Testung der Volumenreagibilität unter engmaschigem Monitoring der Füllungsdrücke bzw. des HZV bzw. mittels TEE (»volume challenge«).
- ggf. Flüssigkeitsentzug mittels Diuretika bzw. Nierenersatzverfahren
- zurückhaltende Indikation für Erythrozytenkonzentrate, insbesondere bei Patienten mit Sepsis und/oder ARDS → passagere Erhöhung des pulmonalarteriellen Drucks und damit des rechtsventrikulären O_2-Verbrauchs nach Transfusion von 2–4 Erythrozytenkonzentraten!

■ ■ Optimierung der rechtsventrikulären Nachlast
- Senkung des pulmonalarteriellen Drucks (s. o.) = zentrales Therapieprinzip!
- Sauerstoffgabe
- leichte Alkalisierung und evtl. Hypokapnie durch moderate Hyperventilation
- niedrigst mögliche Beatmungsdrücke zur Sicherung einer adäquaten Oxygenierung anstreben

■ ■ Optimierung der rechtsventrikulären Kontraktilität
- Inotropiesteigerung bei gleichzeitiger Optimierung von Vor- und Nachlast (unter HZV-Kontrolle)
- ggf. Steigerung des rechtskoronaren Perfusionsdrucks durch Vasopressoren
- wenn möglich, Aufrechterhaltung/Wiederherstellung eines (normofrequenten) Sinusrhythmus, ggf. antiarrhythmische Therapie
- ◙ Abb. 26.5 gibt einen Überblick über die Therapieoptionen

normotensiv / RV Vorlast	normotensiv / RV Vorlast ↑
• Volumen • Vasodilatatoren • Inodilatatoren * • evtl. inhaliertes NO, Prostanoide	• Vasodilatatoren • Inodilatatoren * • evtl. inhaliertes NO, Prostanoide
hypotensiv / RV Vorlast ↓	**hypotensiv / RV Vorlast ↑**
• Volumen • Noradrenalin • evtl. Adrenalin • evtl. inhaliertes NO, Prostanoide	• Noradrenalin • evtl. Adrenalin • evtl. inhaliertes NO, Prostanoide

* z.B. Phosphodiesterase-Inhibitoren, Dobutamin, Dopexamin.

◙ **Abb. 26.5** Medikamentöse Therapie bei akuter Rechtsherzdekompensation

■ ■ Antikoagulation
- ggf. Antikoagulation mit Heparin i.v. oder Marcumar p.o.

■ ■ Medikamente bei akutem Rechtsherzversagen
In ◙ Tab. 26.1 sind Medikamente zur Therapie des Rechtsherzversagens bzw. zur Rechtsherzentlastung aufgeführt.

■ ■ Chirurgische Therapieoptionen
- pulmonale Thrombendarteriektomie (an spezialisierten Zentren bei ausgesuchten Patienten mit chronisch-rezidivierenden Lungenembolien als Ursache des PAH)
- Ballonatrioseptostomie zur akuten Entlastung des RV (iatrogener Rechts-Links-Shunt auf Vorhofebene ↑, Oxygenierung ↓, jedoch HZV ↑ und peripheres Sauerstoffangebot ↑)
- mechanische Rechtsherzunterstützung (▸ Kap. 3)
- Herz-, Lungen oder kombinierte Herz-Lungen-Transplantation

❶ Chirurgische Therapieoptionen bei akutem Rechtsherzversagen nach sorgfältiger, individueller Nutzen-Risiko-Abwägung im Sinne einer Ultima-ratio-Maßnahme!

Tab. 26.1 Medikamente bei Rechtsherzversagen

Medikamente	Dosierung	Bemerkungen
(Pulmonale) Vasodilatatoren i.v.		
Nitroprussid-Natrium	0,5–0,8 µg/kg/min	**Cave:** Cyanidbildung bei Langzeitapplikation
Nitroglycerin	0,5–8 µg/kg/min	
Epoprostenol	1,0–500 ng/kg/min	Beginn mit 1–2 ng/kg/min, Dosissteigerung nach Effekt
Iloprost	0,5–5 ng/kg/min	HWZ 30 min
Milrinon	Ggf. Bolus 50 µg/kg über 10 min, dann 0,375–0,75 µg/kg/min	»Inodilatator«: Vasodilatation und Inotropiesteigerung
Enoximone	Ggf. 0,5 mg/kg über 10 min, dann 5–20 µg/kg/min	»Inodilatator«: Vasodilatation und Inotropiesteigerung
Citrullin	Ggf. Bolus 150 mg/kg (an HLM), dann 9 mg/kg/h (für 48 h)	Experimentell!
(Pulmonale) Vasodilatatoren inhalativ (z.T. nicht zugelassen)		
Epoprostenol	Verdünnen auf 10–20 µg/ml, dann vernebeln	
Iloprost	2,5–5,0 µg 6- bis 9-mal/d	
Milrinon	60–90 µg/kg	Experimentell!
NO	5–80 ppm	
Nitroglycerin	2,5 µg/kg über 10 min	
Treprostinil	15–30 µg	
(Pulmonale) Vasodilatatoren subkutan		
Treprostinil	1,25 ng/kg/min kontinuierlich	
(Pulmonale) Vasodilatatoren oral		
Bosentan	62,5–125 mg in 2 Dosen	
Sildenafil	0,25–0,75 mg/kg alle 4–6 h	
Vardenafil	5 mg/d	Nach 4 Wochen auf 2×5 mg/d steigern
Inotropika und Vasopressoren		
Isoproterenol	0,01–0,2 µg/kg/min	
Dobutamin	2–5–20 µg/kg/min	Low-Dose-Gabe anstreben (Tachykardie!)
Adrenalin	0,03–0,15 µg/kg/min	
Levosimendan	Ggf. Bolus 6–24 µg/kg, dann 0,1–0,2 µg/kg/min	
Noradrenalin	0,03–0,4 µg/kg/min	

Ausgewählte Literatur

Publikationen

Badano LP, Ginghina C, Easaw J Right ventricle in pulmonary arterial hypertension: haemodynamics, structural changes, imaging, and proposal of a study protocol aimed to assess remodelling and treatment effects. Eur J Echocardiogr 11: 27–37

Barst RJ, Maislin G, Fishman AP (1999) Vasodilator therapy for primary pulmonary hypertension in children. Circulation 99:1197–1208

Channick RN et al. (2001) Effects of the dual endothelin-receptor antagonist bosentan in patients with pulmonary hypertension: a randomised placebo controlled study. Lancet 358:1119–1123

ESC-ERS (2009) »Guidelines on the Diagnosis and Treatment of Pulmonary Hypertension«. EHJ 30:2493–2537

Ewert R et al. (2000) Iloprost as Inhalational and intravenous longterm treatment of patients with primary pulmonary hypertension. Register of the Berlin Study Group for Pulmonary Hypertension. Z Kardiol 89:987–999

Gordon C, Collard CD, Pan W (2010) Intraoperative management of pulmonary hypertension and associated right heart failure. Curr Opin Anaesthesiol 23: 49–56

Haddad F, Couture P, Tousignant C et al. (2009) The Right Ventricle in Cardiac Surgery, a Perioperative Perspective: II. Pathophysiology, Clinical Importance, and Management. Anesth Analg 108: 422–33

Jurcut R, Giusca S, La Gerche A (2010) The echocardiographic assessment of the right ventricle: what to do in 2010? Eur J Echocardiogr 11: 81–96

Krüger S et al. (2003) Brain natriuretic peptide – Diagnostische und prognostische Bedeutung bei chronischer Herzinsuffizienz. Medizinische Klinik 98:562–567

Lahm T, McCaslin CA Wozniak TC et al. (2010) Medical and surgical treatment of acute right heart failure. J Am Coll Cardiol 56: 1435–1446

Lange TJ, Lubnow M (2013) Akute Rechtsherzdekompensation bei pulmonaler Hypertonie. Dtsch Med Wochenschr 1380:2023–2026

Olschewski H et al. (2002) Pulmonaler Hochdruck. Internist 43:1498–1509

Olschewski H, Seeger W (2002) Pulmonary hypertension – pathophysiology, diagnosis, treatment and development of a pulmonary-selective therapy. Uni-med, Bremen

Olschewski H et al. (2002) Inhaled iloprost for severe pulmonary hypertension. N Engl J Med 347:322–329

Olschewski H, Walmrath D, Schermuly R et al. (1996) Aerosolized prostacyclin and iloprost in severe pulmonary hypertension. Ann Intern Med 124:820–824

Rubin LJ (1997) Primary pulmonary hypertension. N Engl J Med 336:111–117

Rubin LJ et al. (2002) Bosentan therapy for pulmonary arterial hypertension. N Engl J Med 346:896–903

Schranz D et al. (2003) Pulmonale Hypertension im Kindes- und Jugendalter. Monatschr Kinderheilkd 151:424–441

Simonneau G, Robbins IM, Beghetti M (2009) Updated clinical classification of pulmonary hypertension. J Am Coll Cardiol 54: S43–54

Zwissler B. (2002) Inhaled vasodilatators. Anaesthesist 51: 603–624

Neurointensivmedizinische Krankheitsbilder

M. Fresenius

M. Fresenius et al., *Repetitorium Intensivmedizin*,
DOI 10.1007/978-3-642-44933-8_27, © Springer-Verlag Berlin Heidelberg 2014

27.1   Subarachnoidalblutung (SAB)

- **Definition**
- Blutung in den kraniellen und/oder spinalen Liquorraum

- **Inzidenz**
- jährliche Inzidenz: 6–9 Fälle auf 100.000 Einwohner bzw. 5 % aller »Apoplexe« in Mitteleuropa und den USA

> **Etwa 0,5–1 % der gesunden Bevölkerung weist ein Hirnarterienaneurysma auf. Prädilektionsstelle ist der vordere Abschnitt des Circulus arteriosus cerebri (Willisi).**

- **Einteilung**

Folgende Formen werden unterschieden:
- aneurysmale SAB (durch Ruptur eines intrakraniellen Aneurysmas)
- perimesenzephale SAB
- nicht perimesenzephale basale SAB ohne Nachweis einer Blutungsquelle
- SAB anderer nicht traumatischer Ursache (z. B. arteriovenöse Malformation, Arteriitis, intrakranielle arterielle Dissektion, venöse Thrombose, zerebrale Amyloidangiopathie, zerebrales Vasokonstriktionssyndrom, Kokain)

- **Mortalität**
- 30-Tage-Letalität: ca. 35 %
- intrahospitale Mortalität von 19 % innerhalb der ersten 3 Monate
- Letalität der SAB aufgrund von Vasospasmen (23 %), medizinischen Komplikationen (23 %), Rezidivblutung (22 %), direkten Folgen der Erstblutung (19 %) und präklinischem Tod (10 %)

- **Risikofaktoren (relatives Risiko)**
- weibliches Geschlecht (66 %)
- Verwandte mit SAB (6,6 %)
- Alkoholabusus (4,7 %)
- arterieller Hypertonus (2,8 %)
- Nikotinkonsum (1,9 %)

- **Prognose**
- abhängig von der Bewusstlosigkeit (<1 h bzw. >1 h mit deutlich schlechterer Prognose)
- Todesursache: früher die Rezidivblutung, heute der Vasospasmus oder die medizinischen Komplikationen

- **Klinik**
- Akut einsetzende heftigste Kopfschmerzen (»Vernichtungskopfschmerzes«), der sein Maximum innerhalb von Sekunden erreicht
- fakultativ: neurologische Ausfälle wie Aphasie, Hemiparese
- Bewusstseinsstörungen in 2/3 aller SAB-Patienten (sekunden- bis stundenlanges Koma)
- Meningismus
- Krampfanfälle bei 10–20 % aller Patienten in den ersten 24 h → Erhöhung des zerebralen Blutflusses mit Gefahr einer Rezidivblutung
- Übelkeit, Erbrechen, Aspiration
- EKG-Veränderungen durch myokardialen Schaden nach SAB
- arterielle Hypertonie (ca. 36 %)
- Herzrhythmusstörungen (ca. 35 %)
- Elektrolytstörungen: Hypokaliämie, Hyponatriämie aufgrund einer vermehrten ADH- und Brain-natriuretic-peptide-Sekretion (BNP) sowie Hypomagnesiämie (ca. 33 %)
- Leberfunktionsstörung (ca. 24 %)
- neurogenes Lungenödem (ca. 23 %)
- Aspirationspneumonie (ca. 23 %)
- Hyperglykämie (ca. 21 %)

> **Etwa 5–10 % aller SAB werden ärztlich übersehen, insbesondere dann wenn die Kopfschmerzen weniger schwer sind, neurologische Fokalzeichen oder Meningismus-Zeichen fehlen!**

Der Schweregrad der subarachnoidalen Blutung wird nach Hunt und Hess (1968) in 5 Stadien eingeteilt (◘ Tab. 27.1).

- **Diagnostik**
- **Notfall-CCT** (mit einer Sensitivität von 95 % in den ersten 24 h)
- **MRT** (in den ersten Tagen ähnliche Sensitivität wie CCT)
- bei unauffälligem CCT/MRT und weiterbestehenden Verdacht auf SAB sollte eine **Lumbal-**

◻ Tab. 27.1 Klinische SAB-Schweregradeinteilung. (Adaptiert nach Hunt u. Hess 1968)

Grad I	Nur leichte Kopfschmerzen und leichte Nackensteifigkeit
Grad II	Mäßige bis schwere Kopfschmerzen, Nackensteifigkeit, Hirnnervenlähmung
Grad III	Leichte Bewusstseinstrübung, Verwirrtheit oder leichte Herdsymptome
Grad IV	Tiefere Bewusstseinsstörung, mäßige bis schwere Hemiparese, vegetative Störungen, auch frühe Dezerebrationszeichen
Grad V	Tiefes Koma, Enthirnungsstarre

punktion erfolgen (z. B. nach einer Wartezeit von 8–12 h ab Kopfschmerzbeginn)
= bei Xanthochromie Durchführung einer zerebralen **Panangiographie** zum Nachweis eines Aneurysmas

- **Monitoring**
= **Standardmonitoring**:
  ≈ EKG, kontinuierliche arterielle Druckmessung (Bezugspunkt: Druckaufnehmer auf Höhe des äußeren Gehörganges)
  ≈ Flüssigkeitsbilanz
  ≈ Blutglukose, Elektrolyte
  ≈ BGA, Temperatur
  ≈ Pupillenreaktionen, Vigilanzstatus bei nicht intubiertem Patient, Glasgow Coma Scale (GCS)
= **erweitertes Monitoring**:
  ≈ zur Überwachung der **Neurologie**:
    – tägliche **transkranielle Dopplersonographie** (TCD) → Flussgeschwindigkeit sollte <100 cm/s liegen; mittlere Strömungsgeschwindigkeiten der A. cerebri media >200 cm/s zeigen einen angiographischen Spasmus dieses Gefäßes zuverlässig an! Das Gleiche gilt für Anstiege der mittleren Strömungsgeschwindigkeit der A. cerebri media um >50 cm/s in 24 h oder ein »hemispheric index« (>3) als ein Vergleichsmaß extra- und in trakranieller Geschwindigkeiten!

– evtl. **ICP-Messung** (evtl. Außenableitung bei erhöhten ICP-Werten)
– evtl. **Kernspin-Angiographie** (MRA auch im Verlauf, besser als Perfusionsangiographie)
= zur Registrierung der **Hämodynamik** (insbesondere bei kardialer Dekompensation im Rahmen der SAB bzw. bei Patienten mit kardialen Vorerkrankungen oder bei Triple-H-Therapie): ZVD-Messung, PiCCO, LiDCOplus

- **Komplikationen**
= akuter posthämorrhagischer **Okklusionshydrozephalus** (20–25 %) → Ventrikeldrainage zur Entlastung
= **Gefäßspasmen** zwischen dem 4 und 14. Tag nach einer aneurysmalen SAB → Hypoxie im nachfolgenden Gebiet (in 20–40 % der Fälle)
= epileptische Anfälle (»spreading depolarizations«)
= raumfordernde intrazerebrale Hämatome → neurochirurgische Entlastung
= hirnorganisches Psychosyndrom (HOPS)
= letale Hirndruckkrise

- **Therapie**
- - **Therapieziele**
= Vermeidung einer Aneurysma-**Rezidivblutung** mit Verschlechterung der Prognose (Inzidenz der Rezidivblutung ohne Intervention: ca. 4 % am ersten Tag und danach ca. 1–2 % pro Tag im ersten Monat)
= Sicherstellung einer **adäquaten zerebralen Perfusion** (CPP >70 mmHg, keine Hypovolämie)
= Reduktion/Vermeidung einer sekundären **Hirnschwellung mit Hirndruck**
= Vermeidung bzw. Therapie eines **zerebralen Vasospasmus**
= Prävention und Therapie medizinischer Komplikationen (Aspiration, VAP, …)

- - **Therapeutische Maßnahmen**
= **Ursachenbeseitigung** bei nachgewiesenen Aneurysma (innerhalb der ersten 72 h)
  ≈ Aneurysma-Coiling durch Neuroradiologen
  ≈ Aneurysma-Clipping durch Neurochirurgen

▬ **Anmerkung**: der Langzeitverlauf der ISAT-Studie zeigte **Vorteile des Coilings** (5-Jahres-Überleben, neurologischem und kognitivem Zustand) gegenüber dem Clipping bei Patienten, bei denen beide Verfahren angewendet werden können! Aneurysma-Clipping bei Aneurymen der A. cerebri media oder A. pericallosa und Abgang von Arterien aus dem Aneuryma.

▬ **Intensivtherapie:**

▬ Bettruhe und heftige pressorische Akte vermeiden (prophylaktische Laxanzien- und Antiemetika-Gabe)

▬ nach der Aneursmaausschaltung subkutane Thromboseprophylaxe mit NMH

    ▬ Vermeidung einer **Hypo- und Hyperglykämie** (Blutzucker 110–150 mg/dl)

▬ Aufrechterhaltung einer ausreichenden zerebralen Perfusion

    ▬ mit dem Ziel der **Therapie des Volumenmangels** (plus 3–4 l Kristalloiden → ca. 1/3 der Patienten zeigen einen Plasmavolumenabfall >10 %)

    ▬ mit dem Ziel, einen adäquaten **zerebralen Perfusionsdruck >70 mmHg bzw. MAP 60–90 mmHg** aufrecht zu erhalten: bei arterieller Hypotonie mit MAP <60 mmHg → Applikation von Noradrenalin, bei arterieller Hypertonie mit MAP >90 mmHg → Gabe von α- Blockern oder β-Blockern (CPP = MAP – ICP = >70 mmHg; Verzicht auf Nitrate und Nifedipin)

 Früher orientierte sich die Therapie am ZVD, heute sollte bei der intensivmedizinischen Therapie frühzeitig ein PiCCO-System gelegt und das ITBV gemessen werden!

▬ bei arterielle Hypertonie **systolische Blutdrucksenkung** auf <180 mmHg

▬ Sicherstellung einer adäquaten Oxygenation (paO$_2$ >100 mmHg) durch frühzeitige Intubation und mechanischer, lungenprotektiver Ventilation (V$_T$ 6–8 ml/kg KG und evtl. PEEP bis 15 mmHg!) bei Bewusstseinsstörungen und/oder GCS <8 (Gefahr der Aspiration und des neurogenen Lungenödems), Normoventilation bis diskrete Hyperventilation (pCO$_2$: 34–36 mmHg)

▬ Vermeidung von **verzögerten, ischämischen neurologischen Defiziten** (DIND = »delayed ischemic neurological deficit«) infolge

▬ Prophylaxe/Therapie **zerebraler Vasospasmus**; in 30–40 % klinisch symptomatischer Vasospasmus, ▶ unten!

▬ Therapie von **Hypovolämien** und Ausgleich der **Hypokaliämie, Hyponatriämie** (nach Reanimation und bedingt durch SIADH mit überschießender ADH-Sekretion sowie aufgrund des »cerebral salt wasting syndrome«) → hämodynamisch-augmentierend Therapie beim DIND (»Triple-H-Therapie«= Hypertension, Hypervolämie, Hämodilution).

▬ Analgosedierung nach den S3-Leitlinien der DGAI

▬ Therapie von zerebralen Krampfanfällen mit Midazolam und Phenytoin

▬ notfalls Lagerungsbehandlung (Abwägung zwischen Hirndruckanstieg (ICP ↑) mit leichtem Abfall des zerebralen Perfusionsdrucks (CPP ↓) und deutlicher Verbesserung der Oxygenierung (P$_{ti}$O$_2$↑↑)

▬ frühe enterale Ernährung

▬ Vermeidung bzw. schnelle Therapie einer Hyperthermie (>38,5°C)

▬ bei klinisch symptomatischen akuten Hydrozephalus zügige Anlage einer externen Liquorableitung

▬ bei einem symptomatischen chronischen Hydrozephalus Anlage eines ventrikulo-peritonealen oder ventrikulo-atrialen Shunts

▬ **keine** prophylaktische Gabe von Glukokortikoiden oder Antifibrinolytika

▪▪ **Prophylaxe von Vasospasmen**

▬ **Nimodipin** (Nimotop) p.o. (60 mg alle 4 h, für **3 Wochen**). Ist eine orale Verabreichung nicht möglich, kann eine intravenöse Gabe erfolgen 2 mg/h über 7–10 Tage (Thrombozytenaggregation ↓, CBF um ca. 18 % ↑, zellprotektive Wirkung (intrazelluläres Ca^{2+}↓), Nebenwirkungen pulmonale Shunts mit p$_s$O$_2$-Abfall, hoher Alkoholgehalt, Blickrichtungsnystagmus)

▪▪ Therapie des Vasospasmus

▬ **endovaskuläre Therapie:**

  ▬ transluminale Ballondilatation mittels Katheter (effektiv, Besserung bei 55–70 % der Patienten, der Prozedur anhaftende Mortalität: 2–5 %)

  ▬ intraarterielle, superselektive Gabe vasodilatatorischer Substanzen (Kalziumantagonisten oder Papaverin)

❶ **Eine endovaskuläre Therapie vasospasmusbedingter ischämischer Defizite kann generell aufgrund fehlender kontrollierter Studien nicht empfohlen werden!**

▬ **keinen** Effekt bezüglich Verhinderung/Aufhebung des Vasospasmus zeigten:

  ▬ der Endothelin-Antagonist Clazosentan

  ▬ intravenöses Magnesiumsulfat

  ▬ Thrombozytenfunktionshemmer (zeigten nur Trend zur Besserung)

▪▪ Weitere Therapieansätze der SAB

▬ kein Einsatz für Antifibrinolytika zur Prophylaxe der frühen Aneurysma-Nachblutung → Zunahme ischämischer Komplikationen (Roos et al. 2003)

▬ keine Kortikosteroid-Gabe (Feigin et al. 2005a)

▬ kein Effekt von Tirilazad (Zhang et al. 2010)

▬ keine Empfehlung aktuell für die Gabe von Statinen (Kramer u. Fletcher 2010)

▬ evtl. primärprophylaktische Gabe von Antikonvulsiva (kurzfristig)

27.2 Akuter Schlaganfall

▶ **Der Schlaganfall ist einer der häufigsten Erkrankungen in Deutschland! Er ist wie der Herzinfarkt oder die Lungenembolie als medizinischer Notfall zu behandeln.**

Beim Verdacht auf Schlaganfall jeden Schweregrades soll der Rettungsdienst, bei schwerem Schlaganfall mit Bewusstseinsstörung oder bei Patienten mit kardiorespiratorischen Störungen der Notarzt gerufen werden (Kessler et al. 2011) → »time is brain«

Die Behandlung sollte auf einer Schlaganfallstation (Stroke Unit) erfolgen → höhere Effektivität im Vergleich mit einer nicht spezialisierten Station → Mortalitätsreduktion relativ um 18–46 % (absolut 3 %).

Formen des Schlaganfalls:

▬ Als **ischämischer Schlaganfall** (85 %) wird ein akutes fokales neurologisches Defizit aufgrund einer umschriebenen Durchblutungsstörung des Gehirns bezeichnet.

▬ Beim **hämorrhagischen** Schlaganfall (15 %) mit höherer Mortalität (bis 50 %) ist es zur Einblutung intrazerebral oder in den Liquorraum gekommen.

▪ Therapie

Die Therapie gliedert sich in 5 Punkte:

▬ allgemeine Behandlung/Basistherapie

▬ spezifische Behandlung, z. B. rekanalisierende Therapie

▬ frühe Sekundärprophylaxe

▬ Erkennung, Vorbeugung und Behandlung von Komplikationen

▬ frühe rehabilitative Therapien

▪▪ Allgemeine Behandlung/Basistherapie

▬ kurze **klinisch-neurologische Untersuchung** (innerhalb von **10 min** nach Eintreffen in der Klinik)

▬ keine Traumatisierung vorrangig betroffener Seite (i.v. Zugang, Lagerung). keine Heparin-, ASS- oder Steroid-Gabe, keine intramuskulären Injektionen!

▬ bei Patienten mit schweren Schlaganfällen bzw. ausgeprägten neurologischen Symptomen sollten die **Atemwege freigehalten** werden und eine **zusätzliche Oxygenierung** (Gabe von **Sauerstoff (2–4 l/O$_2$/min)** über eine Nasensonde) angestrebt werden!

▬ **frühe endotracheale Intubation** bei **pathologischen Atemmuster**, z. B. infolge von Hirnstamm- und Hemisphäreninfarkten oder bei hohem Risiko für die Entwicklung einer **Aspirationspneumonie**

▬ **Blutdruckkontrolle beim ischämischen Hirninfarkt:**

  ▬ Vermeidung von arterieller Hypertoniephasen (**>220 mmHg systolisch und diastolische >120 mmHg**) → **Zielwerte** bei vorbestehendem arteriellen Hypertonus

180 mmHg systolisch und 100–105 mmHg diastolisch, sonst 160–180 systolisch und 90–100 mmHg diastolisch. **Keine schnelle Blutdrucksenkung** bei hypertensiver Entgleisung, Blutdruck in den ersten Tagen nach Schlaganfall im hypertensiven Bereich halten!

- **geeignete Medikamente**
  - **parenteral:** Clonidin (0,15 mg s.c. oder i.v.) oder Urapidil (5–25 mg i.v.) sowie zur Langzeittherapie Urapidil, Dihydralazin und Metoprolol
  - **oral:** Ramipril (5 mg p.o.) oder Kalziumantagonisten wie Nitrendipin (5 mg p.o.)
- **zu vermeiden: Nifedipin, Nimodipin** und/oder alle Maßnahmen, die zu einem drastischen Blutdruckabfall führen!
- **Blutdruckkontrolle beim hämorrhagischen Hirninfarkt:**
- rasche Senkung auf Zielwerte: <140–160 mmHg systolisch (gemäß INTERACT-2-Studie)
- **EKG**-Registrierung
- Monitoring der **Körpertemperatur** → antipyretische Behandlung (Paracetamol oder Metamizol) bei Temperaturrhöhungen >37,5°C
- Monitoring des **Blutzucker** und der **Elektrolyte** → bei BZ >200 mg/dl Gabe von Insulin i.v.
- **CCT** innerhalb von **25 min** nach Eintreffen zum Ausschluss einer intrazerebralen Blutung, evtl. **MRT** mit Gradienten-Echo-Sequenz bei rascher Verfügbarkeit und bei Prozessen der hinteren Zirkulation. Bei klinischem Verdacht auf einen proximalen intrakraniellen Gefäßverschluss (NIHSS ≥10) evtl. CT- oder eine MR-Angiographie → dann mechanische Thrombektomie

• • **Spezifische Behandlung**
Beseitigung des Gefäßverschlusses beim ischämischen Schlaganfall (innerhalb von 60 min nach Eintreffen, »Door-to-Needle«-Zeit):
- **systemische, intravenöse Lyse** mit **Alteplase** (rtPA) seit 10/2011 im Zeitintervall bis **4,5 h** (ECASS-3-Studie) in einer Dosierung von **0,9** mg/kg KG, maximal **90** mg insgesamt, 10 % der Gesamtdosis als Bolus, die restlichen **90 %** im Anschluss als Infusion über **60** min → signifikant verbessertes klinisches Ergebnis nach einem ischämischen Schlaganfall!
- je früher die Lysetherapie nach den ersten Symptomen begonnen wird, desto geringer
  - die Krankenhaussterblichkeit (4 % relative Risikosenkung/15 min früherer Therapie),
  - die Inzidenz symptomatischer, intrakranieller Blutungen (4 % relative Risikosenkung/pro 15 min) und desto höher die Wahrscheinlichkeit, dass die Patienten ohne schwere Behinderungen überleben und nach Hause entlassen werden (3 % höhere Wahrscheinlichkeit/pro 15 min).
- **Kontraindikation für Lyse:** Thrombozyten <100.000/µl, BZ <50 oder >400 mg/dl, vor kurzem gastrointestinale Blutung, chirurgischer Eingriff, Schlaganfall oder Hirntrauma, nicht gut einstellbarer Hypertonus (RR >185/110 mmHg) sowie Patienten mit sehr schweren Infarkten (NIH Stroke Scale Score >25) und mit ausgedehnten Infarktfrühzeichen → Gefahr der sekundären Einblutung
- **Nebenwirkungen:** intrazerebrale Blutungen (Stammganglienblutung und Lobärblutung) mit einer Letalität von 50 %
- Für Krankenhäuser ohne die Möglichkeit einer endovaskulären Therapie empfiehlt sich ein sog. **Bridging-Konzept.** Nach Beginn einer i.v. Lysetherapie (evtl. in reduzierter Dosis, z.B. 0,6 mg/kg KG rtPA) erfolgt eine sofortige Verlegung in ein Zentrum zur Intervention (Pfefferkorn et al. 2010).
- **mechanische Rekanalisierung** durch **Thrombektomie** bzw. endovaskuläre Rekanalisationsverfahren, insbesondere bei proximalen intrakraniellen Gefäßverschlüssen (proximale A. cerebri media und Carotis-T) durch verschiedene Systeme (Merci- und die neueren Trevo- und Solitaire-Systeme) → Rate der frühen Rekanalisation ↑
  Anmerkung: 3 Studien im Jahr 1013 konnten keine Überlegenheit der Thrombektomie gegenüber der systemischen Lyse aufzeigen (MR-RESCUE-, IMS-III- und SYNTHESIS-Studie)!

- **offene Hämatomausräumung** beim **hämorrhagischen Hirninfarkt**
  - Anhand der STICH-Studie konnte gezeigt werden, dass von einer Ausräumung des Hämatoms nur solche Patienten profitieren, die eine **oberflächlich** gelegenen **Hirnblutung** aufweisen! Ansonsten wird ein konservatives Vorgehen empfohlen.
  - In den nächsten Jahren könnte die minimalinvasive Hämatomabsaugung bei Patienten >30 Jahre mit einer GCS ≥9 und einem intrazerebralen Blutvolumen von 25–40 ml an Bedeutung gewinnen.

- ■ ■ **Behandlung nach akuten Schlaganfall/Sekundärprophylaxe**

Komplikationen und zu ergreifende, prophylaktische Maßnahmen sind:

- **Dysphagie, Aspiration und Aspirationspneumonie** → Ernährung über transnasale Magensonde (PEG hat keinen Vorteil! Evtl. PEG-Anlage bei Ernährungsdauer von >1 Monat), gezielte und frühzeitige AB-Gabe bei Pneumonie. Die **bakterielle Pneumonie** ist eine der häufigsten Komplikationen bei Schlaganfallpatienten!
- **tiefe Venenthrombose** und **Lungenembolie** (bis zu 25 % der Patienten → Flüssigkeitsgaben, **Frühmobilisation** und medikamentöse Thromboseprophylaxe mit NMH s.c.
- epileptischer Krampfanfall in 2–6,5 % der Fälle → Gabe von Antiepileptika zur Vermeidung wiederholter Anfälle für 3–6 Monaten (**Lamotrigin** und **Levetiracetam** als Medikamente der ersten Wahl), **keine** prophylaktische Gabe von Antiepileptika! (s. Kapitel 30)
- Harnwegsinfekt(e) bei ca. 10 % der Patienten → Antibiotikagabe für 3 Tage
- Hirndruck bei raumfordernden Mediainfarkten (ca. 10 % aller supratentoriellen Infarkte) → Durchführung folgender Maßnahmen:
  - frühzeitige **Hemikraniektomie innerhalb von 48** h nach Symptombeginn bei sich entwickelnden malignen Mediainfarkten und **Patienten <60 Jahren** durchgeführt werden → Überlebenswahrscheinlichkeit ↑ und funktionelles Outcome ↑. 3 Studien bis 2013 konnten eine Reduktion der Sterblich-keit (von 80 auf 30 %) zeigen (DESTINY-, DECIMAL- und HAMLET-Studie).
  - evtl. **Osmotherapie** bei Patienten mit Hirndruck- und Herniationszeichen → 4×125–250 ml Glycerol 10 % über 30–60 min oder 25–50 g Mannitol alle 3–6 h
  - evtl. externe **Ventrikeldrainage** und eine **suboszipitale Dekompressionsbehandlung** bei raumfordernden zerebellären Infarkten mit drohender Hirnstammkompression
  - allgemeine Maßnahmen bei Hirndruck: Oberkörperhochlagerung (30°), ausreichende Schmerzbehandlung, Normalisierung der Körpertemperatur
- kardiale Arrhythmien (VHF, VES, …) → Elektrolytausgleich, Gabe von Antiarrhythmika
- Herzinsuffizienz
- Hyperglykämien Gabe von Insulin nach BZ
- keine Empfehlung für eine moderate Hypothermie (32–33°C) bei raumfordernden supratentoriellen Infarkten!
- kein positiver Effekt von Kortikosteroiden in der Behandlung bei Patienten mit akutem ischämischem Schlaganfall!

27.3 Neuromuskuläre Erkrankungen

- **Klinik und Diagnostik**

Klinik und Diagnostik neuromuskulärer Erkrankungen sind in ◻ Tab. 27.2 dargestellt.

◼ Tab. 27.2 Klinik und Diagnostik ausgewählter neuromuskulärer Erkrankungen. (Adaptiert nach Münster 2006)

Ort der Schädigung	Erkrankung	Klinik und Diagnostik
Präjunktional	Amyotrophe Lateralsklerose (Degeneration der Motoneurone, Sensorik intakt!)	Muskelschwäche und Schwund, Faszikulationen, sakrale parasympathische Innervation (Blasen- und Darmsphinkter) und Sensorik intakt, ebenso extraokuläre Augenmuskeln, im Spätstadium Hirnnervenbefall und Bulbärparalyse
		Diagnostik: klinische Untersuchung, EMG, Lungenfunktionstests
		Cave: kein Succinylcholin!
	Spinale Muskelatrophie	Befall der proximalen Muskulatur (zu 90 %), Schluckstörungen bei Mitbeteiligung des Hirnstamms
		Diagnostik: Klinische Untersuchung, EMG, Lungenfunktionstests
		Cave: kein Succinylcholin!
	Charcot-Marie-Tooth-Erkrankung (hereditäre motorisch-sensorische Neuropathie)	Atrophie der Peroneusmuskulatur, später auch Befall der Unterarmmuskulatur, Steppergang und Storchenbeine Verlust des Sensibilitäts- und Vibrationsempfinden
		Diagnostik: EKG, EMG, …
		Cave: erhöhte Sensibilität auf Thiopental
	Friedreich-Ataxie (Degeneration der langen auf- und absteigenden Rückenmarksbahnen)	Ataxie, Atrophie sowie Schwäche und Spastik der Muskulatur, Dysarthrie, Nystagmus, hypertrophe Kardiomyopathie, Diabetes mellitus und Herzrhythmusstörungen, Hohlfuß und Skoliose
		Diagnostik: Echo, EKG, EMG etc.
Junktional	Myasthenia gravis (Antikörper gegen ACh-Rezeptoren, Ausschluss Thymone)	Im Laufe des Tages zunehmende Muskelschwäche, Doppelbilder, Ptosis
		Positiver Tensilon-Test
		Diagnostik: Lungenfunktionstests, Serumelektrolyte
		Cave: erhöhte Sensitivität auf ndMR → Dosisreduktion um den Faktor 2- bis 3-fach, Vermeidung der Antagonisierung (Gefahr der cholinergen Krise!)
	Lambert-Eaton-Syndrom (Auto-Antikörper gegen spannungsabhängige Kalziumkanäle, vorwiegend paraneoplastisch bei kleinzelligen Bronchialkarzinom)	Schwäche der proximalen Extremitätenmuskulatur (Beine > Arme), selten Augenmuskulatur- und Bulbärsymptomatik, häufig Befall des autonomen Nervensystems (Mundtrockenheit, Obstipation, Harnverhalt, orthostatische Dysregulation)
		Cave: erhöhte Sensitivität sowohl auf Succinylcholin als auch auf ndMR → fehlende Antagonisierung der Blockade mit CHEI! Möglichst Verzicht auf ndMR oder Verabreichung von nur 5–10 % der normalen Dosis unter NM-Monitoring!

◻ **Tab. 27.2** (Fortsetzung)

Ort der Schädigung	Erkrankung	Klinik und Diagnostik
Postjunktional	Muskeldystrophie Duchenne (DMD) (Fehlen von Dystrophin in der Muskelzelle → vermehrter Kalziumeinstrom in die Zelle Zunahme extrajunktionaler und fetaler ACh-Rezeptoren)	Pseudohypertrophie der Skelettmuskulatur, schnelle Erschöpfung, Kardiomyopathie, evtl. zunehmende Kontrakturen und Atemmuskelschwäche, evtl. geistige Retardierung
		Diagnostik: Anamnese, EMG, Echokardiographie zur Beurteilung der Pumpfunktion
		Cave: kein Succinylcholin! Notfalls Anwendung von nichtdepolarisierenden Muskelrelaxanzien (ndMR) mit verlängerter Wirkdauer! Thrombozytenfunktion eingeschränkt (erhöhter Blutverlust), Gefahr der Hypothermie (Muskelmasse ↓)
	Myotonia dystrophica	Myotonien sowie distal betonte Muskelschwäche, Atrophie und Schwäche der Schluck- und Kiefermuskulatur, einschließlich M. sternocleidomastoideus und Ptosis, Herzrhythmusstörungen
		Aspirations- und sekundäre Pneumonien, evtl. Diabetes mellitus
		Diagnostik: Lungenfunktion (VC und TLC ↓), EKG und evtl. Langzeit-EKG, evtl. Röntgen-Thorax
		Cave: Kein Succinylcholin, Aufrechterhaltung einer Normothermie

Ausgewählte Literatur

Anderson CS et al. INTERACT2 Investigators. Rapid bloodpressure lowering in patients with acute intracerebral hemorrhage. NEJM 368: 2355–65

Barile M (2003) Intravenous magnesium sulfate admission in a patient with refractory vasospasm, following subarachnois hemorrhage. Intensive Care Med 29: 1182–1185

Bederson JB, Connolly ES, Batjer HH et al. (2009) Guidelines for the management of aneurysmal subarachnoid hemorrhage. Stroke 40: 994–1025

Broderick et al. Interventional management of stroke (IMS) III Investigators (2013). Endovascular therapy after intravenous t-PA versus t-PA alone for stroke. NEJM 368: 893–903

Ciccione A et al. (2013) SYNTHESIS Expansion Investigators. Endovascular treatment of acute ischaemic stroke. NEJM; 368: 904–913

Dankbaar JW, Slooter AJC, Rinkel GJE et al. (2010) Effect of different components of triple-H therapy on cerebral perfusion in patients with aneurysmal subarachnoid haemorrhage: a systematic review. Crit Care 14: R23

Dorsch N (2002) Therapeutic approaches to vasospasm in subarachnoid hemorrhage. Current Opinion in Critical Care 8:128–133

Edlow JA, Caplan LR (2000) Avoiding pitfalls in the diagnosis of subarachnoid hemorrhage. NEJM 342:29–36

Feigin VL, Anderson N, Rinkel GJE et al. (2005) Corticosteroids for aneurysmal subarachnoid haemorrhage and primary intracerebral haemorrhage. Cochrane Database Syst Rev 3: CD004583

Hunt WE, Hess RM (1968) Surgical risk as related to time of intervention in the repair of intracranial aneurysms. J Neurosurg 28: 14–20

Jüttler E et al.; DESTINY II Study Group (2013) DESTINY II: DEcompressive Surgery fort he treatment of malignant INfarction oft he middle cerebral artery. Vortrag bei der Jahrestagung der DGNC im Mai 2013 in Düsseldorf

Kidwell CS et al. (2013) MR RESCUE Investigators. A trial of imaging selection and endovascular treatment for ischaemic stroke. NEJM 368: 914–923

Lang EW et al. (2001) Cerebral autoregulation testing after aneurysmal subarachnoid hemorrhage: The phase relationship between arterial blood pressure and cerebral blood flow velocity. Crit Care Med 29:158–163

Macmillan CSA, Grant IS, Andrew PJD (2002) Pulmonary and cardiac sequelae of subarachnoid haemorrhage: time for active management? Intensive Care Med 28:1012–1023

Mendelow AD et al. for the STICH investigators (2013) Early surgery versus initial conservative treatment in patients with spontaneous supratentorial lobar intracerebral haematomas (STICH II): a randomized trial. Lancet; Epub doi:pii:S0140–6736(13)60986–1

Molyneux AJ, Kerr RSC, Birks J et al. (2009) ISAT Investigators. Risk of recurrent subarachnoid haemorrhage, death, or dependence and standardised mortality ratios after clipping or coiling of an intracranial aneurysm in the International Subarachnoid Aneurysm Trial (ISAT): long-term follow-up. Lancet Neurol 8: 427–433

Münster T, Schmitt HJ (2006) Anästhesiologische Aspekte bei Patienten mit Erkrankungen der neuromuskulären Einheit. Anästh Intensivmed 47: 722–741

Neureuther C, Rosskopp J, Steiner T (2013) Europäische Leitlinie zum Management von intrakraniellen Aneurysmen und subarachnoidalen Blutungen. DIVI 4:106–110

Rabinstein AA, Lanzino G, Wijdicks EFM (2010) Multidisciplinary management and emerging therapeutic strategies in aneurysmal subarachnoid haemorrhage. Lancet Neurol 9: 504–519

Reinprecht A et al. (2003) Prone position in subarachnoid hemorrhage patients with acute respiratory distress syndrome: Effects on cerebral tissue oxygenation and intracranial pressure. Crit Care Med 31:1831–1833

Roos YB, Rinkel GJE, Vermeulen M et al. (2003) Antifibrinolytic therapy for aneurysmal subarachnoid haemorrhage. The Cochrane Library; DOI:10.1002/14651858.CD001245

S1-Leitlinie »Subarachnoidalblutung (SAB)«. Gültig bis 31.12.2015; www.awmf.de

S1-Leitlinie der Deutschen Gesellschaft für Neurologie. »Akuttherapie des ischämischen Schlaganfalls«. Stand: 9/2012; gültig bis 12/2014. www.awmf.de

Sandercock P et al. for the IST-3 collaborative Group (2012) The benefits and harms of intravenous thrombolysis with recombinant tissue plasminogen activator within of acute ischaemic stroke: a randomized controlled trial. Lancet 379: 2352–2363

Saver JL, et al. (2013) Time to treatment with intravenous tissue plasminogen activator and outcome from acute ischemic stroke. JAMA; 309: 2480–8

Scott RB, Eccles F, Molyneux AJ et al. (2010) Improved cognitive outcomes with endovascular coiling or ruptured intracranial aneurysms. Neuropsychological outcomes from the International Subarachnoid Aneurysm Trial (ISAT). Stroke 41: 1743–1747

Van de Berg WM et al. (2003) Hypomagnesemia after aneurysmal subarachnoid hemorrhage. Neurosurgery 52: 276–282

Zhang S, Wang L, Liu M et al. (2010) Tirilazad for aneurysmal subarachnoid haemorrhage. Cochrane Database Syst Rev 2: CD006778

Intensivtherapie bei Schädel-Hirn-Trauma (SHT)

M. Fresenius

M. Fresenius et al., *Repetitorium Intensivmedizin*,
DOI 10.1007/978-3-642-44933-8_28, © Springer-Verlag Berlin Heidelberg 2014

28.1   Grundlagen

▪ **Definition**

Das Schädel-Hirn-Trauma ist Folge einer Gewalteinwirkung, die zu einer **Funktionsstörung und/oder Verletzung** des Gehirns geführt hat und mit einer Prellung oder Verletzung der Kopfschwarte, des knöchernen Schädels, der Gefäße und/oder der Dura verbunden sein kann.

▪ **Einteilung**

═ **offenes** SHT (mit Duraeröffnung und Gefahr der sekundären Meningitis ▶ Kap. 15):
  ═ **direkt** offenes SHT: durchgehende Verletzung von Kopfschwarte, Schädelknochen und Dura, d. h. direkte Kommunikation des intrakraniellen mit dem extrakraniellen Raum
  ═ **indirekt** offenes SHT: Kommunikation des intra- mit dem extrakraniellen Raum über Eröffnung von Nebenhöhlen (z. B. bei frontobasaler Fraktur)
═ **geschlossenes SHT** (Dura intakt)

Des Weiteren wird eine **primäre** von einer **sekundären Hirnschädigung** unterschieden.

Der **Schweregrad** des Schädelhirntraumas wird anhand der **Glasgow Coma Scale** in 3 Grade eingeteilt (◻ Tab. 28.1). Die **Hirnschädigung** wird wiederum anhand ◻ Tab. 28.2 unterteilt.

▪ **Inzidenz**

═ SHT ist die Erkrankung des Jugendlichen und jungen Erwachsenen (10–24 Jahre) und des geriatrischen Patienten (70–74 Jahre)!
═ Inzidenz 330/100.000 Einwohner bezüglich aller Schweregrade; ca. 5–10 % dieser Fälle sind schwere Verletzung
═ häufigste Todesursache unter 40. Lebensjahren in den westlichen Industrienationen (ca. 15 % der Sterbefälle im Alter von 15–25 Jahren)
═ Kosten der Akutversorgung 700 Mio. €/Jahr

▪ **Prognose**

Nach schwerem SHT resultieren in ca. 40 % der Fälle bleibende schwerste Behinderungen. Insgesamt hat sich in den letzten 10 Jahren die Prognose des SHT deutlich verbessert. Dies liegt u. a. an einer Optimierung der Akutbehandlung in der Prähospitalphase (»golden hour of shock«) mit der Prävention von Hypoxämie und arterieller Hypotonie, aber auch in einem verbesserten intrahospitalen Trauma-Management.

▪ **Pathophysiologie**

Es liegt eine Störung der zerebralen Gefäßautoregulation und/oder eine Zunahme der intrazerebralen Volumen (Volumenzunahme des Hirnparenchyms infolge Schwellung/Blutung oder des intrazerebralen Blutvolumens) zugrunde.

▪ **Klinik**

═ Kopfschmerzen, Benommenheitsgefühl, Übelkeit oder Schwindel, Doppelbilder und Schwerhörigkeit
═ Amnesie, Wachheitsstörungen, Orientierungsstörungen, Erbrechen, Lähmungen, Sprach- und/oder Koordinationsstörungen, Hirnnervenstörungen, Krampfanfälle, Streckkrämpfe, vegetative Störungen

▪ **Diagnostik**

═ Anamnese des Unfallhergangs und der Dauer der Bewusstlosigkeit sowie der primären Neurologie sind für die Einschätzung des Traumas von primärer Bedeutung.
═ Erhebung des neurologischen Status (außerklinisch und bei Aufnahme)
═ Suche nach Begleitverletzungen (ca. 15 % aller SHT-Patienten haben begleitende Verletzungen der Wirbelsäule bzw. des kraniozervikalen Überganges. Bis zum radiologischen Beweis des Gegenteils sollte daher bei bewusstlosen Patienten von einer instabilen Wirbelsäulenverletzung ausgegangen werden (Immobilisierung mit fester Halskrawatte – »stiff neck«, Lagerung en bloc, Vakuummatratze).
═ Andere Ursachen, die zum Unfall mit SHT geführt haben, ausschließen: Neben endokrinologischen und metabolischen Ursachen ist auch an kardiovaskuläre und zerebrovaskuläre Erkrankungen (Herzinfarkt, Lungenembolie, Schlaganfall, Subarachnoidalblutung) sowie andere Gründe wie Intoxikation und Hypothermie zu denken!

◼ **Tab. 28.1** Einteilung des Schädel-Hirn-Traumas nach Glasgow Coma Scale

Einteilung	Glasgow Coma Scale (GCS)	
Leichtes SHT (80–90%)	GCS >13–15 Punkte	Bewusstlosigkeit und Bewusstseinseintrübung bis zu 1 h, völlige Wiederherstellung
Mittelschweres SHT (9–12%)	GCS 9–12 Punkte	Bewusstlosigkeit und Bewusstseinseintrübung bis zu 24 h
Schweres SHT (3–8%)	GCS 3–8 Punkte	Bewusstlosigkeit und Bewusstseinseintrübung >24 h oder >6 h mit Hirnstammläsion

GCS: Glasgow Coma Scale von Teasdale und Jennett (1974), ▶ Serviceteil

◼ **Tab. 28.2** Schweregradeinteilung des SHT

Grad I (Commotio cerebri)	Keine Substanzschäden des Gehirns, kurze Bewusstlosigkeit, neurologische Ausfälle können vorhanden sein, klingen jedoch innerhalb von 4 Tagen ab
Grad II (leichte Contusio cerebri)	Substanzschäden des Gehirns, Bewusstlosigkeit bis zu 1 h, neurologische Ausfälle können bis zu 3 Wochen nachweisbar sein
Grad III (schwere Contusio cerebri)	Substanzschäden des Gehirns, Bewusstlosigkeit meist Tage bis Wochen, neurologische Ausfälle länger als 3 Wochen und bilden sich nur langsam, teilweise oder nicht zurück

◾◾ **Erweiterte Diagnostik**

▬ **Röntgen** des Schädels in 2 Ebenen

▬ initiale, **kranielle Computertomographie (CCT)**; evtl. Verlaufs-CCT **innerhalb von 8 h** bei bewusstlosen Patienten und/oder Verletzungszeichen in der initialen CCT-Untersuchung

▬ Überprüfung einer primären Operationsindikation: intrazerebrale Hämatome >30 ml, Mittellinienverlagerung >5 mm, extrazerebrale Hämatome >10 mm Schichtdicke

▬ Indikationsstellung zur Anlage einer Hirndrucksonde s. unten

▬ **Kernspintomographie** (MRT) → höhere Sensitivität für umschriebene Gewebsläsionen und wird bei Patienten mit neurologischen Störungen ohne pathologischen CT-Befund empfohlen!

▬ biochemische Marker: Protein S-100 (Werte **>2,5** µg/l korrelieren mit einem schlechten Outcome (Tod, schwere Behinderung)

◼ **Tab. 28.3** ICP-Einteilung

ICP [mmHg]	Einteilung
15–19	Leicht erhöhter Hirndruck
20–29	Deutlich erhöhter Hirndruck
30–39	Hochgradig erhöhter Hirndruck

28.2 Neuromonitoring

28.2.1 ICP-Messung (◼ Tab. 28.3)

▬ normaler ICP: **5–15 mmHg**, ∅ ca. 10 mmHg

▬ kurzfristig kann der ICP bei Husten, Pressen usw. auf Spitzenwerte von 50–80 mmHg ansteigen

▬ die normale ICP-Kurve zeigt langsame respiratorische und schnelle kardiale Schwankungen

❯ **Bei SHT sollte ein ICP <20 mmHg angestrebt werden (Grad-E-Empfehlung).**

▬ **Indikationen** zur ICP-Messung
  ▬ **schweres SHT** mit **pathologischem CCT-Befund** (intrakraniellen Hämatoms, einer Kontusion, eines Hirnödems bzw. von komprimierten basalen Zisternen) und/oder mit einer Glasgow Coma Scale von 3–8 (Brain Trauma Foundation 2007)
  ▬ Patienten mit **schwerem SHT und normalem CCT-Befund**, wenn mindestens **2 der 3** folgenden Kriterien zutreffen:
    – uni- oder bilaterale Beuge- und/oder Strecktendenzen am Unfallort
    – Therapierefraktäre arterielle Hypotonie ($RR_{syst.}$<90 mmHg)
    – Alter >40 Jahre
  ▬ Patienten, bei denen ein erhöhtes Risiko eines ICP-Anstiegs besteht und die längere Zeit im **Koma sind (>6 h)** oder längere Zeit nicht beurteilbar sind, z. B. wegen längere Operation

Anmerkung: bei sedierten und beatmeten Patienten ist die Indikation eher großzügig zu stellen, da die klinische Beurteilung des neurologischen Status erschwert ist.

ICP-Messung führt nach Stein et al. (2009) zur Senkung der Mortalität um 12 % sowie zu einer Verbesserung des neurologischen Outcomes um 6 %! Die ICP-Sonde sollte intraventrikulär (»Goldstandard«) platziert werden → Ablassen von Liquor bei ICP-Krise. Alternativer Messort ist das Hirnparenchym (Druckmessung mittels »Tip-Transducer«), in Ausnahmefallen kann die Messung im Epiduralraum (sehr artefaktanfällig) erfolgen.

28.2.2 Transkranielle Dopplersonographie (TCD)

▬ Nachweis einer zerebralen Hyperämie und eines Vasospasmus
▬ Messung des Blutflusses in den basalen Hirnarterien (A. cerebri media)
▬ $\dot{V}_{mean}$ = 50–80 cm/s → dient eher als Verlaufsparameter, nicht als Absolutwert!
▬ ein Abfall auf 15 % bedeutet schwere Ischämie

28.2.3 Jugularvenöse Sättigung ($S_{vj}O_2$)

Bestimmung des intrakraniellen Sauerstoffverbrauchs und zerebralen Blutflusses. Messung im Bulbus der Vena jugularis nach dem Fick'schen Prinzip:

$$CMRO_2 = CBF \times {}_{avj}DO_2$$

$$1. \, {}_{avj}DO_2 = \frac{CMRO_2}{CBF} = c_aO_2 - c_{vj}O_2$$
Ref.: 5 – 9 ml/100 ml

$$2. S_{vj}O_2 = \frac{CBF}{CMRO_2} \quad \text{Ref.:55 – 75\%}$$

▬ >15 min unter 50 % → Desaturationsepisode, schlechtes neurologisches Outcome!
▬ >75 % → hoher zerebraler Blutfluss (CBF) nach Trauma, akute Infarzierung und ubstanzverlust, Kontamination mit extrakraniellem Blut
▬ die Spitze der Messsonde sollte in Höhe des 2. Halswirbels (C2) liegen! (Röntgenkontrolle)
▬ primär Sonde in die rechte Jugularvene legen (besserer Flow), sonst die Verletzungsseite bevorzugen!
▬ Technik: 4-F-Doppellumenkatheter, retrograde Punktion 5-F-Schleuse, Oximetrix (Abbott), Edslab (Baxter)
▬ unter Annahme eines konstanten VO_2 reflektiert der $S_{vj}O_2$ die zerebrale Perfusion → geringe Korrelation! Verbesserung der Korrelation durch Kombination mit jugularvenöser Laktatbestimmung → r = 0,74

! Die jugularvenöse Sättigung ist nur ein globaler (Trend-)Parameter, hohe Artefaktanfälligkeit!

28.2.4 Intraparenchymatöse $p_{ti}O_2$

▬ Messung des Gewebesauerstoffpartialdruck mittels Clark-Miniaturelektroden z. B. Licox (Normwert: ptiO2: 25–30 mmHg)
▬ Werte <15 mmHg signalisieren schwere Hypoxie/Ischämie

28.3   Therapie

28.3.1 Allgemeine Therapieziele

- Aufrechterhaltung eines **adäquaten zerebralen Perfusionsdrucks** (CPP) bzw. eines **zerebralen Blutflusses** (CBF)
  CPP = MAP-ICP und CBF = CPP/CVR

🛑 **Deshalb soll eine arterielle Hypotension (MAP ↓) mit konsekutiver zerebraler Ischämie und/oder gesteigertem Hirndruck vermieden werden!**

▶ **Die Aufrechterhaltung eines adäquaten CPP >50 mmHg sollte eingehalten werden (Grad-E-Empfehlung).**

- Zurzeit existieren zwei differente »Therapiephilosophien«:
  - **CPP-Konzept nach Rosner** mit der Annahme einer intakten zerebralen Autoregulation. Ziel ist eine **Erhöhung des MAP**, ggf. mittels Katecholaminen (Noradrenalin und ggf. Dobutamin) und gezielter Flüssigkeitstherapie, sodass der **CPP über 70 mmHg** beträgt → bei intakter Autoregulation kommt es zu einem Abfall des ICP und somit zur weiteren Verbesserung des CPP (◻ Abb. 28.1)!
  - Das sog. **Lund-Konzept** mit der Annahme einer gestörten Blut-Hirn-Schranke. Ziel ist es, das posttraumatische vasogene Hirnödem durch eine **Reduktion des mittleren arteriellen Blutdrucks** als treibende Kraft zu limitieren durch:
    – Reduktion des kapillären hydrostatischen Drucks durch Gabe von α_2-Agonisten, z. B. Clonidin, oder/und β_1-Rezeptorenblocker, z. B. Metoprolol – Reduktion des zerebralen Blutflusses durch Applikation von Dehydroergotamin (DHE)
    – Stabilisierung des kolloidosmotischen Druckes (Albumin **>4 g/dl**)
  - Das Lund-Konzept ist in Mitteleuropa sehr umstritten!
- **Vermeidung von Vasospasmen**
- **Aufrechterhaltung einer adäquaten Oxygenierung** (Normoxie, Normokapnie, Vermei-

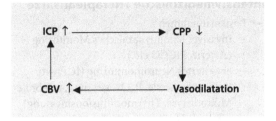

◻ **Abb. 28.1** Zusammenhang der Parameter ICP und CPP

dung einer Hypoxie mit p_aO_2 <60 mmHg bzw. Sättigung <90 %)

Anmerkung: Bedeutender als der ICP ist der CPP, der stets **>50** mmHg betragen soll! Keine aggressive Blutdruckanhebung und keine Steigerung des CPP **>70** mmHg!

28.3.2 Spezielle Therapiemaßnahmen

Präklinische Maßnahmen

- frühzeitige Intubation und **Sicherstellung einer adäquaten Oxygenierung**. Die Oxygenierung wird pulsoxymetrisch überwacht; Zielparameter: O_2-Sättigung >95 % bzw. paO_2 >80 mmHg und pCO_2: 35 (–40) mmHg; »lungenprotektive« druckkontrollierte Beatmung mit – falls notwendig – moderaten PEEP
- Vor allem Patienten mit einer GCS <8 bzw. Patienten mit Mittelgesichtsverletzung oder hohem Querschnitt sollten frühzeitig intubiert (Aspirationsschutz) und beatmet werden (adäquate Oxygenierung). Nur diskrete Reklination bei der Intubation!

🛑 **10% der Patienten haben begleitende HWS-Verletzungen! Vor Intubation Sicherung der HWS!**

- Normo- oder allenfalls mäßige Hyperventilation; wünschenswerte kontinuierliche exspiratorische PCO_2-Überwachung mittels Kapnographie

Schockbekämpfung (ausreichend venöse Zugänge legen, adäquate Volumen- und ggf. Katecholamintherapie) (**cave:** keine Überwässerung des Patienten!)
- Beurteilung der Bewusstseinslage und des Verletzungsmusters und deren Dokumentation

Intensivmedizinische Therapieansätze

- Basismaßnahmen
    - invasives hämodynamisches Monitoring (Arterie, PiCCO etc.)
    - erweitertes Neuromonitoring (ICP, evtl. Bulbusoxymetrie, $P_{ti}O_2$-Messung, zerebrale Mikrodialyse, Thermodiffusionsmessung)
    - zerebrale Drainage optimieren: Kopf in Neutralstellung, +30°-Oberkörperhochlagerung bei stabiler Hämodynamik
    - **Normothermie** (aggressive Therapie von Hyperthermien, >38°C); physikalisch und medikamentös: Paracetamol 1 g i.v. bis zu 4-mal tgl., Metamizol 1 g i.v. bis zu 4-mal tgl. Pethidin 50–100 mg i.v. bis zu 3-mal tgl. oder Diclofenac 75 mg i.v. bis zu 2-mal tgl. (alternativ rektale Applikation von 50 mg bis zu 3-mal tgl.)
    - **Normoglykämie** (BZ <150 mg/dl)
    - **frühzeitige enterale Ernährung** ab dem 2. Tag nach Trauma sowie Kost- und Energieaufbau bis zum 7. Tag nach Trauma. Patienten mit einem schweren SHT haben einen hohen Kalorienbedarf, binnen der ersten 72 h post Trauma (20–50 % über dem Standardgrundumsatz)
    - **Thromboseprophylaxe** mit mechanischer Unterschenkelpumpe (z. B. Venaflow) oder medikamentös mit Heparin (2-mal 5000–7500 I.E. s.c. oder NMH (Clexane 20/40 mg s.c.)
    - Infektionsprophylaxe (zur Intubation, Frühtracheotomie)
    - **Anmerkung:** Keine Anfallsprophylaxe mit Phenytoin oder Valproinsäure bei SHT-Patienten. Eine **antikonvulsive Therapie** verhindert das Auftreten epileptischer Anfälle in der ersten Woche nach Trauma. Das Auftreten eines Anfalls in der Frühphase führt jedoch nicht zu einem schlechteren klinischen Ergebnis.
- **erweitere Maßnahmen**
    - **ICP-Kontrolle und Therapie** bei ICP-Werten **>20 mmHg** für **>5 min**:
    - intermittierendes oder kontinuierliches **Ablassen von Liquor** über eine **ventrikulären Liquordrainage**, kein routinemäßiger Wechsel der Liquordrainage

- Bolusgabe von hochdosiertem **Mannitol** (Osmofundin 20 %) 0,5–1,4 g/kg KG, solange **Serumosmolarität <320 mmol/l**
    - **Effekt:** Anstiegs der Plasmaosmolarität → Volumenverschiebung von extra- nach intravaskulär, Verbesserung der rheologischen Bluteigenschaften mit Steigerung des hirnvenösen Abflusses sowie autoregulatorische Vasokonstriktion von zerebrovaskulären Widerstandsgefäßen, Entzug von Flüssigkeit und Abnahme des zerebralen Blutvolumens
    - **Nebenwirkungen:** Hypovolämie aufgrund der osmotischen Diurese mit der Gefahr der arteriellen Hypovolämie und CPP↓, Rebound-Phänomen bei gestörter Blut-Hirn-Schranke (Zunahme des Hirnödems!), nephrotoxische Wirkung (Tubulusschaden!)
- adäquate **Analgesie und Sedierung** mit Propofol (für <7 Tage und in einer Dosierungen von maximal 4 mg/kg KG/h); Vermeidung von Ketamin (Beeinflussung der Pupillenmotorik), Vermeiden von Pressen und Husten → evtl. Muskelrelaxierung → $CMRO_2$↓
- **Reduktion des zerebralen Stoffwechsels** und damit der zerebralen Perfusion durch **Barbituratgabe** bei vorausgegangenem therapierefraktären ICP-Anstieg und hämodynamischer Stabilität
    - **Dosierung:** 6–10 mg/kg KG, anschließend 3–5 mg/kg KG/h
    - **Effekte:** primär Reduktion der neuronalen metabolischen Aktivität → reaktive Vasokonstriktion bei direkter Koppelung des CBF an den $CMRO_2$, Reduktion der Lipidperoxidasen, Verbesserung der regionalen Sauerstoffbilanz
    - **Nebenwirkungen:** MAP↓, Risiko nosokomialer Infektionen↑, kein prophylaktisches Barbituratkoma!
- **Hyperventilation** nur in der Hirndruckkrise (pCO_2 <30 mmHg). Keine prophylaktische Hyperventilation (pCO_2 = 30–35 mmHg); möglichst keine Hyperventilation innerhalb von 24 h nach Trauma aufgrund der Gefahr des ausgeprägten CBF-Abfalls bei sensiblen vaskulären Systems!

- **Effekt:** Reduktion des Blutflusses bzw. des intrakraniellen Blutvolumens durch zerebrale Vasokonstriktion bei Hypokapnie
- **Cave:** ausgeprägte Vasokonstriktion mit einer zerebrale Minderperfusion → möglichst Monitoring der zerebralen Oxygenierung (z. B. durch kontinuierliche Messung von $S_{jv}O_2$ bzw. $P_{ti}O_2$)
- **Stabilisierung des Kreislaufes** mit systolischem Blutdruck >120 mmHg bzw. MAP >80 mmHg → Applikation von Dobutamin und Noradrenalin bei Hypotension; adäquaten Volumenstatus herstellen → **Flüssigkeitstherapie mit isotonen Lösungen** (z. B. Sterofundin ISO, Ringerlösung etc.)
- evtl. **Antibiotikaprophylaxe bei frontobasalen Frakturen mit Liquorrhö**

28.4 Sonderfall: offenes Schädel-Hirn-Trauma

- **Diagnostik**
- Im CCT intrakranielle Lufteinschlüsse nachweisbar
- Nachweis von Rhino- und/oder Otoliquorrhö (positiver Test auf »Betatrace«-Protein oder β_2-Transferrin in Nasen- und/oder Ohrsekret)

- **Therapie**
- Infektionsprophylaxe mit intravenösem, liquorgängigen Breitbandantibiotikum (z. B. Cefotaxim 2-mal 1–2 g i.v. bzw. Cefotiam 2-bis 3-mal 1–2 g i.v.).
- evtl. operativer Duraverschluss bei großem Defekt oder Fortbestehen der Liquorrhö/Liquorfistel (bei kleinen Defekten in ca. 70 % spontanes Sistieren innerhalb von 7 Tagen).
- Ausschluss einer vaskulären Verletzung bei einem offenen SHT mit intrakraniellen Hämatomen und/oder pterionalen bzw. orbitofazialen Verletzungen CCT oder CT-Angiographie

> ❶ Hypotone kristalloide Lösungen wie z. B. Glukose 5 %- und Ringer-Laktat-Lösung sollten aufgrund der Gefahr eines Hirnödems vermieden werden.

> ❯ Patienten mit SHT und Hypotension haben nach »small volume resuscitation« eine doppelt so hohe Überlebenschance.

■■ **Neurochirurgische Therapieansätze**
- Anlage einer Hirndrucksonde zum invasiven Monitoring bzw. Anlage einer Liquordrainage zur Kontrolle und Therapie des akuten Hirndrucks (schrittweises Ablassen von 10–20 ml Liquor)
- intrazerebrale Hämatomausräumung (Hämatomvolumen >30 ml, Mittellinienverlagerung >5 mm) oder kranielle Dekompressionskraniotomie
- operatives Vorgehen bei
  - epiduralem Hämatom (Volumen >30 ml unabhängig vom GCS. Abwartendes Prozedere bei Volumen <30 ml, Hämatomdicke <15 mm, Mittellinienverlagerung <5 mm und GCS >8) und
  - beim subduralem Hämatom (Hämatomdicke >10 mm oder Mittellinienverlagerung >5 mm unabhängig vom GCS. Abwartendes Procedere bei SDH mit nur geringem raumforderndem Effekt und GCS ≥9)

❏ Abb. 28.2 zeigt den von der AWMF empfohlenen Therapiealgorithmus bei erhöhtem Hirndruck. Die evidenzbasierte Bewertung einiger empfohlener Therapiemaßnahmen bei Hirndruck kann aus ❏ Tab. 28.4 entnommen werden. Nachfolgende Therapiemaßnahmen werden bei Hirndruck nicht mehr empfohlen (❏ Tab. 28.5).

■■ **Weitere Therapieoptionen**
Diese zeigten bis jetzt bezüglich einer Outcome-Verbesserung **keinen** Vorteil! Hierzu zählt die Gabe von:
- Tirilazad (21-Aminosteroid)
- Seltorel (Glutamatrezeptorantagonist)
- Bradycor (Bradykininantagonist)
- Nimodipin (Kalziumantagonist)
- hyperbare Sauerstofftherapie
- therapeutische, milde Hypothermie von 34–36°C
- TRIS-Puffer
- Glukokortikoide

Therapieziele:

ICP < 20-25 mm Hg (Grenzwerte je nach Messmethode)
[ICP = intrakranieller Druck]

CPP > 70 mm Hg
[CPP = zerebraler Perfusionsdruck (MAP - ICP mittel]

Basistherapie / Basisdiagnostik:

primäres CT
Analgo-Sedierung
Oberkörper-Hochlagerung (max. 30°)
Normokapnie
Normothermie
normales 'milieu interne': Hb, Hkt, Elektrolyte, Blutzucker usw.

Extrazerebrale Ursache?

ICP-Druckaufnehmer anlegen

nein

Nach Primär-CT **zerebrale Schädigung** wahrscheinlich?

ja   **ICP > 20-25 mm Hg?** (Grenzwerte je nach Messmethode)   nein

Stufenweise **Reduktion** der ICP-Therapie

ja

mäßige **Hyperventilation** $p_aCO_2 = 30 - 35$ mmHg

Mannit 0,3 - 1,5 g/kg Kurzinfusion. max. Serumsmolarität: 320 mosm/l

ja

CT -Wiederholung erwägen (Ausschluss Raumforderung)

tiefe Sedierung (CPP > 70 mm Hg)

Liquordrainage, wenn möglich

ja   **ICP > 20-25 mm Hg?** (Grenzwerte je nach Messmethode)   nein

ja

Therapieversuche:

Barbiturattherapie (EEG-Monitoring)
forcierte Hyperventilation ?
    Ziel: $p_aCO_2 < 30$ mm Hg;
    Monitoring: Jugularvenen-Oxymetrie oder Hirngewebs-pO_2
milde Hypothermie?
Trispuffer?
Dekompressionstrepanation?

◻ **Abb. 28.2** Klinischer Algorithmus der Arbeitsgemeinschaft Wissenschaftlicher Medizinischer Fachgesellschaften (AWMF) zur Hirndrucktherapie

◻ Tab. 28.4 Evidenzbasierte Bewertung einiger empfohlener Therapiemaßnahmen bei Hirndruck

Therapieempfehlungen bei schweren SHT	Stufe der Empfehlung
Zerebraler Perfusionsdruck	
CPP = 50–70 mmHg	A
Beatmung	
Kontrollierte Beatmung nach Intubation und Sedierung von Patienten mit einem schweren SHT	A
Kreislaufstabilisierung	
Vermeidung von Hypotension (systolischer Blutdruck <90 mmHg) und Hypoxie (PaO_2 <60 mmHg bzw. SaO_2 <90 %)	A
ICP-Kontrolle	
Liquordrainage bei Vorhandensein einer Ventrikelsonde	B
Applikation von hyperosmolaren Substanzen wie z. B. Mannitol 20 % (1,2–1,4 g/kg KG)	B
Moderate Hyperventilation ($PaCO_2$ 30–35 mmHg)	B
Bei therapierefraktärer intrakranieller Hypertension: forcierte Hyperventilation ($PaCO_2$ <30 mmHg)	C
Hochdosisbarbiturattherapie	C
Dekompressive Entlastungskraniotomie	C

◻ Tab. 28.5 Evidenzbasierte nicht empfohlene Therapiemaßnahmen bei schweren SHT

Therapieempfehlungen bei schweren SHT	Stufe der Empfehlung
Kortikosteroide	
Keine Anwendung von Kortikosteroiden und Magnesiumsalzen (weder für die Therapie noch für die Prophylaxe)	A
Antiepileptika	
Keine prophylaktische Applikation von Antiepileptika zur Vermeidung von posttraumatischen epileptischen Anfallen	B

Ausgewählte Literatur

Publikationen

Balestreri M, Czosnyka M, Chatfield DA et al. (2004) Predictive value of Glasgow coma scale after brain trauma: change in trend over the past ten years. J Neurol Neurosurg Psychiatry 75:161–162

Brain Trauma Foundation (2000) Recommendations for intracranial pressure monitoring technology. J Neurotrauma 17:497–506

Brain Trauma Foundation, American Association of Neurological Surgeons, Congress of Neurological Surgeons, Joint Section on Neurotrauma and Critical Care. (2007) Guidelines for the management of severe traumatic brain injury, 3rd ed. J Neurotrauma 24 (Suppl 1):S 1–S 95

Chesnut RM, Ghajar J, Maas AIR et al. (2000) Early indicators of prognosis in severe traumatic brain injury. J Neurotrauma 17:557–627

Engelhard K, Werner C (2008) Überwachung und Therapie des erhöhten intrakraniellen Drucks. Anästh Intensivmed; 49: 258–268

Facco E, Munari M (2000) The role of evoked potentials in severe head injury. Intensive Care Med 26:998–1005

Ingebrigtsen T, Romner B (2002) Biochemical serum markers of traumatic brain injury. J Trauma 52:798–808

Firsching R, Woischneck D, Reissberg S, Döhring W, Peters B
(2003) Prognostische Bedeutung der MRT bei Bewusstlosigkeit nach Schädel-Hirn-Verletzung. Dtsch Arztebl
100:A 1868

Jeremitsky E et al. (2003) Harbingers of poor outcome the day
after severe brain injury: hypothermia, hypoxia, and
hypoperfusion. J Trauma 54:312–319

Jiang JY, Gao GY, Li WP, Yu MK, Zhu C (2002) Early indicators of
prognosis in 846 cases of severe traumatic brain injury. J
Neurotrauma 19:869–874

Lannoo E et al. (2000) Early predictors of mortality and morbidity after severe closed head injury. J Neurotrauma
17:403–414

Pannen BHJ, Loop T (2005) Evidenzbasierte Intensivtherapie
des erhöhten intrakraniellen Hirndrucks nach Schädel-
Hirn-Trauma. Anaesthesist 54:127–136

Raabe A, Grolms C, Sorge O, Zimmermann M, Seifert V (1999)
Serum S-100B protein in severe head injury. Neurosurgery 45:477–483

Roberts I et al. (2004) Effect of intravenous corticosteroids on
death within 14 days in 10008 adults with clinically
significant head injury (MRC CRASH Trial): randomised
placebo-controlled trail. Lancet 364:1291–1292

S2e-Leitlinie Schädel-Hirn-Trauma im Erwachsenenalter,
www.awmf.de

S3-Leitlinie Polytrauma /Schwerverletzten-Behandlung
aktueller Stand: 07/2011. www.awmf.de

Teasdale G, Janett B (1974) Assessment of coma and impaired
consciousness. A practical scale. Lancet 13: 78

Townend WJ, Guy MJ, Pani MA, Martin B, Yates DW (2002)
Head injury outcome prediction in the emergency de-
partment: a role for protein S-100B? J Neurol Neurosurg
Psychiatry 73:542–546

Werner C (2002) Vortrag zum Thema Neue Konzepte zur
Therapie des Hirndrucks. Seminarkongress Garmisch-
Partenkirchen

Internetadressen

http://ww.uni-leipzig.de/~kai/akneuro/start.htm
http://www.biawa.org/tbi.html
http://www.esmerel.org/specific/tbi.htm
http://www.trauma.org/neuro/
http://www2.braintrauma.org/
http://www.btf.org (Brain Trauma Foundation)
http://homepages.ed.ac.uk/gdm/ebic/

Therapie zerebraler Krampfanfälle

M. Fresenius

M. Fresenius et al., *Repetitorium Intensivmedizin*,
DOI 10.1007/978-3-642-44933-8_29, © Springer-Verlag Berlin Heidelberg 2014

- **Prävalenz**
- 0,7–0,8 % in der Bevölkerung
- Die Neuerkrankungsrate liegt bei 46/100.000 Einwohner pro Jahr, wobei etwa ein Drittel der Epilepsien erstmals jenseits des 60. Lebensjahres (mit zunehmendem Lebensalter steigend) auftreten. Ein Drittel beginnt im Kindesalter mit absteigender Wahrscheinlichkeit bis zum 18. Lebensjahr.
- Die Wahrscheinlichkeit, im Laufe des Lebens an einer Epilepsie zu erkranken, liegt mit zunehmender Tendenz aufgrund der epidemiologischen Altersentwicklung bei >5 %. Die Wahrscheinlichkeit eines einmaligen epileptischen Anfalls im Laufe des Lebens liegt bei >10 %.

- **Häufige Ursachen**
- **bei Kindern**
  - Fieberkrampf
  - Hypoglykämie oder Elektrolytstörung (Na^+, Ca^{2+})
  - Meningitis, Enzephalitis (viral-bakteriell), Hirnabszess
  - Schädel-Hirn-Trauma
  - genuine Epilepsie
  - Intoxikation
  - »battered child«
  - Hirnblutung (Vitamin-K-Prophylaxe, AV-Malformation)
- **bei Erwachsenen**
  - primäre bzw. genuine Epilepsie
  - posttraumatische Epilepsie
  - Alkoholentzug
  - Intoxikation
  - medikamentös, z. B. unter Imipenem-Therapie

- **Komplikationen**
- postiktale Parese (Todd-Parese)
- Hirnödem infolge Hypoxie, Hypoklykämie etc.
- Kreislaufstillstand infolge Apnoe

29.1 Epilepsie des Erwachsenen

- **Definition**

Epileptische Anfälle sind vorübergehende plötzliche Dysfunktionen des zentralen Nervensystems, deren Phänomenologie auf abnormen neuronalen Entladungen der Hirnrinde basiert. Es kommt dabei zu hochsynchronen und hochfrequenten pathologischen zeitlich begrenzten Entladungsfolgen topologisch variabler und unterschiedlich großer Gruppen von Nervenzellen. Gemäß der Kommission der Internationalen Liga gegen Epilepsie (ILAE) ist die Diagnose einer Epilepsie dann bereits gerechtfertigt, wenn mindestens ein epileptischer Anfall aufgetreten ist und Befunde vorliegen, die auf die Prädisposition für weitere epileptische Anfälle hinweisen.

- **Einteilung**
- lokalisationsbezogene und generalisierte Anfälle
- Epilepsien
- Syndrome

Aus pragmatischen Gründen teilt man die Epilepsien differenzial-ätiologisch in

- **symptomatische** (mit identifizierbaren, strukturellen Veränderung bzw. mit einer Grunderkrankung im Zentralnervensystem)
- **idiopathische** (mit nachgewiesenen oder vermuteten genetischen Veränderungen an Ionenkanälen und Transmitterrezeptoren)
- **kryptogene** (keine Ursachen mit den heutigen Untersuchungsmethoden nachweisbar)

- **Klassifikation**
- **Lokalisationsbezogene (fokale, partielle) Anfälle**

Sie entstehen in definierten Regionen des Gehirns, die klinisch durch die Phänomenologie des Anfalls und/oder apparative Zusatzuntersuchungen wie EEG und MRT bestimmt werden können.

Gehen sie mit Bewusstseinsstörungen einher, werden sie als **komplex-fokale** oder **komplex-partielle** Anfällen bezeichnet.

Anmerkung: Isolierte Zuckungen von Extremitäten weisen auf eine Störung der Zentralregion hin. Orale Automatismen finden sich bei Temporallappenanfällen, höchst »komplexe« Bewegungsabläufe bei frontalen Anfällen.

■ ■ **Sekundär-generalisierte (fokal eingeleitete) Anfälle**

Sie entstehen durch die Ausbreitung fokal eingeleiteter Anfälle. Sie sind nicht identisch mit primär generalisierten Anfällen. Die Wirksamkeit eines Therapieverfahrens gegen sekundär tonisch-klonische Anfälle bedeutet daher nicht, dass hiermit auch primär generalisierte Anfälle (Epilepsien) erfolgreich behandelt werden können.

Primär generalisierte Anfälle erfassen von Anfang an die Hirnrinde beider Großhirnhemisphären. Trotzdem kann ihre Phänomenologie stark variieren. Typische Absencen sind ebenso wie viele tonische, klonische, myoklonische Anfälle oder tonisch-klonische Anfälle primär generalisiert.

● **Klassifikation**
▬ idiopathische generalisierte Epilepsien oder Epilepsiesyndrome
▬ fokale Epilepsien oder fokale Epilepsiesyndromen

● **Ursachen**
Epilepsien und die damit verbundenen Anfälle haben eine Vielzahl von Ursachen:
▬ genetischen Dispositionen (z. B. Ionenkanal- oder Transmitterrezeptormutation)
▬ verschiedene Stoffwechseldefekte
▬ angeborene und perinatal erworbene Hirnmissbildungen/-schäden
▬ Entzündungs- und Traumafolgen
▬ Hirntumoren, vaskuläre Läsionen oder seltene Erkrankungen wie die tuberöse Hirnsklerose, etc.

● **Diagnostik**
Bei bekannter Epilepsie und Krampfanfall:
▬ vor der medikamentösen Therapie Bestimmung des Serumspiegels von anamnestischen bekannten Antiepileptika
▬ Fremdanamnese des Krampfanfalls (generalisiert, tonisch klonisch, fokale oder Absence-Anfälle, …)
▬ Blutentnahme zur Routine-Labordiagnostik (sofortiger Glukose-Schnelltest, Blutbild, Differenzialblutbild, Bestimmung von BSG, CRP, Elektrolyten, Leberenzymen, CK (Nachweis einer Rhabdomyolyse mit Gefahr eines sekundären Nierenversagens); evtl. Lipase, Schilddrüsenhormonen, Kreatinin, fakultativ Vitamin B_1, Vitamin B_6, B_{12}, Folsäure, NH_3, Harnstoff, Blutgasen; Toxikologie-Screening inkl. Drogen-, Psychopharmaka- und Ethanol-Bestimmung
▬ CCT bzw. so bald wie möglich ein Schädel-MRT zum Ausschluss akuter symptomatischer Ursachen
▬ EEG, insbesondere bei Therapieversagen
▬ Blutgasanalyse zur Detektion einer systemischen Azidose infolge wiederholter motorischer Krämpfe

● **(Akut-)Therapie**
▬ **allgemeine Maßnahmen**:
  ▬ Schutz vor Selbstgefährdung und Freihalten der Atemwege (wenn möglich sofortige Entfernung von Zahnersatz)
  ▬ Überwachung von Sauerstoffsättigung, Herzaktion und Atmung (Pulsoxymetrie, Blutdruck-Überwachung) → O_2-Insufflation (via Maske, ggf. Intubation und Beatmung)
  ▬ Legen mindestens eines stabilen, anfalls**un**gefährdeten (d. h. außerhalb der Ellenbeuge lokalisierten) i.v. Zugangs
  ▬ Gabe von Thiamin 100 mg i.v. bei Verdacht auf ethanolassoziierten Krampfanfalls
  ▬ Gabe von Glukose 40 % 60 ml i.v. bei Verdacht auf oder nachgewiesener Hypoglykämie
  ▬ symptomatische Temperatursenkung bei Körpertemperatur über 37,5°C
▬ **medikamentöse Maßnahmen**:

🛈 **Der Krampfanfall sollte, wenn er länger als 15 min anhält, medikamentös beendet werden. Ein längeres Krampfen (>30 min) sollte zur Vermeidung einer Langzeitschädigung nicht auftreten!**

  ▬ **Lorazepam** (Tavor pro injectione = 2-mg-Amp.) **intravenös** 2–4 mg bzw. 0,05 mg/kg KG oder **bukkal** (Tavor expidet) als 1- oder 2,5-mg-Plättchen
  ▬ **Clonazepam** (Rivotril, 1-mg-Amp.) **intravenös** 1–2 mg bzw. 0,015 mg/kg KG, ggf. einmal wiederholen
  ▬ **Midazolam** (Dormicum) 3–5 mg intravenös bzw. intranasale oder bukkale Gabe von

5–10 mg, ggf. wiederholen, max. ca. 20 mg oder notfalls 10 mg i.m.

 ▬ bei fehlenden intravenösen Zugang: **Diazepam** (Valium) 10–20 mg rektal, ggf. wiederholen, max. ca. 30 mg für Erwachsene bzw. 0,5 mg/kg KG **rektal** als 5- oder 10-mg-Rektiole für Kleinkinder

29.2   Status epilepticus (SE)

- **Stadien/Formen**

Unterschieden werden: initialer, etablierter und refraktärer SE.

- **Therapie**
▬ **Stufe 1:**
  - ▬ **Benzodiazepine** wie Akutherapie intravenös, alternativ intranasal und evtl. bukkal oder
  - ▬ an zweiter Stelle **Levetiracetam** (Keppra; 100 mg/ml bzw. 300-ml-Infusion) 30–60 mg/kg KG i.v. bzw. max. 500 mg/min; ggf. nach 10 min wiederholen
▬ **Stufe 2** (keine Reaktion auf die initiale Gabe von Benzodiazepinen):
  - ▬ **Phenytoin** (Phenhydan, 750-mg-Ampulle) 100–200 mg i.v. oder
  - ▬ **Valproat** 20–30 mg/kg KG max. 10 mg/kg/min; ggf. nach 10 min mit max. 10 mg/kg KG wiederholen → Valproatspiegel 100–120 µg/ml (**cave**: Kontraindikation bekannte Mitochondropathie!) oder
  - ▬ **Phenobarbital** 20 mg/kg KG i.v.; max. 100 mg/min → Phenobarbitalspiegel von 30–50 µg/ml oder
  - ▬ **Lacosamid** 5 mg/kg KG i.v. bzw. 200–400 mg über >15 min i.v.
▬ **Stufe 3** (keine Unterbrechung des Status epilepticus durch die Initial- oder Sekundärtherapie innerhalb von 30 min):
  - ▬ Einleitung einer Narkose mit Intubation mittels **Propofol, Thiopental, Midazolam**

 ❗ **Notfalls kann Diazepam oder Lorazepam auch intraossär injiziert werden!**

 ▪▪ **Langzeittherapie**

Mittel der ersten Wahl bei **fokalen Anfällen** bzw. **sekundär generalisierten Epilepsien**:
- ▬ Lamotrigin (Lamictal)
- ▬ Levetiracetam (Keppra) p.o. und i.v.
- ▬ Topiramat (TOPAMAX)
- ▬ Valproinsäure (Ergenyl/Convulex)
- ▬ Gabapentin (Neurontin)
- ▬ Carbamazepin (Tegretal, etc.)
- ▬ Oxacarbacepin (Apydan, etc.)

Mittel der ersten Wahl bei **generalisierten** oder **idiopathischen Epilepsien**:
- ▬ Valproinsäure (Ergenyl/Convulex)
- ▬ Topiramat (TOPAMAX)
- ▬ Lamotrigin (Lamictal)

Anmerkung:
- ▬ Bei **fokalen Epilepsien** haben alle oben genannten Medikamente – mit Ausnahme von Gabapentin – eine vergleichbare Wirksamkeit auf die Anfallskontrolle.
- ▬ Bei **generalisierten oder unklassifizierbaren Epilepsien** sind Valproat und Topiramat wirksamer als Lamotrigin.

 ◘ Tab. 29.1 gibt einen Überblick über Dosierung und Darreichungsform der meisten Antiepileptika.

◻ Tab. 29.1 Antiepileptisch wirksame Medikamente

Substanzname	Handelsname	Erste Zieldosis	Maximaldosis*	Darreichungsform bzw. Dosis/Tag	Titrationsgeschwindigkeit	Interaktionspotenzial	Zulassung
Häufige eingesetzte Medikamente zur Langzeittherapie							
Carbamazepin*	Tegretal Timonil	600 mg/d	1600 mg/d	200-mg-Tbl. 2–3 ED	m	+	MT, FE
Gabapentin (+)	Neurontin Gabax	900 mg/d	3.600 mg/d	100/300/400-mg-Hartkaps. 3 ED	s		MT, FE
Lamotrigin**	Lamictal Lamo TAD	200 mg/d	600 mg/d	(2/5)/25/50/100/200-mg-Tbl. Initial 1-mal Später 2-mal	l	(–)	MT, FE, IGE
Levetiracetam***	Keppra	1.000 mg/d	3.000 mg/d	250/500/750/1000-mg-Filmtbl. 100-mg/ml-Lösung 2 ED	s	–	MT, FE, IGE (Add-on)
Oxcarbazepin +	Apydan extent Timox Trileptal	900 mg/d	2.400 mg/d	150/300/600-mg-Tbl. 2 ED	m	(+)	MT, FE
Phenobarbital***	Luminal	100 mg/d	300 mg/d	100-mg-Tbl. 200-mg-Amp. 2 ED	l	+	MT, FE, IGE
Phenytoin****+	Phenhydan Zentropil	200 mg/d	400 mg/d	100-mg-Tbl. 250-mg/5-ml-Amp. 1–2 ED	s–m	+	MT, FE
Pregabalin	Lyrica	300 mg/d	600 mg/d	25/50/75/100/200/225/300-mg-Tbl. 2 ED	s	–	Add-on, FE
Topiramat	TOPAMAX Topiragamma	100 mg/d	400 mg/d	25/50/100/200-mg-Tbl. 2 ED	m–l	(–)	MT, FE, IGE

Tab. 29.1 (Fortsetzung)

	Substanzname	Handelsname	Erste Zieldosis	Maximal-dosis*	Darreichungsform bzw. Dosis/Tag	Titrationsgeschwindigkeit	Interaktionspotenzial	Zulassung
Häufige eingesetzte Medikamente zur Langzeittherapie (Fortsetzung)	Valproinsäure***	Ergenyl Convulex Orfiril	750 mg/d	2.000 mg/d	400-mg-Amp. 150/300/500-mg-Tbl. 2–4 ED	m	+	MT, FE, IGE
	Zonisamid[1]	Zonegran	200 mg/d	500 mg/d	25/50/100-mg-Hartkaps. 2 ED	l	–	Add-on-FE
Zur Akuttherapie eingesetzte Medikamente	Clobazam#	Frisium Tabletten	15 mg/d	80 mg/d	10/20-mg-Tabs	s	–	FE, IGE
	Clonazepam***	Rivotril	2 mg/d	6 mg/d	0,5/2-mg-Tbl. 1-mg/ml-Amp.	s	–	FE, IGE
	Lorazepam***	Tavor (pro injektione 2 mg oder Tavor Expidet 1,0/2,5 mg)	1 mg	Bis 5 mg Tbl. 2–3 ED	2-mg-Amp. 0,5/1/2,5-Tbl. Expidet 1/2,5 mg	s		Akut-therapie
Selten	Bromid		1000 mg/d	4000 mg/d		l	(–)	MT, IGE
	Ethosuximid	Petnidan Suxilep	1000 mg/d 5–10 mg/kg	2000 mg/d 30 mg/kg/d	250-mg-Kaps.	m	(–)	MT (nur Absencen)
	Felbamat	TALOXA	1200 mg/d	3600 mg/d	400/600-mg-Tbl.	l	+	MT, nur LGS
	Fosphenytoin***	Derzeit noch nicht erhältlich	1200 mg/d	Angepasst		–	+	Status epilepticus
	Mesuximid	Petinutin	600 mg/d	1200 mg/d	150/300-mg-Hartkapseln	l	+	MT, IGE, FE (Add-on)
	Primidon	Mylepsinum	750 mg/d	1500 mg/d	250-mg-Tbl. 2–3 ED	l	+	MT, FE, IGE
	Rufinamid[2]	Inovelon	1000 mg/d	3200 mg/d	200/400-mg-Kps. 2 ED	m	+	Add-on, LGS

Selten (Fortsetzung)	Sultiam ST	Ospolot	200 mg/d	400 mg/d	50/200-mg-Tbl.	s	+	Add-on, FE
	Tiagabin	Gabitril	15 mg/d	30 mg/d	5/10/15 mg-Tbl. 1–2 ED	l	–	Add-on, FE
	Vigabatrin[(+)]	Sabril	2000 mg/d	4000 mg/d	500-mg-Tbl. 1–2 ED	l	+	Add-on, FE

MT: Monotherapie, Add-on: Zusatztherapie (Stand 01.01.08), FE: fokale Epilepsie, IGE: idiopathisch generalisierte Epilepsie, LGS: Lennox-Gastaut-Syndrom, ED: Einzeldosis

Titration: l: = langsame Titrationsgeschwindigkeit, m: mittlere Titrationsgeschwindigkeit, s: sehr rasche Titration möglich

** Kombination mit VPA (Enzymhemmer): besondere Vorsicht; Kombination mit Enzyminduktoren: Dosisverdoppelung möglich

*** Intravenöse Applikationsform möglich (Fosphenytoin ist in Deutschland und in der Schweiz zugelassen, aber – noch? – nicht im Handel)

+ Kann Anfälle bei IGE provozieren

Anfallsprophylaxe während der Geburt: 10 mg Clobazam in 10- bis 12-stündigen Abständen

1 Zonisamid ist zur Zusatztherapie von Epilepsien mit fokalen und sekundär generalisierten Anfällen zugelassen

2 Rufinamid ist zur Therapie von Anfällen bei Lennox-Gastaut-Syndrom zugelassen

Ausgewählte Literatur

Alldredge BK, et al. (2001) A comparison of lorazepam, diazepam, and placebo for the treatment of outof-hospital status epilepticus. N Engl J Med 345:631–7

Hans-Christoph Diener, Christian Weimar (Hrsg.) (2012) Leitlinien für Diagnostik und Therapie in der Neurologie. Herausgegeben von der Kommission «Leitlinien« der Deutschen Gesellschaft für Neurologie Thieme, Stuttgart

Knake S, Rosenow F, Vescovi M, Oertel WH, Mueller HH, Wirbatz A, Katsarou N, Hamer HM; Status Epilepticus Study Group Hessen (SESGH) (2001) Incidence of status epilepticus in adults in Germany: a prospective, population-based study. Epilepsia 42:714–8

Knake S, Gruener J, Hattemer K, Klein KM, Bauer S, Oertel WH, Hamer HM, Rosenow F (2008) Intravenous levetiracetam in the treatment of benzodiazepine refractory status epilepticus. J Neurol Neurosurg Psychiatry 79(5):588–9

S1-Leitlinie »Status epilepticus im Erwachsenenalter« unter http://www.dgn.org/132.0.html

Vortrag von Erbguth F (2013) Neurointensivmedizin. Intensiv Update 2013. Köln/Gürzenich

Herzinsuffizienz

W. Zink

M. Fresenius et al., *Repetitorium Intensivmedizin*,
DOI 10.1007/978-3-642-44933-8_30, © Springer-Verlag Berlin Heidelberg 2014

30.1   Grundlagen

- **Definition**
- komplexes klinisches Syndrom, bei dem ein Patient typische Symptome (z. B. Dyspnoe, Müdigkeit, Schwäche) und Zeichen (z. B. Tachykardie, pulmonale Rasselgeräusche, Ödeme, Jugularvenenstauung) aufweist, denen ursächlich eine kardiale Funktionsstörung zugrunde liegt
- meistens in Ruhe oder unter Belastung Anhalt für eine systolische und diastolische Dysfunktion
- Patienten mit diastolischer Herzinsuffizienz haben Symptome und Zeichen der Herzinsuffizienz bei einer erhaltenen linksventrikulären Ejektionsfraktion (LVEF) über 45–50 %
- **Unterscheide:**
    - Herzinsuffizienz mit reduzierter Ejektionsfraktion (HF-REF)
    - Herzinsuffizienz mit erhaltener Ejektionsfraktion (HF-PEF)
    - akute Herzinsuffizienz

- **Epidemiologie**
- eine der häufigsten internistischen Erkrankungen weltweit mit einer deutlichen altersabhängigen Prävalenz und Inzidenz
- ca. 1 % der westlichen Bevölkerung leidet an chronischer Herzinsuffizienz
- Neuerkrankungen: ca. 2–12/1000 und Jahr
- Prävalenz 2–3 %
- deutliche Altersabhängigkeit:
    - 45- bis 55-Jährige: >1 %
    - 65- bis 75-Jährige: 2–5 %
    - über 80-Jährige: ca. 10–20 %
- 5 % der gesamten Krankenhausaufnahmen und der Bettenbelegung erfolgen wegen Herzinsuffizienz; 2 % des gesamten Krankenhausbudgets werden zur Behandlung des herzinsuffizienten Patienten aufgebracht.
- Bei Patienten >65 Jahren ist die Herzinsuffizienz der häufigste Grund für eine Krankenhausaufnahme. Die Rate der stationären Wiederaufnahme in den ersten 12 Monaten nach primärer Behandlung liegt bei 25–50 %!
- Prognose bei Herzinsuffizienz u. a. abhängig von der Ätiologie, dem Alter, den Komorbiditäten und der individuellen Progression

- **Mortalität**
- Intrahospitalmortalität: 7 %
- 3-Monats-Mortalität: 14 %
- 5-Jahres-Mortalität: 50 %
- Die Mortalität bei Herzinsuffizienz im Rahmen eines Myokardinfarktes liegt bei 30 % in den ersten 12 Monaten nach Infarkt, und die Mortalität des kardiogenen Schocks beträgt 50–70 %.

- **Prognose**
Prognoseparameter sind:
- **»brain natriuretic peptide« (BNP)**
    - biologisch aktiv
    - HWZ 20 min
    - 32 Aminosäuren
- **NT-proBNP**
    - biologisch inaktiv
    - HWZ 120 min
    - 76 Aminosäuren
    - gut geeignet zur Differenzierung der Ursache bei akuter Dyspnoe → keine kardiale Ursache bei geringen proBNP-Werten!
    - proBNP-Werte von <1000 pg/ml gehen mit einer geringeren Letalität und weniger kardialen Ereignissen einher (◘ Tab. 30.1)!
    - proBNP-Wert ist altersabhängig:
        - <50. Lebensjahre: >450 pg/ml
        - 50–70. Lebensjahre: >900 pg/ml
        - >70 Lebensjahre: >1800 pg/ml
- Troponin I
- renale Dysfunktion mit Kreatininwerten >2,15 mg/dl
- linksventrikuläre Pumpfunktion
- Cardiac-power-(Index)
    - CP = MAP × HZV/451
    - CPI = (MAP × HZV/m^2)/451

Prädiktoren für ungünstige Prognose
— Anamnese
- Hohes Alter
- Koronare Herzerkrankung
- Niereninsuffizienz, Diabetes, Anämie, COPD, Depression
- Zustand nach Reanimation
- Schlechte Compliance

▼

◻ Tab. 30.1 Prognoseparameter bei Herzinsuffizienz

BNP-Wert	NT-proBNP	Bemerkung
>500	>950	Akute Herzinsuffizienz wahrscheinlich
100–500	300–950	Akute Herzinsuffizienz wahrscheinlich nach Ausschluss von Lungenembolie, Cor pulmonale bzw. pulmonaler Hypertonus, Niereninsuffizienz
<100	<300	Akute Herzinsuffizienz unwahrscheinlich

— **Klinische Parameter**
  – Hohe Herzfrequenz
  – Niedriger Blutdruck
  – NYHA-Stadium III-IV
  – Aortenstenose
  – Untergewicht
  – Schlafbezogene Atemstörungen
— **Elektrophysiologie**
  – Breiter QRS-Komplex
  – LV-Hypertrophie
  – Komplexe ventrikuläre Arrhythmien
  – Niedrige Herzfrequenzvariabilität
— **Belastbarkeit**
  – Kurze 6-min-Gehstrecke
  – Verminderter Blutdruckanstieg unter Belastung
  – Niedrige maximale O_2-Aufnahme
  – Hohe VE/VCO$_2$-Ratio
— **Labor**
  – Hohes BNP und NT-proBNP
  – Hohes Noradrenalin
  – Hyponatriämie
  – Kreatinin, Harnsäure und Bilirubin erhöht
  – Anämie
— **Hämodynamik**
  – Niedrige LVEF
  – Erhöhtes LV-Volumen
  – Hoher LV-Füllungsdruck
  – Niedriges Herzzeitvolumen
  – Restriktiver Mitralfluss
  – Eingeschränkte RV-Funktion

▪ **Pathophysiologie**
— primäre Einschränkung der kardialen Pumpleistung
— konsekutive neurohumorale Anpassungsvorgänge
— Aktivierung des Renin-Angiotensin-Aldosteron-Systems, des sympathischen Nervensystems, verschiedener Zytokine, vasoaktiver Substanzen → periphere Vasokonstriktion, erhöhte myokardiale Inotropie und Chronotropie sowie Zunahme des extrazellulären Flüssigkeitsvolumens mit erhöhter enddiastolischer Vordehnung des Herzens (Frank-Starling-Mechanismus)
— ansteigende Kapillardrücke mit der Konsequenz pulmonaler Stauung und peripherer Ödeme
— zunehmende Herzbelastung (»afterload«) durch erhöhten peripheren Widerstand
— Arrhythmieneigung
— Verschlechterung der koronaren Ischämie durch Katecholamineffekte auf Kontraktilität und Herzfrequenz
— Förderung des Zelltodes von Myozyten durch Angiotensin II und Katecholamine sowie pathologischen Umbau (»remodeling«) des Myokards
— Kompensationsmechanismen in der Initialphase ◻ Abb. 30.1

▪ **Formen**
— im Hinblick auf die Lokalisation
  ⸱ Linksherzinsuffizienz
  ⸱ Rechtsherzinsuffizienz
  ⸱ Globalinsuffizienz
— im Hinblick auf den Blutfluss
  ⸱ Vorwärtsversagen
  ⸱ Rückwärtsversagen

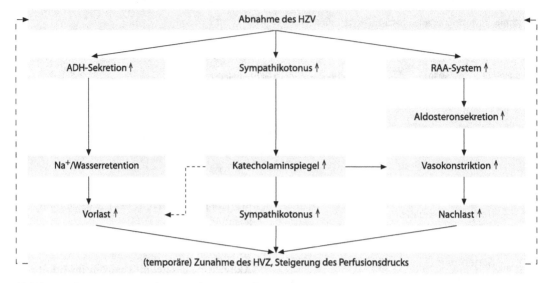

Abb. 30.1 Kompensationsmechanismen bei Herzinsuffizienz

im Hinblick auf die ventrikuläre Funktion
- systolische Herzinsuffizienz (LVEF ↓)
- diastolische Herzinsuffizienz (LVEF ↔, LVEDP ↑, LV-Compliance ↓)
- kombinierte systolisch-diastolische Herzinsuffizienz

- **Ursachen**
- koronare Herzerkrankung (vielfältige Manifestation, z. B. Myokardinfarkt, ischämische Kardiomyopathie)
- arterielle Hypertonie (oft assoziiert mit LV-Hypertrophie und erhaltener systolischer Pumpfunktion)
- Kardiomyopathie (dilatativ, hypertroph, restriktiv, arrhythmogen, rechtsventrikulär, unklassifiziert)
- medikamentös (Überdosierung von β-Blocker, Kalziumantagonisten, Antiarrhythmika, Chemotherapeutika)
- Toxine (Alkohol, Kokain, Spurenelemente wie Kobalt, Arsen)
- endokrinologisch (Diabetes mellitus, Hypo-/Hyperthyreose, Cushing-Syndrom, Nebenniereninsuffizienz, Akromegalie, Phäochromozytom)
- alimentär/metabolisch (Thiaminmangel, Selenmangel, Carnitinmangel, Adipositas, Kachexie)

- infiltrativ (Sarkoidose, Amyloidose, Hämochromatose, Bindegewebserkrankungen)
- sonstige Ursachen (HIV-Infektion, peripartale Kardiomyopathie, terminale Niereninsuffizienz, Chagas-Krankheit)

- **Einteilung (** Tab. 30.2)
- **funktionelle Klassifikation in NYHA-Stadien**
  - I.   Herzerkrankung ohne Symptomatik
  - II. Herzerkrankung mit Beschwerden bei stärkerer Alltagsbelastung
  - III. Herzerkrankung mit Beschwerden bei leichter Alltagsbelastung
  - IV. Herzerkrankung mit Beschwerden bereits in Ruhe
- **Stadieneinteilung nach der ACC/AHA in 4 Stadien A–D**
  - A. Patienten mit Risikokonstellation für spätere Herzinsuffizienz; keine erkennbaren strukturellen oder funktionellen Abnormalitäten; keine Herzinsuffizienzzeichen. Beispiele: arterielle Hypertonie, koronare Herzerkrankung, Diabetes mellitus, kardiotoxische Substanzen oder Alkoholabusus, rheumatisches Fieber, familiäre Disposition
  - B. Patienten mit struktureller Herzerkrankung, aber ohne Herzinsuffizienzsymptomatik. Beispiele: linksventrikuläre Hypertrophie

◘ Tab. 30.2 Einteilung der Herzinsuffizienz

NYHA		AHA/ACC	
Klasse	Beschreibung	Stadium	Beschreibung
I	Keine Einschränkung der normalen körperlichen Arbeit	A	Risikopatienten, keine funktionellen oder strukturellen Schäden objektivierbar → kein erhöhtes Anästhesierisiko
II	Leichte Einschränkung der körperlichen Leistungsfähigkeit bei gewohnter Tätigkeit, keine Beschwerden in Ruhe	B	Patienten mit strukturellen Veränderungen, asymptomatisch → präoperative Optimierung empfohlen
III	Höhergradige Einschränkung der körperlichen Leistungsfähigkeit bei gewohnter Tätigkeit, keine Beschwerden in Ruhe	C	Symptomatische Herzinsuffizienz und strukturelle Veränderungen des Herzens → Risiko↑ für kardiale Dekompensation
IV	Beschwerden bei allen körperlichen Tätigkeiten in Ruhe	D	Symptomatische Herzinsuffizienz trotz maximaler Therapie → sehr hohes Risiko

oder -fibrose, linksventrikuläre Dilatation oder Hypokontraktibilität, asymptomatischer Herzklappenfehler, früherer Myokardinfarkt

C. Patienten mit aktueller oder früherer Herzinsuffizienzsymptomatik mit struktureller Herzerkrankung. Beispiele: Dyspnoe, Erschöpfung bei systolischer Dysfunktion; asymptomatischer Patient unter Herzinsuffizienztherapie

D. Patienten mit fortgeschrittener struktureller Herzerkrankung und mit deutlicher Herzinsuffizienzsymptomatik in Ruhe trotz maximaler medikamentöser Therapie. Beispiele: gehäufte Hospitalisierung, Indikation zur Herztransplantation, »bridging« bzw. »assist devices«; präfinale Konstellation

═ weitere klinische Einteilungsmöglichkeiten nach Killip (1967), nach Forrest (1977) oder nach Nohria (2003)
  ═ **Nohria-Einteilung in 4 Stadien**
    – warm und trocken (normal)
    – warm und feucht (Lungenödem)
    – kalt und trocken (hypovolämischer Schock)
    – kalt und feucht (kardiogener Schock)

▪ Klinik

◘ Tab. 30.3 zeigt die klinischen Unterschiede zwischen akuter und akut dekompensierter chronischer Herzinsuffizienz. Weitere Symptome sind:

═ Müdigkeit und Schwäche
═ lateralisierter Herzspitzenstoß
═ Jugularvenenstauung (in 80 % der Fälle)
═ arterielle Hypotonie
═ Stauungsgastritis und Appetitlosigkeit (insbesondere bei Rechtsherzinsuffizienz)
═ Leberstauung mit Oberbauchschmerzen und Transaminasenanstieg, Aszites und Anasarka
═ Herzton (ca. 150 ms nach dem 2. Herzton links apikal in Linksseitenlage)
═ **Harzer-Zeichen** = rechter Ventrikel im Epigastrium sowie links parasternal tastbar

▪ Diagnostik

═ Anamnese: Belastbarkeit, Nykturie, Dys- bzw. Orthopnoe, Leistungsabnahme
═ körperlicher Untersuchungsbefund: Ödeme, pulmonale Stauung, Hepatomegalie, Aszites, Tachykardie
═ Laboruntersuchung (Blutbild, Kreatinin, Elektrolyte, Troponin T bzw. I, D-Dimere, Laktat, Blutzucker, BNP, NT-proBNP, CRP, BGA)
═ 12-Kanal-EKG (Infarktdiagnostik, Rhythmusstörungen)
═ CT-Thorax

◻ Tab. 30.3 Klinisches Bild der Herzinsuffizienz. (Adaptiert nach Pötzl 2003)

	Akute Herzinsuffizienz	Akut dekompensierte chronische Herzinsuffizienz
Symptome	Schwer	Schwer
Lungenödem mit Dyspnoe und evtl. Tachypnoe (>20/min)	Häufig	Häufig
Periphere (Unterschenkel-)Ödeme	Selten	Häufig
Gewichtszunahme	Keine bis gering	Häufig
Gesamtkörperwasser	Keine bis geringe Zunahme; selten	Deutliche Zunahme; üblich
Kardiomegalie	Selten	Üblich
Systolische linksventrikuläre Funktion	Hypo-, normo-, hyperkontraktil	Reduziert
Wandspannung	Erhöht	Deutlich erhöht
Aktivierung des sympathikoadrenalen Systems (SAS)	Deutlich	Deutlich
Aktivierung des Renin-Aldosteron-Angiotensin-Systems (RAAS)	Häufig erhöht	Deutlich
Korrigierbare Ursache	Häufig	Gelegentlich

— Thoraxröntgenaufnahme
— transthorakale Echokardiographie: Einschätzung der LVF, Nachweis von systolischen Pumpfunktionsstörungen, diastolischen Relaxations- oder Compliancestörungen oder hämodynamisch relevanten Vitien
— Koronarangiographie bei Verdacht auf koronare Herzerkrankung

⟩ Voraussetzung einer kausalen Behandlung der Herzinsuffizienz ist die exakte Diagnose der zugrunde liegenden Herzkrankheit und die anschließende gezielte Therapie!

Grundsätzlich beruht die Diagnose auf:
— Symptomen der Herzinsuffizienz
— Zeichen der Herzinsuffizienz
— Beurteilung der linksventrikulären Ejektionsfraktion

30.2　Therapie

■ **Therapieziele**
— Verbesserung der Symptome mit dem Ziel eines asymptomatischen Patienten
— Reduktion der Morbidität (am besten definiert durch Hospitalisierungsrate)
— Reduktion der Mortalität bzw. Aufhalten des Krankheitsprogress

■ **Allgemeine Therapiemaßnahmen**
— tägliche Gewichtskontrolle (Selbstkontrolle und Behandlung)
— Gewichtsreduktion bei BMI >30, bei moderater bis schwerer Herzinsuffizienz keine routinemäßige Gewichtsreduktion
— flexible Diuretikaeinnahme entsprechend Symptomen und Flüssigkeitsbilanz
— begrenzte Kochsalzzufuhr (<3 g/d), kein Nachsalzen
— Limitierung der Flüssigkeitszufuhr auf 1,5–2 l/Tag (bei schwerer Herzinsuffizienz)

◘ Tab. 30.4 ACE-Hemmer bei Herzinsuffizienz

ACE-Hemmer	Initialdosis (mg/d)	Zieldosis (mg/d)	Wirkeintritt (min)	Maximaler Wirkzeitpunkt (h)	Wirkdauer (h)	Zeit zwischen Operation und letzter Medikamenteneinnahme
Captopril	3-mal 6,25	3-mal 50,0	15–30	1–2	6–10	>12
Lisinopril	1-mal 2,5	1-mal 20,0–35,0	60	2–4	18–30	>24
Enalapril	2-mal 2,5	2-mal 10,0–20,0	60–120	4–8	18–30	>24
Ramipril	1-mal 2,5	2-mal 5,0	30–60	3–8	24–60	>24
Trandolapril	1-mal 0,5	1-mal 4,0				
Perindopril	1-mal 2,0	1-mal 8,0				

— Begrenzung des Alkoholkonsums (etwa 1–2 Glas Wein/d), Alkoholabstinenz bei Verdacht auf alkoholinduzierte Kardiomyopathie
— Nikotinkarenz
— Pneumokokken- und jährliche Grippeimpfung
— bei Schlafapnoe Nikotin- und Alkoholkarenz, bei zusätzlich deutlicher Adipositas Gewichtsreduktion
— CPAP-Therapie bei obstruktiver Schlafapnoe
— Beachtung depressiver Symptome, ggf. entsprechende Therapieeinleitung
— Bewegungstraining bei allen Patienten mit stabiler chronischer Herzinsuffizienz
— regelmäßige moderate tägliche Aktivität bei allen Patienten mit Herzinsuffizienz
— PDE5-Inhibitoren nie in Kombination mit Nitraten
— keine Reisen in große Höhe (>2000 m), heißes oder feuchtes Klima
— kurze Flüge günstiger als längere Reisen mit anderen Transportmitteln; bei schwerer Herzinsuffizienz können lange Flüge zu Dehydratation, peripheren Ödemen oder tiefen Venenthrombosen führen

- **Medikamentöse Therapie**
Die medikamentöse Stufentherapie bei Herzinsuffizienz erfolgt unter der Berücksichtigung der NYHA-Klassifikation sowie der linksventrikulären Ejektionsfraktion (gemäß den Leitlinien der European Society of Cardiology 2012).

❗ **Nach einer aktuellen Umfrage erhalten nur 17 % aller Patienten mit Herzinsuffizienz eine adäquate medikamentöse Therapie!**

❯ **Die Anwendung der Angiotensin-Converting-Enzyme (ACE-Hemmer) führt zu einer Reduktion der Mortalität in allen NYHA-Klassen!**

30.2.1 Einzelne Substanzgruppen

ACE-Hemmer (◘ Tab. 30.4)
— bei LVEF ≤40 % unabhängig von der Symptomatik
— verbessern die Symptomatik, Pumpfunktion und Prognose
— Therapieeinleitung mit ACE-Hemmern:
  — Nierenfunktion und Elektrolyte kontrollieren (Kreatinin <2,5 mg/dl, K^+ <5 mmol/l)
  — Dosissteigerung nach 2–4 Wochen erwägen
  — keine Dosissteigerung bei Verschlechterung der Nierenfunktion (Kreatininanstieg um 50 % oder ≥3 mg/dl) bzw. Hyperkaliämie (5,0–5,5 mmol/l)
— **Nebenwirkungen:**
  — Hypotonie
  — ansteigende Nierenretentionswerte und Hyperkaliämie
  — Reizhusten

◘ Tab. 30.5 Angiotensin-Rezeptorblocker (ARB) bei Herzinsuffizienz

ARB	Initialdosis (mg/d)	Zieldosis (mg/d)
Valsartan	2-mal 40	2-mal 160
Candesartan	1-mal 4,0	1-mal 32
Losartan	1-mal 12	1-mal 50

◘ Tab. 30.6 β-Blocker bei Herzinsuffizienz

β-Blocker	Initialdosis (mg/d)	Zieldosis (mg/d)
Metoprolol	1-mal 12,5–25	1-mal 200
Bisoprolol	1-mal 1,25	1-mal 10
Nebivolol	1-mal 1,25	1-mal 10
Carvedilol	2-mal 3,125	2-mal 25–50

Angiotensinrezeptor-Blocker (ARB, »Sartane«)

- bei symptomatischer systolischer Herzinsuffizienz (LVEF ≤40 %, NYHA II-IV) und ACE-Hemmer-Unverträglichkeit
- bei systolischer Herzinsuffizienz (LVEF ≤40 %) und persistierenden Symptomen trotz optimaler ACE-Hemmer- und β-Blockertherapie (NYHA II–IV), wenn kein Aldosteronantagonist gegeben werden kann
- Candesartan mit klarem Vorteil gegenüber Plazebo für symptomatische Patienten (NYHA II-III) und für Patienten mit ACE-Hemmer-Unverträglichkeit
- Dosierungsempfehlungen der einzelnen ARB: ◘ Tab. 30.5

β-Blocker

- Bestandteil der medikamentösen Basistherapie in Kombination mit ACE-Hemmer bei symptomatischer stabiler systolischer Herzinsuffizienz (LVEF ≤40 %, NYHA-Stadium II–IV)
- Verbesserung von Symptomatik, Pumpfunktion und Prognose
- Therapiebeginn vorsichtig bei kürzlich dekompensierten Patienten
- langsame Dosissteigerung
- keine Dosiserhöhung bei Verschlechterung der Herzinsuffizienz, symptomatischer Hypotension, ausgeprägter Bradykardie (<50/min)
- Dosierungsempfehlungen der einzelnen β-Blocker: ◘ Tab. 30.6

Ivabradin

- selektiver und spezifischer Hemmer des Ionenstroms (I_f) über den so genannten »funny channel« (Kontrolle der spontane diastolische Depolarisation im Sinusknoten)
- kardiale Wirkungen spezifisch für Sinusknoten
- keine Beeinflussung der intraatriale, atrioventrikuläre oder intraventrikuläre Erregungsfortleitung bzw. der Repolarisation
- keine Beeinflussung der myokardiale Kontraktilität
- Reduktion der HF → ggf. bei symptomatischen Patienten mit einer Herzfrequenz ≥ 70/min (Sinusrhythmus) trotz β-Blocker, ACE-Hemmer und Aldosteronantagonist bzw. bei Unverträglichkeit von β-Blocker (s. u.)
- **Nebenwirkungen**: dosisabhängiges, reversibles Auftreten von Phosphenen (Lichtwahrnehmungen im Sinne isolierter Aufhellungen im Gesichtsfeld)

Diuretika und Aldosteronantagonisten

- Diuretika bei Herzinsuffizienz mit Zeichen einer Flüssigkeitsretention (z. B. periphere Ödeme, Lungenstauung)
- keine Thiazide bei einer GFR <30 ml/min (außer bei Kombination mit Schleifendiuretikum)
- Aldosteronantagonisten neuerdings bereits bei milder systolischer Herzinsuffizienz (NYHA II) empfohlen (s. u.); reduzieren die Hospitalisationsrate wegen fortschreitender Herzinsuffizienz und die Sterblichkeit
- Aldosteronantagonisten vor anderen kaliumsparenden Diuretika
- Kalium >5,5 mmol/l: Aldosteronantagonistendosis halbieren; Kalium >6,0 mmol/l: Aldosteronantagonist absetzen
- **Spironolacton** zeigte in der RALES-Studie eine Reduktion der 2-Jahres-Mortalität von

46 % auf 35 % bei Patienten mit aktueller oder früherer NYHA-Klasse IV (bei gleichzeitiger Behandlung mit einem ACE-Hemmer und einem Schleifendiuretikum).

- **Eplerenon**, das einen selektiveren mineralo-kortikoiden Effekt besitzt, zeigte in der EPHE-SUS-Studie eine Mortalitätsabnahme von 16,7 % auf 14,4 % nach 16 Monaten für Patienten, die innerhalb von zwei Wochen nach Myokardinfarkt behandelt worden waren und eine EF <40 %, Herzinsuffizienzsymptomatik und/oder Diabetes mellitus aufwiesen.
- EMPHASIS HF-Studie (2011): Studienab-bruch, da bei Patienten mit systolischer Herz-insuffizienz und milden Symptomen unter Eplerenon-Therapie sowohl Letalität als auch das Risiko für eine stationäre Aufnahme signi-fikant reduziert war
- Dosierungsempfehlungen der Einzelsubstan-zen: ☐ Tab. 30.7

> ❯❯ Spironolacton scheint bei Dosierungen von 25–50 mg/Tag zusätzlich eine Hemmung der Fibroblasten und damit der Kollagensynthe-se zu induzieren! Eplerenon ist bei Herzinsuf-fizienz nach Myokardinfarkt bezüglich der Mortalität von Vorteil!

Herzglykoside

- Bei tachyarrhythmischem Vorhofflimmern >80/min (Ruhe) bzw. >110–120/min (Belas-tung)
- vermindern bei Sinusrhythmus und sympto-matischer systolischer Herzinsuffizienz (LVEF ≤40 %) die Beschwerden und Häufigkeit der Krankenhausaufnahmen ohne Effekt auf die Sterblichkeit (zusätzlich zum ACE-Hemmer)
- **Kontraindikationen:**
  - höhergradige AV-Blockierungen, Brady-kardie
  - Hypo-/Hyperkaliämie, Hyperkalzämie
  - Präexzitationssyndrome
  - höhergradige Aortenstenose
  - hypertrophisch-obstruktive Kardiomyo-pathie
  - Carotis-Sinus-Syndrom

☐ **Tab. 30.7** Diuretika

Diuretikum	Initialdosis (mg/d)	Zieldosis (mg/d)
Thiaziddiuretika		
Hydrochlorothiazid	12,5–25	12,5–100
Indapamid	2,5	2,5–5,0
Xipamid	10	10–80
Schleifendiuretika		
Furosemid	20–40	40–240
Torasemid	5–10	10–120
Bumetanid	0,5–1,0	1–6
Kaliumsparende Diuretika/Aldosteronantagonisten*		
Spironolacton/ Eplerenon*	12,5–25	50
Triamteren	25	100
Amilorid	2,5	20

❗ Die Serumdigoxinkonzentration sollte nied-rig sein und Werte zwischen 0,5 und 0,8 ng/ ml annehmen!

Kombinationsbehandlung mit Hyd-ralazin und Isosorbiddinitrat (H-ISDN)

- Hydralazin-Zieldosis 300 mg/d; Isosorbiddinit-rat-Zieldosis 160 mg/d
- ggf. bei symptomatischen Patienten mit einer LVEF ≤40 % und Intoleranz gegen ACE-Hem-mer und ARB (sehr seltene Konstellation!)
- ggf. zusätzlich bei persistierenden Symptomen trotz ACE-Hemmer und β-Blocker, wenn ARB oder Aldosteronantagonisten nicht toleriert werden

Ausblick – neue Substanzen in Erprobung

- **Endothelinantagonisten**: aufgrund eines Endothelin-Rezeptor-Antagonismus oder über die Inhibition des Endothelin-Converting-Enzymes oder auch indirekt via Angiotensin-II-Inhibition → periphere Gefäßdilatation, Anstieg von Herzrate und Schlagindex
- **Moxonidin**: Imidazolin-Rezeptor-Agonist → zentrale Sympathikolyse (clonidinähnlicher Effekt)

- **Tedisamil**: dosisabhängige Blockierung spannungsabhängiger Kaliumkanäle (Kaliumkanalblocker) und damit Senkung der Herzfrequenz über eine Verlängerung der Aktionspotenzialdauer → MVO_2-Reduktion via Senkung der Herzrate und Verlängerung der koronarwirksamen Diastolendauer
- **Tolvapatan**: ein Vasopressin-2-Antagonist zur oralen Therapie (4-mal 30 mg p.o./Tag) → starke diuretische Wirkung, Natriumnormalisierung bei Hyponatriämie, allerdings derzeit keine Beeinflussung der Mortalität
- **Nesiritide**: humanes B-Typ-natriuretisches Peptid → Vasodilatation im arteriellen und venösen Gefäßsystem ohne inotropen Effekt, Aldosteron ↓ und Endothelin ↓, Diurese und Natriurese ↑, Wirkbeginn: 15 min, HWZ: 18 min; Dosis: 2 μg/kg KG Bolus, anschließend 0,01 μg/kg KG/min
- **Ularitide**: natürliches natriuretisches Peptid

30.2.2 Antikoagulation

- bei Patienten mit Vorhofflimmern ≥48 h Dauer oder falls Dauer des Vorhofflimmerns nicht bekannt → orale Antikoagulation in therapeutischer Dosis für ≥3 Wochen vor elektrischer oder pharmakologischer
- Kardioversion
- unfraktioniertes oder niedermolekulares Heparin bei Patienten, die bisher nicht mit einem Antikoagulanz behandelt waren und dringend eine elektrische oder pharmakologische Kardioversion benötigen
- Alternative zur Heparintherapie: Thrombenausschluss mittels Echokardiographie, dann elektrische oder pharmakologische Kardioversion
- Kombination aus oraler Antikoagulation und Thrombozytenaggregationshemmung bei KHK (>12 Monate nach akutem kardialen Ereignis) oder anderen arteriellen Gefäßerkrankungen nicht empfohlen (Blutungsrisiko!) → Monotherapie mit oralem Antikoagulanz nach 12 Monaten empfohlen.
- bei frischen intrakardialen Thromben für 3 Monate

> ❯❯ Derzeit keine Evidenz, dass eine Thrombozytenaggregationshemmung/Antikoagulation Sterblichkeit oder Inzidenz kardiovaskulärer Ereignisse bei chronischer Herzinsuffizienz und Sinusrhythmus vermindert!

Warnhinweise
Bei Herzinsuffizienz sind folgende Substanzen zu vermeiden:
- Antiarrhythmika der Klasse I und III mit Ausnahme von Amiodaron
- nichtsteroidale Antiphlogistika
- Kalziumantagonisten (bekannte negativ-inotrope Wirkung kann zu einer Verstärkung der Herzinsuffizienz und zu einer Zunahme der Mortalität von Patienten mit eingeschränkter systolischer Ventrikelfunktion führen); Ausnahme: tachyarrhythmisches Vorhofflimmern
- Thiazolidinedione
- Metformin
- Cilostazol

30.2.3 Medikamentöse Therapiekonzepte bei bestimmten Konstellationen

Therapie bei symptomatischer systolischer Herzinsuffizienz (LVEF reduziert)

- **ACE-Hemmer** bei allen symptomatischen Patienten (NYHA II–IV)
- **Angiotensinogenrezeptor-Blocker** (ARB), falls ACE-Hemmer nicht toleriert wird (z. B. Husten)
- **Betablocker** in fixer Kombination mit ACE-Hemmer
- **Aldosteronantagonisten** zusätzlich zu o. g. Therapie bei persistierenden Symptomen und systolischer Herzinsuffizienz
- Aldosteronantagonisten ggf. bereits ab NYHA II bei EF ≤35 % liegt (25 mg als Startdosis von Eplerenon und Spironolacton; Dosiserhöhung nach 4–8 Wochen)
- **Ivabradin** ggf. bei Patienten mit einer Herzfrequenz ≥70/min (Sinusrhythmus), EF ≤35 % sowie persistierenden Symptomen trotz Beta-

blocker, ACE-Hemmer und Aldosteron-antagonist bzw. bei Unverträglichkeit von Betablockern
- **Digitalis** ggf. zusätzlich zur Basistherapie bei Patienten mit Sinusrhythmus und EF ≤45 %, die keinen Betablocker vertragen
- **Diuretika** ggf. zur Symptomenkontrolle (Luftnot, Ödembildung) → Senkung von Morbidität und Mortalität nicht bewiesen!
- **Hydralazin-Isosorbitdinitrat** (H-ISDN) ggf. alternativ zu ACE-Hemmer bzw. ARB, falls beide nicht toleriert werden → Kombination mit Betablocker und Aldosteron-antagonist
- H-ISDN ggf. zusätzlich zu Betablocker, ACE-Hemmer (oder ARB) und Aldosteronantagonisten bei persistierenden Symptomen
- Behandlung von Begleiterkrankungen (arterieller Hypertonus, Diabetes mellitus, eisenmangelbedingte Anämie, …)

Therapie bei symptomatischer diastolischer Herzinsuffizienz (LVEF erhalten)

- derzeit keine medikamentöse Therapie, die bei diastolischer Herzinsuffizienz Morbidität und Mortalität verbessert
- Diuretika zur Symptomenkontrolle bei Luftnot, Überwässerung und kardialer Stauung
- Behandlung von Begleiterkrankungen, z. B. adäquate Einstellung einer arteriellen Hypertonie (**β-Blocker**, ACE-Hemmer und/oder ARB)
- Erhalt des Sinusrhythmus
- primär Betablocker zur medikamentösen Frequenzkontrolle bei Vorhofflimmern → Verlängerung der diastolischen Füllung des linken Ventrikels
- Digitalis zusätzlich bei nicht adäquater Frequenzkontrolle
- ggf. Kalziumantagonist (Verapamil, Diltiazem) anstelle des Digitalispräparats bei inadäquater Frequenzkontrolle (Cave: strenge Indikationsabwägung (s. o.). Kombination aus Betablockern und frequenzsenkenden Kalziumantagonisten sehr umstritten!)

Therapie der Herzinsuffizienz bei KHK

- **ACE-Hemmer** bei KHK mit Herzinsuffizienz bei erhaltener Pumpfunktion

- **ARB** bei ACE-Hemmer-Intoleranz nach Myokardinfarkt mit symptomatischer Herzinsuffizienz oder eingeschränkter LVEF
- β-Blocker bei KHK und symptomatischer Herzinsuffizienz oder eingeschränkter LVEF ≤40 % sowie nach Myokardinfarkt mit erhaltener LVEF
- **Aldosteronantagonisten** (Eplerenon) nach Myokardinfarkt mit eingeschränkter LVEF und Zeichen einer Herzinsuffizienz
- **Nitrate** bzw. Kalziumantagonisten ggf. ergänzend bei Angina pectoris oder Hypertonie (Amlodipin oder Felodipin bei reduzierter LVEF)
- **Statine** bei allen Patienten mit Herzinsuffizienz und KHK erwägbar (bei Herzinsuffizienz keine Prognoseverbesserung, allerdings Reduktion der Hospitalisierungsrate bei älteren Patienten)

Therapie der akuten Herzinsuffizienz

- **allgemeine Therapiemaßnahmen**
  - Sauerstoffgabe
  - nichtinvasive Beatmung mit PEEP frühzeitig bei akutem kardialen Lungenödem/akuter hypertensiver Herzinsuffizienz (nicht bei Rechtsherzversagen bzw. kardiogenem Schock!)
  - ggf. Intubation und Beatmung
- **medikamentöse Therapie**
  - **Morphin** in der frühen Behandlungsphase, v. a. bei Agitiertheit und Luftnot (**cave**: Übelkeit und Erbrechen)
  - **Vasodilatatoren** zur Nachlastsenkung bei alle Patienten ohne symptomatische Hypotonie (RR_{syst} >90 mmHg)
    - aktuelle Daten zu Folge profitieren v. a. Patienten mit niedrigen RR_{syst} von Nachlastsenkung → engmaschige Blutdruckkontrolle
    - Titration der Nitratgabe bis zur maximalen hämodynamisch tolerablen Dosis (RR_{syst} >90 mmHg)
    - Natrium-Nitroprussid 0,3–5 µg/kg KG/min bei schwerer akuter Herzinsuffizienz und erhöhter Nachlast (z. B. bei hypertensiver Krise) → invasive hämodynamische Überwachung!
    - Zielgröße: SVR ca. 800–1000 dyn × s × cm^{-5}
    - keine Kalziumantagonisten, ACE-Hemmer bzw. ARB zur Akuttherapie!

- **Diuretikagabe** (z. B. Furosemid, Torasemid) v. a. bei Volumenüberladung
  - intermittierende Bolusgabe und kontinuierlichen Infusion gleichermaßen effektiv
  - hohe Initialdosis → schnelle Symptombesserung ohne negative Langzeiteffekte
  - Kombination von Schleifendiuretika mit Nitraten bzw. Inotropika (▶ Kap. 3) besonders effektiv
- zurückhaltender Einsatz von **Betablockern** (evtl. bei Myokardischämie)
  - Betablocker bei akuter Dekompensation einer chronischen Herzinsuffizienz erst nach Stabilisierung (nach ca. 4 Tagen)
- **Digitalisglykoside** indiziert bei tachykardiebedingter akuter Herzinsuffizienz, wenn anderweitig keine Frequenzkontrolle möglich ist
- **Inotropika** erst dann, wenn nach Vor- und Nachlastoptimierung (Volumen-/Diuretikagabe bzw. Vasodilatatoren) noch periphere Hypoperfusion und/oder Lungenstauung bestehen (**cave:** Steigerung des myokardialen Sauerstoffverbrauchs!)
  - positiver Einfluss von Inotropika auf Morbidität und Mortalität bei akuter Herzinsuffizienz bislang nicht nachgewiesen
  - ESC-Leitlinie 2012: vorrangiger Einsatz von Dobutamin bzw. Levosimendan; kein routinemäßiger Einsatz von Milrinon und Enoximon (▶ Kap. 3)
- Einsatz von **Vasopressoren** nur in Ausnahmefällen (z. B. kardiogener Schock), wenn anderweitig keine hämodynamische Stabilisierung möglich
  - Noradrenalin als Mittel der Wahl
- **nichtmedikamentöse Therapie**
  - frühzeitige Ultrafiltration → effektiver als Diuretika bei Ödembekämpfung
  - intraaortale Ballonpumpe → Einsatz nach gegenwärtiger Datenlage kontrovers diskutiert, da großen aktuellen Untersuchungen zu Folge ohne positive Auswirkungen auf Outcome bei hoher Nebenwirkungsrate (Schlaganfälle, Blutungen)
  - perkutan implantierbare ventrikuläre Unterstützungssysteme (▶ Kap. 3), z. B. axiale Schraubenpumpen bzw. Systeme auf ECMO-Basis → nach aktueller Datenlage keine generelle Empfehlung zum Einsatz dieser Systeme möglich (wenn Einsatz, dann möglichst früh vor Ausbildung eines MOV!)

> ❯ **Bei der Behandlung der akuten Herzinsuffizienz Diagnostik und Therapie parallel durchführen!**

30.2.4 Interventionelle Therapie

Koronarrevaskularisation

- Bypassoperation empfohlen bei Patienten mit Angina pectoris und signifikanter Hauptstammstenose (Lebenserwartung von >1 Jahr, guter funktioneller Status) → Reduktion der Mortalität
- Bypassoperation empfohlen bei Patienten mit Angina pectoris und Zwei- oder Dreigefäßerkrankung inkl. proximaler LAD-Stenose (Lebenserwartung >1 Jahr, guter funktionellen Status) → Reduktion der Hospitalisierungsrate sowie der kardiovaskulären Mortalität
- alternativ: perkutane Koronarintervention bei Patienten, die für ein chirurgisches Vorgehen nicht geeignet sind
- Bypassoperation und PCI nicht empfohlen bei Patienten ohne Angina pectoris UND ohne vitales Myokard
- Beachte: individuelle Indikationsstellung für Bypassoperation oder Koronarintervention durch kardiologisch-kardiochirurgisches Ärzteteam (»Heart Team«)!

Herzklappenoperation

- bei hochgradiger Aortenklappeninsuffizienz
- ggf. bei asymptomatischer hochgradiger Aorteninsuffizienz und LVEF ≤50 %
- bei hochgradiger (symptomatischer) Aortenklappenstenose (mittlerer Gradient >40 mmHg)
- bei asymptomatischer hochgradiger Aortenstenose und LVEF <50 %
- ggf. Indikation zur TAVI (»transcatheter aortic valve implantation«)
- in Einzelfällen bei symptomatischer, schwerer funktioneller oder struktureller Mitralinsuffizienz und deutlich reduzierter LVEF

- bei hochgradiger Mitralinsuffizienz und LVEF >30 % im Rahmen einer Bypassoperation (möglichst Mitralklappenrekonstruktion)
- ggf. Indikation zur interventionellen Implantation eines Mitral-Clips

Kardiale Resynchronisationstherapie

- Resynchronisierung des asynchronen Kontraktionsablaufs der Ventrikel mittels mikroprozessorgesteuerter Schrittmacher und spezieller Führungskathetersysteme, über die eine transvenöse Sondierung des Koronarsinus und Positionierung der linksventrikulären Stimulationselektrode in einer lateralen oder posterolateralen Koronarvene und ein koordinierter Stimulationsprozess möglich sind
- kardiale Resynchronisationstherapie indiziert zur Verbesserung der Symptome, zur Senkung der Hospitalisierungsrate und zur Verbesserung der Überlebensrate bei Patienten mit Sinusrhythmus mit verbreitertem QRS-Komplex und persistierenden Symptomen (in der Regel NYHA-Klasse II-IV) und einer reduzierten EF trotz optimaler Pharmakotherapie
- in aktuellen Studien z. T. signifikante Verbesserung der kardiopulmonalen Leistungsfähigkeit
- bei systolischer Herzinsuffizienz (NYHA II–IV, LVEF ≤35 %) und Indikation für eine permanente Stimulation
- bei LVEF ≤35 %, breitem QRS-Komplex (≥120 ms) und Sinusrhythmus und NYHA III–IV unter optimaler Therapie → Reduktion von Morbidität und Mortalität
- Der Nutzen ist am deutlichsten bei Patienten mit Linksschenkelblock-Morphologie und nimmt mit zunehmender QRS-Breite zu
- Unsicherer Nutzen bei bei Patienten mit Rechtsschenkelblock-Morphologie bzw. Vorhofflimmern

Implantierbare Kardioverter/Defibrillatoren (ICD)

- implantierbarer Kardioverter/Defibrillator (ICD) indiziert für die Sekundär- und Primärprävention des plötzlichen Herztods (bei ausgewählten Patienten)
- **Primärprävention:** Patienten (guter funktioneller Status) mit symptomatischer Herzinsuffizienz (NYHA II-III) und EF ≤35 % trotz optimaler Pharmakotherapie ≥3 Monate → Senkung des Risikos für plötzlichen Herztod (bei Lebenserwartung >1 Jahr)
- **Sekundärprävention:** Patienten nach hämodynamisch relevanter ventrikulärer Rhythmusstörung → Senkung des Risikos für plötzlichen Herztod

Kardiale Unterstützungssysteme

- intraaortale Ballongegenpulsation (▶ Kap. 3) → Einsatz nach gegenwärtiger Studienlage höchst umstritten!
- linksventrikuläres (LVAD) oder biventrikuläres (BIVAD) Unterstützungssystem bei ausgewählten Patienten mit terminaler Herzinsuffizienz trotz optimaler Pharmako- und Aggregattherapie (▶ Kap. 3) → Symptomverbesserung, Reduktion des Hospitalisierungsrisikos sowie der Mortalität auf der Transplantations-Warteliste
- Kurzzeitsysteme mit dem Ziel der (partiellen) Myokarderholung (»bridge to recovery«), Langzeitsysteme als überbrückende Maßnahme bis zur Transplantation (»bridge to transplant«)
- in Frage kommende Patienten:
  - persistierende schwere Symptome >2 Monate trotz optimaler Medikamenten- und Aggregattherapie, und mehr als einem der folgenden Kriterien:
    - LVEF <25 % und Peak-VO$_2$ <12 ml/kg/min
    - ≥ 3 Hospitalisierungen innerhalb von 12 Monaten ohne klare beseitigbare Ursache
    - Abhängigkeit von einer i.v. Therapie mit Inotropika
    - progrediente Niereninsuffizienz und/oder eingeschränkte Leberfunktion aufgrund des reduzierten Perfusionsdrucks
    - abnehmende rechtsventrikuläre Funktion

Herztransplantation

- **Indikationen:**
  - Patienten im Endstadium der Herzinsuffizienz mit schweren Symptomen, schlechter Prognose und ohne alternative Optionen
  - motivierte, gut informierte und emotional stabile Patienten
  - Compliance postoperativ gegeben

▬ Kontraindikationen:
- ▬ nicht sanierte Infektion
- ▬ schwere periphere und zerebrovaskuläre Erkrankung
- ▬ aktiver Alkohol- oder Drogenabusus
- ▬ Tumorerkrankung innerhalb der vergangenen 5 Jahre
- ▬ nicht abgeheilte Ulkuserkrankung
- ▬ kurz zurückliegende signifikante Niereninsuffizienz (z. B. Kreatinin-Clearance <50 ml/min)
- ▬ signifikante Lebererkrankung
- ▬ Systemerkrankung mit Multiorganbeteiligung
- ▬ andere schwerwiegende Komorbiditäten mit schlechter Prognose
- ▬ emotionale Instabilität oder unbehandelte psychiatrische Erkrankung
- ▬ hoher fixierter pulmonaler Gefäßwiderstand (>4–5 Wood-Einheiten und mittlerer transpulmonaler Gradient >15 mmHg)

Ausgewählte Literatur

Abraham WT, Fisher WG, Smith AL et al., for the MIRACLE Study Group (2002) Cardiac resynchronization in chronic heart failure. N Engl J Med 346:1845–1853

Anand IS, Fisher LD, Chiang YT et al., for the Val-HeFT Investigators (2003) Changes in brain natriuretic peptide and norepinephrine over time and mortality and morbidity in the Valsartan Heart Failure Trial (Val-HeFT). Circulation 107:1278–1283

Auricchio A et al. (1999) Effect of pacing chamber and atrioventricular delay on acute systolic function of paced patients with congestive heart failure. The Pacing Therapies for Congestive heart failure Study Group. Circulation 99:2993–3001

Bristow MR, Saxon LA, Boehmer J et al., for the Comparison of Medical Therapy, Pacing, and Defibrillation in Heart Failure (COMPANION) Investigators (2004) Cardiac-resynchronization therapy with or without an implantable defibrillator in advanced chronic heart failure. N Engl J Med 350: 2140–2150

De Backer D, Biston P, Devriendt J et al. (2010) Comparison of dopamine and norepinephrine in the treatment of shock. N Engl J Med 362:779–789

Deutsche Gesellschaft für Kardiologie (2012) Pocket-Leitlinien für die Diagnose und Behandlung der akuten und chronischen Herzinsuffizienz.

Cazeau S, Leclercq C, Lavergne T et al. (2001) Multisite Stimulation in Cardiomyopathies (MUSTIC) Study Investigators. Effects of multisite biventricular pacing in patients with heart failure and intraventricular conduction delay. N Engl J Med 344:873–880

Chen ZM, Pan HC, Chen YP et al. (2005) Early intravenous then oral metoprolol in 45,852 patients with acute myocardial infarction: randomised placebo-controlled trial. Lancet 366:1622–1632

Cohn JN, Tognoni GA, for the Valsartan Heart Failure Trial Investigators (2001) A randomized trial of the angiotensin-receptor blocker valsartan in chronic heart failure. N Engl J Med 346:1667–1675

Costanzo MR, Guglin ME, Saltzberg MT et al. (2007) Ultrafiltration versus intravenous diuretics for patients hospitalized for acute decompensated heart failure. J Am Coll Cardiol 49:675–683

Cotter G, Weissgarten J, Metzkor E et al. (1997) Increased toxicity of high-dose furosemide versus low-dose dopamine in the treatment of refractory congestive heart failure. Clin Pharmacol Ther 62:187–193

Cowie MR, Mosterd A, Wood DA, Deckers JW, Poole-Wilson PA, Suuton GC, Grobbee DE (1997) The epidemiology of heart failure. Eur Heart J 18:208–225

Ebelt H, Werdan K (2012) Akute Herzinsuffizienz. Intensivmedizin up2date 8:117–125

ESC Guidelines for the Diagnosis and Treatment of Acute and Chronic Heart Failure. Eur Heart J 33:1787–1847

Fuster V, Ryden LE, Cannom DS et al. (2006) ACC/AHA/ESC 2006 guidelines for the management of patients with atrial fibrillation-executive summary: a report of the American College of Cardiology/American Heart Association Task Force on practice guidelines and the European Society of Cardiology Committee for Practice Guidelines (Writing committee to revise the 2001 guidelines for the management of patients with atrial fibrillation). Eur Heart J 27:1979–2030

Garg R, Yusuf S, for the Collaborative Group on ACE Inhibitor Trials (1995) Overview of randomized trials of angiotensin-converting enzyme inhibitors on mortality and morbidity in patients with heart failure. JAMA 273:1450–1456

Granger CB, McMurray JJ, Yusuf S et al. (2003) Effects of candesartan in patients with chronic heart failure and reduced left-ventricular systolic function intolerant to angiotensin-converting-enzyme inhibitors: the CHARM-Alternative trial. Lancet 362:772–776

Groban L, Butterworth J (2006) Perioperative Management of Chronic Heart Failure. Anesth Analg 103: 557–575

Hasenfuß G, Anker S, Bauersachs J et al. (2013) Kommentar zu den Leitlinien der Europäischen Gesellschaft für Kardiologie (ESC) zur Diagnostik und Behandlung der akuten und chronischen Herzinsuffizienz. Kardiologe 7:105–114

Hohnloser SH et al. (2000) Leitlinien zur Implantation von Defibrillatoren. Z Kardiol 89:126–135

Hoppe UC, Böhm M, Dietz R et al. (2005) Leitlinien zur Therapie der chronischen Herzinsuffizienz. Im Auftrag der Deutschen Gesellschaft für Kardiologie. Z Kardiol 94: 488–509

Hoppe UC, Böhm M, Drexler H et al. (2009) Kommentar zu den ESC-Guidelines for the Diagnosis and Treatment of Acute and Chronic Heart Failure 2008. Kardiologe 3: 16–23

Hoppe UC, Erdmann E (2002) Chronische Herzinsuffizienz – Stellenwert der biventrikulären Stimulation. Dtsch Med Wochenschr 127:677–681

Hoppe UC, Erdmann E, für die Kommission Klinische Kardiologie (2001) Leitlinien zur Therapie der chronischen Herzinsuffizienz. Z Kardiol 90:218–237

Hunt SA, Baker DW, Chin MH et al. (2001) ACC/AHA guidelines for the evaluation and management of chronic heart failure in the adult: executive summary. A report of the American College of Cardiology/American Heart Association Tasc Force on practice guidelines Committee to revise the 1995 guidelines for the evaluation and management of heart failure developed in collaboration with the International Society for Heart and Lung Transplantation endorsed by the Heart Failure Society of America. J Am Coll Cardiol 38:2101–2113

Katz AM (1986) Potential deleterious effects of inotropic agents in the therapy of chronic heart failure. Circulation 73:184–190

Kindermann M, Janzen I, Hennen B, Böhm M (2002) Chronische Herzinsuffizienz: Therapie. Dtsch Med Wochenschr 127:1139–1144

Linde C, Leclerq C, Rex S et al. (2002) Long-term benefits of biventricular pacing in congestive heart failure: results from the Multisite Stimulation In Cardiomyopathy (MUSTIC) study. J Am Coll Cardiol 40:111–118

Luchner A, Holmer S, Schunkert H, Riegger GA (2004) Bedeutung der Herzinsuffizienzmarker BNP und NT-proBNP für die Klinik. Dtsch Arztebl 100:A-3314–3321

McMurray JJ, Ostergren J, Swedberg K et al. (2003) Effects of candesartan in patients with chronic heart failure and reduced left-ventricular systolic function taking angiotensin-converting-enzyme inhibitors: the CHARM-Added Trial. Lancet 362:767–771

Metra M, Nodari S, D'Aloia A et al. (2002) Beta-blocker therapy influences the hemodynamic response to inotropic agents in patients with heart failure. J Am Coll Cardiol 40:1248–1258

Moss AJ, Zareba W, Hall WJ et al. (2002) Prophylactic implantation of a defibrillator in patients with myocardial infarction and reduced ejection fraction. N Engl J Med 346:877–883

Nieminen MS, Bohm M, Cowie MR et al. (2005) Executive summary of the guidelines on the diagnosis and treatment of acute heart failure: the Task Force on Acute Heart Failure of the European Society of Cardiology. Eur Heart J 26:384–416

Packer M, Abraham WT (2001) Effect of cardiac resynchronisation on a composite clinical status endpoint in patients with chronic heart failure: results of the MIRACLE trial. Circulation 104:1995

Pfeffer MA, Braunwald E, Moyé LA et al., on behalf of the SAVE Investigators (1992) Effect of captopril on mortality in patients with left ventricular dysfunction after myocardial infarction. Results of the Survival and Ventricular Enlargement Trial. N Engl J Med 327:669–677

Pfeffer MA, McMurray JJ, Velazquez EJ et al. (2003) for the Valsartan in Acute Myocardial Infarction Trial Investigators Valsartan, captopril or both in myocardial infarction complicated by heart failure, left-ventricular dysfunction, or both. N Engl J Med 349:1893–1906

Pitt B, Zannad F, Remme WJ et al., for the Randomized Aldactone Evaluation Study Investigators (1999) The effect of spironolactone on morbidity and mortality in patients with severe heart failure. N Engl J Med 341:709–717

Pitt B, Poole-Wilson PA, Segal R et al. (2000) Effect of losartan compared with captopril on mortality in patients with symptomatic heart failure: Randomized trial – the Losartan Heart Failure Survival Study ELITE II. Lancet 355:1582–1587

Pitt B, Remme WJ, Zannad F, for the Eplerenone Post-Acute Myocardial Infarction Heart Failure Efficacy and Survival Study Investigators (2003) Eplerenone, a selective aldosterone blocker, in patients with left-ventricular dysfunction after myocardial infarction. N Engl J Med 348:1309–1321

Poole-Wilson PA, Swedberg K, Cleland JG et al. (2003) Comparison of carvedilol and metoprolol on clinical outcomes in patients with chronic heart failure in the Carvedilol Or Metoprolol European Trial (COMET): randomized controlled trial. Lancet 362:7–13

Rathore SS, Wang Y, Krumholz HM (2002) Sex-based differences in the effect of digoxin for the treatment of heart failure. N Engl J Med 347:1403–1411

Rauch H, Motsch J, Böttiger BW (2006) Newer approaches to the pharmacological management of heart failure. Curr Opin Anaesthesiol 19:75–81

Redfield MM (2004) Understanding »diastolic« heart failure. N Engl J Med 350:1939–1941

Schmid FX, Hengstenberg C, Völkel S, Birnbaum D (2004) Chirurgische Therapieoptionen bei schwerer Herzinsuffizienz. Dtsch Arztebl 101:A 429–435

Schwinger RHG, Brixius K (2005) Wenn die Myofilamente sensibel werden. Ca^{2+}-Sensitizer zur Therapie der Herzinsuffizienz. Dtsch Med Wochenschr 130: 969–973

Spargias KS, Hall AS, Ball SG (1999) Safety concerns about digoxin after acute myocardial infarction. Lancet 354:391–392

The Task Force for the Diagnosis and Treatment of Acute and Chronic Heart Failure 2008 of the European Society of Cardiology (2008) ESC Guidelines for the diagnosis and treatment of acute and chronic heart failure 2008. Eur Heart J 29: 2388–2442

Schwinger RHG (2002) Therapie der Herzinsuffizienz mit β-Rezeptorenblockern. Dtsch Med Wochenschr 127:682–688

Sjauw KD, Engstrom AE, Vis MM et al. (2009) A systematic review and meta-analysis of intra-aortic balloon pump therapy in ST-elevation myocardial infarction: should we change the guidelines? Eur Heart J 30:459–468

The Antiarrhythmics Versus Implantable defibrillators (AVID) investigators (1997) A comparison of antiarrhythmic drug therapy with implantable defibrillators in patients resuscitated from near-fatal ventricular arrhythmias. N Engl J Med 337:1576–1583

Zannad F, McMurray JJV Krum H et al. (2011) Eplerenone in Patients with Systolic Heart Failure and Mild Symptoms. N Engl J Med 364:11–21

Hirntoddiagnostik und Therapie des Organspenders

W. Zink

M. Fresenius et al., *Repetitorium Intensivmedizin*,
DOI 10.1007/978-3-642-44933-8_31, © Springer-Verlag Berlin Heidelberg 2014

Morallet und Gaulon beschrieben erstmals beatmete Patienten, die nach persistierendem tiefem Koma einen Verlust aller neurologischen Funktionen und der Spontanatmung hatten. Sie bezeichneten diesen Zustand als »coma depassé« um hervorzuheben, dass die zugrunde liegende neurologische Schädigung über den Zustand des Komas hinausgeht.

- **Definition Hirntod**
- Der Hirntod wird definiert als »Zustand der irreversibel erloschenen Gesamtfunktion des Großhirns, des Kleinhirns und des Hirnstammes«. Dabei wird die Herz- und Kreislauffunktion durch kontrollierte Beatmung und entsprechende Kreislauftherapie noch künstlich aufrechterhalten.
- Voraussetzung zur Feststellung des Hirntodes: Nachweis einer schweren primären (Trauma, Blutung) oder sekundären Hirnschädigung (Sauerstoffmangel des Gehirns als Folge von Intoxikation, Reanimation nach Herzinfarkt).
- Durchführendes Team: zwei unabhängige Ärzte, die nicht dem Transplantationsteam angehören dürfen und die gemäß den »Richtlinien zum Inhalt der Weiterbildung« über eine mehrjährige Erfahrung in der Intensivbehandlung von Patienten mit schweren Hirnschädigungen verfügen müssen bzw. aus den Bereichen Neurochirurgie, Anästhesie oder Neurologie kommen.

31.1   Hirntoddiagnostik bei Erwachsenen

- Nachweis **erloschener Hirnfunktionen** (Koma, Areflexie, fehlender Atemantrieb).
- Ausschluss folgender Faktoren:
    - Schockzustand
    - Unterkühlung
    - Intoxikation
    - Medikamentenüberhang oder Muskelrelaxation
    - Stoffwechselentgleisungen
- spezieller Nachweis von **neurologischen Defiziten:**
    - fehlende Reaktion der Pupillen auf Lichteinfall

- Ausfall des okulozephalen Reflexes (»Puppenkopfphänomen«)
- des Kornealreflexes
- fehlende Reaktion von starken Schmerzreizen im Gesichtsbereich (Nervus trigeminus) → bei tief komatösen (aber nicht hirntoten) Patienten führen solche Schmerzreize zu erkennbaren Muskelzuckungen und unspezifischen Reaktionen
- Ausbleiben des Würge- und Hustenreflexes, z. B. unter endotrachealem Absaugen
- pathologischer »Apnoetest«
- **Apnoetest**: primär Beatmung mit reinem Sauerstoff, anschließend Reduktion der maschinellen Beatmung (Senkung von Atemfrequenz und/oder Tidalvolumen) und Induktion einer Hyperkapnie infolge Hypoventilation. Nachweis eines Anstiegs des arteriellen Kohlendioxidpartialdruckes auf mehr als 60 mmHg durch arterielle BGA; Dokumentation eines fehlenden Atemantriebs (sowohl klinisch anhand fehlender Thoraxbewegungen als auch beatmungstechnisch anhand fehlender Triggerung von Atembemühungen am Respirator)
- **Wiederholung** der klinischen Untersuchung zum Nachweis der Irreversibilität der Hirnschädigung **nach 12 h** bei primärer Hirnschädigung und nach mindestens **3 Tagen** nach sekundärer Hirnschädigung
- Alternativ kann die 2. Untersuchung durch apparative Zusatzuntersuchung ersetzt werden:
    - Feststellung nicht vorhandener hirnelektrischer Aktivität mittels »Nulllinien-EEG«
    - Verlust von evoziertem Potenzal, z. B. erloschene akustisch evozierte Potenziale (AEP)
    - Hirnperfusionsszintigraphie oder transkranielle Dopplersonographie zum Nachweis des zerebralen Zirkulationsstillstandes

🄳 Eine zerebrale Angiographie wird nicht mehr empfohlen! Für Kinder unter 2 Jahren gelten besondere Algorithmen für die Hirntoddiagnostik!

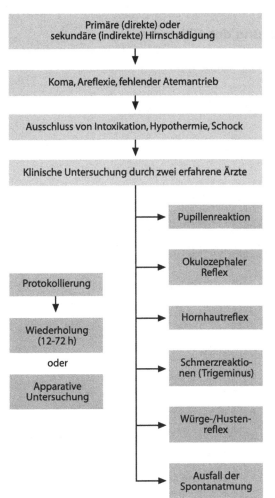

◘ Abb. 31.1 Algorithmus zur Hirntodbestimmung

> Als Todeszeitpunkt wird in Deutschland und in der Schweiz der Zeitpunkt registriert, zu dem Diagnose und Dokumentation des Hirntodes abgeschlossen sind. Das Protokoll zur Hirntoddiagnose gilt auch als Todesbescheinigung. In Österreich gilt dagegen der Eintritt des Herz-Kreislauf-Stillstands als Todeszeitpunkt (◘ Abb. 31.1, ◘ Abb. 31.2).

31.2 Therapie des Organspenders

– 70–80 % aller Hirntoten versterben innerhalb von 3–5 Tagen an Multiorganversagen und Herz-Kreislauf-Stillstand.
– Die Therapie des Organspenders beginnt zum Zeitpunkt der Annahme eines vorliegenden Hirntodes und nicht erst nach abgeschlossener Hirntoddiagnostik, da eine frühzeitige hämodynamische Stabilisierung und Korrektur von Imbalancen im Elektrolyt-, Glukose- oder Säure-Basen-Stoffwechsel die spätere Transplantatfunktion des Empfängers erheblich beeinflusst!

- **Organerhaltende Maßnahmen**
– bei Kreislaufinstabilität, Hypotension oder Hypovolämie:
    – großzügige Infusion kristalloider Lösungen, z. B. 2500–4000 ml Vollelektrolytlösung über 24 h
    – kontinuierliche Katecholamintherapie, z. B. Noradrenalin 0,1–1 µg/kg/min
    – Desmopressin 2–4 µg alle 4–8 h
    – Hydrocortison 10 mg/h
– bei Hyperglykämie: Insulinperfusor, nach Blutzuckerwert 2–6 IE Insulin/h
– bei Hypokaliämie: Substitution mittels KCl-Infusion nach Serumwert
– bei Hypernatriämie: Furosemid (20 mg) + Substitution mittels Glukose-5 %-Lösungen
– bei Hypothermie: externe Wärmung mittels Gebläse oder Wärmedecken
– **Ziel dieser Maßnahmen:**
    – Einhaltung eines mittleren arteriellen Drucks von 70–110 mmHg, ZVD 7±2 mmHg, PCWP 10±2 mmHg, SVR 700–1000 dyn×s/cm⁵, CI 3,5–5 l/min×m² sowie einer ausreichenden Nierenfunktion (>1 ml/kg KG/h bzw. 100 ml/h)
    – Aufrechterhaltung eines ausgeglichenen Elektrolyt- und Säure-Basen-Haushaltes
    – pulmonale Infektionsprophylaxe mit einem Antibiotikum, z. B. Cephalosporine der dritten Generation

Protokoll zur Feststellung des Hirntodes

Name_____ Vorname_____ geb.:_____Alter:_____

Klinik:_____

Untersuchungsdatum:_____ Uhrzeit:_____ Protokollbogen-Nr.:_____

1.   Voraussetzungen:

1.1   Diagnose_____
      Primäre Hirnschädigung:_____supratentoriell_____infratentoriell_____
      Sekundäre Hirnschädigung:_____
      Zeitpunkt des Unfalls/Krankheitsbeginns:_____

1.2   Folgende Feststellungen und Befunde bitte beantworten mit Ja oder Nein
      Intoxination   ausgeschlossen:_____
      Relaxation   ausgeschlossen:_____
      Primäre Hypothermie   ausgeschlossen:_____
      Metabolisches oder endokrines Koma   ausgeschlossen:_____
      Schock   ausgeschlossen:_____
      Systolischer Blutdruck   _____mmHg

2.   Klinische Symptome des Ausfalls der Hirnfunktion

2.1   Koma_____

2.2   Pupillen   weit / mittelweit
                     Lichtreflex beidseits   fehlt_____

2.3   Okulo-zephaler Reflex (Puppenkopf-Phänomen) beidseits fehlt_____

2.4   Korneal-Reflex beidseits   fehlt_____

2.5   Trigeminus-Schmerz-Reaktion beidseits   fehlt_____

2.6   Pharyngeal-/Tracheal-Reflex   fehlt_____

2.7   Apnoe-Test bei art. p_aCO_2_____mmHg   erfüllt_____

3.   Irreversibilitätsnachweis durch 3.1 oder 3.2

3.1   Beobachtungszeit:
      Zum Zeitpunkt der hier protokollierten Untersuchungen bestehen die oben genannten Symptome seit____Std.

      Weitere Beobachtung ist erforderlich   ja_____nein_____
      mindestens 12 / 24 / 72 Stunden

3.2   Ergänzende Untersuchungen:

3.2.1 Isoelektrisches (Null-Linien-) EEG,
      30 Min. abgeleitet: ____ ____ _____ _____ _____
                                       ja   nein   Datum   Uhrzeit   Arzt

3.2.2 Frühe akustisch evozierte Hirnstamm-
      potentiale, Welle III-V, beidseits erloschen   ____ ____ _____ _____ _____
                                       ja   nein   Datum   Uhrzeit   Arzt

      Medianus-SEP beidseits erloschen   ____ ____ _____ _____ _____
                                       ja   nein   Datum   Uhrzeit   Arzt
3.2.3 Zerebraler Zirkulationsstillstand beidseits festgestellt durch:
      Doppler-Sonographie:_____Perfusionsszintigraphie:_____Zerebrale Angiographie:_____

      Datum_____ Uhrzeit_____ untersuchender Arzt_____

Abschließende Diagnose:
Aufgrund obiger Befunde, zusammen mit den Befunden der Protokollbögen Nr._____, wird
der Hirntod und somit der **Tod des Patienten** festgestellt am:_____ um_____Uhr

Untersuchender Arzt:_____   _____
                              Name   Unterschrift

◘ Abb. 31.2 Hirntodprotokoll

Ausgewählte Literatur

Publikationen

Bein T et al. (2005) Hirntodbestimmung und Betreuung des Organspenders. Dtsch Ärztebl 102:226–231

Firestone LL, Firestone S (2001) Anesthesia for organ transplantation. In: Barash PG, Cullen BF, Stoelting RK (eds) Clinical anesthesia. Lippincott Williams & Wilkins, Philadelphia, pp 1347–1371

Fischer-Fröhlich CL, Wehrle A (1998) Leitfaden Organspende. 2. Aufl. Universität Tübingen

Guesde R et al. (1998) Administration of desmopressin in brain-dead donors and renal function in kidney recipients. Lancet 352:1178–1181

Hunt SA et al. (1996) Cardiovascular management of a potential heart donor: a statement from the Transplantation Committee of the American College of Cardiology. Crit Care Med 24:1599

Mauer D et al. (2003) Die organprotektive Therapie bei postmortalen Organspendern. Intensivmed 40:574–584

Schlake HP, Roosen K (2001) Der Hirntod als der Tod des Menschen. 2. Aufl. Deutsche Stiftung Organtransplantation, Neu-Isenburg, S 28–47

Spiess CK et al. (1997) Management of the multi-organ donor. Acta Anaesthesiol Scand Suppl 111:77–78

Wissenschaftlicher Beirat der Bundesärztekammer (1998) Richtlinien zur Feststellung des Hirntodes – dritte Fortschreibung 1997 mit Ergänzungen gemäß Transplantationsgesetz. Dtsch Ärztebl 95:A-1861–1868

Internetadressen

www.bmgesundheit.de/rechts/organ/organ/ubersich.htm

www.dso.de

Abdominelles Kompartment-syndrom (AKS)

W. Zink

M. Fresenius et al., *Repetitorium Intensivmedizin*,
DOI 10.1007/978-3-642-44933-8_32, © Springer-Verlag Berlin Heidelberg 2014

32.1 Grundlagen

- Eine progrediente unphysiologische Erhöhung des intraabdominellen Drucks führt zu Dysfunktionen lebenswichtiger Organen.
- Der Ausdruck »abdominelles Kompartment-syndrom« (AKS) wurde erstmals Anfang 1980er Jahre von Kron eingeführt.
- Der normale abdominelle Druck (IAP) beträgt ca. 0–5 mmHg.

- **Definition**
Ein AKS ist definiert durch einen
- anhaltenden intraabdominellen Druck (IAP) von >20 mmHg sowie
- einen abdominellen Perfusionsdruck (APP = MAP – IAP) <60 mmHg (3-mal gemessen innerhalb von 6 h) plus
- ein neu aufgetretenes Ein- oder Multiorganversagen (MOV).

Ein kurzfristige intraabdominelle Drucksteigerung (≥12 mmHg oder APP ≤60 mmHg) wird als **intra-adominelle Hypertension**, abgestuft in 4 Grade, bezeichnet (◘ Tab. 32.1).

- **Epidemiologie**
- derzeit keine gesicherten Angaben zur Inzidenz des abdominellen Kompartment-syndroms verfügbar
- nach viszeralchirurgischen Eingriffen bis zu 40 % aller Patienten mit intraabdomineller Hypertonie
- nach Polytrauma bis zu 75 % aller Patienten mit intraabdomineller Hypertonie, in >30 % Entwicklung eines AKS
- bei Intensivpatienten häufiges und meist uner-kanntes Krankheitsbild mit einer Prävalenz von bis zu 59 %
- AKS mit hoher Mortalität von bis zu 60 %

- **Risikofaktoren**
- **erhöhtes intraabdominelles Volumen**
  - Gastroparese, Ileus, intestinale Pseudo-obstruktion
  - Hämato-, Pneumoperitoneum
  - Leberfunktionsstörung, Aszites
  - Tumor

- **Veränderung des Flüssigkeitshaushalts**
  - Azidose (pH<7,2)
  - Hypothermie (<33°C)
  - Hypotonie
  - Massentransfusionen (mehr als 10 Erythro-zytenkonzentrate/d)
  - Koagulopathie (Thrombozyten <55.000/ml; INR >1,5)
  - Volumensubstitution (mehr als 5 l/d)
  - Pankreatitis
  - Sepsis
  - Oligurie
- **veränderte Compliance der Bauchwand**
  - morbide Adipositas
  - Polytrauma
  - Verbrennung
  - »Damage-control«-Laparotomie mit Faszienverschluss unter Spannung
  - ARDS
  - mechanische Beatmung mit hohen Drücken (PEEP über 10 cmH$_2$O)

- **Pathophysiologie**
- Dem AKS liegt primär eine Abnahme des venösen Abflusses zugrunde. Später treten eine Abnahme der arteriellen Perfusion und eine Funktionsstörung aller intraabdominellen Organe hinzu → »Teufelskreis« (◘ Abb. 32.1)
- Sekundär werden auch extraabdominelle Organe in ihrer Funktion beeinträchtigt (◘ Tab. 32.2; ◘ Abb. 32.2).

- **Einteilung (◘ Tab. 32.3)**
- **primäres AKS** (intraabdominell)
  - Peritonitis
  - Darmwandödem, z. B. nach Ischämie
  - Pankreatitis

◘ Tab. 32.1 Intraadominelle Hypertension	
Grad	**Intraadominelle Hypertension**
I	12–15 mmHg
II	16–20 mmHg
III	21–25 mmHg
IV	>25 mmHg

◻ Tab. 32.2 Pathophysiologie beim abdominellen Kompartmentsyndrom

Organ	Veränderungen	Folge
Lunge	Zwerchfellhochstand mit basaler Kompressionsatelektasenbildung	Respiratorische Insuffizienz mit arterieller Hypoxämie + Hyperkapnie
	Lungencompliance ↓	Gefahr des Barotraumas, Zunahme des »capillary leak« und des extravaskulären Lungenwassers (EVLW) infolge IL-1 und IL-6 ↓
	Funktionelle Residualkapazität ↓, Residualvolumen ↓ → Erhöhung des Beatmungsdrucks mit begleitender Inflammation	Anmerkung: eine intraabdominelle Druckerhöhung auf 15 mmHg führt zu einem Anstieg des Beatmungsdrucks um 50 % und vermindert die Lungencompliance um 25–50 %!
Herz	Kompression der V. cava inferior → verminderter venöser Rückfluss mit Senkung der kardialen Vorlast (»preload«), erhöhter intrathorakaler Druck mit Anstieg der kardialen Nachlast (»afterload«) → SVR ↓	Signifikante Reduktion des Herzzeitvolumens und Linksherzinsuffizienz → Ursache der hohen Letalität des AKS!
	Der nach intrathorakal weitergeleitete intraabdominelle Druck führt zu einem ZVD- und evtl. Anstieg des pulmonalkapillären Verschlussdrucks (PAOP) und weist auf einen intravasalen Volumenmangel hin!	
Niere	Venöser Abstrom ↓ mit arterieller Perfusion ↓	Oligourie bei IAP 15–25 mmHg
	Renaler Widerstand ↓	Anurie bei IAP >25 mmHg
	GFR ↓	
	Tubuläre Natrium- und Wasserretention ↑	
Intestinaltrakt	Portovenöse Stase und Reduktion des mesenterialen, hepatischen und mukosalen Blutflusses	Anaerober Stoffwechsel, Azidose, Freisetzung von toxischen Metaboliten und proinflammatorischen Zytokinen IL-1, IL-6, IL-8 und TNF-α → Erhöhung der Darmwandpermeabilität → Übertritt von Mikroorganismen in den Pfortaderkreislauf (»bakterielle Translokation«)
Gehirn	Zerebralvenöser Abfluss ↓	Intrakranieller Druckanstieg
	Zerebraler Perfusionsdruck ↓	

- Ileus
- Aszites
- Tumoren
- Blutungen, Hämatome
- **sekundäres AKS** (extraabdominell)
  - erzwungener Bauchdeckenverschluss
  - Aorteneingriffe (abdominal)
  - Bauchtucheinlage bei Blutung/Tamponade
  - Kapnoperitoneum
- **tertiäres AKS** (chronisch)

- **Klinik**
- Zunahme des Bauchumfangs
- prall-elastisch gespannte Bauchwand
- (reaktive) Darmatonie
- hoher Blasendruck (bei Blasendruckmessung)
- Oligurie oder Anurie (in der Spätphase)
- kardiales Low-output-Syndrom
- Erhöhung des Beatmungsdrucks (in der Frühphase) und respiratorische Insuffizienz

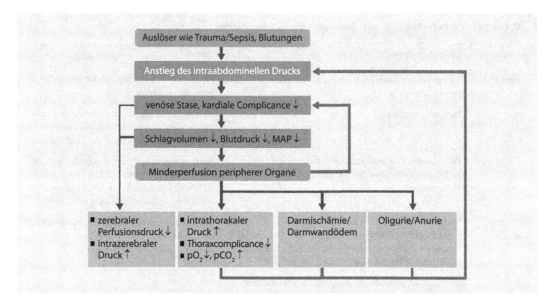

Abb. 32.1 Schematische Darstellung der pathophysiologischen Vorgänge bei AKS (beachte die gegenseitige Beeinflussung im Sinne eines »Teufelskreises«). (Nach Ukegjini et al. 2013)

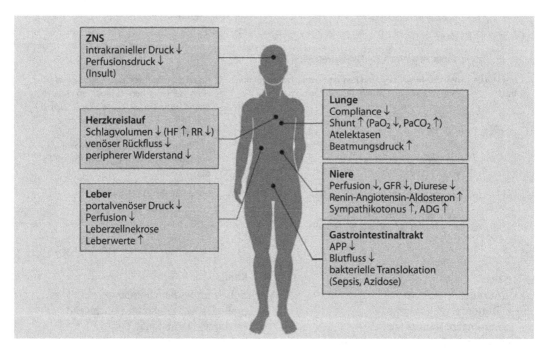

Abb. 32.2 Auswirkungen des AKS auf die Organsysteme. (Nach Ukegjini et al. 2013)

◘ Tab. 32.3 Einteilung des abdominellen Kompartmentsyndroms

Primäres AKS (intraabdominell)	Sekundäres AKS (extraabdominell)	Tertiäres AKS (chronisch)
Stumpfe oder penetrierende Bauchverletzungen Peritonitis Abdominelle Tamponade (Packing), Pneumoperitoneum Rupturiertes Bauchaortenaneurysma (BAA) Beckentrauma Retroperitoneales Hämatom Forcierter Faszienverschluss Massiver Aszites Intraabdomnineller Tumor	Sepsis mit »capillary leak« Reperfusionsschaden mit Ödem Verbrennung Reanimation bei Polytrauma und Massivtransfusion	Nach Bauchdeckenverschluss Aus primärem und sekundärem AKS Nach dekomprimierender Laparotomie

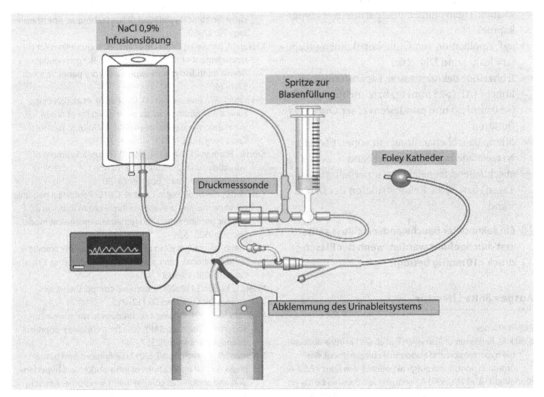

◘ Abb. 32.3 Indirekte Messung des IAP mittels Blasenkatheter. (Nach Ukegjini et al. 2013)

— bei SHT-Patienten Anstieg des intrakraniellen Drucks (ICP) und Abnahme des zerebralen Perfusionsdrucks

▪ **Druckmessung**

— direkte Messung mittels intraabdomineller (Verres)-Nadel/Katheter

— indirekte Messung endexspiratorisch in Flachlagerung durch Bestimmung des Blasendrucks → gute Korrelation bis ca. 30 mmHg intraabdominelles Druckniveau (◘ Abb. 32.3)

— Kalibrierung des Druckaufnehmers bezieht sich auf die mittlere Axillarlinie

- Nach kompletter Blasenentleerung wird diese wieder mit 25 ml steriler Kochsalzlösung aufgefüllt und die Messung vorgenommen
- ggf. intragastrale Druckmessung über speziellen Ballonkatheter

- **Therapie**
- Entlastung des Gastrointestinaltrakts durch Magensonde und/oder Darmrohr
- Prokinetika bei paralytischem Ileus
- ggf. Aszitesdrainage (Parazentese)
- Stabilisierung des Kreislaufs mit Volumen und Katecholaminen
- Optimierung der Beatmung (BIPAP mit kleinen Tidalvolumen und permissiver Hyperkapnie)
- ggf. Applikation von Glukokortikoiden (»capillary leak«) und Diuretika
- frühzeitige dekompressive Laparotomie bei hohem IAP (>25 mmHg) bzw. niedrigem IAP (<50 mmHg) und mindestens einer Organdysfunktion
- offene Bauchbehandlung mit »open packing«, Netzeinlage bzw. Vakuumverband
- abschließend frühelektive (innerhalb von 14 Tagen) bzw. späte Rekonstruktion der Bauchwand

> **!** **Ein sekundärer Bauchwandverschluss sollte erst durchgeführt werden, wenn der Blasendruck <10 mmHg beträgt!**

Ausgewählte Literatur

Publikationen

Björck M, Petersson U, Bjarnason T et al. (2011) Intra-abdominal hypertension and abdominal compartment syndrome in nontrauma surgical patients. Am Surg 77:62–66

Bloomfield GL et al. (1997) A proposed relationship between increased intra-abdominal, intrathoracic, and intracranial pressure. Crit Care Med 25:496–503

Cheatham ML, Malbrain ML, Kirkpatrick A et al. (2007) Results from the international conference of experts on intra-abdominal hypertension and abdominal compartment syndrome. II. Recommendations. Intensive Care Med 33:951–962

Chiara O, Cimbanassi S, Boati S et al. (2011) Surgical management of abdominal compartment syndrome. Minerva Anestesiol 77:457–462

Demetriades D (2012) Total management of the open abdomen. Int Wound J 9:17–24

Desie N, Willems A, De Laet I et al. (2012) Intra-abdominal pressure measurement using the FoleyManometer does not increase the risk for urinary tract infection in critically ill patients. Ann Intensive Care 2:1–10

Diaz JJ Jr, Cullinane DC, Dutton WD et al. (2010) The management of the open abdomen in trauma and emergency general surgery: part 1-damage control. J Trauma 68:1425–1438

Hedenstierna G, Larsson A (2012) Influence of abdominal pressure on respiratory and abdominal organ function. Curr Opin Crit Care 18:80–85

Holodinski JK, Roberts DJ, Ball CG et al. (2013) Risk factors for intra-abdominal hypertension and abdominal compartment syndrome among adult intensive care unit patients: a systematic review and meta-analysis. Crit Care 17:R249

Iberti TJ, Lieber CE, Benjamin E (1989) Determination of intraabdominal pressure using a thransurethral bladder catheter: clinical validation of the technique. Anesthesiology 70: 47–50

Kaplan M, Banwell P, Orgill DP et al. (2005) Guidelines for the management of the open abdomen. Recommendations from a multidisciplinary expert advisory panel. Wounds 17:1–24

Kirkpatrick AW, Brenneman FD, McLean RF et al. (2000) Is clinical examination an accurate indicator of raised intra-abdominal pressure in critically injured patients? Can J Surg 43:207–211

Kron IL, Harman PK, Nolan SP (1984) The measurement of intraabdominal pressure as a criterion for abdominal re-exploration. Ann Surg 199:28–30

Kubiak BD, Albert SP, Gatto LA et al. (2010) Peritoneal negative pressure therapy prevents multiple organ injury in a chronic porcine sepsis and ischemia/reperfusion model. Shock 34:525–534

Lui F, Sangosanya A, Kaplan LJ. (2007) Abdominal compartment syndrome: clinical aspects and monitoring. Crit Care Clin 23:415–433

Maerz L, Kaplan LJ (2008) Abdominal compartment syndrome. Crit Care Med 36:212–215

Malbrain ML (2004) Different techniques to measure intra-abdominal pressure (IAP): time for a critical re-appraisal. Intensive Care Med 30:357–371

Malbrain ML, Cheatham ML (2011) Definitions and pathophysiological implications of intra-abdominal hypertension and abdominal compartment syndrome. Am Surg 77:6–11

Malbrain ML, Cheatham ML, Kirkpatrick A et al. (2006) Results from the international conference of experts on intra-abdominal hypertension and abdominal compartment syndrome. I. Definitions. Intensive Care Med 32:1722–1732

Malbrain ML, Chiumello D, Pelosi P et al. (2004) Prevalence of intraabdominal hypertension in critically ill patients: a multicentre epidemiological study. Intensive Care Med 30:822–829

Malbrain ML, De Laet IE (2009) Intra-abdominal hypertension: evolving concepts. Clin Chest Med 30:45–70

Meldrum DR, Moore FA, Moore EE et al. (1997) Prospective characterization and selective management of the abdominal compartment syndrome. Am J Surg 174:667–672

Parra MW, Al-Khayat H, Smith HG et al. (2006) Paracentesis for resuscitation-induced abdominal compartment syndrome: an alternative to decompressive laparotomy in the burn patient. J Trauma 60:1119–1121

Schachtrupp A (1999) Einfluss eines abdominalen Kompartmentsyndroms auf die Funktion und Integrität von Leber und Pankreas. Langenbecks Arch Chir Suppl: 463–468

Sieh KM, Chu KM, Wong J (2001) Intraabdominal hypertension and abdominal compartment syndrome. Langenbecks Arch Surg 386: 53–61

Smith C, Cheatham ML (2011) Intra-abdominal hypertension and abdominal compartment syndrome in the medical patient. Am Surg 77:67–71

Standl T (2007) Das abdominelle Kompartimentsyndrom. Ein häufig unterschätztes Problem? Anästhesiol Intensivmed Notfallmed Schmerzther 7–8: 500–503

Sugrue M, Buist MD, Lee A et al. (1994) Intra-abdominal pressure measurement using a modified nasogastric tube: description and validation of a new technique. Intensive Care Med 20:588–590

Sugrue M (2005) Abdominal compartment syndrome. Curr Opin Crit Care 11: 333–338

Turnbull D, Webber S, Hamnegard CH et al. (2007) Intra-abdominal pressure measurement: validation of intragastric pressure as a measure of intra-abdominal pressure. Br J Anaesth 98:628–634

Ukegjini K, Adamina M, Zadnikar M, Tarantino I (2013) Abdominelles Kompartmentsyndrom. Intensivmedizin up2date 9:141–154

Vidal MG, Ruiz Weisser J, Gonzalez F et al. (2008) Incidence and clinical effects of intra-abdominal hypertension in critically ill patients. Crit Care Med 36:1823–1831

Internetadressen

World society of Abdominal Compartment Syndrome: www.wsacs.org

Herzrhythmusstörungen in der Intensivmedizin

W. Zink

M. Fresenius et al., *Repetitorium Intensivmedizin*,
DOI 10.1007/978-3-642-44933-8_33, © Springer-Verlag Berlin Heidelberg 2014

■ **Ursachen**

Herzrhythmusstörungen (HRST) können bei Intensivpatienten jederzeit als

▬ Komplikation einer kardialen oder extrakardialen Erkrankung oder als

▬ eigenständige primäre Manifestationen vorkommen.

❯❯ **Die Analyse bzw. Diagnose einer Rhythmusstörung und die daraus abgeleitete kausale oder differenzierte medikamentöse oder elektrische Therapie ist in der Akutphase oft schwierig!**

▬ Vor der Therapie sollte möglichst zur Dokumentation und Diagnosesicherung ein **12-Kanal-EKG** geschrieben werden!

❯❯ **Das Erkennen der Ursache ist Voraussetzung für eine effektive kausale Therapie und beeinflusst somit die Prognose des Patienten!**

Einteilung der Herzrhythmusstörungen
- **Bradykarde Herzrhythmusstörungen** (Herzfrequenz <60/min):
  - Sinusbradykardie
  - Bradyarrhythmia absoluta
  - AV-Ersatzrhythmus bei supraventrikulären Blockaden
- **tachykarde Herzrhythmusstörungen** (Herzfrequenz >100/min):
  - supraventrikuläre Tachykardien (SVT)
  - ventrikuläre Tachykardien (VT)

Am häufigsten sind mit ca. 90 % die tachykarden HRST! Bei jüngeren Patienten ohne anamnestisch bekannte strukturelle Herzerkrankung ist eine supraventrikuläre Tachykardie wahrscheinlich; bei Patienten mit bekannter koronarer Herzerkrankung und/oder altem Herzinfarkt überwiegen ventrikuläre Tachykardien!

33.1   Bradykarde Rhythmusstörungen

Hämodynamisch intolerable Bradykardien sind im Vergleich zu Tachykardien bei Intensivpatienten eher selten. Im Regelfall handelt es sich um höher-

gradige AV-Blockierungen sowie um eine reanimationspflichtige Asystolie.

33.1.1 Sinusknotensyndrom bzw. Sick-Sinus-Syndrom

Mögliche Erscheinungsformen:

▬ **Sinusbradykardie** und unzureichender Frequenzanstieg unter Belastung (zerebrale Minderperfusion und Leistungseinschränkung)

▬ **sinuatrialer Block** (SA-Block) mit klinischer Synkope

▬ **Sinusknotenstillstand** (zusätzlich atriale Tachyarrhythmien, meist paroxysmales Vorhofflimmern)

■ **Therapie**

Bei eindeutigem Zusammenhang mit der klinischen Symptomatik **Schrittmacherimplantation**.

33.1.2 Bradykardes Vorhofflimmern

▬ zu 80 % Patienten mit Myokardschädigung

▬ bei Vorhofflimmern mit erhaltender AV-Überleitung sind die R-R-Abstände unregelmäßig, und vor den QRS-Komplexen fehlen koordinierte P-Wellen

▬ ein langsamer, regelmäßiger Kammerrhythmus legt den Verdacht auf einen zusätzlichen kompletten AV-Block nahe

▬ je breiter die QRS- Komplexe sind, desto eher besteht der Verdacht auf **infrahisäre Ersatzrhythmen**

■ **Klinik**

▬ Schwindel oder Synkopen

▬ kardiale Dekompensation bei länger anhaltenden Bradykardien

■ **Ursachen**

▬ ◘ Tab. 33.1

◘ Tab. 33.1 Ursachen bradykarder Rhythmusstörungen

Ursache	Anmerkung
Vegetative Gründe	Erhöhter Vagotonus
Angeborene AV-Blockierung	Fibrosierung des Reizleitungssystems
Primär degenerative Ursachen	
Kardiale Ischämie	Akutes Koronarsyndrom
Zustand nach kardiochirurgischem Eingriff	
Endstadium der Herzinsuffizienz oder kardiales Pumpversagen	
Dilatative Kardiomyopathie	
Hypertensive Herzerkrankung	
Myokarditis, Endokarditis	
Medikamentös/toxisch	β-Blockade
Elektrolytentgleisung	Hyperkaliämie, Hyperkalziämie, Hypermagnesiämie
Endokrine Erkrankungen	Hypothyreose, Hypoadrenalismus, Hyperparathyreoidismus
Neurologische oder neuromuskuläre Erkrankungen	
Reflexvermittelte Ursachen	
Bakterielle Infektionen (z.B. Borreliose), virale und mykotische Infektionen	
Kollagenosen und rheumatologische Erkrankungen	Primär rheumatoide Arthritis (früher: »pcP«), systemischer Lupus erythemathodes

33.1.3 AV-Blockierungen

- **Einteilung**
- ◘ Tab. 33.2

- **Klinik**

Hämodynamisch relevante AV-Blockierungen äußern sich je nach Überleitungsverhältnis und Ersatzrhythmus mit Schwindel, Synkopen und Adam-Stokes-Anfällen. In schweren Fällen ist auch eine Herzinsuffizienz bis zur Asystolie mit Todesfolge möglich.

- **Therapie**
- **medikamentöse Therapie**
  - bei postoperativer Bradykardie zunächst zuwarten und konservativ behandeln
  - bei postoperativer Bradykardie >1 Woche Versorgung mit einem **permanenten Schrittmacher**
  - zur Notfalltherapie: medikamentöse Therapie mit **Atropin** (0,5–1 mg; die Maximaldosis beträgt 0,04 mg/kg KG bzw. 3 mg bei 75 kg KG) oder **Adrenalin** (10–50 μg Bolus i.v. oder 0,1–0,2 μg/kg KG/min) und/oder **passagerem Schrittmacher** (transkutan oder transvenös)
  - zur definitiven Therapie permanente Schrittmacherimplantation

❶ Orciprenalin (Alupent) sollte aufgrund vielfältiger Nebenwirkungen (z. B. Senkung des diastolischen Blutdrucks mit Steigerung der Ischämie sowie proarrhythmische Effekte) nur ausnahmsweise im intensivmedizinischen Bereich eingesetzt werden.

- **transkutane Stimulation**
  - Stimulationselektroden anlegen (Sternum – Apex oder anterior – posterior)
  - Stimulation mit einer Stromstärke von 50–100 mA und einer Impulsdauer von 20–40 ms
  - Analgosedierung des Patienten (Stimulation ist schmerzhaft!)
  - als festfrequente Stimulation oder als Demand-Stimulation bei Unterschreiten einer unteren Grenzfrequenz

Tab. 33.2 Einteilung der AV-Blockierungen

AV-Blockierung Grad	Beschreibung
Grad I	Konstante Verlängerung der PQ-Intervalls (>200 ms)
Grad II (Typ Wenckebach)	Zunahme des PQ-Intervalls, bis eine atrioventrikuläre Überleitung ausfällt, die Pause bei der blockierten Überleitung ist kürzer als die doppelte PP-Zykluslänge
Grad II (Typ Mobitz)	Einzelne Vorhofaktionen werden nicht auf die Kammer übergeleitet bei konstanten PQ-Intervallen
Grad III	Vorhöfe und Kammern schlagen unabhängig voneinander

- **transvenöser passagerer Schrittmacher**
  - Vorschieben einer Stimulationselektrode über eine zentrale Vene (z. B. V. jugularis, V. subclavia, V. femoralis) mittels Schleuse in den rechtsventrikulären Apex (idealerweise unter Durchleuchtung, im Notfall aber auch bettseitig möglich)
  - die Wahrnehmungsschwelle wird durch eine schrittweise Erhöhung der Empfindlichkeitsschwelle mit einer eingestellten Frequenz unterhalb der Eigenfrequenz überprüft (z. B. 4–6–8–10 mV), bis der Schrittmacher die Eigensignale nicht mehr wahrnimmt und die Stimulation einsetzt. Eine gute Empfindlichkeit liegen >8 mV
  - Reizschwellentestung: mit absteigender Stromstärke wird mit einer Frequenz stimuliert, die über der Eigenfrequenz liegt, bis eine effektive Antwort des Ventrikels ausfällt
  - Aggregateinstellung: der Schrittmacher wird jetzt auf die Wunschfrequenz im starrfrequenten oder im Demand-Modus (z. B. 70/min) eingestellt
  - Elektrodenfixierung: die Elektrode ist aufgrund der mangelnden intramyokardialen Verankerung instabil → die Elektrode muss deshalb in der Schleuse fixiert werden!

33.2 Tachykarde Rhythmusstörungen

Elektrokardiographisch unterscheidet man in der Akutsituation zwischen **Schmalkomplex- und Breitkomplextachykardien**, wobei Letztere bis zum Beweis des Gegenteils als **ventrikuläre Tachykardie** anzusehen ist.

EKG-Kriterien für das Vorliegen einer ventrikulären Tachykardie (VT) bei breitem QRS-Komplex:
- **QRS-Breite >140 ms** (Rechtsschenkelblock, RSB) bzw. **>160 ms** (Linksschenkelblock; LSB)
- RS-Intervall >100 ms in einer Brustwandableitung
- negativer QRS in allen Brustwandableitungen (negative Konkordanz)
- ventrikuläre Fusionsschläge oder Nachweis einer **ventrikuloatrialen Dissoziation**

Einteilung der Tachykardien
- **Supraventrikuläre Tachykardien (SVT)**
  - Sinusknoten-Reentry-Tachykardie
  - AV-Knoten-Reentry-Tachykardie (AVNRT)
  - Junktionale ektope Tachykardie
  - Atrioventrikuläre Reentry-Tachykardie bei akzessorischer Leitungsbahn (AVRT)
  - Fokale atriale Tachykardie
  - Sinustachykardie
  - Atriale Makro-Reentry-Tachykardie
  - Vorhofflattern oder Vorhofflimmern
- **Ventrikuläre Tachykardien (VT)**
  - Monomorphe VT
  - Polymorphe VT
  - »Torsade de pointes«
  - Kammerflattern
  - Kammerflimmern

◻ Tab. 33.3 Die wichtigsten Antiarrhythmika

Wirkstoff	Handelsname	Dosierung (i.v.)	HWZ	Nebenwirkungen
Verapamil	Isoptin	5 mg	4–5 h	Negativ inotrop, Negativ chronotrop
Diltiazem	Dilzem	0,3 mg/kg KG	4–5 h	Negativ inotrop, negativ chronotrop
Metoprolol	Beloc	5 mg	3–4 h	Negativ inotrop, negativ chronotrop
Esmolol	Brevibloc	50 mg	5–15 min	Negativ inotrop, negativ chronotrop
Ajmalin	Gilurytmal	50 mg	10–20 min	Negativ inotrop, Hitzegefühl
Adenosin	Adrekar	6/9/12/15 mg	5–10 s	AV-Block, Flush, Asthmaanfall
Digoxin	Lanicor	0,25 mg	35 h	Vegetative Symptome, Bradykardien
Amiodaron	Cordarex	150–300 mg	50 Tage	Proarrhythmien, Schilddrüsenprobleme, ARDS
Vernakalant	Brinavess	3 mg/kg KG über 10 min KI	3-5h	Verlängerung der atrialen Refraktärzeit und Verzögerung der Überleitungszeit
Atropinsulfat	Atropin	0,5–3 mg	2 h	Vagolytisch, Temperaturanstieg, Mundtrockenheit
Adrenalin	Suprarenin	0,01–1 mg	2 min	Ischämien, Proarrhythmien

■ **Ursachen**

Ursache ventrikulärer Tachyarrhythmien ist meist eine **strukturelle Herzerkrankung**:

- kardiale Ischämie, z. B. im Rahmen eines akuten Koronarsyndroms (STEMI, NSTEMI, instabile AP)
- koronare Herzerkrankung
- dilatative Kardiomyopathie (DCM)
- Herzinsuffizienz oder kardiales Pumpversagen
- hypertensive Herzerkrankung
- Klappenvitien
- Elektrolytentgleisungen, z. B. Hyper-, Hypokaliämie
- primäre elektrische Erkrankungen, z. B. Ionenkanalerkrankungen wie dem **Brugada-Syndrom** oder dem **Long-QT-Syndrom** (LQTS) etc.

■ **Therapie**

- **Notfallsituation** je nach hämodynamischer Einschränkung Kardioversion bzw. Defibrillation oder medikamentöse Intervention
- **Intervall**: implantierbarer Kardioverterdefibrillator (ICD) die Patienten haben eine ausgeprägte Komorbidität

◻ Tab. 33.3 zeigt einen Überblick über die wichtigsten antiarrhythmischen Medikamente.

> 🛇 Es sollten nur Antiarrhythmika verbreicht werden, deren pharmakologische Eigenschaften dem behandelnden ärztlichen Personal bekannt sind. Eine Polypragmasie und die Verabreichung von »Antiarrhythmikacocktails« sind zu vermeiden!

33.2.1 Supraventrikuläre Tachykardien (SVT)

SVT haben ihren Ursprung oberhalb des AV-Knotens und imponieren als Schmalkomplextachykardien. Wichtige supraventrikuläre Tachykardien sind:

- Vorhofflimmern und Vorhofflattern
- AV-Knoten-Reentry-Tachykardien
- selten Tachykardien bei Präexitationssyndromen oder atriale Tachykardien

Vorhofflimmern

Das Vorhofflimmern ist eine supraventrikuläre Tachyarrhythmie mit unkoordinierter atrialer Erre-

◻ Tab. 33.4 Zeitliche Klassifikation des Vorhofflimmern

Klassifikation	Klinik
Paroxysmales Vorhofflimmern	Episodisches Auftreten, Dauer <7 Tage
Persistierendes Vorhofflimmern	Anhaltend, Dauer >7 Tage, elektrische oder medikamentöse Kardioversion möglich
Permanentes Vorhofflimmern	Anhaltend, keine Kardioversion möglich

gung und daraus resultierender mechanischer Dysfunktion beider Vorhöfe. Elektrokardiographisch sind die P-Wellen durch Flimmerwellen ersetzt, die in Amplitude, Morphologie und Frequenz stark variieren (Vorhoffrequenz >350/min, Ventrikelfrequenz durchschnittlich 130–150/min, vorwiegend in der V_1-Ableitung). Die RR-Abstände sind unregelmäßig. Das Vorhofflimmern wird anhand er zeitlichen Dauer in 3 Gruppen eingeteilt (◻ Tab. 33.4).

- **Klinik**
- Palpitationen oder Schwindel bis hin zur akuten kardialen Dekompensation bei fehlender Kammerfüllung

- **Therapie**
- entweder **Herstellung eines Sinusrhythmus** durch **elektrische** oder **medikamentöse Kardioversion** (cave: erhöhtes thrombembolisches Risiko bei Vorhof(ohr)thromben bzw. Vorhofflimmern >48 h) oder
- **Frequenzkontrolle** mittels folgender Substanzen:
  - **β-Blocker** (z. B. Metoprolol) oder
  - **Kalziumantagonisten** (Verapamil, Diltiazem) oder
  - **Digitalis** → nur zur Akuttherapie! Bei permanenten VHF kein Digoxinapplikation in der Langzeittherapie aufgrund höherer Mortalität! (Whitbeck et al. 2012)
- »Harmonisierung« des Patienten:
  - Elektrolyt- und Volumenausgleich (Kalium-/Magnesiumsubstitution)

- Fiebersenkung
- Reduktion endogener und exogener Katecholaminspiegel
- Kontrolle der Schilddrüsenhormone
- elektrische Kardioversion bei therapierefraktärem tachykardem Vorhofflimmern und drohendem Kreislaufversagen. Unter Kurznarkose wird eine **R-Zacken-getriggerte Kardioversion** mit einer Energie von 50–200 J durchgeführt
- vor Kardioversion möglichst **echokardiographischer Ausschluss** von Vorhofthromben oder 3-wöchige Antikoagulation bei länger bestehendem Vorhofflimmern (>48 h)
- **medikamentöse Kardioversion** mit
  - **Amiodaron** (Cordarex) beim kritisch Kranken (Konversionsrate >80 %, HWZ: 18–28 Tage, Dosis: 5 mg/kg KG i.v., anschließend 900 mg/Tag kontinuierlich i.v.) oder alternativ Dronedarone (Multaq = deiodiertes Amiodaron 2×400 mg Filmtbl./Tag)
  - **Ibutilide** (neues Klasse-III-Antiarrhythmikum; Konversionsraten von 50–70 %, Dosis: 1 mg über 10 min als Kurzinfusion, evtl. Repetition nach 20 min bei Nichtansprechen); Ibutilide zurzeit in Deutschland noch nicht erhältlich!
  - **Vernakalant** (Brinavess) bei kurz bestehenden VHF, das ≤3 Tage nach kardiochirurgischen Eingriff bzw. ≤7 Tage bei chirurgischen Patienten besteht. Dosierung: 3 mg/kg KG über 10 min Kurzinfusion, evtl. Repetition mit 2 mg/kg KG als Kurzinfusion (500 mg Infusionslösung mit 4 mg/ml)
    - Kontraindikationen für Vernakalant: ACS bzw. Infarkt innerhalb der letzten 30 Tage, schwere Aortenklappenstenose, syst. RR < 100 mmHg, Herzinsuffizienz NYHA III bzw. IV, schwere Bradykardie oder AV-Block höheren Grades bzw. QT-Verlängerung
    - Wechselwirkungen von Vernakalant: Verlängerung der atrialen Refraktärzeit und Verzögerung der Überleitungszeit

❶ **Die Klasse-1-Antiarrhythmika wie Propafenon oder Flecainid sollten nur nach Ausschluss einer strukturellen Herzerkrankung eingesetzt werden!**

Die **Nebenwirkungen aller Antiarrhythmika** sind: proarrhythmogener Effekt mit Auftreten polymorpher ventrikulärer Tachykardien oder Torsaden.

Vorhofflattern

Definitionsgemäß ist Vorhofflattern eine durch anatomische oder funktionelle Barrieren fixierte Kreiserregung in den Vorhöfen mit regelmäßiger oder unregelmäßiger Überleitung auf die Ventrikel.

Im EKG finden sich typische sägezahnartige negative Flatterwellen mit einer Frequenz von 250–300/min in den Ableitungen II, III, aVF sowie positive Flatterwellen in V_1. Durch vagale Manöver oder Adenosin-Bolusapplikation (Adrekar 6–27 mg) in eine große Vene können die P-Wellen demaskiert und so die Diagnose gesichert werden.

Die Überleitung auf die Kammer erfolgt in der Regel in einem fixen Verhältnis (2:1-Überleitung mit starrer effektiver Kammerfrequenz um 75/min). Gefährlich ist eine 1:1-Überleitung mit entsprechend hoher Kammerfrequenz.

- **Therapie**
  - Die Akuttherapie besteht in der Behandlung der Grunderkrankung und entspricht sonst derjenigen des Vorhofflimmerns:
    - elektrische Kardioversion bei hämodynamischer Instabilität
    - Frequenzkontrolle mit β-Blocker oder Kalziumantagonist, ggf. Digitalis
    - atriale Überstimulation mit einem geeigneten passageren Schrittmacher oder im Katheterlabor
    - medikamentöse Rezidivprophylaxe bei wiedererlangtem Sinusrhythmus: β-Blocker und/oder Klasse-III-Antiarrhythmika
  - kurativer Therapieansatz: Radiofrequenzablation

AV-Knoten-Reentry-Tachykardie

Die AV-Knoten-Reentry-Tachykardie (AVNRT) ist eine regelmäßige, plötzlich beginnende und abrupt endende Reentry-Tachykardie supraventrikulären Ursprungs über einen langsamen und schnellen Leitungsweg im AV-Knoten.

- **Klinik**
  - abhängig von Herzfrequenz und kardialer Komorbidität: Schwindel, Palpitationen, Synkopen und kardiale Ischämie und Dekompensation
  - im EKG findet sich eine schmale Komplextachykardie mit einer durchschnittlichen Herzfrequenz zwischen 150 und 220/min, oft ohne eindeutig erkennbare P-Welle.

- **Therapie**
  - **Akuttherapie** mit Vagusmanöver, Karotisdruck (Ib-Empfehlung), Adenosinbolus (6 mg, bei ausbleibendem Erfolg 12 und 18 mg, ggf. auch noch höher dosiert) bei orthodromer Überleitung oder bei antidromer Überleitung Ajmalin oder Flecainid oder Propafenon
  - **notfalls** bei therapierefraktärer Tachykardie und hämodynamischer Intoleranz elektrische Kardioversion

Ventrikuläre Tachykardien

Ventrikuläre Tachykardien treten meist bei organischer Herzerkrankung auf:
- koronare Herzerkrankung (KHK)
- dilatative Kardiomyopathie (DCM) mit hochgradig reduzierter Pumpfunktion
- rechtsventrikuläre arrhythmogene Dysplasie
- hypertrophe Kardiomyopathie (HOCM)
- idiopathische Kammertachykardie
- Ionenkanalerkrankungen (Brugada-Syndrom, erworbenes Long-QT-Syndrom)

- **Diagnostik**
  Im 12-Kanal-EKG finden sich bei VT:
  - eine VA-Dissoziation (mehr QRS-Komplexe als P-Wellen)
  - QRS-Breite >140 ms bei Rechtsschenkelblocktachykardie bzw. >160 ms bei Linksschenkelblocktachykardie
  - Fusionsschläge (d. h. Hybridschläge, die aus einer Mischung aus supraventrikulärer und ventrikulärer Aktivierung entstehen)
  - atypische Herzachse (z. B. überdrehter Rechtstyp oder überdrehter Linkstyp)
  - Konkordanz, d. h. gleiche Ausrichtung der QRS-Komplexe in den Brustwandableitungen

■ **Therapie**

Bei hämodynamisch stabilen Patienten Therapieversuch mit Amiodaron (Cordarex) 150–300 mg langsam i.v., alternativ Ajmalin (Gilurytmal) 50 mg langsam i.v. über 10–15 min bei fehlendem akutem Koronarsyndrom oder kardialer Dekompensation.

33.3   Ventrikuläre Tachyarrhythmien bei primär elektrischen Erkrankungen des Herzens

33.3.1 Brugada-Syndrom

Das Brugada-Syndrom, welches 1990 erstmals beschrieben wurde, ist eine primär elektrische Erkrankung des Herzens, die für ca. 50 % der plötzlichen Herztode bei strukturell herzgesunden Patienten verantwortlich ist. Männer sind häufiger betroffen als Frauen

■ **Ursachen**

▬ Mutation des Natriumkanals (SCN5A-Gen) bei ca. 20 % der Patienten

■ **Diagnostik**

Im EKG fallen spontan oder nach Provokation mit einem Klasse-I-Antiarrhythmikum (Ajmalin, Flecainid) eine charakteristische **Anhebung der ST-Strecke in den rechtspräkordialen Ableitungen** (V_1–V_2/V_3) sowie ein **Rechtsschenkelblock (RSB)** auf.

■ **Therapie**

▬ bei dokumentiertem Kammerflimmern sofortige Defibrillation
▬ bei symptomatischen Patienten ist ein implantierbarer Kardioverterdefibrillator die Therapie der Wahl
▬ kontraindiziert sind β-Blocker, Amiodaron ist ineffektiv, Chinidin hat möglicherweise einen protektiven Effekt

33.3.2 Long-QT-Syndrom

Das Long-QT-Syndrom (LQTS) ist charakterisiert durch eine Verlängerung der QT-Zeit im EKG (OT >440 ms).

■ **Einteilung**

▬ genetisch determiniertes LQTS (selten)
▬ erworbenes, medikamenteninduziertes LQTS aufgrund einer Polypharmakologie und der Kumulation vieler Pharmaka bei eingeschränkter Nierenfunktion

Eine Liste möglicher verursachender Medikamente ist im Internet abrufbar (http://www.qtdrugs.org).

■ **Klinik**

▬ Synkopen aufgrund von Tachykardien vom Typ »torsades de pointes«

■ **Therapie**

▬ erworbenes LQTS: hochdosierte β-Blockergabe und Absetzen des vermutlich verantwortlichen Medikaments
▬ zur Akutbehandlung der »torsades de pointes«: Magnesium 2 g i.v. (initial 2 g = 8 mmol als Bolus, dann ggf. Wiederholung oder als Dauerinfusion)
▬ bei Degeneration der »torsades« in ein Kammerflimmern: Defibrillation
▬ β-Blocker und implantierbarer Defibrillator zur Langzeittherapie

Ausgewählte Literatur

Publikationen

ACC/AHA/ESC 2006 Guidelines for ventricular arrhythmen. Eur Heart J 27: 2099–2140

Blomstrom-Lundquist C, Scheinmann MM, Aliot EM et al. (2003) for the European Society of Cardiology Comitee and the NASPE-Heart Rhythm Society). ACC/AHA/ESC guidelines for the management of patients with supraventricular arrhythmias – executive summary. J Am Coll Cardiol 42: 1493–1531

Brugada P, Brugada J, Mont L, Smeets J, Andries EW (1991) A new approach to differential diagnosis of a regular tachycardia with a wide QRS complex. Circulation 83: 1649–1659

Cicco A, Schmidt-Schweda S, Gabelmann M, Holubarsch C (2003) Kardiologische Intensivmedizin. Wissenschaftliche Verlagsgesellschaft, Stuttgart

Gamm AJ et al. (2010) Guidelines for the management of atrial fibrillation. Eur Heart J 31: 2369–2429

Gamm AJ et al. (2012) 2012 focused update of the ESC Guidelines for the management of atrial fibrillation. Eur Heart J 33: 2719–2747

Herold (2005) Innere Medizin 2005 – eine Vorlesungsorientierte Darstellung. Eigenverlag, Köln

Schimpf R, Kuschyk J, Veltamm C, Borggrefe M, Wolpert C
(2005) Primär elektrische Herzerkrankungen im Erwachsenenalter. Elektrophysiologische Befunde und Therapie.
Herzschr Elektrophys 16: 250–259

Stellbrink C (2005) Therapie bedrohlicher Herzrhythmusstörungen. Internist 46: 275–284

S2k-Leitlinie: Bradykarde Herzrhythmusstörungen. 8/2013;
www.awmf.de

Trappe HJ, Rodriguez LM, Smeets JL, Weismüller P (2000)
Diagnostik und Therapie von Tachykardien mit schmalem
QRS-Komplex. Intensivmedizin 37: 631–643

Trappe HJ (2001) Bedrohliche Rhythmusstörungen des Inten-
siv-und Notfallpatienten. Intensivmed 38: 287–298

Weismüller P, Heinroth KM, Werdan K et al. (2001) Die Notfalltherapie bradykarder Rhythmusstörungen. Intensivmedizin 38: 53–63

Whitbeck MG et al. (2013) Increased mortality among patients
taking digoxin – analysis from the AFFIRM study. Eur
Heart J 34 (20): 1481–1488

Internetadressen
Medikamenteninteraktionen: www.qtdrugs.org

Schock

W. Zink

M. Fresenius et al., *Repetitorium Intensivmedizin*,
DOI 10.1007/978-3-642-44933-8_34, © Springer-Verlag Berlin Heidelberg 2014

■ **Definition**

Beim Schock handelt es sich um eine Gruppe potenziell lebensbedrohlicher Krankheitsbilder, die allesamt durch eine unzureichende Perfusion vitaler Organsysteme, durch Störungen der Mikrozirkulation sowie durch ein Missverhältnis zwischen Sauerstoffangebot und -verbrauch mit konsekutiver Gewebshypoxie charakterisiert sind.

■ **Schockformen**

Je nach Ursache unterscheidet man klassischerweise folgende Formen des Kreislaufschocks:
- hypovolämischer Schock
- kardiogener Schock
- septischer Schock
- anaphylaktischer Schock
- neurogener Schock

34.1　Hypovolämischer Schock

■ **Definition**

Der hypovolämische Schock ist durch eine verminderter Organperfusion infolge eines **intravasalen Volumenmangels** mit kritischer Verminderung der kardialen Vorlast und konsekutivem Missverhältnis zwischen peripherem Sauerstoffangebot und -verbrauch charakterisiert.

Unterteilung in
- **hämorrhagischen Schock** (akute Blutung ohne Gewebsschädigung)
- **traumatisch-hämorrhagischen Schock** (akute Blutung mit ausgedehnter Gewebsverletzung und Mediatorenfreisetzung)
- **hypovolämischen Schock im engeren Sinne** (kritische Abnahme des zirkulierenden Plasmavolumens ohne akute Blutung) sowie
- **traumatisch-hypovolämischen Schock** (kritische Abnahme des zirkulierenden Plasmavolumens ohne akute Blutung mit ausgedehnter Gewebsschädigung und Mediatorenfreisetzung)

■ **Pathogenese und Pathophysiologie**

Als Ursachen des hypovolämischen Schocks kommen in erster Linie **akute** bzw. **chronische Blut- und Flüssigkeitsverluste** nach innen und/oder außen in Betracht:

- äußere Blutung nach Trauma bzw. der Einwirkung von physikalischen oder chemischen Noxen
- innere Blutung, z. B. gastrointestinal, gynäkologisch, urologisch sowie nach nichttraumatischer Gefäßruptur
- Flüssigkeitsverluste nach außen, z. B. bei Fieber, Hyperthermie, profusen Durchfällen, chronischem Erbrechen, anhaltenden renalen Verlusten sowie großflächigen Verbrennungen und Abschürfungen
- Flüssigkeitsverluste nach innen durch Sequestration, z. B. bei Ileus, akuter Pankreatitis sowie Peritonitis

Pathophysiologisch beruht beim hypovolämischen Schock das **Missverhältnis zwischen Sauerstoffangebot und -bedarf** auf der kritischen **Abnahme des zirkulierenden Blutvolumens**, wobei zumeist eine **Verminderung der arteriellen Sauerstoffkonzentration** (z. B. infolge eines Erythrozytenverlustes) zur Gewebshypoxie führt. Darüber hinaus kann im Falle eines reinen Flüssigkeitsverlustes ein erhöhter Hämatokrit die rheologischen Eigenschaften des Blutes verschlechtern und Mikrozirkulationsstörungen aggravieren.

Die Abnahme des intravasalen Volumens aktiviert unterschiedliche **Kompensationsmechanismen**, die der Hypotonie sowie der Verminderung des HZV entgegenwirken und zumindest vorübergehend die Durchblutung von Herz und ZNS sicherstellen sollen:
- rasche Aktivierung des **sympathoadrenergen Systems** → periphere Vasokonstriktion, Anstieg des systemischen Gefäßwiderstands (SVR) sowie Steigerung der Herzfrequenz und der kardialen Kontraktilität
- rasche Ausschüttung von »**Stresshormone**« (ACTH, ADH, Cortisol): ADH verhindert zusätzliche renale Flüssigkeitsverluste und trägt zur Vasokonstriktion bei
- Aktivierung des **Renin-Angiotensin-Aldosteron-System** → Erhöhung der kardialen Vorlast über Flüssigkeitsretention und Tonussteigerung im venösen Kapazitätssystem
- → **Zentralisation des Kreislaufs** mit konsekutiver Minderdurchblutung von Haut, Muskulatur, Splanchnikusgebiet und Nieren

Versagen diese Kompensationsmechanismen, so zieht die Mikrozirkulationsstörung eine **Aktivierung des Gerinnungs-, Fibrinolyse-, Komplement- und Kallikrein-Kinin-Systems** nach sich, und **Zytokine** (Leukotriene, Thromboxan, TNF-α, IL-1, IL-6, IL-8) werden freigesetzt. Direkte Folgen dieser Mediatorfreisetzung sind wiederum Schäden am Kapillarendothel sowie inflammatorische Reaktionen bis hin zur Organdysfunktion (**SIRS**). Ist eine ausgedehnte Gewebsschädigung Ursache des Schockgeschehens, so trifft die Mediatorfreisetzung von Anfang an mit der hypovolämiebedingten Beeinträchtigung von Makro- und Mikrozirkulation zusammen.

- **Klinik**
  - Hypotonie, Tachykardie (»fadenförmiger« Puls)
  - Hautblässe, Kaltschweißigkeit, ggf. akrale Zyanose
  - Agitiertheit, ggf. Bewusstseinsstörungen
  - Tachypnoe, Hyperventilation
  - Oligurie
  - ggf. Exsikkosezeichen (trockene Schleimhäute, stehende Hautfalten, eingefallene Bulbi), Elektrolytstörungen (Hypokaliämie, Hypernatriämie) und Fieber beim hypovolämischen Schock im engeren Sinne
  - ggf. Begleittrauma mit funktionellen Ausfällen und Schmerzen beim traumatisch-hämorrhagischen Schock
  - ggf. großflächige Verbrennungen, ausgedehnte Abschürfungen oder Verätzungen beim traumatisch-hypovolämischen Schock

> **Grundsätzlich ist bei jedem Patienten mit Verdacht auf (traumatisch-)hämorrhagischen Schock nach relevanten Blutungsquellen zu suchen. Dies gilt sowohl für die klinische als auch für die präklinische Situation.**

- **Diagnostik**
- ▪▪ **Initiale Basisdiagnostik**
  - **Anamnese** sowie Rekonstruktion des Unfallmechanismus bzw. -hergangs
  - Beurteilung des **Allgemeinzustands** mit besonderem Augenmerk auf Pulsqualität, Atemmuster, Bewusstseinslage (nach Glasgow Coma Scale; GCS) und Hautkolorit
    - Inspektion der Konjunktiven

  - Bestimmung der Kapillarfüllungszeit
  - »**body check**« von Kopf bis Fuß zur orientierenden Erfassung des Verletzungsmusters (Verletzungen, Frakturen, Prellmarken etc.)
  - **Auskultation** und **Perkussion** von Thorax und Lunge
  - **Palpation** von Thorax und Abdomen (Hautemphysem? Instabilitäten? Abwehrspannung? Prellmarken?)
- engmaschige, primär nichtinvasive **Blutdruckmessung** und **Pulskontrolle**
- kontinuierliche **EKG-Ableitung**
- **Pulsoxymetrie**
- **Kapnographie** bei beatmeten Patienten

- ▪▪ **Erweiterte diagnostische Maßnahmen**
- **erweiterte hämodynamische Diagnostik**
  - invasive Blutdruckmessung
  - ggf. HZV-Monitoring, z. B. mittels PiCCO bzw. PAK (bei protrahiertem hypovolämischem Schock und Katecholaminbedarf)
  - Messung des ZVD und der SvO_2 über großlumigen ZVK (gleichzeitig Zugang für Volumengabe!)
- **Bildgebung**
  - Röntgenübersichtsaufnahme (Thoraxorgane, Wirbelsäule, Becken, ggf. Extremitäten)
  - Sonographie (Abdomen), (Spiral-)CT-Untersuchungen (Thorax, Abdomen, ggf. Schädel)
  - Notfallendoskopie
  - ggf. Angiographie
  - ggf. Abschätzung des Volumenstatus mittels TTE bzw. TEE
- **allgemeine Laboruntersuchungen**
  - arterielle/zentralvenöse Blutgasanalyse
  - Hb (**cave**: bei akuter Blutung kann der Hb-Wert initial unauffällig normal sein!), Hkt
  - Gerinnungsstatus (INR- bzw. Quick-Wert, PTT, Antithrombin, Fibrinogen),
  - kleines Blutbild (Thrombozytenzahl)
  - Elektrolyte im Serum, Retentionsparameter (Kreatinin, Harnstoff), Glukose sowie Laktat
  - Thrombelastogramm
- **Flüssigkeitsbilanzierung** durch Anlage eines Blasenkatheters (Zielwert: Urinproduktion ≥0,5 ml/kg KG/h)
- **Körper(kern)temperatur**

Therapie

- Therapieziel beim hypovolämischen Schock ist die **Wiederherstellung einer adäquaten Kreislauffunktion** durch bedarfsgerechte Applikation kolloidaler und kristalloider Lösungen, an die sich erforderlichenfalls die gezielte **Substitution mit Blutkomponenten** anschließt.
- **Normovolämische Hämodilution** zur Wiederherstellung eines suffizienten Perfusionsdrucks lebenswichtiger Organe initial ausreichend.
- Beim Erwachsenen können Verluste bis 30 % des Blutvolumens durch alleinige Zufuhr kolloidaler und kristalloider Lösungen ersetzt werden.
- Wahl des Volumenersatzes ist vermutlich nicht entscheidend, solange die Menge angemessen ist und eine übermäßige Kumulation von Flüssigkeit im Interstitium vermieden wird.

■ ■ Therapeutisches Vorgehen

Neben einer zeitgerechten und adäquaten **Volumensubstitution** (s. unten) sowie **blutstillenden Maßnahmen** bis hin zur definitiven chirurgischen Versorgung umfasst das therapeutische Vorgehen folgende Maßnahmen:

- Anlage großlumiger **Gefäßzugänge** (zentral- und periphervenös) zur Sicherstellung einer adäquaten Volumensubstitution
- **Sauerstoffgabe** sowie großzügige Indikation zur **Intubation** und **Beatmung** mit erhöhter FiO_2
- Erhöhung der FiO_2 von 0,21 auf 1,0 → Anstieg des physikalisch gelösten O_2 von 0,3 auf 2,3 ml/dl (entspricht einem Hb-Anstieg um 1,5 g/dl bzw. der Gabe von etwa 2 EK bei normalgewichtigen Erwachsenen!)
- **Verhinderung der Auskühlung** bzw. aktives Wiedererwärmen
- **Katecholamingabe** nur zur Überbrückung einer durch Volumenersatz nicht beherrschbaren schweren Hypotonie! Vorteile eines bestimmten Katecholamins nicht bekannt → Noradrenalin und ggf. Adrenalin einsetzbar (► Kap. 3)
- ggf. **zurückhaltende Volumenzufuhr** mit permissiver Hypotonie (MAP ≥50 mmHg) bei unstillbarer Massenblutung in große Körperhöhlen nach perforierendem oder penetrie-

rendem Trauma, um einen weiteren Volumenverlust sowie jeden Zeitverzug bis zur chirurgischen Versorgung zu vermeiden (**cave**: Schädel-Hirn-Trauma mit erhöhtem ICP!)

- Substitution des **interstitiellen Flüssigkeitsdefizits** mit isotonen Vollelektrolytlösungen bei reinen Flüssigkeitsverlusten; dabei sind protrahiert entstandene Volumendefizite langsam und nicht schlagartig unter engmaschiger Elektrolytkontrolle zu ersetzen.

■ ■ Kolloidale und kristalloide Infusionslösungen

Grundsätzlich stehen für die initiale Volumentherapie sowohl kristalline als auch kolloidale Lösungen zur Verfügung. Welche Lösung initial zum Einsatz kommen sollte, wird jedoch nach wie vor kontrovers diskutiert:

- primärer Volumenersatz mit Kristalloiden: gute Verträglichkeit und weitgehend fehlende Nebenwirkungen auf Niere und Gerinnungssystem
- Kolloide: effizientere intravasale Volumenwirkung durch Infusion von Makromolekülen
- klinische Wirksamkeit beider Ansätze ist ausreichend belegt
- klinisch hat es sich bewährt, nach initialem Auffüllen des intravasalen Volumendefizits mit kolloidalen Lösungen einen Teil des weiteren Volumens mit kristalloiden Lösungen (etwa im Verhältnis 1:1) zu ersetzen, da beim hypovolämischen Schock neben dem intravasalen grundsätzlich auch von einem interstitiellen Volumenmangel auszugehen ist.

■ ■ Hyperosmolare bzw. hyperosmolar-hyperonkotische Lösungen

- Rasche Mobilisierung von Flüssigkeit aus dem Interstitium und den Erythrozyten durch Aufbau eines osmotisch (-onkotischen) Gradienten. Dies setzt primär »mobilisierbares« Volumen voraus, welches im weiteren Verlauf wiederum substituiert werden muss.
- Hyperosmolare (hyperonkotische) Lösungen zur Initialtherapie des schwersten hämorrhagischen bzw. traumatisch-hämorrhagischen Schocks bei Patienten mit suffizient mobilisierbarem Volumen, jedoch nicht zur Therapie des

hypovolämischen Schocks im engeren Sinne und des traumatisch-hypovolämischen Schocks.

■ ■ **Erythrozytenkonzentrate (EK)**

━ Indikation zur Gabe von Erythrozytenkonzentrat primär abhängig vom Alter und den Vorerkrankungen sowie der aktuellen klinischen Situation, wobei strikte Normovolämie durch Zufuhr kolloidaler oder kristalloider Lösungen vorausgesetzt wird.

━ Bei alten Patienten geringere Anämietoleranz des Myokards und des ZNS (**cave:** Stenosen der koronaren und zerebralen Gefäße bzw. COPD)

━ Empfohlene Hb-Grenzwerte zur Erythrozytensubstitution:
  ━ **Hb-Wert ≥7 g/dl** in der Regel keine Transfusionsindikation beim kardial bzw. zerebral nicht vorgeschädigten, klinisch stabilen Patienten mit Normovolämie, Normoxie und Normothermie
  ━ bei **Hypoxiezeichen** (persistierende Tachykardie, ST-Streckensenkung, Anstieg der Laktatkonzentration, negativer BE, verminderte S_vO_2) oder **persistierendem Blutverlust** ist die Transfusion von Erythrozytenkonzentraten allerdings auch bei einem Hb-Wert ≥7 g/dl indiziert

■ ■ **Gefrorenes Frischplasma (FFP)**

━ Bis zu einer Restkonzentration der Gerinnungsfaktoren von ca. 20–30 % bleibt die plasmatische Gerinnung weitgehend erhalten. Theoretisch wäre somit erst ab Verlusten von etwa 70 % des Blutvolumens eine Substitution der plasmatischen Gerinnungsfunktion mit FFP erforderlich. Dies ist jedoch in der Praxis nur schwierig zu erfassen, weshalb insbesondere bei massivem Blutverlust (Verdünnungskoagulopathie!), vorbestehender Antikoagulation sowie manifester Blutungsneigung frühzeitig mit der Substitution begonnen werden sollte.

━ Klinisch wird initial häufig **nach 3–4 Erythrozytenkonzentraten** 1 FFP transfundiert, wobei das Verhältnis auf 1:1 bei persistierenden Blutverlusten gesteigert werden kann.

■ ■ **Thrombozytenkonzentrate (TK)**

━ Bei manifester Blutung oder Gerinnungsstörung ist bei einer Thrombozytenzahl von **<50.000/µl** die Gabe von Thrombozytenkonzentrat indiziert, während bei Konzentrationen **>100.000/µl** regelmäßig keine Substitution erforderlich ist.

━ Allerdings kann die klinische Gesamtsituation (unversorgte Blutungsquelle, absehbare Blutverluste während des Eingriffs) sowie die vorausgehende Einnahme von Thrombozytenaggregationshemmern eine frühere Transfusion erforderlich machen.

■ ■ **Einzelkomponenten der plasmatischen Gerinnung**

━ Bei **persistierenden Blutungen** und klinisch **manifester Blutungsneigung** kann die Gabe von Einzelkomponenten der plasmatischen Gerinnung (PPSB, ggf. AT III, Fibrinogen, Faktor XIII) nach vorheriger Gerinnungskontrolle bzw. der Durchführung eines Thrombelastogramms indiziert sein.

━ Rekombinanter **Faktor VIIa** ist v. a. bei der Hemmkörperhämophilie gegen F VIII und IX indiziert, kann jedoch in Einzelfällen als Ultima ratio bei vital bedrohlicher diffuser Blutung benutzt werden, da die Wirkung bevorzugt am Ort der Gewebsläsion einsetzt.

34.2   Kardiogener Schock

■ **Definition**

Der kardiogene Schock ist durch eine primäre kritische Verminderung der kardialen Pumpleistung mit resultierender inadäquater Sauerstoffversorgung des Organismus charakterisiert und kann Folge sämtlicher kardialen und extrakardialen Erkrankungen sein, die zu einer unmittelbaren Funktionsstörung des Herzens mit nachfolgender Kreislaufinsuffizienz führen (▶ Kap. 31).

■ **Pathogenese und Pathophysiologie**

Haupturursachen des kardiogenen Schocks
Myokardial
- Links- bzw. Rechtsherzinfarkt
- Ischämische, dilatative oder restriktive Kardiomyopathie
- Myokarditis
- Akute Dekompensation einer chronischen Herzinsuffizienz
- Pharmakokardiotoxizität (Zytostatika (Anthrazykline!), Kalziumantagonisten, β-Blocker, Antiarrhythmika, Digitalis, trizyklische Antidepressiva, Neuroleptika, Drogen etc.)
- Ventrikuläre Hypertrophie
- Stumpfes Herz-Thorax-Trauma

Mechanisch
- Akute/chronische Erkrankungen der Herzklappen (Stenose, Insuffizienz, kombinierte Formen)
- Funktionsstörungen nach Klappenersatz
- Mechanische Komplikationen nach Myokardinfarkt (Papillarmuskeldysfunktion, Papillarmuskelabriss mit konsekutiver Mitralklappeninsuffizienz, Ventrikelseptumruptur, Ruptur der freien Wand des linken Ventrikels)
- Intrakavitäre Flussbehinderung (Thromben im Vorhof oder im Ventrikel, kardiale Tumoren)
- Extrakardiale Flussbehinderung (akute Verlegung der pulmonalen Strombahn bei Lungenarterienembolie mit konsekutivem Pumpversagen)
- (Extra-)kardiale Füllungsbehinderung (akute Perikardtamponade, Spannungspneumothorax)

Rhythmogen
- (Supra-)ventrikuläre Tachykardien
- Bradykarde Rhythmusstörungen (beide in Abhängigkeit von Kammerfrequenz, Dauer der Rhythmusstörung sowie evtl. vorbestehender Einschränkung der Pumpfunktion)

Unabhängig vom auslösenden Mechanismus kommt es zu einer **Abnahme des koronaren Blutflusses** und damit zur Ausbildung eines Circulus vitiosus aus myokardialer Ischämie und sinkender Kontraktilität. Die daraus resultierende **zelluläre Hypoxie** führt wiederum zur anaeroben Glykolyse der Kardiomyozyten mit Verlust von zellulären Energiereserven, wobei Laktat akkumuliert und die intrazelluläre Azidose weiter verstärkt. Durch **Versagen ATP-abhängiger Ionenpumpen** der Zellmembran nimmt das Membranpotenzial ab, und Na^+ und Ca^{2+} akkumulieren intrazellulär. All diese Vorgänge aktivieren intrazelluläre Proteasen, welche Herzmuskelzellen bei schwerer, anhaltender Ischämie irreversibel schädigen (**Myokardnekrose**). Vor allem beim Myokardinfarkt trägt der programmierte Zelltod (**Apoptose**) noch zum myokardialer Funktionsverlust bei.

Um den Rückgang des HZV sowie der Gewebsperfusion in der Peripherie zu kompensieren, stehen auch beim kardiogenen Schock (in Analogie zum hypovolämischen Schock) eine Aktivierung von sympathischen Nervensystem sowie von neurohumoralen, renalen und lokalen vasoregulatorischen Mechanismen im Vordergrund.

■ **Klinik**
- systolischer arterieller Druck (RR_{syst}) <90 mmHg
- Herzindex (CI) <2,2 l/min/m^2
- PCWP >18 mmHg (beim Rechtsherzinfarkt evtl. unverändert)
- evtl. Halsvenenstauung (im Sitzen!)
- Agitiertheit, Bewusstseinstrübung
- blasse, kühle, schweißige Haut
- Zyanose
- Oligurie
- evtl. thorakale Schmerzen mit Ausstrahlung
- evtl. Palpitationen, Todesangst

■ **Diagnostik**

❯ Hämodynamische Basisparameter (RR_{syst}, MAP, HF) sowie klinisches Bild ermöglichen eine orientierende Beurteilung bei kardialem Schock. Darüber hinaus ist aus diagnostischen und therapeutischen Gründen grundsätzlich eine weitergehende invasive Überwachung notwendig.

▪▪ Initiale Basisdiagnostik
- **Anamnese** (Art, Beginn und Dauer der Symptome, aktuelle Medikation)
- Beurteilung von **Allgemeinzustand** und **Bewusstsein**
- Beurteilung klinischer Zeichen der **Hypoperfusion** (Hautperfusion und -kolorit) sowie des **Rückwärtsversagens** (gestaute Halsvenen im Sitzen, periphere Ödeme, Hepatomegalie, Aszites)
- initial nichtinvasive **Blutdruckmessung**
- Erfassung von **Pulsqualität** und **Herzrhythmus**
- **Auskultation des Herzens** (Extratöne bei schwerer Herzinsuffizienz und Galopprhythmus; Herzgeräusche)
- **Auskultation** und **Perkussion** der Lunge
- **Pulsoxymetrie**
- kontinuierliche **EKG-Ableitung**
- ggf. **Kapnographie** bei beatmeten Patienten

▪▪ Erweiterte diagnostische Maßnahmen
- Thoraxröntgenaufnahme (Stauungszeichen, Kardiomegalie)
- TEE bzw. TTE
- Flüssigkeitsbilanzierung durch Anlage eines Blasenkatheters (Zielwert: Urinproduktion ≥0,5 ml/kg KG/h)
- Körperkerntemperatur
- 12-Kanal-EKG (evtl. kontinuierliche Arrhythmie- und ST-Streckenanalyse)
- Messung von ZVD und SvO_2 (ZVK!)
- invasive Blutdruckmessung
- **erweitertes hämodynamisches Monitoring** (PAK, PiCCO, Vigileo etc.) bei kompliziert verlaufendem Linksherzinfarkt, Rechtsherzinfarkt, Vorwärtsversagen mit Hypotonie und Oligurie, Rückwärtsversagen mit Dyspnoe, Hypoxämie und Lungenödem sowie zur Unterscheidung zwischen kardialem und nichtkardialem Schock
- **allgemeine Laboruntersuchungen:**
  - arterielle/zentralvenöse Blutgasanalyse
  - Hb (**cave:** bei akuter Blutung kann der Hb-Wert initial unauffällig normal sein!), Hkt
  - Gerinnungsstatus (INR- bzw. Quick-Wert, PTT, Antithrombin, Fibrinogen)
  - kleines Blutbild (Thrombozytenzahl)

- Elektrolyte im Serum, Retentionsparameter (Kreatinin, Harnstoff), Glukose sowie Laktat
- spezielle Laboruntersuchungen (Marker des Myokardschadens): **Troponine T** bzw. **I** (Anstieg ca. 2–4 h nach Eintritt des Myokardschadens), **CK-MB** (normal bis 10 % der gesamten CK; Anstieg nach ca. 4–6 h), ggf. **D-Dimere** bei Verdacht auf Lungenembolie (ein negativer Wert schließt eine akute Thromboembolie weitgehend aus!)
- **Herzkatheteruntersuchung** mit Möglichkeit zur interventionellen Myokardrevaskularisation mittels PTCA und Stent (v. a. bei akutem Myokardinfarkt, myokardialer Ischämie und kardialem Schock)

▪ Therapie
▪▪ Therapieziele
- Beseitigung der Ursachen der progredienten myokardialen Dysfunktion
- rasche Stabilisierung der Hämodynamik (Optimierung von Vorlast, Inotropie und Nachlast sowie von Herzfrequenz und Schlagvolumen)
- Wiederherstellung einer adäquaten Gewebeperfusion mit ausreichendem Sauerstoffangebot
- Wiedereröffnung der Koronargefäße (beim akuten Myokardinfarkt)

▪▪ Therapeutisches Vorgehen
- Anlage eines mehrlumigen zentralvenösen **Gefäßzugangs** für die differenzierte Katecholamin- und ggf. Volumentherapie
- **Sauerstoffgabe** sowie großzügige Indikationsstellung zur **Intubation** und **Beatmung** mit erhöhter FiO_2
- **Analgesie** (Senkung der überschießenden sympathischen Aktivität und damit des Sauerstoffverbrauchs → Verminderung der kardialen Vor- und Nachlast), z. B. mit Morphin bei wachen Patienten (Dosierung nach Wirkung; initial 0,05–0,1 mg/kg KG entsprechend 4–8 mg i.v.) unter engmaschiger Atmungs- und Kreislaufüberwachung
- **Sedierung** und **Anxiolyse**, z. B. titrierend mit Midazolam (Boli von 1–2 mg; Gesamtdosis je nach Allgemeinzustand 0,025–0,05 mg/kg KG

entsprechend 2–4 mg i.v.) unter engmaschiger Atmungs- und Kreislaufüberwachung
- vorsichtige Analgosedierung bei intubierten und beatmeten Patienten
- Korrektur von **Elektrolytstörungen** (K^+, Mg^{2+})
- **Azidosekorrektur** (Na-Bikarbonat 1 mmol/kg KG bei »base excess ≤10 mmol/l und pH <7,25 unter der Voraussetzung von Normoxie und Normokapnie; ersatzweise Trometamol [THAM, TRIS])
- ggf. vorsichtige **Erhöhung der Vorlast** bei Hypovolämie (ZVD <10 mmHg; PCWP <15 mmHg) durch Gabe von Kristalloiden. Da kein Richtwert für einen optimalen ZVD oder PCWP bei Patienten mit eingeschränkter linksventrikulärer Pumpfunktion existiert, ist unter Volumengabe ein engmaschiges hämodynamisches Monitoring erforderlich!
- **Absetzen einer vorbestehenden Medikation** mit Nitraten, β-Blockern, Ca-Antagonisten, ACE-Hemmern und Angiotensinrezeptor-Blocker für die Dauer des Schockzustandes, um eine Verstärkung der bestehenden arteriellen Hypotonie zu vermeiden
- ggf. ultraschallgesteuerte **Drainage von Perikardtamponaden** und -ergüssen
- ggf. unverzügliche Entlastung eines klinisch (hypersonorer Klopfschall bei fehlendem Atemgeräusch) oder radiologisch gesicherten **Spannungspneumothorax** mit hämodynamischer Instabilität und Schock mittels Thoraxdrainage in Bülau- oder Monaldi-Position
- Therapie des Myokardinfarkts (▶ Kap. 23), Therapie der Lungenembolie (▶ Kap. 26).

■ ■ **Antiarrhythmische Therapie**

 Grundsätzlich ist bei der Therapie des kardialen Schocks eine Frequenzkontrolle mit Sinusrhythmus anzustreben.

- Bradykardie:
  - Bei pharmakologisch nicht beherrschbarer Bradykardie (z. B. durch 0,5–1,0 mg Atropin i.v.) ist eine **passagere Schrittmacherstimulation** erforderlich. Indikationen für die passagere Schrittmacheranlage sind insbesondere:

- AV-Block II. Grades Typ Mobitz
- AV-Block III. Grades
- bifaszikulärer Schenkelblock mit alternierendem Blockbild
- medikamentös therapierefraktärer rezidivierender Sinusarrest >3 s
  - Die **transvenöse Stimulation** ist vorzuziehen, da die transkutane Stimulation schmerzhaft ist und ggf. Analgosedierung erfordert.
- Tachykardie:
  - **Supraventrikuläre Tachykardien** können sowohl schmale als auch (bei intraventrikulärem Leitungsblock) breite QRS-Komplexe aufweisen, während ventrikuläre Tachykardien stets durch breite QRS-Komplexe gekennzeichnet sind.
  - Diese Rhythmusstörungen sind im kardialen Schock allesamt zu therapieren, wobei die R-Zacken-getriggerte **Kardioversion** (▶ Kap. 34) vor einem medikamentösen Therapieversuch mit Amiodaron (150–300 mg langsam i.v. beim Erwachsenen) durchgeführt werden sollte.
- (Supra-)ventrikuläre Extrasystolie: ▶ Kap. 34.

■ ■ **Inotropiesteigerung**

- Der Einsatz positiv-inotroper Substanzen dient primär der überbrückenden hämodynamischen Stabilisierung, wobei die Effizienz einer Kombination aus mehreren Katecholaminen bislang nicht belegt ist (▶ Kap. 3, ▶ Kap. 30).
- Positiv-inotrope bzw. vasokonstriktorische Substanzen sollten erst bei einem persistierenden MAP von <60 mmHg trotz allgemeiner Optimierung von Vor- und Nachlast sowie Herzfrequenz zur Anwendung kommen.

 Als Therapiegrundsatz gilt, dass positiv-inotrope Substanzen so gering dosiert und so kurz wie möglich angewendet werden sollen.

- Der Stellenwert einiger Substanzen im Rahmen der Therapie des kardialen Schocks kann nach gegenwärtiger Studienlage nicht abschließend beurteilt werden.
- »**Kalzium-Sensitizer**« stellen einen neuen Ansatzpunkt zur Steigerung der Inotropie dar, zumal für Levosimendan (▶ Kap. 3) eine Re-

duktion der Letalität nach Myokardinfarkt mit schwerer Herzinsuffizienz gezeigt werden konnte.

- **Dobutamin**
  - Bei moderater Hypotonie (RR_{syst} >90 mmHg) ist Dobutamin das Katecholamin der 1. Wahl.
  - Bei Dosen von 2,5–15 µg/kg KG/min steht eine Steigerung der Inotropie im Vordergrund, während Herzfrequenz und systemischer Gefäßwiderstand weitgehend unbeeinflusst bleiben. Folglich kommt es zu einer Zunahme des Herzzeitvolumens und der Koronarperfusion, und trotz der erhöhten Kontraktilität bleibt der myokardiale Sauerstoffverbrauch durch Abnahme des linksventrikulären Volumens und der Wandspannung weitgehend unverändert.
  - Höhere Dosierungen (>15 µg/kg KG/min) sind wegen einer überschießenden Zunahme des myokardialen Sauerstoffverbrauchs obsolet (Cave: Verstärkung der Hypovolämie bei latentem Volumenmangel!).
- **Adrenalin**
  - Adrenalin interagiert dosisabhängig mit β_1-, β_2- und α_1-Adrenozeptoren und ist im kardialen Schock bei anderweitig nicht zu steigernder Inotropie indiziert.
  - In einer Dosis von 0,03–0,1 µg/kg KG/min (β-Stimulation) wird die kardiale Kontraktilität und folglich das HZV gesteigert, während Dosierungen von 0,1–0,2 µg/kg KG/min (α- und β-Stimulation) gleichzeitig Nachlast und Inotropie erhöhen.
  - Bei Dosierungen >0,2 µg/kg KG/min (α-Stimulation) überwiegen dagegen vasokonstriktorische, nachlaststeigernde Effekte.
- **Noradrenalin**
  - Im kardialen Schock ist Noradrenalin lediglich bei therapierefraktärer Hypotonie indiziert.
  - Initiale Dosierung von 0,05 µg/kg KG/min → Steigerung der koronaren und zerebralen Perfusion durch Erhöhung des MAP (▶ Kap. 30).
- **Dopamin**
  - Nach gegenwärtiger Datenlage kein Einsatz von Dopamin mehr empfohlen, u. a. auf-

grund der erhöhten kardialen Nebenwirkungsrate (Arrhythmien!)

- **Phosphodiesterasehemmer**
  - Die PDE-III-Hemmer wirken – adrenorezeptorunabhängig und mit langer HWZ – sowohl positiv inotrop als auch vasodilatierend (»Inodilatatoren«).
  - Im Vergleich zu Katecholaminen sind PDE-III-Hemmer bei fehlender Tachyphylaxie weniger positiv chronotrop und arrhythmogen.
  - Ein Versuch ist insbesondere bei Patienten mit dekompensierter chronischer Herzinsuffizienz sowie ausgeprägter β-Blockade gerechtfertigt.
- **Vasodilatatoren** (Nachlastsenkung)
  - Grundsätzlich sollten nachlastsenkende Medikamente im manifesten kardialen Schock nur zurückhaltend eingesetzt werden, da sie die arterielle Hypotonie verstärken können.
  - In bestimmten Situationen (z. B. bei dekompensierter Mitral- bzw. Aortenklappeninsuffizienz) kann allerdings eine Nachlastsenkung das HZV erhöhen.
  - Aufgrund der guten Steuerbarkeit (HWZ ca. 1 min) und der hohen Potenz scheint hierfür Na-Nitroprussid besonders geeignet.

- ■■ **Mechanische Kreislaufunterstützung**
- Die Anwendung von »cardiac assist devices« ist v. a. bei therapierefraktärem kardialem Schock indiziert, wobei die Unterstützungssysteme je nach Typ uni- bzw. biventrikulär implantiert werden können (▶ Kap. 3, ▶ Kap. 30).
- Zur **kurzfristigen Kreislaufunterstützung** (bis zu 2 Wochen) bei therapierefraktärem kardialem Schock wird in aller Regel ein System mit Zentrifugalpumpe mit einer Pumpleistung von bis zu 6 l/min eingesetzt. Bei rechtsventrikulärer Unterstützung erfolgt die venöse Drainage über eine Kanüle im rechten Vorhof; das entnommene Volumen wird dann über eine Turbinenpumpe in den Truncus pulmonalis zurückgeführt. Bei linksventrikulärer Unterstützung erfolgt die Drainage aus dem linken Vorhof oder aus der Spitze des linken Ventri-

kels mit Rückfuhr in die Aorta ascendens oder abdominalis.

- Neuerdings stehen auch endovaskuläre Turbinenpumpen zur Verfügung, die entweder perkutan (über ein Femoralgefäß) oder offen-chirurgisch in den rechten oder linken Ventrikel eingebracht werden.
- **Mittel- bis langfristig nutzbare Systeme** dagegen sind implantierbar oder extrakorporal gelegen, biventrikulär einsetzbar und können bis zu 1 Jahr lang verwendet werden.
- **Intraaortale Ballongegenpulsationspumpe (IABP)**
  - Der Einsatz der IABP führt bei Myokardischämie zu einer Steigerung der Koronarperfusion (diastolische Augmentation!) bei gleichzeitiger linksventrikulärer Nachlastreduktion, was in einer Zunahme des HZV ohne Anstieg des myokardialen Sauerstoffverbrauchs resultiert.
  - Einsatz der IABP nach gegenwärtiger Studienlage beim kardiogenen Schock bzw. periinterventionell höchst umstritten (keine Ourcomeverbesserung bei nicht unerheblicher Komplikationsrate).
- **Extrakorporale Membranoxygenierung (ECMO)**
  - Die ECMO vereint mechanische Kreislaufunterstützung durch ein Pumpensystem mit Oxygenierung des geförderten Blutes über einen integrierten Membranoxygenator und kann daher beim kardialen Schock mit schwerer Lungenfunktionsstörung eingesetzt werden (▶ Kap. 7).

34.3   Septischer Schock

▶ Kap. 25.

34.4   Anaphylaktischer Schock

- **Definition**
- **Akute Verteilungsstörung des Blutvolumens**, die entweder durch IgE-abhängige, allergische, klassisch-anaphylaktische oder aber durch physikalisch, chemisch oder osmotisch be-

dingte, IgE-unabhängige anaphylaktoide Überempfindlichkeitsreaktionen ausgelöst werden kann (sog. **distributiver Schock**).

- Klinisch ist es oftmals nicht möglich, beide Formen voneinander zu unterscheiden.

- **Pathogenese und Pathophysiologie**
- **IgE-abhängige Anaphylaxie**
- Nach Erstkontakt durch Plasmazellen synthetisierte, allergenspezifische **IgE-Antikörper** binden reversibel über ihren Fc-Anteil an Rezeptoren von Mastzellen und Basophilen, wobei die Antigenbindungsstelle in den Extrazellulärraum weist.
- Bivalente spezifische Antigene können nun 2 zellständige IgE-Moleküle überbrücken und dadurch die Freisetzung von **Histamin, Leukotrienen** und weiteren sog. primären Mediatoren triggern, die das klinische Bild einer anaphylaktischen Reaktionen verursachen.
- Die Klinik ist gekennzeichnet durch eine generalisierte **Ödembildung** durch erhöhte Gefäßpermeabilität, ausgeprägte **Vasodilatation** und **Bronchospasmus**.
- Sekundäre Mediatoren werden dagegen z. B. von Eosinophilen, Neutrophilen sowie Thrombozyten ausgeschüttet und sollen im weiteren Verlauf modulierend auf das Entzündungsgeschehen einwirken bzw. für sog. Spätreaktionen (6–12 h nach dem initialen Ereignis) verantwortlich sein.
- Neben diesem klassischen Reaktionsmuster werden gelegentlich auch Immunreaktionen vom Typ III nach Coombs u. Gell beobachtet, die charakteristischerweise bei Patienten mit **hereditärem IgA-Mangel** z. B. im Rahmen von Bluttransfusionen auftreten.

> Der IgE-abhängigen anaphylaktischen Reaktion liegt eine immunologische Sofortreaktion vom Typ I nach Coombs u. Gell zugrunde, die bei bereits auf das Allergen (in der Regel bivalente Proteine; MG 10–70 kD) sensibilisierten Personen nach erneuter Exposition auftreten kann.

■■ IgE-unabhängige anaphylaktoide Reaktionen

▬ Bei IgE-unabhängigen anaphylaktoiden Reaktionen erfolgt die Mediatorfreisetzung aus Mastzellen und Basophilen antikörperunabhängig ohne vorausgehende Sensibilisierung, z. B. nach physikalischen (z. B. Kältereiz), osmotischen (z. B. Kontrastmittel) oder chemischen Reizen (z. B. Opiate) mit vergleichbarem klinischem Bild.

▬ Neueren Erkenntnissen zufolge wird inzwischen auch die Fruchtwasserembolie als »anaphylaktoides Syndrom der Schwangerschaft« zu diesem Formenkreis gerechnet.

■ Klinik

▬ klinisches Bild äußerst variabel und abhängig u. a. vom Eintrittsort des Antigens, der Absorptionsrate und dem individuellen Sensibilisierungsgrad

▬ **Hauterscheinungen** (>90 %) wie Pruritus, Flush und Erythem; in schweren Fällen auch Urtikaria und Angioödem (Synonym: Quincke-Ödem; subkutanes Ödem)

▬ **Blutdruckabfall**, **Tachykardie** (bei fulminantem Verlauf initial auch reflektorische Bradykardie)

▬ Atemwegsobstruktion sowohl extrathorakal (Ödeme im Larynx- und Pharynxbereich) als auch intrathorakal (Bronchialobstruktion) mit Stridor und Heiserkeit

▬ **gastrointestinale Symptome** wie Übelkeit, Erbrechen, Durchfall, kolikartige Beschwerden, Harn- und Stuhldrang bzw. -abgang sowie (selten) Darmblutungen

▬ **zerebrale Symptome** wie Schwindel, Verwirrtheit, Synkope, Krampfanfall und Bewusstseinsstörung

❯ **Das laryngeale Ödem ist die häufigste Todesursache bei anaphylaktoiden Reaktionen und kann, ebenso wie die akute Schocksymptomatik, einziges Symptom der Anaphylaxie sein!**

Das Intervall zwischen der Antigenexposition und dem Auftreten von Symptomen kann Minuten bis Stunden betragen. In schweren Fällen jedoch kommt es gelegentlich auch ohne Hauterscheinungen und Atembeschwerden unmittelbar zum Schock (z. B. nach i.v. Applikation des Antigens).

■ Diagnostik

Die Diagnose ergibt sich aus den typischen klinischen Befunden im Zusammenhang mit einer vorhergehenden Exposition gegenüber einem Antigen oder einem anderen Auslöser.

❯ **Da in 20–30 % der Fälle keine eindeutige Ursache erkennbar ist und Hauterscheinungen sowie Atemwegsobstruktionen fehlen können, sollte die Möglichkeit eines anaphylaktischen Schocks immer in die diagnostischen Überlegungen mit einbezogen werden.**

■■ Initiale Basisdiagnostik

▬ **Anamnese** (Beginn und Dauer der Symptome, aktuelle Medikation, bekannte Allergien, typische Auslösesituation)

▬ Beurteilung von **Allgemeinzustand** und **Bewusstsein**

▬ Beurteilung von **Hautveränderungen** und **Hautkolorit**

▬ Inspektion der **Mundhöhle** (Ödeme!)

▬ **Auskultation** und **Perkussion der Lunge**

▬ initial nichtinvasive **Blutdruckmessung**

▬ Erfassung von **Pulsqualität** und **Herzrhythmus**

▬ **Auskultation des Herzens**

▬ **Pulsoxymetrie**

▬ kontinuierliche **EKG-Ableitung**

■■ Erweiterte diagnostische Maßnahmen

▬ invasive **Blutdruckmessung**

▬ Messung von **ZVD** und **S_vO_2** (ZVK!)

▬ evtl. **erweitertes hämodynamisches Monitoring**

▬ **Flüssigkeitsbilanzierung** durch Anlage eines Blasenkatheters (Zielwert: Urinproduktion ≥0,5 ml/kg KG/h)

▬ **allgemeine Laboruntersuchungen**
  ▬ arterielle/zentralvenöse Blutgasanalyse
  ▬ Hb (**cave**: bei akuter Blutung kann der Hb-Wert initial unauffällig normal sein!), Hkt
  ▬ Gerinnungsstatus (INR- bzw. Quick-Wert, PTT, Antithrombin, Fibrinogen)
  ▬ kleines Blutbild (Thrombozytenzahl)
  ▬ Elektrolyte im Serum, Retentionsparameter (Kreatinin, Harnstoff), Glukose sowie Laktat
  ▬ ggf. Thrombelastogramm

- Bestimmung von **Histaminspiegeln** und Nachweis von **Mastzelltryptase** im Plasma zur Diagnose einer akuten anaphylaktischen oder anaphylaktoiden Reaktion (bis zu 60 min nach dem Initialereignis aussagekräftig)

- **Therapie**
- forcierte **Volumentherapie** über großlumigen venösen Zugang (initial kristalloide Lösungen zur Vermeidung einer potenziellen weiteren Unverträglichkeitsreaktion!) unter engmaschiger Blutdruckkontrolle
- **Sauerstoffgabe** über Maske oder Nasensonde (>5 l/min)
- großzügige Indikation zur endotrachealen **Intubation** und **Beatmung** (bei ausgeprägter Schocksymptomatik, Hypoxie, Zyanose, Dyspnoe mit zunehmender Obstruktion der oberen Atemwege oder des Bronchialsystems)
- ggf. Sicherung des Atemwegs durch **Koniotomie** (»cannot ventilate – cannot intubate« – Situation bei Ödem der oberen Atemwege, insbesondere bei Larynxödem)
- **stationäre Aufnahme** und Überwachung (**Spätreaktionen** mit Arrhythmie, myokardialer Ischämie oder respiratorischer Insuffizienz bis 12 h nach Initialereignis möglich!)
- grundsätzlich zeitnahe **allergologische Diagnostik** nach stattgehabter anaphylaktischer Reaktion (Ergebnisdokumentation im Allergiepass, ggf. Ausgabe eines Notfallsets zur initialen Selbstbehandlung, z. B. nach Insektenstich)

 Wichtigste Erstmaßnahme im Rahmen der Therapie des anaphylaktischen Schocks ist die Entfernung des auslösenden Agens von der Eintrittspforte bzw. die Beendigung der Zufuhr!

- ■■ **Pharmakotherapie**
- **Katecholamine und Vasopressin**
  - **Adrenalin** wirkt konzentrationsabhängig bronchodilatierend (β_2), positiv inotrop und chronotrop (β_1) sowie vasokonstrikrorisch und antiödematös (α_1) und wird intravenös bzw. im Notfall intramuskulär, sublingual oder endotracheal (in 3-fach höherer Dosis) verabreicht werden. Eine inha-

lative Applikation ist lediglich ergänzend bei drohendem Larynxödem bzw. ausgeprägter Bronchialobstruktion angezeigt, wobei fraglich bleibt, ob systemische Wirkspiegel erreicht werden können.
- Bei manifestem Schock wird Adrenalin langsam (ca. 100 µg/min) unter engmaschiger Puls- und Blutdruckkontrolle injiziert, bis eine Besserung der Symptomatik eintritt. Vor allem bei vorbestehender Medikation mit β-Blockern, trizyklischen Antidepressiva und ACE-Hemmern sind erhöhte Adrenalindosen zur Behandlung des anaphylaktischen Schocks notwendig!
- Bei Schocksymptomatik kann es notwendig werden, zusätzlich 50–100 µg Noradrenalin unter engmaschiger Puls- und Blutdruckkontrolle zu applizieren.
- Versagen auch diese Maßnahmen und persistieren hypotone Kreislaufverhältnisse, so kann im Sinne einer Ultima ratio ein Therapieversuch mit **Vasopressin** (einmaliger i.v. Bolus) unternommen werden.
- **Glukokortikoide**
- Glukortikoide wirken über eine Veränderung der Genexpression u. a. antiinflammatorisch (Wirkmaximum etwa 1–2 h nach Injektion) und sind insbesondere bei schwerem Bronchospasmus bzw. bei progredient verlaufender Schocksymptomatik indiziert.
- Darüber hinaus wird noch eine »membranstabilisierende Wirkung« postuliert, die etwa 10–30 min nach Zufuhr hoher Dosen eintreten soll.
- Bei anaphylaktischem Schock werden 500–1000 mg Prednisolon einmalig i.v. injiziert.
- Zur Prophylaxe von Rezidivreaktionen bzw. bei Spätreaktionen (biphasischer Verlauf!) dagegen können Glukokortikoide über einen längeren Zeitraum appliziert werden (3-mal 125 mg Prednisolon/Tag i.v.).
- **Histaminantagonisten**
- Histaminantagonisten können ergänzend zur Volumen- und Katecholamintherapie als fixe Kombination aus H_1- und H_2-Antagonisten (z. B. 2 mg Clemastin und 50 mg Ranitidin i.v.) sowohl in der Akutphase als auch zur Prophylaxe eingesetzt werden.

- Theoretischen Überlegungen zufolge sollte dabei zuerst der H_1- und erst danach der H_2-Blocker verabreicht werden, um eventuelle kardiodepressive Effekte einer isolierten H_2-Blockade zu vermeiden.

⦸ **Histaminantagonisten sind keine Medikamente der 1. Wahl beim anaphylaktischen Schock!**

- **Theophyllin**
  - Theophyllin (initial 5 mg/kg KG) kann bei schwerem Bronchospasmus ergänzend eingesetzt werden, sofern dieser nicht auf Adrenalin und Glukokortikoide anspricht.

34.5 Neurogener Schock

- **Definition**
- **generalisierte Vasodilatation** infolge einer Imbalance zwischen sympathischer und parasympathischer Regulation der glatten Gefäßmuskulatur (sog. **distributiver Schock**)
- Bei unverändertem Gesamtblutvolumen steigt in dieser Situation die Kapazität des venösen Systems an, während der systemische Venendruck abfällt (**relative Hypovolämie**).
- Beachte: der sog. **spinale Schock** wird nicht zu den hier dargestellten Formen des Kreislaufschocks gezählt, sondern stellt einen besonderen (z. B. posttraumatischen) Funktionszustand des Rückenmarks mit Areflexie, Sensibilitätsverlust und schlaffen Paresen dar.

- **Pathogenese und Pathophysiologie**

⦿ **Der neurogene Schock tritt bei schweren neurologischen/neurochirurgischen Krankheitsbildern auf, die zu einer plötzlich einsetzenden arteriellen Hypotonie bis hin zum Kreislaufzusammenbruch führen können.**

Die **Hauptursachen** des neurogenen Schocks lassen sich wie folgt zusammenfassen:
- **Schädigung zentralnervöser vasomotorischer Zentren:** Folgende Krankheitsbilder können mit einer direkten Schädigung zentralnervöser vasomotorischer Zentren (retikulärer Ventrolateralkern, transsegmentaler Traktus

und assoziierte Neuronenpopulationen des Nucleus tractus solitarii) einhergehen:
- Hirnstammischämie, z. B. durch Basaliristhrombose oder Vasospasmus (v. a. bei Subarachnoidalblutung)
- infratentorielle Erhöhung des ICP durch Hirnödem bei zerebraler Ischämie, Schädel-Hirn-Trauma oder dekompensierten Tumoren
- entzündliche Hirnstammprozesse
- schwere Intoxikation mit zentral wirksamen Substanzen

⦿ **Beachte: Bei langsamer Entwicklung der Schocksymptomatik (z. B. bei progredientem Hirnödem) sind Cushing-Reflex sowie Katecholamin- und ADH-Anstieg vorgeschaltet, während beim akuten neurogenen Schock (z. B. bei Basaliristhrombose) diese Kompensationsmechanismen entfallen können.**

- **De-Efferenzierung**
  - Unterbrechung der Verbindung vom retikulären Ventrolateralkern zur spinalen Intermediolateralsäule bei spinalem Trauma (insbesondere bei funktioneller Transektion oberhalb Th6) mit Ausfall der sympathischen Vasomotorensteuerung im Splanchnikusgebiet bzw. tieferer Anteile des Grenzstrangs (skelettmuskuläre Vasomotorik).
  - Charakteristische **reflektorische Katecholaminfreisetzung**, zumal afferente Informationen über Barorezeptoren und deren zentrale Verarbeitung im retikulären Ventrolateralkern intakt bleiben.
  - Folgende Krankheitsbilder können zur funktionellen De-Efferenzierung vasomotrischer Zentren führen:
    - spinale Traumen, evtl. mit Begleitverletzungen der Wirbelsäule im Bereich Atlantookzipitalgelenks, der HWS, der oberen BWS (bis Th6) bzw. (selten) der LWS
    - akute spinale Ischämien oder Einblutungen
    - schweres Guillain-Barré-Syndrom
    - totale Spinalanästhesie
- **Alteration der Informationsfolge oder -verarbeitung:** Angst, Stress sowie Vagusirritationen können infolge einer Aktivierung des ante-

rioren Hypothalamus bzw. des limbischen Systems über dissoziierende Afferenzen zu einer funktionellen Alteration von medullären Zentren der Kreislaufsteuerung mit nachfolgender Schocksymptomatik führen (rascher Wechsel von sympathischer und parasympathischer Stimulation):

- Vagusirritationen (okulo-, trigemino- und spinovagale Reflexe)
- neurokardiale Synkopen und Carotis-Sinus-Syndrom
- Schmerz-, Stress- und Angstreaktionen
- Epilepsie

- **Klinik**
- plötzlicher Blutdruckabfall
- Bradykardie
- langsamer, »springender« Puls
- blasse, warme und trockene Haut
- Bewusstseintrübung bis Bewusstseinsverlust (schlagartig bei bulbären Schädigungen)
- Verlust von spinalen Reflexen und Sensibilität (bei hoher medullärer Läsion)

- **Diagnostik**
- **Basisdiagnostik**
- Erhebung der neurologischen **Anamnese** (Vorerkrankungen wie Epilepsie, Bewegungsstörungen, frühere Traumen oder Entzündungen, aktuelle Symptomentwicklung, mögliche Suizidalität (Intoxikation!), Dauer einer Vigilanzminderung)
- Beurteilung des **Allgemeinzustands** mit besonderem Augenmerk auf Pulsqualität, Atemmuster, Vigilanz (nach GCS), Hautkolorit und Volumenstatus
- **neurologische Untersuchung** (Prüfung von Meningismus, Pupillomotorik, Okulozephalreflex, Hustenreflex, Pyramidenbahnzeichen, Spontan- und Abwehrbewegungen, Streck- und Beugesynergismen, spontanen und induzierbaren Myoklonien sowie ggf. segmentale Prüfung der motorischen und sensiblen Funktionen)
- **Auskultation** und **Perkussion von Thorax**, Herz und Lunge
- initial nichtinvasive **Blutdruckmessung** und **Pulskontrolle**

- kontinuierliche **EKG-Ableitung**
- **Pulsoxymetrie**
- ggf. **Kapnographie** bei beatmeten Patienten

- **Erweiterte diagnostische Maßnahmen**
- **erweiterte hämodynamische Diagnostik:** Messung des **ZVD** und der **SvO$_2$** über großlumigen ZVK (gleichzeitig Zugang für Volumengabe!), invasive Blutdruckmessung, ggf. Anlage eines PiCCO bzw. PAK zur Bestimmung des HZV
- **Bildgebung:** CT-bzw. ggf. MRT-Untersuchungen (bei Verdacht auf Hirninfarkt, Basaristhrombose, Subarachnoidalblutung, Meningitis, Enzephalitis, (Poly-) Trauma, Schädel-Hirn-Trauma, spinales Trauma etc.), ggf. Angiographie (DSA: digitale Subtraktionsangiographie), Doppleruntersuchung der supraaortalen intra- und extrakraniellen Gefäße, Übersichtsröntgenaufnahme (Thoraxorgane, Wirbelsäule, Becken, ggf. Extremitäten)
- ggf. **neurophysiologische Untersuchungen** (EEG, evozierte Potenziale)
- ggf. **Liquordiagnostik** (bei Verdacht auf entzündliche Erkrankungen des ZNS/PNS; kontraindiziert bei erhöhtem ICP und Verdacht auf spinale Raumforderung)
- ggf. **mikrobiologische Diagnostik** (Blutkulturen, Abstriche, Liquor etc.)
- **allgemeine Laboruntersuchungen:**
  - arterielle/zentralvenöse Blutgasanalyse
  - Hb-Wert, Hkt
  - Gerinnungsstatus (INR- bzw. Quick-Wert, PTT, Antithrombin, Fibrinogen)
  - kleines Blutbild (Thrombozytenzahl)
  - Elektrolyte im Serum, Retentionsparameter (Kreatinin, Harnstoff), Glukose sowie Laktat
  - ggf. Thrombelastogramm
- **Drogen-Screening** (Serum, Urin) bei Verdacht auf Intoxikation
- Erfassung der Flüssigkeitsbilanz durch Anlage eines **Blasenkatheters** (Zielwert: Urinproduktion ≥0,5 ml/kg KG/h)
- **Körperkerntemperatur**

- **Therapie**
- ■ **Basistherapie**
- ▬ Anlage großlumiger **Gefäßzugänge** sowohl zentral- als auch periphervenös zur Sicherstellung einer adäquaten Volumensubstitution
- ▬ **Sauerstoffgabe** sowie großzügige Indikationsstellung zur **Intubation** und **Beatmung** mit erhöhter FiO_2
- ▬ **Volumensubstitution** mit kolloidalen und kristalloiden Lösungen bis zur Stabiliserung der Kreislaufsituation
- ▬ Bei Persistenz der Schocksymptomatik trotz adäquater Volumengabe → Therapieversuch mit **Noradrenalin** (initial 0,05 µg/kg KG/min, ggf. steigern) unter engmaschiger Kreislaufkontrolle
- ▬ **Inotropiesteigerung** durch Dobutamin oder Adrenalin bei drohender kardialer Dekompensation bzw. vorbestehender Herzinsuffizienz

- ■ ■ **Spezielle therapeutische Maßnahmen**
- ▬ Applikation **osmotisch wirksamer Substanzen** (z. B. 250 ml Mannitol 20 %) bei akuter infratentorieller Druckerhöhung bis zur chirurgischen Dekompression (passagere Erzeugung eines osmotischen Gradienten zwischen Blut und Gewebskompartimenten mit nachfolgendem Flüssigkeitseinstrom nach intravasal)
- ▬ **chirurgische Dekompression** des Hirnstamms bei Einblutungen in das Kleinhirn und raumfordernden Infarkten
- ▬ Anlage einer externen **Ventrikeldrainage** oder **Liquorableitung** über eine endoskopische Ventrikulostomie bei Hydrocephalus occlusus
- ▬ **intraarterielle Thrombolyse** bei Basilaristhrombose (möglich innerhalb eines Zeitfensters von 6 h nach Symptombeginn!)
- ▬ ggf. Gabe von **Methylprednisolon** (30 mg/kg KG Methylprednisolon über 15 min; dann Dauerinfusion mit 5,4 mg/kg KG/h über 23 h; Therapiebeginn so früh wie möglich und nicht später als 6 h nach dem Trauma) → kontroverse Diskussion über Sinnhaftigkeit dieser Maßnahme!
- ▬ **Desmopressin** bei zentral vermittelter Polyurie unter engmaschiger Elektrolyt- und Bilanzkontrolle

Ausgewählte Literatur

Adams HA, Cascorbi I, Ebener C et al. und die IAG Schock (2005) Zur Diagnostik und Therapie der Schockformen. Empfehlungen der Interdisziplinären Arbeitsgruppe Schock der DIVI – Teil I. Anästh Intensivmed 46: 63–69

Adams HA, Cascorbi I, Ebener C et al. und die IAG Schock (2005) Zur Diagnostik und Therapie der Schockformen. Empfehlungen der Interdisziplinären Arbeitsgruppe Schock der DIVI – Teil II. Anästh Intensivmed 46:111–124

Adams HA, Cascorbi I, Ebener C et al. und die IAG Schock (2005) Zur Diagnostik und Therapie der Schockformen. Empfehlungen der Interdisziplinären Arbeitsgruppe Schock der DIVI – Teil III. Anästh Intensivmed 46:161–176

Adams HA, Cascorbi I, Ebener C et al. und die IAG Schock (2005) Zur Diagnostik und Therapie der Schockformen. Empfehlungen der Interdisziplinären Arbeitsgruppe Schock der DIVI – Teil IV. Anästh Intensivmed 46: 226–231

Adams HA, Cascorbi I, Ebener C et al. und die IAG Schock (2005) Zur Diagnostik und Therapie der Schockformen. Empfehlungen der Interdisziplinären Arbeitsgruppe Schock der DIVI – Teil V. Anästh Intensivmed 46:285–295

Adams HA, Cascorbi I, Ebener C et al. und die IAG Schock (2005) Zur Diagnostik und Therapie der Schockformen. Empfehlungen der Interdisziplinären Arbeitsgruppe Schock der DIVI – Teil VI. Anästh Intensivmed 46:353–357

Bein B, Scholz J, Tonner PH (2005) Hämodynamisches Monitoring: Standards und Fehlerquellen. Anästh Intensivmed 46:179–186

De Luca L, Colucci WS, Nieminen MS, Massie BM, Gheorghiade M (2006) Evidence-based use of levosimendan in different clinical settings. Eur Heart J 27: 1908–1920

Thiele H (2013) Therapie des kardiogenen Schocks: Was ist belegt? Dtsch Med Wochenschr 138:1960–1965

Physiologie

Physiologie der Atmung

W. Zink

M. Fresenius et al., *Repetitorium Intensivmedizin*,
DOI 10.1007/978-3-642-44933-8_35, © Springer-Verlag Berlin Heidelberg 2014

35.1   Topographie der Lunge

- ▣ Abb. 35.1
- rechte Lunge: 3 Lappen und 10 Segmente
- linke Lunge: 2 Lappen und 9 Segmente (Segment 7 fehlt!)
- linker Hauptbronchus: 4–5 cm lang, ⌀ 12,2 mm, Abgangswinkel: >35°
- rechter Hauptbronchus: 1–2,5 cm lang, ⌀ 14 mm, Abgangswinkel: ≈ 22°, Abgang des rechten Oberlappenbronchus relativ kurz nach der Carina (extrapulmonal)
- Lungenoberfläche von ca. 150 m² und ca. 300 Millionen Alveolen mit einem Durchmesser von durchschnittlich 0,1 mm

---

Einteilung der oberen und unteren Luftwege
- Obere Luftwege: Nasopharynx und Larynx
- Untere Luftwege:
  - Trachea (Generation: 0)
  - Haupt-, Lappen- und Segmentbronchien (Generation: 1–4)
  - kleine Bronchien (Generation: 5–11)
  - Bronchiolen (Generation: 12–16)
  - respiratorische Bronchiolen (Generation: 17–19)
  - Ductus alveolaris bis Alveolen (Generation: 20–23)

35.2   Muskeln der Ventilation

Das **Diaphragma** leistet mit 75 % den Hauptanteil an der Gesamtventilation → die Höhenveränderung zwischen In- und Exspiration beträgt ca. 10–12 cm.
- **Innervation** des Diaphragma: N. phrenicus (C3-4-5-Innervation)
- **Innervationsstörung** durch:
  - Regionalanästhesieverfahren wie z. B. interskalenäre Plexusblockade nach Winnie → nie beidseitige Punktion!
  - »frost bitten phrenicus« durch Hypothermieschaden nach extrakorporaler Zirkulation (EKZ)
  - Zustand nach Aneurysmaoperation mit linksseitiger Störung → N.-phrenicus-Verlauf um den Aortenbogen

- Elektrolytstörungen
- tumoröse Infiltration des N. phrenicus
- »critical illness polyneuropathy«
- Zur Beurteilung der Zwerchfellbeweglichkeit ist eine Röntgendurchleuchtung am sinnvollsten.
- **Weitere Atemmuskeln:**
  - inspiratorisch: Mm. intercostales externi
  - exspiratorisch: Mm. intercostales interni und die Bauchmuskeln bei Obstruktion der Atemwege
  - Atemhilfsmuskeln: Mm. scaleni, Mm. sternocleidomastoidei, Mm. pectorales (major et minor)

> **Normalerweise erfolgt die Exspiration aufgrund der elastischen Retraktionseigenschaft der Lunge passiv!**

35.3   Äußere und innere Atmung

35.3.1   Äußere Atmung (Gasaustausch in der Lunge)

Die äußere Atmung ist abhängig von:
- Ventilation (Belüftung der Alveole mit Frischgas)
- alveolokapillärem Gasaustausch (Diffusion der Aleolargase ins Blut und umgekehrt) aufgrund einer Partialdruckdifferenz → die Diffusionsgeschwindigkeit wird durch das Fick'sche Gesetz beschrieben:

$$V_{Gas} = \frac{(p_1 - p_2) \times k \times F}{D}$$

- V_{Gas}: Austauschrate
- F: Austauschfläche
- k: Diffusionkonstante
- D: Diffusionstrecke bzw. Dicke der alveolokapillären Membran
- $(p_1 - p_2)$: Partialdruckdifferenz
- Lungenperfusion (→ von besonderer Bedeutung für die Lungenfunktion ist das Ventilations-Perfusions-Verhältnis)

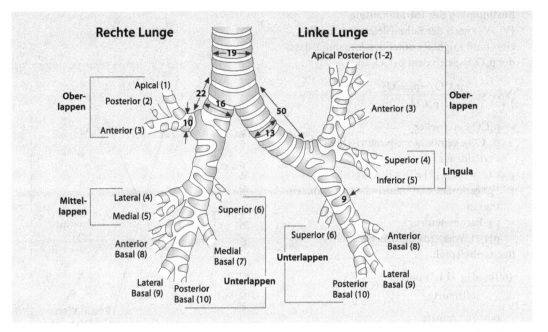

Rechte Lunge — **Linke Lunge**

Abb. 35.1 Trachea, Haupt-, Lappen-, Segmentbronchien. (Angabe der Segmentnummern sowie Längen- und Durchmesserangaben in Millimeter)

35.3.2 Innere Atmung

Verwertung des Sauerstoffs in der Atmungskette innerhalb des Mitochondriums mit ATP- und CO_2-Bildung.

35.3.3 Ventilation

- Die **Steuerung** der Ventilation erfolgt größtenteils über den **$paCO_2$** (daneben auch pH- und O_2-abhängig) → Zunahme der Ventilation um 2–3 l/min/mmHg CO_2-Anstieg (bis 60–70 mmHg besteht eine lineare Beziehung)
- **Ausnahme:** z. B. der COPD-Patient mit chronischer Hypoxämie → der Atemantrieb erfolgt dann größtenteils über den paO_2 → O_2-Gabe kann bei COPD zu Brady- oder Apnoe mit Hyperkapnie führen (obligates Monitoring der Respiration → angestrebter paO_2 von 60–70 mmHg).

Alveoläre Ventilation

Als alveoläre Ventilation wird das eingeatmete Volumen bezeichnet, das am intrapulmonalen Gasaustausch teilnimmt:

$$AMV_{alv} = f \times (V_T - V_D)$$

- f: Atemfrequenz
- V_T: Atemzugvolumen
- V_D: Totraumvolumen

→ $AMV_{alv} \downarrow$ bei sinkendem V_T oder zunehmender Atemfrequenz (AMV_{ex} konstant)

Totraumventilation

Die Totraumventilation ist das eingeatmete Volumen, das **nicht** am intrapulmonalen Gasaustausch teilnimmt:

Totraumventilation = Totraumvolumen (V_D) × Atemfrequenz (f)

$V_D \approx$ 2–3 ml/kg KG oder 30 % des Atemzugvolumens

Bestimmung des Totraumanteils

(V_D/V_T) nach der Bohr-Gleichung (modifiziert nach Enghoff) unter der Annahme, dass der p_aCO_2 gleich dem p_ACO_2 ist:

$$V_D / V_T = \frac{p_aCO_2 - p_{ex}CO_2}{p_aCO_2}$$

- p_aCO_2: arterieller
- $p_{ex}CO_2$: gemischt-exspiratorischer CO_2-Partialdruck
- $p_{ex}CO_2 = (p_B - pH_2O) \times F_{ex}CO_2$
  - F_{ex}: gemischt-exspiratorische CO_2-Konzentration
  - p_B: Barometerdruck
  - pH_2O: Wasserdampfdruck
- **Rechenbeispiel:**

$$\frac{(60\,mmHg - 14{,}3\,mmHg)}{60\,mmHg} \approx 0{,}76$$

- $p_B = 760$ mmHg
- $F_{ex}CO_2 = 2$ Vol % $= 0{,}02$
- $p_aCO_2 = 60$ mmHg
- $p_{ex}CO_2 = (760 - 47) \times 0{,}02 = 14{,}26$ mmHg
- **funktioneller Totraum** (T_{funkt}) = anatomischer Totraum und alveolärer Totraum → Bestimmung des funktionellen Totraums:
$T_{funkt} = V_T \times (1 - p_{ex}CO_2/p_aCO_2)$

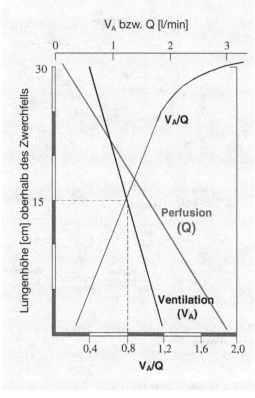

☐ **Abb. 35.2** Ventilations-Perfusions-Verhältnis (VA/Q)

35.3.4 Lungenperfusion

- Die Lungenperfusion (Q) ist beim stehenden Menschen nicht gleichmäßig über die Lunge verteilt, sondern nimmt, wie aus ☐ Abb. 35.2 entnommen werden kann, von **apikal (+30 cm)** nach **basal (± 0 cm)** zu.
- Dasselbe gilt für die Ventilation, die ebenfalls, jedoch in einem etwas geringerem Ausmaß als die Perfusion (Q), von apikal nach basal ansteigt (Grund: Alveolen sind apikal in größerem Ausmaß vorgedehnt → geringe Volumenänderung während der Inspiration in den oberen Lungenbezirken, während die basalen Alveolen im Durchmesser kleiner sind und leichter gedehnt werden können.
- Hieraus ergibt sich ein **Ventilations-Perfusions-Verhältnis** (V_A/Q) an der Lungenspitze von 1,6–3,0 und basal von 0,4–0,6 (durchschnittliches V/Q-Verhältnis von 0,8).
- Der **pulmonale Perfusionsdruck** ergibt sich aus der Differenz von MPAP-LAP (normal: ≈10 mmHg) → der pulmonale Gefäßwiderstand ist äußerst gering und beträgt nur 1/10 des systemvaskulären Widerstandes → um 500 ml Blut durch die pulmonale Gefäßbahn zu treiben, ist nur ein Druckgefälle von 1 mmHg notwendig.
- Bei Steigerung des HZV (z. B. unter Belastung) bleibt normalerweise trotz erhöhtem transpulmonalem Blutstrom der **pulmonale Widerstand** infolge der Eröffnung von weiteren, bis dahin nicht durchbluteten Kapillaren konstant.
- Akute Druckerhöhung in der Pulmonalarterie (z. B. unter Hypoxie, erniedrigtem pH-Wert, Hypoventilation mit Hyperkapnie oder thrombembolischer Verschluss der Gefäß-

strombahn) wird vom rechten Ventrikel nur schlecht toleriert.

- Der **Pulmonalarteriendruck** nimmt beim stehenden Menschen von der Lungenspitze bis zur Basis zu (MPAP apikal ≈6 mmHg und basal ≈24 mmHg).

35.3.5 Atemarbeit

Arbeit der Atemmuskulatur zur Überwindung folgender Widerstände:
- elastische Widerstände von Lunge und Thorax
- viskose Widerstände infolge der Luftströmung
- Gewebewiderstände

$$W = \int_0^T (p_{AW} - p_{Oes}) \times V \times dt$$

- $(p_{AW} - p_{Oes})$: transpulmonaler Druck → Registrierung des p_{Oes} mit einer speziellen Sonde am sitzenden Patienten, dessen Spitze im unteren Ösophagusdrittel platziert sein muss!
- V: Volumenänderung, die der transpulmonale Druck erzeugt
- Normalwert: 0,25 J pro Atemzug bzw. 2,5–4,0 J/min bzw. 0,5 J/l (kritische Grenze: 10–15 J/min)

75 % der Atemarbeit entfällt auf die Überwindung der **elastischen Widerstände** und 25 % auf die Strömungswiderstände → AMV↑ → elastische Widerstände↑

Die Atemarbeit ist u. a. von der Art der **Ernährung** abhängig:
- 1 g Kohlenhydrate (KH) (4 kcal/g) erzeugt 0,829 l CO_2
- 1 g Fett (9,3 kcal/g) erzeugt 1,427 l CO_2
- 1000 kcal in Form von 250 g Kohlenhydräte erzeugen über 8 h 207 l CO_2; 1000 kcal in Form von 107 g Fett jedoch nur 153 l CO_2! → dies ist bei der Spontanisierung des beatmeten Patienten von Bedeutung!

35.3.6 Wirkungsgrad der Ventilation

$$\text{Wirkungsgrad}\,(\%) = \frac{\text{Atemarbeit}}{\text{Energieverbrauch}} \times 100$$

Normalwert: 5–10 % (d. h. für die mechanische Arbeit der Atemmuskulatur wird 10- bis 20-mal mehr Sauerstoff verbraucht als zur Produktion einer gleichen Menge von Wärmeenergie).

35.4 Lungenvolumina und Lungenkapazitäten

= Summe mehrerer spirometrisch abgrenzbarer Teilvolumina (◘ Abb. 35.3).

◘ Tab. 35.1 zeigt die Normalwerte der einzelnen Lungenvolumina und Lungenkapazitäten.

Mit den nachfolgenden Lungenkapazitäten können obstruktive Lungenerkrankungen erkannt werden (◘ Tab. 35.2).

◘ Tab. 35.1 Lungenvolumina und Lungenkapazitäten

Lungenvolumina/Lungenkapazitäten	Durchschnittliche Normalwerte für Erwachsenen
Atemzug-(Tidal)-volumen (V_T)	500 ml (≈7 ml/kg)
Inspiratorisches Reservevolumen (IRV)	3,0–4,5 l (≈45–50 % der TLC)
Exspiratorisches Reservevolumen (ERV)	1,0–1,2 l (≈15–20 % der TLC)
Residualvolumen (RV)	1,2–1,8 l (≈20–25 % der TLC)
Inspirationskapazität (IC)	≈3,5 l
Funktionelle Residualkapazität (FRC)	≈2,4–3,0 l
Vitalkapazität (VC)	≈5,1–4,4 l (≈75 % der TLC) (60–70 ml/kg oder 7 × [Körpergröße (m)$^{-1}$] in l)
Totalkapazität (TLC)	≈5,8–6,7 l

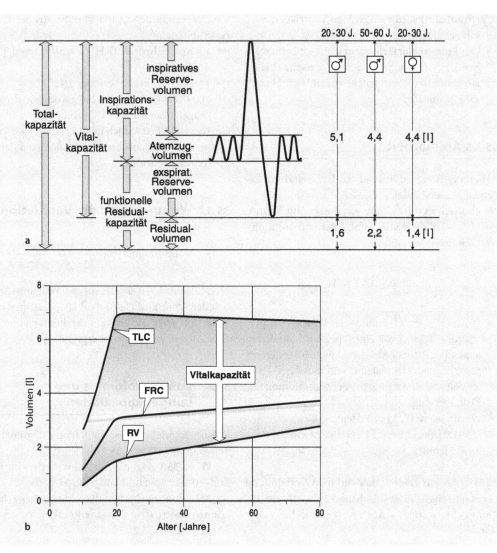

□ **Abb. 35.3a,b** **a** Lungenvolumina, **b** Altersabhängigkeit der Vitalkapazität

35.4.1 Closing volume und Closing capacity

— Als **Verschlussvolumen** (»closing volume« = CV) wird das Lungenvolumen bezeichnet, bei dem ein Kollaps der kleinen Luftwege beginnt.
— Das CV ist abhängig von
  — Lebensalter (mit zunehmendem Lebensalter → CV↑)
  — Körperlage (Wechsel vom Stehen zum Liegen: CV↑)

— Adipositas (FRC meist <CC, da bei Übergewicht ERV↓)
— Rauchen
— Normalwerte für CV:
  — gesunder Jugendlicher: ≈10 % der Vitalkapazität
  — 65-jährige, gesunde Person: ≈40 % der Vitalkapazität
— Die **Verschlusskapazität** (»closing capacity«, CC) ist die Summe aus »closing volume« (CV) und Residualvolumen (RV).

◻ Tab. 35.2 Lungenkapazitäten und Atemgrenzwert		
1-Sekunden-Kapazität: Forciertes exspiratorisches Volumen, das in der 1. Sekunde nach maximaler Inspiration ausgeatmet werden kann	FEV_1	Altersabhängig absolute Volumina (mindestens >2,5 l)
Relative 1-Sekundenkapazität	FEV_1/FVC	Normal: 80 % der VC bzw. FVC
Atemgrenzwert: Atemzeitvolumen nach maximaler forcierter willkürlicher Hyperventilation für die Dauer von 10 s mit einer Frequenz von 60–70 Atemzüge pro min	AGW	Normal: 100–170 l

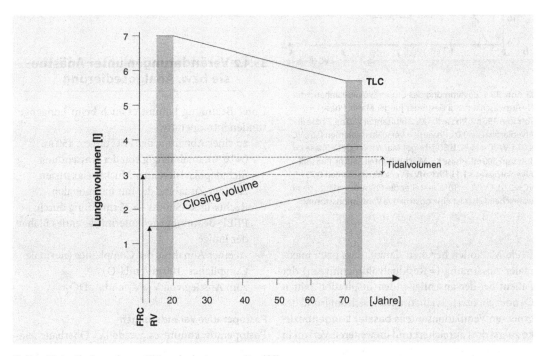

◻ Abb. 35.4 »Closing volume« (CV) und »closing capacity« (CC)

━ Aus ◻ Abb. 35.4 ist zu entnehmen, dass das »closing volume« und das Residualvolumen (Summe ≙ CC) im Laufe des Lebens kontinuierlich an Größe zunehmen; während die totale Lungenkapazität (TLC) abnimmt!

━ Die CC liegt beim Lungengesunden oberhalb des Residualvolumens (RV) und ist in der ersten Lebenshälfte normalerweise kleiner als die funktionelle Residualkapazität (FRC) → Grenzschwelle: 45.–50. Lebensjahr.

━ Von Bedeutung ist das Verhältnis CC/FRC → bei immer größer werdenden Quotienten

(>1) besteht die Gefahr des Air trapping → Folge: intrapulmonale Shuntzunahme, Ventilations-/Perfusionsstörungen, Resorptionsatelektasen.

Bestimmung des »closing volume« (◻ Abb. 35.5)

━ **Fremd-Gas-Bolus-Test** (FGB) → der Patient atmet ein Inertgas (He, Ar, Xe) als Bolus ein

━ **Single-breath-O_2-Methode** (SBM) → hier atmet der Patient 100 % O_2 ein

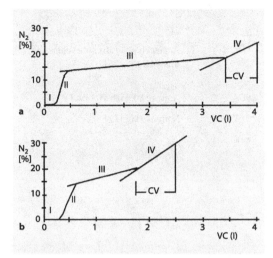

◘ Abb. 35.5 Bestimmung des Closing volume anhand der N₂-Auswaschkurve. **a** Gesunder junger Mann: Phase I = Totraum 190 ml, Phase II = Mischluftanteil 250 ml, Phase III = Alveolarplateau 3,0 l, Phase IV = Verschlussvolumen 0,6 l; VC = 4,0 l, CV/VC = 15 %. **b** 50-jähriger Mann mit COPD: Phase I = Totraum 300 ml, Phase II = Mischluftanteil 350 ml, Phase III = Alveolarplateau 1,1 l, Phase IV = Verschlussvolumen 0,75 l; VC = 2,5 l, CV/VC = 30 % Je steiler die Phase III verläuft, desto wahrscheinlicher ist eine obstruktive Ventilationsstörung

Beide Methoden beruhen darauf, dass nach maximaler Ausatmung (= Residualvolumenniveau) der Patient bei der anschließenden Inspiration reinen O₂ oder ein Inertgas einatmet, das sich aufgrund des größeren Ventilationsanteils **basaler Lungenbezirke** zuerst dort anreichert und im weiteren Verlauf in die apikalen Alveolen gelangt → Aufbau eines apikobasalen Konzentrationsgradienten mit höheren O₂-Konzentrationen in den unteren Lungenanteilen. Bei der unmittelbar folgenden langsamen Ausatmung wird zuerst der anatomische Totraum (Phase I), dann ein Mischluftanteil (Phase II) und anschließend das Alveolarvolumen (Phase III) entleert. Die exhalierte Luft wird ständig aus den apikalen und basalen Lungenpartien zusammengemischt. Kollabieren die basalen Alveolen, wird die exhalierte Luft bei der SBM nicht mehr durch den erhöhten O₂-Gehalt der basalen Alveolen verdünnt, und die exhalierte Luft enthält einen größeren N₂-Anteil.

◘ Tab. 35.3 Postoperative Veränderungen

	Abnahme gegenüber präoperativem Befund (in % vom Ausgangswert)
IRV	≈60
ERV	≈60
VC	≈50
TLC	≈40
FRC	≈30

35.4.2 Veränderungen unter Anästhesie bzw. Analgosedierung

Unter Beatmung kommt es auch beim Lungengesunden intraoperativ:
- zu einer Abnahme der FRC um ca. 450 ml (≈ 20 %), unabhängig von der Anwendung nichtdepolarisierender Muskelrelaxanzien
- zu einer Zunahme des intrapulmonalen Rechts-links-Shunts → Vermeidung durch PEEP-Beatmung; ggf. intermittierendes Blähen der Lunge
- zu einer Abnahme der Compliance (normale Compliance: 100 ml/cmH₂O)
- zum Anstieg von V_D/V_T und AaDO₂

Postoperative Veränderungen
Postoperativ kommt es gerade bei Oberbaucheingriffen, bei Patienten mit Adipositas oder höherem Lebensalter zwischen dem 2. und 5. postoperativen Tag zu einem deutlichen Abfall der FRC und folgenden Lungenvolumina (→ Gefahr der respiratorischen Dekompensation und Reintubation bei Patienten mit präoperativ grenzwertiger Lungenfunktion!) (◘ Tab. 35.3).
- FRC ↓: bei Adipositas und Schwangerschaft, im Liegen < als im Stehen, infolge Alveolarkollaps, Atelektasenbildung, bei Pneumonie, durch Zunahme des Lungenwassers
- FRC ↑: bei COPD und Lungenemphysem

35.4.3 Messung der Atemmechanik

Pleuradruck

- Der intrapleurale Druck nimmt in Ruhelage von oben nach unten im Stehen zu ($-10\,cmH_2O$ auf $-2\,cmH_2O$ → Mittelwert von $\approx -6\,cmH_2O$).
- Im Durchschnitt liegt der intrapleurale Druck am Ende der Exspiration bei etwa $5\,cmH_2O$ subatmosphärisch und am Ende der Inspiration bei $8\,cmH_2O$ unterhalb des Atmosphärendrucks.
- Unter Spontanatmung ist normalerweise der intrapleurale Druck während des kompletten Atemzyklus negativ! Unter kontrollierter Überdruckbeatmung kann der intrapleurale Druck positiv werden.

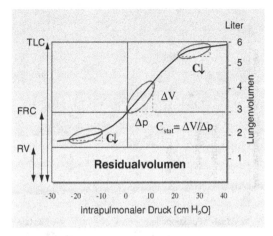

◘ **Abb. 35.6** Statisches Druck-Volumen-Diagramm

Compliance

- Die Compliance ist ein Maß für die Dehnbarkeit (Lunge, Thorax).
- Die Bestimmung erfolgt mit Hilfe der Ruhedehnungskurve:

$$C_{Thorax} = \frac{\Delta V}{\Delta p_{pleu}}$$

$$C_{Lunge} = \frac{\Delta V}{\Delta \left(p_{pul} - p_{pleu} \right)}$$

$$C_{Th+L} = \frac{\Delta V}{\Delta p_{pul}}$$

- Δp_{pul}: intrapulmonaler Druck
- Δp_{pleu}: intrapleuraler Druck
- ΔV: Lungenvolumenänderung
- C_L: Compliance der Lunge
- C_{Th}: Compliance des Thorax
- C_{Th+L}: Compliance von Thorax und Lunge
- Wie ◘ Abb. 35.6 verdeutlicht, ist die statische Compliance vom intrapulmonalen Volumen abhängig.

Elastance

- reziproker Wert der Compliance
- Gesamtelastance = Lungenelastance + Thoraxelastance

$$\frac{1}{C_{Th+L}} = \frac{1}{C_L} + \frac{1}{C_{TH}}$$

Resistance bzw. Atemwegswiderstand (◘ Abb. 35.7)

- Bei laminarer Strömung wird der Widerstand vom Hagen-Poiseuille-Gesetz modifiziert:

$$C = \text{Viskosität } (\varphi) \frac{8 \times L}{r^4}$$

- r: Radius der Röhre
- L: Länge der Röhre
- Der Großteil des Atemwegswiderstandes ($\approx 80\,\%$) ist in den oberen Luftwegen und den ersten 6 Generationen des Tracheobronchialbaumes bzw. in den Atemwegen mit einem Durchmesser $>2\,mm$ lokalisiert; bei Nasenatmung entfällt wiederum der größte Anteil auf den Nasen-/Epipharynxbereich.
- Der Atemwegswiderstand ist auch vom Lungenvolumen abhängig!

35.5 Ventilationsstörungen

35.5.1 Flow-Volumen-Kurven

Die Durchführung eines vollständigen Atemmanövers umfasst vollständige Exspiration, anschließende Inspiration und Beginn des Messmanövers nach maximaler Inspiration (auf dem Niveau der TLC) (◘ Abb. 35.8–35.11).

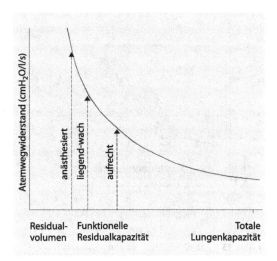

◘ **Abb.35.7** Atemwegswiderstand in Abhängigkeit vom Lungenvolumen

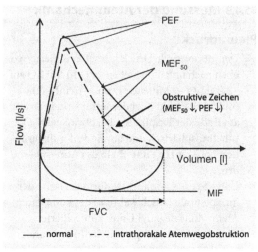

◘ **Abb.35.9** Flow-Volumen-Kurve bei Obstruktion

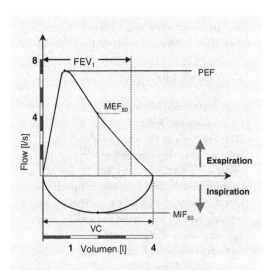

◘ **Abb. 35.8** Normale Flow-Volumen-Kurve

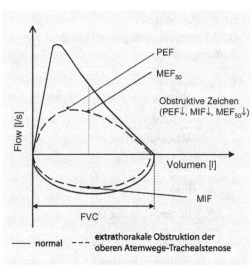

◘ **Abb. 35.10** Flow-Volumen-Kurve bei Tracheakompression

Beispiele für Kurvenverläufe bei bestimmten Ventilationsstörungen Mit Hilfe der Flow-Volumen-Kurven lassen sich:

- die verschiedenen Ventilationsstörungen unterscheiden
- obstruktive Atemwegveränderungen durch Bestimmung des mittleren exspiratorischen Flusses frühzeitig erkennen (MEF_{50} = Fluss nach Ausatmung von 50 % der FVC; Normalwert: 4,5–5,5 l/s)

- sensibler Parameter für den Nachweis einer »small airway disease«, v. a. bei symptomfreien Rauchern bei noch normaler FEV1!
- ist der Quotient PEF/MEF_{50} >2, besteht eine obstruktive Ventilationsstörung mit Verdacht auf exspiratorischen Bronchiolenkollaps
- ähnliche Ventilationsstörungen noch weiter differenzieren → der inspiratorische Spitzenfluss (MIF) dient zur Differenzierung zwischen Lungenemphysem (MIF normal) und Asthma

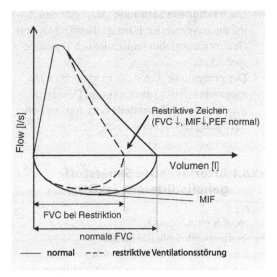

Abb. 35.11 Flow-Volumen-Kurve bei Restriktion

bronchiale bzw. chronisch-obstruktiver Bronchitis (MIF vermindert)

Veränderungen der Lungenvolumina, Lungenkapazitäten und Tests bei obstruktiven und restriktiven Lungenerkrankungen zeigt ◘ Tab. 35.4.

35.6 Berechnungen

35.6.1 O_2-Status

Der O_2-Status des Blutes ist gekennzeichnet durch den p_aO_2, S_aO_2, Hb-Gehalt und c_aO_2.

- **Definitionen**
- **Hypoxie:** $p_aO_2\downarrow$
- **Hypooxygenation:** $S_aO_2\downarrow$
- **Hypoxämie:** $c_aO_2\downarrow$ (= O_2-Gehalt des Blutes $\downarrow$)
  - hypoxische Hypoxämie: $p_aO_2\downarrow$ und $S_aO_2\downarrow$, normaler Hb-Wert → Störung der Lungenfunktion oder Ventilation
  - anämische Hypoxämie: tHb $\downarrow$, normaler p_aO_2 und normale S_aO_2 → Blutung → Anämie
  - toxische Hypoxämie: fraktionierte $S_aO_2\downarrow$ → COHb $\uparrow$ oder MetHb $\uparrow$
- **Ischämie:** HZV oder Perfusion $\downarrow$, normaler c_aO_2
- Die verschiedenen Formen der Hypoxämien werden unterschiedlich toleriert: anämische besser als hypoxämische, und diese wiederum besser als toxische Hypoxämien.

◘ **Tab. 35.4** Obstruktive und restriktive Ventilationsstörung

	Obstruktive VS	Restriktive VS
Atemwegswiderstand (R)	$\uparrow$ bis $\uparrow\uparrow$ (R >3,5 cmH$_2$O/l/s)	Normal
Statische Compliance (C)		$\downarrow$ (C$_{ST.}$ <0,1 l/cmH$_2$O)
Vitalkapazität (→ unspezifischer Lungenparameter)	$\downarrow$	$\downarrow\downarrow$ (<80% Soll)
1-Sekundenkapazität (FEV$_1$)	$\downarrow\downarrow$	$\downarrow$
relative 1-Sekundenkapazität (FEV$_1$/FVC)	$\downarrow\downarrow$ (<70%)	Meist $\uparrow$ (>85%)
Totale Lungenkapazität (TLC)	$\uparrow$ Asthma $\uparrow\uparrow$ Lungenemphysen	$\downarrow$ bis $\downarrow\downarrow$ Leicht: <80–65% der Norm Mittel: 65–50% der Norm Schwer: <50% der Norm
Residualvolumen (RV)	$\uparrow$	$\downarrow$
Maximaler exspiratorischer Flow (PEF) (normal: 8–10 l/s)	$\downarrow$ bis $\downarrow\downarrow$	Normal
Maximaler mittlerer exspiratorischer Flow (MMEF) [normal: 4,5–5,5 l/s]	$\downarrow$ Früherfassung einer Obstruktion peripherer Atemwege (kooperationsunabhängiger Parameter!)	Normal

— Die diagnostische Aussagekraft nimmt in folgender Reihenfolge zu:
p_aO_2 (Sauerstoffpartialdruck) < p_sO_2 (Sauerstoffsättigung) < c_aO_2 (Sauerstoffgehalt)

35.6.2 O_2-Bindungskapazität

Die **Hüfner-Zahl** bezeichnet die Menge O_2, die theoretisch maximal an 1 g Hb gebunden werden kann: 1,39 ml O_2 pro 1 g Hb.

Der Wert wird in den Lehrbüchern nicht einheitlich angegeben → bei neueren Bestimmungen mittels Blutgasanalyse wurden Werte von 1,34–1,36 ermittelt, da neben Desoxy-/Oxyhämoglobin auch Met- und Carboxyhämoglobin existieren, die kaum Sauerstoff binden. Somit spiegelt die geringere Hüfner-Zahl das Verhalten des zirkulierenden Hämoglobins exakter wieder.

35.6.3 Sauerstoffgehalt (cO_2)

Die O_2-Konzentration des Blutes (cO_2) ergibt sich aus der Summe des an Hämoglobin chemisch gebundenen O_2 und dem in den wässrigen Blutbestandteilen physikalisch gelösten O_2.

— chemisch gebundener O_2 (ml/dl) = SO_2 (%) × cHb (g/dl) × 1,39 (ml/g)
— physikalisch gelöster O_2 (ml/dl) = pO_2 (mmHg) × O_2-Löslichkeit (0,0031)

Nach dem **Henry-Gesetz** ist das im Plasma gelöste Gasvolumen direkt proportional dem Partialdruck des Gases

— → 100 ml Blutplasma enthalten bei einem pO_2 von 100 mmHg 0,3 ml Sauerstoff in physikalischer Lösung
— c_aO_2 = S_aO_2 (%) × cHb (g/dl) × 1,39 (ml/g Hb) + p_aO_2 (mmHg) × 0,0031 (ml/mmHg/dl)

> **Normalwerte des cO_2**
> — c_aO_2 = 20,4 ml/dl (männlich) und 18,6 ml/dl (weiblich)
> — c_vO_2 = 15 ml/dl
> — $avDO_2$ = ca. 5 ml/dl

— Die **fraktionelle Sättigung** (SO_2) gibt den Anteil des oxygenierten Hämoglobins (HbO_2) am Gesamthämoglobin (einschließlich Dyshämoglobin) an.
— Der prozentuale Anteil des oxygenierten Hämoglobins (HbO_2) am Oxy- und Desoxyhämoglobin wird als **partielle** oder **funktionelle Sättigung** (p_sO_2) bezeichnet.

35.6.4 Arteriovenöse Sauerstoffgehaltsdifferenz ($avDO_2$)

— $avDO_2$ = c_aO_2 – c_vO_2
— Normalwert: 5 ml/100 ml Blut
— Eine $avDO_2$-Veränderung >6 % weist bei konstantem Hb, konstantem Shunt-Volumen und konstantem VO_2 auf ein vermindertes HZV hin!

35.6.5 O_2-Ausschöpfung (%)

— O_2-Ratio = (c_a-vDO_2/c_aO_2) × 100
— Normalwert: 20–25 %

35.6.6 O_2-Partialdruck (pO_2)

Arterieller O_2-Partialdruck: p_aO_2 in mmHg

— Der p_aO_2 bestimmt über die sog. O_2-Bindungskurve die zugehörige Sättigung des Hämoglobins (S_aO_2 in %).
— Der p_aO_2-Wert unterliegt einer Altersabhängigkeit und kann nach folgenden Formeln berechnet werden:
 — **Formel von Murray:**
   p_aO_2 = 100,1 – (0,323 × Alter [Jahre])
 — Formel von Reichel und Ulmer:
   – für Männer: p_aO_2 = 109,4 – 0,26 × Alter – 0,098 × I_B; unterster Grenzwert: berechneter Wert minus 14,1 mmHg
   – für Frauen: p_aO_2 = 108,86 – 0,26 × Alter – 0,073 × I_B; unterster Grenzwert: berechneter Wert minus 15,1 mmHg, wobei I_B dem Broca-Index entspricht: I_B = Gewicht × 100/Länge – 100

■ Tab. 35.5 p_aO_2 und F_IO_2 bei lungengesunden Personen mittleren Alters	
F_IO_2	≈p_aO_2 in mmHg
0,21	100
0,4	235
0,6	378
0,8	520
1,0	663

- zu erwartender p_aO_2 bei Lungengesunden ($AaDO_2$ = 10 mmHg) **mittleren Alters** unter verschiedenen F_IO_2-Größen
- Die Abhängigkeit des p_aO_2 von der inspiratorischen Sauerstoffkonzentration (F_iO_2) zeigt ■ Tab. 35.5.
- Der p_aO_2 des **Neugeborenen** beträgt unter Raumluft ≈40–60 mmHg.

Alveolärer O_2-Partialdruck (p_AO_2)

Der alveoläre Sauerstoffpartialdruck (p_AO_2) wird von folgenden Faktoren beeinflusst:

- Barometerdruck
- inspiratorische O_2-Konzentration → eine Erhöhung der inspiratorischen Sauerstoffkonzentration um 10 % führt bei Konstanz aller anderen Parameter zu einer Steigerung des p_AO_2 um ≈ 64 mmHg
- Sauerstoffverbrauch
- Herzzeitminutenvolumen → plötzlicher Abfall der Lungendurchblutung → primär geringere pulmonale Sauerstoffaufnahme → p_AO_2↑
- ggf. von Konzentrationseffekten (N_2O!)

$$p_AO_2 = (p_B - pH_2O) \times F_IO_2 - \frac{p_aCO_2}{VCO_2/\dot{V}O_2}$$

- vereinfacht: $p_AO_2 = p_IO_2 - (1{,}25 \times p_aCO_2)$
- bei Raumluft: p_AO_2 = (760 – 47 mmHg) × 0,21 – (40 mmHg/0,85) = ≈104 mmHg
- $p_{Gas} = p_B \times$ Gasanteil, z. B. O_2 (trocken): Barometerdruck von 760 mmHg × 0,21 = 159,6 mmHg
- fraktionierter Gasanteil FA_{Gas} = Gaspartialdruck/$p_B - p_{H2O}$ × Vol.-%

Die Partialdrücke der einzelnen Gase gibt ■ Tab. 35.6 wieder.

35.6.7 Beurteilung des transpulmonalen O_2-Austauschs

Oxygenierungsindex (Horovitz)

$$\text{Oxygenierungsindex} = \frac{p_aO_2\,(\text{mmHg})}{F_iO_2}$$

- wobei eine F_iO_2 von 100 % O_2 = 1,0
- Normwerte: >450 mmHg
- bei ALI: <300 mmHg
- bei ARDS: <200 mmHg

Alveoloarterielle Sauerstoffpartialdruckdifferenz ($AaDO_2$)

$$AaDO_2\,(\text{mmHg}) = p_AO_2 - p_aO_2$$

- Bei der Beurteilung der $AaDO_2$ muss die inspiratorische Sauerstoffkonzentration (F_iO_2) berücksichtigt werden!

■ Tab. 35.6 Partialdrücke der Atemgase auf Meereshöhe (pB: 760 mmHg)

Atemgas	Einatemluft (mmHg)	Alveolarluft (mmHg)	Ausatemluft (mmHg)
Sauerstoff (O_2)	159 (149 im Nasopharynx)	104 (≈13,3 Vol.-%)	120
CO_2	0,3	40 (≈5,5 Vol.-%)	27
Stickstoff (N_2)	597	569 (≈75 Vol.-%)	566
H_2O	3,7	47 (≈6,2 Vol.-%)	47

- Normalwert: 10–20 mmHg bei Raumluft, 25–65 mmHg bei 100 % O_2
- Neuere Untersuchungen geben auch unter reinen Sauerstoffbedingungen einen korrigierten $AaDO_2$-Normalwert von 10–13 mmHg an (Korrektur der Liegezeit der Blutgasanalyse, des Spritzentyps und der Punktionstechnik [Aspiration von Luftblasen]).

Vereinfachte Formel für die $AaDO_2$ bei **Lungengesunden** unter Raumluftbedingungen:

$$AaDO_2 = 145 - (p_aO_2 + p_aCO_2)$$

- Zunahme der $AaDO_2$ infolge alveolokapillärer Diffusionsstörung, Anstieg des intrapulmonalen venoarteriellen Rechts-links-Shunts bzw. Ventilations-/Perfusionsstörungen, intrakardiale anatomische Shunts, langandauernde hohe F_iO_2-Konzentrationen (Resorptionsatelektasen!).
- Im Rahmen einer alveolären Hypoventilation (respiratorisches Pumpversagen) ist der paO_2 meist erniedrigt, der $paCO_2$ erhöht und die $AaDO_2$ jedoch normal.

Quotient nach Benzer

$$\frac{AaDO_2}{p_aO_2}$$

- von der F_iO_2 unabhängiger Index
- Normalwert:
  - 0,1–0,25
  - >0,3 pathologisch

Intrapulmonaler Rechts-links-Shunt (Q_S/Q_T)

- Normalwert: 3–5 % des HZV (bedingt durch den Zufluss von nichtoxygeniertem Blut über die bronchialen Venen und Venae thebesii des Herzens)
- p_aO_2 >150 mmHg, dann

$$Q_s\big/Q_T = \frac{AaDO_2 \times 0{,}0031}{AaDO_2 \times 0{,}0031 + avDO_2}$$

wobei $avDO_2 = c_aO_2 - c_vO_2$ oder

$$Q_s\big/Q_T = \frac{(p_AO_2 - p_aO_2) \times 0{,}003}{(c_aO_2 - c_vO_2) + (p_AO_2 - p_aO_2) \times 0{,}003}$$

- p_aO_2 <150 mmHg, dann

$$Q_s\big/Q_T = \frac{(c_cO_2 - c_aO_2)}{(c_cO_2 - c_vO_2)} \text{ (Formel nach Berggren)}$$

wobei c_vO_2 der O_2-Gehalt der Pulmonalarterie (gemischtvenös) und c_cO_2 der O_2-Gehalt der Pulmonalkapillare (Abnahme bei geblocktem Ballon) ist.

Schätzung der pulmonalen Shuntfraktion

- nach **Hessel**: bei $F_iO_2 = 1{,}0$ und p_aO_2 >150 mmHg

$$Shunt\,(\%) = \frac{AaDO_2\,(mmHg)}{20}$$

- nach **Nunn**: Bestimmung des Shunt-Anteils aus einem Nomogramm (◧ Abb. 35.12)
- Ab 25–30 % Shunt-Anteil bezüglich des HZV bewirkt eine F_iO_2-Erhöhung fast keine Zunahme des p_aO_2 mehr!

Sauerstoffangebot (DO$_2$)

$$DO_2 = c_aO_2\,(ml/dl) \times HZV\,(l/min)$$

- Normalwert: 800–1000 ml/min oder 600 ± 50 ml/min/m² KOF

Sauerstoffaufnahme/-verbrauch (V̇O$_2$)

- nach dem inversen **Fick'schen Prinzip**:
  $\dot{V}O_2 = avDO_2 \times HZV$ (l/min)
  - Normalwert: ≈250 ml/min
  - Mittels Pulmonalarterienkatheter (PAK) kann durch Bestimmung der arteriovenösen Sauerstoffdifferenz ($avDO_2$) und des Herzzeitminutenvolumens der Sauerstoffverbrauch (O_2) berechnet werden. Das gemischtvenöse Blut muss dabei aus der A. pulmonalis und nicht mittels ZVK aus der oberen Hohlvene entnommen sein!
- nach **Kleiber**:
  $\dot{V}O_2 = 10 \times KG\,(kg)^{3/4}$ (ml/min)

Unter Annahme eines **mittleren kalorischen Äquivalents** von **4,85 kcal/l O_2** lässt sich der Energiebedarf anhand des Sauerstoffverbrauchs bestimmen:
- z. B. HZV = 6,4 l/min, $avDO_2$ = 8 ml/100 ml (= 80 ml/l)

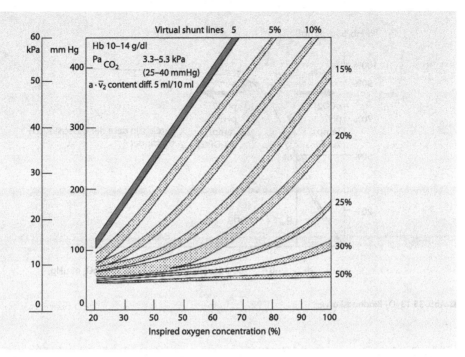

Abb. 35.12 Iso-Shunt-Diagramm. (Adaptiert nach Nunn)

— → O₂-Verbrauch 512 ml/min = 30,72 l/h
  = 737 l/Tag
— → Energieverbrauch: 737 × 4,85
  = 3574 kcal/Tag

Umgekehrt kann durch direkte Messung der $\dot{V}O_2$ mit Hilfe des Deltatrac Metabolic Monitor das **HZV** bestimmt werden:

$$HZV = \dot{V}O_2/avDO_2$$

und

$$\dot{V}O_2 = AMF \times (F_IO_2 - F_{ex}O_2)$$

— F_iO_2: inspiratorische Sauerstoffkonzentration
— $F_{ex}O_2$: exspiratorische Sauerstoffkonzentration
— AMV: Atemminutenvolumen

CO₂-Produktion (VCO₂)

$$VCO_2 = V_{ex} \times F_{ex}CO_2$$

— Normalwert: ≈200 ml/min
— VCO₂: Kohlendioxidproduktion

— $F_{ex}CO_2$: exspiratorische CO₂-Konzentration (inspiratorische CO₂-Konzentration wird als null angenommen!)
— V_{ex}: exspiratorisches Atemminutenvolumen

Respiratorischer Quotient (RQ)

$$RQ = \frac{VCO_2}{\dot{V}O_2}$$

— Normalwert: ≈0,8 (abhängig vom Substratstoffwechsel)

35.7 O₂-Bindungskurve

Der Zusammenhang zwischen **O₂-Sättigung** (SO₂, %) als Maß für den chemisch (an Hämoglobin) gebundenen Sauerstoff und dem **O₂-Partialdruck** (pO₂, mmHg) wird als O₂-Bindungskurve (sigmoidaler Verlauf) bezeichnet (**O** Abb. 35.13).

Im oberem Bereich hat eine Zunahme oder ein Abfall der pO₂-Werte einen nur geringen Einfluss

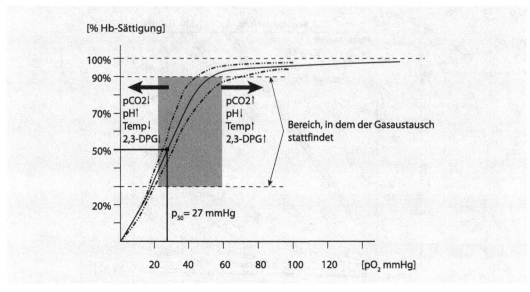

◘ Abb. 35.13 O_2-Bindungskurve

auf die O_2-Sättigung → paO_2-Schwankungen werden hier schlecht und nur verzögert erfasst!

Die Sauerstoffbindungskurve unterliegt folgenden Verschiebungen (◘ Tab. 35.7).

Bohr-Effekt

Verschiebung der O_2-Bindungskurve durch Veränderungen der H^+-Konzentration und des pCO_2 → Begünstigung der O_2-Aufnahme in der Lunge und O_2-Abgabe ans Gewebe bzw. Azidose reduziert die Affinität des Hämoglobins für O_2.

35.8   Apnoische Oxygenierung

> Unter apnoischer Oxygenierung versteht man die passive O_2-Zufuhr und Aufnahme trotz Atemstillstand.

— Atemstillstand, z. B. im Rahmen einer längerdauernden Intubation, führt zu einer Unterbrechung der O_2-Versorgung des Patienten → O_2-Verbrauch des Erwachsenen von 200–250 ml/min läuft unvermindert weiter.

— Frumin et al. zeigte bereits im Jahr 1959, dass ein Atemstillstand von bis zu 55 min Dauer überlebt werden kann, wenn zuvor die intra-

pulmonalen Speicher (= FRC von ca. 3000 ml beim Erwachsenen) mit reinem Sauerstoff aufgefüllt (Präoxygenierung) und gleichzeitig der Stickstoff aus der Alveole ausgewaschen worden war (Denitrogenisierung) und ein weiteres Eindringen von exogenem Stickstoff in die Lunge verhindert wurde → simultaner p_aCO_2-Anstieg (bis auf 250 mmHg!)

35.8.1 Sauerstoffvorrat

Unter physiologischen Bedingungen (21 % Sauerstoff) beträgt der gesamte O_2-Vorrat bei einem 65 kg schweren Menschen ca. 1.500 ml, aufgegliedert in

— ≈300 ml physikalisch und an Myoglobin gebundener Sauerstoff

— ≈800 ml an Hämoglobin gebundener Sauerstoff (bei 750 g Hb, 1,39 ml O_2/g Hb, p_sO_2 von 100 % für arterielles Blut und 85 % für venöses Blut)

— ≈400 ml intrapulmonaler Sauerstoff (bei 3000 ml FRC × 0,135 F_AO_2)

— → Unter reiner Sauerstoffgabe erhöht sich der Gesamtsauerstoffvorrat auf ≈4200 ml.

◗ Tab. 35.7 Ursachen der Lageveränderung der O_2-Bindungskurve

← Linksverschiebung erhöhte Affinität bzw. schlechtere O_2-Abgabe, p50* erniedrigt	Rechtsverschiebung → verringerte Affinität bzw. leichtere O_2-Abgabe, p50* erhöht
Alkalose (pH)	Azidose (pH ↓)
Hypokapnie (pCO$_2$ ↓)	Hyperkapnie (pCO$_2$)
Temperatur ↓	Temperatur ↑
2,3-DPG ↓ (z. B. bei Austausch bzw. Massivtransfusion → Neusynthese benötigt 12–24 h)	2,3-DPG ↑
Fetales Hämoglobin (HbF) und abnorme Hämoglobine	Volatile Anästhetika (2–3 mmHg) Anämie (um ca. 3,8 mmHg)
Sepsis und Schwangerschaft	Hb$_S$
Hexokinasemangel	Pyruvatkinasemangel
COHb und MetHb ↑	
Hypokaliämie	Hyperkaliämie Hypernatriämie

*p50-Normalwert bei einer Temperatur von 37 °C, einem pH von 7,4 und einem BE von ± 0 beträgt 27 mmHg]

35.8.2 Verlauf der O_2- und CO_2-Partialdrücke unter Apnoe beim Erwachsenen

Bei Apnoe kommt es zu
- einem **Abfall des Sauerstoffpartialdrucks**:
    - ca. 45–55 mmHg/min Bei wiedereinsetzender (Be)atmung erfolgt ein weiterer Abfall des p_aO_2 in den ersten 35 s um 30 mmHg durch CO_2- und N_2-Diffusion in die Alveole
    - bei Schwangeren p_aO_2-Abfall von 150 mmHg pro Minute!
- einem **Anstieg des Kohlendioxidpartialdrucks**:
    - in den ersten 35–60 s p_aCO_2-Anstieg um ca. 15 mmHg; anschließend ≈4 mmHg/min, je nach Stoffwechselaktivität
    - bei Kindern kommt es infolge einer erhöhten CO_2-Produktion zu schnelleren Veränderungen pro Zeiteinheit

35.8.3 Intrapulmonale O_2-Speicher

Wichtiger als die Präoxygenierung ist die **Denitrogenisierung** des Patienten und die Erhöhung der FRC, die durch Faktoren wie Adipositas oder Schwangerschaft reduziert sein kann oder altersentsprechend sehr gering ist.

Bei Säuglingen und Kleinkindern FRC grundsätzlich ↓ und gewichtsbezogener O_2-Verbrauch ↑ (≈7 ml/kg/min). Hieraus ergeben sich dann unterschiedliche Apnoe-Toleranzen → die intrapulmonalen Speicher sind unter Apnoe erschöpft, wenn die partielle O_2-Sättigung von 98 % auf 75 % abgefallen ist! Ohne Präoxygenierung ist dies bei Kleinkindern nach 20 s, bei Schwangeren nach 35 s und bei Erwachsenen nach 60 s erreicht. Durch eine optimale Präoxygenierung bleibt die partielle Sauerstoffsättigung für die Dauer von 3,5 min beim Kleinkind, 6 min bei der schwangeren Patientin und 9 min beim Erwachsenen konstant.

> ❯ Eine Präoxygenierung ist empfohlen bei zu erwartender schwieriger Intubation, und im Rahmen der Anästhesie bei Schwangeren ist sie obligat!

◘ Tab. 35.8 Intrapulmonale O_2-Speicher

Funktionelle Residualkapazität (FRC) in ml				Erwachsene	Schwangere	Kleinkinder
				3000	2400	200
	F_AO_2 (in %)	p_aO_2 (in mmHg)	S_pO_2 (in %)	O_2-Pool (in ml) = FRC × F_AO_2		
Hyperoxie	0,886	670	98	2.650	Hyperoxie	0,886
Normoxie	0,131	100	98	400	Normoxie	0,131
Hypoxie	0,053	40	75	160	Hypoxie	0,053
Effektiver O_2-Pool (ml) unter Hyperoxie, bis paO_2 von 98 → 75 % (= Hypoxie) abgefallen ist				2250	1780	149
Effektiver O_2-Pool unter Normoxie (ml), bis p_aO_2 von 98 → 75 % (= Hypoxie) abgefallen ist				240	190	16

Die Volumina der intrapulmonalen Speicher sind aus ◘ Tab. 35.8 ersichtlich.

Ausgewählte Literatur

Larsen R, Ziegenfuß T (2013) Beatmung, 5. Aufl. Springer, Berlin Heidelberg New York Tokio

Lumb AB, Pearl RG (2005) Nunn`s applied physiology. Butterworth Heinemann

Schmidt RF, Lang F, Heckmann M (2010) Physiologie des Menschen mit Pathophysiologie, 31. Aufl. Springer, Berlin Heidelberg New York Tokio

Silbernagl S, Despopoulos A (2003) Taschenatlas der Physiologie. 6. Aufl. Thieme, Stuttgart

Wasser-, Elektrolyt- und Säure-Basen-Haushalt

M. Fresenius

M. Fresenius et al., *Repetitorium Intensivmedizin*,
DOI 10.1007/978-3-642-44933-8_36, © Springer-Verlag Berlin Heidelberg 2014

36.1 Wasserhaushalt

36.1.1 Verteilung der Körperflüssigkeiten

- Neugeborene bestehen zu 70–80 % des Körpergewichts (KG) aus Wasser
- Erwachsene: ◘ Tab. 36.1
- Extrazellulärflüssigkeit (ECF): ≈20 % des KG
  - interstitielle Flüssigkeit: ≈15 %
  - Plasmavolumen (Intravasalflüssigkeit): ≈5 % (incl. Zellen 7,5 %)
- Intrazellulärflüssigkeit (ICF) ≈30–40 % des KG

36.1.2 Osmolarität

- Die Osmolarität beschreibt das Verhältnis von Wasser zu den darin gelösten Teilchen. Sie ist ein Maß für die **Anzahl der Teilchen** in einem Lösungsmittel.
- 1 mol = 6×10^{23} Teilchen, 1 osmol = 1 mol nicht dissoziierter Substanz in 1 Liter Lösungsmittel
- Die Serumosmolarität beträgt etwa 290–300 mosmol/l.
- **Annäherungsformel**: Osmolalität (mosmol/l) = (Serumnatrium in mval/l + 5) × 2 oder Bestimmung mit dem Osmometer anhand der Gefrierpunkterniedrigung. Des Weiteren unter Berücksichtigung der Serumharnstoff- und Glukosekonzentration:

$$2 \times Na^+ \text{ (mmol/l)} + \frac{Glukose \ (mg \ / \ dl)}{18}$$
$$+ \frac{Harnstoff \ (mg \ / \ dl)}{6}$$

36.1.3 Osmolalität

Die Osmolalität ist die molare Konzentration aller **osmotisch aktiven Teilchen** pro kg Wasser. Extra- und Intrazellulärraum werden hauptsächlich durch das osmotische Gleichgewicht extrazellulärer Natrium- und intrazellulärer Kaliumionen konstant gehalten.

❯ Osmolarität und Osmolalität können in stark verdünnten Lösungen, wie denen des menschlichen Körpers, gleichgesetzt werden.

36.1.4 Kolloidosmotischer Druck

- Der kolloidosmotische Druck (KOD) ist ein Sonderfall des osmotischen Drucks; er wird durch Makromoleküle an einer für diese undurchlässigen Membran, der Kapillarwand, hervorgerufen.
- Der KOD des Plasmas beträgt 25–28 mmHg (Albuminmolelüle tragen zum KOD ca. 80 % bei).
- Ein KOD von 18–20 mmHg bzw. eine Gesamteiweißkonzentration von 5 g/dl oder ein Albumingehalt von 2,5 g/dl werden als Ödemschwelle angesehen!

36.1.5 Tägliche Wasserabgabe und Flüssigkeitsbedarf

- Perspiratio insensibilis: 900 ml/Tag (200–400 ml Haut, 400–600 ml Lunge)
- Urinausscheidung: 600–1600 ml/Tag
- Basisflüssigkeitsbedarf: ◘ Tab. 36.2 und ◘ Tab. 36.3
- **Flüssigkeitsbedarf bei Operationen:** Basisbedarf
  - + 4 ml/kg/h: z. B. Operationen an den Extremitäten, Leistenhernienoperationen
  - + 6 ml/kg/h: Operationen mittleren Ausmaßes
  - + 8 ml/kg/h: offenes Peritoneum, z. B. bei Hemikolektomien

◘ **Tab. 36.1** Totales Körperwasser

Alter in Jahren	Männer (Anteil in %)	Frauen (Anteil in %)
18–40	61	51
40–60	55	47
>60	52	46

◘ Tab. 36.2 Basis-Flüssigkeitsbedarf

Pro kg	ml/kg/h	ml/kg/Tag
1–10 kg	4	100
11–20 kg	2	50
>20 kg	1	20

◘ Tab. 36.3 Beispiele der Berechnung des täglichen Flüssigkeitsbedarfs für ein Körpergewicht von 20 und 70 kg

Beispiel 1	ml/20 kg/h	ml/20 kg/Tag
1–10 kg 11–20 kg >20 kg	10×4 10×2 0×1	10×100 10×50 0×20
20 kg	60 ml/h	1500 ml/Tag
Beispiel 2	**ml/70 kg/h**	**ml/70 kg/Tag**
1–10 kg 11–20 kg >20 kg	10×4 10×2 50×1	10×100 10×50 50×20
70 kg	110 ml/h	2500 ml/Tag

36.1.6 Flüssigkeitsersatzmittel

- **Kristalloide** dienen der Substitution von Flüssigkeitsverlusten, Ersatz von Wasser und Ersatz von Elektrolyten → Extrazellulärflüssigkeit nimmt zu.
- **Kolloide** dienen dem Ersatz von Volumen, Blutverlust und zur Erhalt der Vorlast → Plasmavolumen nimmt zu.

Kristalloide

- Vollelektrolytlösungen: Na^+ >120 mmol/l
- 2/3-Elektrolytlösungen: Na^+ 91–120 mmol/l
- Halbelektrolytlösungen: Na^+ 61–90 mmol/l
- 1/3-Elektrolytlösungen: Na^+ <60 mmol/l

Vollelektrolytlösungen
Isotone Kochsalzlösungen (NaCl 0,9 %)

- Na^+ = 154 mmol/l, Cl^- = 154 mmol/l (**nicht physiologisch!**)
- Osmolalität: 308 mmol/l

■ **Indikationen**
- Flüssigkeitsersatz bei Niereninsuffizienz mit Hyperkaliämie
- Trägersubstanz zur Medikamentenverdünnung
- plasmaisotoner Flüssigkeitsersatz

Dosierung

- Basisflüssigkeitsbedarf und Ersatz von geringeren Volumenverlusten

■ **Kontraindikationen**
- Hypervolämie
- Hyperchlorämie
- Hypernatriämie

■ **Nebenwirkungen**
- Gefahr der hyperchlorämischen Azidose mit Verschlechterung der renalen Perfusion, v. a. bei eingeschränkter Nierenfunktion und bereits bestehender Hyperchlorämie
- Minderung von Urinausscheidung und Splanchnikusperfusion
- erhöhte Inzidenz von postoperativer Übelkeit und Erbrechen (PONV)
- Verschlechterung des Patienten-Outcomes!

Ringer-Lösungen

- Na^+ ≈147 mmol/l, Cl^- ≈156 mmol/l
- K^+ ≈4 mmol/l, Ca^{2+} ≈2–2,25 mmol/l

■ **Pharmakologie**
- HWZ: 20–30 min, Abwanderung ins Interstitium
- Volumeneffekt: 0,2–0,25
- theoretische Osmolalität: ≈309 mmol/l

■ **Indikationen**
- Flüssigkeitsersatz bei isotoner und hypotoner Dehydratation
- Verlust extrazellulärer Flüssigkeit
- plasmaisotoner Flüssigkeitsersatz

Dosierung

- Basisflüssigkeitsbedarf und Ersatz von geringeren Volumenverlusten

- **Kontraindikationen**
- Hypervolämie
- Hyperkaliämie, Hyperkalzämie

Ringer-Laktat-Lösungen

- $Na^+ \approx 130$ mmol/l, $Cl^- \approx 112$ mmol/l
- $K^+ \approx 5–5,4$ mmol/l, $Ca^{2+} \approx 1–2,25$ mmol/l
- Laktat $\approx 27–28$ mmol/l
- theoretische Osmolalität: ≈ 280 mmol/l

- **Pharmakologie**
- HWZ 20–30 min, Abwanderung ins Interstitium
- Volumeneffekt: 0,2–0,25
- Osmolalität: 308 mmol/l

- **Indikationen**
- Flüssigkeitsersatz bei isotoner und hypotoner Dehydratation
- Verlust extrazellulärer Flüssigkeit
- plasmaisotoner Flüssigkeitsersatz

Dosierung

- Basis-Flüssigkeitsbedarf und Ersatz von geringeren Volumenverlusten

- **Kontraindikationen**
- Hypervolämie
- Hyperkaliämie, Hyperkalzämie
- Hyperlaktatämie, Hirndruck (nach Verstoffwechselung des Laktats ist die Lösung hypoton → Hirnödem nimmt zu!)
- Bei Blutverlust müssen Kristalloide im Verhältnis 4:1 infundiert werden: z. B. bei 500 ml Blutverlust → 2000 ml Kristalloide.

Für die Infusionstherapie von Kindern stehen eigene Infusionslösungen zur Verfügung (◻ Tab. 36.4).

Balancierte Elektrolytlösungen

- Die Zusammensetzung von Infusionslösungen spielt für den Erhalt eines physiologischen extrazellulären Milieus eine entscheidende Rolle.
- »Ideale« Elektrolytlösung: iso-ionisch, iso-tonischen, iso-hydrischen und iso-onkotisch, mit Plasmabestandteilen in physiologischer Konzentration.

◻ **Tab. 36.4** Pädiatrische Fertiglösungen

	Päd-I-Lösung (für Säuglinge und Kleinkinder bis zum 2. Lebensjahr)	Päd-II-Lösung (für Kinder ab dem 3. Lebensjahr)
Na^+	35	70
K^+	18	18
Ca^{2+}	2	3
Mg^{2+}	3	4
Cl^-	34	64
Acetat	20	26,5
Malat	3	3

- Balancierte Lösungen:
  - entsprechen weitgehend der Zusammensetzung menschlichen Plasmas.
  - physiologische Elektrolytkonzentrationen (v. a. Na^+, K^+ und Cl^-)
  - Isotonie mit Osmolalität von etwa 280–300 mosmol/kg bzw. Osmolarität von etwa 280–300 mosmol/l
  - Laktat, Malat bzw. Azetat als Ersatz für das sonst galenisch problematische HCO_3^-
  - Azetat: schnelle, weitgehend leberunabhängige Umwandlung in Bikarbonat unter verbessertem unter verbessertem respiratorischem Quotienten und geringerem Sauerstoffverbrauch.
- Keine iatrogenen Störungen des Elektrolyt-, Osmolitäts- und Säure-Basen-Status durch balancierte Elektrolytlösungen → (theoretische) physiologische Vorteile, allerdings Ergebnisse großer prospektiver, randomisierter Studien noch ausstehend!

36.1.7 Kolloide (Plasmaersatzmittel, -expander)

Unterscheidungsmöglichkeiten bezüglich:
- Volumeneffekt
  - Plasmaersatzmittel: (Volumeneffekt = zugeführte Menge)

◻ Tab. 36.5 Übersicht Dextrane

	Konzentration (%)	Molekulargewicht	Volumeneffekt	Intravasale Verweildauer (h)	Maximale Tagesdosis (hämostaseologisch empfohlen)
Dextran 70	6	70	130 %	4–6	1,5 g/kg
Dextran 40	10	40	175 %	2–4	1,5 g/kg

= Plasmaexpander: (Volumeneffekt >als zugeführte Menge) → onkotischer Effekt
= Herstellungsverfahren: künstliche und natürliche Kolloide
= Substitutionsgrade bei verschiedenen Hydroxyethylstärke
= Molekülgröße der durchschnittlichen Kolloide und Konzentration der Lösung

Künstliche Kolloide

Historie der künstlichen Kolloide

1915   Erster klinischer Einsatz von nativer Gelatinelösung aus tierischem Kollagen durch Hogan

1944/45   Erster klinischer Einsatz von Dextranen aus Glukosepolymere pflanzlichen Ursprungs durch Grönwall u. Ingelmann

1944   Einführung von Humanalbumin

1951   Anwendung der Oxypolygelatine beim Menschen durch Campbell

1962   Erste Anwendung von harnstoffvernetzter Gelatine am Menschen durch Schmidt-Thome

Seit 1973 In den USA, Japan und Deutschland Hydroxyethylstärke-Lösungen im Handel

Seit 2008 Zunehmende Diskussion über die Nebenwirkungen von HES (Nierenfunktionsstörungen und Mortalitätsanstieg nach Applikation von HES) → s. unten

Dextrane

= Polysacharid aus Glukosemolekülen, die über 1-6-glykosidische Bindungen verknüpft sind
= leicht hyperosmotisch
= 6- bis 10 %-ige Lösungen
= ◻ Tab. 36.5 gibt einen Überblick über die verschiedenen Dextran-Lösungen

- **Pharmakologie**
= MG: 40.000–70.000
= intravasale Verweildauer: MG 40.000: 2–4 h bzw. MG 70.000: 4–6 h
= Aufspaltung und renale Ausscheidung, keine Speicherung

= initialer Volumeneffekt: 100–130 % der applizierten Menge, wobei die 10 %ige Lösung einen größeren Volumeneffekt zeigt als die 6 %ige Lösung

- **Indikationen**
= Volumenersatz (beim Schock)
= Thromboseprophylaxe
= Hämodilution
= Mikrozirkulationsstörungen (Sludgeauflösung) → Dextran 40

Dosierung

— Maximal 1,5 g/kg/Tag

- **Kontraindikationen**
= Gerinnungsstörungen, besonders Dextran 40
= dekompensierte Herzinsuffizienz
= bekannte Allergie

- **Nebenwirkungen**
= Allergische Reaktionen (1:70.000–1:200.000) → von Bedeutung sind die präformierten, durch Strukturen von Bakterienkapseln oder Nahrungsbestandteilen induzierten IgG_2-Antikörper, die über eine Vernetzung der infundierten Dextranmakromoleküle eine Immunkomplex-Anaphylaxie auslösen können → allergische Reaktion daher bei der ersten Gabe möglich!
= Thrombozytenaggregationshemmung aufgrund einer Umhüllung (Coating) der Thrombozyten
= Verminderung der Aktivität der Faktoren II, V und VIII
= unspezifischer Dilutionseffekt
= starke Erhöhung der Viskosität des Urins → GFR↓ bis zur Anurie

▬ erhöhte Eiweißbestimmung nach der Biuret-Methode

■ **Wechselwirkungen**

▬ Blutgruppenbestimmung nach Dextrangabe erschwert

▬ Vorgabe eines Dextranhaptens (MG: 1000) seit 1982 (Promit) obligat! → neutralisiert präformierte Antikörper → Dextrangabe 1–2 min danach, spätestens 20 min nach Promit-gabe!

Hydroxyethylstärke (▣ Abb. 36.1)

▬ Von Amylopektin abgeleitetes Polysaccharid (Hauptkette 1,4-α-glykosidisch vernetzt), gewonnen aus Kartoffel- oder Getreidestärke.

▬ Substitutionsgrad: Anteil der Glukoseeinheiten, der mit Hydroxyethylgruppen besetzt ist: ca. 40–70 % (0,4–0,7).

▬ Substitutionsmuster: Verhältnis der in C_2- und C_6-Position substituierten Glukoseeinheiten; das C_2/C_6-Verhältnis ist für die Metabolisierungsrate von Bedeutung → C_6-Verbindungen werden durch die α-Amylase schneller gespalten als C_2-Verbindungen bzw. ein hoher C_2/C_6-Quotient bedeutet hohe Speicherrate oder geringe Speicherung bei niedrigem C_2/C_6-Quotienten.

▬ Die intravasale Verweildauer und somit die klinische Wirkdauer ist abhängig von der Molekülgröße und zusätzlich noch vom Substitutionsgrad und dem Substitutionsmuster. Das Molekulargewicht ist für den kolloidosmotischen Druck und die Pharmakokinetik von Bedeutung!

▬ Die initiale Volumenwirkung der Kolloide ist im Wesentlichen proportional der zugeführten Kolloidkonzentration (6 % HES 200/0,5:100 % und 10 % HES 200/0,5: 145 %).

▬ Die Hydroxyethylstärke ist entweder in 0,9 % NaCl oder in einer balancierten/plasmaadaptierten Trägerlösung suspendiert!

▬ **Anmerkung:** Der Ausschuss für Risikobewertung im Bereich der Pharmakovigilanz der Europäischen Arzneimittelagentur (EMA) hat im Juni 2013 ein Ruhen der Zulassung von Hydroethylstärkelösungen beantragt!

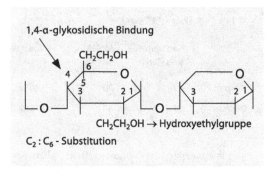

1,4-α-glykosidische Bindung

$C_2 : C_6$ - Substitution

▣ **Abb. 36.1** Molekularer Aufbau der Hydroxyethylstärke

▬ Die anästhesiologischen Fachgesellschaften haben fast zeitgleich dazu aufgerufen, HES aktuell nur bei solchen Patienten nach Risiko-Nutzen-Abwägung einzusetzen, die mit anderweitigen Mitteln bezüglich der Hämodynamik nicht zu stabilisieren sind!

▬ Grundlage für diese Entscheidung waren verschiedene Studien (▣ Tab. 36.6) und Metaanalysen.

■ **Pharmakologie**

▬ Künstliche Kolloide besitzen eine unterschiedliche Molekülgröße (»polydisperse Lösungen«). Es werden die mittleren Molekülgrößen (MG) der Präparate angegeben. Die Präparate können in 3 verschiedene MG-Klassen (Dalton) eingeteilt werden:
  - ca. 450.000–480.000 (1. Generation)
  - ca. 200.000 (2. Generation)
  - ca. 130.000 (3. Generation)

▬ Renale Ausscheidung bis MG 50.000–70.000 nach Spaltung durch die Serumamylase, größere Moleküle werden primär gespalten und renal ausgeschieden, hochmolekulare Substanzen werden im RES für Monate bis Jahre gespeichert! (Nebenwirkungen Juckreiz bei HNO-Patienten mit Tinnitus nach größeren HES-Mengen).

▬ Osmolalität: 308 mosmol/l

■ **Indikationen**

▬ Volumenersatz

▬ Hämodilution

◻ Tab. 36.6 Übersicht der aktuellen Studien zu den Nebenwirkungen von HES

Studie	Mortalität	Inzidenz extrakorporaler Nierenersatzverfahren (CVVH u. a.) in der HES-Gruppe	Studiendesign/Bemerkungen
VISEP-Studie (Brunkhorst et al. 2008)	↔	↑ (dosisabhängig)	Einschluss 12–24 h nach Diagnose, kochsalzbasierte 10 % HES 200/0,5 vs. Ringerlaktat; bei Studien-Einschluss 80 % hämodynamisch stabilisiert; 60 % erhielten auch in der Kontrollgruppe vor Studienbeginn 500–1000 ml HES; Überschreiten der Maximaldosis (bis 50 ml/kg KG)! Fazit: Veraltete HES-Lösung (2. Generation) bringen Patienten um, wenn man sie überdosiert!
6S-Trial (Perner et al. 2012)	↑ 90 d (51 % vs. 43 %)	↑ innerhalb 90 d (22 % vs. 16 %)	HES 130/0.42 (balanciert) vs. Ringeracetat n=804; Patientenkollektiv mit schwerer Sepsis!
CHEST-Trial (Myburgh et al. 2012)	↔ (18 % vs. 17 % 28 d/90 d)	↑ (7,0 vs. 5,8 %)	Multicenter-RCT; n=7000; 0,9 %NaCl vs. 6 % HES 130/0,4 (unbalanciert!); Indikation für Volumenbolus MAP<75 mmHg; ZVD <10 mmHg, HF>90/min, Urin <0,5 ml/kg kg/h ICU-und KH-Verweildauer gleich Heterogene Population!
CRYSTMAS-Study (Guidet et al. 2012)	↔ 28 d (31 % vs. 25,3 %) ↑ 90 d (40,4 vs. 33,6)	↑ (24,5 % vs. 20 %)	Doppelblinde RCT; Patienten mit schwerer Sepsis (n=174); 0,9 %NaCl vs. 6 %HES 130/0,4; keine Beeinflussung der Gerinnung; geringerer Volumenbedarf und längerer Stabilisierung in der HES-Gruppe 90-Tage-Mortalität in der Kristalloidgruppe höher!
CRYSTAL* (2013/2014)	↔ 28 d ↓ 90 d (30,7 % vs. 34,2 %)	↔ (5,8 %vs. 7,0 %)	Multinationale RCT, Patienten mit schwerer Sepsis + Hypovolämie (n=2857) Freie Gabe von Kristalloiden und Kolloiden; Kristalloide = 0,9 %NaCloder Ringerlaktat/acetat Kolloide = Albumin, Dextrane, Gelantine und HES >50 % der Studienpatienten hatten 6 % HES 130 erhalten! Keine doppelblinde Studie!
BASES-Studie (2013)		↑ (23,9 % vs. 18,5 %)	0,9 %NaCl vs. 6 % HES 130/0,4; Patienten mit schwerer Sepsis und septischen Schock; n=241

Dosierung

— Maximal 33 ml/kg KG/Tag

■ **Kontraindikationen**
═ bestehende Nierenfunktionsstörungen
═ Sepsis
═ Schädelhirntrauma
═ dekompensierte Herzinsuffizienz
═ bekannte Allergie

■ **Nebenwirkungen**
═ unspezifischer Dilutionseffekt
═ Anstieg der Mortalität und der Rate an Nierenfunktionsstörungen bzw. Nierenersatzverfahren (HES 450/0,7 >HES 200/0,5 > HES 130/0,4)
═ Beeinflussung der Thrombozytenfunktion, nur nach höheren Mengen (>1,5l)
═ Verminderung des Faktor-VIII-Komplexes sowie verstärkte Fibrinolyse nach größeren, hochmolekularen HES-Mengen → Präparate mit MG ≤200.000 und Substitutionsgrad

◘ Tab. 36.7 Übersicht der erhältlichen Hydroxyethylstärke

	Konzentration (%)	Mittleres Molekulargewicht	Volumeneffekt (100%)	Intravasale Verweildauer (h)	Maximale Tagesdosis*	KOD (mmH$_2$O)	C$_2$/C$_6$-Verhältnis
HES 450/0,7	6	450.000	145	6–8	20 ml/kg	380	4,6:1
Plasmasteril					(= 1,2 g/kg)		
HES 200/0,5	6	200.000	100	3–4	33 ml/kg	490	6:1
HES-Steril 6%					(= 2,0 g/kg)		
Hemohes 6%							
HES 200/0,5	10	200.000	145	3	20 ml/kg	952	6:1
HES-Steril 10%					(= 2,0 g/kg)		
Hemohes 10%							
HES 130/0,4	6	130.000	100	3	30 ml/kg	490	9:1
Voluven					(= 3,0 g/kg)		
HES 70/0,5	6	70.000	100	2–3		400	4:1

* Hämostaseologisch empfohlen

von 0,5 beeinflussen die Gerinnung nur wenig!
- allergische Reaktionen (sehr selten, <0,1%) und Juckreiz bei längerer Anwendung
- Anstieg der α-Amylase im Serum auf das ≤5-Fache (für maximal 7 Tage)
- falsch erhöhte, indirekte Fibrinogenbestimmung
- fragliche Beeinflussung der Funktion der Spenderniere nach Transplantation → höhere Dialyserate post transplantationem

◘ Tab. 36.7 gibt einen Überblick über aktuelle Hydroxyethylstärke-Lösungen. In den USA ist nur HES 480/0,7 (6% Hespan) erhältlich!

- **HES-Lösung der 3. Generation**
- 6% HES 130/0,4 aus Wachsmaisstärke; Substitutionsmuster C$_2$: C$_6$ = 9:1, um 20% reduzierter Substitutionsgrad
- Volumenwirksamkeit bis 4–6h, intravasale Halbwertszeit bis 3h; verminderte Gewebseinlagerung (minus 75% im Vergleich zu HES 200/05), erhöhte renale Ausscheidung
- geringere Beeinflussung des Ristocetin- und vW-Faktors bzw. der Gerinnung

- geringerer Verbrauch an Erythrozytenkonzentraten im Vergleich zu 6% HES 200/05

- **Balancierte HES-Lösungen**
- Hydroxyethylstärke (HES) in plasmaadaptierten Lösungen
- je nach Präparat und Hersteller anderer Schwerpunkt bei der Kompromissfindung aus Tonizität, physiologischer Ionenkonzentration und potenziellem Bikarbonatersatz aus verstoffwechselbaren Anionen
- Tetraspan der Firma Braun: 24 mmol/l Azetat, kombiniert mit dem nur langsam verstoffwechselbaren **Malat**; Chloridkonzentration erhöht gegenüber Plasma
- Volulyte der Firma Fresenius: physiologische Chlorid- und Natriumkonzentrationen, gering höhere **Acetat**konzentration (im Vergleich zu Tetraspan), ohne Malatzusatz
- ◘ Tab. 36.8 gibt einen Überblick über die balancierten HES-Lösungen

Gelatine
- Polypeptid aus dem Kollagenabbau stammend
- 3 Arten:

⬛ Tab. 36.8 Balancierte HES-Lösungen und zum Vergleich die Zusammensetzung des Blutplasma

Handelsname	Rohstoff	Na$^+$	K$^+$	Ca^{2+}	Mg^{2+}	Cl$^-$	Acetat/ Malat	Theoretische Osmolarität mosmol/l
Volulyte (Fresenius)	Mais	137,0	4,0	–	1,5	110,0	34,0/–	286,5
Tetraspan (Braun)	Kartoffel	140,0	4,0	2,5	1,0	118,0	24,0/5,0	296
Vitafusal (Bernburg)	Kartoffel	130,0	5,5	1,0	1,0	112,5	27,0/–	277
Blutplasma	–	135–145	3,5–5	2,1–2,6	0,7–1,2	98–112	–	280–295

- succinylierte Gelatine (Gelafundin)
- Oxypolygelatine (Gelifundol)
- harnstoffvernetzte Gelatine (Haemacel [hoher Ca^{2+}-Anteil])
- 3- bis 5,5 %-ige Lösungen

- **Pharmakologie**
- MG: 30–35.000
- intravasale Verweildauer: 2–3 h
- initialer Volumeneffekt: 70–80 % der applizierten Menge

- **Indikationen**
- Volumenersatz
- Hämodilution

Dosierung

- Heutzutage keine Dosislimitierung

- **Kontraindikationen**
- Nierenfunktionsstörungen
- dekompensierte Herzinsuffizienz
- bekannte Allergie

- **Nebenwirkungen**
- allergische Reaktionen
- hoher Ca^{2+}-Anteil bei einigen Präparaten
- **cave**: bei Digitalis!
- **cave**: Übertragung der neuen Variante der Creutzfeld-Jakob-Erkrankung (BSE)

- **Wechselwirkungen**
- kaum Beeinflussung der Gerinnung (PTT)
- fragliche Beeinflussung der Immunkompetenz durch Erniedrigung des Fibronektinspiegels (= Opsonin, das die Phagozytose von Abwehrzellen moduliert)
- **Anmerkung**:
  - neuerdings auch als Gelantine-Präparat in balancierter/plasmaadaptierter Lösung, z. B. Gelantine Iso von der Firma Braun
  - wahrscheinlich führt auch die Gelatine-Lösung zur Beeinflussung der Nierenfunktion (bei septischen Patienten)!

Natürliche Kolloide
Humanalbumin

- 585 Aminosäuren, als Präalbumin von der Leber synthetisiert
- 25–40 % intravasal, der Großteil im Interstitium, besonders in der **Haut** gespeichert
- Funktion: intravasales Transportprotein, Aufrechterhaltung des kolloidosmotischen Druckes (23–25 mmHg)
- tägliche Syntheseleistung: 120–200 mg/kg →10–15 g Albumin am Tag
- Gesamtbestand: 300–375 g (4–5 g/kg KG), Abbau vermutlich im Gefäßendothel
- Bei der Herstellung der kommerziellen Lösung kommt es zur Anreicherung von **Aluminium** (Al). Es sollten nur Chargenlösungen verwendet werden, deren Aluminiumgehalt <200 µg/l beträgt! Im Transfusionsgesetz § 14 ist eine langsame Transfusion von Albumin (<3–5 ml/ min) vorgeschrieben!

━ Des Weiteren wird im Rahmen der Sterilfiltration bei der Albuminherstellung das Komplementsystem und das Präkallikreinsystem (Hagemann-Faktor) aktiviert → Gefahr des »hypotensive syndrome«!

━ Humanalbuminlösungen: isoonkotisch 5 % oder hyperonkotisch 20–25 %

■ **Pharmakologie**
━ MG: 66.000
━ HWZ: 19 Tage

■ **Indikationen**
━ Hypoproteinämie
━ ggf. Volumenersatz bei Früh- und Neugeborenen (NaCl-freies Humanalbumin) und Erwachsenen

■ **Kontraindikationen**
━ Nierenfunktionsstörungen
━ dekompensierte Herzinsuffizienz

■ **Nebenwirkungen**
━ allergische Reaktionen seltener
━ Hyperonkotische Albuminlösungen (Humanalbumin [HA] 20 %) sollten erst dann eingesetzt werden, wenn bei intakter Endstrombahn das Dosislimit für künstliche Kolloide ausgeschöpft ist und der KOD nur so auf etwa 15–20 mmHg gehalten werden kann. Bei HA 5 % mit einem KOD von 20 mmHg kann kein positiver Effekt auf den KOD des Plasmas erreicht werden.

36.1.8 Small volume resuscitation

━ Der Begriff »small volume resuscitation« wurde erstmals von G. Kramer (1984) verwendet. Hierunter versteht man die Mobilisierung interstitieller Flüssigkeit und Zunahme des intravasalen Volumens durch die Gabe **kleiner Volumina hypertoner (hyperonkotischer) Lösungen.**
━ **hypertone Elektrolytlösung**
  ━ Alleinige Gabe von **7,2–7,5 %iger NaCl-Lösung** bewirkt nur einen positiven hämodynamischen Effekt für ca. 30 min.

━ Die Wirkdauer kann durch die simultane Gabe einer hyperonkotischen Lösung verlängert werden.
━ **hyperton-hyperonkotische Lösung**
━ NaCl 7,2 % und hyperonkotische 6 % Dextran-70- oder 6 % HAES-200.000-Lösungen → rasche Normalisierung des intravasalen Volumens, Verbesserung der Mikro- und Makrozirkulation
━ **Selbstherstellung der hypertonen Elektrolytlösung:**
  ━ 250 ml NaCl 0,9 % → 85 ml entfernen und durch
  ━ 85 ml NaCl 20 % ersetzen → ≈250 ml NaCl 7,39 %.

■ **Wirkmechanismus**
━ rasche Erhöhung der Plasmaosmolarität → Einstrom von Flüssigkeit aus Gefäßendothel, Interstitium und Erythrozyten in den Intravasalraum
━ Verbesserung der Mikrozirkulation durch Reduktion des Endothelödems mit nachlastsenkender Wirkung und gleichzeitiger Erhöhung des HZV durch erhöhte Vorlast (Volumeneffekt)
━ beim schweren Schädel-Hirn-Trauma → Reduktion des Hirndrucks
━ erhöhte Scherkräfte induzieren wiederum eine vermehrte NO-Freisetzung

■ **Indikationen**
━ hämorrhagischer Schock
━ traumatisch bedingte Hypotension
━ septische Patienten (Anstieg von $AaDO_2$)
━ Schädel-Hirn-Trauma-Patienten (ICP-Abfall) und ggf. gefäßchirurgische Patienten
━ Patienten mit Hypotension und schwerem Schädel-Hirn-Trauma zeigen nach »small volume resuscitation« ein verbessertes Outcome im Vergleich zur Ringer-Laktat-Infusionstherapie.
━ Tab. 36.9 gibt einen Überblick über die hypertonen-hyperonkotischen Lösungen.

◻ Tab. 36.9 Hyperton-hyperonkotische Infusionslösungen

Handelsname	Zusammensetzung	Land
Plasmadex-Hiper	7,5 % NaCl/6 % Dextran 70	Brasilien
Hiperton	7,5 % NaCl/6 % Dextran 70	Mexiko
Macrodex HAT	7,5 % NaCl/6 % Dextran 70	Argentinien
Osmohes	7,2 % NaCl/10 % HES 200/0,5	Österreich
RescueFlow	7,5 % NaCl/6 % Dextran 70	USA, Zentraleuropa
HyperHAES	7,2 % NaCl/6 % HES 200/0,5	Deutschland

Dosierung

- 3–4 ml/kg beim Erwachsenen (innerhalb von 2–3 min)

- **Nebenwirkungen**
- bei wiederholter Gabe gefährliche Hypernatriämie und Hyperosmolarität (nach 250 ml Serum-Na$^+$-Anstieg um ca. 9 mmol/l)
- Die in Deutschland eingesetzte **HyperHAES-Lösung** hat eine Natriumkonzentration von 1232 mmol/l und eine Osmolarität von 2464 mosmol/l!
- Schnelle Infusion führt über erhöhte Prostazyklinspiegel und einen Anstieg des 6-Keto-PGF$_{1a}$/Thromboxan-A$_2$-Verhältnisses zu einem Blutdruckabfall infolge einer Senkung des peripheren Widerstandes (keine myokardiale Depression).

36.1.9 Störungen des Wasserhaushaltes

Hypertone Dehydratation

- Hyperosmolarität (>320 mosmol/l)
- Hypernatriämie

- **Therapie**
- Gabe von Glukose 5 % über 48 h

Hypotone Dehydratation

- Hypoosmolarität (<270 mosmol/l), Hyponatriämie

- **Therapie**
Das mval-Na$^+$-Defizit berechnet sich:
$$142 \,(\text{mval/l}) - \text{Na}^+\text{-Ist} \,(\text{mval/l}) \times \text{kg KG} \times 0{,}1$$

❗ Hyponatriämie mit normaler Plasmaosmolarität: → kein Natrium!

Hypotone Hyperhydratation

- Hypoosmolarität (<270 mosmol/l), Hyponatriämie

- **Therapie**
- Diuretika
- Natrium, wenn Natrium <130 mval/l (ab 130 mval/l kein Natrium mehr)
- evtl. Dialyse

Hypertone Hyperhydratation

- Hyperosmolarität (>320 mosmol/l), Hypernatriämie

- **Therapie**
- Glukose 5 % + Diuretika
- evtl. Dialyse

36.2 Störungen des Elektrolythaushalts

36.2.1 Kalium

- Normalwert: 3,5–5,5 mval/l
- 98 % intrazellulär, 2 % extrazellulär
- häufige Ursachen von Kaliumstörungen ◻ Tab. 36.10

☐ Tab. 36.10 Ursachen für Kaliumstörungen	
Serum-K⁺ ↑	**Serum-K⁺ ↓**
Metabolische Azidose (→ Kaliummangel bei normalem Serum-K⁺)	Metabolische Alkalose
Katabolie, Hypoxie, Niereninsuffizienz mit Oligurie, Anurie, Hämolyse etc.	Anabolie, Glukose-Insulin-Therapie, Tokolyse, Katecholamintherapie, bronchodilatatorische Therapie, Stress, Operation, Schleifendiuretika etc.
Na⁺-Mangel → H₂O ↓ → Serum-K⁺ ↑	Na⁺-Überschuss → H₂O ↑ → Serum-K⁺ ↓

- Stimulation von β-Rezeptoren führt zu einer Verschiebung des Kaliums von extra- nach intrazellulär!

Hypokaliämie (<3,5 mval/l)
- leichte Hypokaliämie: 2,5–3,5 mval/l
- schwere Hypokaliämie: <2,5 mval/l

- **Ursachen**
- **intrazellulärer Transport**
  - extrazelluläre Alkalose (hypokaliämische Alkalose) oder intrazelluläre Azidose
  - Kaliumverschiebung durch Glukose-Insulin-Gaben
  - β-adrenerge Substanzen (Adrenalin, Bronchodilatatoren)
  - Tokolyse mit β-Rezeptor**agonisten**
  - Anabolismus in der Rekonvaleszenzphase
- **gastrointestinale Verluste**
  - Diarrhö
  - präoperative anterograde Darmspülungen
  - Polyposis intestinalis
  - M. Menetriere
  - Darmfisteln bei M. Crohn
  - Drainagenverluste und Erbrechen → Kalium im 24-h-Urin meist normal (30–80 mmol/l) und begleitende Hypochlorämie, ein chloridfreier Urin und metabolische Alkalose
- **alimentäre Hypokaliämie** bei Alkoholismus oder geriatrischen Patienten (→ Kalium im 24-h-Urin meist <10–15 mmol/l)
- **renale Verluste**
  - Schleifendiuretika (→ Hypokaliämie und milde Hypochlorämie und chloridreicher Urin, Hypomagnesiämie)
  - Hyperaldosteronismus
  - Glukokortikoidwirkung
  - osmotische Diurese im Rahmen eines Diabetes mellitus, einer Mannitbehandlung, hochdosierter Penicillintherapie oder renal-tubulärerer Azidose
  - Gitelman-Syndrom (renale Tubulusstörung mit gestörter Fähigkeit zur Kaliumretention und Hypokalziurie)
- **Pseudohypokaliämie** bei extremer Leukozytose (intrazelluläre K⁺-Aufnahme)
- weitere seltene Ursachen
  - Conn-Syndrom (primärer Hyperaldosteronismus), familiäre Hypomagnesiämie

- **Klinik akuter Hypokaliämien**
- ggf. Muskelschwäche, Muskelkrämpfe, paralytischer Ileus, verlängerte Wirkdauer von ndMR, orthostatische Hypotension, Tetanie
- kardiale Störungen: Kammerflimmern, Asystolie
- EKG
  - flache ST-Senkung, flache T-Welle, ggf. U-Welle
  - erhöhte Empfindlichkeit für supraventrikuläre Herzrhythmusstörungen (auch ventrikuläre Arrhythmien, Digitalistoxizität)

- **Therapie**
- Kaliumsubstitution (p.o., z. B. als Kalinor-Brause oder als Infusion)
- kaliumreiche Kost (Bananen, Trockenobst etc.)
- bei Diuretikatherapie: Schleifendiuretika auf kaliumsparende Diuretika umsetzen!
- **Kaliumdefizit** in mval = (4,5 mval/l – Serum-K+) × ECF (l) × 2 = (4,5 mval/l – Serum-K+) × 0,4 × kg KG

- möglichst nicht mehr als 2–3 mval/kg/Tag
- nicht mehr als 20 mval K$^+$/h (im Notfall 0,5 mval/kg/h vor Narkoseeinleitung über ZVK)
- maximal 40 mval K$^+$ in eine Infusion geben, wegen Gefahr versehentlich zu rascher Infusion
- Abfall des Serumkaliums um 1 mval/l bedeutet ein Gesamtdefizit von 200 mval!

Hyperkaliämie (>5,5 mval/l)

- lebensbedrohliche Hyperkaliämie: >6,6 mval/l
- tödliche Hyperkaliämie: >10–12 mval/l

- **Ursachen**
- **exzessive Freisetzung** aus intrazellulären Kaliumspeichern
  - Myolyse, Hämolyse, Katabolie, Thrombozytose, Leukozytose
- **Kaliumausscheidungsstörung**
  - Nierenversagen
  - mineralokortikoide Wirkung
- **erhöhte Kaliumzufuhr**
- transfusionsbedingter Kaliumanstieg bei alten EK (25–30 mval/l)
- Überkorrektur einer Hypokaliämie
- **medikamentenbedingt**
  - Gabe von depolarisierendem Muskelrelaxans
  - aldosteronhemmende Diuretika wie Spironolacton
  - kaliumsparende Diuretika
  - selten nach der Gabe von Heparin (Hemmung der Aldosteronsynthese → Kaliurese↓), nichtsteroidalen Antiphlogistika, Pentamidin, Trimethoprim/Sulfamethoxazol (Bactrim) sowie Ciclosporin A (Sandimmun)
- **Pseudohyperkaliämie** bei hämolytischer Blutabnahme

- **Klinik akuter Hyperkaliämien**
- neuromuskuläre Veränderungen wie Gliederschmerzen, allgemeine Muskelschwäche
- atonische Paralyse
- kardiale Störungen: Kammerflimmern, Asystolie
- EKG
  - hohe, spitze T-Welle
  - QRS breit durch S-Verbreiterung, AV-Block
  - Verlust der P-Welle

- **Therapie**
- Diurese steigern (Diuretika, Osmotherapeutika)
- 100 ml 20 % Glukose + 10 IE Altinsulin (1 IE/2 g) → Wirkung beginnt nach 30 min und hält für ca. 4–6 h an
- 20–30 ml Kalziumglukonat 10 % → Soforteffekt mit der Dauer von 30 min
- 20–50 ml 7,5 % NaHCO$_3$ (1 mmol/ml) → Wirkung beginnt nach 5–10 min und hält für ca. 2 h an
- Kationenaustauscher (Aluminium- oder Kalziumserdolit) mehrmals täglich (nicht bei Ileus, Subileus oder Darmatonie)
- »Notfall«-Hämodialyse (entfernt als einzige Methode Kaliumionen aus dem Körper)
- ggf. bei kardialen Problemen Einsatz eines passageren Herzschrittmachers (transvenös oder transkutan [bei Anwendung Sedierung notwendig!])

36.2.2 Kalzium

- Gesamtkalzium (Normalwert: 2,2–2,6 mmol/l)
- ionisiertes Kalzium (Normalwert 1,1–1,4 mmol/l)
- Gesamtkalzium besteht aus 3 Fraktionen:
- ionisiertes Kalzium (≈50 %), diffundierbar
- nichtionisiertes, eiweißgebundenes Kalzium (≈45 %), nicht diffundierbar
- an organische Säuren gebundenes Kalzium (≈5 %), diffundierbar
- nur Ca^{2+}-Ionen biologisch aktiv
  - Azidose → Ionisation ↑
  - Alkalose → Ionisation ↓

36.2.3 Hypokalzämie (<2,2 mmol/l bzw. ionisierter Anteil <0,9 mmol/l)

- **Ursachen**
- Massivtransfusion
- Operation mit Herz-Lungen-Maschine
- Hypoparathyreoidismus, Nierenerkrankungen, enterale Absorptionsstörungen (bei Pankreasinsuffizienz), Vitamin-D-Mangel, akute Pankreatitis, Magnesiummangel

- Die Leber ist normalerweise in der Lage, das 100-Fache der normalen Serumcitratkonzentration während einer einzelnen Passage zu metabolisieren. Bei einer Citratüberschwemmung kommt es auch zu einer Hypokalzämie, da Citrat ionisiertes Kalzium bindet.
- Hypothermie, verminderte Leberdurchblutung und Hyperventilation erhöhen zusätzlich die Gefahr der Hypokalzämie
- Gesamtkalziumwerte (im Labor gemessen) können irreführend sein
- Deutliche Effekte auf die Gerinnung hat die ionisierte Hypokalzämie erst <0,5 mmol/l.
- Kardiale Phänomene können schon bei Werten <0,75 mmol/l Ca^{2+} auftreten.

- **Therapie**
- Ca^{2+}-Substitution nicht routinemäßig, sondern nur bei erniedrigtem ionisiertem Kalziumspiegel
- Ca^{2+}-Substitution durch Ca-Glukonat oder $CaCl_2$
- 10 ml Ca-Glukonat 10 % (0,225 mmol/ml)
- 10 ml Ca-Glukonat 20 % (0,45 mmol/ml)
- 10 ml $CaCl_2$ (0,5 mmol/ml)

! Ca^{2+}-Glukonat und $CaCl_2$ haben verschiedene Molarität, bei $CaCl_2$ wird mehr ionisiertes Ca^{2+} freigesetzt (nicht an den Lebermetabolismus gebunden)!

Hyperkalzämie (>2,6 mmol/l, bzw. ionisieter Anteil >1,6 mmol/l)

- **Ursachen**
- primärer Hyperparathyreoidismus, Vitamin-D-Intoxikation, erhöhter Knochenabbau
- paraneoplastisches Syndrom, Sarkoidose, osteolytische Metastasen
- Hyperthyreose
- iatrogene Hyperkalzämie
- EKG: Verkürzung der Dauer des Aktionspotenzials und der Refraktärzeit

! Bei Serumkalziumwerten >9 mmol/l wurden Todesfälle infolge Kammerflimmern beschrieben!

- **Therapie**
- Glukose 5 %
- hochdosierte Diuretikagabe (Furosemid)
- isotone Natriumsulfatlösung (1 l alle 3–6 h mit 20–40 mval K^+)
- EDTA bei bedrohlichen Herzrhythmusstörungen
- evtl. Hämodialyse

36.2.4 Natrium

Hyponatriämie (<135 mval/l)
- Serumnatrium: <135 mval/l
- inadäquat hohe Osmolarität des Urins im Vergleich zum Plasma

- **Ursachen**
- TUR-Syndrom
- postoperativ (v. a. bei Kindern nach großen Wirbelsäulenoperationen)
- kontinuierliche oder intermittierende Erhöhung der ADH-Spiegel bei Patienten mit malignen Tumoren (paraneoplastische Erscheinung) oder Syndrom der inadäquaten ADH-Sekretion (SIADH)
- Ursache des SIADH: perioperativer Stress, Schmerzen oder Pharmaka sowie Erbrechen
- bei Lungenentzündungen, bei ZNS-Erkrankungen

- **Klinik**
- Verwirrtheit, Unruhe, Desorientiertheit, Bewusstseinsstörungen
- Ödeme

- **Therapie**
- Absetzen von Opioiden (v. a. Morphinsulfat), Carbamazepin oder Pentamidin
- Wasserrestriktion
- ggf. Natriumgabe, wenn Natrium <130 mval/l (ab 130 mval/l kein Natrium mehr)
- Gabe von Furosemid bei Überwässerung
- evtl. Dialyse

Hypernatriämie (>145 mval/l)
- Osmolarität erhöht (>320–330 mosmol/l), intrazelluläres Volumen vermindert

◻ Tab. 36.11 Normalwerte

	Arteriell	Venös	Kapillär	Einheit
pO_2	70–100	35–40	>80	mmHg
O_2-Sat	95–97	55–70	95–97	%
pCO_2	36–44	41–51	40	mmHg
Standard-HCO_3^-	22–26	22–26	22–26	mmol/l
HCO_3^-	22–26	22–26	22–26	mmol/l
Pufferbasen	44–48	44–48	44–48	mmol/l
BE	±2,5	±2,5	±2,5	mmol/l
pH	7,35–7,45	7,31–7,41	7,35–7,45	

◻ Tab. 36.12 Respiratorische Azidose

pH ↓	pCO_2 ↑		BE <−3	HCO_3^- normal oder ↑
Ursache	Hypoventilation (Verlegung der Atemwege, zentral/periphere Atemdepression, ZNS-Schädigung)			
Therapie	Primär respiratorisch			
Metabolisch kompensierte respiratorische Azidose				
pH normal	pCO_2 ↑		BE >+3	HCO_3^- >25 mmol/l

- **Ursachen**
  - Verlust an freiem Wasser größer als Zufuhr
  - exzessive Wasserdiurese
  - nach Hyperalimentation
  - nach Gabe von natriumhaltigen Medikamenten (Penicillin, Bikarbonatlösungen, Sedierung mit γ-Hydroxybuttersäure)
  - Diabetes insipidus
  - polyurisches Nierenversagen (in früherer Zeit nach Methoxyflurananästhesien → ADH-resistente Polyurie)
  - ausgeprägte Perspiratio insensibilis
  - nach Verbrennungen

- **Klinik**
  - Neurologische Störungen wie Unruhe, Schwäche, Verwirrtheit, gelegentlich Athetosen und choreiforme Bewegungen
  - trockene Schleimhäute, ggf. Durstgefühl

- **Therapie**
  - Zufuhr von freiem Wasser in Form von Glukose-5 %-Lösungen → langsame und nicht vollständige Korrektur

36.3 Säure-Basen-Haushalt

36.3.1 Blutgasanalyse

Normalwerte für die arterielle, venöse, und kapilläre Blutgasanalyse sind aus ◻ Tab. 36.11 zu entnehmen (◻ Tab. 36.12). ◻ Tab. 36.13, ◻ Tab. 36.14 und ◻ Tab. 36.15 geben die Laborkonstellation für die respiratorische Azidose, die respiratorische Alkalose, die metabolische Azidose sowie die metabolische Alkalose wieder.

◘ Tab. 36.13 Respiratorische Alkalose

pH ↓	pCO_2 ↓		BE >+3	HCO_3^- ↓
Ursache	Hyperventilation (SHT, Angst, kontrollierte Beatmung)			
Therapie	Primärursache			
Metabolisch kompensierte respiratorische Alkalose				
pH normal	pCO_2 ↓		BE <–3	HCO_3^- <21 mmol/l

◘ Tab. 36.14 Metabolische Azidose

pH ↓	pCO_2 normal		BE <–3	HCO_3^-↓
Ursache	Säurenanhäufung (z. B. bei Diabetes mellitus, renale Bikarbonatverluste, Laktatazidose [anaerober Metabolismus bei Hypoxie])			
Therapie	Puffersubstanzen			
Durch Hyperventilation kompensierte metabolische Azidose				
pH normal	pCO_2 ↓		BE >-3	HCO_3^- ↓

◘ Tab. 36.15 Metabolische Alkalose

pH ↑	pCO_2 normal		BE >+3	HCO_3^- ↑
Ursache	H^+-Verlust (Magensaft, Diuretika, schwerer K^+-Mangel, Cortisontherapie)			
Therapie	Erst bei schweren Alkalosen			
Durch Hypoventilation kompensierte metabolische Alkalose				
pH normal	pCO_2 ↑		BE >+3	HCO_3^- ↑

36.3.2 Azidoseausgleich

Natriumbikarbonat (NaHCO₃)

Dosierung

— $NaHCO_3$ in ml = (BE) × kg KG × 0,3

- $NaHCO_3$ 8,4 % (1 ml = 1 mmol)
- zunächst nur die Hälfte der errechneten Puffermenge infundieren, danach BGA und Neuorientierung
- zuerst kausale Therapie der Grunderkrankung

- chronische Azidosen langsam, akute Azidosen schnell ausgleichen
- meistens ist auch bei normalem Serumkalium eine gleichzeitige Kaliumsubstitution erforderlich (intrazellulärer Kalium-Einstrom bei Korrektur)
- Blindpufferung nur mit Zurückhaltung: z. B. 1–2 mmol/kg nach längerer außerklinischer Reanimation (zunächst maximal 100 mmol)

- **Nebenwirkungen**
- Na^+↑, CO_2-Anstieg mit konsekutiver Erhöhung der Atemarbeit

Tris-Puffer

- **Indikationen**
- metabolische Azidosen bei gleichzeitiger Hypernatriämie und Hyperkapnie
- wirkt intra- und extrazellulär
- inotroper Effekt nach Gabe

Dosierung

- Bei 3-molarer Lösung: ml Tris = (-BE) × 0,1 kg
- Bei 0,3-molarer Lösung: ml Tris = (-BE) × kg

> Zunächst nur die Hälfte der errechneten Puffermenge infundieren, danach BGA und Neuorientierung!

- **Nebenwirkungen**
- Atemdepression
- arteriell vasodilatierend → Abfall des mittleren aortalen und koronaren Perfusiondrucks → nicht geeignet für Pufferung unter kardiopulmonaler Reanimation (CPR)

36.3.3 Alkaloseausgleich

Mit Salzsäure 7,25 % (HCl):
- 1 ml = 2 mmol (mval) H^+ + 2 mmol (mval) Cl^-
- HCl erst ab BE von +10–12 mmol/l

Dosierung

- **Salzsäure** 7,25 % (HCl) 2 molar:
  - Benötigte Dosis: ml HCl 2 molar = (BE) × kg × 0,3/2
  - Infusionsgeschwindigkeit maximal 0,2 mmol H+ pro kg/h
  - Trägerlösung: Glukose 5 %
- Nur über korrekt liegenden ZVK!
- Die Verdünnung richtet sich nach der dem Patienten zumutbaren Wasserbelastung (in der Regel 0,2 molare Lösung).
- **Beispiel:**
  - BE = 12, Patient 70 kg
  - 12 × 70 × 0,3/2 = 126 ml HCl 2 molar
  - 0,2 mmol/kg/h = 14 mmol/h

▼

- **0,2 molar:** 2 Gaben von 60 ml HCl 2 molar in 540 ml Glukose 5 % mit 70 ml/h
- **0,5 molar:** 120 ml HCl 2 molar in 380 ml Glukose 5 % mit 28 ml/h
- **Perfusor:** 1 molar: (2 Amp. HCl 2 molar à 10 ml + 20 ml NaCl 0,9 % oder Glukose 5 %) mit 0,1–0,2 ml/kg/h unter BGA-Kontrolle

36.4 Anionenlücke

- Die Überproduktion von Säuren führt zu einem Anstieg der Anionenlücke → metabolische Azidosen mit normaler Anionenlücke sprechen für einen Alkaliverlust!
- Anionenlücke: $Na^+ - (Cl^- + HCO_3^-)$
- 7 Normalwert: 8–16 mmol/l
- **Azidose mit erhöhter Anionenlücke**
  - Ketoazidosen (Diabetes mellitus, exzessiver Alkoholkonsum, Hunger)
  - Laktatazidose (O_2-Mangel, Leberversagen, Biguanide)
  - Vergiftungen (Salizylate, Methanol, Ethylenglykol)
- **Azidose mit normaler Anionenlücke**
  - tubuläre Nierenfunktionsstörung (tubuläre Azidose, Hypoaldosteronismus, Diuretika)
  - Bikarbonatverluste (Durchfall, Enterostomien, Medikamente wie Azetazolamid, Polyposis coli, M. Menetrier, Pankreasfisteln)
  - exzessive NaCl-Zufuhr (hyperchlorämische Azidose)

Ausgewählte Literatur

Brunkhorst FM, Engel C, Bloos F, et al. (2008) Intensive Insulin Therapy and Pentastarch Resuscitation in Severe Sepsis N Engl J Med 358:125–139 (VISEP-Studie)

Gattas D, Dan A, Myburgh J et al. (2012) Fluid resuscitation with 6 % Hydroxyethyl starch (130/04) in acutely ill patients. An uptade systemiv review and metaanalysis. Anesth Analg 114: 159–169

Guidet et al. (2012) Assessment of hemodynamic efficacy and safety of 6 % hydroxyethylstarch 130/0,4 vs. 0,9 % NaCl fluid replacement in patients with severe sepsis: the CRYSTMAS study. Crit Care 16 R94 (CRYSTMAS-Study)

Hartog CS, Reinhart K (2012) CRYSTMAS study adds to concerns about renal safety and increased mortality in sepsis patients. Critical Care 16:454; BMJ 346: f839

Haase N, Perner A, Hennings Li et al. (2013) Hydroxyethystarch 130/0.38-0.45 versus crystalloid or albumin in patients with sepsis: systematic review with meta-analysis and trial sequential analysis. http://clinicaltrials.gov/ct2/show/NCT00318942?term=colloidrank=2 (CRYSTAL-Study)

Koch T (2013) Umdenken in der Volumentherapie: Nutzen und Risiko von Hydroxyethylstärke. Dtsch Ärztbl Int 110(26): 441–2

Myburgh JA, Finfer S, Bellomo R, et al. (2012) Hydroxyethyl Starch or Saline for Fluid Resuscitation in Intensive Care. N Engl J Med 367:1901–1911 (CHEST-Trial)

Perner A, Haase N, Guttormsen AB, et al. (2012) Hydroxyethyl Starch 130/0.42 versus Ringer's Acetate in Severe Sepsis. N Engl J Med 367:124–134 (6S-Trial)

Rehm M (2013) Anwendungsbeschränkung für Hydroxyethylstärke. Anaesthesist 62: 644–655

Schmidt RF (2004) Physiologie des Menschen mit Pathophysiologie. Springer, Berlin Heidelberg New York Tokio

Siegenthaler W (2001) Klinische Pathophysiologie, 8. Aufl. Thieme, Stuttgart

Silbernagl S, Lang F (2005) Taschenatlas der Pathophysiologie. Thieme, Stuttgart

Strauss RG, Pennell BJ, Stump DC (2002) A randomized, blinded trial comparing the hemostatic effects of pentastarch versus hetastarch. Tranfusion 42:27–36

Van Der Linden P, James M, Mythen M, Weiskopf RB (2013) Safety of modern starches used during surgery. Anaesth Analg 116: 35–42

Blutgerinnung

M. Fresenius

M. Fresenius et al., *Repetitorium Intensivmedizin*,
DOI 10.1007/978-3-642-44933-8_37, © Springer-Verlag Berlin Heidelberg 2014

37.1 Hämostase (Gerinnung, Gerinnungshemmung und Fibrinolyse)

Die Hämostase umfasst die Blutstillung bei gleichzeitiger Erhaltung der rheologischen Eigenschaften des Blutes (Gleichgewicht der Systeme).

Die Hämostase kann unterteilt werden in
- vaskuläre Reaktion
- Gerinnung (Koagulation)
    - primäre Hämostase
    - sekundäre Hämostase
- Fibrinolyse und Fibrinolysehemmung
- Gerinnungshemmung (Antikoagulation)

37.1.1 Vaskuläre Reaktion

Lokale Kontraktion der Blutgefäße durch Sympathikusstimulation und aus Thrombozyten freigesetztem Thromboxan A_2.

Gerinnung (Koagulation)
Primäre Hämostase
- Thrombozytenadhäsion
- Thrombozytenaktivierung
- nach Aktivierung setzen die Thrombozyten folgende Substanzen frei:
    - Plättchenfaktor 3, 4 (PF3, PF4) und Plasminogen-Aktivator-Inhibitor (PAI)
    - von Willebrand-Faktor, FV, FXIII, Fibrinogen (FI)
    - Serotonin, ADP, Ca^{2+} und Thromboxan A_2, was die vaskuläre Reaktion unterstützt
- Thrombozytenaggregation

Sekundäre Hämostase
Die frühere Gliederung in ein extrinsisches und ein intrinsisches System, wie es die ältere ◘ Abb. 37.1 darstellt, ist in den letzten 10 Jahren verlassen worden. Vielmehr ist das neue Gerinnungsmodell zellorientiert (Subendothel und Thrombozyten) und greift auf die Gerinnungsfaktoren beider Systeme simultan zu, sodass das neue Gerinnungsmodell nur noch auf einem einzigen Reaktionsweg beruht.

Das neue Modell startet analog zum traditionellen extrinsischen Aktivierungsweg mit dem Faktor VII. Die Faktoren VIII, IX und XI der »endoge-

nen« Gerinnungskaskade werden dann in dieses Reaktionsmodell integriert.

Die Subendothelialzellen und die Aktivierung der Thrombozyten im Wundbereich spielen als Proteinbindungsstellen und Reaktionskatalysatoren eine wesentliche Rolle.

Bei einer Verletzung kommen Plasma und Thrombozyten in Kontakt mit extravaskulärem Gewebe. »Tissue factor« (TF), ein integrales Membranprotein, bindet und aktiviert Faktor VII (◘ Abb. 37.2, Nr. 1+2). Der TF-/VIIa-Komplex aktiviert Faktor IX und Faktor X (Nr. 3.), welcher wiederum Faktor V (Nr. 4) bindet und aktiviert.

Das **neue Gerinnungsmodell** gliedert sich in 3 Phasen:
- Die oben beschriebene Anfangsreaktion wird als **Initiationsphase** bezeichnet (◘ Abb. 37.2).
- Es folgt die **Amplifikationsphase**: Durch den Faktor-Va/Xa-Komplex wird Prothrombin in Thrombin umgewandelt (◘ Abb. 37.3, Nr. 5). Die gebildeten relativ kleinen Thrombinmengen aktivieren die Faktoren V und VIII sowie Thrombozyten (Nr. 6). An diesen aktivierten Thrombozyten binden nun die Faktoren Va, VIIIa und IXa (Nr. 7).
- Ab dieser Stelle des Reaktionsweges folgt die sog. **Propagationsphase**: Der Faktor-VIIIa/IXa-Komplex aktiviert und bindet den Faktor X am Thrombozyten (◘ Abb. 37.4, Nr. 8). Es lagert sich der Faktor V an den Faktor X an. Der Faktor-Va/Xa-Komplex katalysiert den »Thrombin-Burst« (Nr. 9). Es entsteht ein stabiles Fibringerinnsel.

Faktor VIIa kann in supraphysiologischer Konzentration den Reaktionsweg »abkürzen«, indem er direkt an aktivierte Thrombozyten bindet und die Bildung des **Faktor-Va/Xa-Komplexes** bewirkt. Der daraus resultierende »**Thrombin-Burst**« führt zu einem besonders stabilen Fibringerinnsel.

Faktor XI wird ebenfalls durch Thrombin aktiviert und bindet an aktivierte Thrombozyten. Dort unterstützt er die **Bindung von Faktor IX**. Da er für die Reaktion nur bedingt notwendig ist, bewirkt sein Fehlen klinisch nur eine geringfügig verstärkte Blutungstendenz.

Der Faktor XII, das HMW-Kininogen (HMK) und das Plasmapräkallikrein (PK) spielen nach neu-

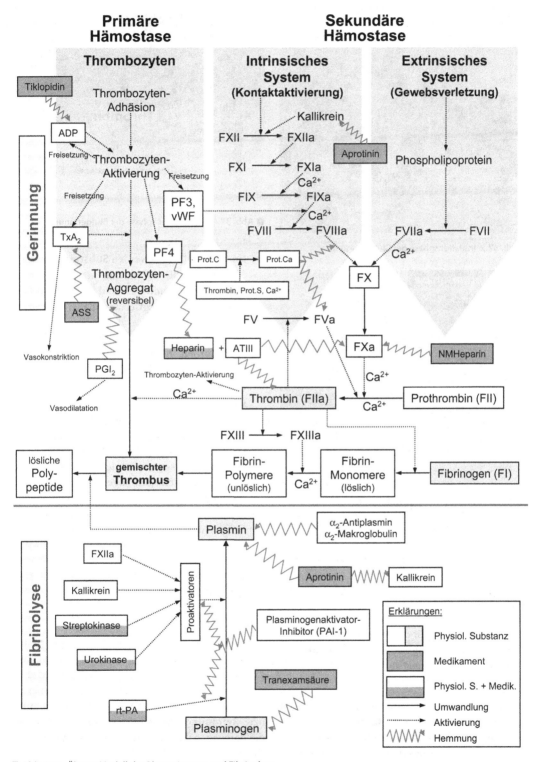

Abb. 37.1 Älteres Modell der Blutgerinnung und Fibrinolyse

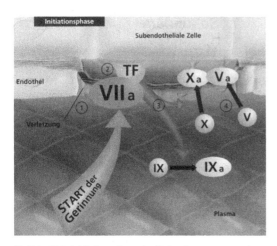

■ **Abb. 37.2** Initiationsphase der Blutgerinnung

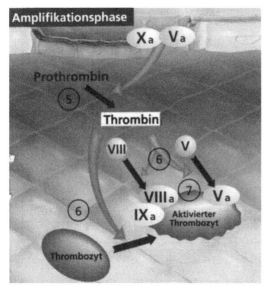

■ **Abb. 37.3** Amplifikationsphase der Blutgerinnung

esten Erkenntnissen keine hämostaseologisch relevante Rolle mehr.

> ❯ Der Faktor VIIa ist für die Aktivierung der Gerinnung unabdingbar. Er greift konzentrationsabhängig an zwei verschiedenen Punkten in den Reaktionsweg ein.

An der normalen Gerinnung sind eine Vielzahl von Gerinnungsfaktoren beteiligt (■ Tab. 37.1).

- **Serinproteasen** sind Faktoren, die nur aktiviert, aber nicht verbraucht werden (**Faktor II, IX, X, XI, XII**).

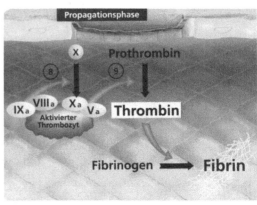

■ **Abb. 37.4** Propagationsphase der Blutgerinnung

- Im Gegensatz dazu werden **Substratfaktoren** (**Faktor I, V, VIII**) verbraucht!
- Die Faktoren V und VIII sind in die Thrombozytenmembran integriert und daher bei Lagerung sehr instabil.
- Vitamin-K-abhängige Gerinnungsfaktoren sind **Faktor II, VII, IX und X** sowie **Protein C, S und Z**.
- **Protein Z** bewirkt, dass Thrombin in einer Ca^{2+}-abhängigen Reaktion an Phospholipidoberflächen ankoppelt und nicht abdiffundiert. Ohne Protein Z findet die Ankopplung nicht statt. Es dient somit als Lokalisationsfaktor für Thrombin, um es am Ort der Gefäßverletzung zu halten. Protein-Z-Mangel begünstigt eine Blutungsneigung, allerdings ist auch eine Thromboseneigung oder Gerinnungsaktivierung denkbar, da Thrombin nicht am verletzten Endothel gehalten wird, sondern in die Peripherie abdiffundiert.
- Weitere Faktoren der Hämostase finden sich in ■ Tab. 37.2.

Gerinnungsdiagnostik

Wichtig für die **Eruierung von Blutgerinnungsstörungen** ist nicht das Laborscreening (der positive prädiktive Wert pathologischer Testergebnisse in Bezug auf Blutungskomplikationen liegt nur bei ca. 3 %!), sondern die **gezielte Anamneseerhebung** bzw. **Befragung nach Gerinnungsstörungen** und die daraus resultierende weitere differenzierte Gerinnungsanalyse.

▢ Tab. 37.1 Plasmatische Gerinnungsfaktoren

Faktor	Synonym	Plasmakonzentration (mg/dl)	Kritische Schwelle (mg/dl)	Halbwertszeit	Bemerkungen
I	Fibrinogen	200–450 (Schwangerschaft >400)	50–75	4–5 Tage	Akut-Phase-Protein
II	Prothrombin	5–10	2–4	2–3 Tage	
(III)	Gewebefaktor (»tissue factor«), Thromboplastin				
IV	Kalziumionen (Ca^{2+})				
V	Proaccelerin	1,5	0,2–0,4	12–15 h	Sehr instabil
(VI)	Aktivierter Faktor V				
VII	Prokonvertin	≈0,1	0,01	1,5–6 h	
VIII	Antihämophiles Globulin A	≈0,5–1	0,1–0,4	8–12 h	Sehr instabil Akut-Phase-Protein Hämophilie A
IX	Antihämophiles Globulin B, Christmas-Faktor	0,5–0,7	0,1–0,2	20–24 h	Hämophilie B
X	Stuart-Prower-Faktor	1	0,2–0,25	1–2 Tage	
XI	Plasma-Thromboplastin-Antecedent	≈0,6	0,1–0,2	2,5–3 Tage	Instabil
	Rosenthal-Faktor				
XII	Hagemann-Faktor	1,5–4,7	0,15–0,4	2–3 Tage	
XIII	Fibrinstabilisierender Faktor, Fibrinase	1,0–4,0	0,1–0,4	4–6 Tage	

12 Fragen bezüglich der Gerinnung (nach Strauß et al. 2006)

1. Haben Sie bei sich selbst vermehrt Nasenbluten ohne erkennbaren Grund festgestellt?
2. Bekommen Sie leicht »blaue Flecken«, ohne sich anzustoßen?
3. Haben Sie bei sich selbst Zahnfleischbluten ohne erkennbaren Grund festgestellt?
4. Treten Blutungen oder blaue Flecken mehr als 1- bis 2-mal pro Woche auf?
5. Haben Sie den Eindruck, bei Schnitt- oder Schürfwunden (z. B. Rasieren) länger nachzubluten?
6. Trat bei Ihnen bereits einmal eine verlängerte oder verstärkte Nachblutung nach oder während Operationen auf (z. B. Mandeloperationen, Blinddarmoperationen, Geburten)?
7. Trat bei Ihnen eine längere und verstärkte Nachblutung nach dem Ziehen von Zähnen auf?

▼

▼

8. Wurden Ihnen bei Operationen bereits einmal Blutkonserven oder Blutprodukte gegeben? Bitte geben Sie die Art der Operation(en) an!

9. Gab oder gibt es in der Familie Fälle von vermehrter Blutungsneigung?

10. Nehmen Sie Schmerz- oder Rheumamittel ein? Wenn ja, bitte Namen der Medikamente eintragen!

11. Nehmen Sie weitere Medikamente ein? Wenn ja, bitte Namen der Medikamente eintragen!

12. Nur für Frauen bzw. Mädchen zu beantworten: Haben Sie den Eindruck, dass Ihre Monatsblutung verlängert (>7 Tage) und/oder verstärkt (häufiger Tamponwechsel) ist?

37.1.2 Natürliche Gerinnungshemmung

Die Hemmung der Gerinnung erfolgt durch eine Vielzahl von Substanzen auf verschiedenen Ebenen, u. a. durch:

— **Hemmung der primären Hämostase durch die Endothelzellenfunktion:** Intakte Endothelzellen begrenzen die Hämostase durch Abgabe von
  - EDRF (»endothelium-derived relaxing factor«), chemisch dem NO entsprechend. EDRF führt nach Diffusion in die Gefäßmuskelzelle zur Vasodilatation
  - Prostazyklin (PGI_2), gebildet aus Arachidonsäure, hemmt die Thrombozytenaggregation und erweitert die Blutgefäße
  - Thrombomodulin (auf der Oberfläche der Endothelzelle) aktiviert gemeinsam mit Thrombin das Protein C
  - t-PA (»tissue plasminogen activator«) aktiviert die Fibrinolyse

◘ Tab. 37.2 Weitere Komponenten der Hämostase

Weitere Komponenten		Plasmakonzentration (mg/dl)	Kritische Schwelle	Halbwertszeit	Bemerkungen
PF3	Plättchenfaktor 3 Partielles Thromboplastin				
PF4	Plättchenfaktor 4 Antiheparin				Inaktiviert endogenes Heparin
AT III	Antithrombin Heparinkofaktor	22–39	15	1,5–2 Tage	
Plasminogen		11		1,5–2 Tage	
α2-Antiplasmin		7		1,5–2 Tage	
Protein C		6		1,5–6 h	
Protein S		8		1–2 Tage	
Protein Z		0,2–0,4		2–3 Tage	Vitamin-K-abhängig, Lokalisationsfaktor für Thrombin
Thrombozyten		150–400.000/µl	20–50.000/µl	4–5 Tage	

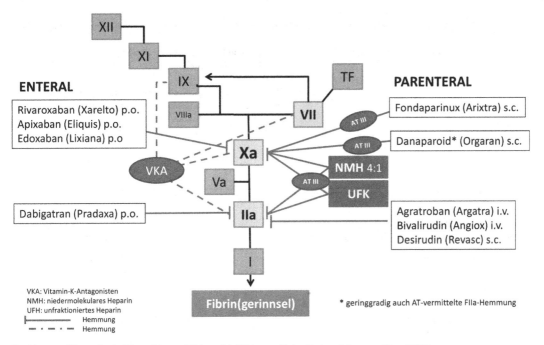

□ Abb. 37.5 Übersicht der Thrombin- und Faktor-X-Inhibitoren. (Adaptiert nach Loew u. Riess 2012)

▬ **Antithrombin (früher als Antithrombin-III bezeichnet)**
  ▬ Antithrombin inaktiviert freies Thrombin durch Bildung eines Thrombin-Antithrombin-Komplexes (TAT), außer Thrombin werden noch weitere aktivierte Proteasen wie Faktor IIa und Xa inhibiert, in geringerem Maße die Faktoren IXa, XIa und XIIa, Trypsin, Plasmin und Kallikrein.
  ▬ Die inhibierende Wirkung wird durch Heparin um das Vielfache gesteigert (>1000-fach).
  ▬ Heparin ist ein AT-abhängiger Thrombininhibitor.
▬ **Protein C und S**
  ▬ Protein C wird durch den Thrombin-Thrombomodulin-Komplex aktiviert. Aktiviertes Protein C inaktiviert zusammen mit Protein S die **Faktoren Va** und **VIIIa**. Dadurch verhindert es, dass weiteres Thrombin entsteht.

37.1.3 Medikamentöse Gerinnungshemmung (Antikoagulation)

Plasmatische Gerinnungshemmung

Aktuell kommen zur Hemmung der plasmatischen Gerinnung folgende Substanzen zum Einsatz:
▬ **nieder- und hochmolekulare bzw. unfraktionierte Heparine** (NMH, UFH), subkutane oder für UFH auch intravenöse Applikationsmöglichkeit; die NMH hemmen den Faktor Xa und F II im Verhältnis zu 4:1. Unfraktionierte Heparine besitzen ein mittleres Molekulargewicht (MMG) von 12.000–15.000 Dalton niedermolekulare Heparine haben 3000–7000 Dalton. Je geringer das Molekulargewicht des NMH, desto größer ist die Gefahr der Kumulation bei Niereninsuffizienz (vor allem bei Kreatinin-Clearance <30 ml/min). Je geringer das Molekulargewicht des NMH, desto größer die Anti-Xa/Anti-IIa-Ratio. Daher blockiert das Pentasaccharid Fondaparinux (Arixtra) nur den Faktor Xa!
▬ □ Tab. 37.3 und □ Tab. 37.4 geben eine Übersicht der zugelassenen Indikationen bezüglich

❏ Tab. 37.3 Übersicht der zugelassenen Indikationen (Thromboseprophylaxe) der niedermolekularen Heparine

Substanz	Handelsname	Konzentration	Zugelassene Thromboseprophylaxe bei folgenden Risiken bzw. Patientenklientel			
			Niedriges bis mittleres thromboembolisches Risiko	Hohes thromboembolisches Risiko	Internistische Patienten	Hämodialyse
Reviparin-Natrium	Clivarin 1.750	0,25 ml = 13,8 mg	+	∅	∅	∅
Dalteparin-Natrium	Fragmin D	1 oder 4 ml = 10.000 IE	+ 1-mal 2500 IE	+ 1-mal 5.000 IE	∅	∅
Dalteparin-Natrium	Fragmin 4 ml/– 10 ml Multidose	1 ml = 25.000/10.000 IE		+ 1-mal 5000 IE	+ 1-mal 5000 IE	·
Certoparin-Natrium	Mono-Embolex	0,3 ml = 18 mg	+ 1-mal 3000 IE	+ 1-mal 3000 IE	Nur bei akutem ischämischem Schlaganfall	
Nadroparin-Calcium	Fraxiparin 0,2/0,3/0,4/ 0,6/0,8/1,0	1 ml = 1.900 IE	+	+	∅	·
Tinzaparin	Innohep 3500 Anti-Xa IE Multi 10.000 Anti.Xa IE	1 ml = 3500 oder 10.000 Anti Xa IE	+	+	∅	·
Enoxaparin	Clexane 20/40	0,2/0,4 ml = 20/40 mg	1-mal 20 mg	+ 1-mal 40 mg	+ 1-mal 40 mg	+
Fondaparinux	Arixtra	1,5/2,5 mg	∅	+	+	∅

+ = zugelassene Indikation
∅ = fehlende Indikation
TVT: tiefe Beinvenenthrombose; AP: Angina pectoris; MI: Myokardinfarkt

der Thromboseprophylaxe sowie die Therapieempfehlungen zur Therapie der TVT ohne und mit Lungenembolie und zur Therapie des akuten Koronarsyndroms.
- **Kumarine** (Warfarin, Phenprocoumon) oral, Hemmung der vitamin-K-abhängigen Gerinnungsfaktoren II, VII, IX und X
- **direkte Thrombininhibitoren:** Dabigatran (Pradaxa) oral, Argatroban (Argatra) kontinuierlich intravenös, Desirudin (Revasc) subkutan und Bivalirudin (Angiox) intravenös
- **direkte,** Antithrombin-**un**abhängige **Faktor-X-Inhibitoren:** Rivaroxaban (Xarelto) oral,

Apixaban (Eliquis) oral, Edoxaban (Lixiana) oral
- **Antithrombin-abhängige Faktor-X-Inhibitoren**: Fondaparinux (Arixtra) subkutan, Danaparoid-Natrium (Orgaran) subkutan (auch geringgradige, AT-vermittelte FII-Inhibition)

❏ Abb. 37.5 gibt eine Übersicht über medikamentöse Möglichkeiten der plasmatischen Gerinnungshemmung, gegliedert nach parenteraler und enteraler Anwendungsform.

❏ Tab. 37.5 und ❏ Tab. 37.6 geben den Wirkmechanismus, die pharmakokinetischen Daten sowie

◘ Tab. 37.4 Übersicht der zugelassenen therapeutischen Indikationen der niedermolekularen Heparine, bei TVT ohne und mit Lungenembolie sowie bei akutem Koronarsyndrom

Substanz	Handelsname	Konzentration	Zugelassene Therapie bei folgenden Risiken bzw. Patientenklientel		
			TVT	TVT mit Lungenembolie	Instabile AP und MI
Reviparin-Natrium	Clivarin 1750	0,25 ml = 13,8 mg	∅	∅	∅
Dalteparin-Natrium	Fragmin P	0,2 ml = 15 mg	∅	∅	∅
Certoparin-Natrium	Mono-Embolex 8000 IE	0,8 ml = 8000 IE Anti-Xa	+ 2-mal 8000 IE	∅	∅
Nadroparin-Calcium	Fraxiparin 0,3	0,3 ml = 28,5 mg	+ 2-mal tgl. gewichtsadaptiert	∅	∅
Tinzaparin	Innohep 20.000 Anti-Fxa IE/ml	1 ml = 20.000 Anti-Fxa IE	+ 1-mal 175 Anti-Fxa U.E./ kg KG	+ 1-mal 175 Anti-Fxa U.E./ kkg KG	∅
Enoxaparin	Clexane 20/40	0,2/0,4 ml = 20/40 mg	+ 2-mal 1 mg/kg KG	+ 2-mal 1 mg/kg KG	+ 2-mal 1 mg/kg KG
Fondaparinux	Arixtra	5/7,5/10 mg	+ Durchschnittlich 1-mal 7,5 mg	+ Durchschnittlich 1-mal 7,5 mg	+ Durchschnittlich 1-mal 7,5 mg

+ = zugelassene Indikation
∅ = fehlende Indikation
TVT: tiefe Beinvenenthrombose; AP: Angina pectoris; MI: Myokardinfarkt

Indikation und Zulassungsstudien der aktuell in Deutschland zur Hemmung der plasmatischen Gerinnung zugelassenen Substanzen wieder.

Anmerkung: ein weiterer Faktor-Xa-Inhibitor zur intravenösen Anwendung ist in der Erprobungsphase: Otamixaban.

Thrombozytäre Gerinnungshemmung

Thrombozytenaggregationshemmer werden eingesetzt
- zur Thromboseprophylaxe bei Risikopatienten,
- nach Splenektomie mit reaktiver Thrombozytose,
- in der Therapie des akuten Koronarsyndroms, zur Vermeidung der häufig letal verlaufenden Stentthrombose

- zur Vermeidung thrombembolischer Komplikationen bei VHF
- zur Vermeidung des Shunt- bzw. Gefäßinterponatverschlusses in der Gefäßchirurgie
- zur Prävention des Apoplex

◘ Abb. 37.6 zeigt einen Überblick über die thrombozytären Rezeptoren.

Zur Hemmung der **Thrombozytenaggregation** kommen folgende Substanzen zum Einsatz:
- **Thromboxan-A$_2$-Inbibitoren** wie Acetylsalicylsäure (ASS100)
- **P2Y$_{12}$-ADP-Rezeptorantagonisten** wie Clopidogrel (Plavix), Prasugrel (Efient) und Ticagrelor (Brilique)

◻ Tab. 37.5 Thrombininhibitoren

Gruppe	Thrombininhibitoren			
Substanz	Dabigatran-exetilat (Pradaxa)	Bivalirudin (Angiox)	Argatroban (Argatra)	Desirudin (Revasc)
Wirkmechanismus'	Selektive, direkte FIIa-Inhibition	Selektive, direkte FIIa-Inhibition	Reversible, direkte FIIa-Inhibition	Direkte FIIa-Inhibition
Prodrug	Ja	Nein		
Orale Bioverfügbarkeit	6,5%*	Nur i.v. Gabe	Nur i.v. Gabe	Nur s.c. Gabe
T_{max} (h)	0,5–2 (nüchtern) 4–6			1–3
Proteinbindung	35%			<10%
Renale Elimination	Ca. 85%	20%		>90%
Hepatischer Metabolismus	Gering 15% fäkal/biliär	Zu 80% proteolytisch	Zu ca. 65% hepatisch	
HWZ (h)	12–17	0,5–0,7	ca. 0,8	2–3
P-gp-Substrat	Ja**			
CYP-3A4-Substrat	Nein			
Besonderheit	10% Dyspepsie			
Monitoring	Thrombinzeit ↑, Quick-Wert		aPTT, TZ, ECT	
Dosis	Beginn 1–4 h nach Operation mit 110 mg p.o. Ab. 2 Tag 220 mg p.o. für 10 Tage (Knieoperation) oder 28–35 Tage (Hüftoperation)	0,1 mg/kg KG Bolus + 0,25 mg/ kg KG/h bis zu 72 h	0,5–2 µg/kg/min i.v. nach aPTT 1,5- bis 3-fach bzw. <100 s	2×15 mg s.c.
Indikation	TP bei elektiven Hüft- und Kniegelenkersatz, zur Prävention des Apoplexes und der Embolie bei VHF	Antikoagulation bei ACS mit PCI + ASS + Clopidogrel	Antikoagulation bei anamnestischer HIT II und Kreatinin-Clearance <20 ml/min	Prophylaxe tiefer Beinvenenthrombosen
Kontraindikationen	Kreatinin-Clearance: <30 ml/min, geplante rückenmarksnahe Anästhesie, >2-fache Erhöhung der Leberwerte		Schwere Leberfunktionsstörung	Kreatinin-Clearance <30 ml/min
Studie	RELY	ACUITY HORIZONT-AMI		

□ Tab. 37.5 (Fortsetzung)

Gruppe	Thrombininhibitoren			
Substanz	**Dabigatran-exetilat (Pradaxa)**	**Bivalirudin (Angiox)**	**Argatroban (Argatra)**	**Desirudin (Revasc)**
Anmerkung	Bei erhöhten Blutungsrisiko und normaler GFR 2 Tage vor Operation absetzen; sonst >3 Tage vor Operation absetzen! Im Notfall ist Dabigatran dialysierbar (62 % Elimination nach 2 h Hämodialyse!)			Überwachung mit aPTT; maximale Erhöhung auf das Doppelte des Ausgangswertes

P-gp = Effluxtransporter-P-Glykoprotein, der sich in der Plasmamembran des Enterozyten befindet und die Substanz aktiv wieder ins Darmlumen befördert. Hierdurch sinkt die Resorptionsrate und somit der Wirkspiegel!

ACS: akutes Koronarsyndrom, PCI: perkutane Koronarintervention, TP: Thromboseprophylaxe, VHF: Vorhofflimmern

* PPI vermindert die Resorption von Dabigatran

** Beeinflussung der Dabigatranresorption durch den Effluxtransporter-P-Glykoprotein (P-gp), der wiederum durch Verapamil, Amiodaron, Clarithromycin, Chinidin sowie Ketoconazol gehemmt wird (Wirkspiegel im Blut erhöht sich!) und durch Rifampicin induziert wird (Wirkspiegel im Blut sinkt!).

□ Tab. 37.6 Faktor-Xa-Inhibitoren

Gruppe	Faktor-X-Inhibitoren			
Substanz	**Fondaparinux (Arixtra)**	**Rivaroxaban (Xarelto)**	**Apixaban (Eliquis)**	**Danaparoid-Natrium (Orgaran)**
Wirkmechanismus	Indirekte Anti-FXa-Inhibition (ATIII-abhängig)	Reversibler, direkte Anti-Fxa-Inhibition	Direkte Anti-Fa-Inhibition	Indirekte Anti-Fxa-Inhibition (ATIII-abhängig; schwach auch FII-Inhibition (22:1)
Prodrug	Nein	Nein	Nein	Nein
Orale Bioverfügbarkeit	0 %; nur s.c. Gabe (100%)	>80 %	ca. 50 %	
T$_{max}$ (h)		2–4	3	4–5
Proteinbindung (%)		92–95	87	
Renale Elimination		Ca. 33 % unverändert, aktiv	Ca. 25 %	Vorwiegend renal
Hepatischer Metabolismus		66 % über CYP-450-3A4, davon 50 % über Fäzes, 50 % über Galle	75 % (CYP-450-3A4)	
HWZ (h)	17	5–13	8–15	25 (Anti-FX-Aktivität)
P-gp-Substrat		Ja	Ja	

◘ Tab. 37.6 (Fortsetzung)

Gruppe	Faktor-X-Inhibitoren			
Substanz	**Fondaparinux (Arixtra)**	**Rivaroxaban (Xarelto)**	**Apixaban (Eliquis)**	**Danaparoid-Natrium (Orgaran)**
CYP-3A4-Substrat	Nein	Ja Interaktion mit Azol-Antimykotika	Ja	
Monitoring	Anti-Xa-Aktivität, aPTT	Prothrombinzeit ↓ (Neoplastinrea-genz), aPTT, Anti-Xa-Aktivität	Anti-Xa-Aktivität, aPTT	
Besonderheit	AT-III-vermittelt Kein HIT-Risiko Hohe Stent-Throm-boserate nach PCI			
Dosis	Prophylaxe: 2,5 mg s.c. 6 h postopera-tiv bis Tag 33 Therapie der NSTEMI bzw. STEMI: 2,5 mg s.c.	1×10 mg/d zur vTE-Prophylaxe 2×15 mg/d zur vTE-Therapie; 6–8 h post-operativer Beginn 1×20 mg/d bei VHF	2×2,5 mg/d zur vTE-Prophylaxe 2×5 mg bei VHF	2-(3) x 750 IE
Zulassung				
Orthopädische venöse Thromboem-bolieprophylaxe	+	+ bei elektiven Hüft- und Kniegelenkersatz	+	+ wenn Heparin kontra-indiziert ist
Internistische Throm-boembolieprophylaxe	+	–	–	+ wenn Heparin kontra-indiziert ist
Therapie der Thrombose	+	+	–	+ wenn Heparin kontra-indiziert ist
Vorhofflimmern	–	+	+	–
ACS	+	–	–	–
Mechanische Herz-klappe	–	–	–	–
Zulassungsstudien	OASIS5/6	ROCKET-AF EINSTEIN-DVT	ADVANCE 2/3	
Anmerkung		24 h präoperativ absetzen! Bei intrakraniellen Eingriffen evtl. 36–48 h präoperativ absetzen!	Bei niedrigem Blutungsrisiko 24 h vor Operation absetzen! Bei mittlerem und erhöhtem Blutungs-risiko 48 h präopera-tiv absetzen!	

P-gp = Effluxtransporter, der sich in der Plasmamembran des Enterozyten befindet und die Substanz aktiv wieder ins Darmlumen befördert. Hierdurch sinkt die Resorptionsrate und somit der Wirkspiegel!

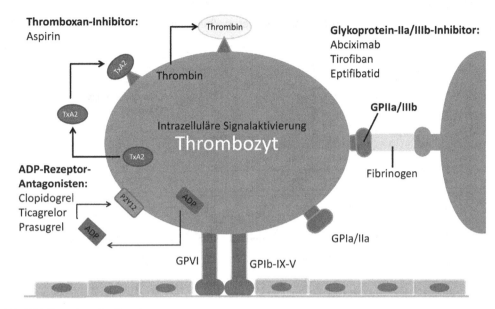

❏ **Abb. 37.6** Thrombozytäre Rezeptoren

— **Glykopeptidrezeptor-IIb/IIIa-Antagonisten** wie Abciximab (Reopro), Tirofiban (Aggrastat), Eptifibatid (Integrilin)

❏ Abb. 37.7 zeigt einen schematischen Überblick über Möglichkeiten der medikamentösen, thombozytären Gerinnungshemmung.

❏ Tab. 37.7 gibt den Wirkmechanismus, die pharmakokinetischen Daten sowie Indikation und Zulassungsstudien der Thrombozytenaggregationshemmer wieder.

37.1.4 Fibrinolyse

— Die Fibrinolyse verhindert ein übermäßiges Anwachsen des Blutgerinnsels und verursacht seine Auflösung.
— Plasminogen wird unter der Einwirkung von Plasminogenaktivatoren zu Plasmin, dem zentralen proteolytischen Enzym der Fibrinolyse umgewandelt.

Plasminogenaktivatoren

— t-PA (Gewebsplasminogenaktivator) aus der Endothelzelle
— physiologische Substanzen und Medikamente (Urokinase, Streptokinase, rt-PA) u. a.

Die Normwerte und Bewertungen der einzelnen Gerinnungstests sind in ❏ Tab. 37.8 zusammengestellt.

Fibrinolysehemmung

Die Hemmung der natürliche Fibrinolyse erfolgt durch folgende Komponenten:
— α_2-Antiplasmin
— α_2-Makroglobulin
— Plasminogen-Aktivator-Inhibitor (PAI-1)

Hyperfibrinolyse

❶ **Bei diffuser postoperativer Blutungsneigung nach einer vorausgegangenen kurzen, guten Gerinnungsphase bei sonst normalen plasmatischen Gerinnungstests und normwertigen Thrombozytenzahlen und Funktion, sollte an eine Hyperfibrinolyse gedacht werden!**

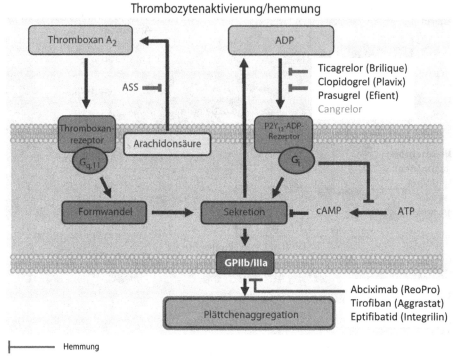

Thrombozytenaktivierung/hemmung

Ticagrelor (Brilique)
Clopidogrel (Plavix)
Prasugrel (Efient)
Cangrelor

Abciximab (ReoPro)
Tirofiban (Aggrastat)
Eptifibatid (Integrilin)

Hemmung

◘ Abb. 37.7 Medikamentöse Thrombozytenaggregationshemmung. (Adaptiert nach Schör 2012)

◘ Tab. 37.7 Thrombozytenaggregationshemmer

Gruppe	Thrombozytenhemmer				
Substanz	Acetylsalicylsäure (ASS Junior)	Clopidogrel (Plavix, Icover)	Prasugrel (Efient)	Ticagrelor (Brilique)	Cilostazol (Pletal)
Wirkmechanismus	Irreversible Blockade der Cyclo-oxygenase-1 → Thromboxan A2 ↓	ADP-Blockade	Irreversible ADP-Blockade	Reversible ADP-Blockade	
Prodrug	Nein	Ja Verschiedene CYP-Enzyme, besonders CYP2C19	Ja Nur ein CYP-Enzym	Nein	Nein
Orale Bioverfüg-barkeit			Ca. 80 %	40 %	
T_{max} (h) der Plätt-chenhemmung		4–6	1–2	1,5	
Proteinbindung			98 %	>99 %	

◼ Tab. 37.7 (Fortsetzung)

Gruppe	Thrombozytenhemmer				
Substanz	**Acetylsalicylsäure (ASS Junior)**	**Clopidogrel (Plavix, Icover)**	**Prasugrel (Efient)**	**Ticagrelor (Brilique)**	**Cilostazol (Pletal)**
Renale Elimination			Ca. 68% als inaktive Metabolite	<1%	
Hepatischer Metabolismus			27% über Fäzes	CYP 450-3A4 Aktiver Metabolit (30%)	
HWZ (h)		12	Ca. 7,4 (2–15 h)	7 (6–13)	
CYP-3A4-Substrat			Ja (+2B6)		Ja (3A4 und 2C19)
Besonderheiten		Interaktion mit PPI (Omeprazol) Clopidogrel-Resistenz	Hohe Blutungsrate bei koronaren Bypass-Operationen	NW: Dyspnoe Interaktion mit Simvastatin und Clarithromycin (Inhibition)	
Dosis		300–600 mg LD 1×75 mg ED	60 mg LD 1×10 mg ED	180 mg LD 2×90 mg ED	2×100 mg p.o.
Darreichungsform		75-mg-Tabletten	10/5-mg-Filmtabletten	90-mg-Filmtablette	
Indikation			In Kombination mit ASS beim ACS (instabile AP/NSTEMI/STEMI mit primärer oder verzögerter PCI	In Kombination mit ASS beim ACS (instabile AP/NSTEMI/STEMI mit primärer oder ohne PCI, als auch bei aortokoronarer Bypass-Operation	Claudicatio intermittierend bis Stadium paVK II
Kontraindikation			Alter ≥75 Jahre, dann 5 mg ED/Tag, schwere Leberfunktionsstörung (Child C), Apoplex oder TIA in der Anamnese		Kreatinin-Clearance <25 ml/min 5 Tage vor der Operation absetzen!
Studie	ATC 2002 vs. Placebo	CURE, PCI-CURE, CREDO, COMMIT	TRITON TIMI 38 vs. Clopidogrel	PLATO vs. Clopidogrel	

p-gp = Effluxtransporter, LD = Loadingdosis, ED = Erhaltungsdosis

◘ Tab. 37.8 Normwerte und Bewertung einiger Gerinnungstests

Test	Normwerte	Bewertung
PTT (partielle Thromboplastinzeit) Erfassung der endogenen Gerinnungsfaktoren (Faktor VIII, IX, XI, XII, geringer empfindlich: (Faktor I, II, V, X) Globaltest der plasmatischen Gerinnung	30–45 s (Neugeborene: 40–60 s) Therapeutische Antikoagulation im Bereich: 1,5- bis 3-fach ↑	**Verkürzt bei:** – Hyperkoagulabilität **Verlängert bei:** – Heparintherapie (>0,2 IE/ml Plasma) – Verbrauchskoagulopathie (DIC) – Hypofibrinogenämie – Faktorenmangel: Faktor VIII (Hämophilie A) und Faktor IX (Hämophilie B) – Fibrinogenspaltprodukte >0,05 g/l Plasma
Quick (Prothrombinzeit) Erfassung der exogenen Gerinnungsfaktoren (Faktor I, II, V, VII, X) Globaltest der plasmatischen Gerinnung	70–130 % (Neugeborene: >60 %) Therapeutische Antikoagulation im Bereich: ≈ 20–30 %	**Erniedrigt bei:** – Verminderung des Prothrombinkomplexes – Vitamin-K-Mangel – Leberzellschaden – Cumarintherapie – Verbrauchskoagulopathie (DIC) – Hochdosierte Heparintherapie (>1 IE/ml Plasma) – Fibrinogenspaltprodukte >0,05 g/l Plasma
Thrombinzeit (PTZ) Erfassung von Störungen der Fibrinbildung (3. Phase der Gerinnung) (Heparin-, Fibrinolysetherapie)	17–24 s (Neugeborene: 10–15 s)	**Verlängert durch:** – Heparintherapie – Hyperfibrinolyse (FSP) – Schwerer Fibrinogenmangel (Hypo-, Afibrinogenämie) – Zur Differenzierung Reptilasezeit und Fibrinogen bestimmen

Gerinnungstest	Erfasster Faktor	Zugabe von
PTZ	I	Thrombin
PTT	I II V X VIII IX XI XII	Plättchenfaktor III
Quick	I II V X VII	Gewebefaktor III + Ca^{2+}

Test	Normwerte	Bewertung
Fibrinogen (I) Erfassung des Substrats der plasmatischen Blutgerinnung	150–450 mg/dl Neugeborene: >160 mg/dl)	**Erniedrigt bei:** – Leberparenchymschaden – Angeboren Hyperfibrinolyse – Verbrauchskoagulopathie (DIC) Blutung infolge isolierter Hypofibrinogenämie erst ab <50 mg/dl
Faktor XIII Aktivität des fibrinstabilisierenden Faktors	1–4 mg/dl (70–140 %)	**Erniedrigt bei:** – Verbrauchskoagulopathie (DIC) – Leberparenchymschaden – Gestörter Wund- und Knochenheilung – Leukämie – Verbrennung und Polytrauma – Entzündlichen Darmerkrankungen
»Activated clotting time« (ACT) (ACT bei Hemochron) Heparintherapie	110±15 s Therapeutische Antikoagulation im Bereich: >400–500 s 2–3 ml Nativblut	**Verlängert durch:** – Heparintherapie Aktivator zur ACT-Bestimmung ist Kaolin oder Kieselerde (Hemochron), bei Verwendung von Aprotinin (Trasylol) Hemochron zu ungenau

◻ **Tab. 37.8** (Fortsetzung)

Test	Normwerte	Bewertung
»Ecarin clotting time« (ECT) Hirudintherapie	Bis 35 s 2–3 ml Nativblut	**Verlängert durch:** – Hirudintherapie
Antithrombin Erfassung des wichtigsten Inhibitors der plasmatischen Gerinnung	20±6 mg/dl (75–125 %)	**Erniedrigt bei:** – Verbrauch (große Wundfläche, DIC) – Leberschaden – Dilution – Sepsis – Hämodialyse; Hämofiltration
Reptilasezeit (RZ)	18–22 s (Neugeborene: bis 24 s)	**Verlängert durch:** – Hyperfibrinolyse (bzw. ↑ FSP) – Hypo-, Dysfibrinogenämie Heparinunabhängig
Fibrinmonomere Erfassung einer systemischen Gerinnungsaktivierung Abgrenzung einer DIC gegen Verdünnungskoagulopathie	<15 mg/l	**Erhöht bei:** – Verbrauchskoagulopathie (DIC)
Thrombin-Antithrombin-III-Komplex (TAT) Erfassung einer systemischen Gerinnungsaktivierung Abgrenzung einer DIC gegen Verdünnungskoagulopathie	1–4 µg/l	**Erhöht bei:** – Verbrauchskoagulopathie (DIC) mit reaktiver Hyperfibrinolyse – Thrombembolie
Fibrin(ogen)-Spaltprodukte (FSP) Nachweis einer Hyperfibrinolyse Abgrenzung einer DIC gegen Verdünnungskoagulopathie	<300 µg/l	**Erhöht bei:** – Hyperfibrinolyse – Verbrauchskoagulopathie (DIC) – Reaktiver Hyperfibrinolyse – Fibrinolytischer Therapie – Thrombembolie – Hämolytisch-urämischem Syndrom
D-Dimere Nachweis einer Hyperfibrinolyse Nachweis von Fibrinspaltprodukten Abgrenzung einer DIC gegen Verdünnungskoagulopathie	4–78 µg/l	**Erhöht bei:** – Verbrauchskoagulopathie (DIC) mit reaktiver Hyperfibrinolyse – Hyperfibrinolyse – Fibrinolytischer Therapie – Thrombembolie – Hämolytisch-urämischem Syndrom – Postoperativ
»Clot observation time« (COT)	Gerinnung nach 8–12 min (bei 22°C); keine Gerinnselauflösung 3 ml Nativblut Glasröhrchen	**Verlängert/keine Auflösung:** – Prothrombinkomplexmangel – Niedrig dosiert Heparin **Normal bis verlängert/Auflösung in 1 h:** – Hyperfibrinolyse/DIC – Ungerinnbarkeit >1 h: – Heparineffekt – Extreme Hyperfibrinolyse – Verbrauchskoagulopathie (DIC) – Hämophilie – Normale **Gerinnselbildung/gestörte Retraktion:** – Thrombopenie/Thrombopathie

◘ **Tab. 37.8** (Fortsetzung)

Test	Normwerte	Bewertung
Thrombelastogramm (TEG) (◘ Abb. 37.8, ◘ Abb. 37.9) Globaltest über Thrombozytenzahl, -funktion, endogene Gerinnung und Fibrinolyse r-Zeit: Zeit vom Start bis zur ersten Bewegung k-Zeit: Bewegungsbeginn bis zur Amplitudenhöhe 20 mm m_a: Maximale Amplitudenhöhe	r-Zeit: 7–15 min k-Zeit: 2,5–5 min (bis 2-cm-Amplitude) m_a: 45–60 mm Abgangswinkel: 60°	**r-Zeit verlängert:** – Faktorenmangel – Heparinämie – Fibrinogenspaltprodukte **k-Zeit verlängert:** – Faktorenmangel – Heparinämie – Fibrinogenspaltprodukte **m_a verringert:** – Faktorenmangel (FVa, FXIII) – Fibrinogenmangel – Heparinämie – Fibrinogenspaltprodukte – Thrombopenie/-pathie **r-Zeit + k-Zeit verkürzt, m_a erhöht:** – Hyperkoagulabilität
Blutungszeit Globaltest für das gesamte Gerinnungssystem Nach **Duke:** Stich am unteren Ohrläppchenrand + Absaugen des Blutes mit Tupfer Nach **Ivy:** Stauung des Oberarms, 2 mm langer und 2 mm tiefer Schnitt an der Innenseite des Unterarms; **2 Modifikationen:** – Nach **Mielke** (standardisierte Schnittführung mittels speziellem Gerät) – Nach **Simplate** (kürzerer Schnitt als bei Ivy) **Subaquale Blutungszeit** nach Marx: Stich in Fingerbeere und unter Wasser spontan bluten lassen; Dauer bis zum Sistieren messen!	1–5 min ≈4 min 2–9 min 1,5–6 min	**Verlängert bei:** – Globaler Störung der Gesamtgerinnung – Thrombozytopenie/ – Thrombozytopathie – Hoher Heparinkonzentration
Rumpel-Leede-Test	Keine Petechien bei $RR_{Manschette}$ 15 mmHg über dem RR_{syst} über 5 min	**Petechien bei:** –Angiopathie –Thrombozytopenie/-pathie

Eine normale Blutungszeit schließt eine Plättchenfunktionsstörung nicht sicher aus!

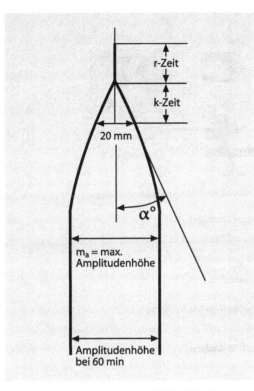

Abb. 37.8 Thrombelastogramm (TEG) r-Zeit: Zeit vom Start bis zur ersten Bewegung (normal: 7–15 min), k-Zeit: Bewegungsbeginn bis zur Amplitudenhöhe 20 mm (normal: 2,5–5 min), ma: maximale Amplitudenhöhe (normal: 45–60 mm), α: Abgangswinkel (normal: 60°)

- **Laborwerte**
- Fibrinogen niedrig
- D-Dimere hoch
- sekundärer Abfall des Plasminogens
- Hyperfibrinolysenachweis im ROTEM: Abfall des MCF_{EXTEM}-Wertes innerhalb von 60 min um >15 % oder Verkürzung der CFT im AP-TEM-Test gegenüber EXTEM-Test

- **Therapie**
- Gabe von Antifibrinolytika: Tranexamsäure (Cyklokapron) 15–30 mg/kg KG i.v. (1–2 g i.v.)

37.1.5 Thrombozytenfunktionstests

Die Funktion der Thrombozyten kann z. B. mit Hilfe einiger Tests beurteilt werden:
- PF100-Test
- Thrombelastogramm

Eine besondere Form des Thrombelastometers ist das sog. **Rotationsthrombelastometer (ROTEM-Analyzer)**, bei dem u. a. gezielt die Auswirkungen einer Heparintherapie oder eine Hyperfibrinolyse untersucht werden können. Einen Aufbau gibt ◼ Abb. 37.10 wieder. Es können maximal 4 Tests parallel durchgeführt werden. Testbezeichnungen und

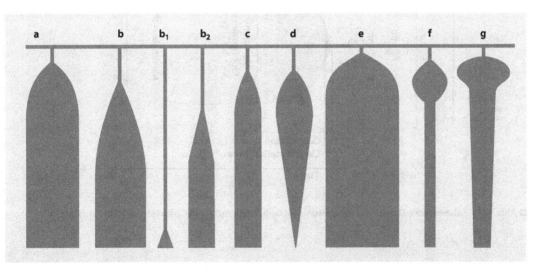

Abb. 37.9 Thrombelastogramme. **a** Normal, **b** Hämophilie, **b₁** schwere Hämophilie, **b₂** leichte Hämophilie, **c** Thrombozytopenie, **d** Fibrinolyse, **e** Hyperkoagulabilität, **f** erhöhte Fibrinolyse, **g** erhöhte Gerinnung mit erhöhter Fibrinolyse

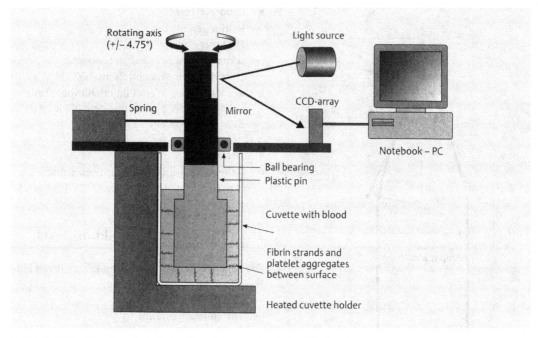

Abb. 37.10 Geräteaufbau des Rotationsthrombelastometers (ROTEM-Analyzer)

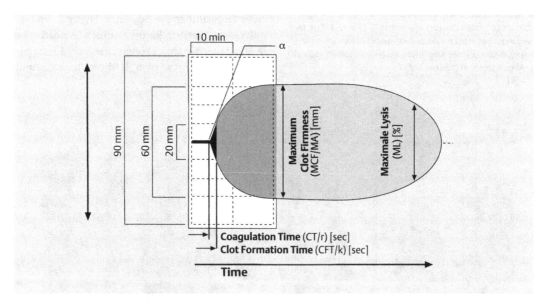

Abb. 37.11 Schematische Darstellung der Messung mit dem Rotationsthrombelastometer (ROTEM-Analyzer)

◼ Tab. 37.9 Mit dem Rotationsthrombelastometer (ROTEM-Analyzer) mögliche Testansätze

Test	Kontrollbereich	Bemerkung
INTEM	Intrinsisches Gerinnungssystem	
EXTEM	Extrinsisches Gerinnungssystem	
FIBTEM	Fibrinogenkonzentration	Zugabe von Cytochalacin zur Thrombozytenhemmung → Gerinnselfestigkeit ist im Testansatz nur von der Fibrinogenwirkung abhängig!
HEPTEM	Heparineffekt	Zugabe von Heparinase → Detektion von Heparin als Ursache einer Hypokoagulabilität!
APTEM	Hyperfibrinolyse	Zugabe von Aprotinin zur Hemmung der Fibrinolyse

◼ Tab. 37.10 ROTEM-Normalwerte

Test	INTEM	EXTEM	FIBTEM	Bemerkungen
»Coagulation time« (CT) [s]	110–173	38–79		Entspricht der initialen Thrombin- und Fibrinbildung Abhängig von der Konzentration der Gerinnungsfaktoren und Inhibitoren
»Clot formation time«(CFT) [s]	34–108	34–159		Zeit, die notwendig ist, um eine Gerinnselfestigkeit von 20 mm zu erreichen Abhängig von der Konzentration der Gerinnungsfaktoren/Inhibitoren, aber auch von der Fibrinogenwirkung
Maximale »clot firmness« (MCF) [mm]	50–72	50–72	≥8	Physiologischerweise kann die Gerinnselfestigkeit nach >45 min wieder geringfügig abnehmen (<15 % der MCF) Abhängig von der Funktion und der Zahl der Thrombozyten, von der Konzentration des Fibrinogens und des Faktor XIII MCF <40 mm: verstärkte Blutungsneigung MCF <35 mm: Gefahr der diffusen intraoperativen Blutungsneigung **Cave:** Ist die MCF sowohl im INTEM als auch EXTEM erniedrig und der FIBTEM >10 mm (ausreichende Fibrinogenkonzentration), so sollten Thrombozyten substituiert werden!
α-Winkelgrad (°)	66–86	66–86		

Normalwerte können aus ◼ Tab. 37.9 und ◼ Tab. 37.10 entnommen werden.

◼ Abb. 37.11 gibt schematisch eine ROTEM-Messung wieder.

Eine zu späte Korrektur von hämostaseologischen Störungen geht mit einem gesteigerten Blutverlust und Transfusionsbedarf einher → Ziel ist daher eine frühe Diagnostik und eine zeitgerechte und bedarfsgezielte Substitution mit Gerinnungsfaktoren!

> **Unterschiedliche Messergebnisse für arterielles und venöses Blut! Am besten immer arterielles Zitratblut verwenden!**

ROTEM erfasst **nicht**:
- Thrombozytenaggregationshemmer (ASS, Plavix, Iscover, ...)
- Marcumar, NMH, Fondaparinux, Danaparoid, …

37.2   Hämorrhagische Diathesen

- Koagulopathien (Störungen der plasmatischen Blutgerinnung)
- Angiopathien (Störungen der Gefäße, z. B. M. Osler, allergische oder rheumatische Purpura)
- Thrombopathien (Störungen der Thrombozyten)
  - Thrombozytopenien (Bildungsstörungen, gesteigerter Abbau, z. B. M. Werlhof)
  - Thrombozytopathien
    - angeboren: z. B. Von-Willebrand-Jürgens-Syndrom
    - erworben: z. B. Medikamente (ASS, andere NSAID etc.), Urämie, Leberzirrhose
- Kombination: Von-Willebrand-Jürgens-Syndrom (leichter Faktor-VIII-Mangel und Thrombopathie und Angiopathie)

37.2.1 Störungen der Blutgerinnung (Koagulopathien)

Qualitative/quantitative Synthesestörung von Gerinnungsfaktoren

- **angeborene Defektkoagulopathien**
  - Hämophilie A (Faktor-VIII-Mangel), Inzidenz 1:10.000–20.000
  - Hämophilie B (Faktor-IX-Mangel), Inzidenz 1:100.000
  - Angiohämophilie Von-Willebrand-Jürgens-Syndrom, Inzidenz 1:10.000–20.000
- **erworbene Defektkoagulopathien**
  - Verminderung des Prothrombinkomplexes (FII, VII, IX, X) durch Synthesestörung in der Leber, Vitamin-K-Mangel
- **Immunkoagulopathien**
  - Autoantikörper (Kollagenosen, Lebererkrankungen)
  - Isoantikörper (Rh-Inkompatibilität und andere)

Verlust- und Verdünnungskoagulopathie

- **Verlustkoagulopathie:** Verlust der zellulären und plasmatischen Blutbestandteile durch Blutung
- **Verdünnungskoagulopathie:** Verdünnung aller plasmatischen Bestandteile des Blutes mit kristalloiden oder kolloidalen Volumenersatzmitteln oder EK

Verbrauchskoagulopathie, disseminierte intravasale Koagulopathie (DIC)

- Beide Begriffe werden synonym verwendet.
- Eine DIC bedeutet den Zusammenbruch des hämostaseologischen Systems. Es besteht eine Imbalance zwischen Neusynthese und Verbrauch von Thrombozyten und Gerinnungsfaktoren. Das Gerinnungssystem kann durch verschiedene Ursachen generalisiert aktiviert werden. Es kommt zu einer Hyperkoagulabilität. Eine Störung der Mikrozirkulation ist die Folge. Kompensatorisch versucht der Körper, die Mikrothromben wieder aufzulösen, und reagiert mit einer gesteigerten Fibrinolyse. Da aber weiterhin Gerinnungsfaktoren in höherem Maße verbraucht als neusynthetisiert werden, gelingt es schließlich nicht mehr, ein normales Gerinnungspotenzial aufrecht zu erhalten.
- Eine chronische DIC ist meist kompensiert, kann aber sowohl zu Thrombosen als auch zu Blutungen führen.
- ◗ Tab. 37.11 gibt einen Vergleich zwischen den verschiedenen Stadien der Verbrauchskoagulopathie und der Verlustkoagulopathie.

Ursachen einer DIC
- **Akute DIC**
  - Schweres Trauma
  - Schock
  - Sepsis
  - Verbrennungen
  - Geburtshilfliche Komplikationen
  - Akute Pankreatitis
  - Hämolyse (Massiv- oder Fehltransfusion)
  - Intoxikationen
  - Schlangenbiss
- **Chronische DIC**
  - Lebererkrankungen
  - Maligne Tumoren (Leukämie)
  - Schwere Systemerkrankungen

◖ Tab. 37.11 Stadien der Verbrauchskoagulopathie (DIC)/Verlustkoagulopathie

	Stadium I (Hyperkoagula-bilität)	Stadium II (kompensierte DIC)	Stadium III (Hyperfibrinolyse, subakute DIC)	Stadium IV (akute DIC)	Verlust-koagulopathie
Gerinnung	↑	↑	↓	↓↓	↑
Verbrauch	↔	↑	↑	↑↑	↑
Fibrinolyse	↔	↔	↑	↑↑	↔
Quick	↔	↔	↓	↓↓	↓↓–↓↓
PTT	↓	↔	↑	↑↑	↑-↑↑
PTZ	↔	↔-↑	↑	↑↑	↔
Fibrinogen	↑	↔	↓↓	↓↓	↓–↓↓
Thrombozyten	↔	↔↓	↓	↓↓	↓–↓↓
AT III	↔	↓	↓↓	↓↓	↓–↓↓
FSP	↔	↔-↑	↑	↑↑	↔
Faktor XIII	↑↑	↔	↓	↓↓	↔–↓
TAT	↔-↑	↑	↑↑	↑↑	↔
D-Dimere	↔-↑	↑	↑	↑↑	↔

↔ = normal, ↑ = erhöht bzw. verlängert, ↑↑ = stark erhöht bzw. verlängert, ↓ = erniedrigt bzw. verkürzt, ↓↓ = stark erniedrigt bzw. verkürzt

- **Therapie**
- Therapie der Grunderkrankung
- Beseitigung der Hyperkoagulabilität
- Unterbrechung der Umsatzsteigerung
- Verhinderung der Mikrothrombosierungen
- Beseitigung der Mikrothromben im Gefäß-system

Therapiehinweise bei Verbrauchs-koagulopathie

- Die Strategie der Substitutionstherapie zielt v. a. auf das Erhalten eines hohen Niveaus an Inhibitoren der Blutgerinnung ab. Daher werden Faktorenkonzentrate (mit überwiegend prokoagulatorischen Substanzen) nur herangezogen, wenn ein ausreichender Hämostaseausgleich durch FFP nicht möglich ist.
- Kein Heparin bei blutenden Patienten.

▼

- Thrombozytensubstitution, wenn Thrombozytenzahl <10.000–30.000/μl.
- Evtl. Antithrombinsubstitution (AT III), wenn <70%.
- PPSB enthält aktivierte Faktoren, daher erst dann, wenn AT III normalisiert bzw. ausreichend substituiert worden ist.
- Fibrinogen führt zur weiteren Gerinnungsaktivierung.
- Eine antifibrinolytische Therapie ist bei der DIC grundsätzlich kontraindiziert (Ausnahme: Überwiegen der reaktiven Fibrinolyse und Blutung)

Die Therapieansätze der DIC sind in ◖ Tab. 37.12 dargestellt.

Therapie von Gerinnungsstörungen

Früher eher das »Gießkannenprinzip« (Gabe von einem Cocktail an Gerinnungsfaktoren z.B. FFP

◻ Tab. 37.12 Therapie der Verbrauchskoagulopathie (DIC)/Verlustkoagulopathie

	Stadium I (Hyperkoagu-labilität)	Stadium II (kompensierte DIC)	Stadium III (Hyperfibrinolyse, subakute DIC)	Stadium IV (akute DIC)	Verlust-koagulopathie
Heparin	+	+	(+)?	–?	
FFP		+	+	+	+
Thrombozyten		(+)	+	+	+
AT III		(+)	+	+	(+)
PPSB			(+)	+	(+)
Fibrinogen			–?	(+)	
Plasminogen				?	
Fibrinolytika (rt-PA)				?	

+ = indiziert, (+) = bedingt indiziert, –? = fraglich kontraindiziert, +? = fraglich indiziert

oder PPSP und Fibrinogen sowie physiologischen Gegenspieler wie z. B. Antithrombin). Heute primär Durchführung einer zeitnahen, zum Teil bettseitigen Gerinnungsdiagnostik (= »Point-of-care-Diagnostik«) und anschließend gezielte Substitution von Gerinnungsfaktoren.

37.2.2 Trauma-induzierte Koagulopathie (TIC)

■ **Ursachen**
- Verletzung von Endothel mit Aktivierung des zellulär vermittelten Gerinnungssystems
- systemische Hypoperfusion
- systemische Inflammation durch das Trauma

Zusätzlich kommt es klinisch zur **Azidose** (pH ≤7,2), **Hypothermie** (Körperkerntemperatur ≤34°C) und **Hypokoagulopathie** durch Verdünnung und geringem Verbrauch von Gerinnungsfaktoren.

Hämostaseologisch kommt es zu einem Anstieg von zellulärem Thrombomodulin → Bildung eines Thrombin/Thrombomodulinkomplex → Aktivierung von Protein C → FVa und FVIIIa ↓ → Plasminogenaktivatorinhibitor (PAI) ↓ → Hyperfibrinolyse

■ **Therapie**
- »damage control resuscitation« mit **permissiver Hypotension** (MAP von ca. 65 mmHg bzw. systolischer RR <90 mmHg)
- Ausgleich der Azidose (Ziel-pH >7,2) und Hypokalzämie (ionisiertes Ca^{2+} >0,9 mmol/l)
- Beseitigung der Hypothermie und Aufrechterhaltung einer Normothermie (angewärmte Infusionslösungen, Einsatz des Level-1- oder Rapid-Infusion-Systems (RIS), Wärmedecken/-gebläse, …)
- Transfusion von Blutprodukten und gerinnungsaktiven Präparaten wie z. B. Fibrinogen (Haemocomplettan), PPSB (Beriplex), …
- Hemmung der Fibrinolyse mit Tranexamsäure (1–2 g Cyclokapron) i.v., anschließend 2 g/24 h

Prädiktoren für eine erhöhte Mortalität sind eine
- Temperatur <35°C
- Basenexzess <–6
- INR >2,5
- RR_{syst} <110 mmHg
- Hb <6,2 g/dl
- Thrombozyten <100.000/µl
- Fibrinogen <100 mg/dl

◻ Tab. 37.13 Von-Willebrand-Jürgens-Syndrom – Typeneinteilung. (Adaptiert nach Kleinschmidt 2002)

Test	Typ 1	Typ 2A	Typ 2B	Typ 2N	Typ 3
VWF-Antigen	Vermindert	Normal bis vermindert	Normal bis vermindert	Normal	Fehlt
Ristocetin-Kofaktor	Vermindert	Vermindert	Vermindert	Normal	Fehlt
Kollagenbindungsaktivität	Vermindert	Vermindert	Vermindert	Normal	Fehlt
Multimere	Vermindert	Große und/oder mittelgroße fehlen	Großmolekulare fehlen	Normal	Fehlen
Faktor VIII	Normal bis vermindert	Normal bis vermindert	Normal bis vermindert	Vermindert	Stark vermindert
RIPA	Normal bis vermindert	Normal bis vermindert	Gesteigert*	Normal	Vermindert
Thrombozytenzahl	Normal	Normal	Normal vermindert[a]	Normal	Normal

VWF: Von-Willebrand-Faktor-Antigen; RIPA Ristocetin-induzierte Plättchenaggregation
* Kontraindikation für DDAVP-Gabe!

> Eine »damage control resusitation« beinhaltet die Gabe von Erythrozyten, Fresh-frozen-Plasma und Thrombozytengaben im Verhältnis von 5 EK/5 FFP/1–2 TK.

37.2.3 Von-Willebrand-Jürgens-Syndrom (vWJS)

Erstbeschreibung von Erik von Willebrand aus Helsinki.

- **Inzidenz**
- 1 % der Bevölkerung; damit ist die Krankheit die häufigste, angeborene Gerinnungsstörung

- **Pathophysiologie**
Der vW-Faktor (vWF) spielt bei der Blutgerinnung eine entscheidende Rolle. An der Stelle der Gefäßverletzung vermittelt er die Thrombozytenadhäsion und -aggregation. Da der vWF auch Trägerprotein für Faktor VIIIc ist, kommt es auch zu einer verminderten Aktivität von Faktor VIIIc → gestörte plasmatische Gerinnung. Das klinische Bild ist nicht einheitlich. Es treten sowohl Störungen des thrombozytären Systems (petechiale Blutungen, verlängerte Blutungszeit) als auch Störungen des intrinsischen Gerinnungssystems (hämophiler Blutungstyp, verlängerte aPTT) auf Typeneinteilung des vWJS. Typeneinteilung des vWJS: ◻ Tab. 37.13 und ◻ Tab. 37.14.

- **Klassifikation (2002)**
- **angeborenes vWJS**: anhand von laborchemischen Untersuchungen Einteilung in 3 Typen:
  - **Typ I** (Häufigkeit: 80 %, vWF und Faktor VIIIc vermindert)
  - **Typ II** (2A/2B/2M/2N, Häufigkeit: 15 %, strukturelle und funktionelle Defekte des vWF; vW-Faktor und Faktor VIIIc können vermindert oder normal sein)
  - **Typ III** (Häufigkeit: ca. 1 %; vWF fehlt, und Faktor VIIIc ist stark vermindert)
- **erworbenes vWJS** (z. B. bei lymphoproliferativem Syndrom, monoklonalen proliferativen Erkrankungen, malignen Lymphomen, autoimmunologischen Erkrankungen, Hypothyreose, Valproinsäuretherapie, Herzklappenerkrankungen)

◘ Tab. 37.14 Typeneinteilung: Klassifikation des Von-Willebrand-Jürgens-Syndroms. (Adaptiert nach Kleinschmidt 2002)

Typ	Häufig-keit	Charakteristik	Verteilungsmuster der vWF-Multimere	Genetische Übertragung	Klinische Symptomatik	Therapie
1	70–80%	Quantitative Verminderung des vWF	Normale Verteilung	Autosomal-dominant mit variabler Penetranz und Expressivität	Oft keine oder nur milde Blu-tungsneigung; oft erst bei ope-rativen Eingriffen	DDAVP, insbe-sondere bei normaler Thrombo-zytenzahl
2A	Ca. 10%	Qualitative Verminderung des vWF	Verminderte oder fehlende hochmole-kulare und mittel molekulare Mul-timere	Autosomal-dominant und rezessiv mit vielfältigen Mutationen	Variabel, meist mittelschwere Blutungsneigung	Konzentrate mit vWF und F VIII, DDAVP kaum wirksam
2B	Ca. 3–5%	Abnormer vWF mit erhöhter Affinität zum GP-Ib-Rezeptor	Hochmolekulare Anteile fehlen, da verstärkt abgebaut (Proteolyse)	Autosomal-rezessiv mit multiplen Mutationen	Variabel, schwere Blutungsnei-gungen sind möglich	Konzentrate mit vWF und F VIII, DDAVP kontraindiziert!
2M	Ca. 3%	Verminterte vWF-Thrombozyten-Interaktion	Normal, bei Typ Vicenza »supramo-lekulare« Multimere vorhanden		Variable, schwere Blutungsnei-gungen sind möglich	Konzentrate mit vWF und F VIII, DDAVP kaum wirksam
2N	Ca. 3%	Verminderte vWF-Affinität zu F VIII	Normal, Faktor-VIII-Aktivität <25%		Oft klinische Ähnlichkeit mit der Hämophilie A	Konzentrate mit vWF und F VIII
3	Ca. 1%	Nahezu kom-plettes Fehles des vWF	Normal, sofern vWF überhaupt nach-weisbar		Schwere Blu-tungsneigung mit Faktor-VIII-Erniedrigung	Konzentrate mit vWF und F VIII Alloantikörper-bildung in 10–15%

■ **Diagnostik**

━ positive Familienanamnese und Klinik

━ Bestimmung von Faktor VIIIc, Ristocetin-Ko-faktor (Rcof), vWF, von-Willebrand-Antigen, Multimerenanalyse

━ in nur 60% der Fälle verlängerte Blutungszeit (bei Hämophilie normal) und aPTT-Verlänge-rung bzw. in 40% normale Blutungszeit im Screening-Test

━ in 90% der Fälle Nachweis eines verminderten Ristocetin-Kofaktors (vWF: Rcof, Ausnahme Typ 2N) und verlängerte Plättchenhaftungszeit im »platelets function analyzer« (PFA) → PFA-Test hat eine hohe Sensitivität (95%) beim vWJ-Syndrom

■ **Von-Willebrand-Faktor**

━ HWZ: erste HWZ beträgt 3 h, die anschlie-ßende zweite HWZ 12–20 h

━ Konzentration ca. 10 mg/l bzw. 40–240% (hohe inter- und intraindividuelle Variabilität)

━ veränderte Spiegel bei: Blutgruppe 0 ↓, Farbi-ge ↑, Entzündung ↑, Frauen > Männer, Schwan-gerschaft ↓

❶ Erhöhte Spiegel im Rahmen der entzünd-lichen Akutphase!

━ Synthese in den Endothelzellen und den Megakaryozyten, Speicherung in den Thrombozyten (α-Granula) sowie den Weib-le-Palade-Körperchen der Endothelzellen

◻ Tab. 37.15 Therapieonen beim Von-Willebrand-Syndrom. (Adaptiert nach Kleinschmidt 2002)

Präparat	Charakteristik	Wirkmechanismus	Pharmakodynamik und -kinetik	Dosierung
DDAVP (1-Desa-mino-8-D-Arginin-Vaso-pressin), Minirin (Ferring)	Synthetisches Nonapeptid mit starker antidiure-tischer und gerin-ger vasokonstrikto-rischer Wirkung	Freisetzung von vWF aus Endothel-zellen (V2-Rezep-toren-vermittelt)	Halbwertzeit 5–8 h vWF: Erhö-hung des vWF:Ag um den Faktor 2–5 nach 60–120 min über 8–10 h Faktor VIII: Erhö-hung um den Faktor 2–5 nach 30–60 min für 5–8 h	Intravenös und subkutan: 0,3–0,4 µg/kg über 30 min intranasal: 2–4 µg/kg
Haemate HS (Aventis-Behring)	Virusinaktiviertes Faktorenkonzentrat mit vWF und Faktor VIII (Verhältnis 2,2:1)	Hoher Substituti-onseffekt für vWF und Faktor VIII	Halbwertzeit VWF und Fak-tor VIII etwa 8–16 h. Recovery von vWF und Faktor VIII ca. 80–90 % (1 h nach Gabe)	20–60 IE Fak-tor VIII+ 44–132 IE vWF:RCo/kg (bei Kindern 20 % mehr) in Abhän-gigkeit von der Klink
Immunate (Baxter)	Doppelt inakti-viertes Faktor-VIII-Konzentrat	Substitution primär von Fak-tor VIII	Mittlere Halbwertszeiten Fak-tor VIII, vWF:AG, vWF:RcoF 23, 19, 11 h bei hoher in-vivo-reco-very (>80 %)	30–80 IE Faktor VIII/kg im Intervall von 12 h (Phase-III-Studie)
vWF-Konzentrat (LFB, Les Ulis, Frankreich)	Virusinaktiviertes Präparat, Fraktio-nierung aus Kryo-präzipitat mit nur geringen Mengen an Faktor VIII	Substitution von vWF mit normaler Multimervertei-lung	Biologische Halbwertszeit 9–13 h bei Patienten mit vWS Typ 3, Halbwertszeit der hochmolekularen Multimere ca. 14 h	50 IE/kg bei leich-ten Blutungen, bei operativen Eingrif-fen zusätzlich 30–50 IE/kg alle 12–24 h

- **Therapeutische Optionen**
- ◻ Tab. 37.15
- Desmopressin bei Typ 2B kontraindiziert
- Östrogenpräparate können bei Frauen mit vWS die Synthese des vWF in den Endothel-zellen steigern!

37.2.4 Heparininduzierte Thrombozyto-penie (HIT)

- Synonym: heparinassoziierte Thrombozyto-penie, -pathie (HAT)
- Einteilung nach Chong in Typ I und Typ II
- Inzidenz: ca. 10 % für Typ I und 0,5–5 % für Typ II

HIT-Typ I (nichtimmunologisch)

- **Beginn**
- unmittelbar nach Heparingabe

- **Thrombozytenzahl**
- Abfall meist nicht <100.000/µl

- **Pathomechanismus**

Heparinbindung an Rezeptoren auf den Thrombo-zyten (Hemmung der Adenylatcyclase → cAMP↓ → Thrombozytenaggregation).

- **Komplikationen**
- keine

- **Labordiagnostik**
- keine

- **Therapie**
- keine spezielle Therapie notwendig

HIT-Typ II (immunologisch)

- 1969 Erstbeschreibung der HIT II durch Natelson
- Bei der HIT wird das Antikoagulans plötzlich zum Prokoagulans und es treten trotz Hepa-

◻ Tab. 37.16 »Vier T«-Test (Modifiziert nach Lo et al. 2006)

Punkte	2	1	0
Thrombozytopenie (akut)	20–100/nl oder Abfall >50 %	10–19/nl oder Abfall um 30–50 %	<10/nl oder Abfall <30 %
Timing des Thrombozytenabfalls	Beginn Tag 5–10 oder ≤1 Tag (Reexposition 100 Tage)	Beginn >10 Tage	Beginn ≤4 Tage ohne kürzliche Exposition
Thrombose oder andere Manifestationen (z. B. dermatologische Erscheinungen)	Neue Thrombose, Hautnekrose akute systemische Reaktionen nach i.v. UFH-Bolus	Zunehmende oder wiederholte Thrombose Erythem im Bereich der Einstichstelle	Keine
Andere (other) Gründe für Thrombozytopenie	Keine alternative Erklärung für Thrombozytenabfall	Mögliche andere Ursache	Definitive andere Ursache
Gesamtpunkte	**Wahrscheinlichkeit für eine HIT**		
6–8	Hoch		
4–5	Mittel		
0–3	Gering		

ringabe in 30–50 % der Fälle arterielle und/oder venöse Thromben (70 % aller Fälle) auf.

- **Inzidenz**
- bei UFH: 0,3–5 % und bei NMH: 0,1–1,0 %

- **Letalität**
- unbehandelt bis 30 %; unter alternativer Antikoagulation immer noch hoch: 8–20 %.

- **Beginn**
Frühestens am 5 Tage nach der primären Heparingabe. Bei bekannter HIT kann innerhalb der ersten 3 Monate nach Diagnosestellung mit positiven Antikörpern die HIT innerhalb der ersten 4 Tage erneut auftreten.

- **Thrombozytenzahl**
Thrombozytenzahl <100.000/µl oder schneller Abfall <50 % des Ausgangswertes. Meistens zwischen 30–80.000 Thrombozyten/µl. Thrombozytenwerte <20.000/µl haben meist eine andere Ätiologie. Selten: Koinzidenz von Sepsis und nicht therapierte HIT II.

- **Pathomechanismus**
- **Antikörper gegen Heparin-PF4-Komplex** (zu 95 %): aktivierte Thrombozyten setzen multip-

le Sekretionsprodukte aus a-Granula und »dense bodies« frei → u. a den heparinneutralisierenden Plättchenfaktor 4 (PF4) mit hoher Affinität zu Heparin (Heparin-PF4-Komplex) → antikoagulatorischer Effekt von Heparin ↑. Der Heparin-PF4-Komplex wird von neusynthetisierten Antikörpern der IgG-Klasse gebunden, welche sich an die Thrombozytenmembran binden → Thrombozytopenie.

- Weder die Art des Heparins (unfraktioniertes oder fraktioniertes Heparin) noch die Menge oder der Applikationsweg (i.v. oder s.c.) spielen bei HIT II eine Rolle!
- Heparin als Bestandteil in arteriellen Spülsystemen und Gerinnungspräparaten (z. B. PPSB), daher kein PPSB mit Heparinzusatz verabreichen.
- Bei Anwendung eines Pulmonaliskatheters müssen spezielle heparinfreie Katheter verwendet werden.
- HIT II ist auch bei Anwendung von niedermolekularem Heparin (NMH) beobachtet worden! → jedoch geringere Inzidenz unter NMH.

- **Komplikationen**
- Thrombenbildung (weißer Thrombus) im venösen und arteriellen System

- schwere Veränderungen der Mikro- und Makrozirkulation (»White-clot-Syndrom«)
- Gerinnungsaktivierung (Verbrauchskoagulopathie)
- Hautnekrosen und erythematöse Plaques an der Heparininjektionsstelle

- **Diagnostik**
- **Scores für die klinische Diagnose**
Bevor mittels teurer Tests auf HIT »gescreent« wird, sollte mit Hilfe des Score der vier »T's« die Wahrscheinlichkeit ermittelt werden (◘ Tab. 37.16). Ein weiterer Score zum »Screenen« auf HIT II ist der Score nach Magnani (◘ Tab. 37.17).

- **Labordiagnostik**
- Kontrolle der Thrombozytenzahl im **Citratblut** (kein EDTA-Blut). Thrombozytenaggregationstest mit Heparin vs. Puffer mit Hilfe eines Aggregometers; Nachteil: geringe Spezifität (25–50 % werden nicht erfasst).
- Der D-Dimer-Spiegel ist meist als Hinweis einer ablaufenden Gerinnung erhöht.
- **Funktionelle Tests:**
  - **Serotoninfreisetzungstest**: Markierung der Thrombozyten mit radioaktivem Serotonin und Messung der Lyse nach Heparingabe (>20 % ist für HIT II signifikant).
  - **HIPA-Test** (heparininduzierter Plättchenaggregationstest): Inkubation von Thrombozyten und Heparin auf Mikrotiterplatten → Aggregation bei geringen Heparinkonzentrationen (0,1 U/ml) ist für HIT II beweisend! Dauer: 3–4 h.
  - **HIPAA-Test** (heparininduzierter Plättchen-Aktivierungs-Assay)
- **Antikörpernachweis** im ELISA-Test: Nachweis von HIT-Antikörpern mit Hilfe Heparin-PF4-beschichteter Platten. **Cave**: geringe Spezifität des Tests, d. h. obwohl Antikörper vom IgG-Typ nachgewiesen werden, liegt klinisch keine HIT vor!

⚠ **Keiner der genannten Assays eignet sich zur Notfallanalytik!**

◘ **Tab. 37.17** Score nach Magnani. (Adaptiert nach Magnani 1993)

Kriterium	Score
Thrombozytenabfall von 30–40 %	+1
Thrombozytenabfall >50 % des Ausgangswertes	+2
Intervall zwischen Therapiebeginn mit Heparin und Thrombozytenabfall >4 Tage	+2
Bei Reexposition Thrombozytenabfall nach 5 Tagen	+3
Thrombembolische Komplikationen bei Heparinexposition	+1
Arterielle und venöse Thrombosen	+2
Entzündlich-nekrotische Hautreaktionen	+2
White-clot-Syndrom	+1
Zunehmende Heparinresistenz	+1
Septische Komplikationen bei Diagnosestellung	−1
Gleichzeitige Gabe von Medikamenten mit Thrombozytenabfall als	
Begleitreaktion (z. B. Phosphodiesterase-III-Hemmer etc.)	−1
zurückliegende Zytostatikatherapie	−1
Andere Ursachen für einen Thrombozytensturz (mögliche Sepsis etc.)	−1
Blutungen (ohne Überdosierung eines Antithrombotikums)	−1
HIT	Gesamtpunktzahl
Sicher:	≥7
Wahrscheinlich:	4 bis 6
Möglich:	1 bis 3
Unwahrscheinlich:	0 bis −4
Maximal +15 Punkte, minimal −4 Punkte	

- **Ultraschalluntersuchung/Kompressionssonographie**
Nachweis von venösen Thrombosen mit Hilfe der Kompressionssonographie (Positivität in 23–52 % der Fälle).

- **Therapie**
- Patienten mit HIT II in der Vorgeschichte dürfen nicht mit Heparin behandelt werden (weder therapeutisch noch prophylaktisch).
- Schon bei begründetem Verdacht auf HIT II muss Heparin sofort abgesetzt werden. Dies gilt für alle Applikationsformen des Heparins (unfraktioniertes und niedermolekulares), für Durchspülungen von Zugängen und Kathetern mit Heparin-haltigen Lösungen, für Heparin-beschichtete Katheter und Heparin-haltige Blutersatzpräparate (**cave**: Gerinnungsfaktoren).
- Eine therapeutische oder prophylaktische Antikoagulation sollte, wenn die Indikation zur Antikoagulation nach wie vor besteht, entweder mit dem Heparinoid Danaparoid-Natrium (Orgaran), mit dem rekombinanten Hirudin-Präparat Lepirudin (Refludan) fortgeführt werden.
- Patienten mit HIT II und einer Thrombose müssen mit Orgaran oder Refludan in therapeutischer Dosierung behandelt werden. Mit der Behandlung muss sofort begonnen werden, auch wenn noch keine Ergebnisse der Bestätigungsanalytik vorliegen.
- Patienten mit HIT II ohne Thrombose bei hohem Thomboserisiko müssen ebenfalls nach Absetzen des Heparins mit Orgaran oder Refludan in therapeutischer Dosierung behandelt werden.
- In der akuten Phase des HIT II ist eine alleinige orale Antikoagulation wegen einer möglichen Verschlechterung der Symptomatik kontraindiziert. Wie bei den Marcumarnekrosen unter Protein-C-Mangel führt die Einleitung der oralen Antikoagulation zu einer vorübergehenden Steigerung des prokoagulatorischen Potenzials. Eine Marcumarisierung kommt erst als Langzeittherapie nach Normalisierung der Thrombozyten in Frage.
- Eine prophylaktische Thombozytensubstitution wird nicht empfohlen. Sie provoziert neue thrombotische Ereignisse. Allenfalls bei schwerster Thrombozytopenie mit gleichzeitigen schweren hämorrhagischen Komplikationen kann die Gabe von Thrombozyten gerechtfertigt sein.

Antikoagulation bei HIT II
Argatroban (Argatra)
- Argininderivat mit einem MG von 527
- direkter Thrombininhibitor
- zurzeit nur **intravenöse, kontinuierliche** Applikationsform vorhanden!

- **Wirkmechanismus**
- Reversible Bindung an die »active site« des Thrombins im Gegensatz zum Lepirudin → Hemmung der Bildung von Fibrin
- keine Aktivierung von Faktor V, VIII und XIII
- keine Aktivierung von Protein C und keine Thrombozytenaktivierung

- **Indikationen**
- HIT II, insbesondere bei Niereninsuffizienz (seit 6/2005 für diese Indikation in Deutschland zugelassen; günstig bei gleichzeitiger CVVH)

- **Pharmakologie**
- Elimination: 65 % hepatisch über Cytochrom P_{450} 3A4/5 und Ausscheidung über die Galle (!)
- HWZ: 40 min
- Proteinbindung: 54 % (20 % Albumin und 34 % an α_1-saures Glykoprotein)
- kontinuierliche intravenöse Gabe von 1,7–2 µg/kg KG/min (bei mäßiger Leberinsuffizienz: 0,5 µg/kg KG/min)
- Nierenersatzverfahren: 125 µg/kg KG Bolus und anschließend 2 µg/kg KG/min kontinuierlich
- Herz-Lungen-Maschine (HLM): 2 (bis maximal) 10 µg/kg/min (die angegebene höhere Dosis ging mit vermehrten Post-EKZ-Blutungen einher!)
- maximale Anwendungsdauer: 14 Tage

 Generell Beginn mit einer Dosierung von **0,5 µg/kg KG/min (Dosisanpassung nach partielle Thromboplastinzeit; PTT), insbesondere Intensivpatienten zeigen häufig eine Akkumulation des Medikamentes.**

- **Kontraindikationen**
- ausgeprägte Leberinsuffizienz

Danaparoid-Natrium (Orgaran)

- Heparinoid
- wirkt vorwiegend durch AT-vermittelte Hemmung des Faktors **Xa** und zu einem geringen Prozentsatz auch des Faktors **IIa** im Verhältnis von 22:1
- zu ca. 10 % Kreuzreaktion mit Heparin bei HIT II
- nicht nur zugelassen für die akute HIT, sondern auch für Zustand nach HIT II

- **Pharmakologie**
- lange HWZ: 24 h
- MG: 4.000–10.000
- nicht hämofiltrierbar, kein Antagonist verfügbar, Blutungsrisiko: 3 %
- Elimination zu 50 % unverändert über die Niere (**cave**: Niereninsuffizienz!)
- Dosis: ❏ Tab. 37.18

- **Indikationen**
- Antikoagulation, insbesondere bei HIT II
- **Überwachung der Therapie** mit Hilfe der Anti-Faktor-Xa-Aktivität, da PTT- und Thrombintests noch nicht evaluiert sind.
- **therapeutischer Bereich** der Anti-Faktor-Xa-Aktivität:
  - Thromboseprophylaxe
    - 1. Tag ab 0,1 U/ml, Ratio: 3,0–4,0
    - 4.–5. Tag: 0,15–0,35 U/ml, Ratio: 4,0–6,0
  - therapeutische Antikoagulation: 4–0,8 U/ml; Ratio: 6,5–8,5
- Blutabnahme in Na-Citrat-Röhrchen 6 h nach der Morgendosis, bzw. bei therapeutischer Antikoagulation 1- bis 3-mal täglich (Empfehlungen der »Fourth ACCP Consensus Conference on Antithrombotic Therapy«)

Fondaparinux (Arixtra)

- 1 Amp. à 1,5, 2,5 mg, 5 mg, 7,5 mg oder 10-mg-Fertigspritze
- vollsynthetisch hergestelltes Polysaccharid bzw. Pentasaccharid
- keine Kreuzreaktion mit heparininduzierten Antikörpern
- keine Zulassung zur Therapie der HIT II (»off-label use!«), kann aber zur sekundären Thromboseprophylaxe bei bekannter HIT

nach entsprechender Aufklärung verwendet werden!

- **Wirkmechanismus**
- **antithrombinvermittelte (indirekte) Hemmung des Faktors Xa** ohne Inhibierung von Thrombin

- **Pharmakologie**
- HWZ: 18 h
- vorwiegend renale Elimination

- **Indikationen**
- zur Prophylaxe von venösen thrombembolischen Ereignissen (VTE), insbesondere bei größeren orthopädischen Eingriffen an der unteren Extremität wie z. B. Knie- und Hüftendoprothese
- zur Therapie tiefer Venenthrombosen (TVT) und Lungenembolien (LE), außer bei hämodynamisch instabilen Patienten oder Patienten, die einer Thrombolyse oder einer pulmonalen Embolektomie bedürfen
- Thrombembolieprophylaxe bei Patienten mit einem erhöhten Risiko für venöse thromboembolische Ereignisse (VTE) und bei Immobilisation wegen einer akuten Erkrankung
- postoperativer Beginn ca. 6 h nach Beendigung der Operation

Dosierung

- **Thrombembolieprophylaxe:**
  - 1-mal 2,5 mg s.c./Tag bei normaler Nierenfunktion (GFR 50 ml/min)
  - 1-mal 1,5 mg: s.c./Tag bei eingeschränkter Niereninsuffizienz (GFR 20–50 ml/min)
- **Therapie tiefer Venenthrombosen und Lungenembolien:** 1-mal 7,5 mg s.c./Tag für Patienten mit 50–100 kg KG (>100 kg KG: 1-mal 10 mg s.c./Tag; <50 kg KG: 1-mal 5 mg s.c./Tag)

- **Kontraindikationen**
- akute bakterielle Endokarditis
- aktive klinisch relevante Blutung

◼ **Tab. 37.18** Dosis für Danaparoid-Natrium: bei HIT-Patienten zur parenteralen Antikoagulation

Klinik	Initialer i.v. Bolus Anti-Xa-Einheiten	Dosierung Anti-Xa-Einheiten	Anti-Xa-Aktvität (U/ml)
HIT mit isolierter Thrombozytopenie*	–	2-mal 750 IE/d s.c.	0,2–0,4
HIT und Thrombose*	1250 IE (<55 kg)	400 IE/h i.v. über 4 h dann 150–400 IE/h i.v. Erhaltungsdosis	0,5–0,8
HIT und Thrombose*	2500 IE (55–90 kg) 3750 IE (>90 kg)	400 IE/h i.v. über 4 h Dann 300 IE/h i.v. über 4 h Dann 150–200 IE/h i.v. Erhaltungsdosis	
Thromboseprophylaxe	–	2- bis 3-mal 1.250 IE/d s.c.	Am Tag 5: 0,4
Bei HIT in der Anamnese*			
Hämodialyse jeden 2. Tag	2500 IE (<55 kg) ab 3. Dialyse 2000 IE 3750 IE (>55 kg) ab 3. Dialyse 3000 IE		Während Dialyse: 0,5–0,8
Hämodialyse täglich	2500 IE (<55 kg) ab 2. Dialyse 2000 IE 3700 IE (>55 kg) ab 2. Dialyse 2500 IE		Während Dialyse: 0,5–0,8
Hämofiltration	2000 IE (<55 kg) 2500 IE (>55 kg)	600 IE/h i.v. über 4 h Dann 400 IE/h i.v. über 4 h Dann 200–600 IE/h i.v. Erhaltungsdosis	Unter der Erhaltungsdosis 0,5–1,0
Operationen an der Herz-Lungen-Maschine (EKZ)	Bolus: 125 IE/kg nach Thorakotomie:	7 IE/kg/h i.v. bei Start der EKZ	Während Operation 1,5–2,0
	Priming-Flüssigkeit der HML: 3 IE/ml	Im Fall von Clotting: 750–1250 IE i.v. als Bolus, dann postoperativ	Nach Operation: 1,0
	Primer-Flüssigkeit	Beginn frühestens nach 6 h: – 150–200 IE/h i.v. oder – 3×750 IE s.c. oder – 2×1250 IE s.c.	

* In Deutschland zugelassene Behandlungsindikationen (Quelle: Organan Wissenschaftliche Information Thiemann Arzneimittel GmbH, Februar 1999)

= Überempfindlichkeit gegenüber Fondaparinux oder sonstigen Spritzenbestandteilen

- **Nebenwirkungen**

Häufig (1 bis <10 %)
- Anämie
- Blutungen (Blutung an der Operationsstelle, gastrointestinal, Hämaturie, pulmonal; Hämatome
- Thrombozytopenie
- Purpura
- veränderte Leberfunktionstests
- Ödeme
- Behandlungsdauer maximal 5–9 Tage

Anmerkung: Lepirudin (Refludan) als weitere Therapieoption in der Vergangenheit ist im Oktober 2011 vom Markt genommen worden!

37.3 Akute perioperative und intensivmedizinische Blutung

- **Ursachen**
- gastrointestinale (Stress-)Blutungen
- intraoperative, chirurgische Blutungen
- Blutungen aufgrund von einer Verdünnungskoagulopathie z. B. nach Trauma
- Trauma-assoziierte Gerinnungsstörungen
- postpartale, atonische Nachblutungen
- durch eine Hypothermie bedingte Blutungen
- Blutungen bedingt durch gerinnungshemmende Medikamente, z. B. unfraktionierte Heparine, Thrombozytenaggregationshemmer oder neue orale Antikoagulanzien (NOAK)
- Blutungen bei Gerinnungsstörungen z.B. bei Leberzirrhose, …

- **Diagnostik**
- klassische Gerinnungsanalyse mit Quick-, PTT-, Fibrinogen- und Thrombinzeit-Messung
- ROTEM-Analyse (s. dort)
- orientierende Messung der Blutungszeit

- **Therapiemöglichkeiten**
- ■ **Interventionelle Therapie**

Zum Beispiel Unterspritzung einer gastrointestinalen Blutung, chirurgische Intervention mittels vaskuläre Unterbindung, Fibrinkleber, hämostypische Flies (z. B. Tambotamp) etc.

- ■ **Gezielte Therapie mit Gerinnungsfaktoren**

z. B. PPSB-Präparat, Faktor-VIIa-Konzentrat (Novoseven) oder Fibrinogen:
- **PPSB:**
  - Präparate sind nur auf den Gehalt an Faktor IX standardisiert, die Faktoren II, VII (teils <20 %), X, sowie Protein C, S und Z unterliegen großen Schwankungen (1 IE ist die Aktivität von 1 ml Plasma beim Gesunden)
  - da beim Isolierungsverfahren die Gerinnungsfaktoren teilweise aktiviert werden, sind den Präparaten Heparin (250 IE) und AT III (15–30 IE) zugesetzt (**cave:** heparininduzierte Thrombozytopathie!)
- **Indikationen:**
  - Blutungen und Blutungsneigung bei Faktor-II-, VII-, IX- und -X-Mangel (angeboren oder erworben)
  - orale Antikoagulanzientherapie (Cumarine)
  - schwerer Leberparenchymschaden (wenn Quick im kritischen Bereich, z. B. vor Leberbiopsie)
  - Vitamin-K-Mangel, der gerinnungswirksam ist (Resorptionsstörungen, lange parenterale Ernährung
  - Protein-C-, -S-, -Z-Mangel
  - Verbrauchskoagulopathie Stadium IV
- **Anmerkung:** Substitution der Gerinnungsfaktoren erst bei systemischer Blutungsneigung, nicht nur nach Laborparametern.

Dosierung

Faustregel:
- Initialdosis (IE) = gewünschter Faktorenanstieg (%) × Körpergewicht (KG)

oder:
- 1 IE/kg → Quick-Wert ↑ um 0,8 % (0,5–1,0 %)
- 1 IE/kg → Aktivitätsanstieg von Faktor IX um 0,8 % (0,5–1,0 %)
- 1 IE/kg → Aktivitätsanstieg der Faktoren II, VII und X um 1,6 % (1–2 %)

— Nebenwirkungen:
- allergische Reaktion
- thromboembolische Komplikationen wie Thrombophlebitis, akuter Myokardinfarkt, Thrombose, Embolie oder DIC
- Hemmkörperreaktion (Hämophilie B)

Hinweise zur PPSB-Gabe
- Vor PPSB-Gabe zum Schutz vor thromboembolischen Komplikationen, wenn immer möglich, mit Heparin vorbehandeln. Da die Heparinwirkung Antithrombin erfordert, muss man einen gleichzeitig bestehenden AT-III-Mangel vor PPSB-Gabe ausgleichen!
- Bei heparininduzierter Thrombopathie (HIT) erfolgt kein PPSB mit Heparinzusatz.
- Schwangerschaft und Stillzeit: strenge Indikationsstellung
- Substitution der Gerinnungsfaktoren- bei Synthesestörung der Leber:
- Gerinnungsfaktorensubstitution → Gefahr einer Verbrauchskoagulopathie.
- Gerinnungsfaktoren und AT-III-Substitution → Gleichgewicht auf höherem Niveau → Laborwertekorrektur? → Blutungsneigung nur fraglich verbessert.
- In klinischen Studien wurde bisher aufgrund neuerer Herstellungsverfahren keine Übertragung einer Virusinfektion (Hepatitis, HIV) beobachtet.

— Faktor-VII-Konzentrat (Novoseven):
- rekombiniertes, aktiviertes Eptacog alfa (aktiviert) = Blutgerinnungsfaktor VII
- NovoSeven 1 mg (50 kIE), 2 mg (100 kIE), 5 mg (250 kIE), 8 mg (400 kIE)
- HWZ: 35–54 min
- **gesicherte Indikationen**:
  - angeborene Hemmkörperhämophilie A und B
  - erworbene Hemmkörper gegen Faktor VIII und IX
  - kongenitaler Faktor-VII-Mangel
  - Thrombasthenie Glanzmann
- weitere **klinische Indikationen** (Off-label-Indikationen):

- persistierende lebensbedrohliche Blutungen nach stumpfen/penetrierenden Traumata trotz chirurgischer Versorgung
- vital gefährdende intra- und postoperative Blutungen
- vital gefährdende peripartale Blutungen
- intrazerebrale Blutungen
- lebensbedrohliche Lungenblutungen (z. B. invasive Aspergillome, TBC)
- lebensbedrohliche gastrointestinale Blutungen nach erfolgloser hämostatischer Behandlung

— Kontraindikationen:
- etablierte disseminierte intravasale Gerinnung (DIC)
- frische venöse und arterielle thrombembolische Ereignisse
- akuter ischämischer zerebrovaskulärer Insult
- akuter Myokardinfarkt
- Sepsis
- Marcumarblutung (dann besser PPSB und Vitamin K geben!)
- Blutung bei Fibrinogen- oder Faktor-XIII-Mangel
- Allergie auf Maus-, Hamster- oder bovine Proteine

— Nebenwirkungen:
- Thrombenbildungen
- Gefäßverschlüsse (Ischämien)
- Myokardinfarkte, zerebrovaskulärer Insult
- Fieber
- allergische Hautreaktionen

— Voraussetzungen für eine Faktor-VII-Gabe:
- Normothermie bzw. Therapie einer Hypothermie
- ausgeglichener Säure-Base-Haushalt (pH-Wert >7,2)
- Thrombozyten >50.000 × 109/l (besser 100.000 x 109/l)
- Fibrinogen >50 mg/l (besser 100 mg/l)
- Ausschluss von chirurgischen Blutungen, Antikoagulanzienblutung, therapeutischen induzierten Gerinnungsstörungen, disseminierter intravasaler Gerinnung, Sepsis, thrombembolischem Ereignis (LAE, Myokardinfarkt, zerebrovaskulärer

Gewicht (kg)	50	60	70	80	90	100
Dosis (mg)	4,5	5,4	6,3	7,2	8,1	9
Ampullen rFVIIa (mg)	5	5	5	5	8	8
Ampullen rFVIIa (mg)	+0	+1	+2	+2	0	+1

◻ **Tab. 37.19** Dosierungstabelle von NovoSeven

Insult, TVT), infauster Prognose des Grundleidens
— vor Gabe von Faktor VIIa evtl. empirische Gabe von:
  – 4–6 Fresh-frozen-Plasma (10–15 ml/kg KG)
  – 1–2 Thrombozytenkonzentrate
  – 1–2 IE/kg KG PPSB
  – evtl. Fibrinogen 2–(4) g
  – evtl. Tranexamsäure (Cyclokapron)

Dosierung

— **Initialbolus:** 90 µg/kg KG i.v. als Bolusinjektion über 2–5 min in das proximale Lumen! Die zubereitete Lösung nicht in den Infusionsschlauch injizieren (haftet an Plastik), mit Infusionslösungen mischen oder in einer Tropfinfusion verabreichen (◻ Tab. 37.19).
— **Repetitionsbolus:**
  – bei leichten bis mittelschweren Blutungen: 1–2 Repetitionen im 3-h-Intervall mit ED von 90 µg/kg KG i.v.
  – bei schweren Blutungen: Repetitionen im 3-h-Intervall für 1–2 Tage, wobei sich die Dosierung nach der Schwere der Blutung richtet
— Falls die Blutung dann nur wenig oder keine Regredienz zeigt, bzw. bevor weitere Repetitionsboli verabreicht werden, ist die Indikation zur Gabe von rFVII a grundsätzlich zu überdenken!

— **Fibrinogen** (Faktor I, Haemocomplettan HS)
  — **Indikationen:**
    – angeborener Fibrinogenmangel (Hypo-, Dys-, Afibrinogenämie)

    – erworbener Fibrinogenmangel bei Synthesestörungen (schwerer Leberparenchymschaden), Verbrauchs-/Verdünnungskoagulopathie, ggf. Hyperfibrinolyse

Dosierung

— Initial 1–2 g i.v.
— Bei schweren Blutungen initial 4–8 g
— Bei Traumapatienten nach initialen Bolus noch 2 g über 24 h
— **Faustregel:**
Erforderliche Fibrinogendosis (g) = gewünschter Fibrinogenanstieg (g/l) × Plasmavolumen (l)
wobei Plasmavolumen (l) = 0,041 × kg KG
z.B. Anstieg um 100 mg/dl bzw. 1 g/l bei einem 70 kg schweren Patienten
1 g/l × 70 kg KG × 0,041 = 2,9 g

— **Nebenwirkungen:**
  – allergische Reaktion
  – kritische Grenze des Plasmafibrinogens bei Werten <**50**–100 (75) mg/dl
  – Fibrinogen führt zur Gerinnungsaktivierung
  – Fibrinogen >500 mg/dl erhöht das Risiko thromboembolischer Komplikationen
  – In klinischen Studien wurde bisher aufgrund neuerer Herstellungsverfahren keine Übertragung einer Virusinfektion (Hepatitis, HIV) beobachtet.
— **Gezielte Gabe von Antifibrinolytika**
  — z.B. Tranexamsäure (Cyclokapron)
  — 1 Amp. à 5 ml = 500/1000 mg
  — **Wirkmechanismus:** Hemmung der Umwandlung von Plasminogen zu Plasmin

Indikationen:
- Prophylaxe und Therapie von Blutungen infolge primär gesteigerter Fibrinolyse
- Antidot bei medikamentös induzierter Fibrinolyse

Dosierung

- 2- bis 3-mal/Tag 500–1000 mg langsam i.v. (Kinder 10 mg/kg)
- 3- bis 4-mal/Tag 1–2 Filmtablette p.o.

Kontraindikationen: Hämaturien aus den oberen Harnwegen, da die Gefahr einer Gerinnselretention in der Niere oder im Ureter mit nachfolgender Obstruktion der Harnwege besteht

Nebenwirkungen:
- Übelkeit, Erbrechen
- Krampfanfälle
- bei Langzeitbehandlung ist auf Störung des Farbsinns zu achten

Gezielte Therapie mit Antagonisten

z. B. **Heparinantagonisierung mit Protamin** (1–1,3 ml Protamin 1000 inaktiviert 1000 IE Heparin). Auch niedermolekulares Heparin kann zu 50–70 % durch Protamin antagonisiert werden! Bei Rivaroxaban-Blutung kann eine Antagonisierung mit PPSB (30–50 IE/kg KG) erfolgen! Evtl. kann die Gabe von Novoseven bei Blutungen unter NOK erwogen werden!

Gabe von **Fresh-frozen-Plasma** bei simultanen Volumen- und antithrombotischen Faktoren-mangel

Ausgewählte Literatur

Ahonen J, Jokela R (2005) Recombinant factor VIIa for life-threatening post-partum haemorrhage. Br J Anaesth 94: 592–595

Barthels M, von Depka M (2003) Das Gerinnungskompendium. Thieme, Stuttgart New York 2003

CRASH-2 trial collaborators. Effects of tranexamic acid on death, vascular occlusive events, and blood transfusion in trauma patients with significant haemorrhage (CRASH-2): a randomised, placebo-controlled trial

DeLoughery (2006) Management of bleeding emergencies: when to use recombinant activated factor VII. Expert Opin Pharmacother 7: 25–34

Dempfle CE (2005) Perioperative Gerinnungsdiagnostik. Anaesthesist 54:167–177

Dempfle CE (2005) Bestimmung des D-Dimer-Antigens in der klinischen Routine. Dtsch Arztebl 102:A 428–432

Eriksson et al. (1997) A comparison of recombinant hirudin with a low-molecular-weight heparin to prevent thrombotic complications after total hip replacement. New Engl J Med (1997) 337: 1329–35

Franchini M (2006) Recombinant factor VIIa: a review on its clinical use. Int J Hematol 83: 126–138

Hoffman M et al. (1998) Activated FVII activates factors IX and X an the surface of activated plateles: thoughts an the mechanism of action of high-dose activated FVII. Blond Coag Fibrinolysis 9 (Suppl 1): 561–565

Innerhofer et al. (2004) Monitoring der perioperativen Dilutionskoagulopathie mittel Rotem-Analyzer – Grundlagen und klinische Beispiele. Anaesth Intens Notfall Schmerzther 39: 739–744

Jambor C, Görlinger K. (2007) Einsatz von Antifibrinolytika bei Massivtransfusion. Anästh Intensivmedizin; 48: S167–173

Kern H, Ziemer S, Kox WJ (1999) Bleeding after intermittent or continuous r-hirudin during CVVH. Int Care Med 25:1311–1314

Kleinschmidt S et al. (2002) Die perioperative Therapie des Von-Willebrand-Syndroms. Anaesthesist 51:825–834

Loew A, Riess H (2012) Perioperative Thromboseprophylaxe/ Medikamentöse Thromboseprophylaxe in der Intensivmedizin. Anästhesiologie, Intensivmedizin, Notfallmedizin und Schmerztherapie 47: 254–262

Magnani HN (1993) Management of heparin induced thrombocytopenia.BMJ 307: 203–204

Martinowitz U, Michaelson M on behalf of the Israeli Multidisciplinary rFVIIa Task Force (2005) Guidelines for the use of recombinant activated factor VII (rFVIIa) in uncontrolled bleeding: a report by the Israeli Multidisciplinary rFVIIa Task Force. J Thromb Haemost 3: 640–648

Monroe DM et al. (1998) A possible mechanism of action of activated factor VII independent of tissue factor. Blood Coag Fibrinolysis 9 (Suppl 1): S15–S20

Pötzsch B, Madlener K (2002) Gerinnungskonsil. Thieme, Stuttgart New York

Roberts HR et al. (1998) Newer concepts of blood coagulation. Haemophilia 4: 331–334

Sclitt A, et al. (2013) Perioperativer Umgang mit Antikoagulanzien und Thrombozytenaggregationshemmern. Dtsch Aerztbl Int 110(31–31): 525–532

Schör K (2012) Neue Plättchenhemmstoffe und die Frage der dualen Hemmung. Internist 53: 351–356

Selleng K, Greinacher A (2005) Heparininduzierte Thrombozytopenie in der Intensivmedizin. Intensivmedizin up2date. 329–341

Strauß J; Becke K, Schmidt J (2006) Gerinnungsstörungen: Auf die Anamnese kommt es an. Dtsch Arztebl 2006; 103(28–29): A-1948/B-1670/C-1614

Taylor FB, Jr, Toh CH, Hoots WK, Wada H, Levi M (2001) Towards definition, clinical and laboratory criteria, and a scoring system for disseminated intravascular coagulation. Thromb Haemost 86:1327–1330

Tiede A (2007) Perioperatives hämostaseologisches Management. Chirurg 78: 69–82

Wada H, Wakita Y, Nakase T, Shimura M, Hiyoyama K, Nagaya S, Mori Y, Shiku H (1995) Outcome of disseminated intravascular coagulation in relation to the score when treatment was begun. Mie DIC Study Group. Thromb Haemost 74:848–852

Waydhas C, Görlinger K (2009) Gerinnungsmanagement bei Polytrauma. Unfallchirurg 112(11):942–50

Werdan K, Braun-Dullaeus R, Presek P (2013) Antikoagulation bei Vorhofflimmern. Dtsch Aerztbl Int 110(31–31): 523–524

Wolberg AS et al. (2001) High dose factor VIIa enhances clot stability in a model of aemophilia. 43th Annual Meeting of ASH; Abstract 3435

Nachschlageteil

M. Fresenius, W. Zink

M. Fresenius et al., *Repetitorium Intensivmedizin*,
DOI 10.1007/978-3-642-44933-8_38, © Springer-Verlag Berlin Heidelberg 2014

38.1 Dosierung von parenteralen Antibiotika (nach Thalhammer, »Wiener Liste«)

◼ Tab. 38.1.

◼ **Tab. 38.1** Antibiotikadosierliste bei Niereninsuffizienz

Antibioti-kum	Handels-name	Nierenfunktion (basierend auf einem Körpergewicht von 70 kg)			
		Normal	Eingeschränkt	Intermittierende Hämodialyse	Kontinuierliche Hämofiltration
Amikacin	Biklin	1-mal 15 mg/kg	1-mal 7,5 mg/kg n. Sp	5–7,5 mg/kg p. HD	5–7,5 mg/kg
Amoxicillin/ Clavulansäure	Augmentan	3-mal 2,2–4,4 g	1- bis 2-mal 0,6 g	1-mal 2,2–4,4 g p. HD	3-mal 2,2 g
Ampicillin	z. B. Binotal	3-mal 2,0–5,0 g	2- bis 3-mal 1,0–2,0 g	2-mal 1,0 g	2-mal 1,0 g
Ampicillin/ Sulbactam	Unacid	3- bis 4-mal 3,0 g	1- bis 2-mal 3,0 g	1-mal 3,0 g p. HD	–
Aztreonam	Azactam	2- bis 4-mal 2,0 g	1- bis 2-mal 1,0 g	1-mal 0,25–0,5 g	3-mal 1,0 g
Cefazolin	z. B. Elzogram	3-mal 0,5–2,0 g	2-mal 1,0–1,5 g	1-mal 1,0–1,5 g	–
Cefepim	Maxipime	2- bis 3-mal 1,0–2,0 g	1-mal 1,0–2,0 g	1-mal 1,0–2,0 g p. HD	2-mal 2,0 g
Cefotaxim	z. B. Claforan	2- bis 3-mal 1,0–4,0 g	2-mal 1,0–2,0 g	2-mal 0,5–1,0 g	–
Cefotiam	Spizef	3-mal 1,0–2,0 g	2-mal 1,0–1,5 g	1-mal 0,5–1,0 g	–
Cefoxitin	Mefoxitin	3- bis 4-mal 1,0–2,0 g	1- bis 2-mal 1,0–2,0 g	1- bis 2-mal 0,5–1,0 g	–
Ceftazidim	Fortum	3-mal 1,0–3,0 g	1-mal 0,5–1,5 g	1-mal 1,0 g	3-mal 2,0 g
Ceftriaxon	Racephin	1- bis 2-mal 1,0–2,0 g	1-mal 2,0 g	1-mal 4,0 g	2-mal 2,0 g
Cefuroxin	Zinacef	3-mal 1,5–3,0 g	3-mal 0,75–1,5 g	1-mal 0,75 g	2-mal 0,75 g
Chloram-phenicol	Paraxin, Biophenicol	3-mal 0,5–1,0 g	3-mal 0,5–1,0 g	–	–
Ciprofloxacin	Ciprobay	2- bis 3-mal 0,4 g	2- bis 3-mal 0,3 g	2-mal 0,1 g	3-mal 0,2 g
Clarithromy-cin	Klacid	2-mal 0,5 g	2-mal 0,25 g	–	–
Clindamycin	z. B. Sobelin	3-mal 0,6–1,2 g	3-mal 0,3–0,6 g	3-mal 0,6–0,9 g	3-mal 0,6–1,2 g
Cotrimoxazol	z. B. Bactrim, Eusaprim	3-mal 0,16/0,8 g	3-mal 0,08/0,4 g	–	–
Doxycylin	z. B. Vibramy-cin	1-mal 0,2–0,3 g	1-mal 0,2–0,3 g	1-mal 0,2–0,3 g	1-mal 0,2–0,3 g
Ertapenem	Invanz	1-mal 1 g	Kontraindiziert	Kontraindiziert	Kontraindiziert
Flucloxacillin	z. B. Staphylex	3-mal 2,0–4,0 g	3-mal 1,0–3,0 g	3-mal 1,0 g	3-mal 2,0–4,0 g

◻ Tab. 38.1 (Fortsetzung)

Antibiotikum	Handelsname	Nierenfunktion (basierend auf einem Körpergewicht von 70 kg)			
		Normal	Eingeschränkt	Intermittierende Hämodialyse	Kontinuierliche Hämofiltration
Fosfomycin	Infectofos	2- bis 3-mal 4,0–8,0 g	1-mal 2,0–4,0 g	1-mal 4,0 g p. Hd	1-mal 2,0 g
Fusidinsäure	Fucidine	3-mal 0,5 g	3-mal 0,5 g	3-mal 0,5 g	–
Gentamicin	z. B. Refobacin	1-mal 3–5 mg/kg	1-mal 1,5 mg/kg, n. Sp.	1–2 mg/kg, p. HD	1–2 mg/kg
Imipenem/ Cilastatin	Zienam	3- bis 4-mal 0,5–1,0 g	2- bis 3-mal 0,5 g	3-mal 0,25–0,5 g	3-mal 1,0 g
Levofloxacin	Tavanic	1-mal 0,5–1,0 g	1-mal 0,125–0,25 g	1-mal 0,125 g	1-mal 1,0 g
Linezolid	Zyvoxid	2-mal 0,6 g	2-mal 0,6 g	2-mal 0,6 g	–
Meropenem	Meronem	3-mal 0,5–2,0 g	1- bis 2-mal 0,5 g	1-mal 0,25–0,5 g	3-mal 1,0 g
Metronidazol	z. B. Clont	1-mal 1,5 g	1-mal 1,0 g	1-mal 1,0 g	1-mal 1,5 g
Mezlocillin	z. B. Baypen	3-mal 2,0–5,0 g	2-mal 2,0–4,0 g	–	–
Moxifloxacin	Avalox	1-mal 0,4 g	1-mal 0,4 g	1-mal 0,4 g	–
Netilmicin	Certomycin	1-mal 3–5 mg/kg	1-mal 2 mg/kg, n. Sp.	1–2 mg/kg p. HD	1–2 mg/kg
Oxacillin	Stapenor	3-mal 1,0–4,0 g	3-mal 1,0–3,0 g	–	–
Penicillin g	z. B. Penicillin g	3-mal 5–10 Mio IE	3-mal 3,3 Mio. IE	–	–
Piperacillin	z. B. Pipril	3- bis 4-mal 2,0–4,0 g	2- bis 3-mal 4,0 g	2-mal 4,0 g	3-mal 4,0 g
Piperacillin/ Tazobactam	Tazobac	3-mal 4,5–9,0 g	2- bis 3-mal 4,5 g	2-mal 4,5 g	3-mal 4,5 g
Rifampicin	z. B. Eremfat, Rifa	1-mal 10 mg/kg	1-mal 10 mg/kg	1-mal 5 mg/kg	1-mal 5 mg/kg
Teicoplanin	Targocid	1-mal 12–15 mg/kg	1-mal 15 mg/kg, n. Sp.	12 mg/kg, p. HD	1-mal 12 mg/kg, n. Sp
Tobramycin	z. B. gernebcin	1-mal 3–5 mg/kg	1-mal 1,5 mg/kg, n.Sp.	1–2 mg/kg, p. HD	1–2 mg/kg
Vancomycin	z. B. Vancomycin CP Lilly	2-mal 1,0–2,0 g	1-mal 15 mg/kg, n. Sp.	1,0 g, p. HD	1-mal 1,0 g

38.2 Score-Systeme

— Score-Systeme sind Punktwertsysteme zur **Schweregradklassifikation**, zur Verlaufsbeurteilung, zur Bewertung des Therapie- und Personalaufwandes (z. B. TISS-28) und dienen zur statistischen Einschätzung der **Letalitätswahrscheinlichkeit**.

— Kein 100 %iges Diagnostikum, sondern Ergänzung der klinischen Patientenbeurteilung durch den erfahrenen Arzt → **Entscheidungshilfe**

- Validierung der Score-Systeme für größere Patientenkollektive → sie können daher z. B. für die Prognose eines **einzelnen Patienten nicht** herangezogen werden!
- Die meisten gegenwärtigen Score-Systeme weisen eine **hohe Spezifität** auf → Überleben der Patienten kann mit ca. 90 %iger Wahrscheinlichkeit vorhergesagt werden!
- Die **Sensitivität** der Score-Systeme ist hingegen nur **mittelmäßig** → die Wahrscheinlichkeit zu versterben kann nur mit 50–70 % Sicherheit richtig vorhergesagt werden! → **keine Vorhersage der individuellen Mortalität**, sondern nur für Patientenkollektive.
- Zusammensetzung der Scoresysteme aus (patho)physiologischen Parametern, biographischen Daten wie z. B. Alter, dem klinischen Aufnahmebefund sowie Begleiterkrankungen etc.

38.2.1 Ziele der Score-Systeme

- quantitative Erfassung des primären Krankheitsschweregrades
- Erfassung des Krankheitsverlaufes, z. B. das Ansprechen auf therapeutische Interventionen und Therapiekonzepte
- Prognosebeurteilung (eingeschränkt verwertbar!)
- Leistungserfassung

38.2.2 Score-Formen

Je nach Art der Zielsetzung unterscheidet man:
- Outcome-Scores (z. B. SAPS-II-Score)
- Verlauf-Scores
- Aufwand-Scores (z. B. TISS-28-Score)

38.2.3 Beispiele für verschiedene Score-Systeme

APACHE (Acute Physiology and Chronic Health Evaluation)

- Outcome-Score
- **Zusammensetzung** aus 3 Teilen:

◘ Tab. 38.2 APACHE-II-Score und Mortalität. (Nach Daten aus Knaus et al. 1985)

APACHE-II-Score-Punkte	Krankenhausmortalität (%)	
	Nichtoperativ	**Operativ**
0–4	4	0–4
5–9	6	5–9
10–14	12	10–14
15–19	22	15–19
20–24	40	20–24
25–29	51	25–29
30–34	71	30–34
≥ 35	82	≥35

- einem akuten physiologischen Score
- einem altersbezogenen Score und
- einem Score, der chronische Vorerkrankungen beurteilt
- Entwicklung der Erstversion 1981 von Knaus et al.
- **APACHE-II-Score** wurde 1985 aus ca. 6000 Intensivpatienten abgeleitet (◘ Tab. 38.2, ◘ Tab. 38.3)
  - Punktwerte variieren zwischen 0 und maximal 8 Punkten
  - Beurteilung von 14 Parametern
  - maximale Gesamtpunktzahl: 70

❶ Der APACHE-II-Score ist nicht anwendbar auf Verbrennungspatienten sowie Patienten nach herz- oder thoraxchirurgischen Eingriffen. Nur zur Mortalitätsbeurteilung in den ersten 24 h nach Aufnahme auf die Intensivstation zugelassen!

- **APACHE III** wurde 1991 aus ca. 17.000 Intensivpatienten abgeleitet:
  - Punktwerte variieren zwischen 0 und maximal 48 Punkten
  - Beurteilung von 18 Parametern
  - maximale Gesamtpunktzahl: 299
- Nicht berücksichtigt sind beim APACHE-III-Score:
  - Patienten <16 Jahre
  - Verbrennungspatienten

Tab. 38.3 Punkteverteilung des APACHE-II- und -III-Score

Parameter	APACHE-II	APACHE-III-Punkte
Alter	0–5	0–24
Chronische Vorerkrankung	2–5	4–23
Rektale Körpertemperatur	0–4	0–20
Herzfrequenz	0–4	0–17
Atemfrequenz	0–4	0–18
Arterieller Mitteldruck	0–4	0–23
Arterielle Oxygenierung	0–4	0–15
Arterieller pH-Wert	0–4	
S-Natrium	0–4	0–4
S-Kalium	0–4	
S-Kreatinin	0–8	0–7 ohne akute Niereninsuffizienz
		0–10 mit akuter Niereninsuffizienz
Harnzeitvolumen/24 h		0–15
S-Harnstoff		0–12
HKT	0–4	0–3
Leukozyten	0–4	0–19
Glasgow Coma Scale	0–12	
S-Bilirubin		0–16

Tab. 38.4 TISS-Score

TISS-Leistung	Punkte pro Tag
Apparative Beatmung	5
Infusion multipler Katecholamine (>1)	4
Flüssigkeitsersatz in hohen Mengen (>5 l/24 h)	4
Peripherer arterieller Katheter	5
Linksvorhofkatheter/Pulmonaliskatheter	8
Hämofiltration/Dialyse	3
Intrakranielle Druckmessung	4
Behandlung einer metabolischen Azidose/Alkalose	4
Spezielle Interventionen (Kardioversion, Tracheotomie)	5
Aktionen außerhalb der Station (Operationen/Diagnostik)	5

— Patienten mit akutem Thoraxtrauma
— kardiochirurgische Patienten
▬ Zusammensetzung des APACHE-Scores aus 3 Teilen: Severity (= Vitalparameter), Age und Comorbidity
▬ APACHE-III-Score fand in den letzten Jahren nur geringe Verbreitung!
▬ Zur Beurteilung des Mortalitätsrisikos für die ersten 7 Tage evaluiert.

Modifizierter TISS-Score

Im DRG-Zeitalter wird ab 2005 die intensivmedizinische Komplexbehandlung (Kode 8–980.–) mit Hilfe des modifizierten SAPS-II- und des auf 10 Kriterien reduzierten TISS-Score (Tab. 38.4) abgebildet!

Lung Injury Score (LIS) von Murray (1988)

▬ Ziel des Scores ist die Beurteilung der Lungenfunktion z. B. beim ARDS
▬ 4 Kriterien werden beurteilt und bepunktet (Tab. 38.5)
▬ Beurteilung nach der Summe der Gruppenwerte, dividiert durch die Anzahl der beurteilten Gruppen (Tab. 38.6).

Kardialer Risikoindex nach Goldman

▬ nicht anwendbar für kardiochirurgische Patienten
▬ Score zur präoperativen Einschätzung des Operationsrisikos (Tab. 38.7)
▬ Anhand der erhobenen Punkte können Klassenzuordnungen erfolgen (Tab. 38.8).

◻ Tab. 38.5 Lung Injury Score

Befund		Punkte
Röntgenbefund der Lunge		
Beurteilung nach der Anzahl der Quadranten mit alveolärer Verschattung		0–4
Hypoxämie/Oxygenierungsstörung beurteilt nach Horovitz-Index		
p_aO_2/F_iO_2	≥300 mmHg	0
	225–299 mmHg	1
	175–224 mmHg	2
	100–174 mmHg	3
	<100 mmHg	4
PEEP	≤5 cmH$_2$O	0
	6–8 cmH$_2$O	1
	9–11 cmH$_2$O	2
	12–14 cmH$_2$O	3
	≥15 cmH$_2$O	4
Compliance	≥80 ml/cmH$_2$O	0
	60–79 ml/cmH$_2$O	1
	40–59 ml/cmH$_2$O	2
	20–39 ml/cmH$_2$O	3
	≤19 ml/cmH$_2$O	4

◻ Tab. 38.6 LIS-Bewertung

Punkte	Bewertung
0	Keine Lungenschädigung
0,1–2,5	Leichte bis mäßige Lungenschädigung
>2,5	Schwere Lungenschädigung

◻ Tab. 38.7 Kardialer Risiko-Score nach Goldmann

Kriterien	Risikopunkte
Vorgeschichte	
Alter >70 Jahre	5
Myokardinfarkt in den vergangenen 6 Monaten	10
Körperliche Untersuchung	
3. Herzton, Galopprhythmus oder Jugularvenenstauung	11
Hochgradige Aortenstenose	3
EKG	
Anderer Rhythmus als Sinusrhythmus oder supraventrikuläre Extrasystolen (ES) im letzten präoperativen EKG	7
Mehr als 5 ventrikuläre ES/min, die zu irgendeiner Zeit vor der Operation dokumentiert wurden	7
Allgemeiner Status	
p_aO_2 <60 mmHg oder p_aCO_2 >50 mmHg oder K$^+$ <3,0 mval/l oder HCO_3^- <20 mmol/l oder Serumharnstoff >50 mg% oder Serumkreatinin >3,0 mg% oder erhöhte SGOT, Zeichen der chronischen Lebererkrankung Bettlägrigkeit des Patient aus nichtkardialer Ursache	3
Operation	
Intraperitonealer, intrathorakaler oder Aorteneingriff	3
Notfalloperation	4
Mögliche maximale Punktesumme	53

◻ Tab. 38.8 Einteilung in Risikoklassen

Klasse	Punkte	Inzidenz von Tod durch Herzversagen (%)	Inzidenz lebensbedrohlicher Komplikationen (%)
I	0–5	0,2	0,7
II	6–12	2	5
III	13–25	2	11
IV	>26	56	22

◘ Tab. 38.9 MOD-Score nach Marschall

Parameter	Punkte			
	0	**1**	**2**	**3**
p_aO_2/F_IO_2	>300	226–300	151–225	76–150
Serumkreatinin (µmol/l)	≤100	101–200	201–350	351–500
Serumbilirubin (µmol/l)	≤20	21–60	61–120	121–240
Puls-Druck-Produkt*	≤10	10,1–15	15,1–20	20,1–30
Thrombozyten (1000/µl)	>120	81–120	51–80	21–50
Glasgow Coma Scale	15	13–14	10–12	7–9

* Puls-Druck-Produkt = HF × (ZVD/MAP)
HF: Herzfrequenz, ZVD: zentralvenöser Druck, MAP: mittlerer arterieller Druck

Weitere Intensiv-Scores
Score-Systeme zur Beurteilung des Überwachungs- und Behandlungsaufwandes
- **TISS (Therapeutic Intervention Scoring System)**
  - Erfassung des therapeutischen bzw. pflegerischen Aufwandes
  - Nachteil: älteres Score-System von 1974, modifiziert zuletzt im Jahr 1983: aufwändige Lagerungsmaßnahmen wie z. B. die kinetische Therapie bei ARDS werden nicht entsprechend berücksichtigt!

Score-Systeme zur Prognosebeurteilung
- **Simplified Acute Physiology Score (TAPS I und II)**
  - Reduktion des 34 Variablen umfassenden APACHE-I-Scores auf 13 Variablen
  - Validierung auch auf europäischen Intensivstationen
  - Punkteverteilung 0–26, maximale Punktzahl: 182 → nicht berücksichtigt sind beim SAPS-II-Score: Patienten <18 Jahre, Verbrennungspatienten, Patienten mit KHK, kardiochirurgische Patienten
  - nur zur Prognosebeurteilung innerhalb der ersten 24 h zugelassen → keine Beurteilung der Tag-um-Tag-Letalität!
- **MPM II (Mortality Prediction Model)**
  - Anzahl der beurteilten Aufnahmeparameter (MPM 0): 15

- Anzahl der Parameter nach 24 h (MPM 24): 13 Parameter, davon 5 Aufnahmeparameter → nicht berücksichtigt ist dasselbe Patientengut wie beim SAPS II
- **Severity of Sepsis Grading (SS)**
  - Beurteilung von Sepsis-Patienten → Elebute-Score = spezieller (Sepsis)-Score
- **HIS (Hannover Intensive Score)**
- **Injury Severity Score (ISS)**
- **Aarauer Sepsis-Score**

Score-Systeme zur Beurteilung des Schweregrades von Multiorgandysfunktion (MODS) oder Multiorganversagen (MOV)
- MOF-Score nach Goris (Multiple Organ Failure Score) ▸ Kap. 25
- OSF-Score (Organ System Failure Score) nach Knaus
- MOD-Score (Multiple Organ Dysfunction Score) nach Marschall (◘ Tab. 38.10), der anhand von 692 Patienten einer chirurgischen Intensivstation ermittelt worden ist → im Gegensatz zum APACHE-Score ist eine tägliche Bestimmung des Score-Wertes zur Verlaufskontrolle möglich! Die Mortalitätsrate anhand der erhobenen Punkte gibt ◘ Tab. 38.9 wieder.
- Der neurologische Patientenstatus kann anhand der GCS sehr schnell ermittelt werden (◘ Tab. 38.11).

◘ Tab. 38.10 Mortalitätsrate

MOD-Score	Mortalität (%)
0	0
1–4	1
5–8	3
9–12	25
13–16	50
17–20	75
>20	100

◘ Tab. 38.11 Glasgow Coma Scale (GCS)

	Punkte
Augen öffnen	
Spontan	4
Auf Ansprache	3
Auf Schmerzreiz	2
Nicht	1
Beste motorische Antwort (Extremitäten der besseren Seite)	
Befolgt Aufforderungen	6
Gezielte Abwehr	5
Wegziehen	4
Pathologische Beugung	3
Strecken	2
Keine	1
Beste verbale Antwort (beim Intubierten schätzen)	
Orientiert	5
Verwirrt	4
Wortsalat	3
Unverständliche Laute	2
Keine	1
Summe	**maximal 15 Punkte** **minimal 3 Punkte**

38.3   Evidenzgrade

◘ Tab. 38.12

◘ Tab. 38.12 Klassifizierung der »Evidenz«:
»Evidenz«-Level (1–5) und Empfehlungsgrade (A–D)
nach Oxford Centre of Evidence Based Medicine
(1999)

Empfeh-lungs-grad	»Evi-denz«-Grad	Beschreibung
A	1 a	»Evidenz« durch systematisches Review randomisierter kontrollierter Studien (RCT)
	1 b	»Evidenz« durch eine geeignet geplante RCT
	1 c	Alle-oder-Keiner-Prinzip
B	2 a	»Evidenz« durch systematisches Review gut geplanter Kohortenstudien
	2 b	»Evidenz« durch eine gut geplante Kohortenstudie/RCT mäßiger Qualität (z. B. <80 % Follow-up)
	2 c	»Evidenz« durch Outcome-Research-Studien
	3 a	»Evidenz« durch systematisches Review gut geplanter Fall-Kontrollstudien
	3 b	»Evidenz« durch eine Fall-Kontrollstudie
C	4	»Evidenz« durch Fallserien/Kohorten- und Fall-Kontrollstudien mäßiger Qualität
D	5	Expertenmeinung ohne explizite kritische Bewertung oder basierend auf physiologischen Modellen, Laborforschungsresultaten oder »first principles«

Ausgewählte Literatur

Knaus WA, Draper EA, Wagner DP, Zimmerman JE (1985)
Prognosis in acute organ system failure. Ann Surg
202:685–693
Teasdale G, Jennett B (1974) Assessment of coma and impaired consciousness. A practical scale. Lancet 13:81–84

Serviceteil

A

M. Fresenius et al., *Repetitorium Intensivmedizin*,
DOI 10.1007/978-3-642-44933-8, © Springer-Verlag Berlin Heidelberg 2014

A   Umrechnungstabellen

Die Einheiten des internationalen Einheitensystems (SI-Einheiten) sind durch das »Gesetz über Einheiten im Messwesen in Deutschland« verbindlich geworden (SI = Système International d'Unités = Internationales Einheitensystem).

> ❯ **Im geschäftlichen und amtlichen Verkehr dürfen nur SI-Einheiten verwendet werden!**

A.1   Umrechnungstabellen für Laborwerte – Normalwerte (SI-Einheiten) (▢ Tab. A.1, ▢ Tab. A.2, ▢ Tab. A.3)

▢ Tab. A.1 Untersuchungen im Blut

Parameter		Normwerte		Umrechnungsfaktor (×)
		Konventionelle Einheit	SI-Einheit	
Hämatokrit	E	♂: 41–50 % ♀: 46 %		
Erythrozyten	E	♂: 4,5–5,9 Mio./ml ♀: 4,0–5,2 Mio./ml		
Hämoglobin	E	♂: 14–18 g/dl ♀: 12–16 g/dl	♂: 8,7–11,2 mmol/l ♀: 7,5–9,9 mmol/l	0,62
MCH	E	27–34 pg		
MCHC	E	30–36 g/dl		
MCV	E	85–98 fl		
Leukozyten	E	4000–11.000/µl		
Differenzialblutbild	E			
Granulozyten				
Stabkernige neutr. G.		0–5 %		
Segmentkernige neutrophile G.		50–70 %		
Eosinophile G.		0–5 %		
Basophile G.		0–2 %		
Monozyten		2–6 %		
Lymphozyten		25–45 %		

■ **Tab. A.1** (Fortsetzung)

Parameter		Normwerte		Umrechnungs-faktor (×)
		Konventionelle Einheit	SI-Einheit	
Thrombozyten	E	150.000–400.000/µl		
Retikulozyten	E	4–15‰ (20.000–75.000/ml)		
BSG (BKS)	Z	♂: 3–10 mm (1h)		
		♀: 6–20 mm (1h)		
C-reaktives Protein (CRP)	P/S	<10 mg/l		
Natrium	S	135–145 mmol/l		
Kalium	S	3,5–5,5 mmol/l		
Chlorid	P/S	98–112 mmol/l		
Kalzium (gesamt)	S	2,2–2,6 mmol/l		
Kalzium (ionisiertes)		1,1–1,4 mmol/l		
Magnesium	S	1,75–4 mg/dl	0,7–1,6 mmol/l	0,41
Phosphat	S	0,77–1,55 mmol/l		
Eisen	S	♂: 80–150 µg/dl	♂: 14–27 µmol/l	0,179
		♀: 60–140 µg/dl	♀:11–25 µmol/l	
Ferritin	S	30–200 mg/l		
Transferrin	S	200–400 mg/dl	2,0–4,0 g/l	0,01
Blutgase (arteriell) pH	B	7,35–7,45		
pO_2		70–100 mmHg	9,31–13,3 kPa	0,133
pCO_2		36–44 mmHg	4,78–5,85 kPa	0,133
BE		–2,5 bis +2,5 mmol/l		
Standard-Bikarbonat		22–26 mmol/l		
CO-Hb	S	0,5–1,5 % (Raucher 5 %)		
Met-Hb	S	0,2–1,5 %		
Fibrinogen	P	200–450 mg/dl	5,9–13,5 µmol/l	0,03
Partielle Thromboplastinzeit (PTT)	P	20–45 s		
Thrombinzeit (TZ)	P	17–24 s		
Thromboplastinzeit (Quick)	P	70–130 %		
Antithrombin (AT III)	S	75–125 %		
Gesamteiweiß	S	6–8,4 g/dl	60–84 g/l	10
Eiweißelektrophorese (Elektro-phorese)	S			

◘ Tab. A.1 (Fortsetzung)

Parameter		Normwerte		Umrechnungs- faktor (×)
		Konventionelle Einheit	SI-Einheit	
Albumin		3,5–5,5 g/dl (45–68,6 %)	35–55 g/l	10
α₁-Globulin		0,13–0,39 g/dl (1,4–3,4 %)	1,3–3,9 g/l	10
α₂-Globulin		0,54–0,93 g/dl (4,2–7,8 %)	5,4–9,3 g/l	10
β-Globulin		0,59–1,14 g/dl (7–10,4 %)	5,9–11,4 g/l	10
γ-Globulin		0,58–1,52 g/dl (12,1–17,7 %)	5,8–15,2 g/l	10
Immunglobulin A (IgA)	S	0,09–0,45 g/dl	0,9–4,5 g/l	10
Immunglobulin G (IgG)	S	0,8–1,8 g/dl	8–18 g/l	10
Immunglobulin M (IgM)	S	0,06–0,26 g/dl	0,6–2,6 g/l	10
Freies Thyroxin (fT₄)	S	0,5–2,3 ng/dl	7–30 pmol/l	14
Freies Triiodthyronin (fT₃)	S	3,0–6,0 pg/ml	4,6–9,2 pmol/l	1,53
Thyreoglobulin	S	<50 ng/ml		
TSH basal	S	0,3–3,5 mU/l		
TBG	S	12–30 µg/ml		
Bilirubin (gesamt)	P/S	0,2–1,1 mg/dl	3,4–18,8 µmol/l	17,1
direkt	P/S	0,05–0,3 mg/dl	0,9–5,1 µmol/l	
indirekt	P/S	<0,8 mg/dl	<13,7 µmol/l	
α-Amylase	P/S	<140 U/l		
Lipase	S	30–180 U/l		
Alkalische Phosphatase (AP)	P/S	65–220 U/l		
LDH	S	120–240 U/l		
GOT	S	♂: <18 U/l		
		♀: <15 U/l		
GPT	S	♂: <22 U/l		
		♀: <17 U/l		
γ-GT	S	♂: 6–28 U/l		
		♀: 4–18 U/l		
Kreatinkinase (CK)	P/S	<80 U/l		
CK-Isoenzym MB (CK-MB)	P/S	<6 % der CK		
Cholinesterase (CHE)	S	3000–8000 U/l		
Kreatinin	S	0,5–1,2 mg/dl	44–106 µmol/l	88,4
Harnstoff	S	10–55 mg/dl	1,7–9,3 mmol/l	0,17

◻ Tab. A.1 (Fortsetzung)

Parameter		Normwerte		Umrechnungs-faktor (×)
		Konventionelle Einheit	SI-Einheit	
Harnsäure	S	2,6–6,4 mg/dl	155–384 µmol/l	60
Laktat	S	6–20 mg/dl	0,66–2,22 mmol/l	0,111
Cholesterin (gesamt)	P/S	120–240 mg/dl	3,1–6,2 mmol/l	0,026
HDL	P/S	>50 mg/dl	> 1,3 mmol/l	
LDL	P/S	<150 mg/dl	<3,87 mmol/l	
Triglyzeride	S	75–200 mg/dl	0,83–2,3 mmol/l	0,0112
Glukose nüchtern	B/S	70–100 mg/dl	3,9–5,6 mmol/l	0,0555
HbA$_1$	E	5–8 % des Hb		
HbA$_{1C}$	E	<7 % des Hb (<8–9 % bei Diabetikern)		
Osmolalität	S	280–300 mosm/kg		
Ammoniak	P/S	♂: 19–80 µg/dl	♂: 11–48 µmol/l	0,59
		♀: 25–94 µg/dl	♀: 15–55 µmol/l	

B: Vollblut, P: Plasma, S = Serum, Z: Zitratblut, E: EDTA-Blut

◻ Tab. A.2 Untersuchungen im Urin

Parameter		Normwerte	
		Konventionelle Einheit	SI-Einheit
Chlorid*	U	160–178 mmol/24 h	
Kalium*	U	30–100 mmol/24 h	
Kalzium[a]	U	4,0–5 mmol/l	
Natrium[a]	U	120–220 mmol/24 h	
Osmolalität	U	800–1400 mosm/kg	
α-Amylase	U	<1500 U/l	

U: Urin
* Werte stark nahrungsabhängig

Tab. A.3 Nierenfunktionstest

Parameter		Normwerte	
		Konventionelle Einheit	SI-Einheit
Kreatinin-Clearance	S/U	90–130 ml/min (altersabhängig)	

A.2 Umrechnungstabellen für sonstige Einheiten (Tab. A.4, Tab. A.5, Tab. A.6, Tab. A.7)

Tab. A.4 Einheiten für Druck und Festigkeit

	Pa*	Bar*	cmH_2O	at	atm	Torr (mmHg)
1 Pa (=1 N/m^2 = 10 dyn/cm^2)	1	0,00001	$1{,}01972 \times 10^{-2}$	$1{,}01972 \times 10^{-5}$	$0{,}98692 \times 10^{-5}$	0,00750062
1 bar	100.000	1	1019,72	1,01972	0,98692	750,062
1 cmH_2O	98,0665	980,665	1	0,001	$0{,}967841 \times 10^{-3}$	0,735559
1 at (=1 kp/cm^2)	98.066,5	0,980665	1000	1	0,967841	735,559
1 atm	101.325	1,01325	1033,22	1,03322	1	759,9988
1 Torr (= 1 mmHg)	133,3224	0,001333224	1,35951	0,00135951	$1{,}31579 \times 10^{-3}$	1

* Gesetzliche Maßeinheiten

Tab. A.5 Einheiten der Energie, Arbeit und Wärmemengen

	J*	kWh*	kcal
1 J (= 1 Nm = 1 Ws)	1	$2{,}77778 \times 10^{-\bullet}$	$2{,}38920 \times 10^{-4}$
1 kWh	3 600 000	1	860,11
1 kcal	4186,8	$1{,}16264 \times 10^{-3}$	1

* Gesetzliche Maßeinheiten

◻ Tab. A.6 Flüssigkeitsmaße für Arzneimittel (1 cm³ = 1 ml)

1 Wasserglas	170–220 cm³
1 Tasse	150 cm³
1 Esslöffel	15 cm³
1 Dessertlöffel	10 cm³
1 Teelöffel	5 cm³

◻ Tab. A.7 Einheiten der Leistung (= Energiestrom, Wärmestrom)

	W*	kW	kcal/s	kcal/h	kp m/s	PS
1 W (= 1 Nm/s = 1 J/s)	1	0,001	$2{,}39 \times 10^{-4}$	0,860	0,102	0,00135962
1 kW	1000	1	0,239	860	102	1,35962
1 kcal/s	4190	4,19	1	3600	42·	5,69
1 kcal/h	1,16	0,00116	0,0002778	1	0,119	0,00158
1 kp m/s	9,81	0,00981	0,00234	8,43	1	0,0133
1 PS	735,49875	0,73549875	0,176	632	75	1

*Gesetzliche Maßeinheit

Stichwortverzeichnis